Baumann / Meier
Informationen vom Kinderarzt

Verlag Hans Huber
Programmbereich Medizin

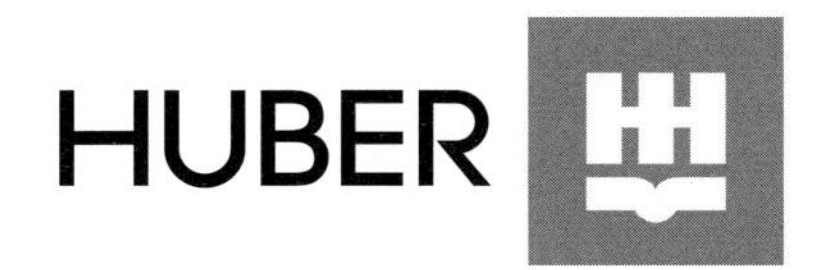

Bücher aus verwandten Sachgebieten

Informationen für Eltern

Bryant-Waugh / Lask
Essstörungen bei Kindern und Jugendlichen
2008. ISBN 978-3-456-84516-6

Olweus
Gewalt in der Schule
4. Aufl. 2006. ISBN 978-3-456-84390-2

Grüsser / Thalemann
Computerspielsüchtig?
2006. ISBN 978-3-456-84325-4

Frick
Die Droge Verwöhnung
4. Aufl. 2011. ISBN 978-3-456-84878-5

Barkley
Das große ADHS-Handbuch für Eltern
3. Aufl. 2011. ISBN 978-3-456-84916-4

Pädiatrie

Baumann / Alber
Schulschwierigkeiten
Störungsgerechte Abklärung in der pädiatrischen Praxis
2011. ISBN 978-3-456-84871-6

Kraemer / Schöni (Hrsg.)
Berner Datenbuch Pädiatrie
7. Aufl. 2007. ISBN 978-3-456-84480-0

Polin / Ditmar (Hrsg.)
Fragen und Antworten Pädiatrie
2007. ISBN 978-3-456-84479-4

Jacobi (Hrsg.)
Kindesmisshandlung und Vernachlässigung
2008. ISBN 978-3-456-84543-2

American Heart Association (AHA) / American Academy of Pediatrics (AAP) / John Kattwinkel (Hrsg.)
Reanimation von Früh- und Neugeborenen
2008. ISBN 978-3-456-84584-5

Kaiser
Leitsymptome in der Kinderchirurgie
2005. ISBN 978-3-456-84106-9

Bron / Pongratz (Hrsg.)
Muskeldystrophie Duchenne in der Praxis
2004. ISBN 978-3-456-83928-8

Böhme
Auditive Verarbeitungs- und Wahrnehmungsstörungen (AVWS) im Kindes- und Erwachsenenalter
2006. ISBN 978-3-456-84222-6

Baltzer
Praktische Adoleszentenmedizin
2009. ISBN 978-3-456-84692-7

Bartzler / Robin
Herausforderung Teenager
2010. ISBN 978-3-456-84777-5

Järcke
Macht Musik schlau?
2008. ISBN 978-3-456-84575-3

Olwers
Gewalt in der Schule
4. Aufl. 2006. ISBN 978-3-456-84390-2

Thomas Baumann
Paul W. Meier

Informationen vom Kinderarzt

Für Kinder, Jugendliche und Eltern

2., vollständig überarbeitete und erweiterte Auflage

Verlag Hans Huber

Anschrift der Autoren:
Dr. Thomas Baumann
Werkhofstr. 17
CH-4500 Solothurn

Dr. Paul W. Meier
Spital Lachen
Oberdorfstr. 41
CH-8853 Lachen

Lektorat: Dr. Klaus Reinhardt
Herstellung: Daniel Berger
Bearbeitung: Ulrike Boos, Friberg
Illustrationen: descience – Andrea Ulrich & Nadja Stadelmann, Luzern; Kerstin Staub, Zug
Druckvorstufe: Michel Burkhardt
Umschlaggestaltung: Atelier Mühlberg, Basel
Druck und buchbinderische Verarbeitung: AZ Druck und Datentechnik GmbH, Kempten
Printed in Germany

Bibliographische Information der Deutschen Nationalbibliothek
Die Deutsche Nationalbibliothek verzeichnet diese Publikation in der Deutschen Nationalbibliographie; detaillierte bibliographische Daten sind im Internet
über http://dnb.d-nb.de abrufbar.

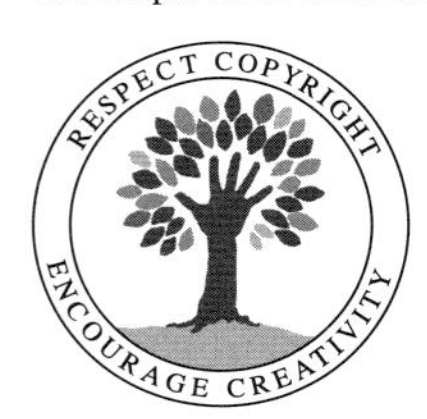

Anregungen und Zuschriften an:
Verlag Hans Huber
Lektorat Medizin
Länggass-Strasse 76
CH-3000 Bern 9
Tel: 0041 (0)31 300 4500
Fax: 0041 (0)31 300 4593
verlag@hanshuber.com
www.verlag-hanshuber.com

2. Auflage 2011

ISBN 978-3-456-84950-8

Wir haben nicht im Traum daran gedacht, dass unser Hobby, ein Buch mit medizinischen Informationen für Eltern, so erfolgreich sein würde. Aber Träume werden manchmal wahr! Wir freuen uns also, nach kurzer Zeit, eine neue Auflage vorzulegen. Was bringt das Ihnen? Ein massiv erweiterter Umfang, komplett neue Illustrationen sowie eine vollständige Überarbeitung in sprachlicher und fachlicher Hinsicht. Viel Spaß beim Lesen.

Die Anzahl der Informationsblätter hat sich beinahe verdoppelt. Die Auswahl der Themen richtet sich nach unserem Bedarf in der Kinderarztpraxis. Einige Themen sind häufig (z. B. Grippe, Mittelohrentzündung) andere eher selten (z. B. Denguefieber, Sandkastendermatitis). Aber aufgepasst, die Infoblätter sind recht anspruchsvoll. Genau dies ist unsere Absicht. Banale Massenware aus dem Internet gibt es im Überfluss. Wir wollen die interessierten Leute gut informieren. Sie dürfen an unserem Wissen teilhaben, sollen sich aber nicht in allen Details, Fremdwörtern und mangelnder Gewichtung verlieren. Das praktische und sinnvolle Vorgehen wird aufgezeigt, und manchmal kommt auch ein „Machtwort" des erfahrenen Kinderarztes zur Anwendung. Sie werden es bei der Lektüre schon sehen.

Besonders hat das Buch durch die phantastischen Illustrationen der jungen Grafikerinnen von descience gewonnen. Sie haben ganze Arbeit geleistet und die Themen einfühlsam und künstlerisch illustriert. Eine finanzielle Unterstützung durch ein Sponsoring hat dies erst ermöglicht. Herzlichen Dank!

Verbessert wurde auch der Text. Dieser enthielt in der ersten Auflage viele „Medizinalismen" und wurde durch Frau Ulrike Boos hervorragend leserfreundlicher gemacht.

Ohne ein gut funktionierendes Team könnte ein solches Buch nicht entstehen. Thomas Baumann und Paul W. Meier waren für die Auswahl der Themen und den Inhalt zuständig, wobei Ersterer eher den Antreiber und Motor (Themen aufgreifen, Texte verfassen), Letzterer den Katalysator (Korrektur, Ergänzung, Synthese) darstellte. Die Texte gingen zur Lektorin Frau Ulrike Boos, die ihn „verdeutschte". Michel Burkhardt gestaltete das Layout und baute die tollen Illustrationen „unserer" Grafikerinnen ein.

Auf das Resultat sind wir wirklich stolz! Nicht nur, weil das Ganze neben unserer Tätigkeit als praktizierende Kinderärzte entstand, sondern weil wir überzeugt sind, dass diese Merkblätter im Alltag einer Kinderärztin hilfreich sind.

So bleibt uns Autoren der Wunsch, dass sich die Freude bei der Erarbeitung der Blätter auf den Leser überträgt und er damit seinen Kindern noch besser und zuverlässiger zur Gesundheit verhelfen kann: „Gute Besserung!"

Editorial

„Aber Herr Doktor, Sie haben doch gesagt!", oder:
„Aber was sind denn Rotaviren, Frau Doktor?"

Diese Aussagen haben Sie sicher schon in Ihrer Praxis gehört, nicht wahr?

Natürlich hätten Sie der Mutter gerne die Details darüber erklärt, oder Sie haben dies tatsächlich getan und in der Zwischenzeit staute sich im Wartezimmer eine Anzahl hilfsbedürftiger Patienten und der Zeitdruck wurde noch größer. Natürlich haben Sie diverse Informationsbroschüren von der Industrie erhalten. Aber nicht immer können oder wollen Sie hinter deren Inhalt stehen. Deshalb haben sich die in der pädiatrischen Praxis stehenden Autoren entschieden, Elterninformationen zu sammeln, zu aktualisieren und gemeinsam herauszugeben. Die Blätter ersetzen nicht das ärztliche Gespräch, können es jedoch optimieren und Eltern können sich in aller Ruhe nach der Konsultation nochmals über ein Thema informieren. Die Redundanz der Information zum ärztlichen Gespräch erhöht zudem deren Wert.

Die Informationsblätter sind, so hoffen die Autoren, besser als anonym aus dem Internet heruntergeladene Informationen, über deren Güte man mit Fug und Recht streiten kann. Vom Arzt übergeben oder im Wartezimmer aufliegend, dokumentieren sie auch dessen Engagement für das Kind.

Natürlich entsprechen diese Blätter dem aktuellen Wissensstand der Autoren und können da und dort noch verbessert und ergänzt werden. Wir bitten den Leser also, die Blätter nicht nur ausgiebig zu benützen, sondern uns auch mitzuteilen, was und wo eine Verbesserung nötig sein könnte. Benutzen Sie dazu unsere Internetseite www.paediatrieinfo.ch, wo Sie noch viele weitere Informationen finden und uns kontaktieren können. Wir würden uns über eine Feedback Ihrerseits sehr freuen!

Auf alle Fälle wünschen die Autoren aber, dass sich unsere Kinder – nicht zuletzt auf Grund informierter Eltern – in dieser, für sie nicht ganz optimal eingerichteten Umwelt, möglichst gut entwickeln können!

Solothurn im Winter 2010/11
Dr. med. Thomas Baumann

Gebrauch des Buches

„Alles soll so einfach wie möglich, aber nicht einfacher sein!"
Albert Einstein

Sie können die Informationsblätter heraustrennen, fotokopieren und mit Ihrem Praxisstempel versehen, dem Patienten/den Eltern mitgeben. Oder Sie können die auf der beiliegenden CD befindlichen Blätter auf Ihren Computer laden und regelmäßig ausdrucken. Selbstverständlich können Sie auch, das würde uns besonders freuen, das Buch zum Kauf empfehlen. So haben alle etwas davon!

Da die Informationsblätter kontinuierlich optimiert werden, empfehlen wir Ihnen aber auch regelmässig die Internetseite www.paediatrieinfo.ch zu konsultieren, um die Aktualisierungen mitzubekommen.

Neben den Informationsblättern für Eltern offeriert paediatrieinfo.ch, auch Informationsblätter für Ärzte. Sie finden dort aktuelle Fachinformationen, Protokollblätter, Therapiehinweise, Abklärungsalgorithmen, Flowsheets, Diagnosekriterien und vieles andere mehr. Diese Informationen sind aus nahe liegenden Gründen nur Ärzten zugänglich, die über ein entsprechendes Abonnement verfügen. Es sind Informationen, die von praktizierenden Kinderärzten für Praktiker entwickelt worden sind und von spezifischen Fachleuten in ausgewählten Universitätskliniken supervidiert wurden. Und, da sich Autoren oft über eine gewisse Einsamkeit im kreativen Prozess beklagen müssen, ist www.paediatrieinfo.ch auch eine Newsseite und Kontaktstelle für gegenseitigen Austausch und Ankündigung von Fortbildungsveranstaltungen. Zudem können Sie die Informationsblätter mit einer Suchfunktion nach spezifischen Inhalten durchsuchen. Schauen Sie doch mal rein, Sie werden viele nützliche Informationen finden!

Dres. med.
Thomas Baumann & Paul W. Meier

Dank

An dieser zweiten Auflage haben tatkräftig mitgearbeitet, und ohne sie wäre das Buch nie entstanden:

- Die Eltern unserer Klienten, die unzählige Hinweise und Korrekturen gemacht haben. Viele Texte sind dadurch konziser und besser geworden.
- Die Grafikerinnen von descience – Andrea Ulrich & Nadja Stadelmann, Luzern; Kerstin Staub, Zug, die die Blätter auf eine neues Niveau gehoben haben.
- Michel Burkhardt, der sich zuverlässig durch Texte, Versionen und (teilweise drucktechnisch ungenügende) Bilderfluten gekämpft und dem Layout einen neuen Schliff gegeben hat. Er ist auch blendend mit unseren tausend Änderungswünschen in letzter Minute fertig geworden!
- Klaus Reinhardt vom Huber Verlag, der uns unermüdlich unterstützte und ermunterte.
- Die Sponsoren, Firma Novartis und Janssen-Cilag die durch finanzielle Unterstützung die Illustrationen durch descience ermöglichten.
- Unsere Partnerinnen Patricia und Renate mit Familien, die uns in unseren Bemühungen kritisch begleiteten.

- Und natürlich allen anderen hilfreichen Geistern im Praxisalltag, denen wir Geduld und Nachsicht verdanken und die damit die Realisierung unterstützten!

Vielen herzlichen Dank.

Weihnachten 2010
Dres. med.
Thomas Baumann & Paul W. Meier

Inhaltsverzeichnis

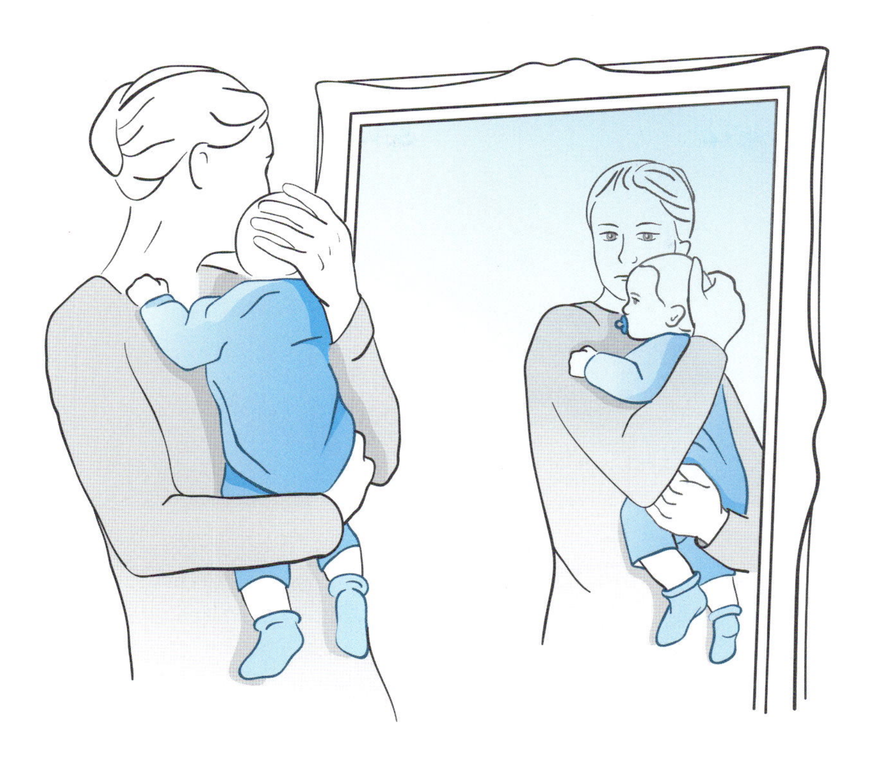

Nun, das langersehnte Kind ist geboren. Es ist völlig gesund, Mutter und Kind haben beide die Geburt problemlos überstanden. Sie könnten sich also nun wirklich freuen – aber eben, Sie tun es nicht, ganz im Gegenteil. Sie sind sehr traurig, der Baby Blues hat Sie erfasst...

Definition

Als Baby Blues bezeichnet man einen vo-rübergehenden, depressiven Zustand nach der Geburt eines Kindes. Gelegentlich kann der Baby Blues in eine schwere und länger dauernde Depression übergehen. Man spricht dann von Wochenbettdepression oder postpartaler Depression.

Ursachen

Der depressive Zustand ist immer die Reaktion auf einen Verlust im realen oder übertragenen Sinne. Als frisch gebackene Mutter haben Sie durchaus Gründe, traurig zu sein:

- Sie sind nach der Geburt in einer massiven körperlichen Umstellungsphase (Hormonentzug, Nachwehen, Milcheinschuss, Erschöpfung), die sehr empfindlich macht.
- Sie haben eine körperliche und seelische Höchstleistung hinter sich, deren Verarbeitung traurig machen kann.
- Sie „verlieren" das Kind im wahrsten Sinne des Wortes zum ersten Mal, dies löst eine Art Trauerreaktion aus, ein Abschiedsschmerz.
- Sie meinen, Ihr Kind sofort innigst lieben zu müssen, was Sie nicht automatisch tun, und Sie machen sich deshalb Vorwürfe. Die Beziehung (Bindung) zum Kind muss erst wachsen und braucht Zeit. Das ist normal.
- Während Sie vorher im Mittelpunkt (Liebe des Vaters, Bewunderung und Zuneigung der Familie) standen, steht jetzt das Kind im Zentrum, und Sie müssen sich neu auf das Kind beziehen und nicht die Umwelt auf Sie.
- Falls Sie große, das heißt überhöhte Ansprüche an sich selbst in Bezug auf Ihre Mutterrolle haben, können Sie diese nicht erfüllen und stehen vermeintlich wieder als Verliererin da.
- Wenn Sie sehr kompetente Vorbilder haben (die eigene Mutter, Schwiegermutter, Schwestern oder Freundinnen) und sich mit diesen vergleichen, glauben Sie wiederum eine Verliererin zu sein: „Das kann ich niemals!"
- Falls Sie Hilfe von Ihrem Ehemann bräuchten, dieser die Hilfe aber nicht anbieten kann, sind Sie enttäuscht und fühlen sich wertlos.
- Alle zusätzlichen Belastungen wie Ehekonflikt, Konflikt mit der Mutter oder Schwiegermutter, Konflikte im Umfeld verbrauchen zusätzlich zum

Umgang mit dem Kind Energie und bringen Sie schnell an die Belastungsgrenze.

Das sind, weiß Gott, gute Gründe, traurig zu sein und den „Baby Blues" zu kriegen!

Symptome

Mütter mit dem Baby Blues sind sehr empfindlich, dünnhäutig, traurig, weinerlich und ängstlich, manchmal gereizt, haben unerklärliche Stimmungsschwankungen, fühlen sich unverstanden und ziehen sich zurück. Häufig haben sie auch Schlafprobleme. Der Baby Blues beginnt in der Regel wenige Tage nach der Geburt und dauert etwa einige Wochen. Sie sind nicht alleine: bis zu 40 % der Mütter zeigen solche Symptome nach der Geburt!

Therapie

Trotz der „Heultage" sollte die Mutter in alle Verrichtungen mit dem Kind einbezogen und dabei vollumfänglich unterstützt werden. Sie sollte Gelegenheit haben, über Gefühle offen zu sprechen. Ein positives, unterstützendes und Selbstsicherheit gebendes Gespräch kann Wunder wirken. Noch besser ist es, die Mütter schon vor der Geburt auf den Baby Blues vorzubereiten.

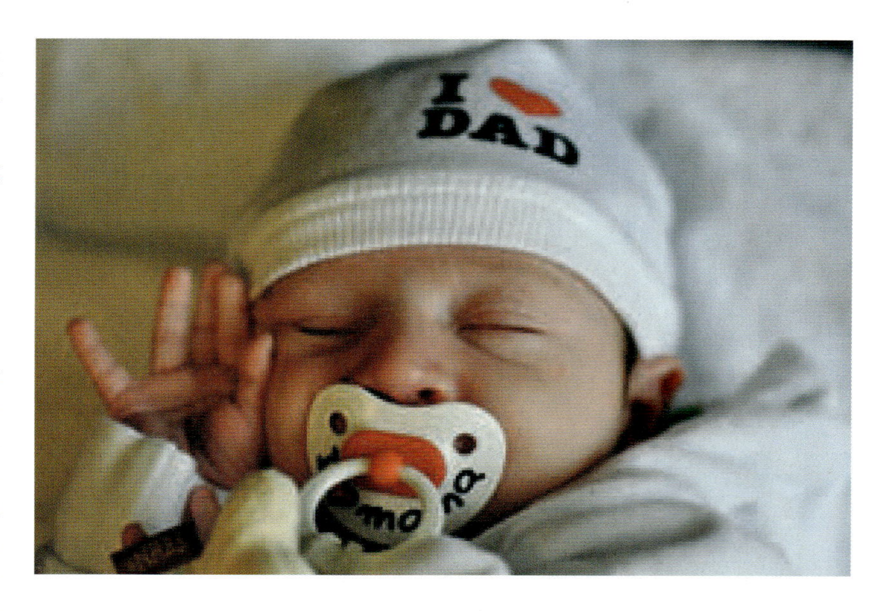

Der Mutter sollte geholfen werden, ihre Ansprüche herunterzusetzen und aufgezeigt werden, dass sie nur Mensch ist und kein Übermensch, und dass sie sich als Mutter auch helfen lassen darf.

Zusätzliche belastende Konflikte sollten angegangen werden. Der Vater sollte als wichtige Bezugsperson motiviert werden (wenn er das nicht schon tut), sich besonders liebevoll und verständnisvoll um seine Partnerin zu kümmern. Falls dieser nicht kann (siehe Merkblatt „Papa Blues"), sollte eine andere zusätzliche Bezugsperson gesucht werden, die ihr auch bei der Pflege des Kindes behilflich ist. Familienkonflikte sollten unbedingt mit allen Generationen angegangen werden – die Geburt eines Kindes macht das System flexibel und öffnet dieses. Diese Chance sollte man nicht verpassen.

Prognose

Der Baby Blues hat eine gute Prognose. Nach zwei Wochen ist der Spuk, genauso wie er gekommen ist, wieder vorbei. Selten (bei ca. 10 %) bleibt aber die depressive Verstimmung länger bestehen oder vertieft sich. Man spricht dann von einer postpartalen Depression. Diese verlangt sofort nach professioneller Hilfe. Je früher dies in Form von psychotherapeutischer Hilfe einsetzt, desto besser ist die Prognose.

Wichtig

Reden Sie. Lassen Sie sich helfen. Lassen Sie sich verwöhnen. Reden Sie mit Ihrem Arzt.

Illustration: descience
Layout: Michel Burkhardt

Überreicht durch

www.paediatrieinfo.ch Elterninformation

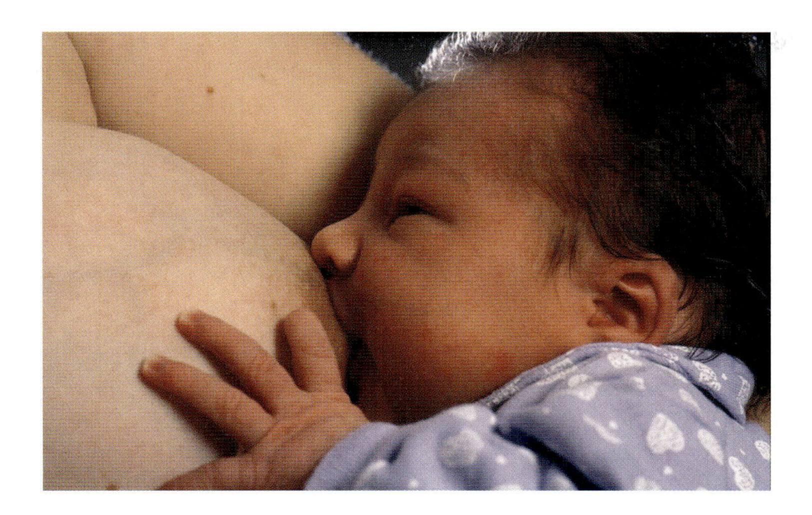

Wann beginnt man mit Breinahrung? Beginnt man mit Gemüse, Früchten oder einem Getreidebrei? Wann kann die Brust bzw. der Schoppen weggelassen werden? Soll man den Brei selber kochen oder besser Fertigprodukte kaufen? Solche Fragen und noch viele mehr beschäftigen praktisch alle Eltern, die ihr erstes Kind bekommen haben, im Laufe des ersten Lebensjahres. Dazu kommen die vielen guten Ratschläge von Freunden, Verwandten, selbst ernannten Ernährungsberatern und dem Internet, die sich oft gegenseitig widersprechen.
Grundsätzlich gilt: Es gibt nicht nur einen richtigen Weg. Einige Faustregeln sollten Ihnen die Entscheidungen aber etwas erleichtern.

Einleitung

In den letzten Jahren hat sich in Bezug auf die Ernährungsempfehlungen für Säuglinge einiges geändert. Dies gilt insbesondere für so genannte allergiegefährdete Kinder. Nachdem in den 80er und 90er Jahren des letzten Jahrhunderts Allergien bei Kindern massiv zugenommen haben, wurden verschiedene Ursachen dafür gesucht. Ein Faktor schien die Ernährung zu sein. Allerdings ist bis heute nicht klar, welche Faktoren wirklich entscheidend sind (siehe auch Infoblatt „Allergieprävention").
Jedenfalls haben Studien in den 80er Jah-ren gezeigt, dass Babys, die in den ersten Monaten gestillt werden, weniger Allergien entwickeln. Vielerorts wurde deshalb empfohlen, so lange wie möglich ausschließlich zu stillen, vor allem Kinder mit einer Allergiebelastung in der Familie. Große Forschungsbemühungen in den letzten Jahren haben nun gezeigt, dass dies falsch ist. Selbstverständlich ist das Stillen die ideale Ernährung für ein Baby. Die Muttermilch enthält alle wichtigen Nährstoffe in idealer Zusammensetzung. Die Darmflora wird positiv beeinflusst, und gestillte Kinder haben etwas weniger Infektionskrankheiten als „Schoppenkinder". Allerdings scheint es betreffend Allergieentwicklung sogar schädlich zu sein, wenn man zu lange mit Breikost wartet. Einfach gesagt, heißt dies: Kinder, die neun Monate ausschließlich gestillt werden, entwickeln häufiger Allergien als Kinder, die nur vier Monate gestillt werden. Dies wird damit erklärt, dass wir unser Kind nicht vor der Umwelt bzw. fremden Allergenen (z. B. Nahrungsmitteln) schützen können. Früher oder später kommen wir damit in Kontakt und unser Immunsystem muss lernen, diese fremden Allergene zu tolerieren. Wenn das Immunsystem diese abwehrt, kommt es eben zur Allergie. Nun zeigen die neuesten Resultate, dass ein sehr früher Kontakt mit diesen Fremdallergenen in der Nahrung (vor vier Monaten) vermehrt zu Allergien führt. Ein sehr später Kontakt (nach sechs Monaten) bewirkt jedoch das Gleiche. Mit anderen Worten: Es gibt für unser Immunsystem ein ideales Zeitfenster, in dem mit Beikost begonnen werden soll. Dieses beginnt nach dem vollendeten vierten Monat und dauert wohl bis gut sechs Monate. Dies gilt übrigens auch für „allergiegefährdete" Kinder, und es gilt für alle Nahrungsmittel. Damit haben sich die Ernährungsempfehlungen glücklicherweise stark vereinfacht.

Geburt bis 5.-6. Monat

Stillen oder Schoppen (Säuglingsanfangsmilch) nach Bedarf.

Bei einer Allergiebelastung in der Familie (d. h. Mutter, Vater oder Geschwister, die irgendwann im Leben an Heuschnupfen, Asthma oder Neurodermitis litten) sollten Sie vier bis sechs Monate lang eine hypoallergene Milch (H.A.-Milch) verwenden. Ab sechs Monaten können Sie die H.A.-Milch mit normaler Säuglingsmilch ersetzen.

Ab 5.-6. Monat

Schrittweise Einführung einer ersten Löffelmahlzeit: Beginnen Sie mit den Breimahlzeiten langsam. Das Kind muss den Brei zuerst kennen und schlucken lernen. Wenn das Kind den Brei nicht sofort richtig isst, liegt dies mehr an der neuen Konsistenz und nicht am Geschmack.

Ob Sie fertige Babynahrung kaufen oder den Brei selber kochen, ist nicht entscheidend. Die kommerziellen Produkte sind qualitativ sehr gut, auf der anderen Seite aber recht teuer, und sie verleiten dazu, dem Kind möglichst viele verschiedene Dinge anzubieten. Wichtig: Wenn auf dem Gläschen steht: „ab 6 Monaten", ist dieses Nahrungsmittel ab sechs Monaten erlaubt, dies bedeutet aber noch lange nicht, dass es sinnvoll ist. Grundsätzlich sollten Sie die Breimahlzeit schrittweise und langsam aufbauen. Die Selbstzubereitung des Breis ist aus dieser Sicht unproblematischer und außerdem wesentlich günstiger, dafür aber aufwändiger.

Als erste Breimahlzeit eignet sich eine Gemüsemahlzeit am Mittag besonders gut:

- Eine kleine Karotte in wenig Wasser dämpfen, beides zusammen pürieren. Anschließend stillen bzw. die Milchflasche verabreichen.
- Nach drei bis vier Tagen eine kleine Kartoffel dazugeben.
- Alle drei bis vier Tage können Sie eine neue Gemüsesorte beigegeben: z. B. Fenchel, Zucchini, Kürbis.
- Wenn das Kind 150 bis 250 g isst, können Sie die anschließende Milchmahlzeit weggelassen. Bieten Sie stattdessen etwas Wasser oder ungesüßten Tee (Fenchel-, Anis-, Kamillen- oder Früchtetee) an. Das Kind wird jedoch nicht viel Durst haben, da im Brei viel Flüssigkeit enthalten ist.
- Zusatz: pro 250 g Brei werden zwei Teelöffel Öl (z. B. Raps-, Maiskeim oder Olivenöl) beigefügt.
- Kein Salz, keine Bouillon, kein Zucker beigeben.
- Als Grundlage sollte der Brei jeweils 1/3 Kartoffel enthalten.
- Wenn diese Mahlzeit gut funktioniert, sollten Sie zwei- bis dreimal wöchentlich ca. 30 g Fleisch beigeben (zuerst Geflügel, dann auch Kalb, Lamm, Rind). Fleisch ist als Eisen- und Vitaminlieferant sehr wichtig.
- Selbstverständlich wird parallel zum Brei weiter gestillt bzw. Schoppen verabreicht. Also zum Beispiel 4 x Milch, 1 x Brei pro Tag.

Ein bis zwei Monate später

Es kann langsam eine zweite Breimahlzeit eingeführt werden, zum Beispiel eine Zwischenmahlzeit am Nachmittag:

Beginnen Sie mit gekochtem, püriertem Apfel.

Alle drei bis vier Tage können Sie eine neue Frucht einführen (z. B. Banane, Birne, Aprikose).

Ab 150 g wird die anschließende Milchmahlzeit weggelassen.

Wenn dies gut funktioniert, können Sie die Kartoffeln nun durch Reis, Mais und Teigwaren ersetzen.

Nach Wunsch kann einmal pro Woche ein gekochtes Eigelb zum Brei gemischt werden.

Als dritte Mahlzeit können Sie nun abends einen Milch-Getreidebrei einführen.

200 ml Säuglingsmilch (keine Kuhmilch!) und 20 g Getreideflocken (Reis-, Hirse- oder Getreideflocken)

Besonders gut eigenen sich fertige Baby-Getreidebreie.

Alternative: Getreideschoppen.

Ab 10 Monaten

Säuglingsmilch darf nun mit verdünnter Kuhmilch (Vollmilch pasteurisiert) ersetzt werden. Bis das Kind ein Jahr alt ist, wird im Verhältnis 2/3 Milch, 1/3 Wasser verdünnt.

Frischkäse (Hüttenkäse, Philadelphia) ist erlaubt.

Gemüse- und Früchtebrei müssen nicht mehr so fein püriert werden.

Falls Sie langsam mit Salzen und Würzen beginnen, verwenden Sie fluoridiertes Salz.

Das Kind darf langsam vom Familientisch probieren. Stark gesalzene Speisen sind jedoch ungeeignet.

Quark enthält zu viel Protein und sollte erst nach dem ersten Lebensjahr gegeben werden.

Das Kind soll weiterhin täglich zwei Portionen Milch (je 200 bis 250 ml) in Form von Muttermilch, Säuglingsmilch, Joghurt oder Getreide-Milchbrei erhalten.

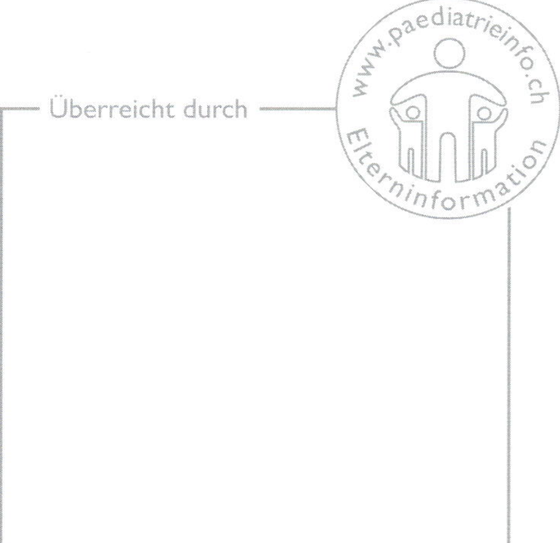

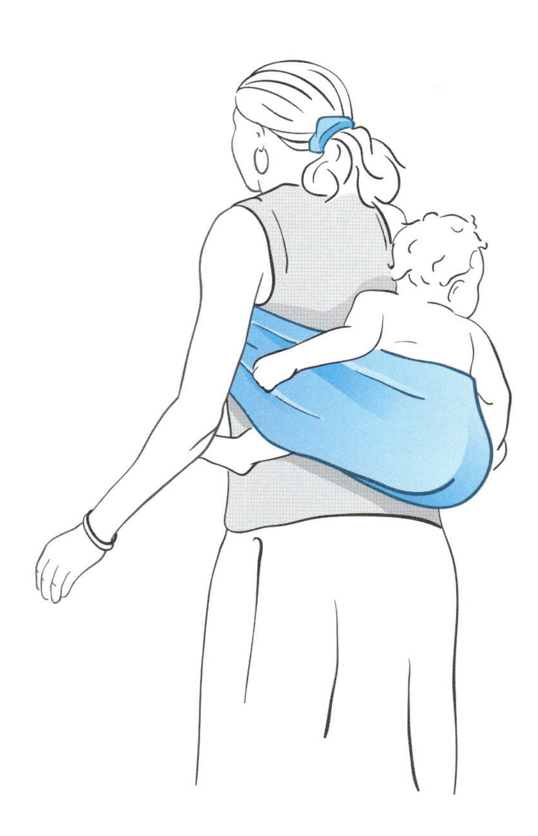

Entwicklungsfördernde „Handhabung" (Handling) der Säuglinge und Kinder kann im täglichen Umgang von den Eltern angewandt werden. Der Arzt, oder die Krankengymnastin kann ihnen die Anwendung zeigen. Kaum auf der Welt muss das Neugeborene aufgenommen, gewickelt, ernährt, angezogen, abgelegt usw werden. Wie kann man dies nun für das Kind besonders gut machen, sodass es dabei gleichzeitig noch fördernde Impulse bekommt? Hier eine kurze „Betriebsanleitung".

Die Bewegungsentwicklung ist von Geburt an gekennzeichnet durch die Aufrichtung gegen die Schwerkraft. Die Entwicklung erfolgt aus der unsicheren Lage des Neugeborenen in kleinen Schritten bis hin zum aufrechten Gang. Durch die richtige Handhabung geben wir dem Säugling sichere Lagen, aus denen er aktiv werden kann und somit sein Ziel „uns davon zu laufen" sicherer erreichen kann. Die ersten Impulse für das Handling des Säuglings stammen von Frau Bobath, einer begnadeten Krankengymnastin, die sich besonders um das Schicksal behinderter Kinder verdient gemacht hat. Die „Handhabung" kann besonders bei einem Kind, das Abweichungen von der normalen motorischen Entwicklung aufweist, positive Einflüsse auf die weitere Entwicklunghaben. Die wechselseitige Einflussnahme bei den Handhabungen kann für beide Seiten einen positiven Einfluss haben.

Wie kann mann ein Neugeborenes aufnehmen? Wie ablegen, wie halte ich es am besten um es zu stillen? Aufziehen an den Armen geht nicht, da dabei der Kopf, aufgrund der Schwerkraft, zurückfällt und nicht gehalten werden kann. So stüzt die Mutter/der Vater instinktiv den Kopf mit ihrer/seiner Hand. Da dem Kind so beständig Hilfe zuteil wird, wird es ihm erschwert selber eine genügende Kopfkontrolle zu entwickeln bzw. zu verbessern. So kann unter Umständen durch die gut gemeinte elterliche Handhabung die Entwicklung des Kindes verzögert werden. Haben sie keine Angst, bei einem gesunden Kind können sie auch so nichts „kaputt" machen, aber besonders gut für das Kind ist es nicht. Auf den nächsten Seiten möchten wir ihnen einige Tips auf dem Weg geben, um ihre Kind besser zu handhaben. Falls die Bilder nicht selbsterklärend sein sollten, fragen sie doch ihren Arzt/Ktankengymnastin um Erklärungen und weitere Ratschläge!

Grundsätzlich gilt:

- Geben Sie so wenig Hilfestellung wie möglich, aber so viel wie nötig.
- Nicht zu schnell handhaben, sondern so langsam wie nötig, damit das Kind aktiv werden kann und sich an der Bewegung beteiligen kann (es hilft mit).
- Dabei nehmen wir seinen Entwicklungsalter entsprechend Rücksicht auf seine schon vorhandenen Fähigkeiten.
- Die Unterstützung passt sich dabei so gut wie möglich einer „Idealentwicklung" an.

1. Das An- und Ausziehen

- Das Kind auf die Seite drehen, jeweils die oben liegende Seite ausziehen. Ärmchen werden dabei nach vorn gehalten.

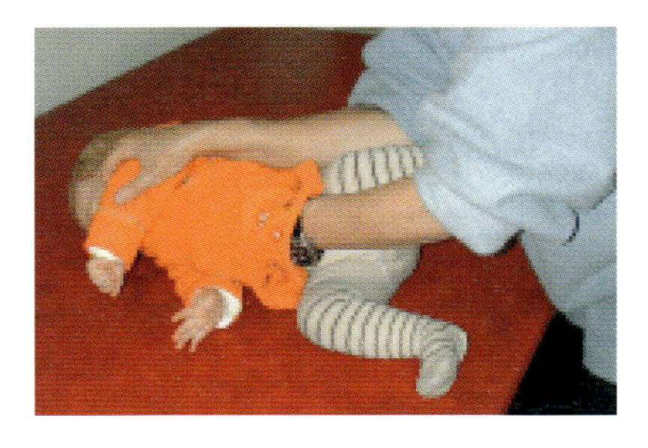

- Windelwechsel – Baby in Rückenlage, die Hand der Mutter greifft unter dem einen Bein hindurch um das nahe liegende Bein locker zu beugen und fasst das Bein der anderen , ihr abgewandte Seite.

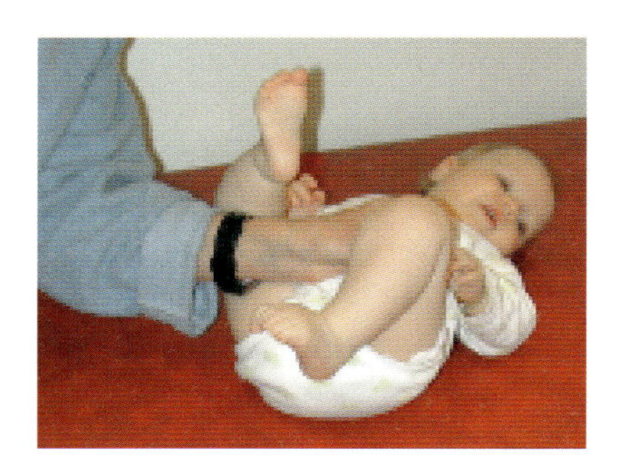

2. Das Hochnehmen und Ablegen

a) Säugling langsam auf die Seite drehen, Schultern fassen, Zeit gegen, dass der Kopf gehalten werden kann und hochnehmen.

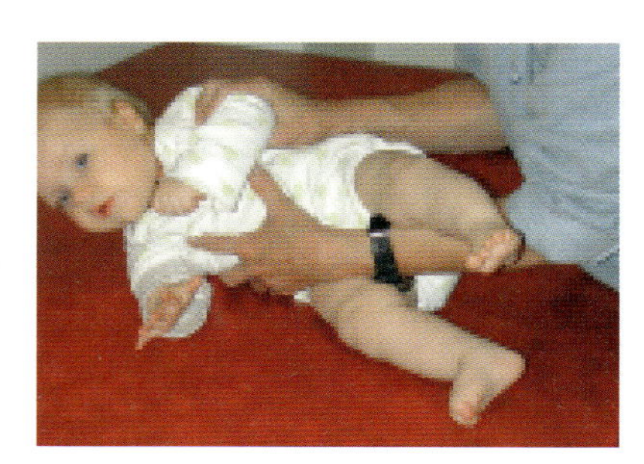

b) Über die Seitenlage genauso wieder ablegen.

3. Drehen des Kindes

a) vom Schultergürtel aus (jüngerer Säugling)

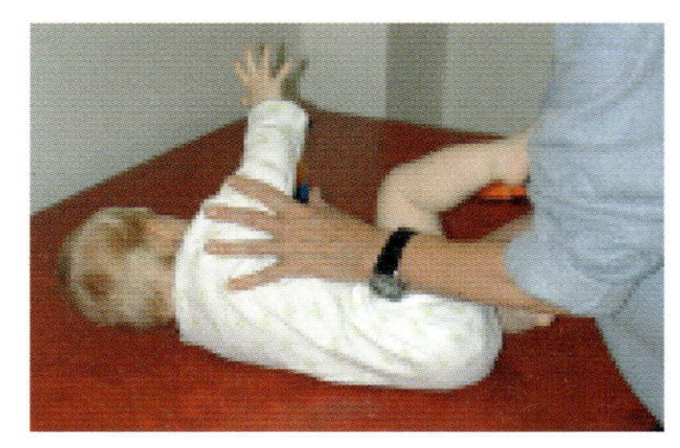

b) Drehung mit gebeugtem Bein einleiten (älterer Säugling). Dabei wird das untere Bein gezogen, das obenliegende gestoßen und kommt dadurch in Beugung.

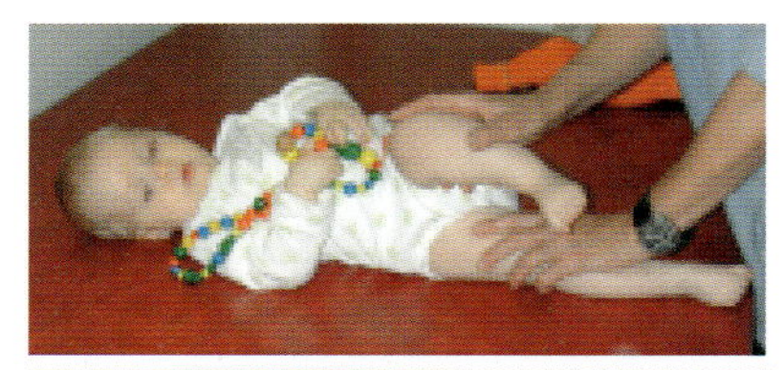

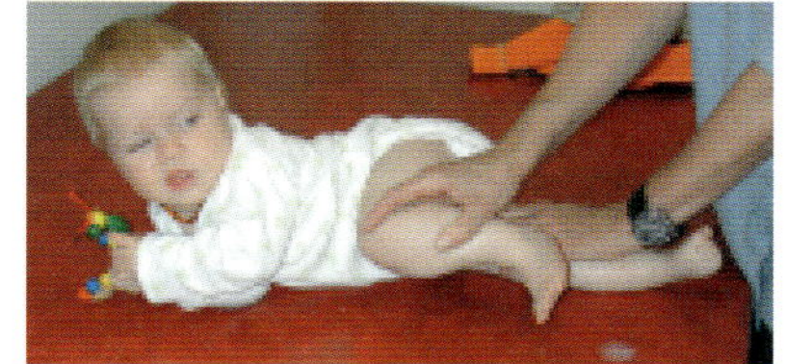

c) seitliches Hochkommen (älterer Säugling)

- Kind auf die Seite drehen

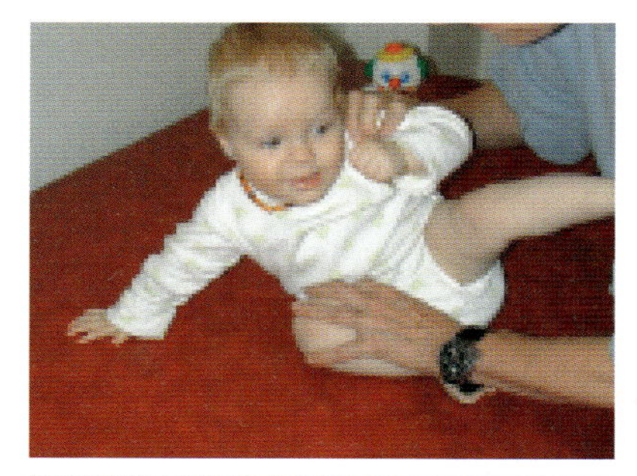

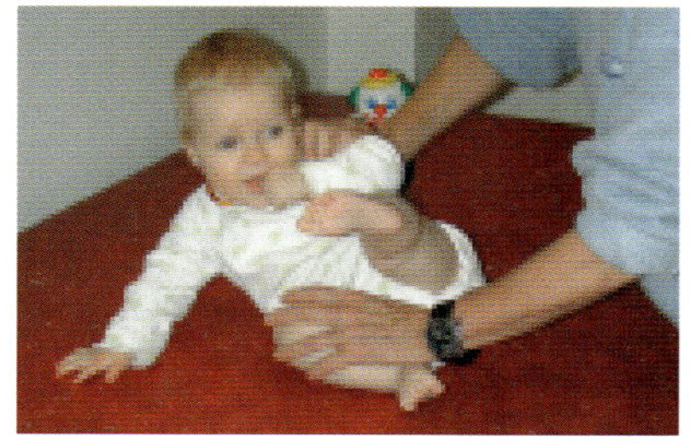

- Kind über die Seite mit aktivem Armstütz hochkommen lassen. Umgekehrt zurück.

4. Tragemöglichkeiten

- zwischen den Beinen unter den Bauch fassen, Arme sind vorne

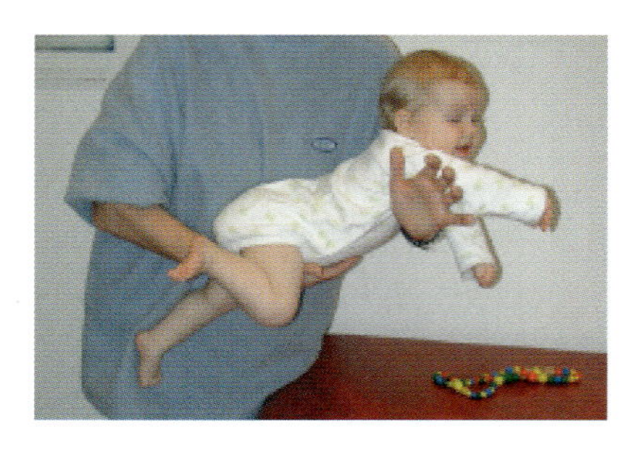

- seitliches Tragen vor dem Körper

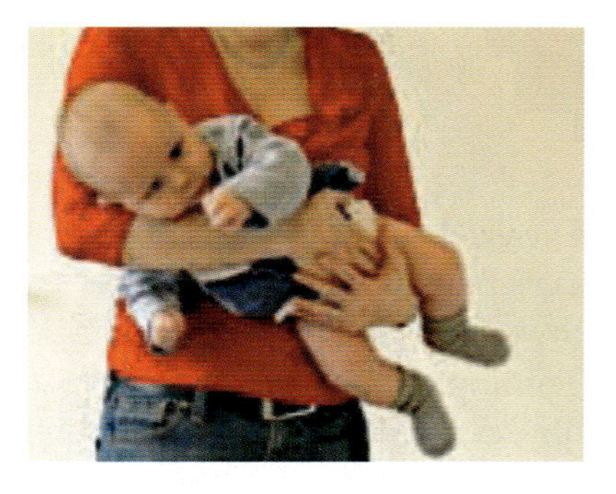

- das gegenüberliegende Bein gebeugt halten

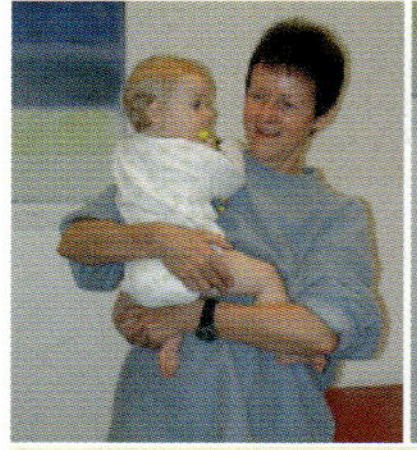

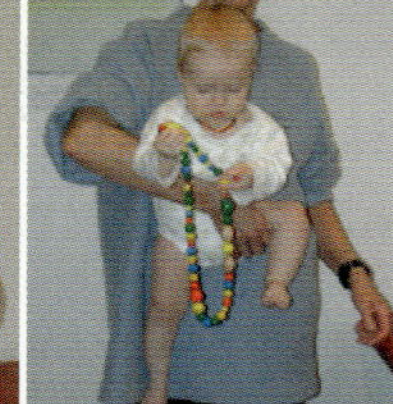

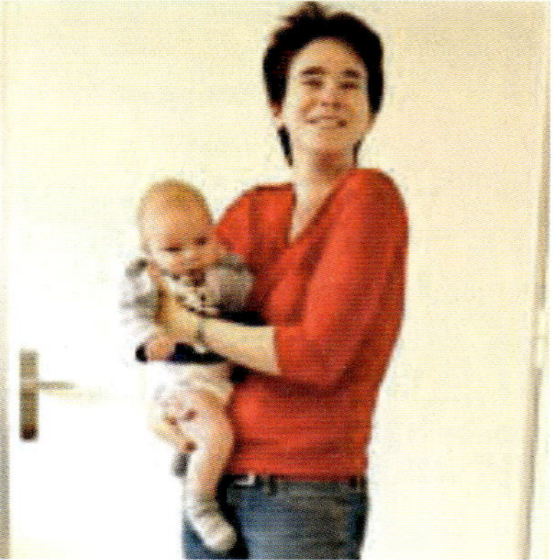

- über der Schulter

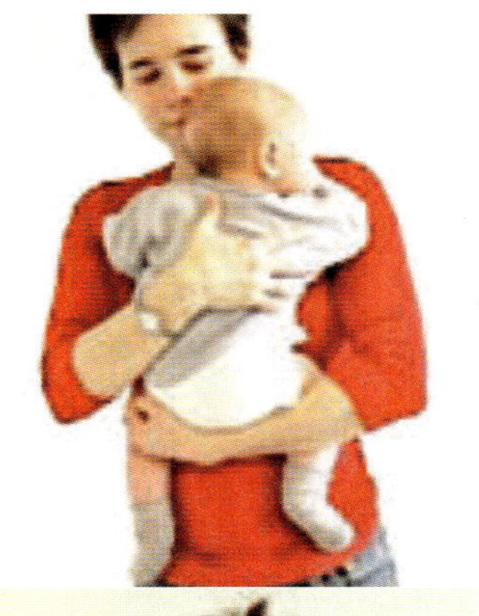

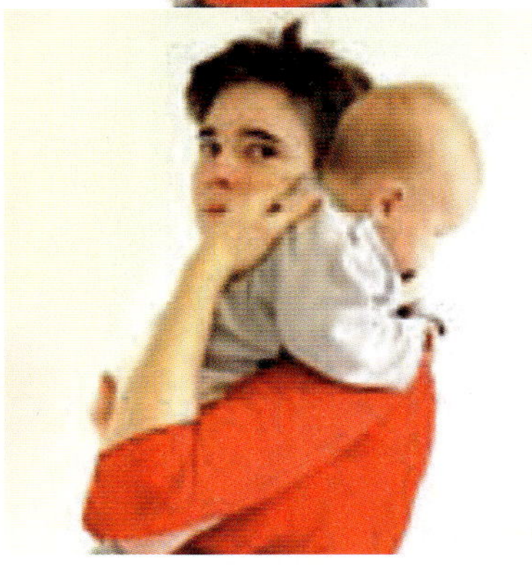

- das gegenüberliegende Bein gebeugt halten

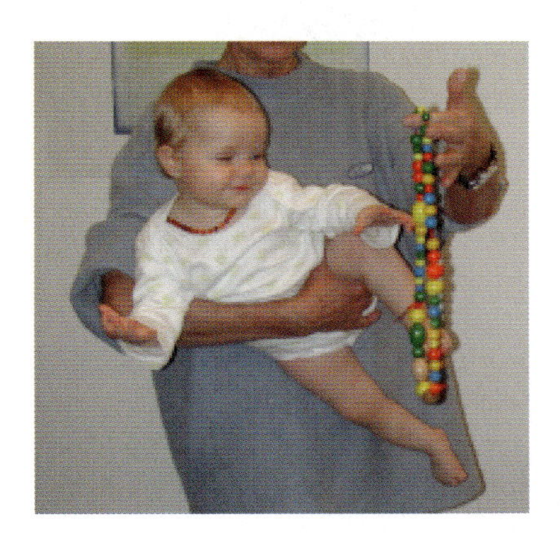

- seitlich auf der Hüfte

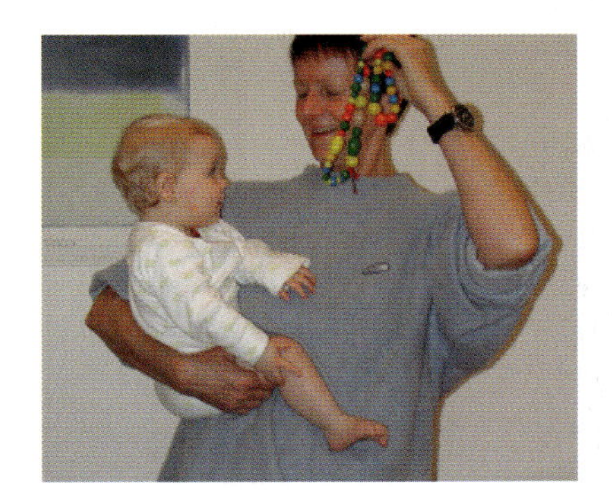

- am Becken fixieren, Beine gebeugt (Nestchenhaltung)

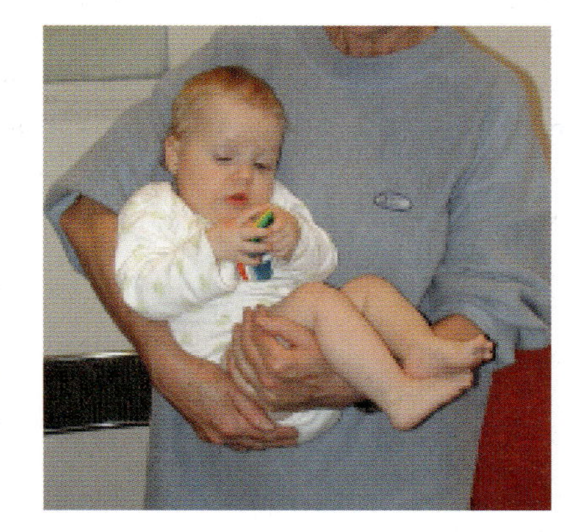

5. Schoßhaltung

- Die Mutter sitzt auf dem Stuhl, ihre Füße sind auf Schemel.
- Das Kind liegt in Beugehaltung auf den Oberschenkeln (dabei lockere Lage = Greifen üben ist gut möglich).
- Der Kopf des Kindes ist dabei höher als sein Rumpf!
- Blickkontakt/ins Gesicht schauen
- Stimulierung der Sprache

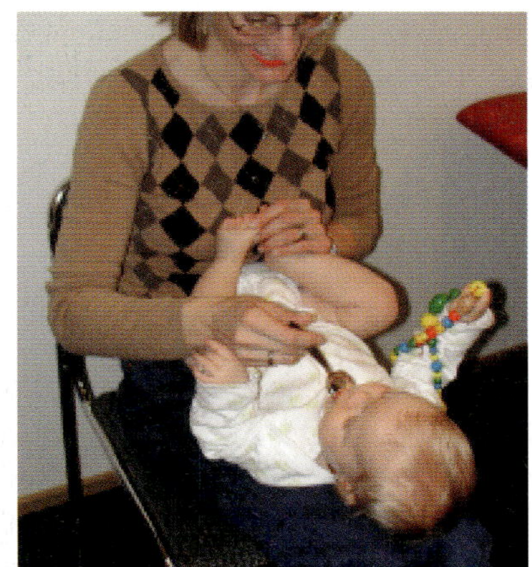

- Körperkontakt
- Massieren ist möglich.
- Gute Position zum Füttern

6. Tragen mit dem Tagetuch

Das Tragen des Kindes auf dem Körper der Mutter/des Vaters bedeutet auch Übertragung des entsprechenden Körperschemas auf das Kind. Der enge Kontakt gibt dem Kind auch Sicherheit und Geborgenheit. Intuitiv „lernen" Kinder Haltungen. Deshalb sind auch Tragemethoden (Tragetücher, Snuggly, Banbybyörn und wie sie alle heissen, grundsätzlich besser als Maxicosi und andere wenig Bewegung erlaubende Sitzgelegenheiten. Dieses trifft besonders für Kinder zu, die Schwierigkeiten haben, sich stabil in aufrechter Position zu halten. Zudem kann, falls das Tragetuch korrekt angewendet wird, fast alles im Haushalt unternehmen und das Kind „kann daran teilhaben". Eine ganz besonders gute Art der Partizipation. Achten sie wenn möglich auf Symmetrie: Kind nicht ausschließlich auf der einen Seite tragen, und nicht immer in der gleichen Position!

Die Bilder stammen aus dem Internet und sind ein kleine Auswahl eines riesigen Angebots, verschiedenster Anbieter. Machen sie sich klug.

Überreicht durch

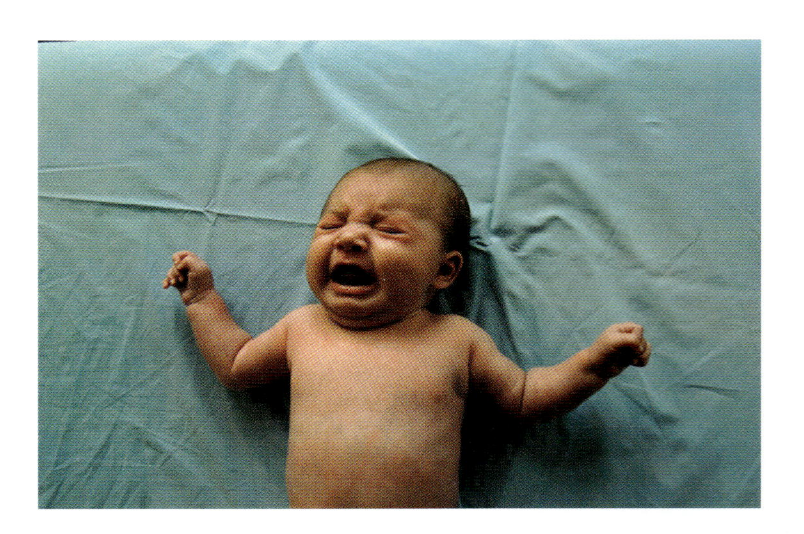

Unter Säuglingskoliken - oder korrekter Schreibabys - versteht man übermäßige Schreiphasen bei sonst gesunden Säuglingen. Die Ursachen sind nicht klar, und ein Zusammenhang mit Bauchschmerzen ist eher selten. Meist treten die Beschwerden abends auf und verschwinden von selbst im Alter von ungefähr drei Monaten. Langzeitfolgen bestehen nicht, aber Schreibabys können zu einer ernsthaften Belastung der ganzen Familie führen. Oft fühlen sich die Eltern zu Unrecht als Versager. Umso wichtiger ist es, das Problem ernst zu nehmen und sich rechtzeitig Hilfe zu holen.

Definition

Der Begriff Säuglingskoliken (oder Dreimonatskoliken) ist eigentlich nicht korrekt, weil damit bereits Bauchschmerzen als Ursache verantwortlich gemacht werden. Dies stimmt jedoch meist nicht. Deshalb wird heute in der Fachliteratur besser von exzessivem Schreien oder umgangssprachlich von Schreibabys gesprochen. Diese Begriffe sind viel neutraler.

Schreien ist Teil des normalen Verhaltensrepertoires von Babys. Sie signalisieren damit Bedürfnisse wie Hunger, Kälte, Müdigkeit, Bedarf nach Nähe, Schmerzen usw. Von exzessivem Schreien oder eben einem Schreibaby wird dann gesprochen, wenn die sogenannte Dreierregel erfüllt ist. Dies bedeutet, dass ein Kind mehr als drei Wochen lang, an mindestens drei Tagen die Woche, mehr als drei Stunden pro Tag unstillbar schreit. Dieses kleine Wort „unstillbar" ist dabei entscheidend. Wenn diese Regel streng angewendet wird, sind echte „Schreibabys" nicht mehr so häufig. Im Durchschnitt schreien gesunde Kinder im Alter von ca. sechs Wochen zwei Stunden pro Tag. In der Praxis ist der Begriff „übermäßiges Schreien" jedoch stark vom Empfinden der betroffenen Familie abhängig. Häufiges Schreien kann zu einer großen Belastung der ganzen Familie führen, obschon es sich eigentlich um ein gutartiges und selbstregulierendes Phänomen handelt und die Kriterien für ein Schreibaby noch nicht erfüllt sind.

Erscheinungsbild

Exzessives Schreien kommt in den Abendstunden deutlich gehäuft vor, tritt plötzlich auf, wird von hartem Bauch und angezogenen Beinen begleitet, und die Kinder lassen sich schlecht beruhigen. Häufig können die Eltern sehr genau voraussagen, wann die Schreiphasen beginnen werden. Die betroffenen Kinder sind zwischen den Schreistunden glücklich, gut genährt und aufgeweckt. Das exzessive Schreien beginnt meist im ersten Lebensmonat und nimmt in den folgenden Wochen an Intensität zu. Nach dem dritten bis vierten Monat hört es auch ohne Therapie auf. Bis zu 15 % aller Kinder sind von diesen Beschwerden befallen.

Das anhaltende Schreien kann ein vermehrtes Schlucken von Luft bewirken, was wiederum Blähungen verursacht. Daher kommt auch der Begriff „Säuglingskolik".

Ursachen

Die Ursachen des exzessiven Schreiens sind nicht klar. Da betroffene Kinder meist einen harten Bauch, angezogene Beine und oft Blähungen zeigen, werden häufig Bauchschmerzen als Ursache vermutet. Wahrscheinlich ist dies jedoch nur sehr selten der Fall. Vielmehr spielt eine ganze Reihe verschiedener Faktoren bzw. deren Kombination eine Rolle. So weiß man zum Beispiel, dass temperamentvolle Kinder häufiger an „Koliken" leiden. Außerdem ist die Störung oft familiär, das heißt, auch Sie waren vielleicht davon betroffen. Fragen Sie Ihre Eltern! Eine wichtige Hypothese vermutet, dass Säuglinge tagsüber mit Reizen überflutet werden und die abendlichen Schreistunden eine Art Verarbeitungsmechanismus sind. In der Fachliteratur wird noch eine ganze Reihe weiterer Ursachen diskutiert.

Einflüsse

Selbstverständlich wirkt sich das Schreien eines Säuglings auf das Wohlbefinden seiner Eltern aus. Exzessives Schreien löst bei allen Eltern Sorgen, Ängste und „Stress" aus, was wiederum zu Unsicherheit im Umgang mit dem Kind führt. Sehr oft fühlen sich die frisch gebackenen Eltern überfordert und unfähig, oder es stellt sich ein Gefühl des totalen Versagens ein. Umgekehrt reagiert das Kind natürlich auch auf die elterliche Unruhe und die Art und Weise, wie die Eltern mit ihm umgehen – was zu verstärktem Schreien beitragen kann. Es handelt sich also um einen eigentlichen Teufelskreis. Andere äußere Faktoren sind kaum bekannt.

Behandlung

Die Behandlung des exzessiven Schreiens ist schwierig. In Einzelfällen kann eine medikamentöse Therapie einen Nutzen bringen. So kann in bestimmten Fällen die Eindickung der Nahrung (z. B. mit Nestargel) oder ein Medikament gegen Blähungen (Flatulex, Polysilan UPSA) helfen. In Sonderfällen werden auch andere Medikamente eingesetzt.

In der Verzweiflung der Eltern werden auch immer wieder beruhigende Medikamente wie Alkohol, Schlafmittel oder gar Psychopharmaka eingesetzt. Diese haben jedoch einen negativen Effekt auf die Psyche, das Schlafmuster und die Entwicklung des Säuglings und sind somit zu meiden.

Einen unterstützenden Effekt können auch gewisse alternative Therapien (z. B. Osteopathie, Kraniosakralmassage usw.) haben. Als Wundermittel taugen sie jedoch genau so wenig wie Medikamente.

Viel Erfolg versprechender sind Maßnahmen, die einerseits auf die Verhütung der Schreiphasen und andererseits auf den besseren Umgang damit zielen.

Immerhin handelt es sich um eine Störung, die gutartig ist und nach einigen Wochen verschwinden wird. In der Folge finden Sie eine Reihe möglicher Maßnahmen:

- Versuchen Sie, ruhig zu bleiben. Ihr Kind ist nicht krank, und es wird keinen Schaden nehmen.
- Nehmen Sie Ihr Kind immer in die Arme, wenn es schreit. Wenn Neugeborene schreien, haben sie einen Grund. Kein Säugling schreit, um Sie zu ärgern. Nehmen Sie Ihr Kind auf, bewegen Sie es leicht rhythmisch, sprechen Sie ihm beruhigend zu oder singen Sie. Wichtig ist dabei ein enger Körperkontakt. Dies gilt selbstverständlich auch für den Vater. Säuglinge reagieren sehr gut auf direkten Körperkontakt auf der nackten Haut, was sich auch nachts bewährt.
- Versuchen Sie, den Bauch des Kindes zart im Uhrzeigersinn um den Nabel zu massieren. Manchmal kann es auch helfen, den Haarföhn einzuschalten oder das Kind unter den laufenden Dampfabzug zu legen. Wieder andere Kinder reagieren gut auf leise Musik. Vergessen Sie bitte nicht, die Anstrengungen die Sie heute unternehmen, zahlen sich morgen und übermorgen aus.
- Tragen Sie das Kind auch tagsüber, wenn es nicht schreit. Damit vermindern Sie das Auftreten von „Koliken". Kinder in der Dritten Welt, die dauernd herumgetragen werden, haben praktisch nie „Koliken". Tragehilfen (z. B. Snuggli, Baby-Björn usw.) oder ein Tragetuch haben sich dabei sehr bewährt. Sie können mit diesen Mitteln das Kind sehr eng an sich tragen und haben zudem die Hände für Ihre Arbeit frei.

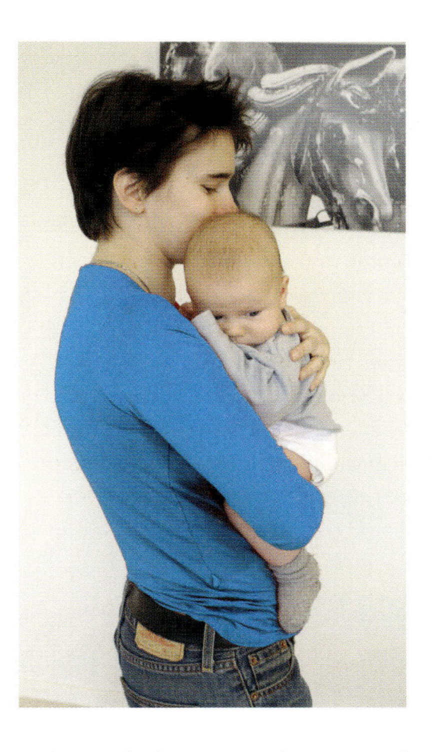

- Um ein Kind zu beruhigen, brauchen Sie nicht jedes Mal die Brust oder die Flasche zu geben. Warten Sie mindestens zwei Stunden bei gestillten, 2,5 Stunden bei Flaschenkindern, bevor Sie es wieder ernähren. Ihr Kind schreit ja nicht nur, weil es Hunger oder „Koliken" hat. Vielleicht hat es volle Windeln, oder es ist einsam.
- Bei stillenden Müttern kann ein Versuch, alle Milch aus ihrem eigenen Menüplan wegzulassen, unter Umstän-

den wirksam sein. Dies schließt natürlich alle Kuhmilchprodukte (Käse, Joghurt, Quark usw.) mit ein. Machen Sie dies eine Woche lang und beobachten Sie Ihr Kind. Fall es nützt, ziehen Sie die Diät durch. Sorgen Sie aber für eine genügende Kalzium-Zufuhr (Kalziumtabletten).

- Bei nicht gestillten Kindern kann ein Versuch mit einer Spezial- oder Sojamilch durchgeführt werden.

- Zur Verringerung des Luftschluckens kann bei Flaschenkindern der Einsatz einer Spezialschoppenflasche (z. B. Avent) eine Verbesserung bringen. Bei hastigen Brusttrinkern sollten Sie unter allen Umständen versuchen, selbst ruhig zu bleiben. Ihre Ruhe überträgt sich auf Ihr Kind. Bereiten Sie die Brust vor, damit der Milcheinschuss gleich kommt. Sprechen Sie auch mit einer Stillberaterin.

- Bitten Sie um Hilfe. Sie müssen sich auch erholen können. Mobilisieren Sie Ihre Freunde und die Familie. Geben Sie ihnen Ihr Kind für einige Stunden und genießen Sie Ihre freie Zeit. Übergeben Sie die brachliegende Hausarbeit ruhig Ihrem Partner oder einer Hilfe. Gehen Sie mit Ihrem Partner mindestens einmal alle zwei Wochen (ohne Kind!) aus, und nehmen Sie sich Zeit für einander.

- Schlafen Sie genügend, auch zwischendurch. Machen Sie so genannte „Schönheitsschläfchen". Lernen Sie, sich zu entspannen, nehmen Sie ein warmes Bad, träumen Sie, machen Sie autogenes Training oder Tai Chi, was Sie wollen. Sie brauchen bei Ihrer anstrengenden Arbeit Entspannung!

- Haben Sie Vertrauen. Die Zeit wird Ihnen helfen. Einerseits wird das Kind seine Ruhe besser finden. Andererseits werden Sie es auch immer besser kennen lernen und damit besser spüren, wie Sie auf die Bedürfnisse Ihres Kindes reagieren können.

Prognose

Die Prognose ist sehr gut. Exzessives Schreien verschwindet von selbst. Es gibt keine bleibenden Schäden. Der Weg dorthin kann allerdings sehr beschwerlich sein, und die damit verbundenen negativen Erfahrungen können die Eltern-Kind-Beziehung ernsthaft belasten.

Wichtiges

Damit Sie sich über Ihren Säugling freuen können, ist es wichtig, das Problem ernst zu nehmen. Sie sind als Eltern nicht schuld am exzessiven Schreien, sondern die Leidtragenden. Trauen Sie sich, mit jemandem darüber zu sprechen. Belasten Sie sich nicht noch mehr. Lassen Sie's raus. Vielleicht bei Ihrem Kinderarzt...

Literatur

Jones, S.: Schreiende Babys – schlaflose Nächte. Ravensburger Buchverlag, Ravensburg 1996.

Überreicht durch

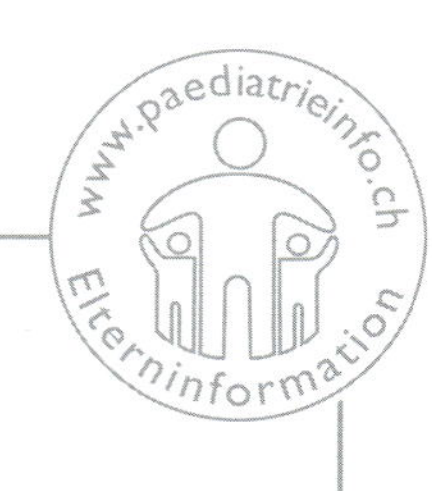

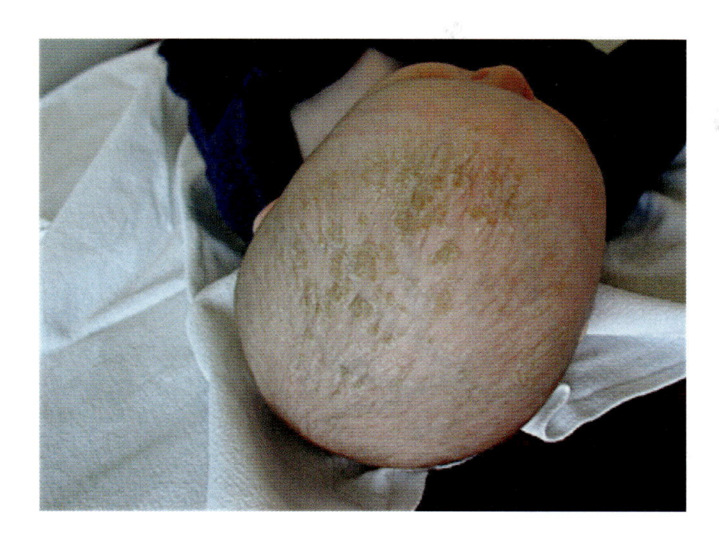

In der Umgangssprache bezeichnet der Begriff Milchschorf einen krustenartigen Hautausschlag am behaarten Kopf und am Gesicht von Babys. Der Name stammt aus dem Vergleich mit angebrannter Milch in der Pfanne und hat nichts mit einer Milchallergie zu tun. Als Ursache für die Hautveränderungen wird medizinisch zwischen einem häufigen seborrhoischen Ekzem (auch als Kopfgneis bezeichnet) und einer Frühform des atopischen Ekzems (Neurodermitis) unterschieden. Allerdings ist diese Unterscheidung in den ersten Lebensmonaten nicht immer ganz einfach. Beide Formen verschwinden von selbst. Eine Therapie ist nur nötig, wenn das Kind durch den Schorf gestört ist (Juckreiz).

Definition

Als Milchschorf wird der krustige, schuppende, zum Teil gerötete Hautausschlag auf dem Kopf des Säuglings bezeichnet. Die dabei entstehenden Krusten erinnern an angebrannte Milch in der Pfanne, deshalb der Name Milchschorf. Auch das Gesicht und andere Körperteile können befallen sein. Ausgelöst wird der Ausschlag durch eine vermehrte Aktivität der Talgdrüsen der Kopfhaut. Dabei spielen mütterliche, durch den Mutterkuchen (Plazenta) übertragene Hormone, aber auch Bakterien eine Rolle. Diese Überaktivität der Talgdrüsen wird als seborrhoische Dermatitis oder seborrhoisches Ekzem bezeichnet. Wenn ausschließlich der Kopf befallen ist, spricht man von Kopfgneis.

Davon zu unterscheiden sind die Kinder mit einer Frühform der atopischen Dermatitis (auch Neurodermitis genannt). Diese Kinder haben eine allgemein sehr empfindliche, trockene Haut und zeigen mehr Hautrötung und nässende Stellen. Außerdem neigen sie zur späteren Entwicklung von generalisierten Ekzemen und Allergien (siehe auch Merkblatt „Neurodermitis").

Die Unterscheidung zwischen den beiden Formen ist im Säuglingsalter jedoch oft schwierig (siehe Tabelle), und es gibt Mischformen.

Einflüsse

Die genetischen Faktoren kann man nicht beeinflussen, und Milchschorf kann durch die Ernährung nicht beeinflusst werden. Milchschorf hat das Kind nicht wegen der Milch, sondern in dem Alter, in dem es vorwiegend Milch trinkt! Und: Es ist keine Allergie auf irgendetwas! Ergo: Man kann dem Milchschorf nicht vorbeugen.

Symptome

Milchschorf beginnt mit nässenden, feinschuppenden und geröteten Hautflecken an der Kopfhaut und wandelt sich dann mit der Zeit zu gelblichen Krusten.

Die Hauterscheinungen beginnen meist vor der sechsten Lebenswoche und können leicht jucken. Sie können sich mit der Zeit auch auf die Wangen, selten den ganzen Körper ausdehnen. Da das Kind auf den Juckreiz mit Kratzen reagiert, kann es zu Hautverletzungen kommen.

Die Ausschläge verschwinden meist im ersten Lebensjahr, können aber auch zwei Jahre bestehen bleiben.

Kriterium	Atopische Dermatitis (Neurodermitis)	Kopfgneis (seborrhoische Dermatitis)
Beginn	erscheint meist erst nach dem 3. Lebensmonat	erscheint etwa 1 Woche nach der Geburt
Dauer	mehrere Monate bis zu 2 Jahre	heilt nach dem 3. Lebensmonat ab (kann auch bis zum Grundschulalter vorhanden sein, heilt aber meistens innerhalb des ersten Lebensjahres ab.)
Prognose	kann in ein chronisches atopisches Ekzem übergehen	wird niemals chronisch
Ursache	multifaktoriell	Seborrhoe durch persistierende mütterliche Androgene
Juckreiz	sehr intensiver Juckreiz	kaum Juckreiz
Krusten	harte Schuppen	weiche, fetthaltige Schuppen
Allgemeinbefinden	stark beeinträchtigt	kaum beeinträchtigt
Therapie	juckreizstillende Maßnahmen, siehe Atopisches Ekzem	Krusten können durch Öle und Bäder abgelöst werden

Behandlung

Der Kopfgneis ist ungefährlich, aber unschön. Deshalb lohnt es sich, mit einfachen, oft nur einmaligen Behandlungen, ihn los zu werden. Vermeiden Sie das Auftragen von fettenden Cremen und Salben, Babyölen usw. Die Überfettung der Haut nimmt nur noch zu! Um die Krusten am Kopf zu lösen, hat es sich bewährt, abends Vaseline mit etwas Salicyl (krustenlösend) in die Kopfhaut einzumassieren und am darauf folgenden Morgen den Kopf mit Babyshampoo zu waschen. Da die Salicylsäure in den Augen brennt, sollte das Kind ein Mützchen tragen. Führen Sie diese Behandlung durch, solange das Kind noch wenige Haare hat. Wenn Ihr Kind schon lange Haare hat, sollten Sie die Behandlung mit Salicylvaseline vermeiden (ist nur mit Mühe auswaschbar).

In hartnäckigen Fällen, vor allem aber, wenn nicht nur die Kopfhaut, sondern auch das Gesicht oder der Hals/Rumpf betroffen sind, ist eine kurzzeitige Behandlung mit Kortisonsalben (Glukokortikoide) hilfreich.

Bei sekundärer Besiedlung mit Bakterien kann ein Produkt mit Ketonazol (z. B. Nizoral, Terzolin) das Problem lösen, indem es die unphysiologische Vermehrung von „Malassezia" gezielt bekämpft. Die Anwendung der Lösung ist – wie bei einem Shampoo – sehr einfach. Die Lösung wird in das feuchte Haar eingeschäumt und nach drei- bis fünfminütiger Einwirkungszeit wieder gründlich ausgewaschen. Nützlich kann auch die Verwendung eines speziellen Shampoos wie Squa-med® sein. Allerdings darf dieses nicht in die Augen geraten.

Prognose

Der Gneis verschwindet spontan meist im ersten Lebensjahr. Gelegentlich findet man aber auch bei Kindergartenkindern noch einen Rest. Auch bei einem atopischen Ekzem ist die Prognose gut. Der Kopfbefall geht gegen Ende des ersten Lebensjahres deutlich zurück. Es können jedoch Ekzeme an anderen Hautstellen entstehen (siehe Infoblatt „Neurodermitis").

Wichtig

Bei entsprechender Behandlung verschwindet der Milchschorf innerhalb weniger Tage bis einer Woche. Kommt er immer wieder, kann das ein Hinweis auf die Entwicklung einer Neurodermitis sein.

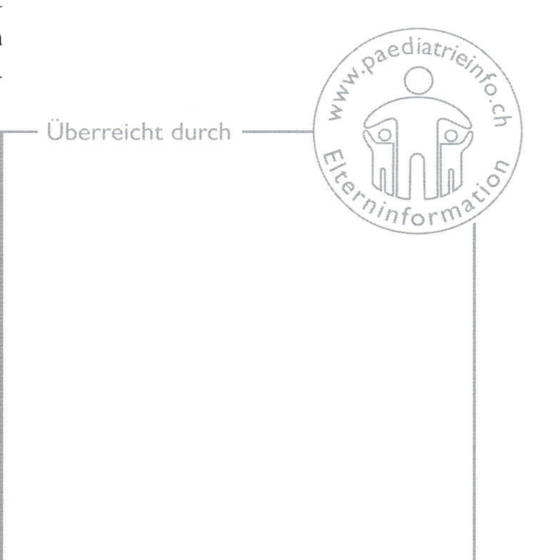

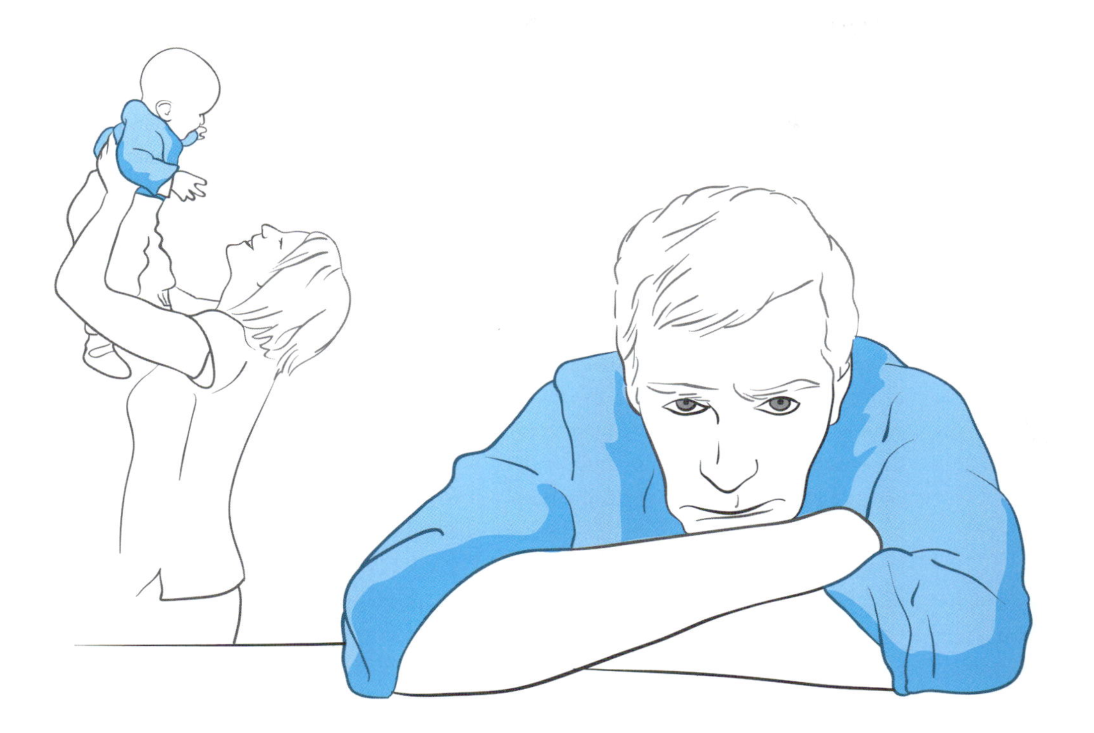

Liebe Väter, wir gratulieren zur neuen Rolle! Diese ist nicht immer einfach, da die neue Rolle meist sehr plötzlich über einen hereinbricht. Vom Lover zum Windelwechsler und das ohne weichen Übergang. Nicht nur das, auch die Aufmerksamkeit der Mutter hat sich plötzlich von dir aufs Kind verschoben. Nur noch das Kind steht im Mittelpunkt, und du? Ja und du, was ist mir dir? Wer schaut nach dir? Nur du selbst! Hier einige Tipps...

Alltag

Einige Väter spüren sofort väterliche Gefühle, wenn sie ihr Kind zum ersten Mal sehen. Das ist aber nicht die Regel. Väter hatten nicht neun Monate Vorlauf, sie werden durch das Geburtsereignis meist überrumpelt. Das ist normal! Es braucht Zeit und Engagement. Beanspruche deinen Platz in der Pflege des Kindes, auch wenn die Mutter alles, aber wirklich alles intuitiv besser zu können scheint. Über die Pflege (du kannst ja nicht stillen, auch unfair) kannst du langsam, aber sicher eine Beziehung zu deinem Sprössling aufbauen! Bleib dran, auch wenn dich alle, auch die Mutter, andauernd belehren wollen, wie man(n) es richtig machen muss. Motto: Übung macht den Meister (nicht die Meisterin, die kann's schon...)! Dass sich alle Bekannten nur um Mutter und Kind zu interessieren scheinen, kann deine narzistischen Gefühle verletzen. Sei aber versichert: Wenn du nicht aufgibst, wird früher oder später dein Platz in der „Aufzucht" des Kindes nicht mehr wegzudenken sein. Aber zugegeben, der Anfang ist oft schwer! In den ersten Tagen heißt es: Kind bringen, holen, rumtragen und eben auch wickeln und vielleicht in den Schlaf wiegen. Unterstütze die Mutter bei der Suche nach Hilfe (Stillberaterin, Hebamme, Mütterberaterin, Kinderarzt usw.) so viel wie nur möglich. Dann der Haushalt. Ja, endlich kannst du dich dieser Aufgabe mehr widmen. Die Mutter wird dir für diese Entlastung dankbar sein.
Studien haben gezeigt, dass nicht nur Mütter an postpartaler Depression (Wochenbettdepression) leiden, auch Väter tun dies, und zwar recht häufig. Nach den Ergebnissen der Wissenschaftler treten bei 14 Prozent aller Mütter von Neugeborenen mittelschwere oder schwere Depressionen auf, bei den frischgebackenen Vätern sind es 10 Prozent und damit doppelt so viele wie in der Durchschnittsbevölkerung. Nur werden diese oft nicht als solche wahrgenommen. Das hat auch damit zu tun, dass Männer oft nicht gewohnt sind, über ihre Schwierigkeiten zu reden. Zudem erscheint es im allgemeinen Freudentaumel ob des schönen, gesunden Kindes deplatziert, mit den eigenen Sorgen zu kommen. Wer will das schon hören. Trotzdem, oder gerade deshalb solltest du auf dich hören und deine Gedanken mit der Mutter (falls sie dazu in der Lage ist), sicher jedoch mit jemandem deines Vertrauens austauschen. Nichts ist schlimmer als verdrängte Frustrationen, die später wie ein auf dem Herd vergessener Dampfkochtopf explodieren können! Zwar fühlen sich alle Eltern manchmal müde und gestresst. Wenn

dieser Zustand jedoch längere Zeit anhält, solltest du einen Arzt aufsuchen.

Die Depressionen der Eltern wirken sich auch stark auf die Beziehung zum Kind aus, fanden die Forscher weiter heraus. Mütter mit Depressionen legten ihr Kind öfter mit einer Flasche ins Bett, erzählten

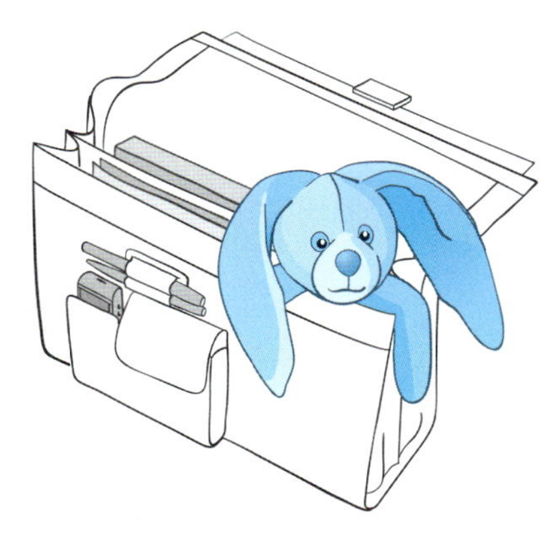

ihrem Baby deutlich seltener Geschichten und spielten auch seltener mit ihm. Die Depression der frisch gebackenen Väter hatte zur Folge, dass sie ihr Kind öfter wach ins Bett legten und weniger oft mit ihm spielten. Auffällig war, dass sich die Depression eines Elternteils auch auf das Verhalten des Partners gegenüber dem Kind auswirkte. So sangen Väter, deren Frauen depressiv waren, ihrem Baby weniger häufig ein Lied vor, und Mütter mit depressiven Partnern erzählten dem Kind seltener Geschichten.

Beziehung

Es steht viel geschrieben, wie wichtig die Bindung, das Bindungsverhalten des Kindes an die Mutter für die weitere Entwicklung des Kindes ist. Nur dabei wird die Bindungsentwicklung zwischen Kind und Vater oft vergessen, und diese ist alles andere als bedeutungslos. Setze dich dafür von ganzem Herzen ein und kämpfe um sie. Dein Kind wird es dir später danken!

Aber nicht nur die Beziehung zum Kind muss gepflegt werden, sondern vor allem auch die Beziehung zwischen euch Eltern. Nach der Geburt und in den ersten Lebenswochen ist die Mutter oft auf einer emotionalen Berg- und Talfahrt und für dich häufig nicht immer verständlich. Sie kann von dir erwarten, mehr zu sein, als du im Moment in der Lage bist zu geben. So können sich Missverständnisse und enttäuschte Erwartungen zu schweren und andauernden Zerwürfnissen anwachsen.

Denke aber daran, dass statistisch gesehen etwa die Hälfte der Beziehungen im ersten Lebensjahr des ersten Kindes in die Brüche geht. Entweder wirklich in die Brüche oder nur inoffiziell in Form eines Arrangements. Was kann Mann/Frau dagegen tun? Über die Jahre und durch eigene Erfahrung haben wir gelernt, dass nur eine regelmäßige Pflege der Beziehung vor Unheil schützt. Vorbeugung ist dabei alles. So könnt ihr doch vereinbaren, dass ein Abend der Beziehung gehört. Ohne Kind, außer Haus (sonst machen die Mutter und du nur in gewohnter Weise im Haushalt weiter). Der Abend muss fix abgemacht werden, sonst kommt von beiden Seiten immer etwas dazwischen und die Zweisamkeit wird bedroht. Also zum Beispiel Freitagabend in der Agenda rot unterstreichen: Tabu für alles andere als Beziehungspflege.

Beruf

Ein bezahlter Mutterschaftsurlaub ist in der Zwischenzeit eine Selbstverständlichkeit. Aber hast du schon was von einem Vaterschaftsurlaub oder einer Vaterschaftsversicherung, wie sie in anderen (zivilisierten) Ländern Europas gekannt wird, gehört? Nein, nicht – da hast du Recht: Fehlanzeige! Es ist eben trotz formeller Gleichberechtigung nach wie vor so, dass Väter in der Übernahme von Erziehungsaufgaben benachteiligt sind. Dies ist übrigens auch bei Trennungen und beim Streit um das Sorgerecht zu sehen. Die Kinder werden praktisch immer der Mutter zugesprochen, auch wenn die Erziehungsaufgaben zuvor gemeinsam wahrgenommen wurden. Da hilft jedoch kein Jammern, sondern nur unser aktives Engagement als Väter.

Aber da gibt's noch eine Sache: Häufig bist du am Beginn deiner Kariere, wenn das erste Kind kommt. Du möchtest Investitionen in deine Zukunft machen, was ein vermehrtes berufliches Engagement verlangt. Nur lenkt das dein Interesse und Engagement von der Familie weg. Die wird es dir nicht unbedingt danken. Also, überlege dir sehr gut, wie viel Zeit du für deinen Beruf opfern willst, oder ob es nicht eher eine Flucht in den Beruf ist. Das ist für die Zukunft deiner Beziehungen sicher ungünstig. Es lohnt sich, dies möglichst noch vor der Geburt des Kindes mit der Partnerin zu erörtern und festzulegen. Und noch etwas: Bist du zuhause, dann sei zuhause und nicht noch in Gedanken bei deiner Arbeit!

Wichtig

Für Väter gilt: Dranbleiben, es gibt viel zu gewinnen und andernfalls viel zu verlieren. Motto: Es gibt viel zu tun, packe es an, deinen Kindern, deiner Beziehung und letztlich auch dir zuliebe!

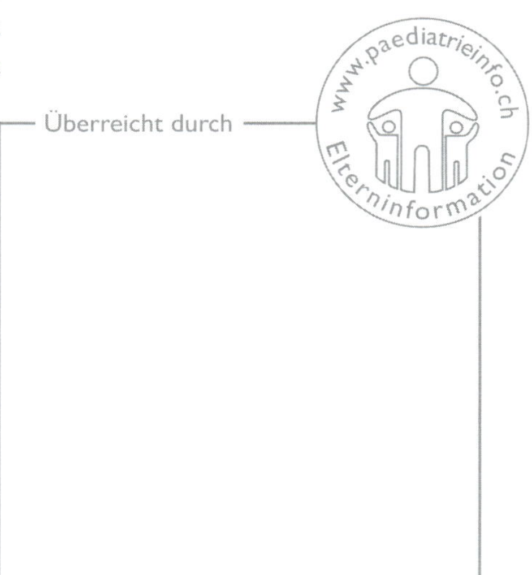

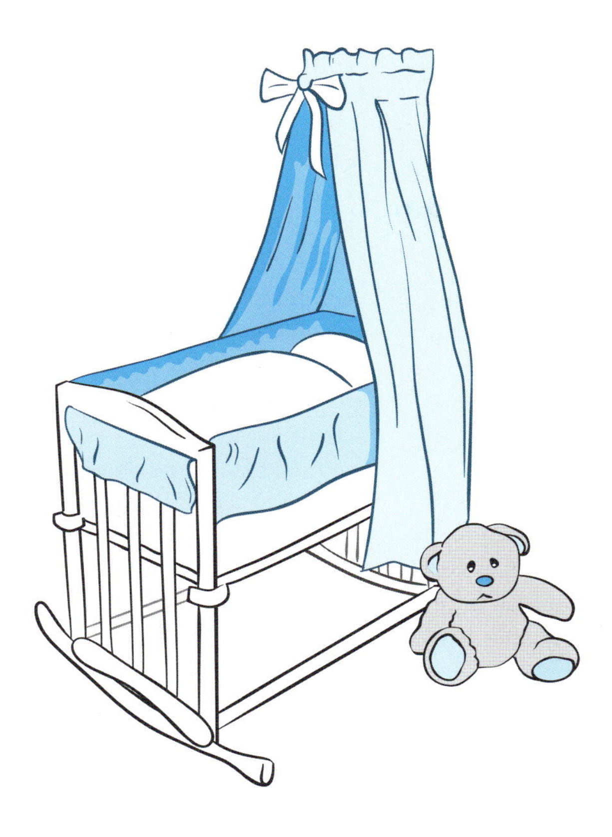

SIDS ist die englische Abkürzung für den plötzlichen Kindstod. Dieser kann bei Kindern unter zwölf Monaten im Schlaf auftreten, die Ursachen sind bis heute nicht sicher geklärt. Es gibt jedoch einige bekannte Risikofaktoren. Wenn die hier genannten Empfehlungen berücksichtigt werden, kann die Gefahr von SIDS stark gesenkt werden.

Definition

SIDS ist eine englische Abkürzung und bedeutet Sudden Infant Death Syndrome, zu Deutsch: Syndrom des plötzlichen Kindstodes. Es handelt sich dabei um den plötzlichen, unerwarteten Tod bei Kindern unter zwölf Monaten. Das fatale Ereignis beginnt während des Schlafes, und eine genaue Untersuchung der Todesumstände inklusive Autopsie bringt keine Klärung. Heutzutage ist SIDS in industrialisierten Ländern die dritthäufigste Todesursache bei Säuglingen nach angeborenen Missbildungen (z. B. Herzfehler) und Frühgeburtlichkeit. Die neuesten Zahlen aus der Schweiz zeigen eine Häufigkeit von 0,18/1000 Lebendgeborenen. Allerdings nehmen die Zahlen in den letzten Jahren in allen Industrieländern ständig ab, insbesondere dort, wo große Aufklärungskampagnen für Eltern und Betreuer lanciert wurden. Noch in den 1980er Jahren lag die Häufigkeit rund zehnmal höher.

Ursachen

Die genauen Ursachen für SIDS sind trotz intensiver Forschung nicht bekannt. Von Kindern, die in Spitälern an Überwachungsmonitoren ein SIDS erlitten, weiß man, dass vor dem Tod verlängerte Atempausen und Pulsabfälle auftreten. Warum dies aber geschieht und vor allem, warum die Kinder dabei nicht aufwachen (was normal wäre), bleibt unklar. Wenn eine klare Ursache für den Tod gefunden wird, handelt es sich nicht mehr um ein SIDS.

Einflüsse

Auch wenn die Ursachen nicht im Detail geklärt sind, so kennen wir doch einig- Risikofaktoren, die die Häufigkeit von SIDS steigern:

- Bauch- oder Seitenlage
- Zigarettenrauchexposition
- Schlafen im elterlichen Bett
- Überwärmung des Kindes, zu warme Umgebung
- weiche Matratze, Kopfkissen, Fellunterlage
- Frühgeburtlichkeit
- viele Kinder in der Familie
- geringe Schwangerschaftskontrollen
- tiefer sozioökonomischer Status
- sehr junge Mütter

- mütterlicher Medikamentenkonsum
- Wintermonate
- männliches Geschlecht
- Nicht geimpfte Kinder sterben häufiger.

Mit Abstand am wichtigsten sind die drei erstgenannten Faktoren. So erhöht sich das Risiko von SIDS in Bauchlage gegenüber Rückenlage um einen Faktor 13. Eine 18-fache Steigerung zeigt sich bei der Kombination von Zigarettenrauchexposition und Schlafen im elterlichen Bett.

Empfehlungen

Mit der Beachtung folgender Empfehlungen lässt sich die Häufigkeit von SIDS deutlich reduzieren.

- Rauchen Sie nicht und sorgen Sie für eine rauchfreie Umgebung für den Säugling. Rauchen Sie auch während der Schwangerschaft nicht.
- Legen Sie den Säugling zum Schlafen ausschließlich auf den Rücken, auch keine Seitenlage.
- Legen Sie Ihr Kind, wenn es wach und überwacht ist, mehrmals täglich auf den Bauch (wichtig für psychomotorische Entwicklung!).
- Ziehen Sie den Säugling zum Schlafen nicht warm an, die Umgebungstemperatur des Schlafraumes sollte nicht mehr als 17 bis 19 °C betragen, das Baby braucht keine Kopfbedeckung und auch keine Handschuhe, außer extrem Frühgeborene. Zeichen der Überwärmung sind schweißnasse Hände und Haare.
- Säuglinge sollen auf einer glatten, nicht zu weichen Unterlage schlafen und sollten sich auf der Unterlage abstützen können, ohne einzusinken.
- Kissen, Tücher, Kuscheltiere, Lagerungs-„Hörnchen“ und Schaffelle gehören nicht ins Kinderbett.
- Achten Sie darauf, dass Ihr Baby nicht unter die Bettdecke rutschen oder sich mit der Bettdecke oder anderen Textilien (Kuscheltuch) das Gesicht bedecken kann. Schlafsack oder Jumbo ohne Halteschlaufen oder Fixierungen empfehlen wir ausdrücklich. Achten Sie auf eine altersentsprechende Größe!
- Säuglinge sollen nicht im elterlichen Bett schlafen, sondern im eigenen Bett im Elternschlafzimmer. Kein Bed-Sharing für nichtrauchende Eltern in den ersten drei Lebensmonaten, für rauchende Eltern im ersten Lebensjahr.
- Auf keinen Fall dürfen Eltern sedierende Medikamente oder Drogen eingenommen haben, wenn das Baby im elterlichen Bett schläft.
- Säuglinge sollen auch nicht im Geschwisterbett schlafen.
- Bieten Sie Ihrem Kind einen Schnuller an, wenn Sie es zum Schlafen legen (ohne Zwang). Wenn der Schnuller rausfällt, führen Sie ihn dem schlafenden Kind nicht wieder ein. Wenn Sie Ihr Kind stillen, bieten Sie ihm den Schnuller erst ab dem Alter von einem Monat zum Schlafen an, wenn das Stillen gut funktioniert. Keine süßen Flüssigkeiten auf den Schnuller.
- Wechseln Sie die Kopforientierung regelmäßig, indem Sie Reizquellen (Türe, Mobile, Musikdosen, Fenster) mal rechts, mal links positionieren. Stillen Sie Ihr Baby nach den allgemein gültigen Empfehlungen.
- Lassen Sie Ihre Kinder impfen.

Wenn Sie diese Maßnahmen beachten, ist die Gefahr eines SIDS extrem gering.

Illustration: descience
Layout: Michel Burkhardt

Überreicht durch

www.paediatrieinfo.ch Elterninformation

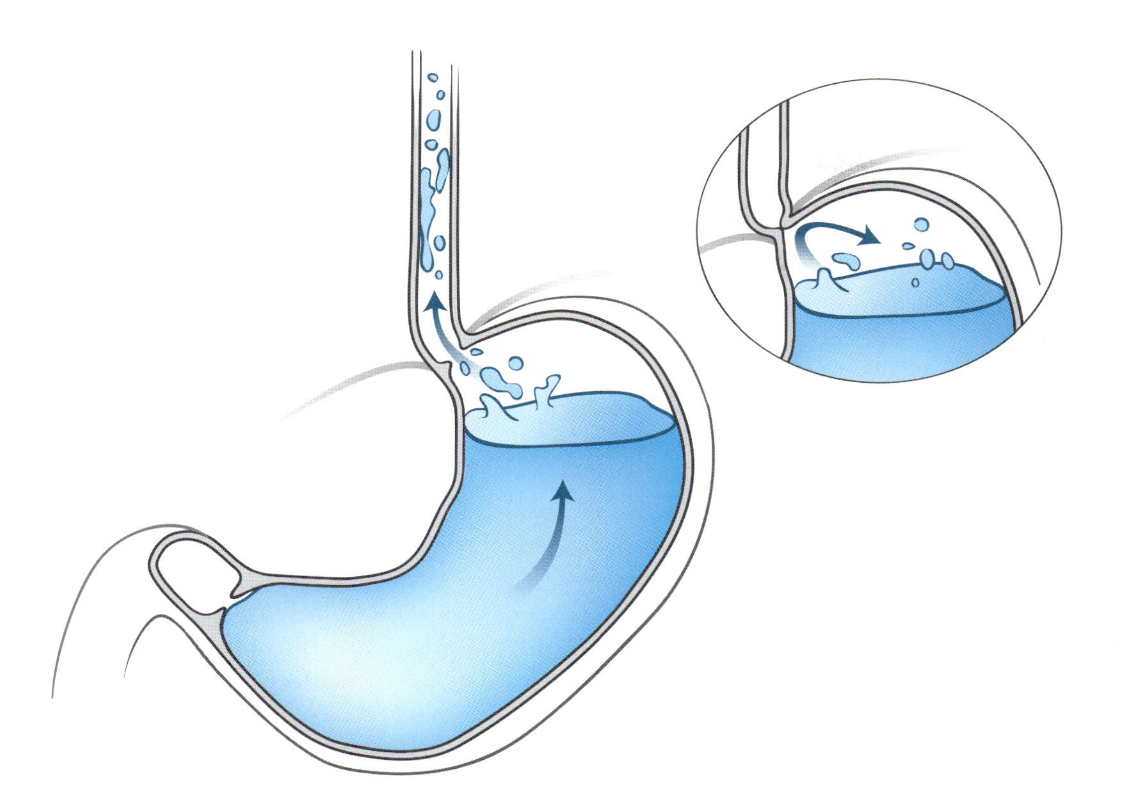

Der gastroösophageale Reflux (Rückfluss vom Magen in die Speiseröhre) ist eine bei Baby und Kind nicht so seltene Störung, die das Gedeihen Ihres Kindes beeinträchtigen kann. Die Übergänge vom normalen „Gütscheln" zur eigentlichen Refluxkrankheit sind fließend. Die Symptome sind nicht alle so typisch. Durch eine korrekte Behandlung ist die Refluxkrankheit gut zu beherrschen, und die Prognose ist in den allermeisten Fällen hervorragend. Mit zunehmendem Alter verschwindet das Problem von selbst.

Definition

Reflux heißt Rückfluss. Gastroösophageale Reflux ist der Rückfluss von Mageninhalt in die Speiseröhre. Eine „normale" Form von Reflux ist das sehr häufige Gütscheln oder Spucken bei Babys. Dieses kann recht ausgeprägt sein, stört die Kinder jedoch kaum. Sie haben keine Schmerzen, sind in gutem Allgemeinzustand, trinken gut, verschlucken sich nicht und nehmen normal an Gewicht zu. Vom normalen Gütscheln abgrenzen, muss man die Refluxkrankheit. Davon spricht man, wenn das Kind durch den Reflux krank wird. Meist ist dies der Fall, wenn nicht nur Milch, sondern auch regelmäßig Magensäure in die Speiseröhre fließt. Diese Säure brennt und greift die Schleimhaut an, was zu einer Speiseröhrenentzündung (Ösophagitis) führen kann. Merke: Problematisch ist nicht der Reflux an sich, sondern die Entzündung der Speiseröhre.

Ursache

Verschiedene organische Ursachen können zur Refluxkrankheit führen. Sie sind häufig angeboren, können aber auch erworben sein. In den ersten Lebensmonaten sind kurze Episoden mit Reflux noch normal, da die Steuerung des unteren Speiseröhrenverschlusses erst ausreifen muss. Zudem ist der untere Speiseröhrenverschluss, noch nicht vollständig ausgebildet, so dass es häufig zum so genannten Gütscheln kommt. Sobald das Kind sich aber mehr aufrichtet (sitzt, steht, geht), verliert sich diese harmlose Form des Refluxes von selbst.
Untersuchungen haben aber auch gezeigt, dass Nikotin- und/oder Medikamentenkonsum der Mutter das Auftreten der Refluxkrankheit beim Baby begünstigt.

Symptome

Folgende Anzeichen sprechen für eine Refluxkrankheit: allgemeine Trinkschwäche, Schreien und Unruhe beim Trinken, aber auch nach dem Trinken. Das Kind hat zwar Hunger, beginnt jedoch nach wenigen Schlucken zu weinen und verweigert die Nahrung, um dann nach kurzer Zeit wieder Hunger anzuzeigen. Außerdem können die Kinder unruhig sein im Liegen, oder sie schlafen plötzlich nicht mehr so lange wie zuvor. Manche Babys überstrecken Kopf und Oberkörper nach hinten (Sandifer-Syndrom). Selten kann, als Zeichen einer Speiseröhrenentzündung, blutiger Stuhl (schwarzer Stuhl) beobachtet werden. Weitere Symptome sind häufiges Spucken, starkes Erbrechen nach den Mahlzeiten und saurer Geruch des Erbrochenen. Achtung: Häufiges Erbrechen nach den Mahlzeiten kann auch andere Ursachen haben, wie zum Beispiel die Pförtnerverengung (Pylorusstenose). Der Arzt kann die richtige Diagnose stellen!

Diagnose

Der Reflux wird von den Eltern meist beobachtet, weshalb die Diagnose durch eine genaue Befragung der Eltern gestellt werden kann. Viel schwieriger ist jedoch die Frage nach einer Entzündung der Speiseröhre. Die oben beschriebenen Symptome lassen eine Speiseröhrenentzündung vermuten. In unklaren Fällen sind möglicherweise weitere Diagnoseverfahren indiziert. Die wichtigsten Methoden sind:

- pH-Metrie: Durch das ständige Aufsteigen von Nahrungsbrei oder -flüssigkeit gelangt auch Magensäure in die Speiseröhre. Der Arzt misst mit einer speziellen Sonde, die er durch den Mund oder die Nase des Kindes einführt, den Säurewert an einer bestimmten Stelle der Speiseröhre. Die Sonde registriert 12 bis 24 Stunden lang die Werte, dann werden die Daten im Computer ausgewertet.
- Ultraschalluntersuchung: Der Arzt untersucht den Bauch Ihres Kindes mit einem Ultraschallgerät. Er kann auf diese Weise die Häufigkeit des Aufsteigens von Mageninhalt bestimmen.
- Röntgenkontrastdarstellung: Hiermit kann der Arzt feststellen, wie viel Mageninhalt in die Speiseröhre zurückfließt. Außerdem kann er eventuelle Brüche oder Fehlbildungen des Zwerchfells erkennen.

All diese Methoden können zwar den Reflux nachweisen, helfen jedoch kaum bei der Unterscheidung zwischen „normalem" Reflux und Refluxkrankheit.

Um eine Entzündung in der Speiseröhre und damit die Refluxkrankheit wirklich zu beweisen, braucht es eine Ösophagoskopie: Der Arzt schiebt ein flexibles Instrument (Endoskop) in die Speiseröhre und kann so eine Entzündung der Speiseröhre direkt erkennen. Er entnimmt dabei gegebenenfalls auch Gewebeproben. Diese Untersuchung bedingt in der Regel eine Narkose und wird deshalb nur selten durchgeführt.

Behandlung

Ein Reflux heilt bei zwei Drittel aller betroffenen Kinder ohne spezielle Therapie aus. Folgende Maßnahmen unterstützen den Heilungsprozess:

Wenn Sie stillen, hören Sie keinesfalls damit auf.

Wenn Sie stillen, sollten Sie außerdem Folgendes meiden: Kaffee, Alkohol, fettes Essen, Zitrusfrüchte, Tomaten und kohlensäurehaltige Getränke. Rauchen Sie nicht. Sprechen Sie mit Ihrem Arzt, wenn Sie Medikamente wie Andrenergika, Anticholinergika, Xanthine oder Kalziumantagonisten einnehmen. Die genannten Arzneimittel können die Refluxkrankheit bei Ihrem Kind auslösen oder verstärken.

Wenn Sie nicht stillen, dicken Sie die Nahrung Ihres Kindes (z. B. Antirefluxmilch, Nestargel, Thick and Easy-Pulver, Reisflocken) an. Vergrößern Sie das Saugloch des Fläschchens entsprechend.

Geben Sie Ihrem Kind viele kleine Mahlzeiten – das gilt auch für das Stillen.

Halten Sie das Kind nach den Mahlzeiten für 15 bis 30 Minuten in senkrechter Position.

Lagern Sie es zum Schlafen mit leicht erhöhtem Oberkörper. Sie können beispielsweise ein Kissen unter das Kopfende der Matratze schieben.

Helfen diese Maßnahmen nicht, kann der Arzt Medikamente verschreiben, die zum Beispiel die Säurebildung im Magen hemmen.

Bei schwerem Verlauf der Refluxkrankheit wird der Arzt Ihr Kind in ein Krankenhaus oder an einen Spezialisten überweisen.

Bei Fehlbildungen, Zwerchfellbrüchen oder besonders schwerem Verlauf der Refluxkrankheit kann nur eine Operation die Ursache beheben.

Komplikationen

Bei schwerem Verlauf der Refluxkrankheit kann es zu folgenden Komplikationen kommen: Mangelernährung und Entzündung der Speiseröhrenschleimhaut (Erbrechen von blutigen Schleimfäden).

Beim Zurückfließen des Mageninhaltes in die Speiseröhre können Teile des Nahrungsbreis auch in die Lunge gelangen (Aspiration). Das kann zu chronischer Bronchitis bzw. chronischem Husten führen.

Überreicht durch

www.paediatrieinfo.ch Elterninformation

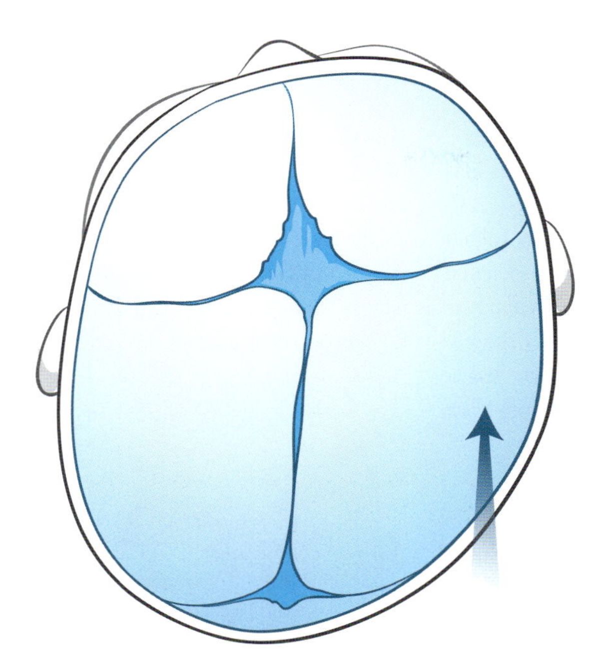

In den 50er Jahren wurde den Eltern empfohlen, ihre Kinder – als Vorbeugung vor Verschlucken – in der Bauchlage schlafen zu legen. Mit der Erkenntnis, dass in dieser Lage häufiger der plötzliche Kindstod auftritt, wurde die Empfehlung revidiert und heute gilt: Das Kind muss in Rückenlage schlafen. Diese andauernde Rückenlage hat aber auch Folgen. Erstens kann es zu asymmetrischer Verformung des kindlichen Schädels kommen, und zweitens erlernen manche Säuglinge bestimmte grobmotorische Fertigkeiten wie Krabbeln und Laufen etwas später (als andere Kinder). Hier nun eine Anleitung, wie diesen „Nebenwirkungen" vorgebeugt werden kann.

Definition

Die Plagiozephalie, zu Deutsch Schädelverformung, tritt seit der Rückenlageempfehlung viel häufiger auf. Die Schädelverformungen haben insgesamt eine sehr gute Prognose, sind zumindest meist spontan rückläufig und nur von kosmetischer Relevanz. Durch eine konsequente Vorbeugung kommt es gar nie zu Schädelverformungen. Dazu können Sie beitragen!

Werden die Kinder, wie empfohlen, konsequent in Rückenlage gelagert, kommt es durch die zeitlich lange Belastung zu einer Abflachung des Hinterkopfes, insbesondere des Scheitelbeins. Es kann ein sehr flacher Hinterkopf resultieren (Brachyzephalie).

Dreht das Kind aber seinen Kopf in eine bevorzugte Richtung, entwickelt sich eine asymmetrische Abplattung. Die bevorzugte Drehung des Kopfes entsteht aus einem Gewöhnungseffekt auf grund einer Erwartungshaltung für jene Seite, auf welcher die Eltern/die Mutter vermutet werden. Aber auch in Richtung Tür, einer Ablenkung, des Lichtes oder eines interessanten Gegenstandes (Spielzeug) wird der Kopf gedreht. Dies wird zudem, durch den in diesem Alter waltenden, ATNR unterstützt, dem asymmetrischen tonischen Nackenreflex, der das Kind dazu bringt, den Kopf bevorzugt in die eine oder andere Richtung zu drehen (Fechterstellung des Kindes). Siehe dazu auch die Abbildung auf der Rückseite. All dies führt dann zu der asymmetrischen Belastung des Schädels und der entsprechend schrägen Abplattung (Plagiocephalie) des Hinterkopfes.

Differenzialdiagnose

Kinder mit einer manifesten Ursache der asymmetrischen Schädelabplattung, wie zum Beispiel ein muskulärer Schiefhals, benötigen neben den unten beschriebenen Maßnahmen oft zusätzlich noch physiotherapeutische Unterstützung und Anleitung.

Vorbeugung

Der Abplattung des Schädels kann mit vier Maßnahmen erfolgreich begegnet werden.

1. Zwischenlagen

Insbesondere bei jungen, bewegungsarmen Säuglingen in den ersten drei Lebensmonaten ist es wichtig, beim Hinlegen in Rückenlage, den Kopf nicht nur auf den Hinterkopf, sondern abwechselnd auch auf die rechte oder linke Seite

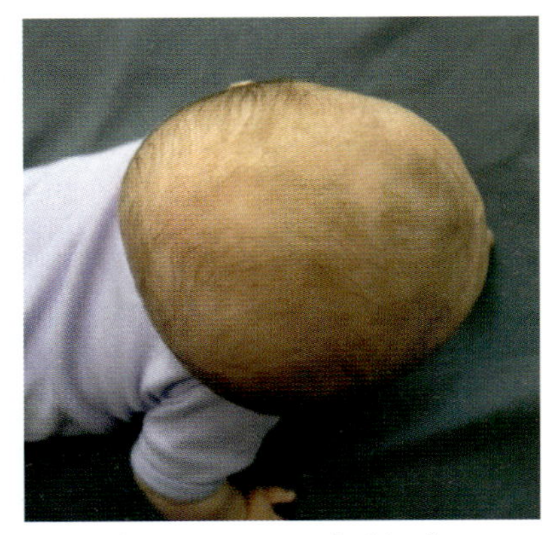

Verschiedene Formen einer Schädelverformung.

zu legen. Man kann dies unterstützen, indem durch das Unterlegen einer Rolle der Körper einseitig auf eine Zwischenposition zwischen Rücken und Seitenlage angehoben wird.

2. Lenkung des Interesses

Die Tendenz in eine Richtung ist besonders dann stark ausgeprägt, wenn die Lagerung tagsüber die gleiche Seite wie in der Nacht ergibt. Säuglinge orientieren sich meist zu den Angehörigen hin, manchmal kann aber auch ein starker optischer Reiz (Fenster, Spielzeug) wichtig sein. Säuglinge wenden den Kopf bevorzugt dorthin, wo etwas „abgeht", daher funktionieren passive Lagerungen und Kopfwendungen gegen das Interesse des Kindes schlecht, bis gar nicht. Man kann aber ihr Interesse gut auf eine bestimmte Seite lenken, indem die Kinder in der Rückenlage jede Nacht anders gelagert werden, d. h. die erste Nacht wie gewohnt, in der nächsten Nacht mit dem Kopf zum Fußende, in der dritten Nacht wie in der ersten und so fort, womit für das Kind die interessantere Seite wechselt und der Kopf aktiv und ohne jede Unterstützung unterschiedlich gewendet wird.

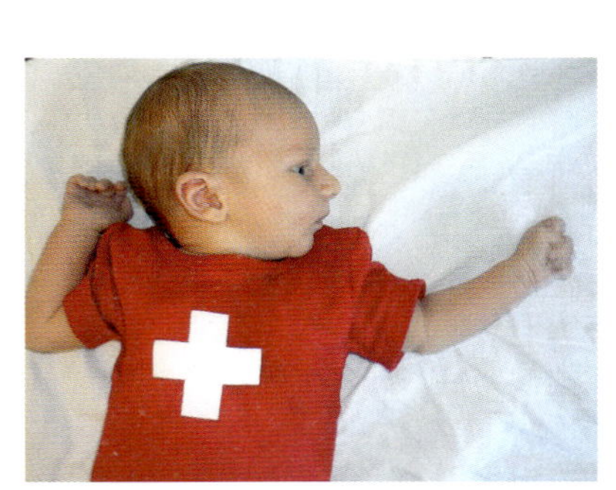

ATNR nach links

Bei bereits deutlicher Kopfasymmetrie sollten die Kinder zwölf Wochen ausschließlich verkehrt, d. h. andersherum als bisher, gelagert werden. Zudem sollten die Kinder nicht immer auf dem gleichen Arm getragen werden, weil sie auch hier den Kopf dem Gesicht der/des Betreuenden zuwenden. Mehr zu den Tragemöglichkeiten erfahren Sie im Info-Blatt Schiefhals.

3. Auch Bauchlage

Es ist, nicht nur zur Vorbeugung eines schiefen Schädels, sondern auch zur allgemeinen Entwicklungsförderung wichtig, das Kind im Wachzustand und in Anwesenheit eines Elternteils, wiederholt in die Bauchlage zu bringen. Dies entlastet den Hinterkopf und stärkt die Nacken- und Rückenmuskulatur des Kindes. Zudem sieht das Kind seine Umgebung korrekt, nicht auf dem Kopf! Manchmal ist das Kind in Bauchlage nicht sehr glücklich. Wenn dem so ist, drehen sie es wieder zurück, und versuchen sie es später nochmals: Übung macht den Meister!

4. Kopfkissen

In der Regel empfehlen Kinderärzte die Säuglinge nicht auf Kopfkissen zu lagern! Bei einer sich anbahnenden Schädelverformung können aber spezielle Kopfkissen angezeigt sein. Ein Hilfsmittel gegen Schädelverformungen bzw. zu dessen Vorbeugung bietet das speziell entwickelte Baby-Kopfkissen BabyDorm (es gibt auch andere ähnliche Kopfkissen anderer Anbieter und Hersteller).

BabyDorm ist ein Kissen, in dem der Kopf des Kindes nicht einsinken kann. Der Hinterkopf ruht auf einer Membran, die die Unterlage nicht berührt. So ist der weiche Kopf nicht dem Druck der harten Matratze ausgesetzt und läuft damit nicht Gefahr, dass er abgeflacht wird.

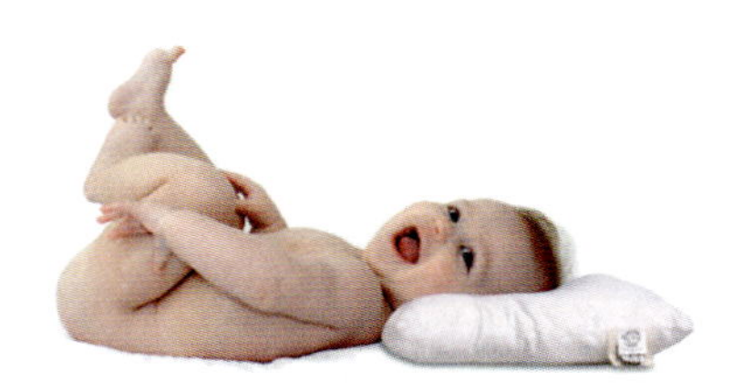

BabyDorm Kissen

Prognose

Konsequent durchgeführt, führt die Vorbeugung bzw. Behandlung in über 90% zu einer Normalisierung der Kopfform, ohne dass weitere Maßnahmen wie Krankengymnastik (Physiotherapie), Craniosakraltherapie, Osteopathie oder Sonstiges nötig wären. Allerdings braucht die Normalisierung oft viel Zeit, bis zu zwei Jahren. Haben sie Geduld, es kommt dann schon!

Überreicht durch

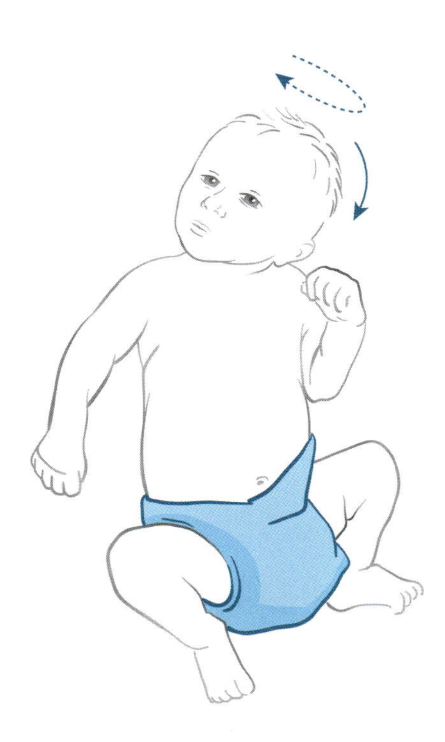

Der Schiefhals ist eine häufige, gutartige und angeborene Störung im Halsbereich. Möglicherweise wurde der Säugling in der Gebärmutter oder unter der Geburt im Bereich des Halsdrehmuskels gezerrt oder gedrückt. Dadurch kann es in diesen Muskel bluten, was schließlich zu einer Muskelverkürzung führt. Beim Schiefhals links ist der Halsdrehmuskel auf dieser Seite verkürzt, der Kopf wird dabei nach rechts gedreht und links geneigt. Dies ist auch in Rückenlage der Fall. Da die Schädelknochen noch weich sind, kann es dabei zu Schädelverformungen kommen. Vorbeugend können einige einfache Maßnahmen ergriffen werden. Bei einigen Kindern muss zusätzlich mit physiotherapeutischen Maßnahmen geholfen werden. Die Prognose ist sehr gut.

Definition

Der Schiefhals ist eine häufige, gutartige und angeborene Störung im Halsbereich. Der Halsdrehmuskel (Muskulus sternocleidomastoideus) links ist dabei verkürzt, was zu einer Drehung des Kopfes nach rechts und einer Seitneigung nach links führt. Da das Kind den Kopf, besonders in Rückenlage, asymmetrisch belastet, und da die Schädelknochen noch sehr weich sind, beeinflusst die Fehlhaltung des Kopfes die Schädelform. Der Hinterkopf wird ungleich abgeflacht, und im Bereich des Gesichtes führt der ungleiche Zug zu einer Asymmetrie (Seitenungleichheit). Die Lidspalten werden ungleich groß. Die ungleiche Abplattung des Hinterkopfes nennt man in der Medizin Plagiozephalie.

Ursache

Möglicherweise wird der Säugling in der Gebärmutter oder unter der Geburt im Bereich des Halsdrehmuskels gezerrt oder gedrückt. Dadurch kann es in diesen Muskel bluten. Manchmal kann man im Bereich der Blutung eine Verdickung des Muskels spüren, und in der Folge verkürzt sich der Muskel. In ganz seltenen Fällen ist die ungenügende Anlage (Hypoplasie) des Muskels die Ursache. Nur in Ausnahmefällen ist der Schiefhals auf eine Störung im Bereich der Halswirbelsäule zurückzuführen. Durch eine genaue Untersuchung kann/muss die Kinderärztin/der Kinderarzt eine andere Ursache der Schiefhaltung ausschließen.

Maßnahmen

Um der Deformierung des weichen Schädels vorzubeugen, sollten Sie die hier dargestellten Lagerungsvorschläge befolgen. Je früher und je mehr, desto besser! Ziel ist, dass Ihr Kind eine möglichst symmetrische Haltung erreicht, die zudem die überdehnten Halsmuskeln kräftigt und die verkürzten dehnt.

Die Lagerung und das Handling des Babys sind einfach, führen Sie die Maßnahmen regelmäßig durch und integrieren Sie sie in den Alltag.

Bei Schwierigkeiten in der Umsetzung lassen Sie sich bitte vom Arzt oder von der Physiotherapeutin instruieren. Es ist nur halb so schwierig, wie es den Anschein hat – Sie schaffen das sicherlich!

Lagerung des Kindes

Stimulation von links

Liegt das Kind auf dem Rücken, achten Sie darauf, dass alle Aktivitäten (Spielsachen, Personen, Fenster usw.) von seiner linken Seite kommen: Es muss dann seinen Kopf nach links drehen, um die Umgebung beobachten zu können. Sie können zum Beispiel sein Bettchen so drehen, dass es spontan an die Wand schaut und den Kopf nach links (aus der Sicht des Kindes) drehen muss, um Sie oder das Spielzeug zu sehen. Die Rückenlage ist allerdings bei Schiefhalskindern

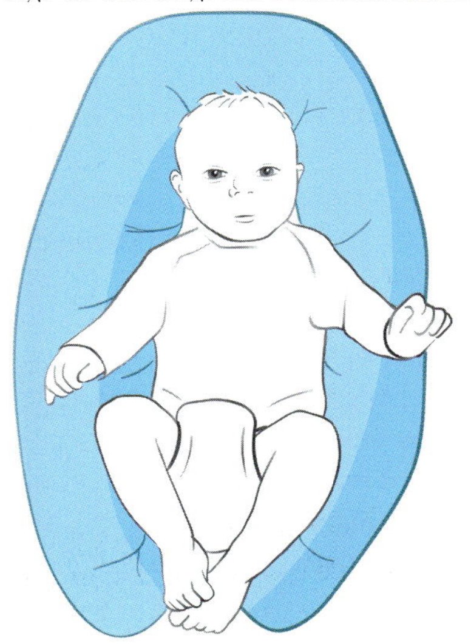

Lagerung in Rückenlage im „Nestli"

eher verpönt, da es dabei schwierig ist, den Kopf in einer bestimmten Richtung zu halten, um den verkürzten Muskel zu dehnen. Deshalb ist es sinnvoll, dass Ihr Kind die Rückenlage nur als Schlafposition (SIDS-Vorbeugung) einnimmt.

Im Wachzustand können Sie mit einem Spezialkissen bzw. mit einem zusammengerollten Badetuch in Form eines „Nestchen" um das Kind die Kopfhaltung stabilisieren; dadurch wird der Kopf korrekt gerade gehalten.

In einem solchen „Nestchen" lässt sich das Kind auch ganz vorzüglich „schöppeln".

Seitenlage

In Seitenlage links legen wir dem Kind ein festes Kopfkissen nur unter den Kopf, um den linken Halsmuskel zu dehnen. Damit es sich nicht spontan wieder in die Rückenlage zurückbewegt, nehmen

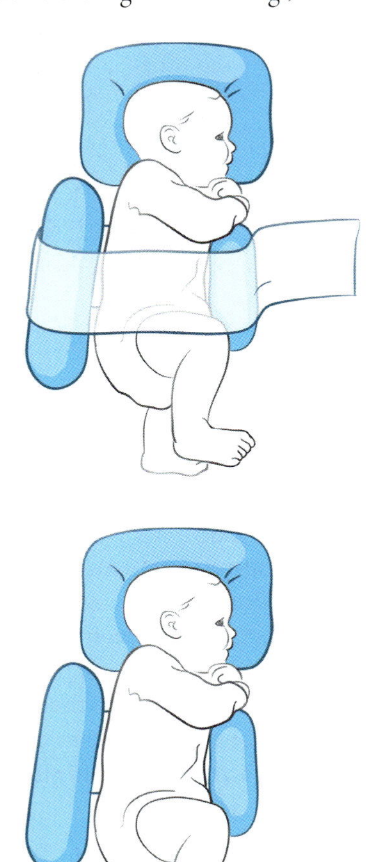

Seitenlage links mit und ohne Stabilisierung

wir zwei Sandsäcklein, Spreusäcklein, Kirschensteinsäcklein oder ein Spezialkissen an den Rücken und an den Bauch und umwickeln diese mit einem längeren schmalen Tuch (siehe Abbildung). Zusätzlich unterlegt man das obere Beinchen mit einem Tuch.

In Seitenlage rechts darf man kein Kissen unter den Kopf legen. Auch hier kann man es in der Lage stabilisieren.

ACHTUNG: Kinder mit Hüftproblemen sollten nicht auf die Seite gelegt werden. Fragen Sie Ihre Kinderärztin/Ihren Kinderarzt.

Bauchlage

In der Bauchlage drehen Sie den Kopf nach links, das heißt die rechte Wange liegt auf. Legen Sie die Spielsachen links vom Kind hin. Auch hier können Sie die Bauchlage durch das Einwickeln in ein Tuch, wie oben beschrieben, stabilisieren (siehe Abbildung). Sie können das Tuch auch unter der Matratze einklemmen. Weitere Informationen sie auch INFO-Blatt: Schädelverformung!)

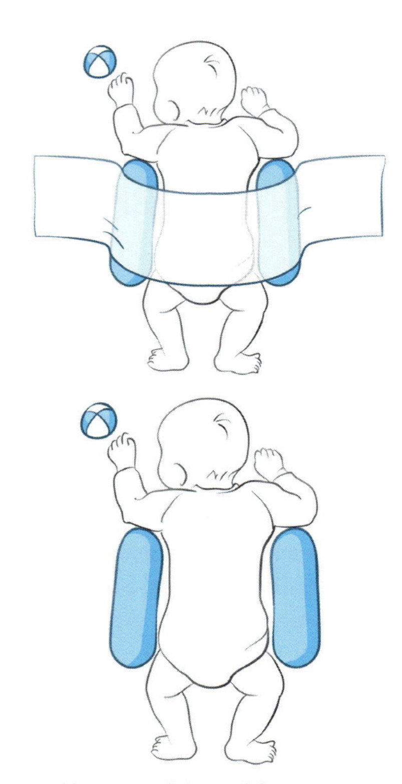

Bauchlage mit und ohne Stabilisierung

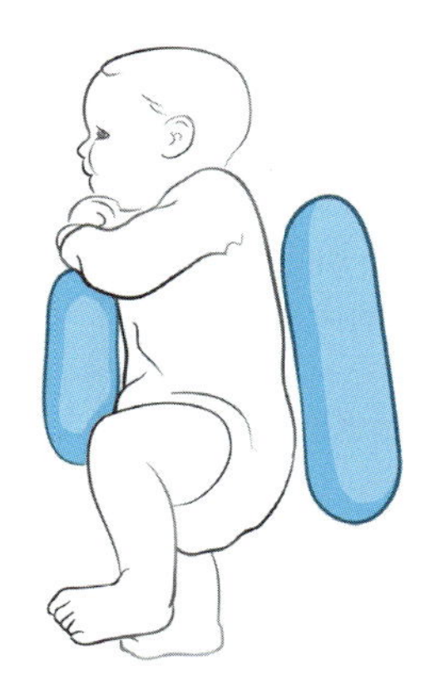

Seitenlage rechts, kein Kissen unter den Kopf!

ACHTUNG: Wegen einer erhöhten Gefahr von plötzlichem Kindstod (SIDS) sollten Kinder zum Schlafen nicht auf den Bauch gelegt werden.

Handling

Nehmen Sie Ihr Kind über die rechte Seite hoch.
Dadurch wird die Schwerkraft genutzt, um die Kopfkontrolle zu verbessern.

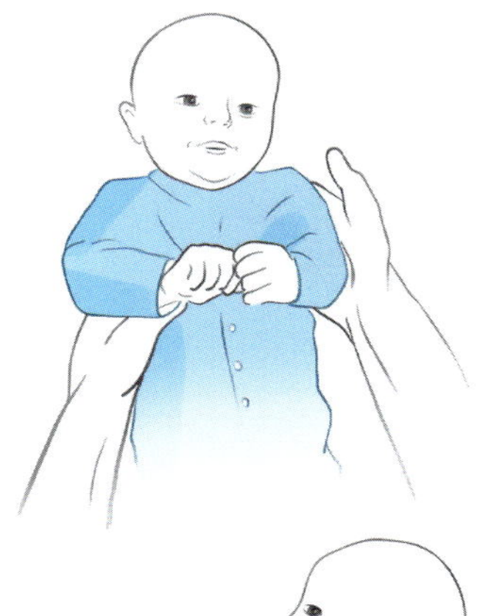

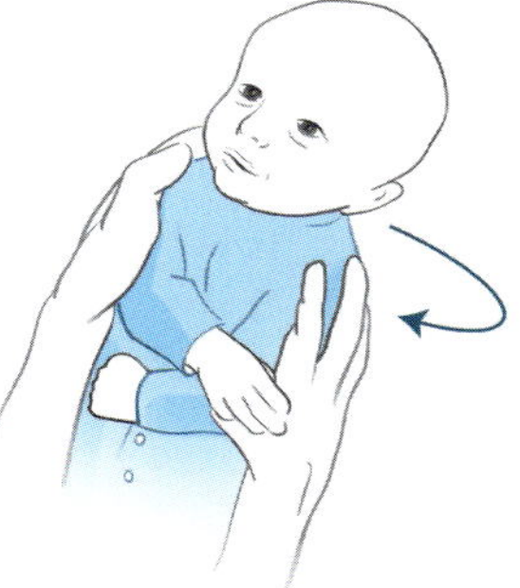

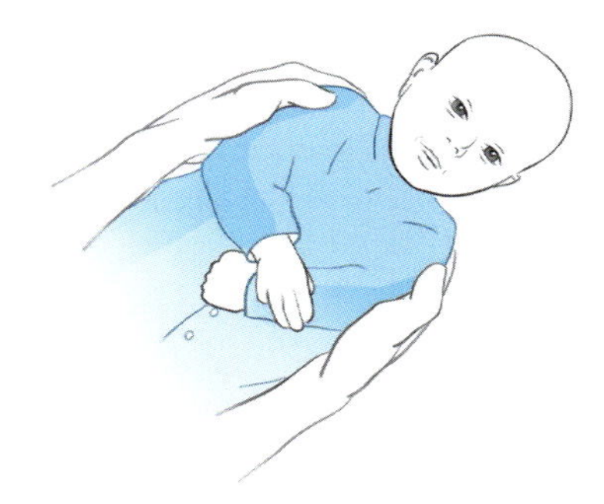

Kind über die rechte Seite aufnehmen!

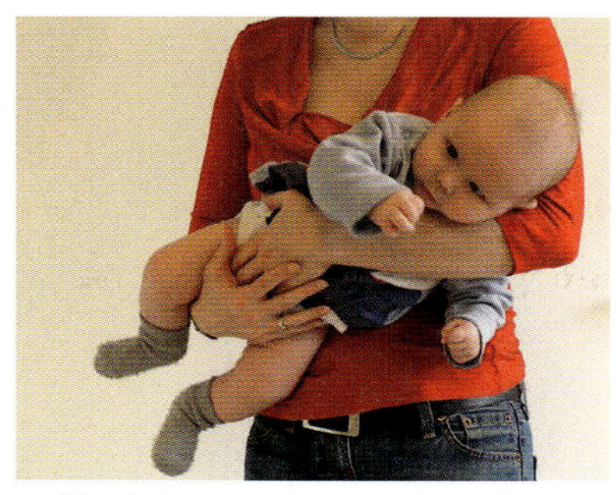

Auf dem linken Unterarm tragen!

Tragen Sie das Kind bevorzugt auf Ihrem linken Arm oder über Ihrer rechten Schulter und versuchen Sie dabei, seinen Kopf vorsichtig nach links zu drehen.

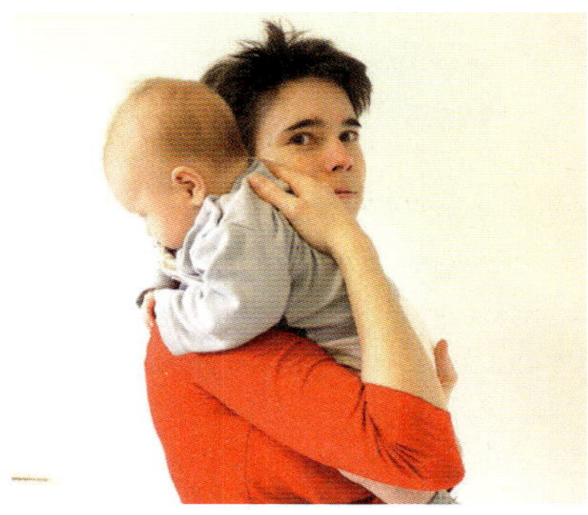

Über der rechten Schulter, Köpfchen nach links.

Auch in Seitenlage, Rücken des Kindes gegen Sie, mit dem Kopf auf Ihrem linken Unterarm kann das Kind gut getragen werden.

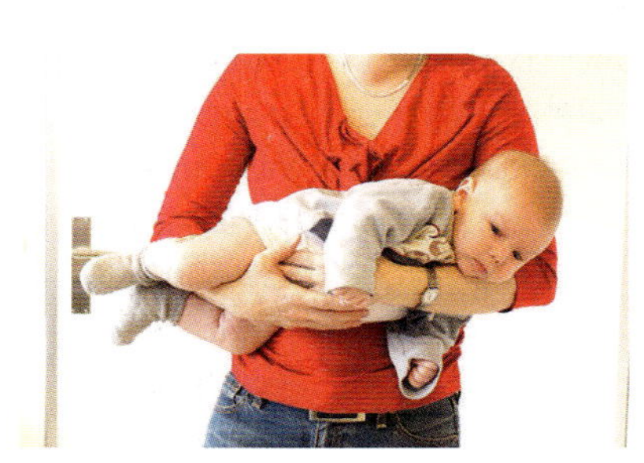

Tragen in Linksseitenlage.

Achten Sie dabei darauf, dass es eine verlängerte linke Seite hat.

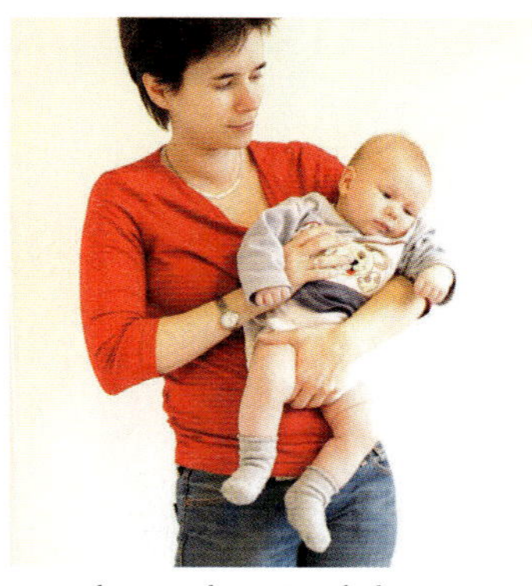

Vor sich tragen, lange Seite links.

Auch aufrecht, auf dem linken Arm, wobei Sie darauf achten, dass die linke Seite des Kindes länger ist. Sie können Ihr Kind auch auf Ihrer linken Hüfte tragen, ein Beinchen vorne, eines hinten. Dabei wird es stimuliert, den Kopf nach links zu drehen. Oder aufrecht an Ihrem Oberkörper, wobei Sie darauf achten, dass es seinen Kopf nach links dreht.

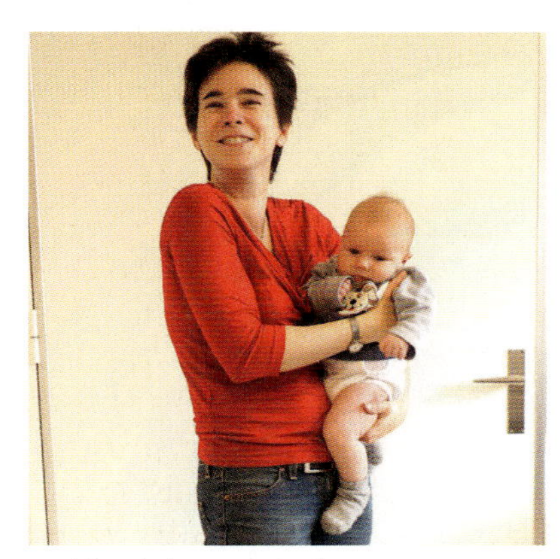

Auf Ihrer linken Hüfte, beide Arme vorne!

In der Babysitzschale des Autos sollte der Kopf des Kindes links unterlegt werden, damit es ihn symmetrisch hält. Das Autofenster sollte dabei immer auf der linken Seite des Kindes sein, der Kindersitz also hinter dem Fahrersitz! Um etwas zu sehen, dreht das Kind dann den Kopf nach links.
Benutzen Sie die Babysitzschale nicht mehr als absolut nötig als Liegeschale in der Wohnung!

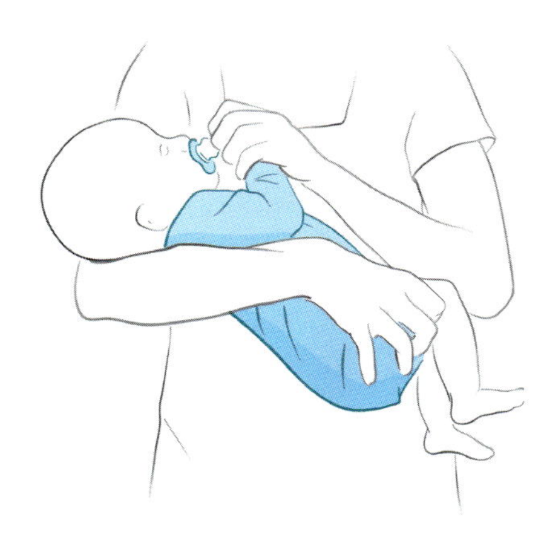

Schöppeln auf ihrem rechten Unterarm!

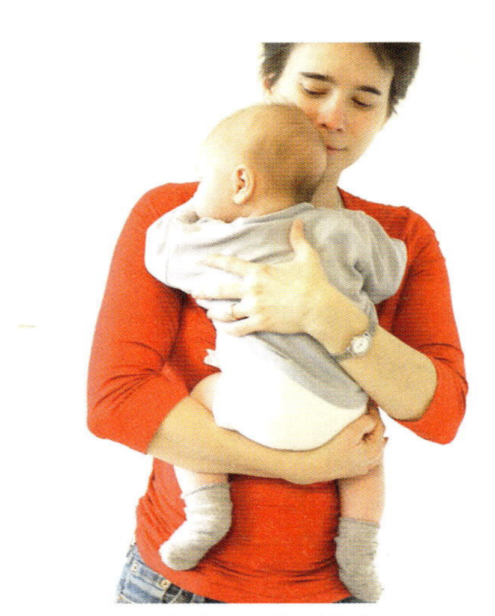

So dreht Ihr Baby den Kopf nach links...

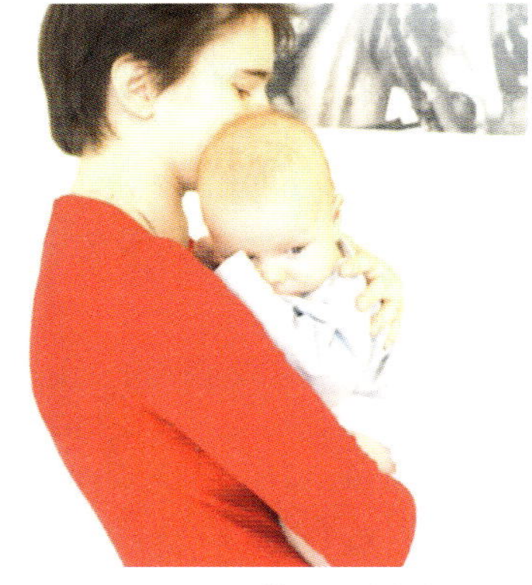

Am Körper tragen, Köpfchen nach links!

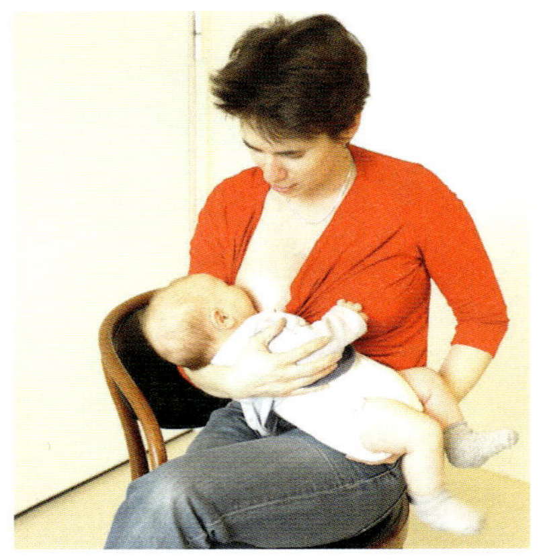

Stillen eher in Rückenlage an der rechten Brust.

Beim Stillen an Ihrer rechten Brust, halten Sie Ihr Kind eher in Rückenlage, damit es seinen Kopf zur Brust drehen muss. An Ihrer linken Brust halten Sie Ihr Kind so, dass es seinen Kopf möglichst nicht drehen muss.
Der Schoppen sollte bevorzugt mit dem Kind auf dem rechten Arm in Rückenlage gegeben werden, damit es seinen Kopf zum Schoppen nach links hindrehen muss.

Prognose

Der Verlauf ist praktisch immer sehr gut. Nur bei schweren Fällen sind eine Physiotherapie oder selten auch andere Maßnahmen notwendig. Allerdings kann die Normalisierung der Kopfform viel Zeit beanspruchen. Die Erfahrung zeigt, dass erst mit ca. zwei Jahren, keine Fehlform mehr auffällt. Nur in ganz seltenen Fällen ist eine Helmbehandlung angezeigt. Diese verteilt den asymmetrischen Druck auf den Schädel gleichmäßiger; damit kann einer Deformierung vorgebeugt werden.

Der Helm beeinträchtigt, wie von gewissen Leuten behauptet, in keiner Weise die Wahrnehmung des Kindes.

Helmbehandlung

Die Therapie ist jedoch sehr aufwändig und wird von den Kassen nicht übernommen.
Ganz selten, falls die Maßnahmen ausnahmsweise nicht genügend Wirkung zeigen, kann der Muskel durch eine Operation verlängert werden.

Wichtig

Haben Sie Geduld und Zuversicht: Mit dem richtigen „Handling" und der korrekten Lagerung Ihres Kindes ist die Prognose ausgezeichnet, und Sie werden, abgesehen von einer leichten Asymmetrie, die alle Menschen haben, Ihrem Kind später nichts mehr vom Schiefhals ansehen!
Da auch die leichtgradige Schädelverformung von selbst ausheilt, sind auch ausgeklügelte Therapien nicht nötig! Hüten Sie sich deshalb (und vor allem auch Ihr Kind) vor unnötigen Heilsbehandlungen ohne Wirkung, aber hohen Kosten (Kraniosakraltherapie, Chiropraktik, Atlastherapie, Osteopathie usw.)!

Illustration: descience
Layout: Michel Burkhardt

Überreicht durch

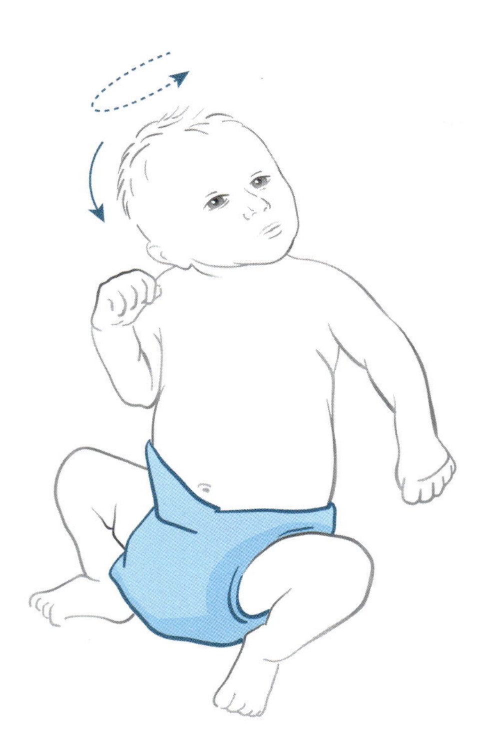

Der Schiefhals ist eine häufige, gutartige und angeborene Störung im Halsbereich. Möglicherweise wurde der Säugling in der Gebärmutter oder unter der Geburt im Bereich des Halsdrehmuskels gezerrt oder gedrückt. Dadurch kann es in diesen Muskel bluten, was schließlich zu einer Muskelverkürzung führt. Beim Schiefhals rechts ist der Halsdrehmuskel auf dieser Seite verkürzt, der Kopf wird dabei nach links gedreht und rechts geneigt. Dies ist auch in Rückenlage der Fall. Da die Schädelknochen noch weich sind, kann es dabei zu Schädelverformungen kommen. Vorbeugend können einige einfache Maßnahmen ergriffen werden. Bei einigen Kindern muss zusätzlich mit physiotherapeutischen Maßnahmen geholfen werden. Die Prognose ist sehr gut.

Definition

Der Schiefhals ist eine häufige, gutartige und angeborene Störung im Halsbereich. Der Halsdrehmuskel (Muskulus sternocleidomastoideus) rechts ist dabei verkürzt, was zu einer Drehung des Kopfes nach links und einer Seitneigung nach rechts führt. Da das Kind den Kopf, besonders in Rückenlage, asymmetrisch belastet, und da die Schädelknochen noch sehr weich sind, beeinflusst die Fehlhaltung des Kopfes die Schädelform. Der Hinterkopf wird ungleich abgeflacht, und im Bereich des Gesichtes führt der ungleiche Zug zu einer Asymmetrie (Seitenungleichheit). Die Lidspalten werden ungleich groß. Die ungleiche Abplattung des Hinterkopfes nennt man in der Medizin Plagiozephalie.

Ursache

Möglicherweise wird der Säugling in der Gebärmutter oder unter der Geburt im Bereich des Halsdrehmuskels gezerrt oder gedrückt. Dadurch kann es in diesen Muskel bluten. Manchmal kann man im Bereich der Blutung eine Verdickung des Muskels spüren, und in der Folge verkürzt sich der Muskel. In ganz seltenen Fällen ist die ungenügende Anlage (Hypoplasie) des Muskels die Ursache. Nur in Ausnahmefällen ist der Schiefhals auf eine Störung im Bereich der Halswirbelsäule zurückzuführen. Durch eine genaue Untersuchung kann/muss die Kinderärztin/der Kinderarzt eine andere Ursache der Schiefhaltung ausschließen.

Maßnahmen

Um der Deformierung des weichen Schädels vorzubeugen, sollten Sie die hier dargestellten Lagerungsvorschläge befolgen. Je früher und je mehr, desto besser! Ziel ist, dass Ihr Kind eine möglichst symmetrische Haltung erreicht, die zudem die überdehnten Halsmuskeln kräftigt und die verkürzten dehnt.

Die Lagerung und das Handling des Babys sind einfach, führen Sie die Maßnahmen regelmäßig durch und integrieren Sie sie in den Alltag.

Bei Schwierigkeiten in der Umsetzung lassen Sie sich bitte vom Arzt oder von der Physiotherapeutin instruieren. Es ist nur halb so schwierig, wie es den Anschein hat – Sie schaffen das sicherlich!

Lagerung des Kindes

Stimulation von rechts

Liegt das Kind auf dem Rücken, achten Sie darauf, dass alle Aktivitäten (Spielsachen, Personen, Fenster usw.) von seiner rechten Seite kommen: Es muss dann seinen Kopf nach rechts drehen, um die Umgebung beobachten zu können. Sie können zum Beispiel sein Bettchen so drehen, dass es spontan an die Wand schaut und den Kopf nach rechts (aus der

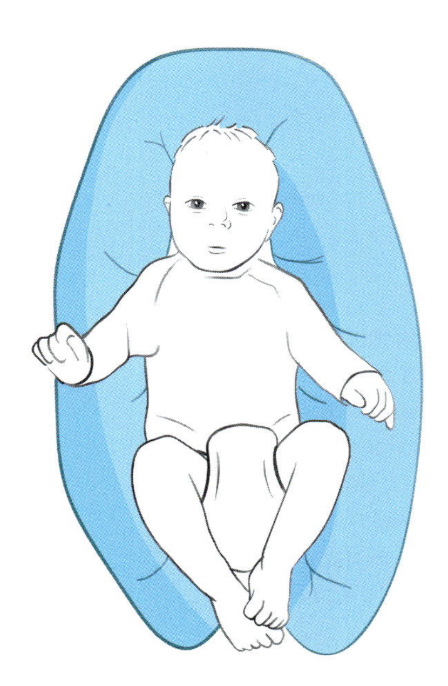

Lagerung in Rückenlage im „Nestli“

Sicht des Kindes) drehen muss, um Sie oder das Spielzeug zu sehen. Die Rückenlage ist allerdings bei Schiefhalskindern eher verpönt, da es dabei schwierig ist, den Kopf in einer bestimmten Richtung zu halten, um den verkürzten Muskel zu dehnen. Deshalb ist es sinnvoll, dass Ihr Kind die Rückenlage nur als Schlafposition (SIDS-Vorbeugung) einnimmt.
Im Wachzustand können Sie mit einem Spezialkissen bzw. mit einem zusammengerollten Badetuch in Form eines „Nestlis“ um das Kind die Kopfhaltung stabilisieren; dadurch wird der Kopf korrekt gerade gehalten.
In einem solchen „Nestchen“ lässt sich das Kind auch ganz vorzüglich „schöppeln“.

Weitere Informationen sie auch INFO-Blatt: Schädelverformung!)

Seitenlage

In Seitenlage rechts legen wir dem Kind ein festes Kopfkissen nur unter den Kopf, um den rechten Halsmuskel zu dehnen. Damit es sich nicht spontan wieder in die Rückenlage zurückbewegt, nehmen wir zwei Sandsäcklein, Spreusäcklein, Kirschensteinsäcklein oder ein Spezialkissen an den Rücken und an den Bauch und umwickeln diese mit einem längeren schmalen Tuch (siehe Abbildung). Zusätzlich unterlegt man das obere Beinchen mit einem Tuch.

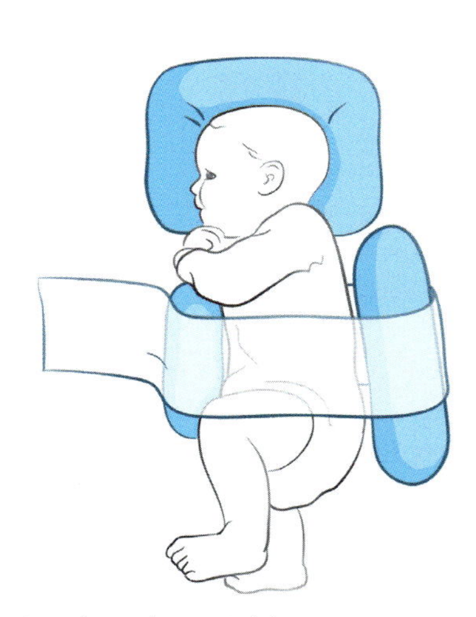

Seitenlage rechts mit Stabilisierung

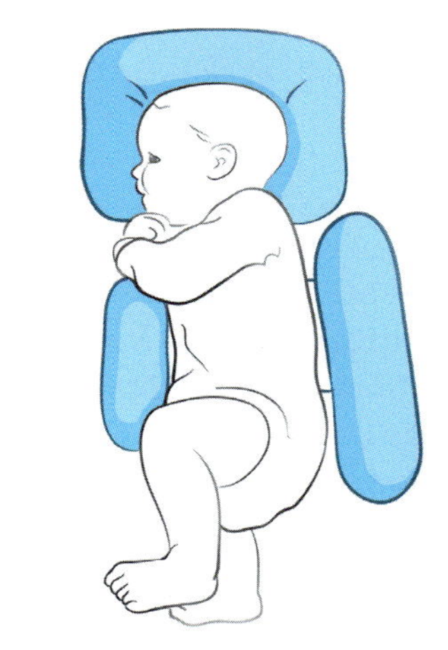

Seitenlage rechts ohne Stabilisierung

In Seitenlage links darf man kein Kissen unter den Kopf legen. Auch hier kann man es in der Lage stabilisieren.
ACHTUNG: Kinder mit Hüftproblemen sollten nicht auf die Seite gelegt werden. Fragen Sie Ihre Kinderärztin/Ihren Kinderarzt.

Bauchlage

In der Bauchlage drehen Sie den Kopf nach rechts, das heißt die linke Wange liegt auf. Legen Sie die Spielsachen rechts vom Kind hin. Auch hier können Sie die Bauchlage durch das Einwickeln in ein Tuch, wie oben beschrieben, stabilisieren (siehe Abbildung). Sie können das Tuch auch unter der Matratze einklemmen.

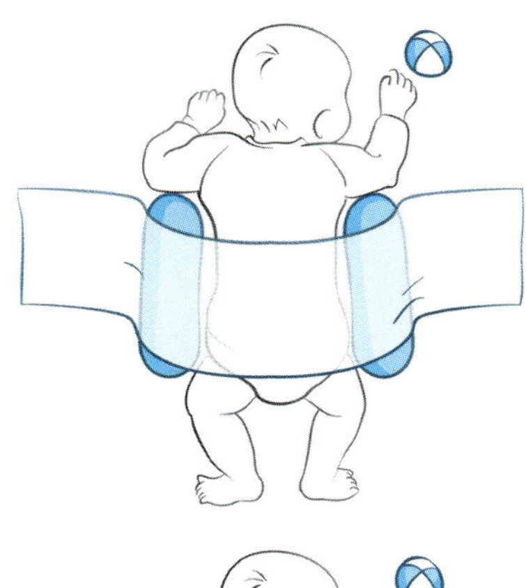

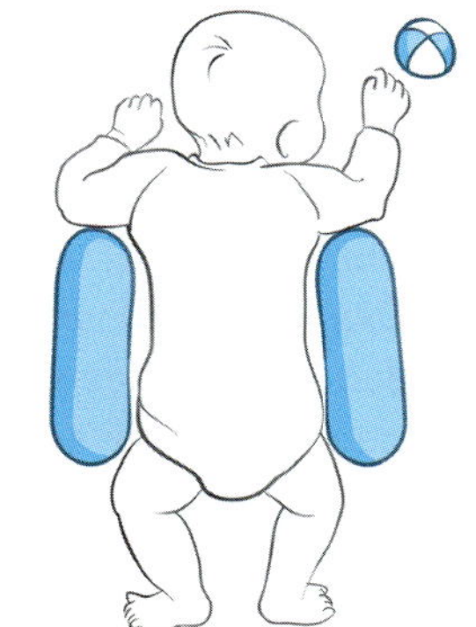

Bauchlage mit und ohne Stabilisierung

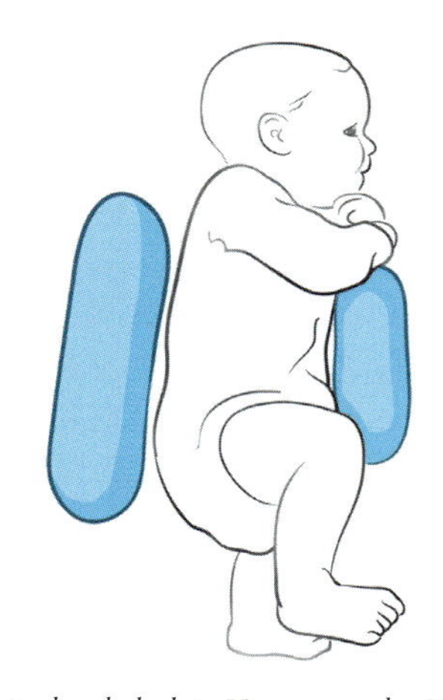

Seitenlage links, kein Kissen unter den Kopf!

ACHTUNG: Wegen einer erhöhten Gefahr von plötzlichem Kindstod (SIDS) sollten Kinder zum Schlafen nicht auf den Bauch gelegt werden.

Handling

Nehmen Sie Ihr Kind über die linke Seite hoch.
Dadurch wird die Schwerkraft genutzt, um die Kopfkontrolle zu verbessern.

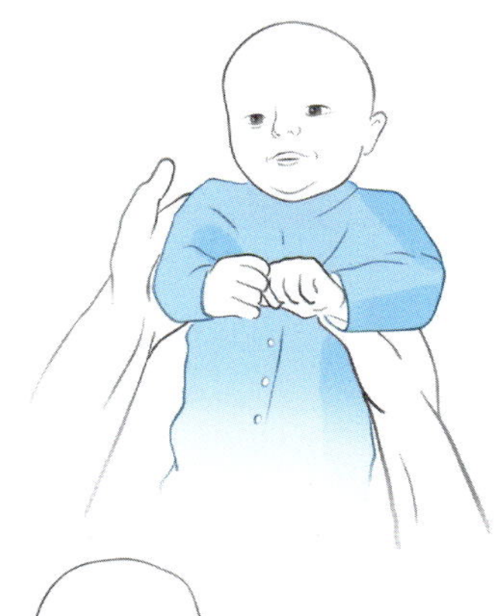

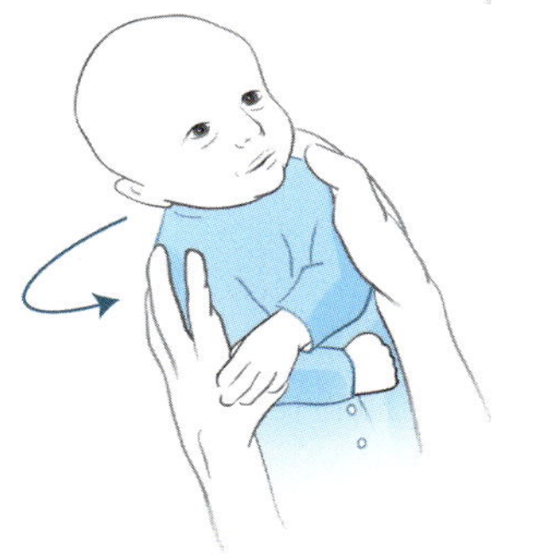

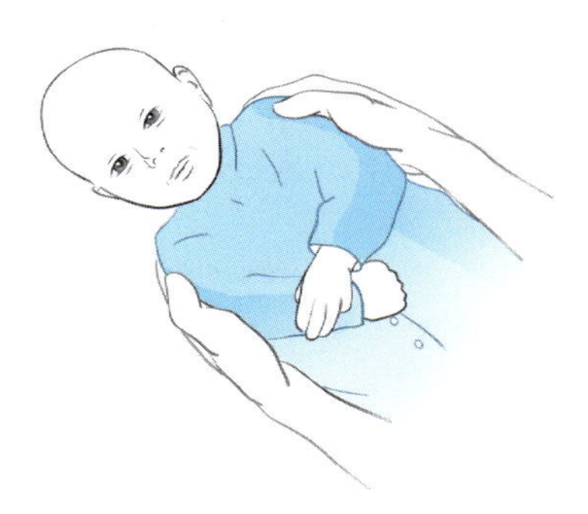

Kind über die rechte Seite aufnehmen!

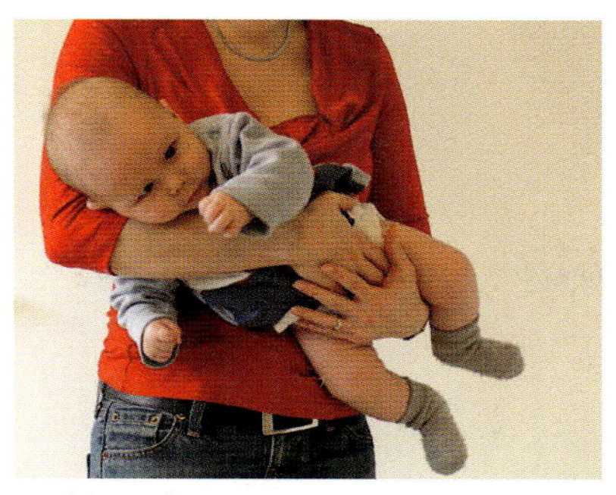

Auf dem rechten Unterarm tragen!

Tragen Sie das Kind bevorzugt auf Ihrem rechten Arm oder über Ihrer linken Schulter und versuchen Sie dabei, seinen Kopf vorsichtig nach rechts zu drehen.

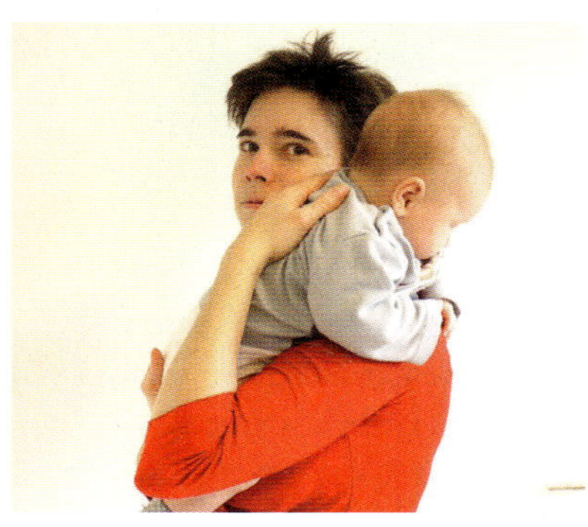

Über der rechten Schulter, Köpfchen nach rechts.

Auch in Seitenlage, Rücken des Kindes gegen Sie, mit dem Kopf auf Ihrem rechten Unterarm kann das Kind gut getragen werden.

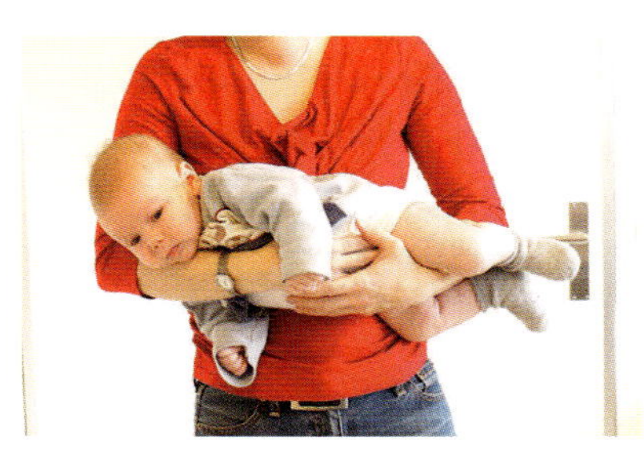

Tragen in Rechtsseitenlage.

Achten Sie dabei darauf, dass es eine verlängerte rechte Seite hat.

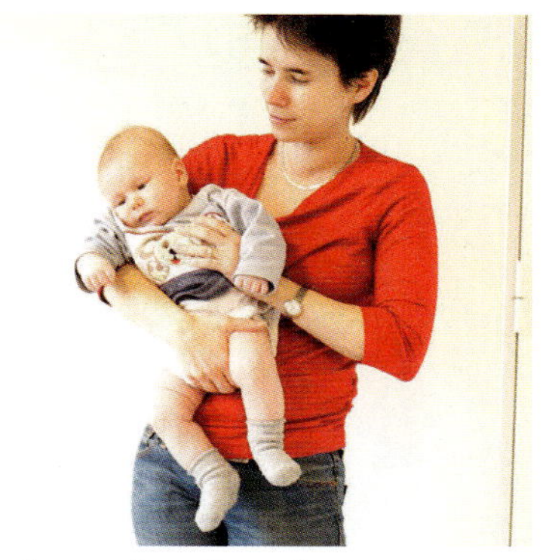

Vor sich tragen, lange Seite rechts.

Auch aufrecht, auf dem rechten Arm, wobei Sie darauf achten, dass die linke Seite des Kindes länger ist. Sie können Ihr Kind auch auf Ihrer rechten Hüfte tragen, ein Beinchen vorne, eines hinten. Dabei wird es stimuliert, den Kopf nach rechts zu drehen. Oder aufrecht an Ihrem Oberkörper, wobei Sie darauf achten, dass es seinen Kopf nach rechts dreht.

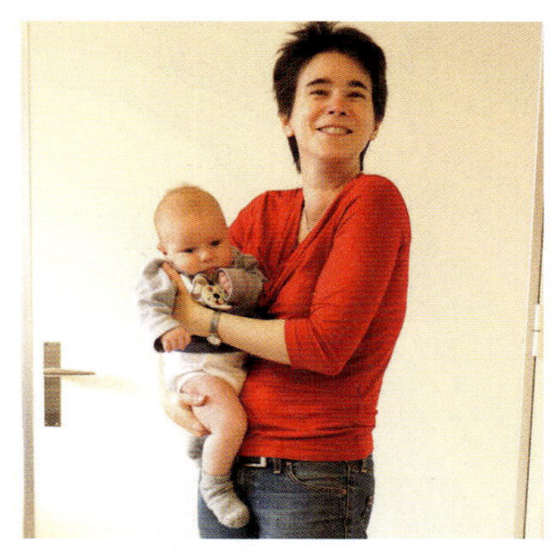

Auf Ihrer rechten Hüfte, beide Arme vorne!

In der Babysitzschale des Autos sollte der Kopf des Kindes rechts unterlegt werden, damit es ihn symmetrisch hält. Das Autofenster sollte dabei immer auf der rechten Seite des Kindes sein, der Kindersitz also hinter dem Beifahrersitz! Um etwas zu sehen, dreht das Kind dann den Kopf nach rechts.
Benutzen Sie die Babysitzschale nicht mehr als absolut nötig als Liegeschale in der Wohnung!

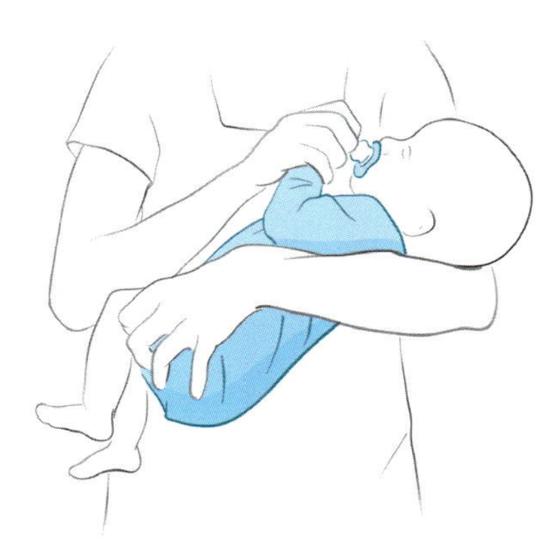

Schöppeln auf ihrem linken Unterarm!

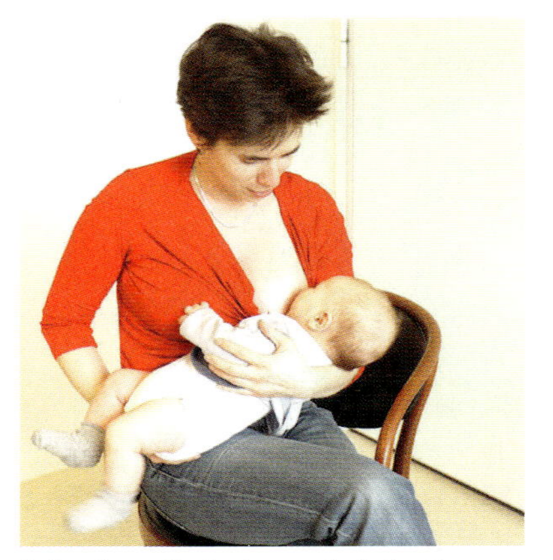

Stillen eher in Rückenlage an der linken Brust.

Der Helm beeinträchtigt, wie von gewissen Leuten behauptet, in keiner Weise die Wahrnehmung des Kindes.

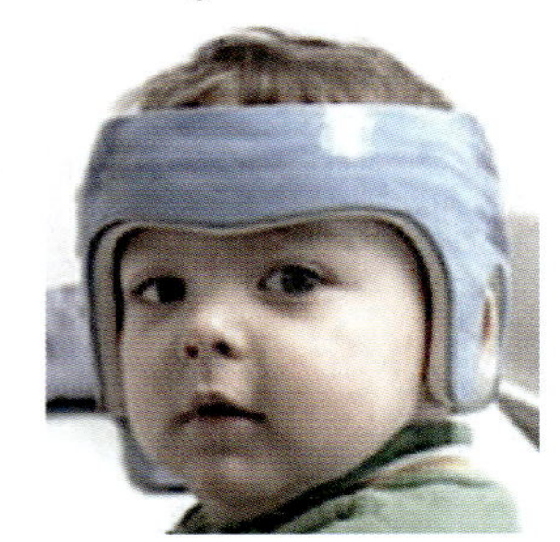

Helmbehandlung

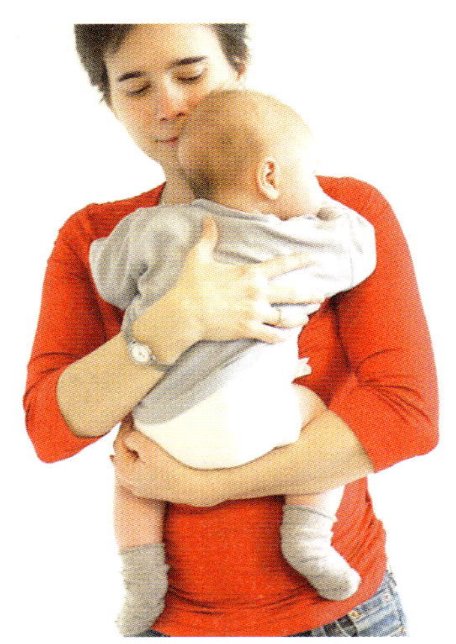

So dreht Ihr Baby den Kopf nach rechts...

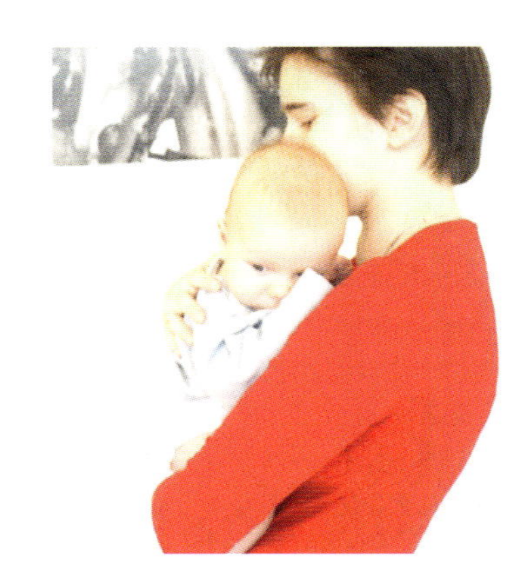

Am Körper tragen, Köpfchen nach rechts!

Beim Stillen an Ihrer linken Brust, halten Sie Ihr Kind eher in Rückenlage, damit es seinen Kopf zur Brust nach rechts drehen muss.
An Ihrer rechten Brust halten Sie Ihr Kind so, dass es seinen Kopf möglichst nicht drehen muss.
Der Schoppen sollte bevorzugt mit dem Kind auf dem linken Arm in Rückenlage gegeben werden, damit es seinen Kopf zum Schoppen hindrehen muss.

Prognose

Der Verlauf ist praktisch immer sehr gut. Nur bei schweren Fällen sind eine Physiotherapie oder selten auch andere Maßnahmen notwendig. Allerdings kann die Normalisierung der Kopfform viel Zeit beanspruchen. Die Erfahrung zeigt, dass erst mit ca. zwei Jahren, keine Fehlform mehr auffällt. Nur in ganz seltenen Fällen ist eine Helmbehandlung angezeigt. Diese verteilt den asymmetrischen Druck auf den Schädel gleichmäßiger; damit kann einer Deformierung vorgebeugt werden.

Die Therapie ist jedoch sehr aufwändig und wird von den Kassen nicht übernommen.
Ganz selten, falls die Maßnahmen ausnahmsweise nicht genügend Wirkung zeigen, kann der Muskel durch eine Operation verlängert werden.

Wichtig

Haben Sie Geduld und Zuversicht: Mit dem richtigen „Handling" und der korrekten Lagerung Ihres Kindes ist die Prognose ausgezeichnet, und Sie werden, abgesehen von einer leichten Asymmetrie, die alle Menschen haben, Ihrem Kind später nichts mehr vom Schiefhals ansehen!
Da auch die leichtgradige Schädelverformung von selbst ausheilt, sind auch ausgeklügelte Therapien nicht nötig! Hüten Sie sich deshalb (und vor allem auch Ihr Kind) vor unnötigen Heilsbehandlungen ohne Wirkung, aber hohen Kosten (Kraniosakraltherapie, Chiropraktik, Atlastherapie, Osteopathie usw.)!

Überreicht durch

www.paediatrieinfo.ch Elterninformation

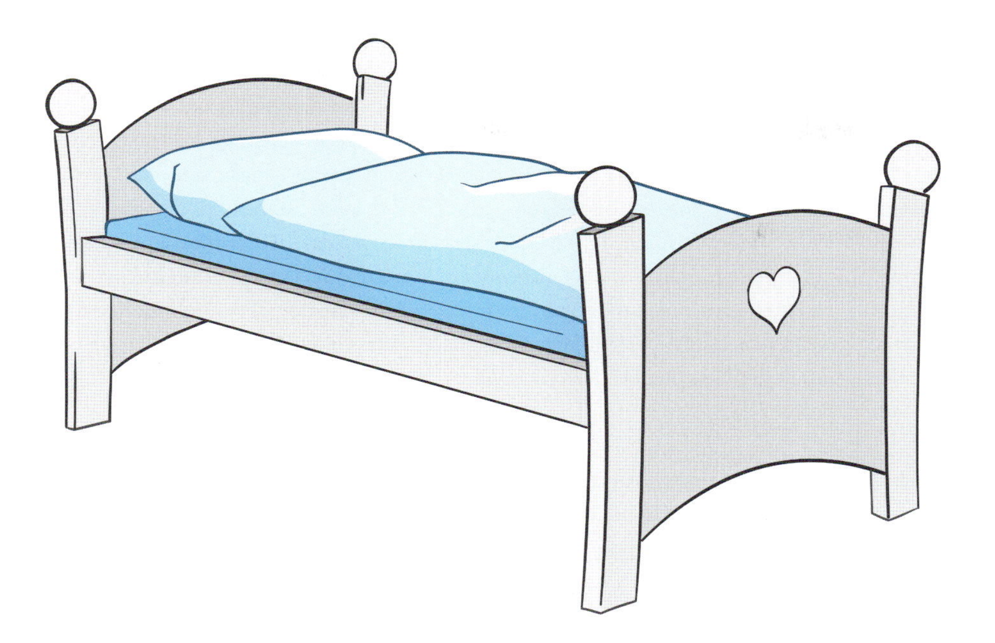

Wir bevorzugen es, wenn unsere Kinder in der Nacht durchschlafen. Nur ist es leider so, dass je nach Untersuchung zwischen 30 und 40 % der dreimonatigen Kinder dies nicht tun. Ja, noch im Alter von neun Monaten schlafen 25 % der Kinder nicht durch. Wie Sie sehen, ist das Durchschlafen gar nicht so häufig, wie man bei der Befragung von Freunden und Bekannten annehmen könnte. Die häufigsten Ursachen und die erfolgreiche Behandlung der so genannten Schlafstörungen werden hier kurz dargestellt. Unser Ziel ist es, dem Kind klarzumachen, dass die Nacht zum Schlafen da ist. Sein Bettchen soll der Ort sein, wo es sich in der Nacht aufhält, und es muss lernen, in der Nacht alleine wieder einzuschlafen. Es geht hier nicht darum, einen Säugling zu „erziehen", sondern ihn und Sie vor unnötigen Belastungen zu bewahren. Vergessen Sie nicht, dass es auch Ihren Schlaf betrifft!

Gesunder Schlaf

Im Schlaf durchlaufen wir verschiedene Schlafphasen: Tiefschlaf, Leichtschlaf, Traumphase, Aufwach- und Wiedereinschlafphase. Die Dauer eines solchen Schlafzyklusses mit all diesen Phasen ist bei Babys viel kürzer (ca. 45 bis 50 Minuten) als bei Erwachsenen. Während der Leichtschlaf- und Aufwachphasen ist es völlig normal, dass sich das Kind bewegt, leise jammert, sich streckt, das Gesicht verzieht, unregelmäßig atmet, grunzt, schnaubt, zuckt und vielleicht auch ein wenig schreit. Je kleiner das Kind, desto ausgeprägter und häufiger die beschriebenen Phänomene.

Ebenfalls normal ist es, dass Babys in den ersten Lebensmonaten nachts ein- bis viermal gefüttert werden müssen. Ab dem Alter von vier bis sechs Monaten sind die Kinder jedoch „biologisch" so weit, dass sie ohne Mahlzeit durchschlafen könnten. Dementsprechend pendelt sich langsam ein regelmäßiger Tag-Nacht-Rhythmus ein.

Wie lange ein Kind pro Tag insgesamt schläft, ist sehr variabel. So gibt es zwar Durchschnittswerte, die sind für das einzelne Kind jedoch nicht hilfreich. Was nützt es Ihnen zu wissen, dass ein Neugeborenes durchschnittlich 16,5 Stunden schläft, dass aber auch 10 oder 22 Stunden normal sein können. Viel wichtiger ist deshalb die Frage, ob das Kind zwischen den Schlafphasen gut erholt und voll leistungsfähig ist und im Schlaf die Energie getankt hat, um sich normal zu entwickeln.

Gestörter Schlaf

Es gibt eine Reihe verschiedener Ursachen für einen gestörten Schlaf von Säuglingen und Kleinkindern. So können in den ersten Lebensmonaten Säuglingskoliken (auch Dreimonatskoliken genannt) eine wichtige Rolle spielen. Unter Säuglingskoliken versteht man ein übermäßiges Schreien in den ersten drei Lebensmonaten ohne klaren Grund. Schreien wegen Hunger, Schmerzen, Müdigkeit etc. sind dabei ausgeschlossen. Etwa 15 % aller Säuglinge leiden unter diesem Problem und haben entsprechend große Schwierigkeiten, einen Tag-Nacht-Rhythmus zu finden. Säuglingskoliken verschwinden nach den ersten Lebensmonaten spontan. Zum Thema „Säuglingskoliken" ist ein separates Infoblatt erhältlich.

Bei Säuglingen nach dem Alter von vier bis sechs Monaten sind viele Schlafprobleme auf ein nächtliches Gewohnheitstrinken zurückzuführen. Diese Kinder erwachen nachts oft und verlangen dann nach der Brust respektive dem Schoppen. Ab ca. vier Monaten benötigen Kinder eigentlich keine nächtliche Mahlzeit mehr. Hingegen brauchen viele Kinder das Stillen oder den Schoppen zur Beruhigung und aus Gewohnheit.

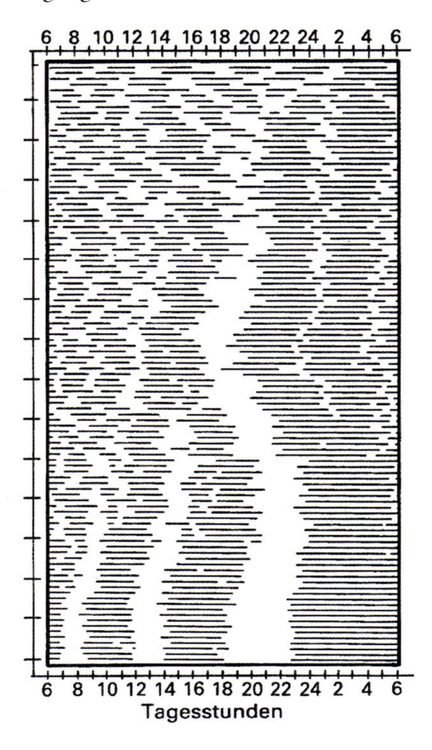

Schlafprotokoll eines Säuglings: Striche bedeuten Schlafphasen. Achten Sie auf den perfekten Rhythmus am Ende (aus R. Largo: Babyjahre, Carlsen Verlag 1993).

Die nächtlichen „Gewohnheitsschreier" sind ein weiteres Problem. Das sind Kinder, die älter als vier Monate sind und fortgesetzt in der Nacht erwachen und schreien. Beim Aufnehmen beruhigen sie sich meist sehr schnell. Die meisten dieser Kinder haben diese Gewohnheit seit der Geburt. Bis zu 15 % der neun Monate alten Säuglinge werden nachts aus diesem Grund aufgenommen. Die Störung kommt daher, dass das Kind gewohnt ist, auf den Armen der Mutter oder des Vaters einzuschlafen. Wenn es in der Nacht erwacht, fehlt ihm diese Person, und es beginnt zu schreien. Sie haben nicht gelernt, alleine einzuschlafen.

Ein weiterer Grund ist ein um seine Ruhe besorgter Vater. Die Mutter, mit nur leichtem Schlaf, springt dann beim kleinsten Laut ihres Kindes auf, um ja den „goldenen Schlaf" ihres Mannes nicht durch das Geschrei des Kindes zu kompromittieren.

Auf die selteneren Ursachen wie zum Beispiel den Pavor nocturnus (Nachtschreck) oder Albträume wird hier nicht eingegangen. Fragen Sie dazu Ihre Kinderärztin, Ihren Kinderarzt (siehe auch Infoblatt „Parasomnien").

Tipps

Schlafplatz

Legen Sie Ihr Kind zum Schlafen mit dem Rücken auf eine feste Matratze ohne Kopfkissen. Ob Sie das Kinderbett besser im Elternschlafzimmer oder in einem eigenen Zimmer platzieren, müssen Sie selbst entscheiden. Manche Eltern nehmen das Baby mit ins eigene Bett. Wenn Sie sich dazu entschließen, sollten Sie darauf achten, dass das Kind nicht zu warm bekommt und nicht unter Sie oder die Decke geraten kann. Außerdem sollten Sie bedenken, dass der spätere Umzug ins Kinderbett schwieriger werden kann.

Rhythmus

Die meisten Babys entwickeln in den ersten Lebensmonaten einen Tagesrhythmus (Schlafen, Wachsein, Essen, Spielen, Schlafen usw.). Helfen Sie Ihrem Kind dabei, indem Sie seine Signale beobachten und kennen lernen. Je älter das Kind ist, desto besser werden Sie Signale für Hunger von Müdigkeit, Langeweile, Schmerz usw. unterscheiden und entsprechend darauf reagieren können. Achtung: Ein schreiendes Baby hat nicht immer Hunger, und es muss lernen, sich auch anders als an der Brust der Mutter zu beruhigen.

Achten Sie auch darauf, von Anfang an einen Unterschied zwischen Tag und Nacht zu machen. Versuchen Sie die nächtlichen Mahlzeiten des Babys so unattraktiv (langweilig und kurz) wie möglich zu gestalten. Es soll ja lernen, dass man nachts schläft, und dass um diese Zeit keine „Action" zu erwarten ist. Zünden Sie das Licht nicht voll an, spielen Sie nicht mit dem Kind und legen Sie das Kind schläfrig, aber noch wach wieder ins Bett. Sonst gewöhnt es sich daran, an der Brust bzw. an der Flasche einzuschlafen.

Sobald sich ein Tagesrhythmus eingespielt hat, sollten Sie versuchen, diesen konsequent einzuhalten. Sie werden feststellen, dass Ihr Kind immer länger schläft und die nächtlichen Mahlzeiten weggelassen werden können.

Einschlafritual

Entwickeln Sie ein Ritual für das Schlafengehen. Kinder lieben Dinge, die immer gleich ablaufen und die ihnen bekannt sind. Ein solches Ritual kann beispielsweise so aussehen: Baden, Pyjama anziehen, eine Geschichte erzählen oder ein Lied singen und den Gutenachtkuss geben. Legen Sie das Kind dann in sein Bett, dimmen Sie das Licht, sprechen Sie mit leiser Stimme, verabschieden Sie sich und gehen Sie aus dem Zimmer, bevor das Kind einschläft. Die letzte Erinnerung des Kindes vor dem Einschlafen sollte das Bettchen, nicht das Gesicht der Eltern sein. Das Kind darf ruhig bis zu 30 Minuten in seinem Bett rumnesteln, bis es einschläft. Es lernt dadurch, sich selbst in den Schlaf zu bringen.

Falls Ihr Kind an der Brust einschläft, empfiehlt es sich, das Stillen etwas früher in das Einschlafritual einzubauen. Falls Ihr Kind schreit, wenn Sie aus dem Zimmer gehen, warten Sie einen Moment draußen, bevor Sie nochmals zum Kind gehen, es streicheln und mit ruhiger Stimme erklären, dass jetzt Schlafenszeit ist. Gehen Sie nach einer Minute wieder aus dem Zimmer. Warten Sie immer zwei Minuten länger, bevor Sie wieder zum Kind gehen. Warten Sie also zwei, dann vier, sechs, acht Minuten. Falls Ihr Kind nach 20 bis 30 Minuten immer noch keinen Schlaf gefunden hat, nehmen Sie es nochmals aus dem Bett, beruhigen es (ohne Aktivitäten anzubieten) und beginnen wieder von vorne. Sie werden sehen, Kinder gewöhnen sich schon nach wenigen Tagen an ein solches Einschlafritual.

Mangelndes Durchschlafen

Nur wenn das Kind alleine einschlafen kann, wird es nachts den Schlaf wieder finden, wenn es im Rahmen der normalen Schlafzyklen kurz erwacht. Diese Aufwachphasen kommen bei einem gesunden Säugling fünf- bis siebenmal pro Nacht vor. Wenn Ihr Kind also selbständig einschlafen kann, kann es auch lernen, durchzuschlafen.

Wichtig ist außerdem: Je müder das Kind, desto häufiger wacht es auf!!! Es hat also keinen Sinn, die Schlafphasen tagsüber zu kürzen, damit es dann nachts hoffentlich besser schläft. Dies ist kontraproduktiv. Nur wer entspannt ist, kann nachts ruhig schlafen.

Entscheidendes Prinzip für die Eltern ist: Rennen Sie nicht zu schnell. Reagieren Sie also nicht sofort, wenn Ihr Kind Geräusche von sich gibt oder weint, außer es hat Schmerzen oder ist krank. Sie stören das Kind sonst dabei, den Schlaf selbst wieder zu finden. Falls das Kind nicht zu weinen aufhört, wenden Sie die Methode wie beim Einschlafritual an.

Damit Sie nicht die „Fliegen husten hören", empfiehlt es sich, das Kinderbettchen in einem anderen Zimmer unterzubringen.

Bei den nächtlichen Brust- oder Schoppenmahlzeiten ist zu bedenken, dass ein normal entwickelter Säugling diese ab dem Alter von vier bis maximal sechs Monaten nicht mehr braucht. Vielmehr wird das nächtliche Trinken zur Gewohnheit. Vielleicht ist Ihnen auch schon aufgefallen, dass Ihr Kind nach einer besonders späten und großen oder auch nach einer sehr kleinen Mahlzeit trotzdem um die gewohnte Zeit erwacht. Uns geht es ja auch so. Oder schlafen Sie etwa länger, wenn Sie ein Festmahl verzehrt haben?

Reduzieren Sie allmählich die mitternächtliche Nahrungsmenge bzw. geben Sie nur eine Brust. Dann lassen Sie die Mahlzeit ganz weg und versuchen, das Kind anders zu beruhigen. In diesem Alter empfiehlt es sich, es nicht aus dem Bettchen zu nehmen und keinesfalls das Licht anzudrehen. Beruhigen Sie es durch zärtliches Berühren, Wiegen und durch Ähnliches. Manchmal kann ein Schnuller oder ein Kuscheltuch zum Saugen hilfreich sein.

Geben Sie Ihrem Kind keinen Schoppen ins Bett. Sonst wacht es in der Nacht auf, greift zur Flasche und, falls diese nicht auffindbar oder leer ist, beginnt es energisch zu schreien. Dasselbe gilt natürlich auch für den Tag. Die schlechte Angewohnheit, ständig an der Nuckelflasche zu saugen, setzt sich in der Nacht fort und kann Sie, neben der lästigen Schlafstörung, sehr viel Geld kosten. Denn die Korrekturen der durch die Nuckelflasche hervorgerufenen Kiefer- und Zahnmissbildungen sind ausgesprochen teuer!

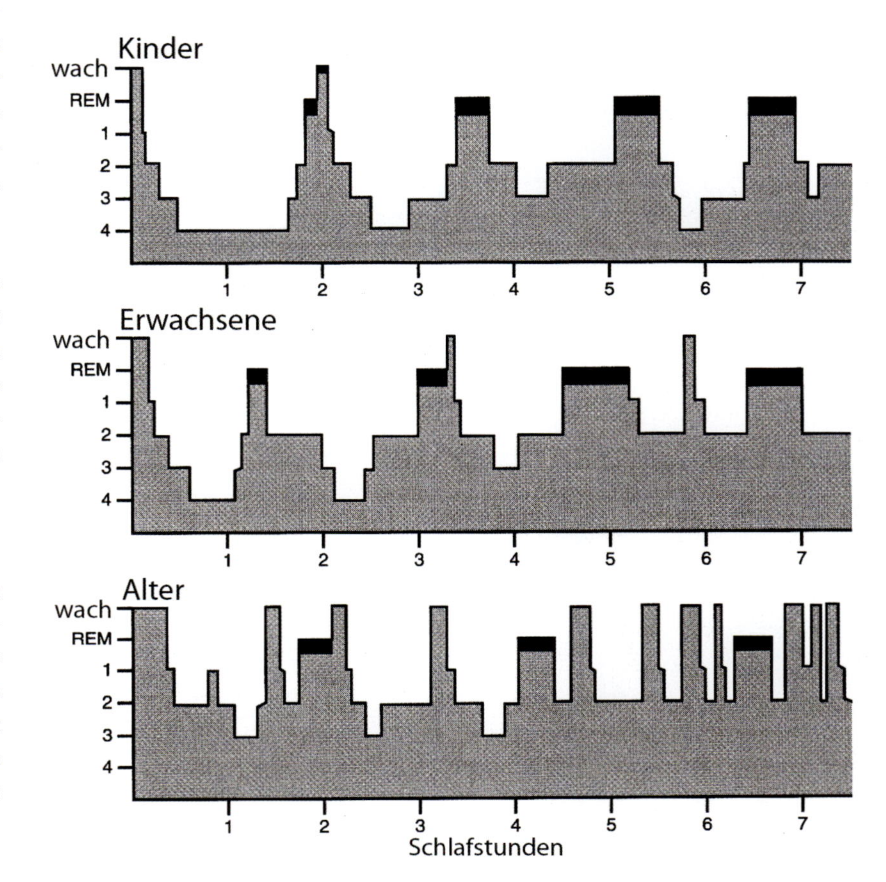

Normale Schlafzyklen: REM= aktiver Schlaf mit raschen Augenbewegungen (Rapid Eye Movements). Typisch ist: je älter der Mensch, desto kürzer die Schlafstadien und desto weniger tief und „leichter" der Schlaf!

Denken Sie auch an sich

Die ersten Monate und manchmal gar die ersten Lebensjahre eines Kindes können für die Eltern enorm belastend sein. Es ist jedoch viel leichter, auf die Bedürfnisse des Babys einzugehen, wenn die eigenen nicht vernachlässigt werden. Versuchen Sie, jeden Tag mindestens einmal etwas für sich allein zu tun, das Ihnen Spaß macht. Schon eine halbe Stunde kann Wunder wirken. Erwarten Sie nicht, dass Ihr Haushalt immer tipptopp ist und Sie täglich drei komplette Mahlzeiten kochen können. Schrauben Sie Ihre Ansprüche herunter, und holen Sie sich Hilfe von Ihrem Partner, von Freunden, Verwandten und Bekannten.

Die meisten Schlafstörungen sind mit diesen einfachen Maßnahmen leicht zu verhüten. Sollte dem nicht so sein, wird Ihnen der Kinderarzt gerne weiterhelfen.

Und jetzt gute Nacht ...

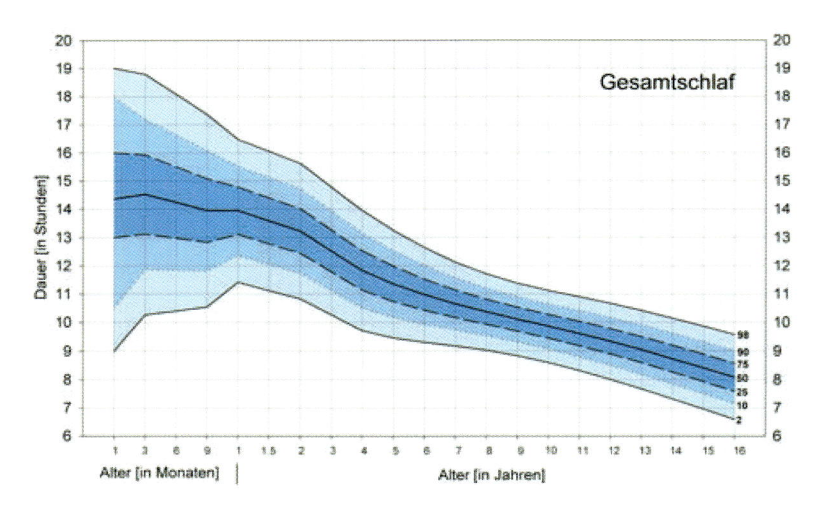

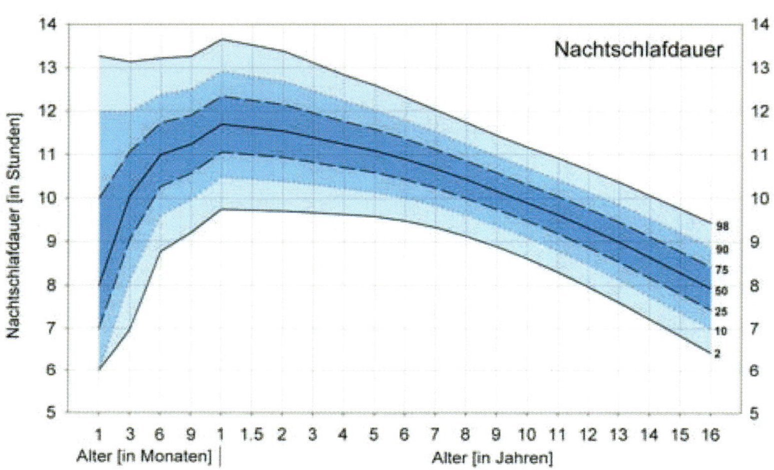

Empfehlenswerte Bücher

- Largo, R.: Babyjahre. Carlsen Verlag, Hamburg 1993.
  Sehr ausführlich und umfassend, auch die allgemeine Entwicklung des Kindes betreffend, sehr gut.
- Jones, S.: Schreiende Babys – schlaflose Nächte. Ravensburger Buchverlag, Ravensburg 1996.
  Gut, kürzer als das Buch von Largo.
- Ferber, R.: Schlaf, Kindlein, schlaf. Editions Trobisch, Baden-Baden 1996.
  Klassiker von dem bekanntesten Schlafexperten, sehr gut. Zeitweise vergriffen.
- Herman, E.; Valentin, S.: Mein Kind schläft durch. Der natürliche Weg zu ruhigen Nächten für Groß und Klein. Ullstein Taschenbuch, Berlin 2007.
  Beschreibt eine sehr sanfte Methode. Wird vor allem von Eltern gelobt, die Mühe haben, ein kürzeres, aber härteres Programm durchzuziehen und ihr Kind gerne ins eigene Bett nehmen.

Überreicht durch

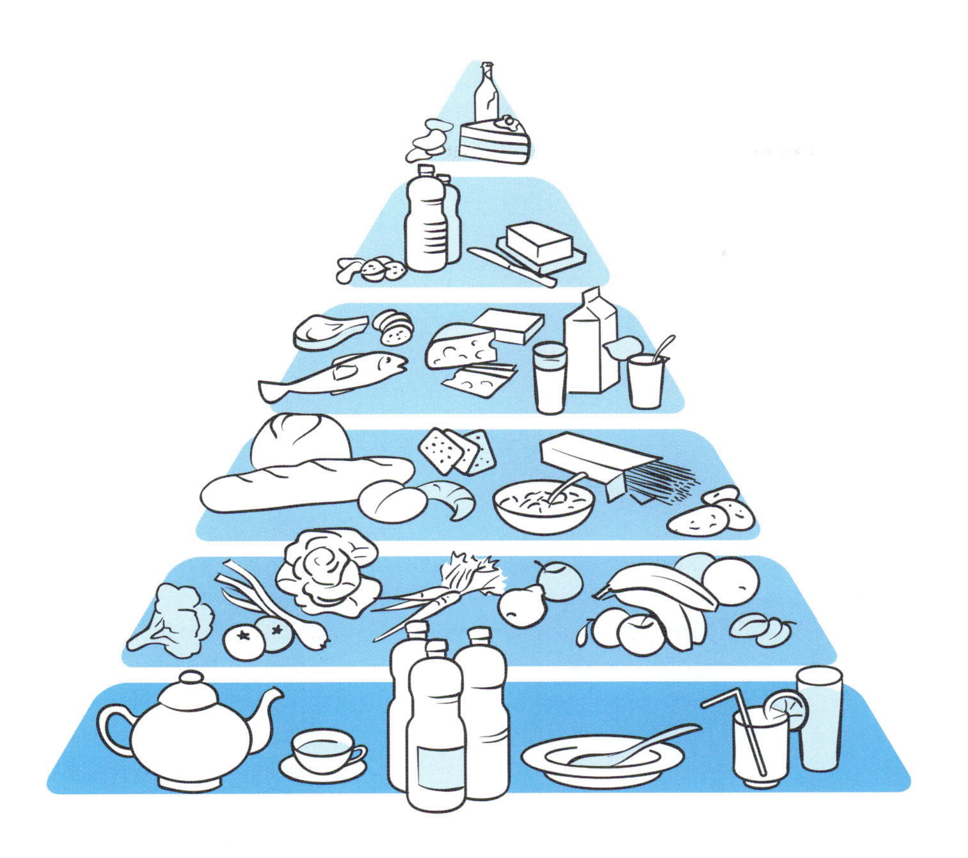

Sie werden in einigen Monaten Ihr Baby zur Welt bringen, oder Sie stillen bereits. Um Ihrem Kind einen optimalen Start ins Leben zu ermöglichen, können Sie selbst viel beitragen. Mit einer ausgewogenen und abwechslungsreichen Ernährung, genügend Bewegung sowie der richtigen Küchenhygiene ist dies einfach. Dieses Infoblatt gibt Hinweise für eine ausgewogene Ernährung und über mögliche Risiken während der Schwangerschaft und in der Stillzeit.

Vor der Schwangerschaft

Die Vorbereitungen, um dem neuen Leben einen guten Start zu ermöglichen, beginnen schon vor der Schwangerschaft mit einer Maßnahme zur Verhinderung eines „offenen Rückens" beim Kind (Spina bifida, Neuralrohrdefekt). Hier spielt das Vitamin Folsäure eine wichtige Rolle: Ist der Körper der Frau nicht genügend mit Folsäure versorgt, können entscheidende Prozesse zu Beginn der Kindsentwicklung nicht optimal ablaufen. Es kann zum „offenen Rücken" mit einer lebenslangen Behinderung des Kindes kommen. Eine gesunde und abwechslungsreiche Ernährung nach der Lebensmittelpyramide bildet eine gute Grundlage für die Entwicklung Ihres Kindes. Die zur Verhütung dieser Fehlbildung notwendige Menge an Folsäure wird aber damit meistens nicht aufgenommen. Daher wird allen Frauen, die schwanger werden möchten oder könnten, empfohlen, zusätzlich zur Ernährung täglich 0,4 mg Folsäure (entspricht 400 Mikrogramm) als Tabletten oder Kapseln, am besten in Form eines Multivitaminpräparates, einzunehmen; möglichst vier Wochen vor der Empfängnis und während der ersten zwölf Schwangerschaftswochen.

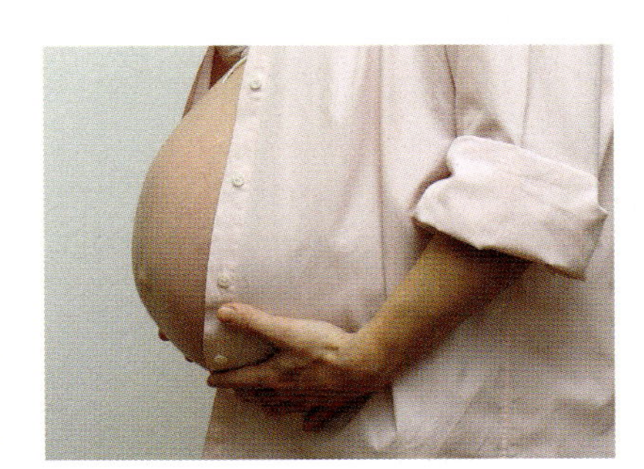

Essen und trinken für zwei

Während der Schwangerschaft

Empfohlene Gewichtszunahme

Die empfohlene Gewichtszunahme während der Schwangerschaft ist abhängig vom Ausgangsgewicht der Schwangeren (siehe Tabelle). Eine angemessene Ge-wichtszunahme wirkt sich auf die Schwan-gerschaftsdauer und das Geburtsgewicht aus. Eine ausgewogene Ernährung mit über den Tag verteilten Mahlzeiten führt zu diesem Ziel.

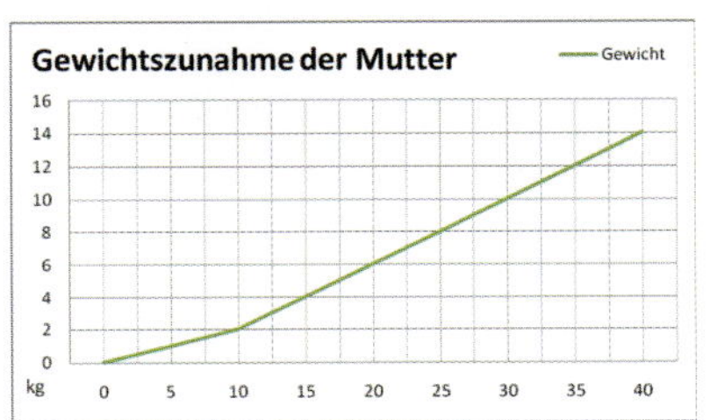

	BMI (Body Mass Index) vor der Schwangerschaft in kg/m2	Empfohlene Gewichtszunahme gesamt in kg	Empfohlene Gewichtszunahme pro Woche in kg
Untergewicht	<18.5	12.5-18	0.5 kg ab 12. SSW
Normalgewicht	18.5-24.9	11.5-16	0.4 kg ab 12. SSW
Übergewicht	25-29.9	7-11.5	0.3 kg ab 12. SSW
Starkes Übergewicht	>29.9 - 39.9	≤ 7	-

Ausgewogene Ernährung

Die Grundlagen für eine ausgewogene Ernährung während der Schwangerschaft beruhen auf der Ernährungspyramide für Erwachsene. Mit einer möglichst abwechslungsreichen Mischkost wird eine gute Ausgangslage für das spätere Leben des Kindes gelegt.

Bevorzugen Sie Vollkornprodukte

Vollkornprodukte sind eine wichtige Quelle für Vitamine, Mineralstoffe sowie Nahrungsfasern. Zu jeder Hauptmahlzeit eine Stärkebeilage essen, das heißt drei Portionen pro Tag, davon möglichst zwei Portionen in Form von Vollkornprodukten.

- 1 Portion
  =75–125 g Brot oder
  = 180–300 g Kartoffeln oder
  = 45–75 g Flocken/Teigwaren/Mais/=Reis/andere Getreidekörner (Rohgewicht)
  = 60–100 g Hülsenfrüchte wie zum Beispiel Linsen/Kichererbsen (Rohgewicht)

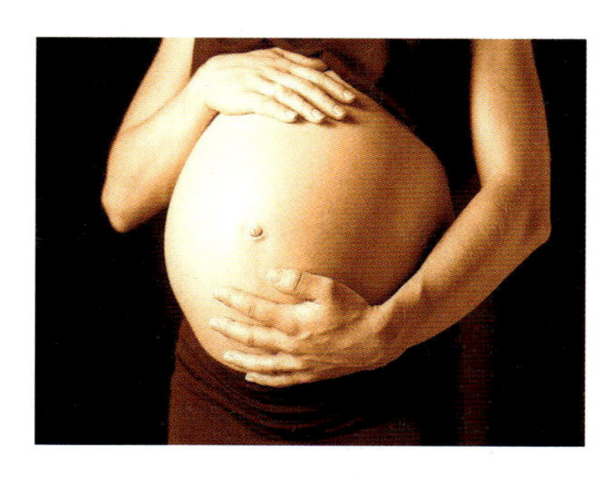

Fleisch, Fisch, Eier, Milch und Milchprodukte

Fleisch, Fisch, Eier, Milch und Milchprodukte sind wichtige Quellen für Eiweiß, Eisen, Zink und Vitamin B12, Omega3-Fettsäuren (Fisch) sowie Kalzium.

- 2- bis 3-mal Fleisch und 1- bis 2-mal Fisch pro Woche: pro Tag abwechslungsweise eine Portion Fleisch, Fisch, Eier, Käse oder andere Eiweißquellen wie z. B. Tofu oder Quorn
- 1 Portion
  =100-120 g Fleisch/Fisch (Frischgewicht) oder
  = 2 bis 3 Eier oder
  = 200 g Quark/Hüttenkäse oder
  = 60 g Hartkäse oder
  = 100–120 g Tofu/Quorn
- Täglich drei Portionen Milch und Milchprodukte, fettarme Varianten bevorzugen.
- 1 Portion
  = 2 dl Milch oder
  = 150–180 g Jogurt oder
  = 200 g Quark/Hüttenkäse oder
  = 30–60 g Käse

5 x am Tag Gemüse und Früchte

Gemüse und Früchte sind Quelle für Vitamine und Mineralstoffe. Täglich dreimal Gemüse und zweimal Früchte (eine Portion entspricht einer Handvoll oder mindestens 120 g).

Öle und Fette

Essen Sie täglich mit Maß Öle und Fette als Quelle für Vitamine und ungesättigte Fettsäuren.

- Pro Tag 2 bis 3 Kaffeelöffel (10–15 g) hochwertiges Pflanzenöl wie Raps- oder Olivenöl für die kalte Küche verwenden (z. B. für Salatsaucen).
- Pro Tag 2 bis 3 Kaffeelöffel (10–15 g) Pflanzenöle für das Erhitzen von Speisen verwenden (Dünsten, Braten); empfehlenswert ist z. B. Olivenöl.
- Bei Bedarf pro Tag 2 Kaffeelöffel (10 g) Streichfett (Butter oder Margarine aus hochwertigen Ölen) als Brotaufstrich verwenden.
- Der tägliche Verzehr von einer Portion Nüsse ist zu empfehlen (1 Portion = 20–30 g Mandeln oder Baumnüsse oder Haselnüsse usw.).

Süßigkeiten, salzige Knabbereien und gezuckerte Getränke

Genießen Sie nur mit Maß Süßigkeiten, salzige Knabbereien und gezuckerte Getränke (z. B. Soft Drinks, Eistee, Energy Drinks). Sie sollten jodiertes und fluoridiertes Speisesalz verwenden und Speisen zurückhaltend salzen.

Trinken Sie genügend

Das heißt 1,5 bis 2 Liter Flüssigkeitszufuhr, bevorzugt in Form von ungezuckerten Getränken, zum Beispiel Trink-/Mineralwasser oder Früchte-/Kräutertee. Koffeinhaltige Getränke maßvoll konsumieren (maximal 2 bis 3 Tassen Kaffee oder schwarzer/grüner Tee) und möglichst keine chininhaltigen Getränke (z. B. Tonic oder Bitter Lemon).

Energie

Erst ab dem vierten Schwangerschaftsmonat ist eine erhöhte Zufuhr der Energie für eine optimale Gewichtszunahme der Mutter notwendig, um eine normale Körperentwicklung des Fötus zu gewährleisten. Der Energiebedarf steigt um ca. 250 bis 300 kcal/Tag (1050 bis 1250 kJ/Tag) auf durchschnittlich etwa 2500 kcal/Tag (10470 kJ/Tag). Dieser Mehrbedarf entspricht etwa 100 g Brot mit einer Scheibe Käse.

Vitamine und Mineralstoffe

In den ersten zwölf Schwangerschaftswochen besteht ein zusätzlicher Bedarf an Vitaminen und Mineralstoffen. Die Deckung des Mehrbedarfs ist besonders dann kritisch, wenn schon mit der täglichen Nahrung eine Unterversorgung besteht. Daher wird die Einnahme von Multivitamin- und Mineralstoffpräparaten generell empfohlen.

Folsäure

Folsäure ist nicht nur vor der Schwangerschaft wichtig, sondern auch während der ersten zwölf Schwangerschaftswochen. Die benötigte Menge von 0,4 mg (oder 400 Mikrogramm) Folsäure kann mit einer ausgewogenen Ernährung nicht erreicht werden. Sie wird mit Kapseln und Multivitaminpräparaten ermöglicht. Zudem sollte die Ernährung mit Folsäure angereicherten Lebensmitteln ergänzt werden. Folsäure ist in grünem Gemüse, Blattsalaten, Weizenkeimen, Vollkornprodukten, Hülsenfrüchten, Fleisch und Eigelb enthalten.

Kalzium, Eisen, Zink und die Vitamine B12 und D

Die genügende Zufuhr von Kalzium, Ei-sen, Zink sowie den Vitaminen B12 und D ist wichtig. Eine Zugabe dieser Nährstoffe in Ergänzung zur Folsäure ab der 12. Schwangerschaftswoche ist notwendig.

Vegetarische Ernährung

Eine vegetarische Ernährung in der Schwangerschaft kann mit Gefahren für das Kind verbunden sein. Wird jede Form von tierischem Eiweiß in der Ernährung abgelehnt (vegane Ernährung), muss eine Supplementierung mit Vitamin B12, Vitamin D und Kalzium erfolgen.

Fette

Gehirn und Auge entwickeln sich optimal, wenn der Körper genügend Omega3-Fettsäuren erhält. In der Nahrung sind Omega3-Fettsäuren vor allem in fettreichen Fischen vorhanden, weshalb ein regelmäßiger Fischkonsum in der Schwangerschaft empfohlen wird (280 bis 300 g/Woche). Gewisse fettreiche Fische sowie verschiedene Raubfische können erhöhte Mengen an Schadstoffen enthalten.

Bewegung

Leichte körperliche Aktivität der Mutter wie zum Beispiel Schwimmen, Walken, Wandern oder leichte Gymnastik kann das Wohlbefinden der Frau fördern, da sie eventuelle Rückenschmerzen, Verstopfung, Müdigkeit oder Wassereinlagerungen lindert. Zudem hilft es auch, das Risiko des Schwangerschaftsdiabetes zu vermindern.

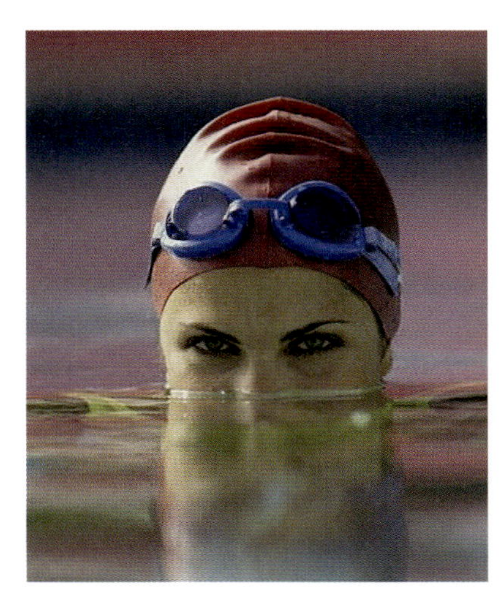

Schwimmen in der Schwangerschaft ist eine gute Möglichkeit, sich fit zu halten. Es verbessert die Herz-Kreislauffunktionen, kräftigt und erhöht den Muskeltonus.

Gefahren durch die Ernährung

Kritische Lebensmittel für die werdende und die stillende Mutter sind:

Fisch

Gewisse Fische enthalten erhöhte Mengen an Quecksilber. Aus diesem Grund sollten Sie auf den Verzehr von Schwertfisch, Marlin/Speerfisch und Hai vollständig verzichten. Der Konsum von frischem Thunfisch oder ausländischem Hecht sollten Sie auf eine Portion (130 g) pro Woche beschränken. Thunfisch aus der Konserve dürfen Sie mit bis zu vier Portionen à 130 g pro Woche verzehren. Meiden Sie Ostsee-Hering und Lachs wegen des zu hohen Gehalts an Dioxinen und dioxin-ähnlichen Verbindungen. Unsere Empfehlung: Pro Woche 1 bis 2 Portionen möglichst fetthaltige Fische wie zum Beispiel Forellen, Rotbarsch, Felchen, Sardinen, weißen Heilbutt oder Thunfisch aus der Konserve konsumieren.

Wildfleisch

Reh- und Hasenpfeffer sollten Sie wegen möglicherweise zu hohem Bleigehalt höchstens zweimal pro Woche in Portionen à max. 200 g essen.

Leber

Die Leber von Kalb und fettarmen Fischen enthält besonders viel Vitamin A. Eine Überversorgung in der Frühschwangerschaft kann zu Missbildungen des

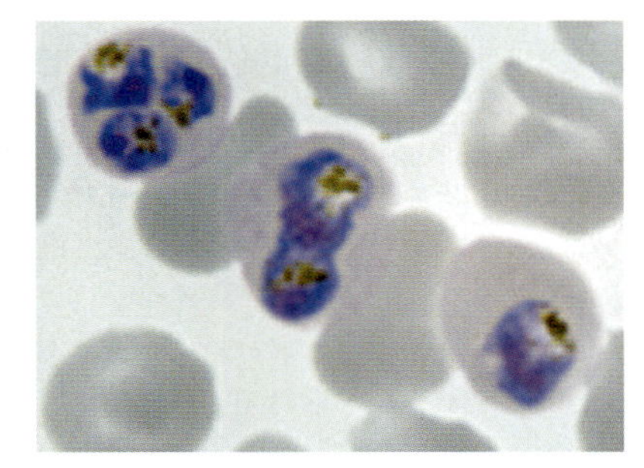

Toxoplasmose

Kindes führen. Daher raten wir Frauen im gebärfähigen Alter vom Genuss von Kalbsleber ab.

Infektionen

Toxoplasmose

Der Erreger, ein Parasit, befällt vor allem Katzen. Der Mensch kann aber als Zwi-schenwirt dienen. Der Parasit ist weltweit verbreitet und etwa die Hälfte der Schweizer ist bereits einmal infiziert worden und somit immun. Etwa 2 auf 1000 Schwangere infizieren sich während der Schwangerschaft erstmals mit Toxoplasmose. Die Ansteckung erfolgt durch Eier des Erregers Toxoplasma gondii, die mit dem Kot von Katzen ausgeschieden, durch Wind und Staub weiterverbreitet werden und so auf Gemüse gelangen können. Zudem werden die Eier von Nutztieren mit dem Gras gefressen und gelangen auf diesem Weg ins Fleisch. Daher ist eine Anste-ckung über rohes Fleisch oder das Gemüse im Garten, das unter Umständen direkt durch den Kot freilaufender Katzen kontaminiert wurde, möglich. Die Infektion verläuft meist ohne Symptome oder wie eine leichte Grippe. Der Nachweis der Infektion erfolgt durch einen Bluttest. Kommt es zu einer Infektion während der Schwangerschaft, so kann das ungeborene Kind schwer geschädigt werden. Daher sollten Sie besonders in der Schwangerschaft auf eine gute Küchenhygiene achten (Hände und Gemüse immer gründlich unter laufendem Wasser waschen!). Ebenso ist Vorsicht im Umgang mit Katzen geboten (kein Schmusen; zur Reinigung des Katzenklos, Plastikhandschuhe tragen; Katzenklo feucht halten, damit kein getrockneter Kot in die Luft gerät).

Listeriose

Die Listeriose ist eine Infektionskrankheit, die insbesondere Wiederkäuer (z. B. Kühe) befällt. Sie kann aber auch auf den Menschen übertragen werden, vor allem durch den Verzehr von Rohmilchprodukten wie Weichkäse, seltener durch rohes Fleisch, Fisch, Gemüse oder durch Kontakt mit erkrankten Tieren. Der Erreger ist ein Bakterium (Listeria monocytogenes), das weltweit vorkommt, recht

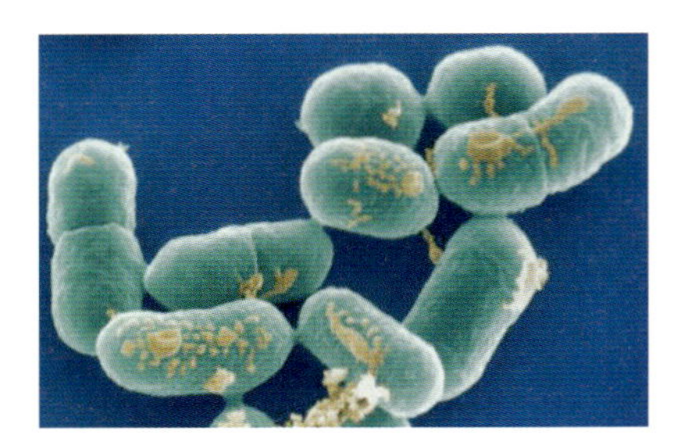

Listerien

widerstandsfähig ist und sich auch bei Kühlschranktemperaturen vermehren kann. Es übersteht sogar Tiefgefrieren und Trocknen, wird aber durch Kochen, Braten, Sterilisieren und Pasteurisieren abgetötet.

Schwangere haben gegenüber der Normalbevölkerung ein 12-fach höheres Risiko, eine spürbare Listeriose durchzumachen. In den meisten Fällen äußert sich diese Infektion mit Fieber, Schüttelfrost, Abgeschlagenheit, Kopfschmerzen – also mit Symptomen wie bei einem grippalen Infekt. Während dieser oft nur kurzen fieberhaften Periode bei der Mutter können die Listerien im Gegensatz zu den allermeisten anderen Bakterien über die Plazenta (Mutterkuchen) hinweg in den Fötus gelangen. Kurzfristig entwickelt sich eine lokale Infektion der Plazenta (Placentitis), von wo die Keime dann den Fötus befallen. Da das unreife Kind im Mutterleib noch keine adäquaten Abwehrmechanismen hat, ist es stark gefährdet. Je nach Alter der Schwangerschaft kommt es zum Abort oder zu mehr oder weniger starken Infekten verschiedener Organe (Leber, Lunge, Hirn, Haut) des Kindes, das entweder tot geboren wird oder mit Zeichen einer Infektion. Auch diese Kinder haben nur eine geringe Überlebenschance.

Zusammenfassende Empfehlungen

- Vermeiden Sie tierische Rohprodukte wie Rohmilch und Rohmilchprodukte, rohe Eier oder rohes Fleisch (Tartar).
- Essen Sie keine Leberprodukte in den ersten zwölf Schwangerschaftswochen.
- Konsumieren Sie nur pasteurisierte oder UHT-Milch und Milchprodukte (insbesondere Weichkäse nur aus pasteurisierter Milch).
- Konsumieren Sie keinen Alkohol oder andere Suchtmittel.
- Trinken Sie höchstens zwei bis drei Tassen Kaffee pro Tag.
- Trinken Sie mäßig andere koffeinhaltige Getränke wie grüner oder schwarzer Tee.
- Trinken Sie möglichst keine chininhaltigen Getränke.
- Essen Sie pro Woche ein bis zwei Portionen möglichst fetthaltige Fische wie z. B. Forellen, Rotbarsch, Felchen, Sardinen, weißen Heilbutt oder Thunfisch aus der Konserve. Verzichten Sie vollständig auf Schwertfisch, Marlin/ Speerfisch und Hai.

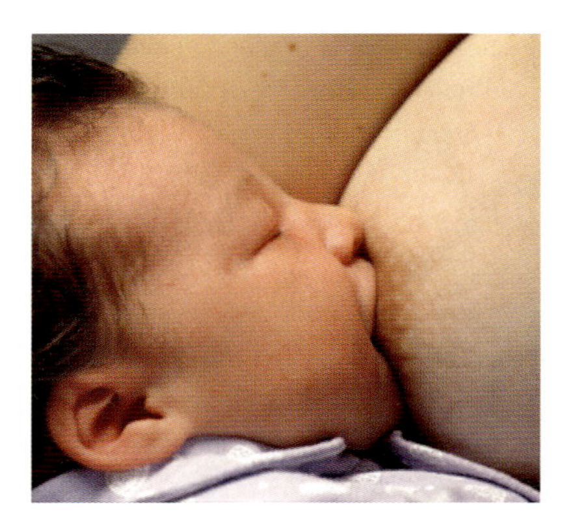

- Essen Sie Reh- und Hasenpfeffer höchstens zweimal pro Woche in Portionen à max. 200 g/Portion.
- Waschen Sie Ihre Hände vor und nach der Zubereitung einer Mahlzeit und ebenso vor dem Essen.
- Waschen Sie Früchte und Gemüse gründlich.
- Trennen Sie rohe und gekochte Speisen.
- Bereiten Sie Fleisch und Gemüse getrennt zu.
- Kochen Sie Fleisch gar und Eier hart.
- Reinigen Sie die Küchengeräte gründlich, die mit rohen Produkten in Kontakt kommen.
- Vorsicht beim Kontakt mit Katzen!

Ernährung für die stillende Mutter

In der Stillzeit gelten die gleichen Empfehlungen wie in der Schwangerschaft. Die Lebensmittelpyramide sollte die Grundlage für eine gesunde und ausgewogene Ernährung sein, das heißt abwechslungsreiche gemischte Kost, regelmäßige Mahlzeiten über den Tag verteilt, viel Früchte und Gemüse, Milch und Milchprodukte als wichtige Quelle für Eiweiß und Kalzium, Fleisch (außer Wild) für Eisen, Zink und Vitamin B12, pflanzliche Fette als Träger ungesättigter Fettsäuren sowie ein- bis zweimal Fisch pro Woche zur Zufuhr von Omega3- und Omega6-Fettsäuren.

Wichtige Vitamine, Mineralstoffe und Spurenelemente

In den folgenden Lebensmitteln kommen einzelne Vitamine, Mineralstoffe und Spurenelemente in besonders hohen Mengen vor:

- Folsäure: in grünem Gemüse, Blattsalaten, Getreidekeimen, Vollkornprodukten, Hülsenfrüchten, Fleisch und Eigelb.
- Vitamin C: in Zitrusfrüchten, Tomaten, Broccoli, Johannisbeeren, Kartoffeln; Vitamin C verbessert die Absorption von Eisen.
- Vitamin D: in Margarine, öligem Fisch; Eigenproduktion durch Sonnenlicht möglich.
- Kalzium: in Käse, Milch, Milchprodukten, Mineralwasser, Fisch (Sardinen), Brot, Nüssen, grünem Gemüse.
- Magnesium: in Nüssen, Hülsenfrüchten, Vollkorngetreide, Fleisch, Gemüse, Obst (besonders Bananen).
- Eisen: in magerem Fleisch, grünem Gemüse, Trockenfrüchten, Nüssen, Vollkorngetreide, Hülsenfrüchten.

Während der Stillzeit haben Sie einen zusätzlichen Nährstoffbedarf, der sogar leicht höher als in der Schwangerschaft sein kann.

Mehrbedarf an Vitaminen und Mineralstoffen

Um ihren Mehrbedarf an allen notwendigen Vitaminen und Mineralstoffen für sich und ihr Kind zu decken, sollten stillende Frauen ergänzend Folgendes essen und trinken:

Gemüse und Salat

- 2–3 x täglich 1 Portion (davon 1 x roh)
- Früchte, Fruchtsäfte:
- 3–4 x täglich (Früchte saisonal und möglichst roh essen)
- Brot, Reis, Getreideprodukte, Kartoffeln, Hülsenfrüchte:
- 3–5 x täglich (möglichst Vollkornprodukte)
- 1–2 x wöchentlich Hülsenfrüchte

Milch und Milchprodukte

- 4 x täglich (z. B. 2 x 2 dl Milch, 1 Joghurt, 20 g Käse)

Fleisch und Geflügel

- max. l x pro Tag, max. 5 x pro Woche 1 Portion (120 g), max. l x pro Woche Gepökeltes (z. B. Schinken, Wurst), max. l x pro Woche Fettreiches (z. B. Salami, Speck), max. 1–2 x pro Monat Innereien (Leber, Niere, Hirn)

Fisch

- 1–2 x wöchentlich 1 Portion (150 g)
- Eier:
- 3–4 x pro Woche, inkl. in Gerichten und Produkten verarbeitete Eier

Öl, Fett oder Butter

- ca. 40 g sichtbares Fett pro Tag, z. B. 10–20 g Butter (10 g = 1 Esslöffel) als Streichfett oder zum Kochen; 10 g Bratfett zum Kochen, z. B. Erdnuss- oder Olivenöl, 10 g hochwertiges Öl für die kalte Küche (Dips und Salatsaucen), z. B. Rapsöl, Olivenöl, Distelöl, Maiskeimöl

Flüssigkeiten

- 2,5 bis 3 Liter pro Tag (möglichst ungezuckerte Getränke)
- Süßigkeiten:
- mit Maß (Vorsicht: leere Kalorien und verstecktes Fett!)

Alkohol

- Geht mit der Muttermilch in den kindlichen Organismus über. Alkohol ist deshalb zu vermeiden!

Kochsalz

- jodiertes und fluoridiertes Kochsalz verwenden.

Energiebedarf

Während der Stillzeit werden ca. 780 ml Muttermilch am Tag gebildet, für die etwa 650 kcal nötig sind. Somit beträgt der tägliche Energiebedarf etwa 2700 kcal während der ersten drei bis vier Monate nach der Geburt, wobei ein Teil des Energiebedarfs aus den in der Schwangerschaft angelegten Fettdepots gedeckt werden kann.
Dies ist Ihre Chance, das zusätzliche Gewicht zu reduzieren. Der Energiebedarf ist ein Durchschnittswert, der von der Körperzusammensetzung, Konstitution und Bewegung der Stillenden abhängt. Daher können manche Frauen auch mit

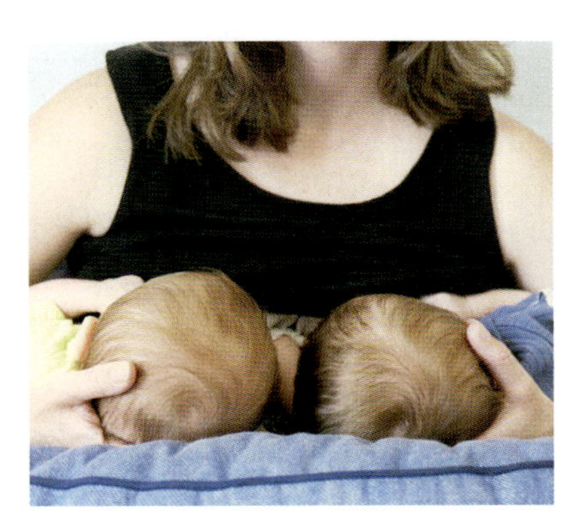

1800 bis 2200 kcal/Tag ohne negative Auswirkungen auf das Neugeborene auskommen. Eine langsame Gewichtsabnahme (ca. 500 g/Woche) auf das ursprüngliche Gewicht der Mutter kann dann erreicht werden. Der erhöhte Energiebedarf besteht nach der Geburt durch das Stillen. Entscheidet sich die Mutter aus verschiedenen Gründen gegen das Stillen oder ist es ihr nicht möglich, so entfällt der Mehrbedarf an Energie, und ihr Körpergewicht kann zum Problem werden!

Vegetarierinnen

Auch nach der Schwangerschaft gilt es zu beachten: Wird jede Form von tierischem Eiweiß in der Ernährung abgelehnt (Veganerin), muss eine Nahrungsergänzung mit Vitamin B12, Vitamin D und Kalzium erfolgen. Entsprechendes gilt auch für isolierte Mangelzustände wie Eisen oder Folsäuremangel.

Nahrungsaufnahme und Muttermilch?

Gefahren durch die Ernährung während der Stillzeit können durch Schadstoffe, eine mikrobielle Verunreinigung der Nahrung oder durch eine unsachgemäße Küchenhygiene entstehen. Von besonderer Bedeutung in der Stillzeit sind Quecksilber, Blei, Dioxine und dioxinähnliche Verbindungen, die über die Muttermilch ins Kind gelangen können.

Gewisse Fische enthalten erhöhte Mengen an Quecksilber. Verzichten Sie aus diesem Grund vollständig auf den Verzehr von Schwertfisch, Marlin/Speerfisch und Hai. Beschränken Sie den Konsum von frischem Thunfisch oder ausländischem Hecht auf eine Portion (130 g) pro Woche. Thunfisch aus der Konserve dürfen Sie mit bis zu vier Portionen à 130 g pro Woche verzehren. Meiden Sie Ostsee-Hering und Lachs wegen des zu hohen Gehalts an Dioxinen und dioxinähnlichen Verbindungen. Reh- und Hasenpfeffer sollten Sie wegen möglicherweise zu hohem Bleigehalt höchstens zweimal pro Woche in Portionen à max. 200 g essen.

Die mit der Nahrung aufgenommenen Fette bzw. deren Zusammensetzung, die Vitamine sowie Alkohol, Koffein und Nikotin bewirken eine Veränderung der Muttermilch. Keinen Einfluss haben hin-gegen Eiweiße, Kohlenhydrate, Mineralstoffe und Spurenelemente. Bei einem ausgewogenen Energiehaushalt der Stil-lenden beträgt der Fettanteil aus der Nah-rung etwa 30 %. Es sollten daher möglichst hochwertige Öle und Fette mit der Nahrung aufgenommen werden, um eine optimale Gehirnentwicklung des Säuglings zu gewährleisten. Beispiele für hochwertige Öle und Fette können Sie aus der obigen Liste entnehmen. Der Eisen und Kalziumgehalt in der Muttermilch ist unabhängig von den mütterlichen Blutwerten, der Vitamin-D-Gehalt in der Milch entspricht hingegen dem Wert, der im Blut der Frau nachgewiesen werden kann. Hält sich die Mutter viel im Freien auf, so kann durch das Sonnenlicht in der Haut Vitamin D gebildet werden, das über die Muttermilch vom Säugling aufgenommen wird. Manche Kinder reagieren auf bestimmte Speisen, die die Mutter gegessen hat, mit Koliken oder Blähungen. Allerdings gibt es keine Verallgemeinerung, welche Nah-rungsmittel gemieden werden sollten.

Sonnenschutz

Sonnenschutzmittel enthalten organische oder mineralische UV-Filter, wobei den organischen UV-Filtern zum Teil eine hormonaktive Wirkung zugeschrieben wird. Einzelne UV-Filter konnten in der Muttermilch nachgewiesen werden. Die gemessenen Konzentrationen waren je-doch so gering, dass aufgrund des heutigen Wissensstands eine gesundheitliche Gefährdung des Säuglings unwahrscheinlich erscheint. Zudem verzichten viele Hersteller von Sonnenschutzmitteln mittlerweile auf den Einsatz des umstrittenen UV-Filters 4-Methylbenzylidencampher (4MBC). Als Alternative zu den organischen UV-Filtern bieten sich in der Schwangerschaft und Stillzeit Produkte mit mineralischen UV-Filtern (Titandioxid) an. Ein gänzlicher Verzicht auf Son-nenschutzmittel ist aufgrund des Risikos für sonnenbedingten Hautkrebs nicht zu empfehlen. Die Vorteile des Stillens wäh-rend der ersten sechs Monate sowie der Schutz vor sonnenbedingtem Hautkrebs überwiegen bei weitem die Bedenken zu den Risiken von UV-Filtern in der Mut-termilch.

Links

Bundesamt für Gesundheit:
- www.bagadmin.ch/ernaehrung
- Auskunft 043 322 21 96

Schweizerische Gesellschaft für Ernährung:
- www. sgessn .ch

Schweizerische Stiftung zur Förderung des Stillens:
- www.stiftungstillen.ch

Schweizerische Gesellschaft für Gynäkologie und Geburtshilfe:
- www.sggg.ch

Schweizerische Gesellschaft für Pädiatrie:
- www. swisspaediatrics.org

Literatur

Bundesamt für Gesundheit (BAG) 2008

Überreicht durch

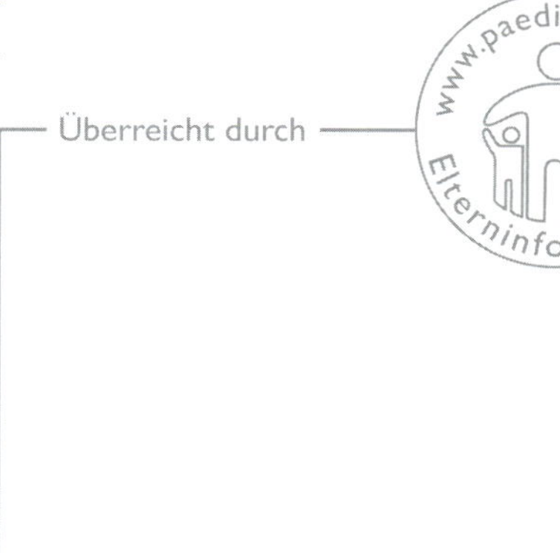

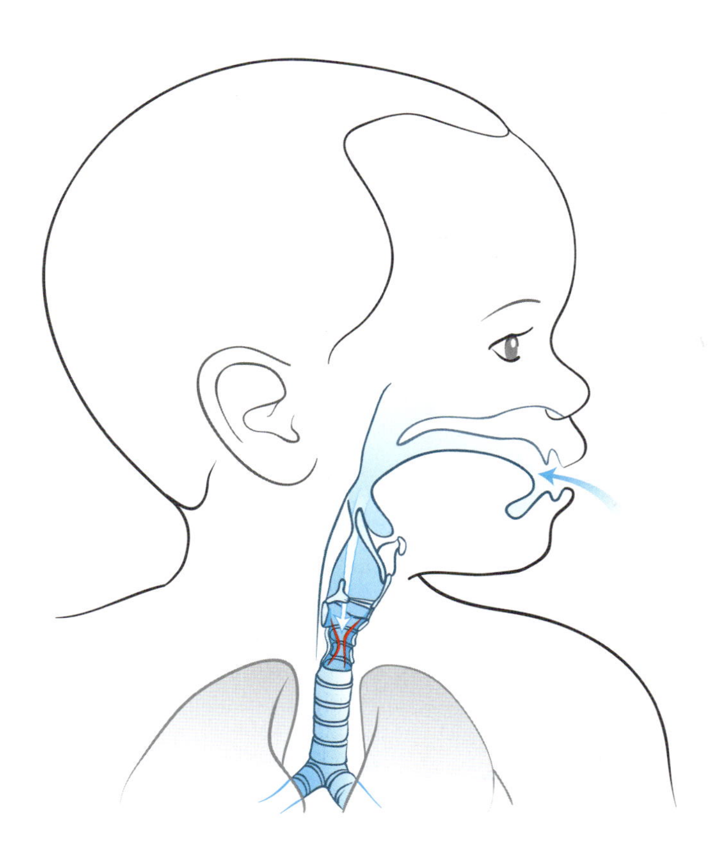

Ein kongenitaler oder angeborener Stridor bezeichnet ein pfeifendes Geräusch beim Einatmen. Er ist schon bei der Geburt oder kurz danach hörbar. Ursache dafür ist meistens eine angeborene Fehlbildung des Kehlkopfknorpels (Laryngomalazie), die zu einer verminderten Stabilität der oberen Atemwege führt. Deshalb verengen sich die Atemwege unter Sog (bei der Einatmung), was zum typischen Geräusch führt. Die Laryngomalazie (und damit der Stridor) verschwindet spontan innerhalb von 18 bis 24 Monaten.

Definition

Stridor nennt man das hochfrequente, leicht jauchzende Geräusch während der Einatmung. Die häufigste Ursache dafür ist eine angeborene Weichheit oder Instabilität des Kehlkopfs (Laryngomalazie). Der Kehlkopf ist bei den betroffenen Kindern weniger stabil. Beim Einatmen (Luft wird eingesogen) führt dies zu einem „Kollaps" resp. einer Einengung der Atemwege. Bei der Ausatmung treten hingegen keine Probleme auf, weil die Luft aus der Lunge durch den instabilen Kehlkopf gepresst wird und sich dieser dabei ausdehnt.

Andere Ursachen sind sehr selten, müssen aber bei zusätzlichen Symptomen (Heiserkeit, Trinkschwierigkeiten, ungenügende Gewichtszunahme, ungenügende Sauerstoffsättigung, Atemnotzeichen oder Atempausen) vom Arzt gesucht werden.

Ursache

Die Ursachen der Laryngomalazie sind nicht genau bekannt. Wahrscheinlich gibt es verschiedene Mechanismen. So spielt die Struktur des Kehlkopfknorpels eine Rolle, aber auch die Muskelspannung im Kehlkopfbereich oder zu enge anatomische Verhältnisse (zu straffe aryepiglottische Falten) sind beschrieben.

Manchmal kann auch eine Schwellung der Schleimhaut zu einer Verengung führen. Dies wird besonders bei Kindern mit gastrooesophagealem Reflux (massives Gütscheln, siehe auch separates Infoblatt) vermutet, insbesondere da Reflux bei Kindern mit kongenitalem Stridor gehäuft (bis 20 %) vorkommt.

Krankheitsbild

Die Lautstärke des Stridors ist durch den Grad der Verengung der Atemwege und durch die Geschwindigkeit des Luftstroms bestimmt. Der angeborene Stridor ist häufig nach der Geburt schon hörbar. Bei einigen Kindern kann er erst später, nach den ersten Lebenswochen gehört werden, nämlich dann, wenn das Kind durch sein Wachstum genügend große Luftbewegungen auslösen kann und damit die Verengung erst hörbar wird. Die Geräusche verschwinden im Alter von zwei Jahren bei nahezu allen Säuglingen. Die Lautstärke nimmt in den ersten sechs Monaten zu, weil der inspiratorische Luftstrom mit dem Alter zunimmt. Nach diesem Anstieg und einem anschließenden Plateau verschwindet der Stridor allmählich wieder.

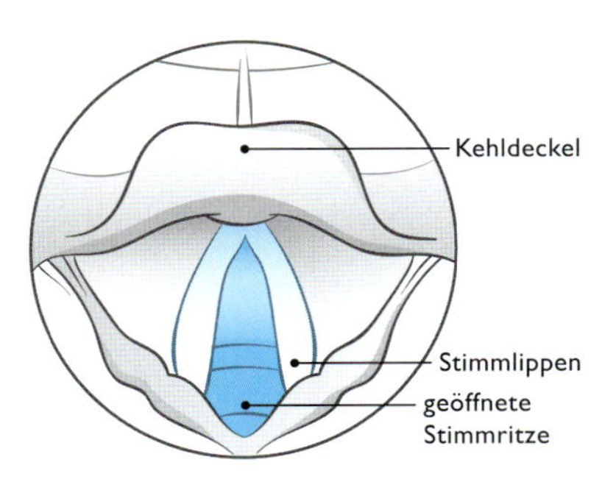

Anatomie des Kehlkopfes

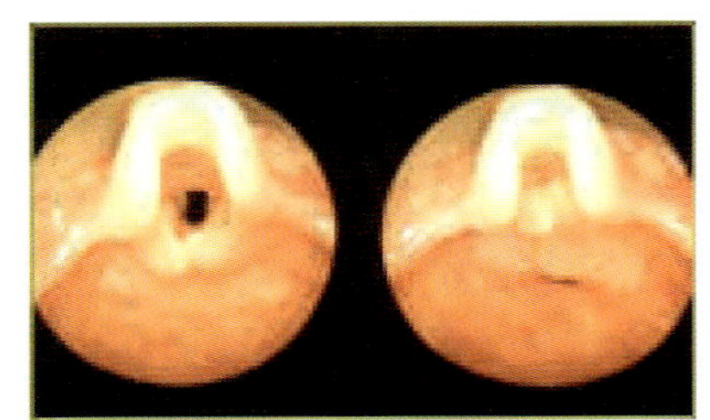

Bei der Inspiration schließen sich die aryepiglottischen Falten.

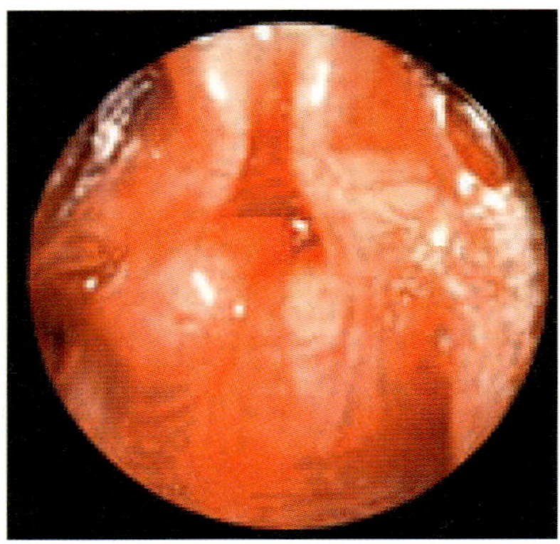

Verdickte aryepiglottische Falten.

Die Häufigkeit des Auftretens ist nicht genau bekannt. Die Geschlechtsverteilung ist gleich.

Typisch für den kongenitalen Stridor ist, dass er durch äußere Einflüsse ausgelöst und in seinem Charakter beeinflusst werden kann. Zum Beispiel durch die Körperlage (vor allem Rückenlage), beim Füttern, Weinen, Schreien, Aufregung usw.

Der Schrei des Babys ist normal. Bei der Untersuchung ist das Baby in der Regel, abgesehen vom Atemgeräusch, völlig unauffällig. Allenfalls kann die Atemfrequenz leicht gesteigert sein. Die Sauerstoffsättigung ist in der Regel normal.

Komplikationen

Nur in absoluten Ausnahmefällen kann die Verengung der Atemwege zu Atemnot und ungenügender Versorgung mit Sauerstoff führen. In der überwiegenden Mehrzahl der Fälle ist es „viel Lärm um nichts" und verschwindet ohne Folgen.

Andere Ursachen

In sehr seltenen Fällen können andere Ursachen einen Stridor beim Säugling auslösen. In diesen Situationen tritt der Stridor meist später auf und zeigt nicht den typischen, wie oben beschrieben Verlauf. Mögliche Differenzialdiagnosen sind Choanalatresie (Missbildung der Nase), Weichteilzysten und -tumore, Hämangiome (Blut-schwamm) oder eine Luftröhrenverengung zum Beispiel nach Langzeitbeatmung (bei Frühgeborenen). Bei einer angeborenen Stimmbandlähmung hat das Kind auch einen sehr schwachen Schrei. Selten führt die Kompression der Luftröhre von außen, zum Beispiel durch Fehlbildungen der großen Blutgefäße, zum Stridor.

Untersuchung

Wichtig sind der Allgemeinzustand und die Entwicklung des Kindes. So muss es gut trinken können und normal an Gewicht zunehmen. Außerdem muss sichergestellt sein, dass das Kind genug Sauerstoff einatmen kann. Dazu wird die Sauerstoffsättigung am Finger gemessen. Nur wenn diese Punkte nicht zufriedenstellend sind, bzw. wenn es sich klinisch nicht eindeutig um einen angeborenen Stridor handelt, sind weitergehende Untersuchungen wie Laryngoskopien oder Bronchoskopien angezeigt.

Behandlung

In mehr als 99 % der Fälle, braucht man nur Geduld. Der Stridor verschwindet ohne Behandlung von alleine. Trotz des in der Rückenlage verstärkten Stridors sollten die Kinder, zur Vorbeugung des plötzlichen Kindstodes (SIDS, siehe auch spezielles Infoblatt), zum Schlafen auf den Rücken gelegt werden! Das Kind darf/soll alles tun und machen, wozu es Lust hat, es darf alles essen, es gibt wegen des Stridors keine Einschränkungen!

Illustration: descience
Layout: Michel Burkhardt

Überreicht durch

www.paediatrieinfo.ch Elterninformation

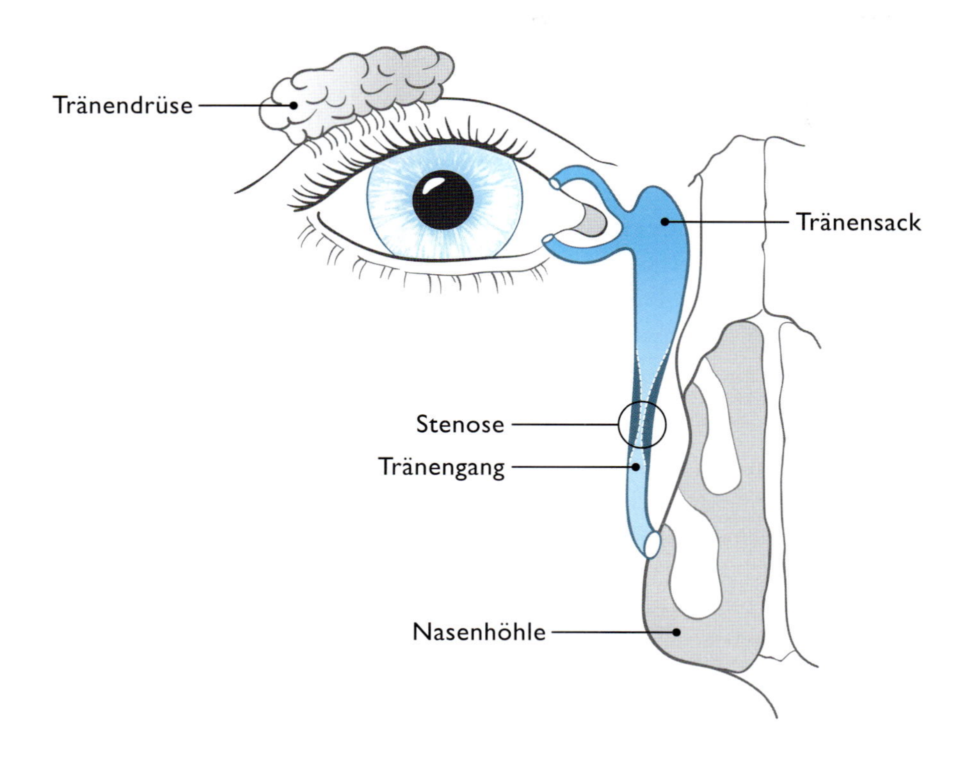

Bei vielen Neugeborenen und Säuglingen können ein oder beide Augen vor allem morgens mit einer eitrigen Flüssigkeit belegt sein. Wahrscheinlich leidet Ihr Kind an einer Tränengangverengung (Stenose). Die Ursache ist schon im Namen der Erkrankung enthalten, die Behandlung in der Regel einfach und erfolgsversprechend, die Prognose gut!

Definition

Die Tränendrüse – außen oben in der Augenhöhle über dem Augapfel – sondert regelmäßig Tränenflüssigkeit ab (siehe Abbildung). Diese fließt über den Augapfel – Bindehaut und Hornhaut –, über den sie durch die Lidschläge verteilt wird. Im inneren Augenwinkel fließen die Tränen über die ableitenden Tränenwege in die Nase ab: Durch die Tränenpünktchen am innersten Ende der Ober- und Unterlidkante (schauen Sie Ihrem Partner mal genau in die Augen...) in die Tränenkanälchen, die in den Tränensack münden. Von dort leitet der Tränen-Nasen-Gang („Tränenkanal") die Tränen in die Nase ab: Deswegen läuft die Nase, wenn man weint (Taschentuch im traurigen Film).

Ursache

Während der Entwicklung des Kindes im Mutterleib sind die Tränenwege zunächst noch von Gewebe ausgefüllt und werden erst kurz vor der Geburt „kanalisiert". So kann es vorkommen, dass zum Zeitpunkt der Geburt das untere Ende des Tränenkanals noch nicht vollständig durchgängig, sondern durch Restgewebe, die so genannte Hasner'sche Klappe am Übergang zum unteren Nasengang, verschlossen ist.

In aller Regel wird der Tränen-Nasen-Gang während der ersten Lebenswochen spontan, ohne irgendeine Maßnahme von selbst durchgängig.

Manchmal bildet sich das Restgewebe aber nicht zurück, der Tränen-Nasen-Kanal bleibt stark verengt oder sogar verschlossen. Durch diese Stenose (stenos ist das griechische Wort für „eng") können die Tränen nicht über die Nase abfließen und stauen sich zurück.

Symptome

Die Tränen bilden über der Unterlidkante einen Tränensee, bis sie aus dem Auge über die Wangen ablaufen: Das Auge tränt immer, auch wenn das Kind nicht weint. (Wieso ist Ihr Kind so traurig?) Die Tränenflüssigkeit, die im Tränensack steht und nicht abfließen kann, ist ein idealer Nährboden für die allgegenwärtigen Bakterien: Feuchte Wärme und Nährstoffreichtum führt früher oder später zur eitrigen Entzündung im Tränensack.

Die ersten Symptome, wie Tränenträufeln und schleimig-eitrige Absonderung im Bindehautsack bei ungereizter Bindehaut, treten meist schon in den ersten Wochen nach der Geburt auf.

Einflüsse

Kalte Witterung, Wind bzw. Temperaturänderungen fördern die Tränenproduktion.

Keine Einflüsse

Das Wegwischen der Tränen oder der eitrigen Flüssigkeit löst das Problem nicht.

Behandlung

Die Behandlung ist in erster Linie konservativ, abwartend, physikalisch (Massage) und antiinfektiös. Nur in hartnäckigen Fällen ist eine Sondierung nötig.

Tränensackmassage

Meist ist die Massage des Tränen-Nasen-Kanals sehr effektiv und kann den membranösen Verschluss sprengen. Dazu wird mit der Fingerbeere des Kleinfingers vom inneren Lidwinkel unter sanftem – aber nicht zu leichtem! – Druck eine ausstreichende Bewegung Richtung Nase hin gemacht. Etwa zehn solcher Massagebewegungen sollten zweimal täglich durchgeführt werden bis das Tänenträufeln aufhört (z. B. beim Windelwechsel).

Medikamente

Für die Pflege empfiehlt sich die Anwendung von Watte mit sterilen Kochsalztropfen (NaCl 0,9 %). Es gibt auch sehr gute Fertigprodukte, zum Beispiel Lid-Care. Bei Eiterabsonderung sollten zusätzlich zweimal täglich antiinfektive zum Beispiel antibiotische (z. B. Fucithalmic oder Floxal) Augentropfen in das Auge eingetropft werden. Lassen Sie sich die Technik dazu vom Kinderarzt zeigen!

Tränengangsondierung

Bei Weiterbestehen der Beschwerden oder wiederholten Infektionen kann die Tränengangsondierung zur Eröffnung des membranösen Verschlusses unumgänglich werden. Über den Zeitpunkt der Tränengangsondierung gehen die Lehrmeinungen allerdings auseinander. Je früher der Eingriff gemacht wird, desto seltener ist dazu eine Narkose nötig.

Wir empfehlen bei tränendem Auge oder immer wiederkehrenden Eiterabsonderungen von der Geburt bis zum sechsten Lebensmonat die Tränengangsondierung über das obere Tränenpünktchen in örtlicher Betäubung.

Ab dem sechsten bis achten Lebensmonat wird die Sondierung in einer kurzen Maskennarkose durchgeführt. Der Eingriff erfolgt ambulant. Wegen der hohen Erfolgsrate der Sondierungen kann es unter Umständen nicht angezeigt sein, die spontane Öffnung des Tränen-Nasen-kanals innerhalb des ersten Lebensjahres abzuwarten.

Prognose

Bei den meisten Kindern löst sich die Stenose in den ersten Lebenswochen spontan, bei einem weiteren Teil durch konservative Methoden und nur bei einigen wenigen ist eine Sondierung angezeigt.

So oder so heilen die Tränengangstenosen aus und dem Gang in traurige, aber schön romantische Filme im späteren Erwachsenenalter steht nichts im Wege.

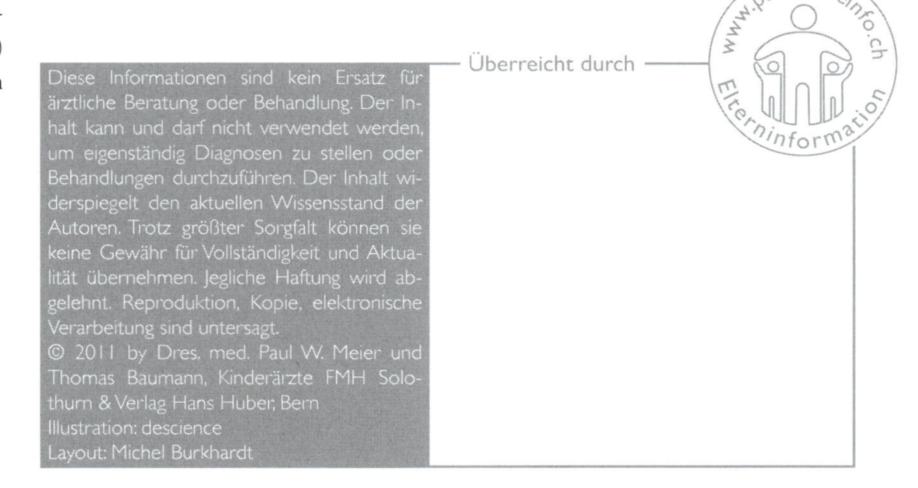

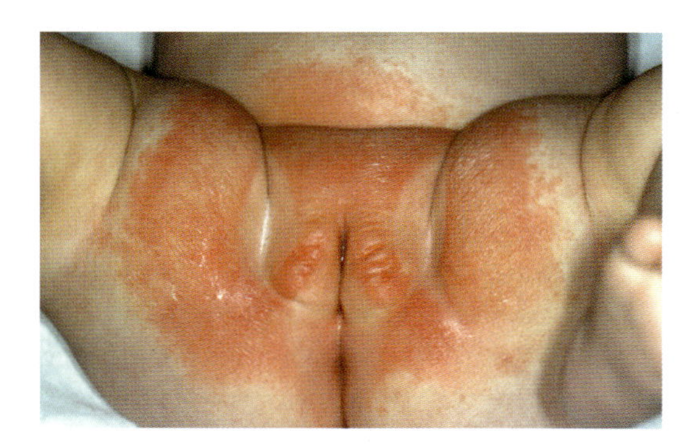

Windeldermatitis ist die häufigste Hauterkrankung im Säuglingsalter. Es handelt sich um eine lokale Hautirritation in der Windelregion. Typische Kennzeichen sind Rötung, Nässen oder Schuppung der Haut in diesem Bereich. Die Kinderhaut ist eigentlich nicht konstruiert, um im eigenen Urin oder Kot zu liegen. Dieser ist sauer und enthält Verdauungsenzyme, die die Haut angreifen können. Die Behandlung ist einfach und hat in der Regel eine sehr gute Prognose.

Definition

Windeldermatitis ist eine ausgesprochen häufige, akute Entzündung der Haut, die vor allem bei Säuglingen und Kleinkindern auftritt. Betroffen sind die Hautareale, die von der Windel bedeckt sind, also Gesäß, äußere Geschlechtsorgane, Leistenregion und Oberschenkel.

Ursachen

Wichtigste Ursache ist die Bildung einer sogenannten „feuchten Kammer" durch eine zu selten gewechselte Windel. Dies führt zum Aufquellen der Hautoberfläche und daraus folgt eine gestörte Barrierefunktion. Die Zersetzung des Urins mit Bildung von Ammoniak und der ständige Kontakt mit Stuhl und dessen Verdauungsenzymen kann die Haut zusätzlich schädigen. Dies führt in der Folge zur Ansiedlung des Pilzes Candida albicans.

Krankheitsbild

Die Haut im Windelbereich ist gerötet und empfindlich, häufig nässen die betroffenen Hautareale oder sind schuppig-trocken. Das schmerzt: Das Baby kann gereizt sein und schlecht schlafen. Bei lang bestehender Hautreizung kann sich die Haut in größeren Blasen ablösen. Es entstehen offene, rissige und leicht blutende Wunden.

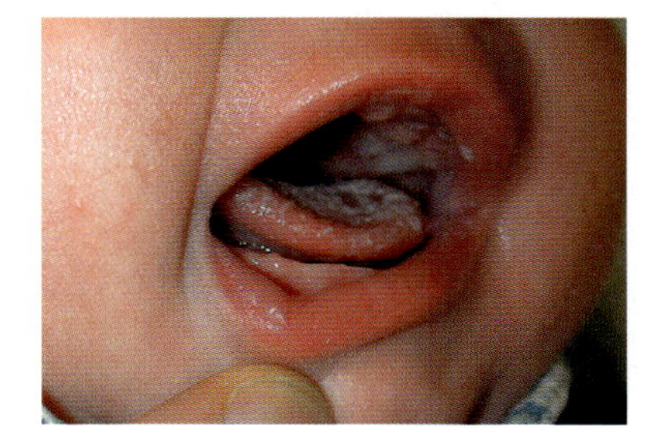

Beim zusätzlichen Pilzbefall (auch Windelsoor genannt) ist die Haut stark gerötet, und es bildet sich am Rand eine scharfe, leicht schuppende Grenze zur „gesunden" Haut, und dort ist die Rötung am stärksten. Diese Randbetonung ist typisch für den Pilzbefall, wie auch einzelne außerhalb liegende Pusteln, die ebenfalls randbetont sind. Oft ist auch der Mund von Soor besiedelt. Man kann das an den weißlichen Belägen der Wangenschleimhaut gut sehen.

Therapie

Basis ist die gute Hautpflege. Wechseln Sie die Windeln so oft als möglich, noch besser ist es, wenn Sie sie phasenweise ganz weglassen. Die Haut muss mit reinem Wasser gewaschen und mit dem Föhn oder an der Luft getrocknet werden. Vermeiden Sie parfümierte Reinigungstücher. Für die Nacht (das Kind liegt dann länger in den Windeln) kann die Haut mit einer Zinkpaste geschützt werden. Tagespflege mit Vaseline (Petrolatum), um die Haut geschmeidiger zu machen kann sinnvoll sein.

Ist die Haut so stark gerötet, dass es offene Stellen gibt, ist eine Behandlung mit Bädern, zum Beispiel mit antientzündlicher Behandlung mit Weizenkleie, Kaliumpermanganat oder synthetischem Gerbstoff wie Tannosynt® angesagt. Danach wird die Haut mit dem Föhn oder an der Luft getrocknet. Sobald die Hautstellen geschlossen sind, kann auf eine Behandlung mit Creme umgestellt werden. Schützen Sie die Po-Haut des Babys am besten mit Zinkpaste. Nur bei einem zusätzlichen Pilzbefall werden antimykotische (Antipilz-) Salben eingesetzt.

Schwere Fälle von Windeldermatitis können kurzfristig mit einer leichten Kortisonsalbe behandelt werden. Bei bakterieller Besiedelung müssen Antibiotika diskutiert werden.

Bei einem Pilzbefall im Mund soll auch dies mit einem Antipilzmittel behandelt werden. Dafür eignet sich vor allem Daktarin-Gel®. Wichtig: In diesen Fällen muss auch die Mutter nach jedem Stillen ihre Brüste behandeln. Schnuller gehören ausgekocht!

Vorbeugen

- Wechseln Sie die Windeln Ihres Babys häufig, vor allem möglichst bald nach dem Urin- oder Stuhlabgang.
- Waschen Sie das Baby mit lauwarmem Wasser und nur ausnahmsweise mit einer milden, pH-neutralen Seife von vorne nach hinten und lassen sie die Haut an der Luft trocknen, oder verwenden Sie einen Föhn. Bei trockener Haut sollten Sie eine ölhaltige Waschlotion verwenden. Spülen Sie anschließend immer gut mit klarem Wasser ab.
- Falls das Kind keinen Kot in der Windel hat, kann es sinnvoll sein, die Haut nicht zu waschen. Sie entfernen damit auch Schutzstoffe der Haut, und Urin allein ist wenig schädlich für die Babyhaut.
- Festsitzenden Kot können Sie mit hautfreundlichen Öltüchern abwischen.
- Vermeiden Sie eng abdichtende Kunststoffwindeln, verwenden Sie lieber Einmalwindeln, die absorbierende Materialien enthalten.
- Cremen Sie die Windelregion, nicht aber den Scheidenbereich mit einer Zinksalbe ein, um die Haut zu schützen.

Prognose

Wenn Sie die genannten Tipps berücksichtigen, lässt sich die Windeldermatitis in gewissem Umfang verhindern. Sollte sie dennoch auftreten, führen die genannten Maßnahmen meist im Laufe weniger Tage zu einer deutlichen Besserung. Bei hartnäckigen oder immer wiederkehrenden Verläufen sollten Sie mit Ihrem Kind einen Kinderarzt aufsuchen.

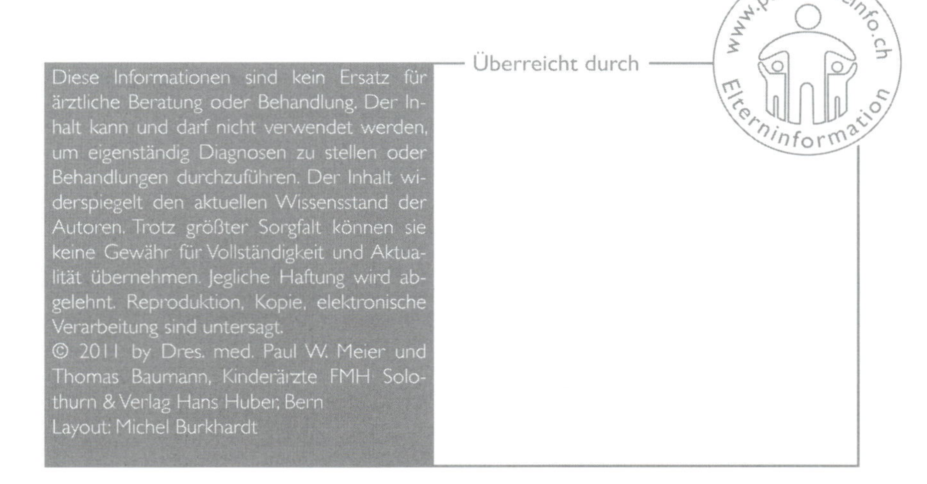

Blinddarmentzündung

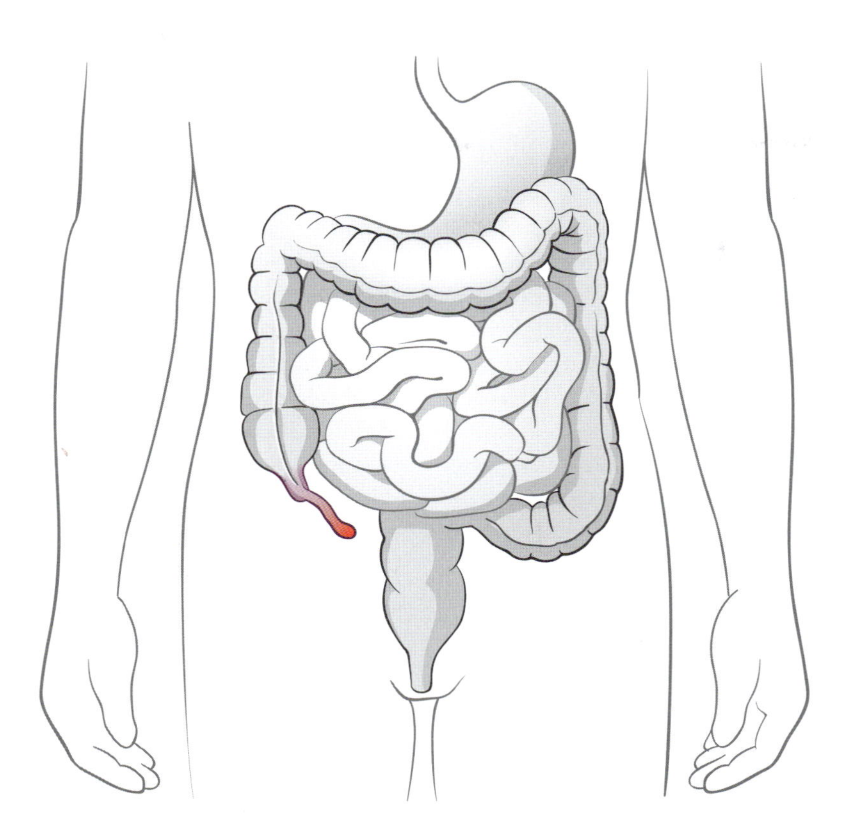

Der Blinddarm hängt oder liegt in der Regel als Anhängsel unter dem Dickdarm. Er wird auch Wurmfortsatz genannt. Meist ist er friedlich, kann sich aber selten akut entzünden. Man spricht dann von einer Blinddarmentzündung, in der Fachsprache Appendizitis. Diese ist eine der häufigsten Erkrankung des Bauchraumes, die zur Heilung operiert werden muss. Daran erkranken etwa 10 Prozent der Bevölkerung, am häufigsten Schulkinder. Sie tritt in jedem Lebensalter auf. Die Diagnose ist oft nicht einfach, die allenfalls nötige Operation heilt die Krankheit für immer!

Definition

Der Blinddarm ist der „blinde" Anfangsteil des im rechten Unterbauch aufsteigenden Dickdarms (Colon ascendens). Der so genannte Wurmfortsatz (Appendix vermiformis) enthält viele Lymphfollikel und kann sich durch Infektion mit Krankheitserregern, öfter jedoch durch Verlegung zum Beispiel mit Kotsteinen oder Fremdkörpern wie Fruchtkernen, entzünden.

Die Appendizitis tritt mit einer Häufigkeit von etwa 100 Fällen pro 100 000 Einwohner pro Jahr auf. Das Risiko im Laufe des Lebens an einer Appendizitis zu erkranken (Life-time-risk) liegt bei etwa 7 bis 8 %.

Am häufigsten tritt die Appendizitis zwischen dem neunten und 14. Lebensjahr auf. Aber auch Kleinkinder erkranken und haben eher atypische Verläufe, so dass die Erkrankung schwerer zu erkennen und damit gefährlicher ist.

Ursachen

Die Blinddarmentzündung kann verschiedene Ursachen haben:

- Die lymphatischen Gewebe im Wurmfortsatz entzünden sich, und damit wird der Ausgang verstopft. Das kann auch durch Kot (Fekalith) oder durch einen Knick im Wurmfortsatz verursacht werden.
- Selten lösen Fremdkörper wie Kirschkerne, Tumoren oder Würmer die Verstopfung aus.
- Auch bei Entzündungen des gesamten Darms wie z. B. beim Morbus Crohn, aber auch bei bakteriellen Infektionen, kann es zu einer Blinddarmentzündung kommen.

Die Appendizitis tritt bei Knaben etwa doppelt so häufig auf wie bei Mädchen.

Die Entzündung führt zu einer Anschwellung des Blinddarmes, der sich dann verändert und nach wenigen Stunden platzen kann (perforieren). Dadurch gelangt Eiter und Flüssigkeit in den Bauchraum, eine Bauchfellentzündung kann als Komplikation auftreten: ein akuter Notfall! Je jünger das Kind desto schneller und häufiger kommt es zum Platzen des Blinddarmes (ca. bei 50 %). Da auch Neugeborene betroffen werden können, die ja ihre Schmerzlokalisation bekanntlich nicht mitteilen können, haben diese ein besonders hohes Risiko für Komplikationen bzw. dafür, dass es nicht erkannt wird.

Krankheitsbild

Meist beginnt die Krankheit mit diffusen Schmerzen in der Nabelgegend, die sich dann innerhalb weniger Stunden in den rechten Unterbauch verlagern: typischer Symptomwechsel. Häufig leiden die Kinder unter Appetitlosigkeit, Übelkeit, Erbrechen und bekommen in fortgeschrittenen Stadien eine Darmlähmung (paralytischer Ileus). Die Körpertemperatur kann ansteigen (Fieber) mit entsprechend beschleunigtem Puls (Tachykardie). Durch eine Verlagerung des Wurmfortsatzes kann es auch zu Schmerzen im rechten Ober- oder Mittelbauch oder der Flanke kommen. Da die Symptome einer akuten Appendizitis nicht immer typisch sind, kann die Diagnosestellung schwierig sein.
Typisch für eine Blinddarmentzündung sind auch bestimmte Schmerzpunkte, die man beim Abtasten des Bauchs aufspürt. Neben den typischen Schmerzen an typischer Stelle wird der Arzt durch vorsichtiges Abtasten des Bauches den Loslassschmerz, die Klopfdolenz und den kontralteralen Loslassschmerz suchen. Er drückt dabei auf die Schmerzstelle und lässt diese plötzlich los. Treten dabei Schmerzen auf, ist das sehr verdächtig. Das Psoaszeichen ist bei atypischer Lage des Blindarms typisch: Beim Aufsitzen ohne Zuhilfenahme der Arme hat das Kind Schmerzen. Hat es das auch beim Husten, ist das verdächtig für eine Bauchfellreizung.

Zur Sicherung der Diagnose kann der Arzt die Temperatur unter der Achsel und im After vergleichen. Ist der Temperaturunterschied > 1,5 Grad ist dies verdächtig. Genauso verdächtig wie eine erhöhte Leukozytenzahl im Blut. Manchmal kann eine Untersuchung im Enddarm angezeigt sein. Eine Urinuntersuchung kann zum Ausschluss eines Harnwegsinfektes ebenfalls vorgenommen werden.
Heutzutage kann mittels Ultraschall recht zuverlässig eine Entzündung des Blindarmes nachgewiesen werden. Es bedingt allerdings einen erfahrenen Untersucher.

Differenzialdiagnose

In erster Linie kommt dabei die Verstopfung in Frage, eine Lungenentzündung, ein Harnwegsinfekt oder selten auch ein Meckel'sches Divertikel. Da es keine spezielle Untersuchungsmethode gibt, mit der eine Blinddarmentzündung mit Sicherheit bestätigt oder ausschlossen werden kann, muss im Zweifelsfall operiert werden.

Komplikationen

Der Blinddarm kann durchbrechen, und es kann zur Bauchhöhlenvereiterung kommen.

Therapie

Klassische Operation (Bauchschnitt-Laparotomie): Über einen etwa fünf Zentimeter langen Schnitt im rechten Unterbauch wird der Wurmfortsatz aufgesucht und herausgeschnitten. Die an der Stelle entstehende Darmöffnung wird zugenäht.
Laparoskopie (operative Bauchspiegelung): Der Blinddarm wird heute in den meisten Kliniken mithilfe der Schlüsselloch-Chirurgie entfernt. Über einen kleinen Einschnitt in der Bauchnabelgegend wird ein optisches Gerät (Laparoskop), an dessen Ende eine kleine Videokamera und eine Lichtquelle sitzen, in die Bauchhöhle eingeschoben. Über weitere Öffnungen werden benötigte Instrumente eingeführt. Um den Einblick zu verbessern, wird der Bauchraum mit CO_2-Gas aufgebläht. Auch hierbei wird der Wurmfortsatz abgetrennt und herausgezogen, der Stumpf vernäht.

Prognose

Die Prognose ist nach der erfolgreichen Operation ausgezeichnet: Der Blinddarm ist entfernt worden, es kann nie mehr zu dessen Entzündung kommen! Eine Blinddarmentzündung kann aber tödlich verlaufen, wenn die Symptome nicht rechtzeitig erkannt werden. Besonders gefährlich ist der Durchbruch des Wurmfortsatzes (Perforation).

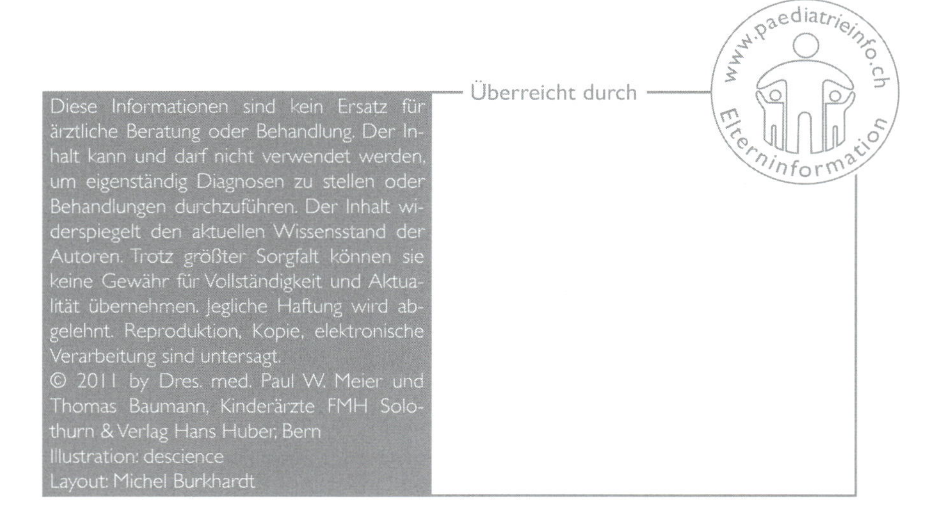

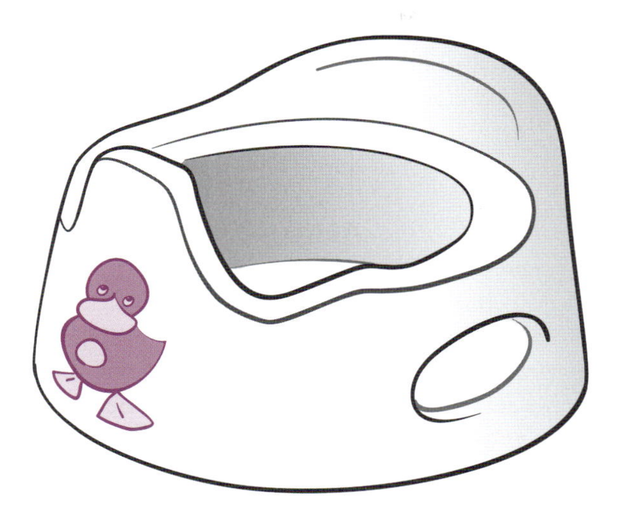

Brechdurchfall, auch Magen-Darm-Grippe genannt, wird durch Viren oder Bakterien ausgelöst. Die größte Gefahr ist die Austrocknung. Medikamente sind nur bedingt nützlich. Die Behandlung besteht hauptsächlich in der Zufuhr von Flüssigkeit. Dazu eignen sich besonders spezielle Zucker-Salz-Lösungen (z. B. Oralpädon, Normolytoral, usw.). Diese müssen in kleinen Portionen sehr häufig verabreicht werden. Falls diese Maßnahmen nicht ausreichen, kann ein Krankenhausaufenthalt notwendig werden.

Definition

Als Brechdurchfall oder Magen-Darm-Grippe bezeichnet man das akute Auftreten von Erbrechen und/oder Durchfall, ausgelöst durch eine Infektion. Je nach Erreger kann das Erbrechen oder der Durchfall mehr im Vordergrund stehen. Häufig wird die Krankheit von Fieber begleitet. Brechdurchfall ist sehr häufig und gehört zu einer normalen Kindheit.

Die Erkrankung verschwindet in aller Regel selbständig wieder. Die Gefahr besteht, vor allem bei Säuglingen, in der Austrocknung. In Entwicklungsländern ohne gute medizinische Versorgung ist der Brechdurchfall eine der häufigsten Todesursachen bei Kleinkindern.

Ursachen

Die Erreger des Brechdurchfalls sind verschiedene Viren (z. B. Rotaviren, Adenoviren, Noroviren) und seltener Bakterien. Diese werden meistens von Mensch zu Mensch übertragen. Dabei spielt die Händehygiene nach dem Gang zur Toilette oder dem Windelwechsel eine zentrale Rolle. Eine Übertragung durch Lebensmittel (z. B. Salmonellen) ist die Ausnahme.

Differenzialdiagnose

Selten kann es sich bei Erbrechen und Durchfall auch um eine Lebensmittelvergiftung handeln. Bei einer kürzlichen Rückkehr aus tropischen Ländern muss zudem an gefährliche Darmparasiten gedacht werden. Im Weiteren kann Erbrechen ohne Durchfall auch einmal als Be-gleiterscheinung anderer Krankheiten (wie z. B. Hirnerschütterung, Hirnhautentzündung, Diabetes usw.) auftreten.

Behandlung

Wie schon erwähnt, ist das Hauptziel der Behandlung die genügende Flüssigkeitszufuhr, um eine Austrocknung zu verhindern. Wie macht man das?

Medikamente

Medikamente, die eine Magendarmgrippe beenden, gibt es nicht. Sie können höchstens helfen, das Erbrechen zu lindern. Grundsätzlich gilt jedoch: Die Erreger im Magendarmtrakt müssen wieder raus, und dies geschieht eben über das Erbrechen und den Stuhl. Ihre Kinderärztin/Ihr Kinderarzt wird Sie über die Medikamente beraten.

Anfangsphase

Zuerst muss die bisher verlorene Flüssigkeit wieder ersetzt werden. Dazu wird am besten eine spezielle Trinklösung (z. B. Oralpädon, Normolytoral) verwendet, die sowohl Zucker als auch Salz enthält. Diese Lösungen werden im Darm viel schneller aufgenommen und wirken so der Austrocknung entgegen, auch wenn das Kind weiterhin erbricht.
Um Erbrechen zu verhindern, werden diese Flüssigkeiten in kleinen Portionen (esslöffelweise) alle fünf Minuten verabreicht. Zudem werden kalte Flüssigkeiten (also direkt aus dem Kühlschrank) besser vertragen. Ziel ist es, mindestens 100 ml/Stunde zu verabreichen. Diese Phase dauert ca. vier Stunden, dabei sollten keine festen Nahrungsmittel verabreicht werden.
Wenn das Kind die fertigen Trinklösungen verweigert, können Sie die Pulver mit Tee auflösen und zusätzlich mit Assugrin (oder Ähnlichem), jedoch nicht mit Zucker, süßen.
Als Ersatz für eine der oben genannten Trinklösungen können Sie auch eine Lösung selbst herstellen. Dazu geben Sie auf einen Liter Tee (kalt) 4 bis 5 Esslöffel Zu-cker und einen Kaffeelöffel Salz. Andere Getränke wie Cola oder Isostar sind wegen viel zu hohem Zucker- oder Salzgehalt ungeeignet und dürfen höchstens verdünnt verabreicht werden.
Eine Ausnahme stellen die voll gestillten Kinder dar. Sie sollen weiter voll, jedoch häufiger gestillt werden.

Erhaltungsphase

Nach der Anfangsphase kann die Trinklösung weiter verabreicht werden. Zusätzlich darf das Kind langsam wieder mit dem Essen beginnen. Es ist sogar so, dass ein rascher Nahrungsaufbau die Krankheitsdauer verkürzt.
Früher wurden oft radikale Diäten empfohlen. Neuere Erfahrungen zeigen jedoch, dass dies kaum etwas bringt. Zwar sollten Sie stark fettige und gesüßte Speisen vermeiden. Ansonsten kann jedoch alles (inkl. Milch) verabreicht werden. Allerdings gilt auch hier das Gleiche wie bei den Flüssigkeiten: Besser sind kleine, aber häufige Mahlzeiten.

Endphase

Sobald der Durchfall langsam abnimmt, kann die Ernährung wieder normalisiert werden. Bei lang anhaltendem Durchfall kann eine Spezialnahrung wie zum Beispiel Milupa HN 25 sinnvoll sein.

Zusatzmaßnahmen

Um eine Übertragung des Erregers auf andere Familienmitglieder zu vermeiden, sollten die Hände nach jedem Stuhlgang resp. jedem Windelwechsel gut gewaschen werden. Windeln müssen sofort entsorgt und die Wickelunterlage entfernt werden.

Verlauf

In der Regel kann ein Brechdurchfall mit diesen Maßnahmen behandelt werden. In schweren Fällen kann aber eine Austrocknung auftreten. Besonders gefährdet sind Säuglinge, die jegliche Flüssigkeitseinnahme verweigern. In diesen Situationen kann ein Krankenhausaufenthalt notwendig werden, bei dem die Flüssigkeit mittels einer Magensonde zugeführt wird.
Nach ein bis zwei Tagen klingen die Symptome ab. Allerdings kann der Durchfall noch einige Zeit anhalten. Gelegentlich dauert es sogar mehrere Wochen, bis sich der Stuhl vollständig normalisiert. Solange das Kind in gutem Allgemeinzustand ist, brauchen Sie sich nicht zu beunruhigen.

Alarmzeichen sind:

- Wenn Ihr Kind jünger als sechs Monate alt ist.
- Wenn Ihr Kind wiederholt erbricht und keine Flüssigkeit mehr bei sich behalten kann.
- Wenn Ihr Kind andere Krankheiten hat.
- Wenn Ihr Kind starkes Bauchweh hat.
- Wenn Sie Blut oder Schleim im Stuhl Ihres Kindes sehen.
- Wenn der Durchfall schlimmer wird.
- Wenn Ihr Kind hohes Fieber hat.
- Wenn Ihr Kind sehr unruhig oder sehr schläfrig ist.
- Wenn Sie von einer Auslandreise zurückgekommen sind.

In diesen Situationen sollten Sie sich bei Ihrer Kinderärztin/Ihrem Kinderarzt melden.
In aller Regel können mit den oben beschriebenen Maßnahmen jedoch Komplikationen vermieden werden, und die Kinder erholen sich rasch und vollständig.

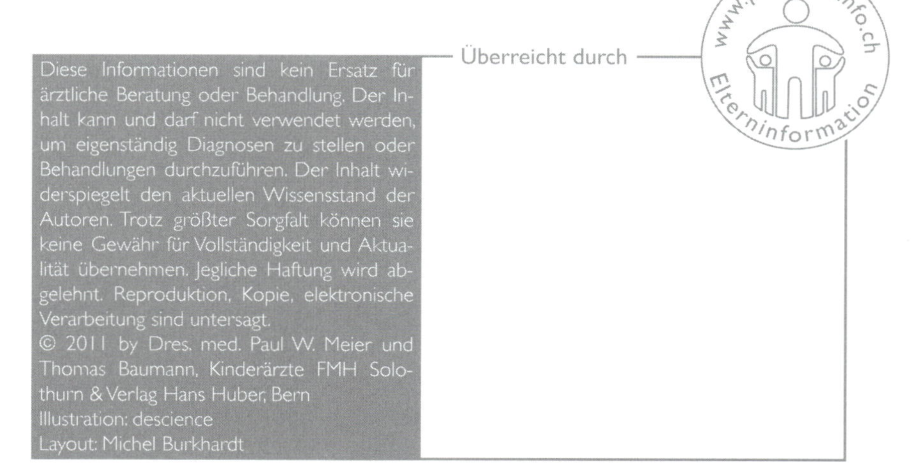

Laktoseintoleranz

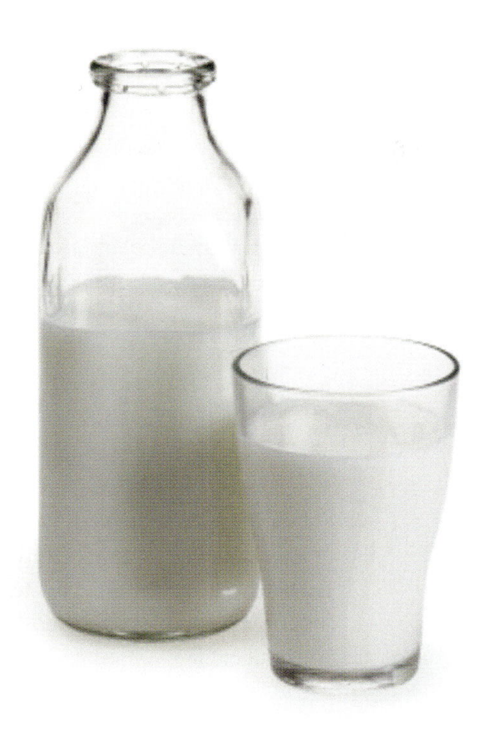

Die Milchzuckerunverträglichkeit (Lactoseintoleranz) ist eine recht häufige Störung der Darmfunktion. Der Darm ist dabei nicht mehr in der Lage, Milchzucker aus der Nahrung aufzunehmen. Der Milchzucker (Lactose) ist ein Zucker, der aus zwei Einfachzuckern zusammengesetzt ist. Er muss, damit er im Darm aufgenommen (resorbiert) werden kann, durch das Enzym Laktase in die Zuckerarten Galaktose und Glukose aufgespalten werden. Wenn dieses Enzym jedoch fehlt, ist dieser Prozess blockiert und ungespaltener Milchzucker gelangt in den Dickdarm, wo er von Darmbakterien vergoren wird. Dies führt dann zu Blähungen und Durchfall.

Definition

Die Milchzuckerunverträglichkeit zeigt sich bei kleinen Kindern vor allem in Form von Durchfällen. Manche der Kinder nehmen nicht mehr gut an Gewicht zu. Bei größeren Kindern und Erwachsenen können auch Bauchschmerzen, Darmkrämpfe, Völlegefühl, Blähungen, ein durch Gase vorgewölbter Bauch, Übelkeit oder Durchfall auftreten. Ähnliche Symptome kommen auch bei Laktose-, Gluten-, Fruktose-, Histamin-Intoleranz und Reizdarm-Syndrom vor, deshalb ist eine genaue Abklärung der Ursache sinnvoll. Die Krankheit ist auf den Kontinenten ganz verschieden stark verbreitet. In Asien und Afrika betrifft die Laktoseintoleranz den größten Teil der erwachsenen Bevölkerung (90 % oder mehr), in Westeuropa, Australien und Nordamerika sind es 5 bis 15 % (bei hellhäutigen Menschen). Laktoseintoleranz gilt nur in Ländern mit verbreiteter Laktosetoleranz als Nahrungsmittelunverträglichkeit, in allen übrigen Ländern ist das der Normalzustand bei Erwachsenen.

Ursachen

Die Betroffenen bilden zu wenig Enzym Laktase, das sich in den Zotten des Dünndarms befindet. Es gibt verschiedene Gründe für einen solchen Mangel:

- **Angeborener Laktasemangel** (absolute Laktoseintoleranz): Aufgrund eines Gendefektes ist die Laktasebildung stark eingeschränkt oder unmöglich (sog. Alaktasie). Diese Form kommt auch bei Kindern von Eltern vor, die ihrerseits den Milchzucker problemlos vertragen (Eltern als gesunde Genträger). Diese Form ist sehr selten.
- Als Folge von **Magen-Darm-Infekten** oder bei anderen Darmerkrankungen (Zöliakie) kann es vorübergehend zu einer Beeinträchtigung der Milchzuckerspaltung kommen.
- **Physiologischer** (natürlicher) **Laktasemangel**: Bei allen Säuglingen wird dieses Verdauungsenzym normalerweise in ausreichender Menge produziert. Nach der Entwöhnung verringert sich die erzeugte Laktasemenge jedoch je nach Weltregion unterschiedlich (siehe Abbildung).

Krankheitszeichen

Die Hauptsymptome beschränken sich bei den meisten Betroffenen auf Verdauungsbeschwerden. Diese Beschwerden können bereits kurz nach der Nahrungsaufnahme auftreten, aber auch erst Stunden später. Außerdem entstehen bei der

Verwertung der unverdauten Laktose durch Bakterien im Dickdarm bestimmte Abbauprodukte, die unspezifische Symptome hervorrufen können wie Müdigkeit, Kopfschmerzen, Verstimmungen etc.

Diagnose

- **H2-Atem-Test**: Dieses Verfahren basiert auf dem Nachweis von Wasserstoff (H2) in der Ausatemluft. Es ist ein indirekter Nachweis des Lactasemangels. Gemessen wird bei diesem Test die Wasserstoff-Konzentration vor und nach der Verabreichung einer definierten Menge an Laktose. Allerdings führt dieser Test bei jedem fünften Laktoseintoleranten zu einem negativen Ergebnis: Diese Patienten haben in der Darmflora bestimmte (harmlose) Bakterien, die Methan erzeugen, wodurch der Nachweis des Wasserstoffs nicht möglich ist.
- **Blutzucker-Test**: Dabei misst man den Glukose-Gehalt im Blut. Da normalerweise Laktose in Galaktose und Glukose gespalten wird, müsste der Glukosewert (Blutzuckerwert) ansteigen, wenn Laktose eingenommen wird. Ist dies nicht der Fall, liegt der Verdacht einer Laktoseintoleranz nahe. Auch hier nimmt der Patient eine definierte Menge an Laktose (üblicherweise 50 g) zu sich. Vor der Einnahme sowie eine Stunde und zwei Stunden nach der Einnahme erfolgt eine Blutprobe, bei der Blutzuckergehalt gemessen wird.
- **Gentest**: Seit Kurzem kann bei Verdacht auf Laktoseintoleranz ein Gentest durchgeführt werden. Als Untersuchungsmaterial genügt ein Wangenschleimhautabstrich. Dieser Test ist jedoch trügerisch. Er zeigt zwar, ob jemand die genetische Veranlagung besitzt, die erbliche Form der Lactoseintoleranz zu entwickeln. Die anderen Ursachen werden jedoch nicht erfasst. Außerdem ist der Test sehr teuer.
- **Biopsie**: In seltenen Fällen muss eine Gewebeprobe aus dem Dünndarm entnommen und untersucht werden.
- Zudem werden **Stuhluntersuchungen** auf bestimmte Keime/Parasiten (Lamblien) durchgeführt, um der Ursache auf den Grund zu gehen.

Behandlung

Physiologischer (natürlicher) Laktasemangel und der angeborene Laktasemangel sind nicht heilbar. Die Auswirkungen können jedoch zum Beispiel

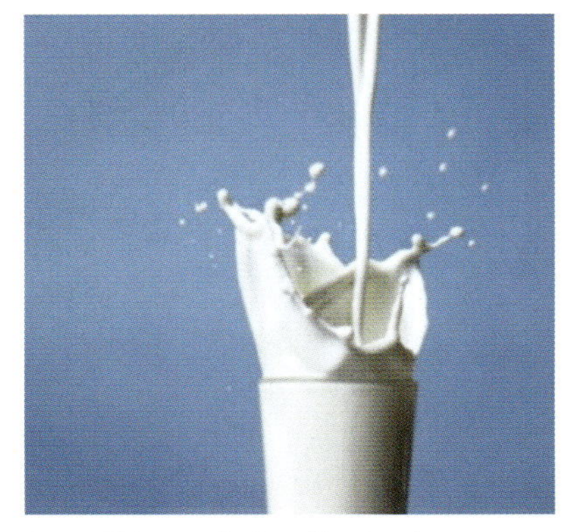

Die Milch ist nicht für alle Menschen immer bekömmlich...

durch Umstellung der Ernährung auf milchzuckerfreie Kost auf ein Minimum reduziert werden (8 bis 10 g Lactose/Tag). In der Regel ist eine komplett milchfreie Ernährung nicht erforderlich. Wie viele Milchprodukte Sie bzw. Ihr Kind vertragen, kann man durch Untersuchungen nicht genau vorher sagen. Es ist deshalb ratsam, zu Beginn konsequent alle Nahrungsmittel, die unter Milchverwendung hergestellt werden oder Milchanteile enthalten, zu meiden. Bei Beschwerdefreiheit kann man dann sehr vorsichtig und tageweise die Verträglichkeit einzelner Milchprodukte austesten. Häufig kommt es zu einer Erholung des Enzyms, so dass geringe Mengen von Milchprodukten und Spuren von Milch in Fertigprodukten vertragen werden! Das fehlende Enzym Laktase kann auch in Tabletten- oder Pulverform zugeführt werden. Laktase-Präparate (z. B. Lactrase®) können über Apotheken oder auch über Internet (meist rezeptfrei) bezogen werden. Die Stärke der verschiedenen Präparate ist sehr unterschiedlich; man sollte sich in der Dosierung an den Herstellervorschlägen orientieren. Das Präparat muss zu jeder milchzuckerhaltigen Mahlzeit zugeführt werden. Die Dosis sollte über das Essen verteilt werden. Laktase-Präparate sind besonders für das Essen außer Haus eine Alternative zur Diät. Die Milch ist nicht für alle Menschen immer bekömmlich...

Diät

Wichtig: Abgesehen davon, dass Sie milchzuckerhaltige Speisen meiden sollten, sollten Sie sich ganz normal ernähren. Es gibt laktosereduzierte Milchprodukte auf dem Markt – unter anderem Milch, aber auch Käse, Joghurt, Sahne, Quark und mehr. Beachten Sie, dass Laktose vielen Produkten zugesetzt wird, wie Broten, Getreideriegel, Fertiggerichten, Würzmischungen, Wurstwaren, mariniertem Fleisch, Teigen, Bonbons und Speiseeis, Schokolade, Instantprodukten, Beutel-suppen. Auch viele Medikamente und Zahnpasten enthalten Milchzucker. Die meisten Betroffenen vertragen jedoch nahezu beschwerdefrei kleinere

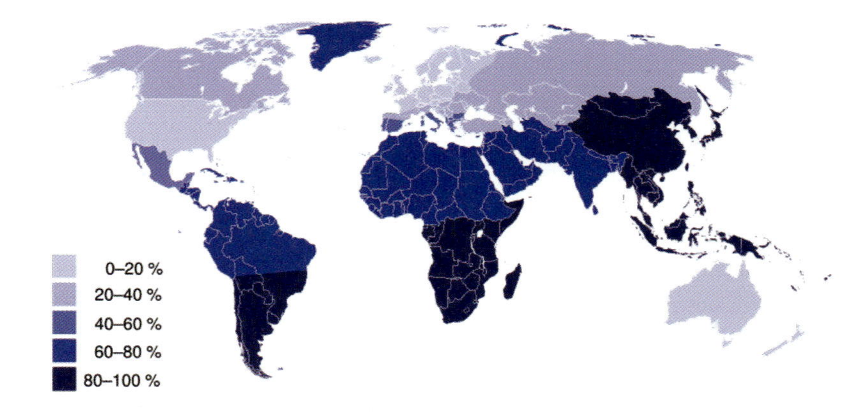

Verbreitung des Laktasemangels weltweit

Mengen an Laktose, so dass eine völlige Meidung meist gar nicht notwendig ist. Bei der Austestung der individuellen Verträglichkeit sind milchzuckerarme Käsesorten und Joghurt zu bevorzugen. Der Milchzucker im Joghurt ist durch die enthaltenen Bakterien vorverdaut und besonders gut verträglich.
Fermentierte Nahrungsmittel wie Joghurt, Käse, Quark enthalten zum Teil auch Laktase und in unterschiedlicher Menge Laktose. Dies hängt vor allem vom Herstellungsprozess, der Menge milchzuckerabbauender Bakterien in der Milch und dem Reifungs-Prozess und der -dauer bei Käsesorten zusammen. Es gilt die Faustregel: Je länger der Reifungsprozess desto geringer der Laktoseanteil. Deshalb wird zum Beispiel ausgereifter Parmesan zum Teil vertragen, junger Gouda jedoch nicht. Hartkäse, also auch Butter, stellen in der Regel kein Problem dar. Wird auf Milchprodukte ganz verzichtet, ist es wichtig, genu_gend Kalzium und Vitamin B2 einzunehmen, damit es nicht zu einer Unterversorgung kommt.
Verbreitung des Laktasemangels Weltweit.

Tipps

Auch mit einer Milchzuckerunverträglichkeit kann man gesund und genussvoll essen. Einige praktische Tipps können Ihnen weiterhelfen:

- Testen Sie Ihre persönliche Milchzuckertoleranz.
- Finden Sie die individuell gut tolerierten Mengen Milch oder Milchprodukte durch langsames Steigern der Portionengrößen selbst heraus.
- Führen Sie anfänglich ein Esstagebuch über Menge und Art des konsumierten Produktes.
- Milch und Milchprodukte werden besser vertragen, wenn sie regelmäßig über den Tag verteilt und zusammen mit anderen Nahrungsmitteln, gegessen werden.
- Decken Sie rund zwei Drittel Ihres Kalziumbedarfs mit drei Portionen Milchprodukten, zum Beispiel zwei Stück Käse und einer individuell gut verträglichen Portion eines Sauermilchproduktes. Jede dieser Portionen enthält rund 250 mg Kalzium. Der Rest des Bedarfs stammt aus der übrigen Nahrung.
- Eine Portion enthält rund 250 mg Kalzium und kann durch eine andere ersetzt werden: 2 dl (laktosefreie) Milch, 180 g (laktosefreier) Joghurt, 30 g Hartkäse, 40 g Halbhartkäse, 50 g Weichkäse, 200 g Quark, 250 g Hüttenkäse.

Prognose

Die Laktoseintoleranz ist eine gutartige Erkrankung. Wird Laktoseintoleranz durch Erkrankungen des Verdauungssystems verursacht, so verschwindet der Laktasemangel nach der Behandlung der vorangegangenen Krankheit meist völlig. Beim angeborenen und physiologischen Laktosemangel müssen in der Regel die Milchprodukte lebenslang gemieden werden.

Wichtig

Die Milchzuckerunverträglichkeit darf nicht mit der Milchallergie verwechselt werden! Hier reagiert das Immunsystem auf Kuhmilcheiweiß. Dabei muss bei der Diät auf sämtliche Milchprodukte komplett verzichtet werden. Bei Säuglingen und Kleinkindern kommt diese Allergie allerdings häufiger vor, und diese Kinder brauchen unbedingt Spezialernährung. Fragen Sie Ihren Arzt!

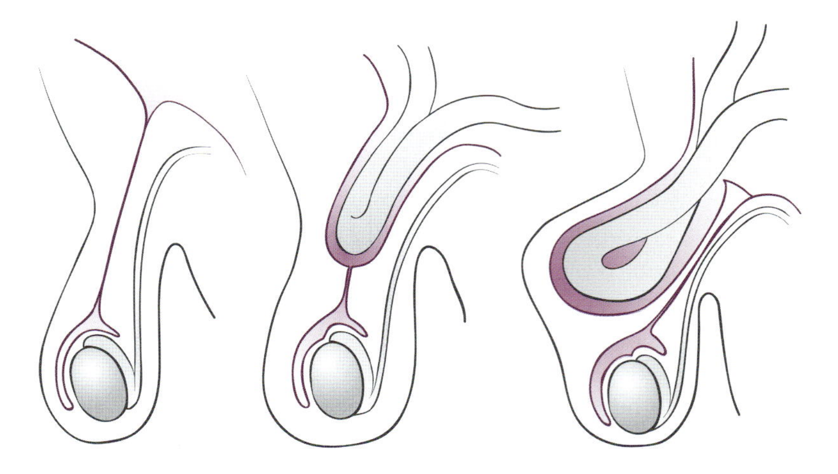

Als Leistenhernie oder Leistenbruch bezeichnet man einen ungenügenden Verschluss der Bauchdecke im Bereiche des Leistenkanals. Dies kann dazu führen, dass Darmschlingen oder anderer Bauchinhalt in die Leiste gelangen und dort eine Schwellung bilden. Leistenhernien kommen bei 1 bis 3 % aller Kinder, bei Frühgeborenen sogar bei 16 bis 25 % vor. Jungen sind vier- bis fünfmal mehr betroffen als Mädchen und häufiger auf der rechten Seite. Die Behandlung ist operativ. Es darf bei Mädchen keinesfalls versucht werden, den Bruchinhalt zurückzudrücken. Die Behandlung ist, im Gegensatz zum Erwachsenen, praktisch immer definitiv und erfolgreich.

Definition

Die Bauchdecke besteht hauptsächlich aus Muskulatur und Bändern und weist an einigen Stellen Öffnungen auf, speziell dort, wo Blutgefäße, Nerven, Bänder oder der Samenstrang durch die Bauchdecke verlaufen, zum Beispiel am Nabel oder an der Leiste. Am Ende der Schwangerschaft schließen sich diese Öffnungen fast vollständig. Wenn dieser Prozess nicht ganz abgeschlossen wird, können Darmschlingen oder bei Mädchen auch ein Eierstock durch die Öffnung rutschen und eine Schwellung unter der Haut bilden, das nennt man Leistenbruch (siehe Abbildungen). Je nach Art der Öffnung unterscheidet man indirekte oder direkte Hernien. Dies hat mit dem genauen Durchtrittsort durch die Bauchdecke zu tun. Bei Kindern handelt es sich immer um indirekte Hernien, bei Erwachsenen meist um direkte. Besonders häufig treten Leistenhernien bei Frühgeborenen und häufiger bei Knaben als Mädchen auf.

Krankheitsbild

Meist verursacht die Leistenhernie keinerlei Symptome. Es kommt zu einer schmerzlosen, oft vorübergehenden Schwellung im Bereich der Leiste.

Manchmal ist aber die Leistenhernie symptomatisch: Das Kind hat Schmerzen und schreit.

Differenzialdiagnose

Manchmal kann auch ein Hodenhochstand mit einem Leistenbruch verwechselt werden. Allenfalls hilft, neben der körperlichen Untersuchung des Kindes, eine Ultraschalluntersuchung zur Abklärung. Auch ein vergrößerter Lymphknoten kann irrtümlich für eine Leistenhernie gehalten werden. Eine ärztliche Untersuchung kann dies ausschließen.

Komplikationen

Wenn sich Darminhalt durch eine Leistenhernie schiebt, kann es passieren, dass er sich verdreht und einklemmt. Dies kann plötzlich auftreten und ist extrem schmerzhaft. Man spricht von einer inkarzerierten Hernie. In dieser Situation werden die Blutgefäße des Darmes abgeklemmt, was zu einer akuten Gefährdung des Darmes führt. Es handelt sich um einen absoluten Notfall, der sofort operiert werden muss!

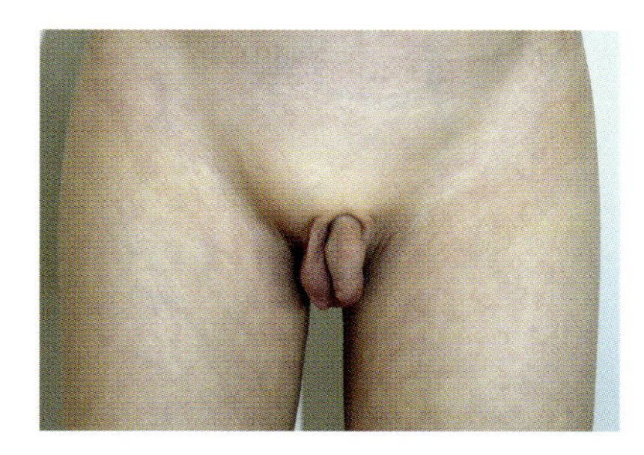

Therapie

Die Behandlung ist immer operativ. Je nach Dringlichkeit unterscheidet man:

1. elektive Operation bei Leistenhernie ohne Symptome innerhalb eines Monats
2. früh-elektiv, das heißt, 24 bis 48 Stunden nach Reposition (Zurückdrücken durch den Arzt)
3. als Notfall sofort, wenn die Hernie inkarzeriert (eingeklemmt) ist.

Bei Frühgeborenen sollte die Operation vor Entlassung nach Hause durchgeführt werden.

Die Operation wird in Vollnarkose durchgeführt. Es kommt bei der kindlichen, indirekten Hernie kaum zu Rückfällen (ganz im Gegensatz zur direkten Hernie des Erwachsenen). Modern ist die laparoskopische Operationstechnik: Dabei wird die Hernie über eine Bauchspiegelung „repariert". Die laparoskopische Technik wird bei vielen Erkrankungen (Gallenblasen-, Blinddarmentfernung, Leistenbruch beim Erwachsenen) und verschiedenen anderen Operationen seit Jahren erfolgreich angewandt und hat hierbei die herkömmlichen Operationen durch große Bauchschnitte weitgehend ersetzt. Bei der laparoskopischen Leistenbruchoperation beim Kind wird der Bruchsack von der Bauchhöhle aus mit einer Naht verschlossen, was zum gleichen Ergebnis führt wie die bisherige Operationstechnik. Das neue Verfahren ist schonender als die Operation über einen Leistenschnitt, und die Versorgung beidseitiger Leistenbrüche ist ohne zusätzliche Schnitte oder gar eine zweite Operation problemlos möglich.

Dieses Operationsverfahren eignet sich für Kinder ca. ab dem sechsten Lebensmonat bis ungefähr zum elften Lebensjahr. Bei sehr übergewichtigen, jüngeren oder deutlich älteren Kindern scheint das herkömmliche Verfahren sicherer zu sein.

Die Nachkontrolle erfolgt beim Hausarzt. In der Schweiz werden die Kosten für eine Leistenhernie von der Invalidenversicherung übernommen.

Prognose

Die Operation ist heilend.

Wichtig

Die Leistenherne darf niemals, vor allem nicht beim Mädchen, ohne vorgängige Untersuchung durch den Arzt zurückgedrückt werden. Es können dabei innere Organe (Eierstöcke) verletzt werden. Eine eingeklemmte Leistenhernie ist ein Notfall und muss unverzüglich einem Arzt gezeigt werden!

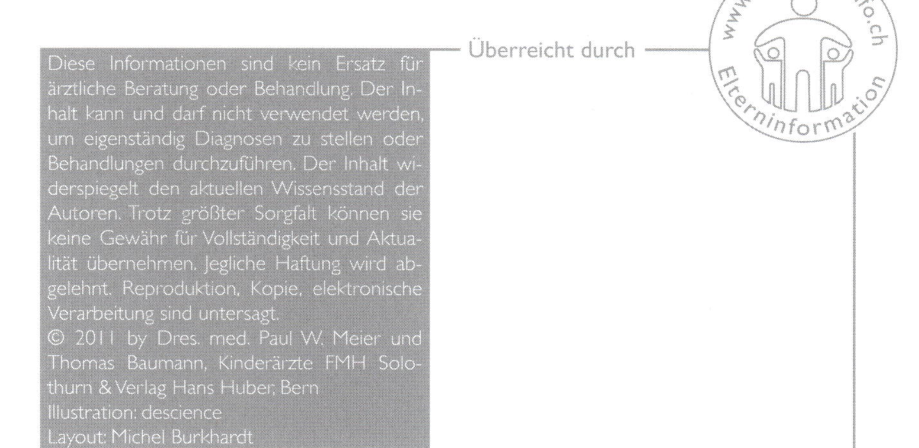

Nabelbruch

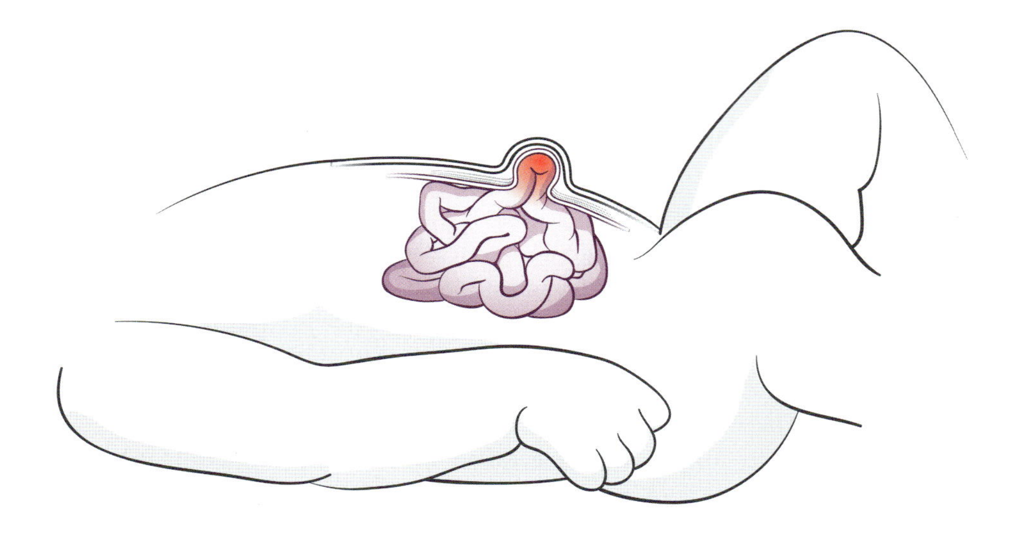

Die Nabelhernie oder Umbilikalhernie (Hernie = Bruch, Umbilicus = Nabel) ist die häufigste Bruchart neben Leistenhernien. Sie kommt bei Säuglingen recht häufig vor und heilt in der Regel in den ersten Lebensjahren von selbst. Konservative Behandlungen können die Heilung unterstützen, und nur wenn sie bis zum Alter von vier Jahren nicht verschwunden ist oder kosmetisch stört, ist eine Operation angezeigt.

Definition

Man spricht von einer Nabelhernie, wenn sich im Bereich des Nabels eine prallelastische Vorwölbung bildet, die sich mit den Fingern gegen wenig Widerstand kurzzeitig wieder unter die Bauchwand drücken lässt. Sie kann 1 bis 5 cm messen. Insgesamt gehört die Nabelhernie zu den häufigsten Ereignissen und Defekten im Säuglings- und Kleinkindesalter. Auf Grund der hohen Spontanverschlussrate ist die genaue Häufigkeit jedoch unbekannt.

Ursache

In der Schwangerschaft wird das Kind durch die Nabelschnur ernährt. Nach der Geburt wird diese durchtrennt und der Nabelring schließt sich in der Bauchwand. Wenn sich diese Verengung ungenügend bildet, kann Darm durch den Nabelring treten und somit das Verschließen vereiteln. Da es sich auch um einen Reifungsprozess handelt, sind Frühgeborene besonders häufig betroffen. Auch dunkelhäutigen Kinder sind häufiger betroffen. Mädchen und Knaben gleich oft. Es gibt einige Fehlstörungen, bei denen Nabelhernien häufiger auftreten. Zu diesen Krankheitsbildern zählen die Trisomie 21 (Down-Syndrom), die Schilddrüsenunterfunktion sowie einige seltene Erbkrankheiten.

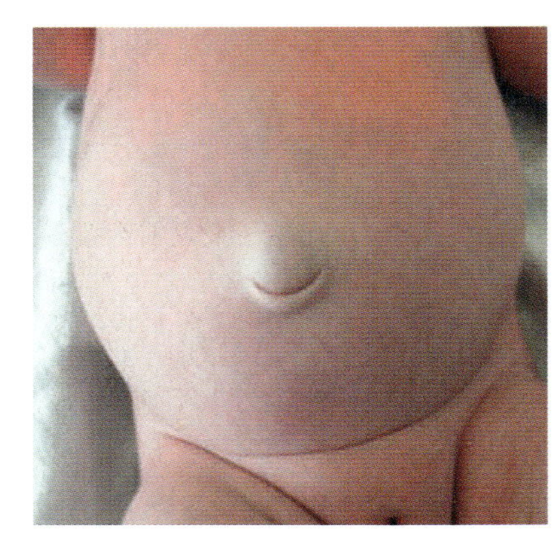

Ein typischer Nabelbruch!

Symptome

Nabelhernien machen keine Symptome. Sie werden ungerechterweise als Verursacher von „Nabelkoliken“ verantwortlich gemacht. Da der Darm aber praktisch nie im erweiterten Nabelring einklemmt, ist dieser Verdacht unbegründet. Allerdings vergrößert jedes Schreien den Druck im Bauchraum, so dass die Nabelhernie in solchen Fällen verstärkt austreten kann. Auch beim Husten oder beim Stuhlen sind die Hernien vermehrt sichtbar. In Ruhe kann der Nabelbruch unter Umständen wieder verschwinden.

Diagnose

Die Diagnose stellt der Arzt durch eine klinische Untersuchung. Weitere Untersuchungen wie Ultraschall oder Röntgen sind nur in ganz seltenen unklaren Ausnahmefällen angezeigt.

Komplikationen

Nur ganz selten treten Komplikationen auf, die einen sofortigen Besuch beim Kinderarzt erforderlich machen. Dies geschieht dann, wenn sich der Darm im Nabelring verklemmt und deshalb die Blutzufuhr abgeklemmt wird. Im Gegensatz zu Leistenhernien passiert dies beim Nabelbruch jedoch praktisch nie. Alarmzeichen wären wiederholtes Erbrechen, eine Verfärbung des Nabels oder eine deutliche Verhärtung (auch wenn das Kind nicht schreit).

Behandlung

In erster Linie kann abgewartet werden, da sich die Hernie in 90% der Fälle in den ersten Lebensjahren von selbst zurückbildet. Man kann den Verschluss des Nabelringes dadurch unterstützen, dass man den Darm reponiert (zurückdrückt) und dann mit einem speziellen Pflaster verklebt. Dazu eignet sich ein durchsichtiges Pflaster (Tegaderm), das die Vorteile hat, dass es sehr hautfreundlich ist und dass die Kinder damit auch gebadet werden können. Sollte sich die Haut darunter röten, kann dies gut gesehen werden und das Pflaster wird entfernt. Nach Erholung der Haut kann wieder ein Versuch mit dem Nabelpflaster gemacht werden.

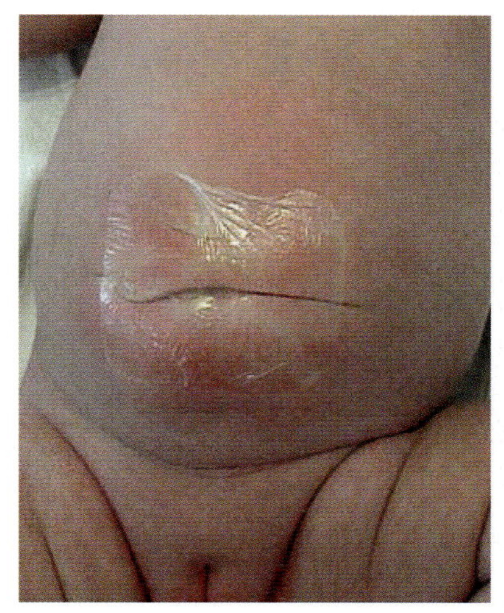

Das Tegaderm® Nabelpflaster

Machmal können die Pflaster mehrere Wochen problemlos angewendet werden.
Die Indikation zur Operation hängt vor allem von der Größe der Hernie und dem Alter des Kindes ab, da, wie oben schon erwähnt, die Hernie sich in den ersten Lebensjahren spontan zurückbilden kann. Für den Zeitpunkt der Operationsindikation gibt es keine einheitliche Lehrmeinung. Es liegt im Ermessen des behandelnden Arztes und an den Wünschen der Eltern, zu welchem Zeitpunkt eine Nabelhernie chirurgisch behandelt wird. Bleibt der spontane Verschluss bis zum vierten oder fünften Lebensjahr aus, wird in der Regel eine chirurgische Therapie empfohlen. Die Operation wird meist in Vollnarkose, aber ambulant durchgeführt. Dabei wird ein kleiner Einschnitt unterhalb oder seitlich des Nabels vorgenommen. Der Bruchinhalt wird zurück in den Bauchraum befördert. Der Bruchsack wird abgeschnitten und die Bruchpforte vernäht.

Prognose

Der Nabelbruch ist zwar etwas unschön, hat aber eine sehr gute Prognose.

Verstopfung

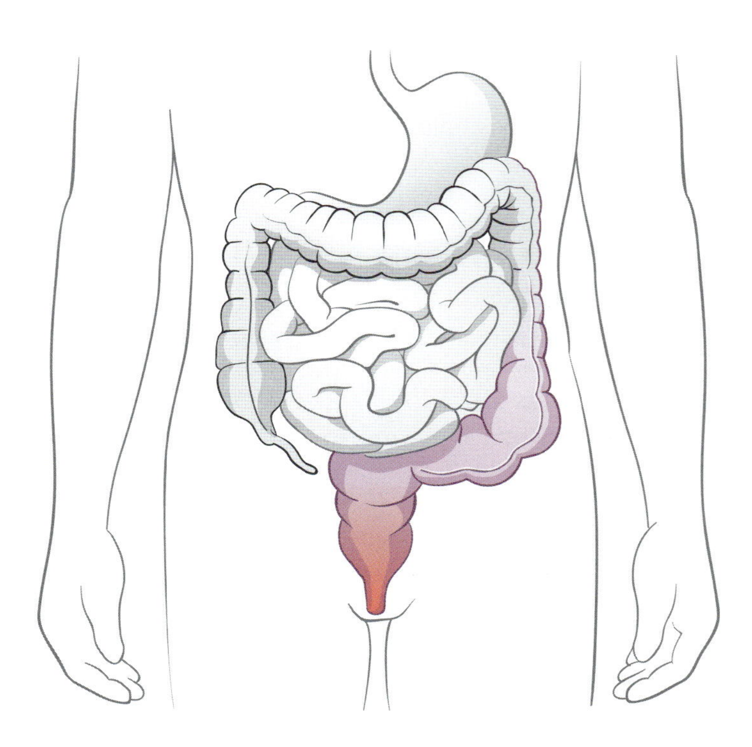

In den ersten Lebensjahren, vor allem bei der Umstellung der Ernährung von vollem Stillen zu konfektionierter Säuglingsernährung, und beim Kleinkind kommt es häufig zu Verstopfungserscheinungen. Hier einige Hinweise zu den Ursachen und dem Management.

Definition

Von Verstopfung (Obstipation) spricht man, wenn der Stuhl weniger häufig und in festerer Konsistenz als erwartet vom Kind ausgeschieden wird. Die Normwerte sind vom Alter des Kindes abhängig. Gestillte Säuglinge entleeren zwischen zehnmal pro Tag und einmal alle zehn Tage Stuhl. Das ist normal. Bei „Schoppen-ernährten" Kindern ist aber ein Stuhl jeden zweiten Tag zu erwarten. Dies ist auch die normale Frequenz bei älteren Kindern. Schulkinder und Erwachsene entleeren unter Umständen noch seltener Stuhl. Die Stuhlkonsistenz ist bei Säuglingen breiig und nicht geformt. Das Kleinkind hat breiig bis leicht geformten Stuhl. Wenn das Kind kleine harte Stuhlballen oder zuerst harten, dann weichen Stuhl entleert, ist dies nicht normal und muss weiter abgeklärt werden.

Ursachen

Meistens findet sich keine eigentliche Krankheit als Ursache von Verstopfung. Vielmehr handelt es sich um ein „angewöhntes" Fehlverhalten (man spricht auch von funktioneller Obstipation). Speziell in der Übergangsphase von Muttermilch auf Schoppen oder Beikost, aber auch beim Beginn des Stuhltrainings oder ausgelöst durch andere Faktoren (z. B. eine allgemeine Infektionskrankheit oder eine Fehlernährung) kann der Stuhl vorübergehend fester werden. Dies ist zwar normal, kann beim Kind jedoch Schmerzen verursachen. Wenn das Kind nun die Erfahrung macht, dass Stuhlgang schmerzhaft ist, beginnt es bewusst oder unbewusst, den Stuhl zurückzuhalten – dies führt wiederum zu härterem Stuhl und noch mehr Schmerzen. Es handelt sich also um einen Teufelskreis, der unbedingt durchbrochen werden muss. Wenn das Problem nicht bald gelöst wird, kann sich der Darm mit altem, hartem Stuhl anfüllen, und es kommt zu Überlaufstuhl: Dünner Stuhl läuft im Enddarm an den harten Stuhlballen vorbei, das Kind verliert die Kontrolle über den Verschluss des Enddarmes und hat somit „Bremsspuren" in der Unterwäsche (Einstuhlen oder Enkoprese). Höchste Zeit für eine Abklärung und Behandlung.

Einige Familien sind anfälliger für Verstopfung als andere. So haben häufig schon die Eltern oder Geschwister gewisse Stuhlschwierigkeiten. Die Veranlagung spielt also sicher auch eine Rolle.

„Medizinische" Krankheiten als Ursache für eine Verstopfung sind sehr selten. So gibt es vereinzelt Kinder, deren Enddarm nicht richtig mit Nerven versorgt ist und deshalb nicht richtig funktioniert (Morbus Hirschsprung). Diese Kinder haben jedoch Stuhlprobleme ab Geburt. Sehr selten kann auch eine Schilddrüsenunterfunktion oder eine Glutenunverträglichkeit (Zöliakie) vorliegen. Bei diesen Krankheiten zeigen die Kinder jedoch noch andere Symptome.

Einflüsse

„Falsche", stopfende Ernährung (siehe unten) und unregelmäßiger Besuch der Toiletten können einen negativen Einfluss haben. Eine Massage des Bauches im Uhrzeigersinn fünf bis zehn Minuten um den Bauchnabel herum kann die Stuhlentleerung fördern.

Diagnose

Die Diagnose wird klinisch aus der Vorgeschichte und durch die Untersuchung gestellt. Der Arzt kann oft die Stuhlballen im Bauch spüren. Vielleicht sieht man am Anus einen Schleimhautriss (Rhagade), dann ist die Erklärung einfach. Blutuntersuchungen usw. sind in der Regel, bei ansonsten gutem Gedeihen des Kindes, unnötig.

Behandlung

Beim Säugling, der nach Umstellung auf Schoppen oder Breinahrung verstopft ist, müssen unter Umständen Quellmittel (Gatinar, Duphalac, Importal usw.) verabreicht werden. Diese Medikamente werden auch als Milchzucker bezeichnet. Sie erweichen den Stuhl und werden zur Nahrung beigeben. Schleimhautrisse (Rhagaden) müssen behandelt werden.

Bei älteren Kindern gilt es, nach Abklärung der Ursache, zuerst einmal den überfüllten Enddarm zu entleeren. Dazu können Einläufe durchgeführt werden und/oder man gibt stark abführende Medikamente (z. B: X-Prep, Fordtran, Isocolan). Danach sollte einerseits die Ernährung umgestellt werden (siehe unten) und zusätzlich durch abführende Mittel (Macrogol, Transipeg, Gatinar, Importal, usw.) die Konsistenz des Stuhles für längere Zeit (mindestens für sechs Wochen) weich behalten werden, damit der normale Füllzustand des Enddarmes und damit der Entleerungsreflex wieder in Gang kommt. Die Dosis können Sie anhand der Stuhlkonsistenz selbst regulieren: geformter Stuhl = zu wenig Quellmittel, flüssiger Stuhl = zu viel. Besprechen Sie den Dosierungsspielraum mit Ihrer Ärztin/Ihrem Arzt.

Wichtige Begleitmaßnahme ist das Erlernen einer regelmäßigen Stuhlentleerung: Durch die Aufnahme von Nahrung kommt es normalerweise zum Auslösen des gastrokolischen Reflexes, der die Darmentleerung auslöst. Deshalb sollte das Kind, mindestens ein- bis dreimal pro Tag jeweils nach den Mahlzeiten auf die Toilette gesetzt und bei der tatsächlichen Entleerung von Stuhl über alle Maßen gelobt werden.

Diät bei Verstopfung

Prinzip

Ballastreiche, abwechslungsreiche Ernährung.

Verboten

Teigwaren, Reis, Weißbrot, Brötchen, Gipfeli, Zwieback, Bananen, weiße Bohnen, Erbsen u. Ä., Schokolade, Kakao, (Milch).

Günstig

- Gemüse: alle Sorten, vor allem als Rohkost, Agar-Agar, Kartoffeln in jeder Form.
- Früchte: viele, vor allem als Zwischenmahlzeit und Dessert, Feigen, Pflaumen (Dörrobst über Nacht einlegen).
- Brote: vor allem dunkles Brot. Graham-, Vollkorn-, Roggen-, Walliser-, Knäckebrot, Darvida, Vollkornbiskuits.
- Getreideprodukte: Vollkornprodukte, Hafergrütze, grobe Haferflocken, Vollkornmehle, Weizenkleie (1–2 Kaffeelöffel mit Joghurt), Vollreis.
- Fleisch, Fisch: alle Sorten ohne Mehlsaucen oder paniert.
- Eier: in jeder Form.
- Getränke: Mineralwasser, Fruchtsäfte, Gemüsesäfte.
- Zucker: Malzzucker, Malzextrakt, (Biomalt usw.), Honig.

Günstige Zusätze zur Nahrung

- Weizenkleie, Zellulose (Metamucil)
- Nichtresorbierbare Zucker (Gatinar, Duphalac), Dosis unbedenklich langsam steigerbar bis 3 x 1 Suppenlöffel pro Tag.
- Gleitmittel: Paraffinöl (Laxamalt, Paragar) nur als Nothilfe.

Wichtig

Die chronische (funktionelle) Obstipation ist hauptsächlich ein erworbenes Fehlverhalten. Mit anderen Worten: Das Hauptproblem spielt sich im Kopf und nicht im Darm ab. Es ist also nicht damit getan, das Kind einmal richtig abzuführen (z. B. mittels Einlauf oder Glycerinzäpfchen), sondern wir müssen mit abführenden Mitteln über längere Zeit dafür sorgen, dass das Kind täglich weichen, schmerzlosen Stuhlgang hat. Nur so kann sich das Verhalten ändern. Dieser Prozess dauert oft Monate. Überwinden Sie also Ihre Abneigung gegen die abführenden Medikamente und verabreichen Sie diese genügend lange. Beobachten Sie gut, ob Ihr Kind regelmäßig ein gewisses Örtchen aufsucht und beachten Sie die typischen „Bremsspuren".

Zöliakie

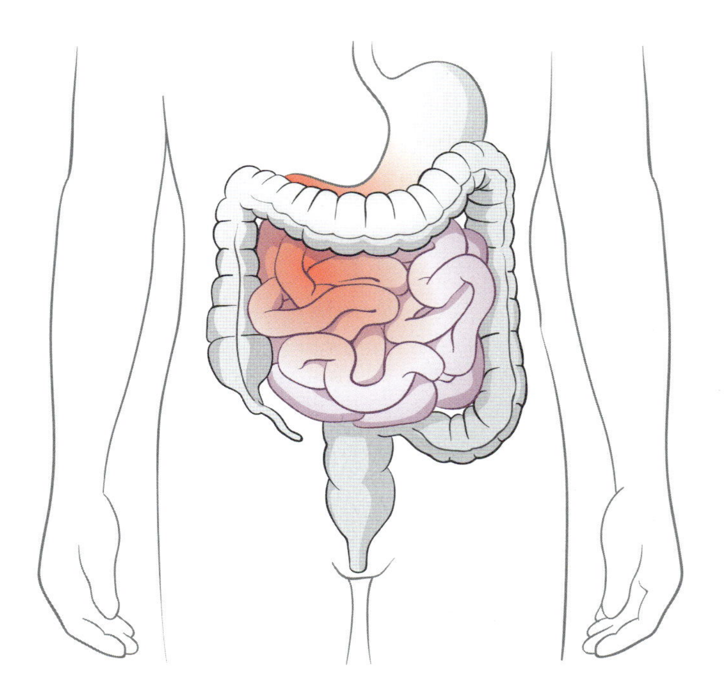

Die Zöliakie, auch gluteninduzierte Enteropathie, Glutenunverträglichkeit oder nichttropische bzw. einheimische Sprue, ist eine chronische Erkrankung der Dünndarmschleimhaut aufgrund einer Überempfindlichkeit gegen das in vielen Getreidesorten vorkommende Kleberprotein Gluten. Bei der Zöliakie führen glutenhaltige Nahrungsmittel zu einer Veränderung des Dünndarms und zur Malabsorption mit unterschiedlichen Symptomen. Durch das Einhalten der Diät kann die Lebensqualität der Zöliakie-Patienten erheblich verbessert werden. Die lebenslängliche glutenfreie Ernährung ist nach wie vor die einzige Therapieform, diee zur Heilung führt und frei von Nebenwirkungen ist.

Definition

Zöliakie nennt man die chronische Erkrankung, die durch Unverträglichkeit von Gluten (Klebereiweiß) in der Nahrung verursacht wird. Der Name Zöliakie wurde vom Wort „koilia" abgeleitet, „die bauchige Krankheit" (Arataeus von Kappadozien, 2. Jh.v.Chr.). Gluten ist ein Bestandteil von verschiedenen Getreidearten wie: Weizen, Roggen, Gerste, Hafer, Dinkel, Kamut, Grünkern, Einkorn und den Urweizenarten Einkorn, Emmer, Kamut und Triticale. Wegen dieser Unverträglichkeit kommt es zu Schädigungen der Schleimhaut im Dünndarm, speziell der sogenannten Dünndarmzotten. Dadurch können verschiedene Nährstoffe (z. B. Vitamine, Mineralien, Kohlenhydrate, Fette) nur noch bedingt oder gar nicht mehr über den Dünndarm aufgenommen werden (Malabsorption). Der rigorose lebenslange Verzicht auf glutenhaltige Speisen kann die Schleimhautfunktion wieder herstellen und erhalten.

Die Zöliakie ist die häufigste Erkrankung, die mit einer Resorptionsstörung einhergeht. Die Krankheit wurde früher vor allem im Kindesalter diagnostiziert, heute zunehmend auch im Erwachsenenalter. Sie kann in jedem Lebensalter auftreten. Im Säuglings- und Kindesalter wird sie Zöliakie, im Erwachsenenalter Sprue genannt.

Verbreitung

Die Zöliakie scheint viel häufiger zu sein als bisher angenommen (Eisberg-Phänomen). Neueren Studien zur Folge wird die Anzahl der Betroffenen in Europa und Nordamerika auf 1:100–500 Menschen geschätzt. Für die Schweiz gibt es dazu noch wenige Daten; Forscher fanden bei einer Untersuchung von 2000 Schülern bei 1 von 132 Schülern Antikörper gegen Gluten im Blut als Hinweis für eine Glutenunverträglichkeit. Man schätzt, dass die Anzahl Betroffener mit Glutenunverträglichkeit in Europa zunehmen wird und bis zum Ende des 21. Jahrhunderts bereits 1:66 bis 1:300 betragen wird.

Ursachen

Die Veranlagung zur Glutenunverträglichkeit wird vererbt. So sind mehrere Fälle in der gleichen Familie nicht selten. Allerdings entwickelt ein großer Teil der Menschen mit genetischer Veranlagung einen Toleranzmechanismus gegenüber Gluten und erkrankt nicht. Verschiedene Studien weisen darauf hin, dass eine Stilldauer von mindestens sechs Monaten und eine nur allmähliche Einführung glutenhaltiger Nahrungsmittel in der Säuglingsnahrung vor der Zöliakie schützt. Im Detail ist es aber weiterhin unklar, welches die entscheidenden Faktoren sind.

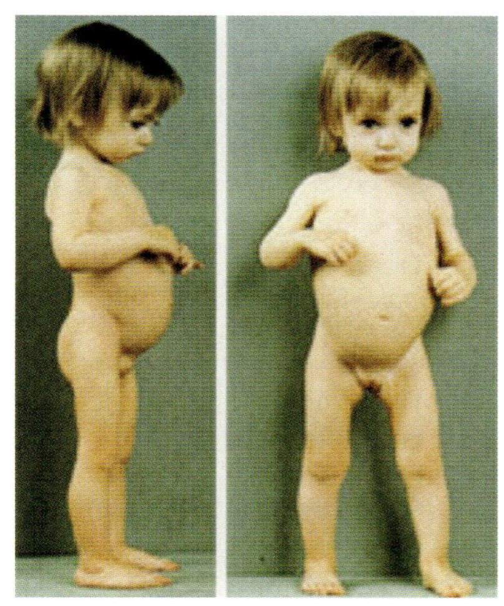

Aufgedunsenes Abdomen beim betroffenen Kleinkind

Krankheitsbild

Je nach Alter des Betroffenen macht sich die Glutenunverträglichkeit in unterschiedlicher Weise bemerkbar. Die typischen Zeichen können sich bereits vor dem zweiten Lebensjahr bzw. zwei bis vier Monate nach der Einführung von Getreideprodukten zeigen: Durchfall, geblähter Bauch (s. Abbildung), Bauchschmerzen, Gedeihstörung, Müdigkeit, Misslaunigkeit, Empfindlichkeit, Gereiztheit, Weinerlichkeit, Erbrechen, Muskelschwäche und psychomotorische Entwicklungsverzögerung.

Ältere Kinder weisen eher atypische Symptome auf: Kleinwuchs, Blutarmut, Verstopfung, Zahnschmelzdefekte, Aphthen, Knochen/Gelenksschmerzen, depressive Verstimmungen, Nagelauffälligkeiten, verspätete Pubertät und Haarausfall.

Ein wesentliches Problem des Darms bei Zöliakie ist die Resorptionsstörung. Dadurch kommt es zu Vitamin- und Mineralstoffmangel. Besonders Kalzium und Eisen wird unzureichend resorbiert.

Untersuchungen (Diagnostik)

Die definitive Diagnose wird durch eine Darmspiegelung mit Gewebeentnahme aus dem Dünndarm gestellt. Bei der Zöliakie ist die Dünndarmschleimhaut durch die Unverträglichkeitsreaktion verändert und funktioniert deshalb auch nicht richtig. Allerdings ist diese Untersuchung recht aufwändig und erfordert bei kleineren Kindern eine Vollnarkose. Aus diesem Grund wird sie nur bei begründetem Verdacht durchgeführt.

Als erste Untersuchung können im Blut spezifische Antikörper nachgewiesen werden: Anti-Gewebs-Transglutaminase, Anti-Endomysium IgA, Anti-Gliadin IgA, Anti-Gliadin IgG. Dabei muss der Arzt einen selektiven IgA-Mangel ausschließen (wer allgemein zu wenige IgA hat, bei dem steigen auch die gemessenen Antikörper nicht an). Aber Achtung: Wenn man eine glutenfreie Diät zu sich nimmt, verschwinden die Antikörper, und auch bei kleineren Kindern unter zwei Jahren sind die Antikörper unzuverlässig.

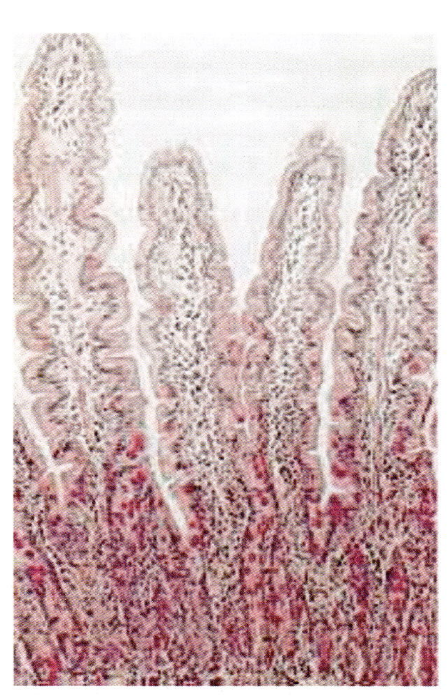

Normale Darmschleimhaut

Der Schnelltest Biocard ist nicht validiert. Stuhltests und der Test ImuPro300 vermögen eine Zöliakie weder definitiv zu bestätigen noch auszuschließen. Das Gleiche gilt für Verfahren wie Bioresonanz, Kinesiologie, Irisdiagnose und dergleichen.

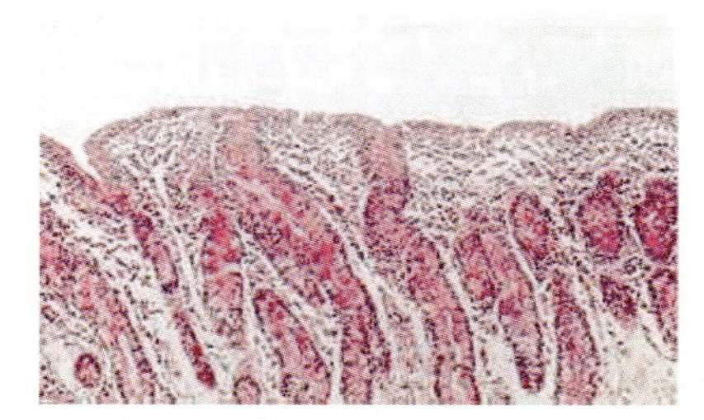

Kranke Darmschleimhaut

Therapie

Die einzige Behandlung ist ein rigoroser, lebenslanger Verzicht auf glutenhaltige Lebensmittel. Das Einhalten einer strikten Diät führt zu einer vollständigen Normalisierung der Dünndarmschleimhaut und verhindert die Spätkomplikationen (z. B. Osteoporose).

Gluten ist der Oberbegriff für verschiedene Klebereiweiße, die in verschiedenen Getreidesorten enthalten sind. Nahrungsmittel und Speisen, die aus oder mit Anteilen dieser Getreide zubereitet werden, enthalten Gluten. Sie müssen unter allen Umständen gemieden werden. Die Umsetzung der glutenfreien Ernährung in den Ernährungsalltag ist anspruchsvoll. Daher sollte der Arzt bei Diagnosestellung eine Ernährungsberatung verordnen und die Mitgliedschaft in einer Patientenorganisation wie der IG Zöliakie empfehlen.

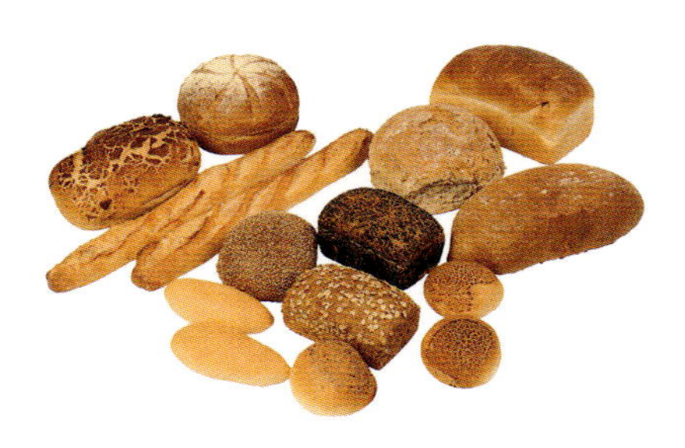

Glutenhaltig

Aleuronat (Handelsname für Weizengluten), Bier, Bierhefe, Bierhefeextrakt (2), Bulgur, Couscous, Dinkel, Einkorn, Emmer, Gerste, Grünkern, Hafer (siehe unter „Häufig gestellte Fragen"), Hartweizen, Hostien, Kamut, Malz, Malzextrakt (3), Oblaten, Roggen, Seitan (asiatisches Weizenprotein), Triticale (Kreuzung zwischen Weizen und Roggen), Ur-Dinkel, „Viogerm" (Folsäure aus Weizenkeimen), Weizen, Weizenprotein; Weizenstärke (4), modifizierte Weizenstärke (4).

Glutenfrei

Agar-Agar (Bindemittel aus Algen), Amaranth (1), Buchweizen (1), Carrageen (Bindemittel aus Rotalgen), Chufa, Chufanuss, Dextrose, E-Nummern, Fructo-Oligosaccharide, Früchte, Gemüse, Glukosesirup, Glutamate (Geschmacksverstärker, E Nr. 620 bis 625), Guarkernmehl (Bindemittel), Erdmandel, Fisch, Fleisch, Hanfkörner, Hefe (Würfelhefe, Flockenhefe), Hirse (1),

Hülsenfrüchte wie Erbsen, Bohnen etc., Inulin, Johannisbrotkernmehl (Bindemittel), Kartoffeln, Kassava, Kastanien (Maroni), Kastanienmehl (1), Kichererbsen, Kichererbsenmehl (1), Kuzu (jap. Hülsenfrucht, Bindemittel), Leinsamen, Lezithin, Linsen, Linsenmehl (1), Lupine, Lupinenmehl (1), Mais, Maismehl (1), Maltit, Maltodextrin, Maltose, Maniok, Manioka, Marantamehl (tropische Stärkepflanze), Milch, Nüsse, Oligofructose, Pfeilwurzmehl (tropische Stärkepflanze), Quinoa (1), Quorn (Pilzeiweiss), Reis (weißer, roter, schwarzer, Langkorn, Rundkorn etc., auch asiatischer Klebreis), Reismehl (1), Ribel resp. Ribelmais (1), Sago, Soja, Sojabohnenmehl (1), Sojamilch, Sojalezithin, Sorghum (Hirseart), Tapioka, Tarakernmehl (Bindemittel), Teff (1) (äthiopische Graspflanze), Tofu, Whiskey, Wodka, Wildreis (zizania acuatica), Xanthan (Bindemittel), Yams, Zichorien.

1. sofern keine Kontamination mit glutenhaltigen Getreiden

2. Mengenabhängig: reine Bierhefeextraktprodukte sind nicht empfohlen, kleine Mengen Bierhefeextrakt z. B. in Gewürzmischungen sind erlaubt.

3. Mengenabhängig: Produkte auf der Basis von Malzextrakt wie Ovomaltine und Ovosport sind nicht empfohlen, Malzextrakt in kleinen Anteilen (z. B. als Aromastoff in Schokolade) ist in der Regel möglich.

4. Mengenabhängig: Produkte wie Epifin sind nicht empfohlen, Weizenstärke als Zutat in kleiner Menge z. B. in einer Saucenmischung ist in der Regel möglich. Es gibt auch eine speziell gereinigte „glutenfreie Weizenstärke", diee v. a. in den nordischen Ländern in glutenfreien Spezialprodukten eingesetzt wird. Es gibt aber Zöliakie-Betroffene, die Produkte auf der Basis dieser glutenfreien Weizenstärke nicht vertragen.

Häufig gestellte Fragen

Kann ich Aromat verwenden?

Aromat enthält Weizenstärke. Glutenfreie Streuwürze ist zum Beispiel Mirador von der Migros.

Enthalten Corn Flakes Gluten?

Corn Flakes mit Malz sind nicht empfohlen, Produkte mit Malzextrakt können konsumiert werden. Man muss sich aber bewusst sein, dass diese Anbieter die Hauptzutat Mais nicht gegen Kontamination mit glutenhaltigen Getreiden abschirmen. Daher sollten sich Personen, die öfters Corn Flakes essen, und die sehr empfindlich auf kleinste Spuren von Gluten reagieren, auf garantiert glutenfreie Corn Flakes beschränken (z. B. Schär, Hammermühle, Loprofin). Die gleiche Problematik stellt sich auch bei Rice Crispies.

Kann ich Produkte mit Hafer essen?

Die fehlende Verfügbarkeit von „nicht-kontaminiertem" Hafer und die Beobachtungen, dass Patienten mit Zöliakie in Remission (unter Kontrolle) sogar noch nach fünf bis acht Jahren nach Wiedereinführen glutenhaltiger Nahrungsmittel einen Krankheitsrückfall durchmachen können, sind der Grund, weshalb wir derzeit die Einnahme von Hafer nicht vorbehaltos empfohlen können.

Muss ich auch bei Medikamenten vorsichtig sein?

Leider besteht für die Medikamente (noch) keine Deklarationspflicht für die Hilfsstoffe, selbst wenn diese aus allergenen Substanzen bestehen (z. B. Weizenstärke). Hier empfiehlt es sich, beim Hersteller nachzufragen.

Kann ich Soja-Saucen verwenden?

Diese werden meist aus Weizen und Soja gebraut und gelten daher als glutenhaltig. Weichen Sie deshalb aus auf Tamari (japanisches, rein aus Soja gefertigtes Produkt, erhältlich zum Beispiel bei der Morga AG in Bio-Qualität) oder eine Sojasauce, bei der der Hersteller bestätigt, das kein Weizen eingesetzt wurde.

Ist Weizengrassaft glutenhaltig?

Durch eine Umwandlung der Aminosäuren ist das Weizengrün nicht mehr glutenhaltig. Da aber für den Extraktionsvorgang die gesamte Masse, also das gekeimte Grün und die zum Teil nicht gekeimten Weizenkörner ausgepresst werden, ist mit einer Glutenbelastung zu rechnen. Wir raten daher von Weizengrassaft ab.

Zutatendeklaration – wie muss ich sie lesen?

Finden sich auf der Zutatendeklaration von zusammengesetzten Lebensmitteln keine glutenhaltigen Zutaten und keine Hinweise auf eine Kontamination mit Gluten, so kann man davon ausgehen, dass es sich um ein Produkt handelt, das glutenfrei ist. Garantiert glutenfrei sind jene Produkte, die die Garantiemarke (durchgestrichene Ähre in Kreis) tragen und/oder den Vermerk „glutenfrei". Eine gute Anleitung, wie die Zutatendeklaration gelesen werden muss, finden Sie unter www.migros.ch, Rubrik Essen + Trinken, Stichwort Ernährung, Thema Glutenfreie Ernährung.

Mehrkosten der glutenfreien Ernährung?

Die schweizerische IV entrichtet Beiträge für Kinder und Jugendliche bis zum 20. Geburtstag. Diätmehrkosten können bei Bezügern von IV- und AHV-Ergänzungsleistungen von der Steuer abgezogen werden.

In Deutschland werden unseres Wissens derzeit keine Kosten für die Diät übernommen und auch ein Steuerabzug ist nicht möglich.

Weitere Informationen

Patientenorganisationen

www.dzg-online.de
www.zoeliakie-treff.de
www.zoeliakie.ch
www.zoeliakie.or.at
Da Zoeliakie recht häufig ist gibt es vielerorts Regionalgruppen. Die Patientenorganisationen wissen jeweils Bescheid. Erkundigen Sie sich!

Was läuft für Kinder?

Es gibt lokale Kontaktpersonen, die speziell Aktivitäten für Eltern und Kinder mit Zöliakie organisieren.

Empfehlenswertes Kochbuch?

„Glutenfrei kochen und backen" von Carine Buhmann, im Buchhandel oder via Kontaktformular erhältlich.

Glutenfreie Rezepte online?

- www.glutenfreie-rezepte.ch
- http://gf.rechsteiner.org

Ins Restaurant mit Zöliakie?

Unter Gastronomie, Rubrik Mitglieder finden Sie eine Liste von Betrieben, die sich speziell für glutenfreie Angebote engagieren und bei uns Mitglied sind, weiter eine Kurzbeschreibung zur glutenfreien Ernährung für den Koch sowie Kurzübersetzungen in den Sprachen Deutsch, Französisch, Italienisch, Englisch und Spanisch. Gastronomiekarten im Kreditkartenformat können via Kontaktformular bestellt werden.

Literaturverzeichnis

- Buhmann, C. (2005): Glutenfrei kochen und backen: AT Verlag, Aarau (2. Auflage).
- Hiller, A. (2000): Abwechslungsreiche Diät bei Zöliakie. Trias Verlag, Stuttgart.
- Kircher, N. (2009): Milchfrei leben / Glutenfrei leben. Edition Gesundheitsschmiede.
- Graf-Sittler, F. (2005): Vollwertige glutenfreie Ernährung: Schnitzer Verlag, Offenburg.
- Brunner, D.; Spalinger, J. (2005): Zöliakie im Kindesalter. paediatrica 34, Vol. 16 No. 3 2005., Pädiatrische Gastroenterologie, Medizinische Universitäts-Kinderklinik Bern, Pädiatrische Klinik, Kinderspital Luzern.

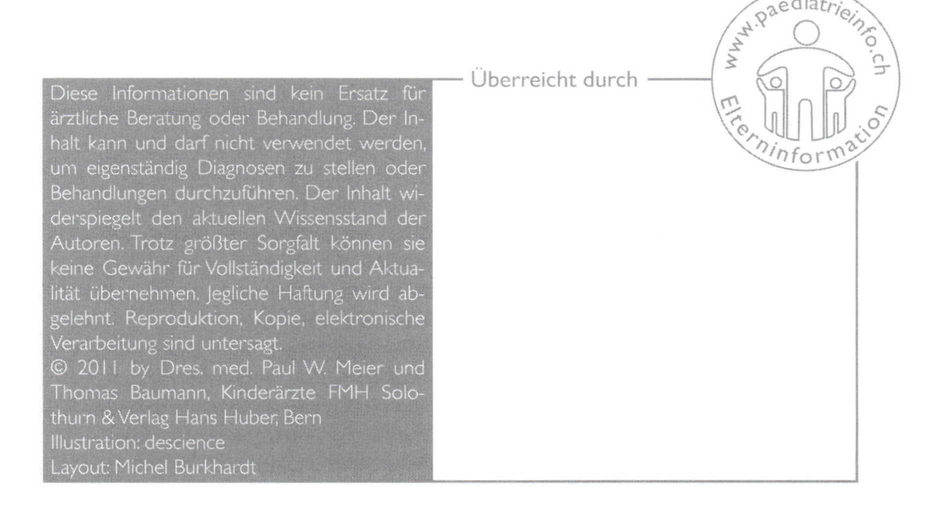

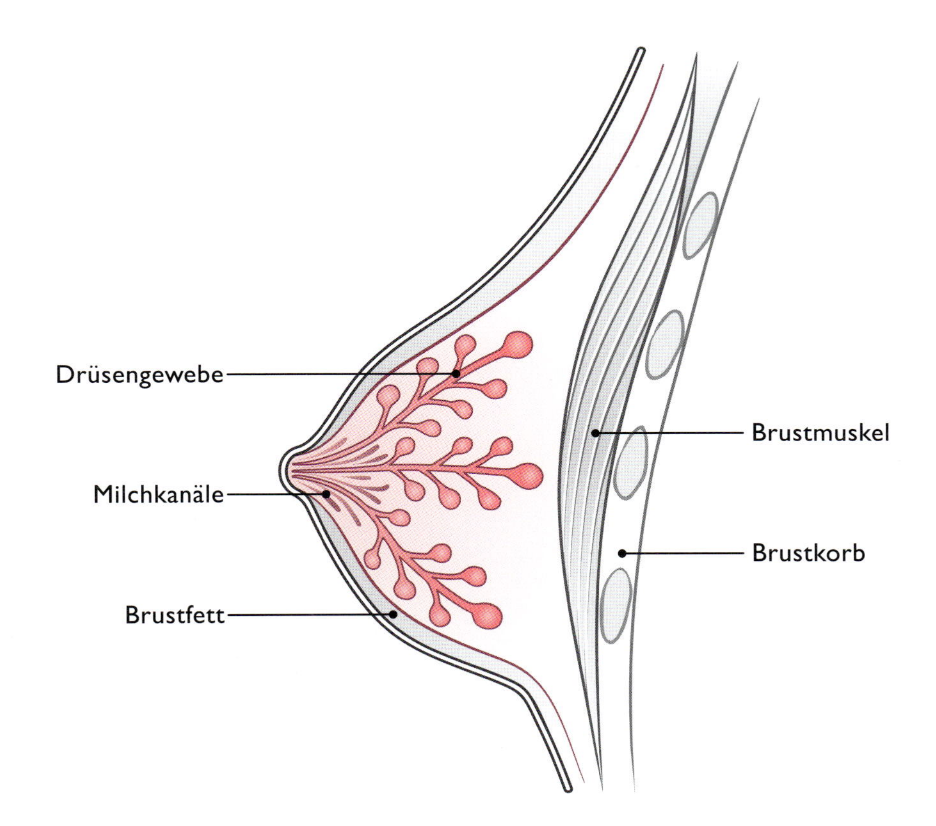

Thelarche heißt Brustentwicklung, prematur heißt vorzeitig. Die premature Thelarche kann bei kleinen Mädchen auftreten. Die Brüstchen verschwinden in der Regel nach einigen Monaten genau so unauffällig, wie sie erschienen sind. Eine Behandlung ist nicht nötig. Nur in absoluten Ausnahmefällen ist die vorzeitige Brustentwicklung das erste Zeichen einer vorzeitigen Pubertätsentwicklung und muss dann weiter abgeklärt werden.

Definition

Normalerweise haben kleine Mädchen keine Brüstchen. Doch in seltenen Fällen können sich diese, knospenartig unter den Brustwarzen (Mamillen) im Alter von ein bis drei Jahren bilden. Einmal da, können die Brustdrüsen für einige wenige Monate/Jahre, aber manchmal auch bis zum Beginn der eigentlichen Pubertät bestehen bleiben.

Symptome

Ansonsten völlig gesunde, normal wachsende und normal schwere Mädchen können manchmal vorzeitige kleine Brüstchen entwickeln. Dabei sind kleine Brustdrüsen meist beidseits, selten auch einseitig unter den ansonsten unauffälligen Brustwarzen tastbar. Oft sind die Brustdrüsengewebe schon bei der Geburt vorhanden, manchmal entwickeln sie sich in den ersten Lebensmonaten, jedenfalls vor dem Alter von acht Jahren, um die diagnostischen Kriterien zu erfüllen.

Sind andere Zeichen einer Pubertätsentwicklung vorhanden, wie zum Beispiel Schamhaare, muss das Kind umgehend genauer abgeklärt werden, da es sich dann um eine abnorme, vorzeitige Pubertätsentwicklung handelt. Die premature Thelarche kommt bei dunkelhäutigen Mädchen deutlich häufiger vor!

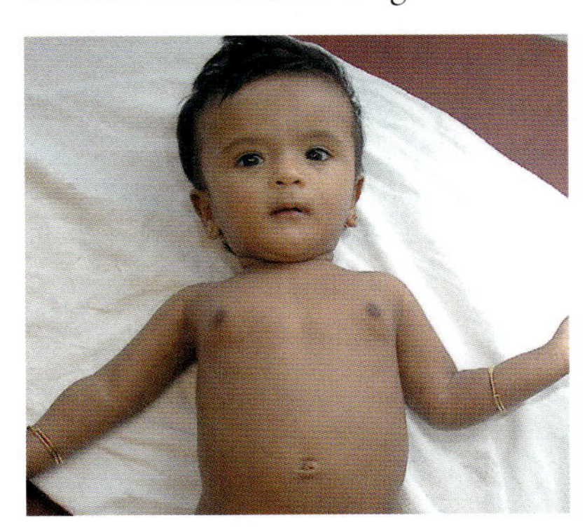
Kleine premature Thelarche beim Säugling.

Ursache

Unter dem Einfluss der mütterlichen Östrogene in der Schwangerschaft können sowohl bei neugeborenen Mädchen wie auch bei Knaben die Brustdrüsengwebe wachsen. So haben Neugeborene beiden Geschlechts schon kleine Brüstchen, auch Hexenbrüstchen genannt, die sogar Milch produzieren können (Hexenmilch). Die Brustdrüsen bilden sich dann aber, bei Abwesenheit der Östrogene im Blut, in den ersten Lebensmonaten wieder zurück. Bei einigen wenigen Mädchen können sie aber bestehen bleiben bzw. wieder neu wachsen. Es handelt sich dabei um eine normale Entwicklungsvariante, die kein Grund zur Besorgnis darstellt. Nur ganz selten können auch gewisse Medikamente die vorzeitige Brustentwicklung auslösen. Dazu zählen Medikamente, die weibliche Hormone wie Östrogene oder deren Vorstufen enthalten. So zum Beispiel, wenn das Kind die mütterliche Antikonzeptionspille einnimmt. Selten könne hormonaktive Ovarialzysten (die mit Ultraschall ausgeschlossen werde können), die Ursache sein. Auch Östrogene in Esswaren können verursachend sein. So gab es vor Jahren einen Skandal in Puerto Rico, wo Pouletfleisch mit Östrogenen versetzt war und sehr viele Mädchen Brüstchen entwickelten. Auch gewisse Pestizide können verantwortlich gemacht werden.

Diagnose

Zur Absicherung, dass es sich nicht doch um eine vorzeitige Pubertätsentwicklung handelt, kann ein Ultraschall des Genitale und allenfalls eine Hormonbestimmung im Blut vorgenommen werden. Dies ist aber nur nötig, wenn weitergehende Pubertätszeichen vorhanden sind.

Behandlung

Abgesehen von regelmäßigen Kontrollen beim Arzt ist eine Behandlung unnötig. Behandlungsversuche mit Kampferwickeln wie beim Abstillen, sind zu unterlassen, da wirkungslos!

Komplikationen

Der Verlauf der vorzeitigen Brustentwicklung ist harmlos und gutartig.

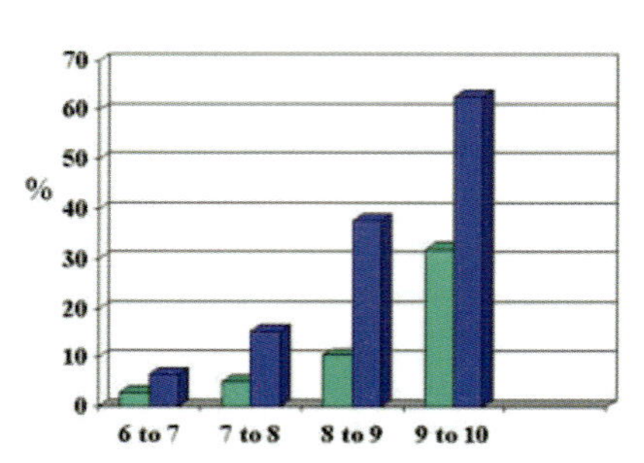

Vergrößerte Brustdrüsen, Tanner Stadium 2, in verschiedenen Altersstufen (Jahre). Grün= weiße Mädchen, blau=dunkelhäutige Mädchen.

Wenn sich die Brüste zurückbilden und dann wieder neu auftreten, oder wenn das Körpergewicht plötzlich stark zunimmt, muss der Arzt aufgesucht werden.

Wichtig

Die vorzeitige Brustentwicklung ist harmlos und kein Grund zur Aufregung. Sie kommt und geht ohne Neben- oder Nachwirkungen!

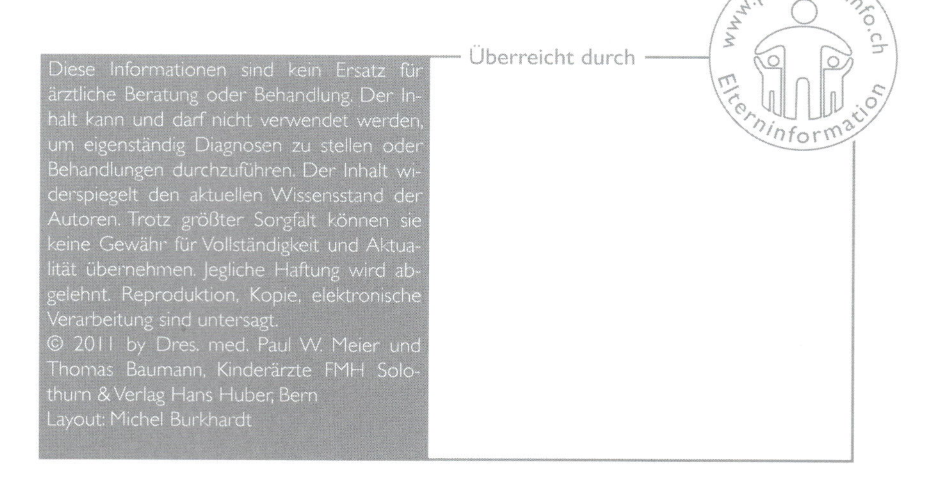

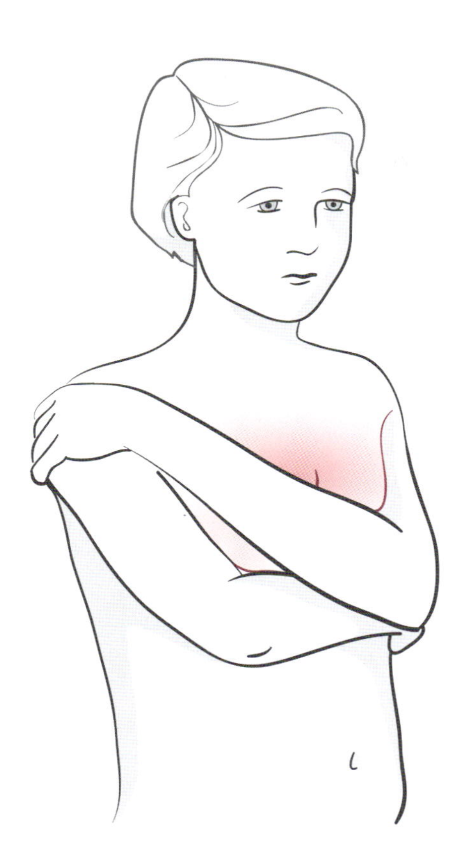

Gynäkomastie nennt man die Vergrößerung der Brustdrüse beim Jugendlichen und Mann. Die echte Gynäkomastie durch Vermehrung des Drüsengewebes muss dabei von einer falschen Gynäkomastie durch Fetteinlagerung unterschieden werden. Diese Brustveränderung wird von den betroffenen Jugendlichen, meist in der Pubertät, als äußerst peinlich empfunden. Sie kann zu erheblichen Störungen des Selbstvertrauens führen, heilt aber in der Regel ohne Behandlung ab.

Definition

Als Gynäkomastie bezeichnet man die Vergrößerung der Brustdrüse in einer Situation, in der dies nicht erwartet wird. Sie tritt in verschiedenen Formen auf. Wir unterscheiden:

Die **Hexenbrüstchen** beim Neugeborenen werden durch die weiblichen Hormone der Mutter ausgelöst, die in der Schwangerschaft über den Mutterkuchen (Plazenta) auf das Neugeborene übertragen wurden. Die Neugeborenengynäkomastie braucht keine Behandlung und bildet sich innerhalb einiger Wochen zurück.

Die **Pubertätsgynäkomastie** bei Knaben entsteht durch die Bildung weiblicher Hormone (Östrogene) während der Pubertät, durch vermehrte Bildung von Hormonvorstufen in Fett- und Muskelgewebe beim Jugendlichen in weibliches Geschlechtshormon (Östrogen). Sie kann wenige Wochen bis zwei Jahre andauern, bildet sich aber immer vollständig zurück. Sie ist häufig und tritt bei fast 40 % der Jugendlichen mehr oder weniger ausgeprägt auf! Typisches Alter: 14 bis 16 Jahre.

Die **Altersgynäkomastie**: Mit zunehmendem Alter erhöht sich der Anteil der Fettgewebsmasse im Vergleich zur Körpermasse. Da im Fettgewebe männliche Hormone (Androgene) in weibliche Hormone (Östrogene) umgewandelt werden, können vermehrt Östrogene produziert werden. Gleichzeitig dazu nimmt die männliche Hormonbildung im Hoden ab, Brustgewebe kann zunehmen.

Ursachen

Ursachen der Gynäkomastie sind in der Regel Störungen im Hormonhaushalt. Beim Jugendlichen handelt sich um eine erhöhte Ansprechbarkeit des Brustgewebes auf weibliche Geschlechtshormone, die in kleiner Konzentration auch beim männlichen Jugendlichen gebildet werden. Dies ist normal und vorübergehend.

Auch die Einnahme von Anabolika (Dopingsubstanzen, um den Körper zu stärken) kann dazu führen, da diese im Körper teilweise zu weiblichen Hormonen (Östrogen) umgewandelt werden und eine Gynäkomastie auslösen.

Der übermäßige Genuss von Bier kann durch den Gehalt der Hopfenblüten an Phytoöstrogenen an der Entstehung einer Gynäkomastie beteiligt sein. Allerdings trägt die hohe Kalorienzufuhr bei der Aufnahme alkoholischer Getränke wesentlicher durch die Zunahme des Körperfettes zur Gynäkomastie bei. Sehr selten kann es zu Brustdrüsenschwellungen durch die Aufnahme hoher Hormonkonzentrationen durch die Ernährung, insbesondere durch hormonbehandeltes Fleisch, kommen.

Auch gewisse Medikamente können zu Gynäkomastie führen. Der Wirkungsmechanismus ist oft nicht genau geklärt: Spironolacton, ein entwässerndes Medikament, Magenschutzpräparate (H2-Blocker), einige Psychopharmaka und Antidepressiva, aber auch Rauschgifte wie beispielsweise Marihuana, Heroin und Suchtersatzpräparate wie Methadon können nach längerer Einnahme zur Gynäkomastie führen.

Angeborene Störungen der Keimdrüsen, wie beim Klinefelter-Syndrom können eine Gynäkomastie auslösen. In sehr seltenen Fällen kann ein Tumor in der Hirnanhangsdrüse zur Vermehrung der Brustzellen führen.

Diagnose

Bei jugendlichen Knaben ist die Pubertätsgynäkomastie sehr häufig. Die Betroffenen spüren ein leichtes Spannen und bei Kontakt können Schmerzen auftreten. Häufig ist die Schwellung auf einer Seite stärker. Die Diagnose ist für den erfahrenen Arzt einfach, und es sind kaum Zusatzuntersuchungen notwendig. Wenn es sich nicht um eine eindeutige, normale Pubertätsgynäkomastie handelt, werden bei der Erhebung der Krankengeschichte (Anamnese) Fragen zur Medikamenteneinnahme und über mögliche Erkrankungen der Leber gestellt. Ein akutes Auftreten, Schmerzen, Spannungsgefühl sind typisch für eine tumorbedingte Gynäkomastie. Daran schließt sich eine genaue Untersuchung der Brüste und des Hodens an, so wie unter Umständen eine Blutabnahme zur Bestimmung des Hormonstatus und der Leberwerte. Zum Ausschluss eines Tumors kann eine Ultraschalluntersuchung durchgeführt werden.

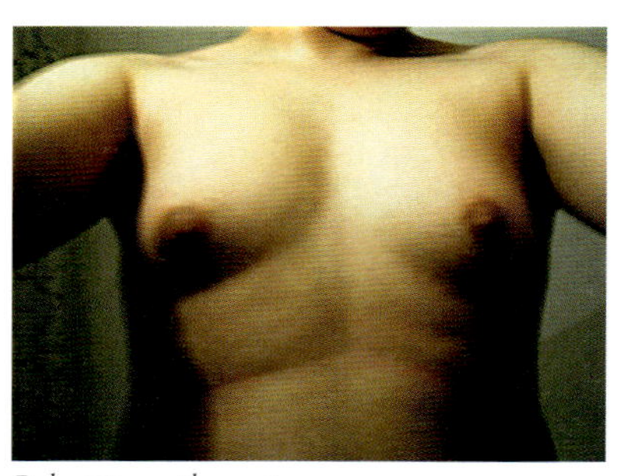

Pubertätsgynäkomastie

Behandlung

Bei einer Pubertätsgynäkomastie muss keine Behandlung durchgeführt werden. Allerdings sollte der Jugendliche Gelegenheit erhalten, über seine psychische Belastung zu sprechen. Die Vergrößerung der Brustdrüsen bei Jungen ist kein erstes Zeichen einer Geschlechtsumwandlung, sondern weitestgehend normal, und die Veränderungen werden im Laufe der Zeit genauso problemlos verschwinden, wie sie aufgetreten sind. Wenn der Junge mit der Belastung schlecht umgehen kann oder gemobbt wird, ist eine psychotherapeutische Unterstützung angezeigt. Genügt dies nicht, kann eine operative Entfernung der Brustdrüsen diskutiert werden. Dabei wird die Brust durch einen kleinen Schnitt am Rand des Brustwarzenhofes, durch den das Drüsengewebe und überschüssiges Körperfett entfernt wird, verkleinert.

Diskretion lohnt für den Jugendlichen: Er sollte seine „Brüste" nicht Gleichaltrigen zeigen und eine lockere Kleidung tragen, (T-Shirts usw.).

Bei der Pseudogynäkomastie bei Übergewicht hilft nur eine Gewichtsreduktion, die Brust zu verkleinern.

Bei medikamentös bedingter Gynäkomastie sollten die Medikamente abgesetzt werden.

Wichtig

Wenn junge Männer Brüste bekommen, ist das kein Dauerzustand, sondern ein vorübergehendes Phänomen. Darüber mit dem Arzt zu sprechen und geduldig abzuwarten, ist sehr sinnvoll: Es wird garantiert wieder gut!

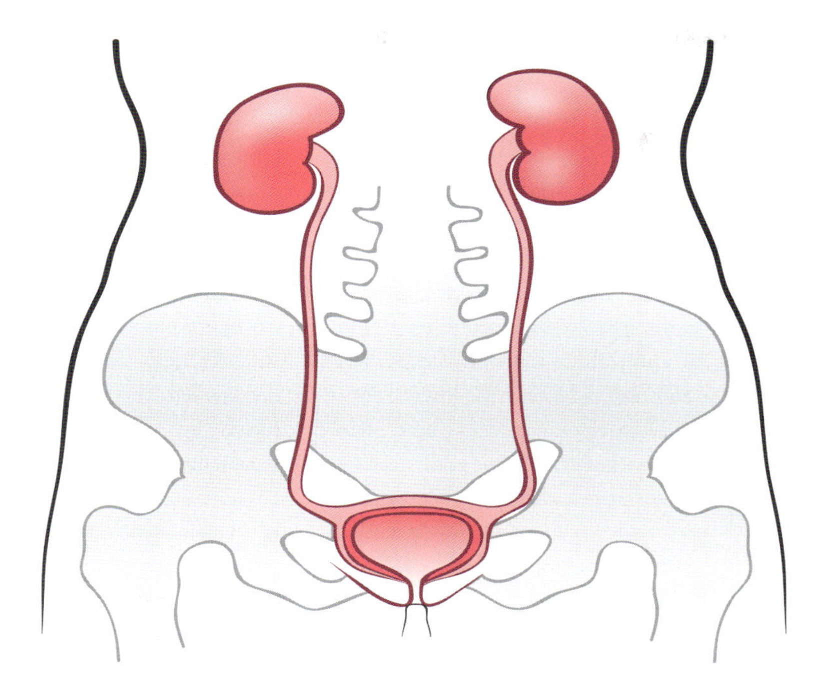

Harnwegsinfektionen (HWI) sind häufig, nicht immer leicht zu erkennen und müssen unbedingt, zur Vermeidung von Spätschäden, abgeklärt und konsequent behandelt werden. Achten Sie auf die Symptome, und lassen Sie Ihr Kind im Zweifelsfall abklären!

Definition

Normalerweise enthält der Urin keine Bakterien. Wenn diese in die Harnwege gelangen, spricht man von einer Harnwegsinfektion. Bei den Bakterien handelt es sich meistens um Erreger, die im Darm und Stuhl des Kindes normalerweise vorkommen. Harnwegsinfektionen sind im Kindesalter recht häufig. Je nach Alter des Kindes, den Begleitsymptomen und der Ursache können die Infektionen einfach oder bedrohlich sein. Die Infektion kann alle Teile der Harnwege betreffen: Ist die Harnröhre betroffen, spricht man von Urethritis, bei der Blase von Zystitis und im Fall einer Nierenentzündung von Pyelonephritis (Nierenbeckenentzündung). Etwa 3 % der Mädchen und ca. 1 % der Knaben haben im Kindesalter einmal eine Harnwegsinfektion. Eine antibiotische Behandlung ist in allen Fällen unumgänglich.

Einflüsse

Häufig besteht eine familiäre Veranlagung für Harnwegsinfektionen. Außerdem sind kleine Kinder besonders gefährdet, da sie Windeln tragen – damit kommt die Harnröhre in unmittelbaren Kontakt mit Stuhl und den darin enthaltenen Bakterien. Bei größeren Kindern (hauptsächlich Mädchen) kann eine falsche Genitalhygiene oder ein ungünstiges Urinierverhalten (z. B. zu seltenes Wasserlassen) eine Rolle spielen.

Bei einigen Kindern kann eine angeborene Missbildung der Harnwege oder ein vesikouretheraler Reflux (VUR) vorliegen. Dabei handelt es sich um einen Rückfluss von Urin aus der Blase in die Nieren. Dies ist nicht normal, kommt bei Kleinkindern jedoch recht häufig vor. Nach einer schwereren Harnwegsinfektion wird man mit Zusatzuntersuchungen nach diesen Faktoren suchen.

Das Trinken von Cranberry-Saft schützt diejenigen, die chronisch unter Harnwegsinfekten leiden. Cranberries enthalten eine Vielzahl von sekundären Pflanzenstoffen. Dazu zählt auch der wichtige Inhaltsstoff Proanthocyanidin. Täglich 50 ml Cranberry-Saft hindert die Erreger, sich in der Blase einzunisten; so kann es auch zu keiner Entzündung kommen.

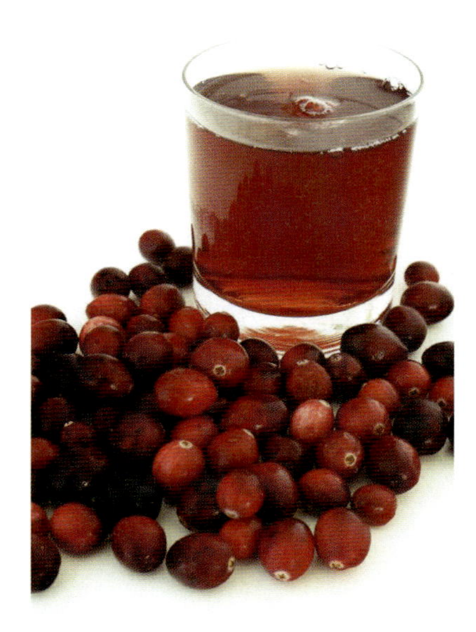

Tatsächlich legen neue Untersuchungen nahe, dass der Anti-Adhäsions-Effekt der Cranberry auch außerhalb der Blase wirken kann, wie zum Beispiel im Magen und in der Mundhöhle.

Keine Einflüsse

Sitzen auf kaltem Boden, Tragen von Tops, die nicht mal annähernd die Nierenregion erreichen, die Benutzung von fremden Toiletten, das Trinken von kalten Flüssigkeiten oder Essen von zu viel Eiscreme haben alle, trotz anders lautender Meinungen im Volksmund, keinen Einfluss.

Symptome

Typische Symptome sind Fieber, schmerzhaftes Urinieren, häufigeres Wasserlassen, vermehrter Drang, Wasser zu lassen, Erbrechen, Nahrungsverweigerung (trinkt schlecht), Bauchschmerzen, Flankenschmerzen und auch Irritabilität. Gelegentlich kann der Urin oder die Windel nach Kot stinken, oder er ist trüb und/oder blutig.

Im Gegensatz zu Erwachsenen, bei denen meistens nur eine Blasenentzündung vorliegt, ist die Mitbeteiligung der Nieren bei Kindern viel häufiger. Dies gilt insbesondere für kleine Kinder. Dies erklärt, weshalb die Hauptsymptome nicht Schmerzen beim Wasserlassen, sondern hohes Fieber, Erbrechen und schlechter Allgemeinzustand sind.

Diagnose

Die Diagnose wird durch die typischen Symptome vermutet und mit einer Urinuntersuchung bestätigt. Dabei geht es natürlich in erster Linie einmal um die Frage, wie man zu „sauberem Urin" kommt. Sie können dies auf verschiedene Weise tun: Entweder kleben Sie Ihrem Kind einen Urinbeutel an, oder es wird ein feiner Katheter gesteckt. Dazu sollte das Genitale zuerst gründlich mit Wasser gesäubert werden. Salbenreste müssen entfernt werden, sonst klebt der Urinbeutel nicht. Für die Kontrollen zuhause, empfiehlt es sich, den Beutel vorzugsweise am frühen Morgen, beim Aufwachen des Kindes zu befestigen. (Halten Sie einen sauberen Becher griffbereit, damit der Urin bei der Klebeprozedur unter Umständen direkt aufgefangen werden kann). Der Urinbeutel sollte nicht mehr als ein bis zwei Stunden kleben. Sollte immer noch kein Urin darin sein, muss ein neuer geklebt werden. Ist der Beutel voll, wird er vorsichtig gelöst, am Unterrand mit einer sauberen Schere aufgeschnitten, und der Urin wird in den Becher gegossen. Bei größeren Kindern, manchmal schon bei Säuglingen, können Sie den Urin direkt mit dem mitgegebenen Urinbecher beim Urinieren auffangen. Dabei wird die erste Portion des Urinstrahls nicht aufgefangen (so genannter Mittelstrahlurin). Der Urinbecher wird sofort zugeklebt und in den Kühlschrank (nicht Gefrierfach) gestellt. Der Urin sollte spätestens in zwei Stunden in der Praxis sein. Achten Sie bitte darauf, dass der Becher, aber auch der Beutel sauber bleiben. Der Urin wird auf Bakterien (Urinkultur) und Entzündungszellen (Leukozyten) usw. untersucht (Schnelltest mit verschiedenen Parametern).

Je nach Situation muss auch eine Blutuntersuchung erfolgen, um das Ausmaß der Entzündung festzustellen.

Komplikationen

Vor allem bei zu später oder ungenügender Behandlung sowie bei wiederholten Infektionen besteht die Gefahr der Narbenbildung in den Nieren. Dies kann zu einer verminderten Nierenfunktion führen. Selten kann es auch zu einer Blutvergiftung (Sepsis) kommen.

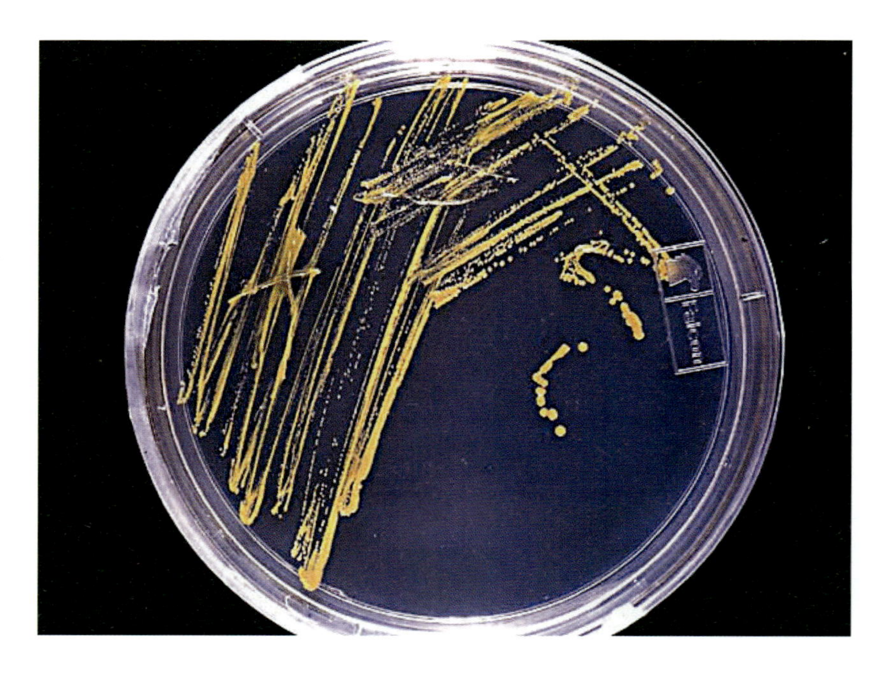

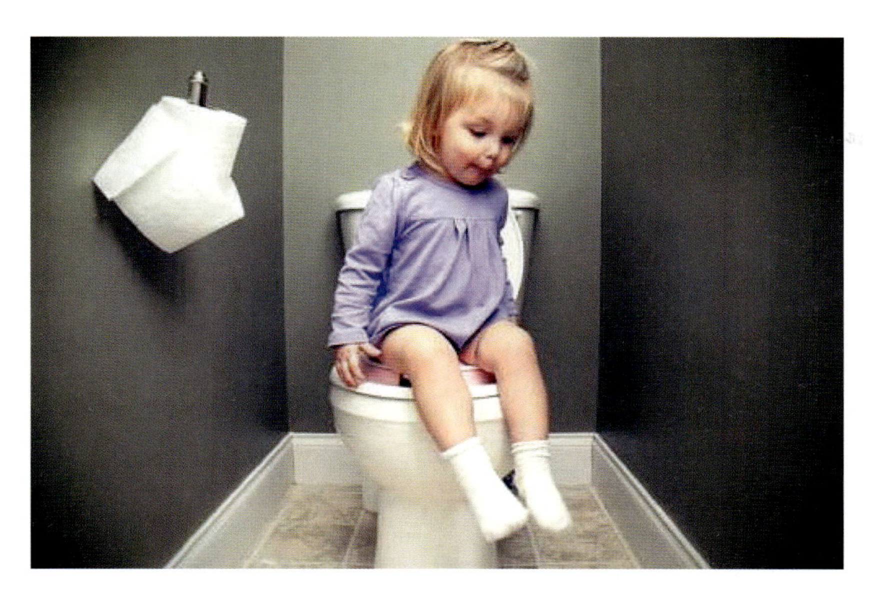

Therapie

Wenn Ihr Kind eine Entzündung der Harnwege hat, kann diese durch konsequente antibiotische Behandlung sehr schnell zur Abheilung gebracht werden. Die Behandlung dauert in der Regel sieben bis 14 Tage (je nach Art der Infektion). Solange muss das Antibiotikum regelmäßig gegeben werden. Wenn Sie Schwierigkeiten bei der Gabe des Medikaments haben, wird Ihnen Ihr Arzt gerne mit Ratschlägen behilflich sein.

Vor allem Kleinkinder und Säuglinge können durch Harnwegsinfekte stark gefährdet sein. Dann muss eine intravenöse Antibiotika- und Flüssigkeitsgabe (da diese Kinder in der Regel auch ungenügend trinken) in Betracht gezogen werden. Je nach Zustand und Alter wird diese Behandlung im Krankenhaus oder ambulant durchgeführt. Bei gutem Verlauf kann nach drei Tagen auf einen Sirup umgestellt werden. Die Wirksamkeit der Medikamente muss durch regelmäßige Kontrollen überprüft werden. Manchmal bilden sich Resistenzen, so dass das Medikament gewechselt werden muss.

Prognose

Bei konsequenter Behandlung heilen Harnwegsinfektionen vollständig ab. Um Schäden an den Nieren zu vermeiden, ist es wichtig, wiederholte Infektionen zu verhindern. Aus diesem Grund müssen, je nach Art der Harnwegsinfektion, allfällige Risikofaktoren wie eine Harnwegsmissbildung oder ein vesikouretheraler Reflux ausgeschlossen werden. Dazu werden nach zwei bis sechs Wochen eine Ultraschalluntersuchung und allenfalls eine Kontrastmitteluntersuchung (mit Katheter in die Harnblase) durchgeführt. Bei den meisten Kindern liegt allerdings kein solcher Risikofaktor vor. Wenn doch, wird der Kinderarzt Ihnen genau erklären, was dies bedeutet und wie Ihr Kind vor Komplikationen geschützt werden kann. Unter Umständen wird Ihr Kind bis zum Abschluss dieser Untersuchungen noch eine kleine Dosis eines Antibiotikums (Prophylaxe) bekommen.

Wichtig

Richtig erkannt, richtig abgeklärt und richtig behandelt: beste Prognose! Andernfalls...

Illustration: descience
Layout: Michel Burkhardt

Überreicht durch

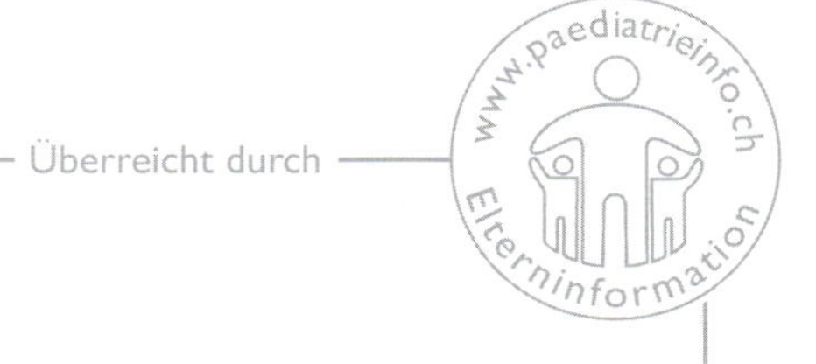

Hodenhochstand

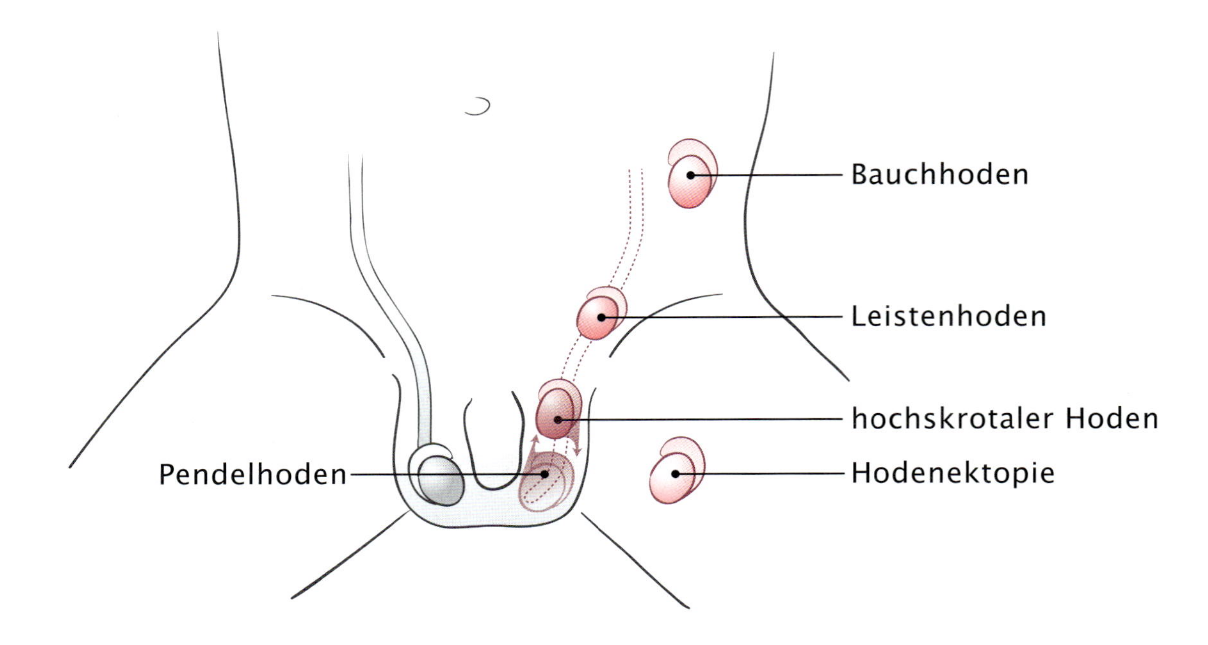

Der Hodenhochstand (Kryptorchismus) ist die häufigste kongenitale Anomalie des Urogenitaltrakts bei Jungen mit einer Häufigkeit von 1 bis 3 % bei Reifgeborenen und noch deutlich öfters bei Frühgeborenen (bis zu 30 %). Die Ursachen sind angeboren und ein spontanes, nachträgliches „Runterrutschen" ist unwahrscheinlich. Man unterscheidet verschiedene Formen eines Hodenhochstandes, und meist muss noch im Kleinkindesalter der Hoden an die „richtige" Stelle operiert werden.

Definition

Während der Embryonalentwicklung verlagern sich die Hoden aus dem Bauchraum entlang des Leistenkanals langsam in den Hodensack (Skrotum). Damit dieser Prozess normal funktioniert, ist die Produktion verschiedener Hormone in wechselnden Konzentrationen nötig. Wenn dieses empfindliche Gleichgewicht gestört ist, hat dies zur Folge, dass der oder die Hoden ihren Weg ins Skrotum nicht vollständig zurücklegen. Man spricht von einem Maldescensus testis (siehe Abbildung Übersucht Hodenhochstand).

Weiter unterscheidet man die Retentio testis (Hoden bleibt im Kanal stecken) von der Hodenektopie (Hoden verirrt sich auf seinem Weg). Je nach Ort, wo der Hoden steckenbleibt, unterscheidet man schließlich:

- Bauchhoden: Der Hoden liegt in der Bauchhöhle und ist demzufolge nicht spürbar.
- Leistenhoden: Der Hoden liegt im Bereich der Leiste und kann auch bei sorgfältiger Untersuchung nicht in den Hodensack verlagert werden.
- Gleithoden: Der Hoden liegt dabei oberhalb des Hodensacks und kann bis in den oberen Bereich des Hodensacks gezogen werden. Der Hoden gleitet aber beim Loslassen sofort wieder nach oben zurück.

Von diesen behandlungsbedürftigen Formen ist als Normvariante der Pendelhoden abzugrenzen: Der Hoden liegt spontan entweder im Hodensack oder oberhalb davon. Er lässt sich spannungsfrei an den unteren Hodensack verlagern und bleibt auch zeitweise dort.

Krankheitsbild

Obwohl der Hoden in der Leiste oder auch im Bauch liegt, sind die Jungen völlig beschwerdefrei. Es fällt lediglich das leere Skrotum (Hodensack) auf.

Untersuchung

Grundsätzlich sollte die klinische Untersuchung in einer warmen Umgebung und ruhigen Atmosphäre stattfinden. Es ist mit zwei Händen zu untersuchen, wobei man mit der einen Hand die Leiste wiederholt nach unten ausstreicht und mit der anderen Hand den auf diese Weise mobilisierten Hoden fasst und ihn so weit wie möglich nach unten zieht. Die erreichbare Position leitet dann zur Diagnose.

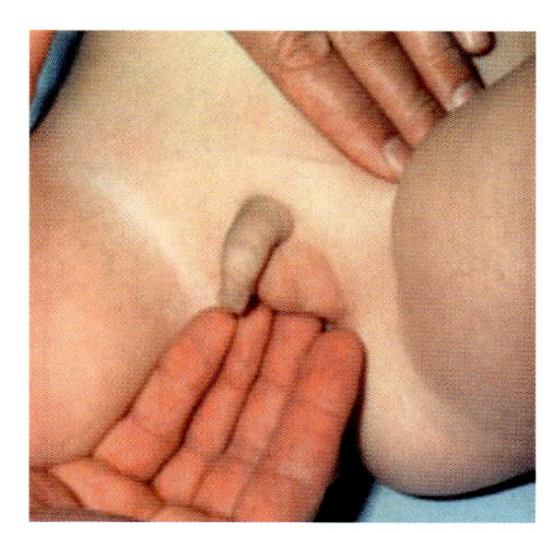

Das Kind sitzt dabei auf der Liege.

Komplikationen

Der mangelnde Hodendescensus (Senkung des Hodens) führt dazu, dass der Hoden Schaden nehmen kann. Die Umgebungstemperatur im Bauchraum oder im Leistenkanal ist höher (35 bis 37 °C) als im Hodensack (33 °C). Dadurch kann die Fruchtbarkeit Schaden nehmen, und das Hodenkrebsrisiko steigt an. Deshalb sollten durch frühes Operationsalter oder prä- und/oder postoperative Hormontherapie die sekundären Folgen des Hodenhochstandes möglichst positiv beeinflusst werden.

Einflüsse

Kälte und Stress können den Hoden, vor allem beim Pendelhoden, in den Leistenkanal zurückziehen. Dies ist unproblematisch.

Therapie

Das Behandlungsziel besteht darin, durch rechtzeitige Verlagerung des Hodens in das Skrotum den Sekundärschaden am Hoden zu verhindern und einen vorher nicht spürbaren Hoden der klinischen Untersuchung (und Überwachung) zugänglich zu machen. In den ersten sechs Lebensmonaten wird auf eine spontane Senkung des Hodens gewartet. Wenn sich dies in dieser Zeit nicht eingestellt hat, kann mit einer Hormontherapie (je nach Typ des Hodenhochstandes) versucht werden, den Hoden in den Hodensack zu befördern.

Die Operation sollte möglichst im ersten Lebensjahr durchgeführt werden. Die Operation erfolgt in Vollnarkose. Nach der Operation müssen die Hoden regelmäßig auf ihr Wachstum und ihre Lage hin kontrolliert werden. Der Hodenhochstand gilt in der Schweiz als Geburtsgebrechen und die Kosten werden von der Invalidenversicherung übernommen.

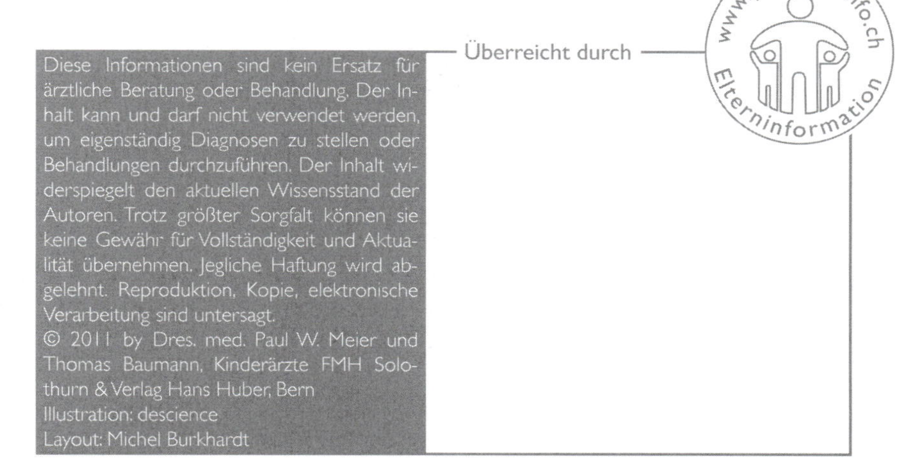

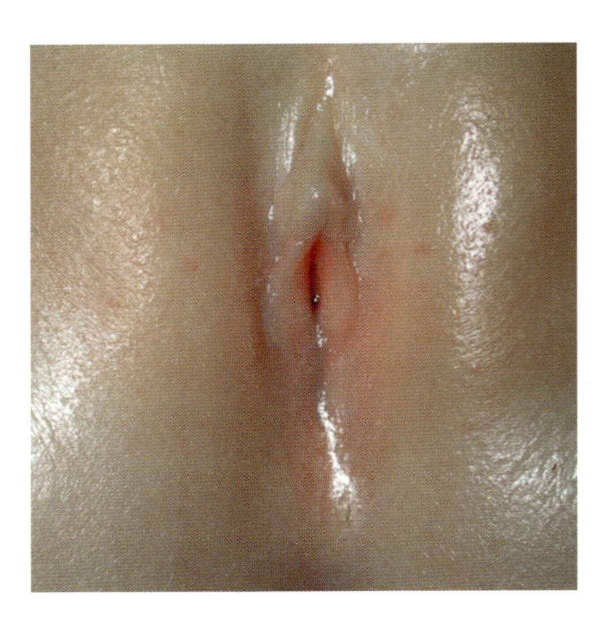

Als Labiensynechie bezeichnet man die Verklebung der kleinen Schamlippen (Labia minora). Sie ist im Kindesalter, vor allem bei Säuglingen, recht häufig. Die Verklebung ist praktisch nie vollständig. In ausgeprägten Fällen kann die Harnentleerung aus der Blase behindert werden. Je nach Schweregrad empfiehlt sich deshalb eine Behandlung. Rückfälle sind allerdings häufig!

Definition

Es handelt sich bei der Labiensynechie um ein Zusammenkleben der kleinen Schamlippen bei Mädchen vor der Pubertät. Mindestens 2 bis 5% der Mädchen sind betroffen. Meist wird die Diagnose anlässlich der zweiten oder dritten Vorsorgeuntersuchung im Säuglingsalter festgestellt.

Ursache

Es gibt gewisse Risikofaktoren, die das Auftreten der Synechie fördern: der relative Östrogenmangel nach der Geburt (die mütterlichen Hormone fallen weg) und kleinere Verletzungen, vor allem aber Austrocknung durch Pasten wie zum Beispiel Zinkpasten in der Scheide. Nach der Geburt besteht ein ein relativer Mangel an weiblichen Hormonen (Östrogenmangel). Dies ist durch den plötzlichen Wegfall der mütterlichen Hormone bedingt. Der Östrogenmangel führt zu einer verminderten Dicke der Schleimhaut. Dadurch wird die Verletzlichkeit begünstigt. Wenn nun zusätzliche kleine Verletzungen (z. B. durch Reinigung) oder eine Austrocknung der Schleimhaut (z. B. durch Zinkpasten) hinzukommen, führt dies zur oberflächlichen Narbenbildung und Verklebung der beiden Labien – dies in Analogie zur Verwachsungen der Vorhaut beim Knaben (Phimose, Vorhautverklebungen, siehe dort).

Zeichen

Die meisten Mädchen sind asymptomatisch, und die Synechie wird bei einer Routineuntersuchung festgestellt. Typisch ist eine pergamentfarbene Linie zwischen den verklebten kleinen Labien. Die Labien sind in der Mittellinie von hinten nach vorne , manchmal bis zur Klitoris zusammengewachsen. Eine dünne durchscheinende Membran verdeckt die Öffnung in die Vagina. Einen vollständigen Verschluss haben wir aber in all den Jahren nie beobachten können!

Komplikationen

Der Urinstrahl wird durch die Verklebung abgelenkt, ja sogar zurück in die Scheide geleitet. Der Urin kann schlecht aus der Scheide ablaufen, da die Synechie wie ein Staudamm wirkt. Es kommt zu Nachträufeln von Urin nach dem Wasserlösen. Bei etwa 20 bis 40% der Patientinnen treten gehäuft Harnwegsinfekte auf.

Behandlung

Die Behandlung der Labiensynechie ist kontrovers. Einige Kinderärtzinnen raten wegen der oben genannten Komplikationen zu einer frühzeitigen Behandlung. Andere eher zum Zuwarten, da Spontanheilungen recht häufig sind. Die Labiensynechie tritt ja nur in der hormonellen Ruhephase auf und löst sich meist spontan spätestens mit Einsetzen der Pubertät (Östrogeneinfluss). Bitte fragen Sie Ihren Arzt/Ihre Ärztin! Wenn eine Therapie angewandt werden soll, gibt es folgende Möglichkeiten:

1. Konjugierte Östrogen-Creme

Eine kleine Menge der östrogenhaltigen Creme wird ein bis zweimal am Tag mit einem Wattestäbchen auf die Verklebung aufgetragen und etwas einmassiert. Die Synechie löst sich meist innerhalb von einem Monat. Diese Behandlung ist in 90% der Fälle erfolgreich.

2. Manuelle Lösung

Die Lösung der Verklebungen mittels eines Instrumentes ist nicht indiziert. Man setzt dabei neue Verletzungen, die das Verkleben wiederum begünstigen. Es führt zu einem erhöhten Rückfallrisiko.

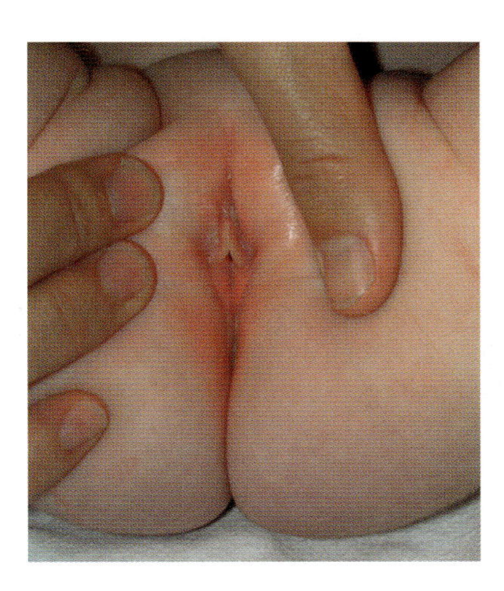

Prophylaxe

Um einer erneuten Verklebung vorzubeugen, sollte man Vaseline einmal pro Tag im Bereich der kleine Labien applizieren. Vor allem aber soll der Kontakt mit Zinkpasten, die die Schleimhäute austrocknen, vermieden werden.

Wichtig

Die Labiensynechie ist an sich harmlos. Eine Behandlung drängt sich aber bei Aufteten von Komplikationen (Harnwegsinfekte) auf!

Überreicht durch

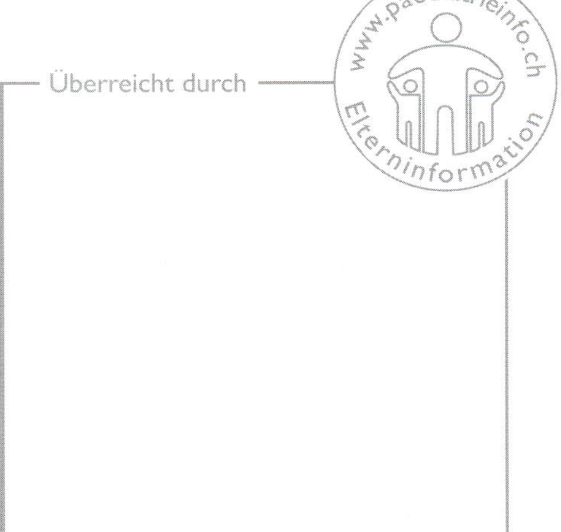

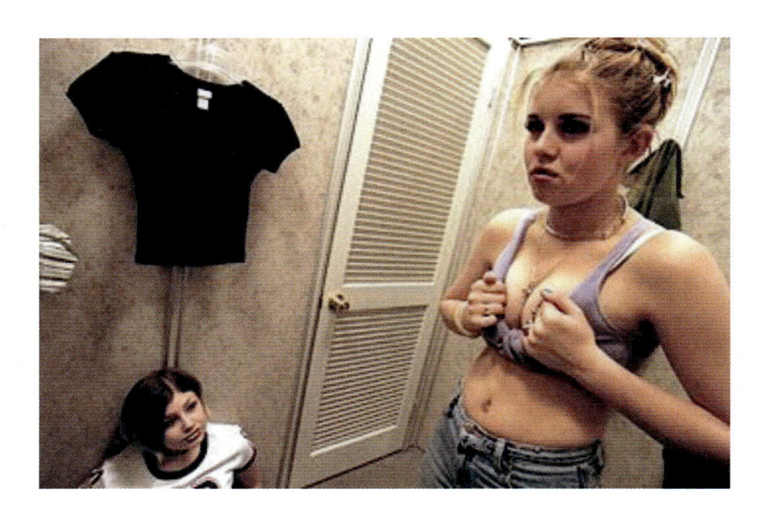

Der Lichen sclerosus et atrophicus, wie er genau heißt, ist eine Hauterkrankung, die meist das weibliche (85 bis 90 %) Geschlecht betrifft, und die bereits im Kindesalter beginnen kann. Sie ist eine chronisch entzündliche, nicht ansteckende Hauterkrankung, die vermutlich zu den Autoimmunerkrankungen zu zählen ist. Oft wird die Diagnose leider nicht gestellt, und die Krankheit hat einen eher langwierigen Verlauf; sie ist letztlich (im Kindesalter) aber in der Regel ohne weitere Folgen abheilend.

Definition

Mehr als 1 auf 900 Mädchen ist vom vorwiegend im Genitalbereich (große Schamlippen) vorkommenden Lichen betroffen. Die Dunkelziffer bzw. Anzahl der nicht diagnostizierten Fälle ist dabei sehr hoch! 15 % der Frauen haben erste Anzeichen schon vor dem 13. Geburtstag. Und von den Fällen, die bei Mädchen auftreten, haben 70 % die ersten Symptome vor dem siebten Geburtstag, die Krankheit kann sogar schon in den ersten Lebensmonaten auftreten! Die Hautveränderung beginnt mit kleinen, scharf begrenzten rötlichen Herden, die dann zusammenlaufen und sich zu der typischen Erscheinungsform verwandeln: porzellanartige Weißfärbung und Verhornung zu pergamentartigem, leicht glänzendem Aussehen der betroffenen Haut. Der Hautveränderung liegt eine Verhärtung und Schrumpfung des unter der obersten Hautschicht liegenden Bindegewebes zugrunde. Selten können solche Herde auch am Rumpf beobachtet werden; diese sind meist asymptomatisch, ganz im Gegensatz zum Befall der Labien (Schamlippen). Das Mädchen kratzt sich auffällig oft am Genitale. Häufig wird dies als „Selbstbefriedigung“ missgedeutet. Dieses Symptom ist meistens der eigentliche Anlass für einen Arztbesuch.

Bei Jungen (sehr selten) kann die sklerotische Schrumpfung die Vorhaut betreffen und wie eine Phimose (Vorhautverengung) aussehen.

Begleitende bakterielle und mykotische (Pilzinfektion) Entzündungen können die Hautveränderungen überlagern und führen dann zu zusätzlichem Juckreiz.

Ursachen

Die Ursache der Erkrankung ist letztlich unbekannt. Man vermutet eine multifaktorielle Ursache, wobei auch die Vererbung eine Rolle zu spielen scheint. Man teilt den Lichen zu den Autoimmunerkrankungen hinzu.

Krankheitsbild

Die weißlich verfärbte Haut findet sich überwiegend auf den großen Schamlippen von Mädchen, oft in Form einer Acht, auch um den Anus herum. Manchmal sieht man auch Kratzspuren, und gelegentlich kommt es (wegen des Kratzens) zu Blutabgängen und Ausfluss, auch in den Urin. Das wiederum kann als Harnwegsinfekt missgedeutet werden!

Differenzialdiagnose

Häufig wird der Lichen als irritative Dermatitis, Vitiligo, postentzündliche Verfärbung, Pilzinfektion oder Folge eines Wurmbefalles fälschlicherweise diagnostiziert. Wie bereits erwähnt, wird die Reaktion des Kindes auf den lästigen Juckreiz oft als Selbstbefriedigung missverstanden.

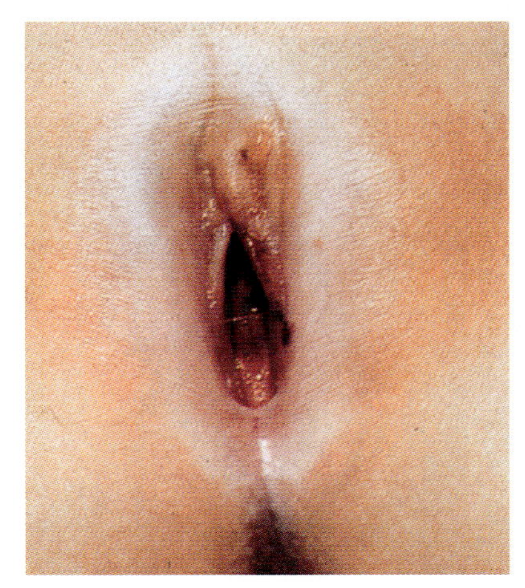

Die weißliche, elfenbeinartige typische Verfärbung der großen Schamlippen.

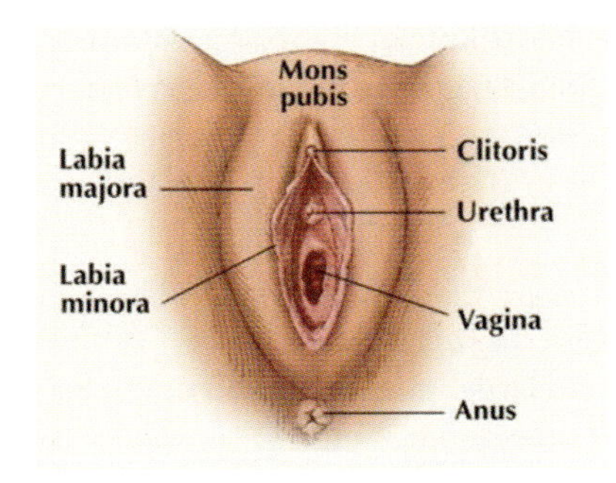

Komplikationen

Bleibt der Lichen über Jahre, über die Pubertät hinaus bestehen, besteht bei der erwachsenen Frau ein erhöhtes Risiko einer krebsartigen Entartung.

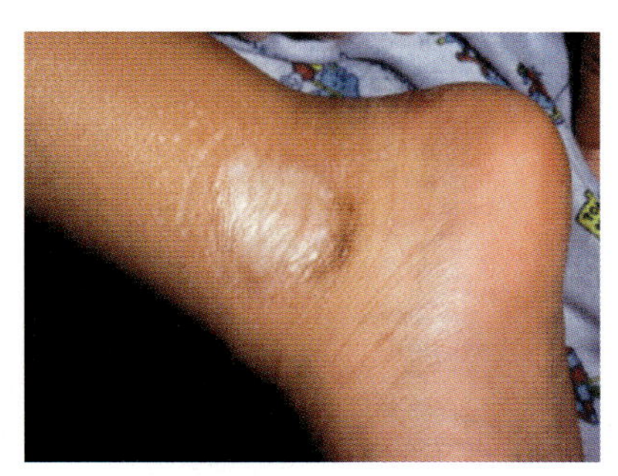

Auch am Fuß kann der Lichen (sehr, sehr selten) auftreten!

Einflüsse

Eine lokale Behandlung, vor allem um den stark störenden Juckreiz zu lindern bzw. zu heilen, ist unumgänglich! Normale Hygienemaßnahmen sind selbstverständlich. Auf hautreizende Seifen und Dusch- oder Intimwaschmittel sollte verzichtet werden.

Viele Mädchen, die vom Lichen betroffen sind, erleben die Diagnose als Traumatisierung. Vor allem die falschen Verdächtigungen der Umgebung lasten sehr auf dem Kind. Aufklärung der Eltern und des Mädchens, vor allem aber die korrekte Behandlung sind deshalb besonders wichtig! In einigen Fällen, besonders bei Adoleszenten, ist unter Umständen eine Psychotherapie zur Verarbeitung der Krankheit sehr wirkungsvoll.

Therapie

Die Therapie der Wahl ist die lokale Anwendung einer kortisonhaltigen Creme/Paste (siehe auch Infoblatt „Kortison"). Auch Calcineurinantagonisten wie Tacrolimus (Handelsname: Protopic®) sind hilfreich. Die Cremes müssen sechs bis acht Wochen angewendet werden. Tacrolimus kann auch für die Verhütung von Rückfällen aufgetragen werden.

Fetthaltige Salben, auch Sesam-, Mandel-, Oliven- und andere Öle unterstützen die Hautpflege. In die Scheide darf jedoch eine solche Creme nicht gelangen, sondern nur Vaseline.

Wenn bei Jungen eine Vorhautverengung wegen eines Lichens vorliegt, kommt man an einer Beschneidung meist nicht vorbei (siehe Infoblatt „Vorhaut").

Prognose

Die Erkrankung ist in den meisten Fällen selbstheilend, aber sehr hartnäckig und über Wochen und Monate andauernd – vor allem, wenn sie nicht behandelt wird.

Überreicht durch

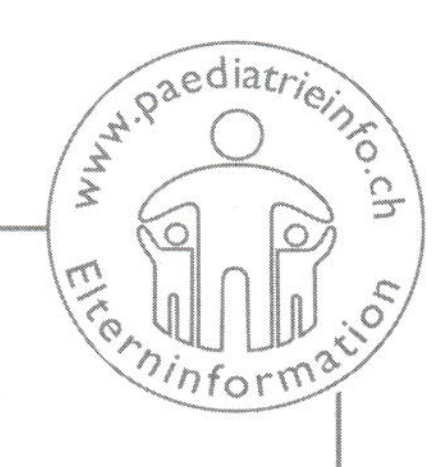

Nephrotisches Syndrom

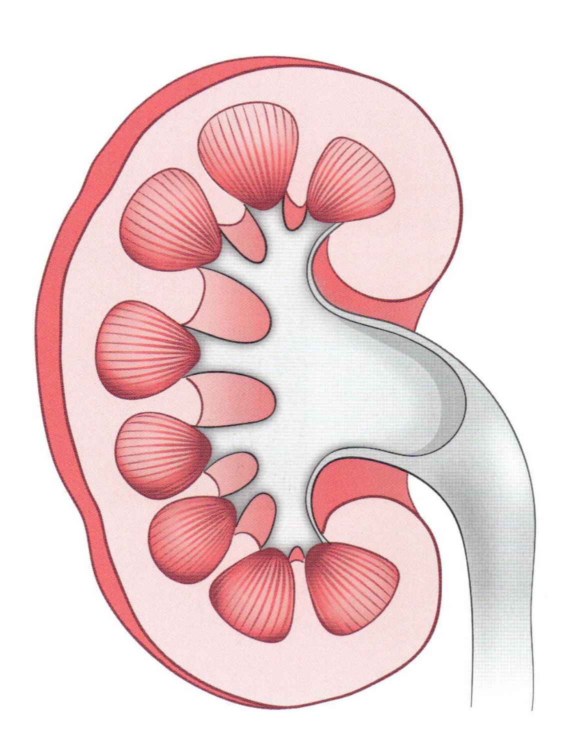

Das nephrotische Syndrom (NS) ist ein medizinischer Sammelbegriff für mehrere Symptome, die bei verschiedenen Erkrankungen des Glomerulums (Nierenkörperchen) auftreten. Es ist gekennzeichnet durch vier Leitsymptome: Proteinurie, Hypoproteinämie, periphere Ödeme und durch eine Hyperlipoproteinämie. Die Prognose ist mit korrekter Behandlung meist gut!

Definition

Das nephrotische Syndrom (NS) bedarf im Kindesalter aufgrund seiner anderen Ursachen, der Therapie und Prognose einer grundsätzlich anderen Beurteilung als im Erwachsenenalter. Das nephrotische Syndrom entsteht durch eine vermehrte Durchlässigkeit resp. Ausscheidung des Glomerulums (Nierenkörperchen) für Proteine (Eiweiße). Den größten Anteil an den Eiweißverlusten hat das Albumin, das ca. 60 % des im Blutplasma gelösten Eiweißes ausmacht. Die vermehrte renale Eiweißausscheidung nennt man Proteinurie. Das Eiweiß fehlt im Blut, und es kommt dadurch zu einer Hypoproteinämie (Eiweißmangel im Blut). Eine Eiweißausscheidung von mehr als 4 g/Tag deutet auf eine erhebliche Schädigung der Filterfunktion der Nieren hin. Regulär werden weniger als 0,05 g Eiweiß pro Tag über die Nieren ausgeschieden.

Bei sinkendem Albumingehalt im Blut kommt es zudem zu Ödemen (Hautschwellungen). Diese entstehen aufgrund eines durch den Albuminverlust bedingten erniedrigten kolloidosmotischen Drucks in den Gefäßen. Dies kann man sich so vorstellen: Die großen Eiweiße wie Albumin „saugen“ in der Blutbahn Wasser an. Falls zu wenig Albumin da ist, fällt dieser Effekt weg und Wasser tritt durch die Gefäßwände ins Gewebe aus.

Den Eiweißverlust versucht der Körper durch eine vermehrte Produktion von Lipoproteinen zu kompensieren. Das wiederum führt zu einer kompensatorischen Hyperlipidämie (erhöhte Blutfette). Außerdem ändert sich auch das Verhältnis der Blutfette untereinander (Dyslipidämie).

Ursache

Unterschiedliches Auftreten in den verschiedenen Ethnien sowie Häufungen in bestimmten Familien weisen auf genetische Ursachen hin. Allergische Dispositionen (Asthma, Heuschnupfen, atopisches Ekzem) werden überzufällig häufig gefunden. Man nimmt heute an, dass es sich beim NS um eine Erkrankung des Immunsystems handelt. Bei bestehender Disposition führen diverse, oft unbekannte Triggerfaktoren (z. B. Infektionen) zur vermehrten Eiweißdurchlässigkeit der Nieren. Bei ca. 80 % der Kinder finden sich mikroskopisch sogenannte minimale glomeruläre Läsionen (minimal change nephropathy, MCNS). In den restlichen Fällen sind andere mikroskopische Veränderungen vorhanden.

Krankheitsbild

Das nephrotische Syndrom beim Kind manifestiert sich meistens zwischen dem zweiten und sechsten Lebensjahr. Die Vorgeschichte ist kurz; man findet oft einen kurz zurückliegenden Infekt der oberen Atemwege. Die Kinder sind unleidlich, und die Arztkonsultation erfolgt oft wegen der Anschwellung der Augenlider, was für eine allergische Reaktion gehalten wird. Gelegentlich berichten Eltern von einer Gewichtszunahme und verminderter Urinmenge. Im Verlauf der Erkrankung kommt es zu einer vermehrten Neigung zu Infekten, da durch den Eiweißverlust auch Antikörper, besonders das IgG, verloren gehen. Des Weiteren kommt es zu einem Verlust an Antithrombin III, einem Bestandteil des Blutplasmas, das eine starke Hemmwirkung auf die Blutgerinnung hat. Es kann zu vermehrter Gerinnung des Blutes in den Gefäßen und somit zu Thrombosen kommen.

Diagnose

Die Konstellation Ödeme und Proteinurie ist schon fast beweisend. Es muss also der Urin untersucht werden, um die Menge des Proteinverlusts zu bestimmen.

Therapie

In der ersten Phase ist die Korrektur von Störungen des Salz- und Wasserhaushaltes entscheidend. Die Flüssigkeitszufuhr wird eingeschränkt, es werden wassertreibende Medikamente (Diuretika) verabreicht und allenfalls muss Albumin zugeführt werden. Dieser Prozess ist sehr heikel und muss genau überwacht werden. Je nach Schweregrad müssen auch prophylaktische Antibiotika (Infektgefahr) verabreicht und eine Thromboseprophylaxe durchgeführt werden.

Immunsuppressive Therapie

Zur eigentlichen Behandlung der Nierenfehlfunktion wird Prednison 60 mg/m2 Tag oral (max. 80 mg) aufgeteilt auf drei Tagesdosen über sechs Wochen und anschließend 40 mg/m2 (max. 60 mg) alle zwei Tage (alternierend) in einer morgendlichen Dosis über ebenfalls sechs

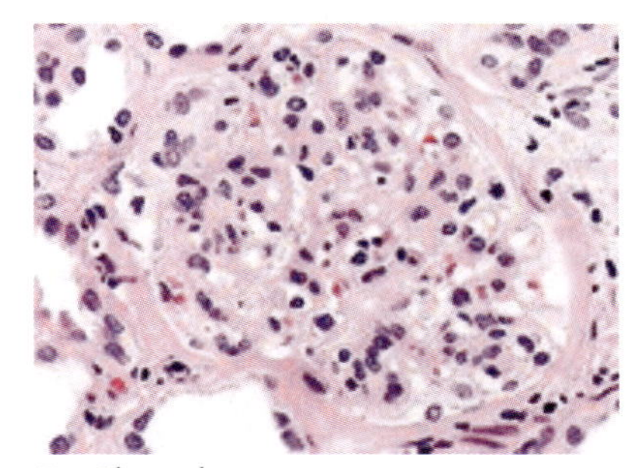

Ein Glomerulum

Wochen verabreicht. Danach empfiehlt sich ein Absetzen des Medikamentes. Unter dieser Therapie ist in der Regel nach sieben bis acht Tagen mit einem Verschwinden der Proteinurie, nach 25 bis 30 Tagen mit einem Anstieg des Albumins im Blut über 36 g/l und nach drei bis sechs Monaten mit einer Normalisierung des Serums IgG zu rechnen. Falls die Krankheitssymptome nach vier Wochen oraler Prednison-Therapie nicht nachlassen (ca. 10 %), liegt definitionsgemäß eine primäre Steroidresistenz vor, und es muss eine Nierenbiopsie erfolgen. Dabei wird mit einer langen Nadel die Niere punktiert und etwas Gewebe zur Untersuchung entnommen.

Vor jeglicher immunsuppressiver Therapie müssen virale Infektionen (Herpesgruppe, Hepatitis) als Auslöser des NS ausgeschlossen werden.

Rezidivtherapie

Circa 50 % der Patienten erleiden trotz erfolgreicher Ersttherapie ein oder mehrere Rückfälle (Rezidive). Die Standardtherapie der Rezidive nach den Empfehlungen der APN (Amerikanische Gesellschaft der Nephrologen) besteht aus Prednison 60 mg/m2 pro Tag (max. 80 mg) aufgeteilt auf drei Tagesdosen, bis der Morgenurin mindestens drei Tage lang eiweißfrei ist (Albustix® negativ) gefolgt von Prednison 40 mg/m2 alternierend (max. 60 mg) in einer morgendlichen Dosis über vier Wochen. Ist trotz hoher Pred- nisondosis (60 mg/m2/Tag) keine Besserung eingetreten, spricht man von sekundärer Steroidresistenz, auch hier wird eine Nierenbiopsie nötig.

Bei wiederholten Rezidiven werden andere Medikamente wie zum Beispiel Cyclophosphamid eingesetzt, um Nebenwirkungen des Prednisons zu vermeiden.

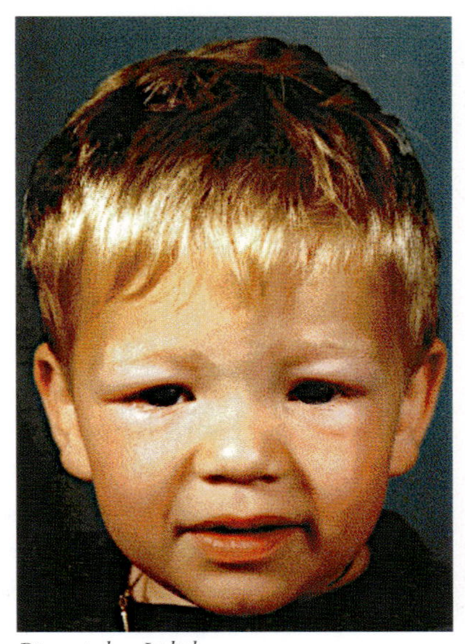

Die typischen Lidödeme

Prognose

Das nephrotische Syndrom ist zwar langwierig und braucht medikamentöse Behandlung, hat aber in den allermeisten Fällen eine sehr gute Prognose.

Überreicht durch

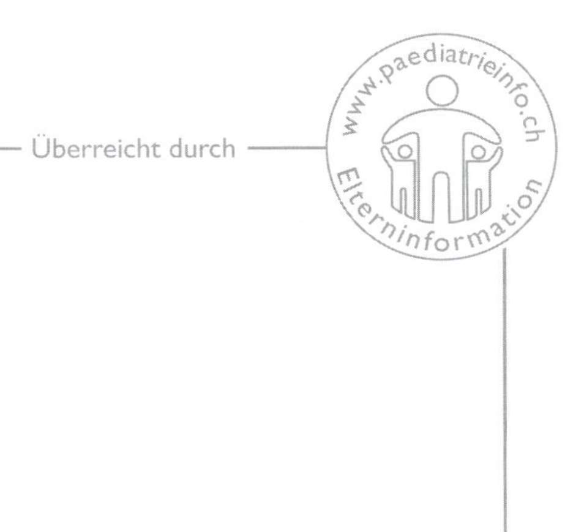

Vorhautentzündung

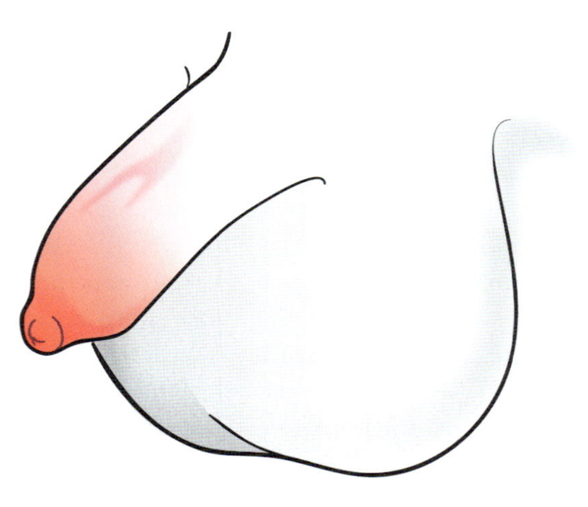

Jegliche Entzündung der Eichel nennt man „Balanitis", unabhängig von der Ursache. Etwa bei 6 % der kleinen Jungen kann eine Balanitis auftreten. Sie ist also recht häufig! Die Eichel ist der vordere Teil ihres Geschlechtsorgans (Glied, Penis). Beim Kleinkind ist vor allem der Raum zwischen Vorhaut und Eichel infiziert, und es kommt zu einer Rötung und Anschwellung der Vorhaut (= Präputium). Ist die Vorhaut (griech.: pósthe) ebenfalls betroffen, so spricht man von einer Balanoposthitis. Die Entzündung kann jucken, brennen, schmerzen und nässend sein. Die Behandlung durch den Arzt ist einfach und in der Regel effektiv.

Definition

Die Balanitis des Kleinkindes entsteht durch eine Infektion des Raumes zwischen Vorhaut und Eichel. Kleinkinder haben, wenn sie nicht beschnitten sind, eine Vorhaut, die die Eichel bedeckt und sich in der Regel nicht über die Eichel zurückstreifen lässt. Dadurch können im Zwischenraum Infektionen entstehen, und zwar trotz des sich darin befindenden desinfizierenden Smegmas (griech.: smégma, „Seife"). Dies ist eine weiße bis hellgelbe Substanz, die aus Sekret von Talgdrüsen, abgestorbenen Hautzellen sowie Urinrückständen besteht.

Am häufigsten wird eine Balanitis durch betahämolysierende Streptokokken (wie bei der Angina), aber auch andere Erreger, selten auch durch Pilze verursacht. Eine mangelhafte Hygiene ist an der Entzündung nicht schuld!

Symptome

Durch die Entzündung rötet sich die Vorhaut, ist überwärmt, schmerzhaft und schwillt wie alle Schleimhäute stark an. Manchmal gibt das Kind auch an, dass es Schmerzen beim Urinieren verspürt. Auch wenn das Glied stark geschwollen und gerötet ist, kommt es nie zu einem Verschluss der Vorhaut. Manchmal allerdings kann die Vorhaut beim Urinieren wie ein Ballon anschwellen (ballonieren). Manchmal entleert sich auch etwas Eiter aus der Vorhaut (siehe Abbildung). Falls eine, bei kleinen Knaben häufig vorhandene, Vorhautverklebung vorliegt, dann löst sich diese oft anlässlich einer Balanitis oder wird durch die Spülung durch den Arzt gelöst.

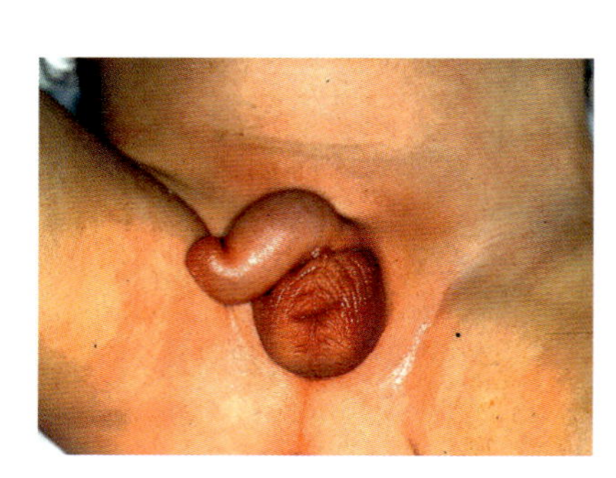

Eine typische Balanoposthitis: Schwellung und Rötung.

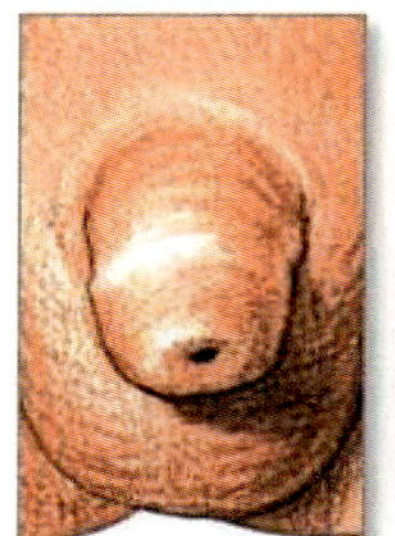

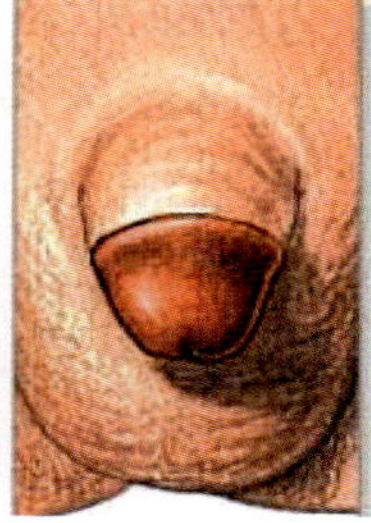

Falls die Vorhaut auch nach einer konservativen Behandlung immer wieder zu Balanoposthitiden neigt, muss eine Beschneidung vorgenommen werden!

Behandlung

Die Balanitis ist praktisch immer heilbar. Als Basistherapie dient die Behandlung mit desinfizierenden Mitteln. Dies können, je nach Situation, Sitzbäder oder eine Spülung des Zwischenraumes unter der Vorhaut sein. Bei ausgeprägten Symptomen sind auch Antibiotika nötig.

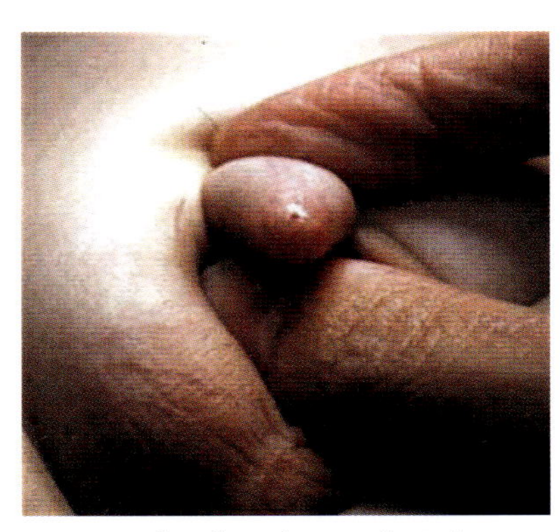

Die enge Vorhaut hat sich entzündet: Balanitis.

Nur in seltenen Fällen muss die Therapie wiederholt werden. Die Balanitis kann allerdings zu einem späteren Zeitpunkt wieder auftreten. Sollte dies allzu oft geschehen, muss eine Beschneidung der Vorhaut diskutiert werden, um eine definitive Abheilung zu erreichen (siehe auch Infoblatt „Phimose"). Bei einer Phimose (abnormale Vorhautverengung) kann jedoch zuerst ein Behandlungsversuch mit kortisonhaltigen Cremes durchgeführt werden. Dadurch kann die Vorhautöffnung vergrößert werden und die Vorhautverengung kann verschwinden.

Selbsthilfe

Auch wenn die Vorhaut des kleinen Jungen sehr eng ist (angeborene Verengung der Vorhaut), sollten Sie keinesfalls versuchen, diese zurückzustreifen, um die darunter liegende Eichel zu reinigen. Dies führt nur zu kleinen Verletzungen der Schleimhaut, die erst recht zu einer narbigen Verengung der Vorhaut, einer Phimose führen. Der Penis Ihres Sohnes gehört ihm, lassen Sie ihn in Ruhe! In allen Fällen einer Balanitis ist es ratsam, einen Kinderarzt aufzusuchen.

Vorbeugung

Sie können einer Balanitis nicht zuverlässig vorbeugen. Hüten Sie sich vor übereifrigen Hygienemaßnahmen!

Prognose

Die Prognose ist exzellent. Die harmlose, aber unangenehme Entzündung heilt nach einer Spülung innerhalb von einigen Stunden folgenlos ab!

Überreicht durch

www.paediatrieinfo.ch Elterninformation

Vorhautverengung

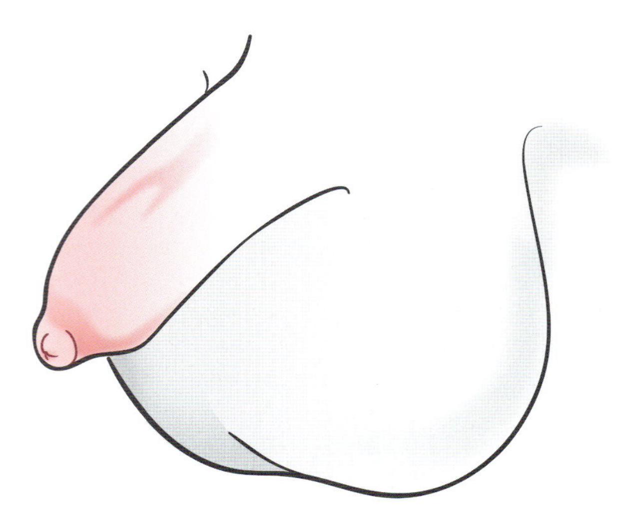

Falls sich die Vorhaut bis zum zweiten Geburtstag Ihres Kindes nicht frei hinter die Eichel streichen lässt, können zwei verschiedene Störungen ursächlich vorliegen. Entweder ist die Vorhaut mit der Eichel verwachsen (Präputialverklebung), oder es handelt sich um eine Vorhautverengung (Phimose).

Definition

Im ersten Fall (Präputialverklebung, auch physiologische Phimose) ist keine Behandlung nötig. Die Vorhautverwachsung löst sich mit den Jahren von alleine. Mit drei Jahren ist diese normale (physiologische) Phimose in etwa 50 % der Fälle, mit fünf Jahren in 95 % und mit 17 Jahren in 99 % spontan verschwunden.

Im anderen Fall handelt es sich um eine Vorhautverengung (echte Phimose). Sie ist eine recht häufige Störung junger Knaben. Leider werden noch heute für die Säuglingspflege ungünstige Ratschläge gegeben. So wird beispielsweise geraten die Vorhaut des Säuglings regelmäßig hinter die Eichel zu schieben, um diese zu reinigen. Dies führt, bei der ohnehin schon engen Vorhaut des Säuglings, zu feinen Rissen, die später vernarben können und so eine Vorhautverengung verursachen. Also bitte: Die Vorhaut gehört Ihrem Sohn, lassen Sie die Finger davon! Sie reinigt sich selbst. Bei ausgeprägter Vorhautverengung kann sich das Smegma (Vorhautsekret) nicht mehr gut entleeren. Es kann zu wiederholten Infekten kommen. Durch die Verengung ist das Harnlassen erschwert. Später ist die geschlechtliche Betätigung gefährdet. Deshalb raten wir bei solchen Komplikationen oder Persistenz der Verengung bis ins Schulalter zur Sanierung der Phimose.

Salben

Bei den physiologischen Phimosen besteht, wie schon erwähnt, eine hohe Spontanheilungsrate. Die Verklebungen lösen sich praktisch immer, die Frage ist nur, wann. Dieser Prozess kann mit bestimmten Salben beschleunigt werden. Sehr gute Resultate zeigen Kortisonpräparate. Das Kortison bewirkt eine Lösung von Verklebungen, aber auch eine Erweiterung der engen Vorhaut (echte Phimose). Das Gewebe wird weicher und elastischer. Diese Salben werden zweimal pro Tag in die Vorhaut eingerieben und über vier Wochen angewandt. Bei drei Viertel der Jungen führen sie zum Erfolg, allerdings sind Rückfälle nach dem Absetzen der Therapie nicht selten. Es gilt die Faustregel: je jünger das Kind desto häufiger die Rückfälle.

Vereinzelt wurden auch Untersuchungen mit anderen Präparaten (Östrogene oder kortisonfreie Entzündungshemmer) durchgeführt, die ebenfalls eine Wirkung zeigten und durchaus versucht werden können.

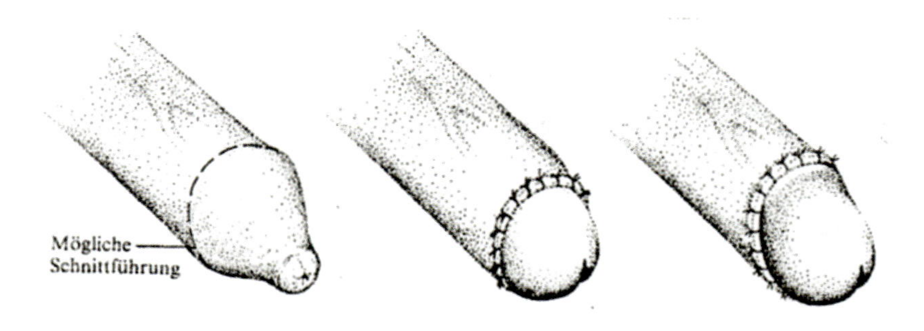

Zirkumzision

Falls eine Salbentherapie keinen Erfolg bringt und auch bei stark vernarbten Phimosen, muss eine Zirkumzision durchgeführt werden. Die Operation wird bei Kleinkindern in Vollnarkose durchgeführt. Bei größeren Knaben und bei Neugeborenen ist auch eine Lokalanästhesie möglich. Der Eingriff dauert nicht sehr lange, verlangt jedoch sehr genaues Arbeiten. Der Eingriff wird in der Regel ambulant durchgeführt. Es gibt verschiedene Operationsmethoden: Bei der eigentlichen Zirkumzision wird die verengte Vorhaut entfernt. Danach wird das innere Vorhautblatt wieder mit dem äußeren vernäht (siehe Illustration).

Bei der Plastibell-Methode wird die verengte Vorhaut durch Abschnürung abgetrennt. Wenige Tage danach fällt der überflüssige Teil der Vorhaut ab. Diese Methode eignet sich nur für kleine Jungen, zum Beispiel im „Windelalter".

Die Naht wird mit selbstauflösenden Fäden genäht. Wichtig ist eine genügende Pflege der Vorhaut nach der Operation mit bestimmten Salben, um deren Entzündung zu hemmen. Auch sollte das Kind einige Tage nach der Operation das Fahrradfahren u. ä. „Sportarten" unterlassen. Bei der Nachkontrolle wird Ihr Hausarzt/Kinderarzt das Operationsergebnis überprüfen.

Die nach der Operation auftretende Schwellung geht nach wenigen Tagen von allein weg. Komplikationen treten nur in Ausnahmefällen auf. Es kann zu Nachblutungen, Wundinfektionen oder zu einer erneuten narbigen Verengung der Vorhaut kommen.

Ablauf der Operation

Ihr Kind sollte ca. zwei Stunden vor dem Eingriff in die Klinik eintreten. Ihr Kind kann sich in dieser Zeit auch etwas mit der neuen Umgebung vertraut machen. Während des Eingriffs können die Eltern meist nicht dabei sein. Nach dem Eingriff sollte eine Person anwesend sein, die das Kind gut kennt. Eine anschließende Überwachung von mindestens fünf bis sechs Stunden ist erforderlich. Planen Sie daher genügend Zeit ein. Nach ca. vier Stunden kann Ihr Kind Tee und Zwieback zu sich nehmen.

Wir möchten Sie nochmals daran erinnern, dass Ihr Kind beim Eintritt ins Krankenhaus nüchtern sein muss. Dies bedeutet, dass es ab Mitternacht weder essen noch trinken darf. Der Arzt Ihres Kindes gibt Ihnen Ausnahmen von dieser Regel bekannt.

Wenn Ihr Kind regelmäßig Medikamente einnehmen muss, besprechen Sie bitte mit dem Arzt, wie Sie am Tag des Eingriffs vorgehen müssen.

Falls Ihr Kind kurz vor dem Eintritt erkranken sollte, melden Sie sich bitte beim Arzt Ihres Kindes.

Schließlich sollten Sie nicht vergessen, für Ihr Kind ein wichtiges Schmusetier oder Ähnliches und die nötigsten Toilettensachen mitzubringen.

Wir wünschen Ihrem Sohn für den Eingriff alles Gute!

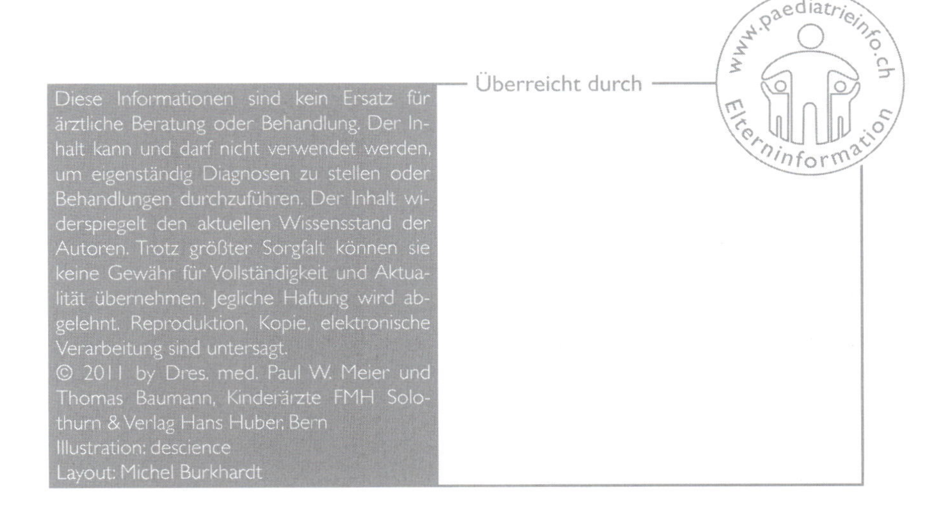

Wasserbruch

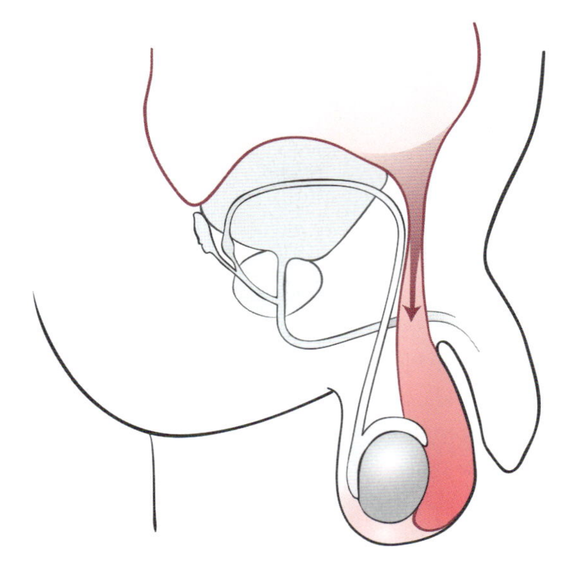

Ein Wasserbruch, im Fachjargon Hydrozele genannt, ist ein unvollständiger Verschluss des Processus vaginalis testis. Dieser Processus ist eine fingerförmige Ausstülpung des Bauchfells, in der der Hoden von der Bauchhöhle in den Hodensack wandert. Durch den offenen Processus kann sich nun Flüssigkeit aus dem Bauchraum in den Hodenhüllen ansammeln und zur Schwellung des Hodensackes führen. Die operative Behandlung ist nur selten nötig, da sich der Wasserbruch meist selbst zurückbildet. Selten verbirgt sich hinter einem Wasserbruch ein Leistenbruch, deshalb ist eine genaue ärztliche Abklärung wichtig!

Definition

In der Embryonalzeit wandern die Hoden von der Bauchhöhle in den Hodensack. Dabei stülpen sich die Hüllen des Bauchfells fingerförmig aus und bilden den Processus vaginalis testis (siehe Titelbild). Normalerweise verödet dieser Processus rasch. Gelegentlich kann es jedoch vorkommen, dass sich die einzelnen Häute nicht verkleben, dann kann sich Flüssigkeit aus der Bauchhöhle in den Hodenhüllen ansammeln und damit zur „Hydrozele", zum Wasserbruch führen. Je nach Höhe der Flüssigkeitsansammlung unterscheidet man eine Hydrocele testis (Ansammlung im Hodensack) oder Hydrocele funiculi (Ansammlung im Bereich des Samenstranges). Letztere muss unter Umständen, da sie auf den Samenstrang – vor allem aber auf die Gefäßversorgung der Hoden - drücken kann, operiert werden.

Krankheitsbild

Der Wasserbruch ist asymptomatisch, das heißt, das Kind merkt nichts. Es kommt zu einer schmerzlosen, oft wechselnd großen Schwellung im Bereich der Leiste, vor allem aber des Hodens. Die Schwellung ist typischerweise bei Fieber besonders groß.

Differenzialdiagnose

Manchmal kann auch ein Hodenhochstand oder eine Leistenhernie mit einem Wasserbruch verwechselt werden. Allenfalls hilft, neben der körperlichen Untersuchung des Kindes, eine Ultraschalluntersuchung zur Abklärung. Auch ein vergrößerter Lymphknoten kann irrtümlich für einen Wasserbruch gehalten werden. Eine ärztliche Untersuchung kann dies ausschließen. Typisch für den Wasserbruch ist das Aufleuchten beim Durchleuchten mit einer (kalten) Taschenlampe (siehe Abbildung).

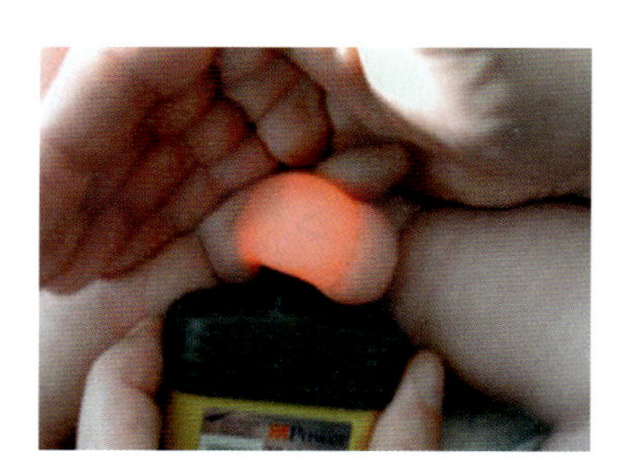

„Durchleuchtung" (positive Diaphanoskopie) eines Wasserbruchs.

Komplikationen

Wasserbrüche machen in der Regel keinerlei Komplikationen! Einzig der Wasserbruch im Samenstrang muss, weil er unter Umständen die Blutzufuhr zum Hoden beeinträchtigen kann, operiert werden. Die Funktion des Hodens wird aber durch den Wasserbruch nicht gefährdet.

Einflüsse

Äußere Einflüsse wie Fieber oder auch Stress können den Wasserbruch anschwellen lassen.

Therapie

Die Behandlung ist in der Regel abwartend. Bis ins Alter von zwei Jahren bildet sich die Schwellung in aller Regel zurück, ein Spontanverschluss ist möglich.
Eine seltene Operationsindikation besteht, wenn der Wasserbruch auch nach dem zweiten Lebensjahr noch sehr groß

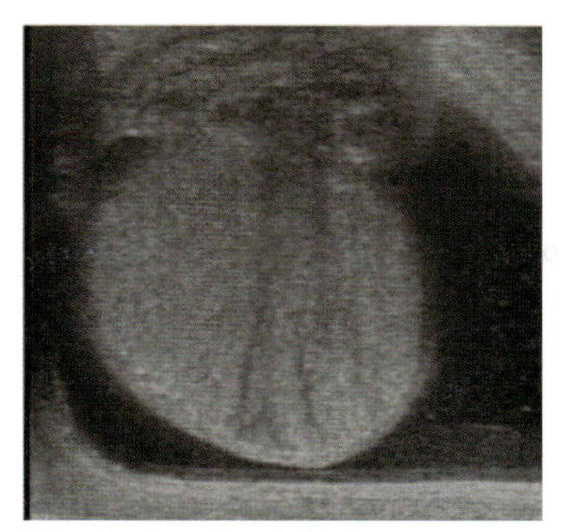

Wasserbruch im Ultraschallbild.

ist, es sich um eine Hydrocele funiculi handelt und wenn der Verdacht auf einen begleitenden Leistenbruch nicht ausgeschlossen werden kann.
Die Operation wird in Vollnarkose durchgeführt, und es handelt sich um einen ambulanten, kleinen Eingriff. Dazu muss ein Schnitt in der Leiste gemacht, der offene Processus vaginalis (Bauchfellspalte) freigelegt und in Richtung Bauchfell verschlossen werden.

Die Heilung nach der Operation ist praktisch immer vollständig!

Prognose

Der Wasserbruch heilt in der Regel spontan ab. Bei einer selten nötigen Operation ist der Heilungserfolg praktisch immer vollständig.

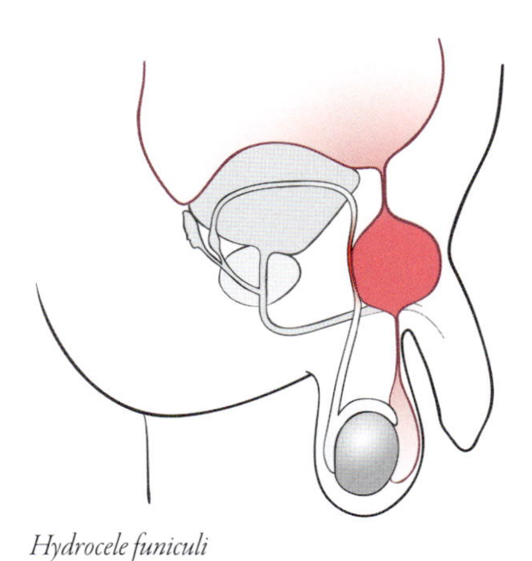

Hydrocele funiculi

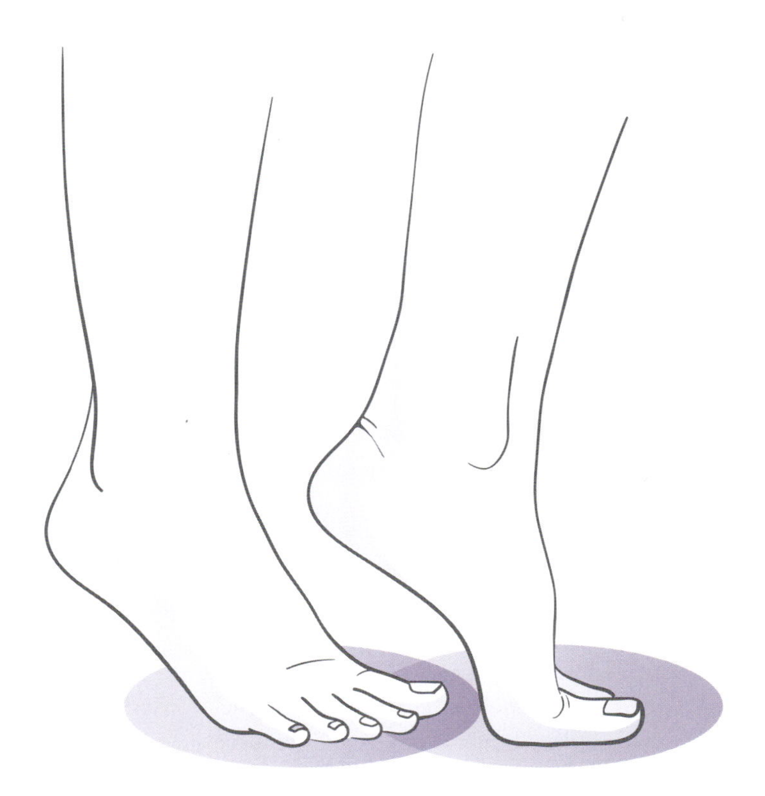

Unter infantiler Cerebralparese (CP) wird eine Gruppe von Symptomen zusammengefasst, deren auffälligste Merkmale Bewegungs- oder Haltungsstörungen sind. Hervorgerufen werden diese Störungen durch Schädigungen bestimmter Hirnregionen, die die regelrechte Funktion der Muskulatur steuern. Als Ursache der CP kommen Entwicklungsstörungen oder Hirnschädigungen meist in der Schwangerschaft, viel seltener während der Geburt oder kurz nach der Entbindung in Frage. Die CP ist ein Dauerzustand und kann nicht „geheilt" werden! Sie ist die häufigste Ursache für Behinderungen bei Kindern und betrifft ungefähr eins von 400 Kindern.

Auftreten

Man hat beobachtet, dass in den letzten Jahren bestimmte Formen der infantilen Cerebralparese (CP) etwas häufiger auftreten. Dies ist unter anderem auch darauf zurückzuführen, dass immer mehr Frühgeborene mit sehr niedrigem Geburtsgewicht überleben.

Ursachen

In vielen Fällen lässt sich die Ursache der infantilen Cerebralparese nicht sicher feststellen. Man weiß aber, dass das sich entwickelnde Gehirn durch bestimmte Infektionen während der Schwangerschaft (Röteln) oder im Säuglingsalter (Meningitis) geschädigt werden kann. Andere Ursachen sind Hirnblutungen, mangelnde Sauerstoffversorgung des Gehirns, zu niedriger Blutzucker, schwere Gelbsucht (wie etwa bei Rhesusfaktorinkompatibilität) oder Kopfverletzungen während oder kurz nach der Geburt. Am häufigsten sind jedoch Schädigungen des kindlichen Gehirns in der Schwangerschaft. Die Ursache dafür bleibt leider oft im Dunklen. Eindeutig häufiger kommt die infantile Cerebralparese bei Frühgeborenen vor. Außerdem gibt es einige seltene Erbkrankheiten, die in ihrem Erscheinungsbild der infantilen Cerebralparese ähneln.

Formen

Man kann die Cerebralparese in bestimmte Formen der Bewegungsstörung, die durch sie ausgelöst werden, gruppieren. Normalerweise werden sie in drei charakteristische Symptome eingeteilt: Spastik, Athetose und Ataxie. Unter spastischer infantiler Cerebralparese versteht man eine Störung, bei der sich bestimmte Muskeln stark versteifen, was den Bewegungsablauf erschwert. Ursache hierfür sind Schädigungen in bestimmten Bereichen der Hirnoberfläche (Cortex), die für kontrollierte (willkürliche) Bewegungen zuständig sind. Je nach betroffenen Gliedmaßen teilt man die spastische infantile Cerebralparese in drei Subtypen ein:

- Spastische Hemiplegie ist die häufigste Form der infantilen Cerebralparese, bei der vorwiegend eine Körperhälfte (d. h. ein Arm und ein Bein) betroffen ist. Kinder mit dieser Lähmungsform werden im Allgemeinen mit der Zeit recht selbständig, sie lernen zu gehen, allerdings hinken sie dabei in der Regel und können oft beide Arme/Beine nicht gleich gut benutzen.

- Bei der spastischen Diplegie sind beide Körperhälften betroffen und hier hauptsächlich die Beine. Häufig tritt diese Form bei Frühgeborenen auf. Oft sind die Beine nach innen gedreht und überkreuzen sich in Höhe der Knie, was man als „Scissoring" (etwa: Beinschere) bezeichnet. Kinder mit spastischer Diplegie sind in der Lage, kurze Strecken zu gehen, für längere Wege oder außer Haus ist aber meist ein Rollstuhl erforderlich. Die Arme sind zwar weniger stark betroffen, trotzdem fällt es diesen Kindern oft schwer, ihre Hände zu benutzen, um Gegenstände zu greifen. Außerdem schielen Kinder mit spastischer Diplegie nicht selten.
- Die schwerste Form der CP ist die spastische Tetraplegie, bei der beide Arme und beide Beine betroffen sind. Kinder mit dieser Störung können im Allgemeinen nicht ohne Hilfe laufen oder sitzen. Außerdem bestehen oft Lernschwierigkeiten sowie Seh- und Sensibilitäts- und andere Wahrnehmungsstörungen. Ein häufiger Befund sind Schielen und epileptische Anfälle.

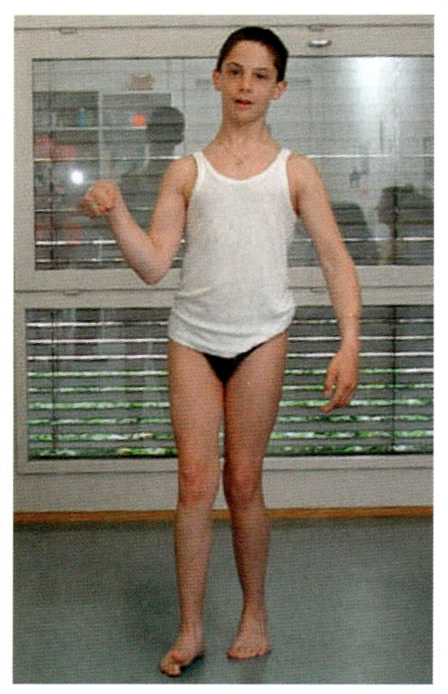

Hemisymptomatik rechts

- Bei der Athetose handelt es sich um Schädigungen in tiefer gelegenen Hirnregionen, die für die Steuerung von Koordination, Gleichgewicht und Qualität der Bewegungsmuster verantwortlich sind. Athetose bedeutet unkontrollierte, langsame, schraubende Bewegungen der Gliedmaßen und des Rumpfes. Bei Kindern mit dieser Form der infantilen Cerebralparese beobachtet man allerdings auch ruckende, zuckende Bewegungen (Chorea) oder stark auffallende Wechsel im Muskeltonus (Dystonie). Häufig führen diese unwillkürlichen Bewegungen zu Geh-, Gleichgewichts- und Sprechstörungen (Dysarthrie) sowie Beschwerden beim Schlucken. In manchen Fällen ist die Gesichts- oder Zungenmuskulatur betroffen, was sich in Grimassieren oder Speichelausfluss äußert. Die athetotischen Bewegungen verstärken sich im Allgemeinen, wenn das Kind aufgeregt ist, verschwinden dagegen im Schlaf.

Bei Kindern mit ataktischer infantiler Cerebralparese (der seltensten Form der infantilen Cerebralparese) sind Gleichgewicht und Koordination gestört. Beim Gehen schwanken sie, und häufig kommt es zu Stürzen. Außerdem zittern ihre Hände, und sie sprechen undeutlich.

Häufig finden sich Mischformen, bei denen Spastik und Ataxie oder Spastik und Athetose im Vordergrund stehen.

Hemisymptomatik rechts

Symptome

Jedes Kind mit CP ist unterschiedlich stark betroffen. Das heißt, die Schwierigkeiten bei der Steuerung von Bewegung und Haltung reichen von „kaum wahrnehmbar" bis hin zu „sehr auffällig". Bei manchen Kindern äußert sich die Störung lediglich in leichter Schwäche oder Hinken, während andere Schwierigkeiten beim Krabbeln, Gehen, Sprechen, Essen oder beim Gebrauch ihrer Hände haben. Wieder andere können nicht frei sitzen. Die am stärksten betroffenen Kinder sind schwer behindert und für den Rest ihres Lebens auf Betreuung und Pflege angewiesen. Bisweilen wird die infantile Cerebralparese erst erkannt, wenn sich bei dem betreffenden Kind Verzögerungen in der Entwicklung von Bewegung, Haltung und Gleichgewicht einstellen, also Funktionen, die für regelrechtes Sitzen und Stehen erforderlich sind. In der Regel manifestieren sich spastische Hemiplegie und spastische Diplegie, bevor das Kind zwei Jahre alt ist.

Neben den Schwierigkeiten beim Bewegen von Armen und Beinen leiden Kinder mit infantiler Cerebralparese oft noch an anderen Behinderungen oder Krankheiten. Zu diesen gehören Anfälle (Epilepsie), Schluckbeschwerden oder Störungen der Mimik, Speichelausfluss, Sprach- und Hörstörungen sowie Sehstörungen (etwa Schielen). Die intellektuellen Fähigkeiten (Lernen) können normal, aber auch schwer eingeschränkt sein. Bei vielen Kindern ist die intellektuelle Leistung unauffällig, allerdings bestehen bei ihnen bestimmte Lernbehinderungen, die mit ihren Sehstörungen und motorischen Ausfällen zusammenhängen. Bei manchen Kindern mit infantiler Cerebralparese ist die Berührungs- und Schmerzempfindung vermindert, häufig sind Inkontinenz und Bettnässen. Diese Probleme können sich störend auf Kommunikationsverhalten und Mobilität auswirken und Lernschwierigkeiten verursachen. Ohne entsprechende Betreuung und sinnvolle Beratung führt die CP demnach nicht nur zu körperlichen und intellektuellen Defiziten, sondern auch zu psychischen und sozialen Problemen. Vermeidbar ist dies jedoch, wenn die richtige Hilfe frühzeitig angeboten wird, möglichst unmittelbar nach Diagnosestellung.

Warum ist möglichst normales Laufen so wichtig?

Eines der Hauptziele der Physiotherapie ist es, Kinder mit CP zu ermutigen und zu unterstützen, so normal wie möglich zu laufen. Um die Auswirkungen der Spastik zu kompensieren, gewöhnen sich diese Kinder oft einen abnormen Gang an, etwa durch übermäßige Beugung in den Hüft- und Kniegelenken („Kriechgang"). Dabei besteht aber die Gefahr, dass sich die betroffenen Muskeln verkürzen (Muskelkontraktur) und die Gelenke versteifen. Im schlimmsten Fall kommt es zu Verformungen der Knochen. Mit dem Wachsen kann sich die Lage dann ohne geeignete Behandlung noch verschlimmern, da Knochen schneller wachsen als

Muskeln, so dass die Länge der Gliedmaßen und die Länge von Muskeln und Sehnen immer weiter differieren. Um wachsen zu können, müssen junge Muskeln gedehnt und erschlafft sein. Daher sind die betroffenen Gliedmaßen und Muskeln kürzer als normal.
Die Spastik in der Wadenmuskulatur (Musculus gastrocnemius und soleus) sowie der Zug an der Achillessehne (Fersenband), an der die Muskeln ansetzen, begünstigen, dass die Kinder auf ihren Zehen laufen (Spitzfuß) anstatt normal mit der Ferse zuerst aufzusetzen. Bei dieser Fußstellung besteht die Gefahr, dass sie sich ihre Zehen auf unebenem Boden anstoßen, stolpern und hinfallen. Bleiben die betroffenen Muskelpartien unbehandelt, kommt es letztlich zu einer Dauerkontraktion mit Stellungsanomalien der Gliedmaßen (Deformität und Gelenkkontrakturen). Die Folge sind Bewegungseinschränkungen in den Gelenken und frühzeitige Verschleißerscheinungen der Knochen und Gelenke bis hin zu Dislokationen des Hüftgelenks. Kontrakturen gehören zu den häufigsten Komplikationen, und Dislokationen im Hüftgelenk kommen häufig bei Kindern mit spastischer Symptomatik der unteren Extremitäten vor. Die Gefahr einer solchen Schädigung kann jedoch drastisch reduziert werden, wenn frühzeitig interveniert wird.

Behandlung

Die CP ist nicht heilbar. Bei sorgfältiger und individueller Beurteilung der Störungen jedes einzelnen Kindes und mit adäquaten Rehabilitationsmaßnahmen im Zusammenwirken mit den Eltern lassen sich aber viele der Sekundärprobleme auf ein Mindestmaß beschränken, und es wird sichergestellt, dass jedes Kind in seiner Entwicklung bestmöglich gefördert wird. Wenn das Kind bereits früh adäquat betreut wird, hat es später gute Chancen auf ein ausgefülltes und weitgehend selbständiges Leben. Wichtig ist hierbei, dass für jedes Kind ein individueller Behandlungsplan mit klar definierten, praktikablen Zielen erstellt wird. Eine der Hauptprioritäten in der Frühphase der

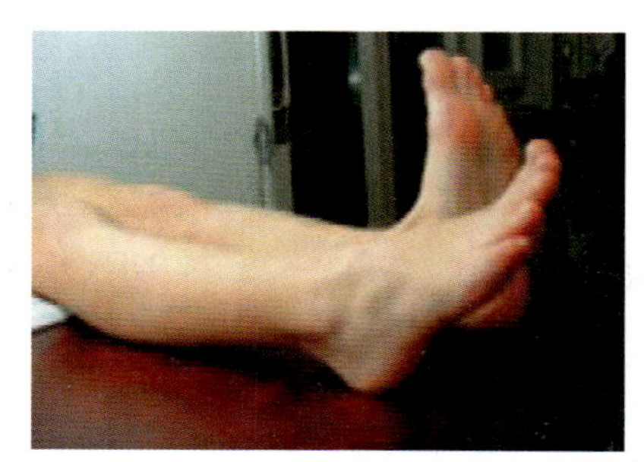

Spitzfuß rechts

Behandlung wird die Therapie der Spastik, des wohl gravierendsten Symptoms, sein. Alle anderen damit verbundenen gesundheitlichen Probleme sollten ebenfalls so umfassend wie möglich behandelt werden. Mitunter ist neben der Familienberatung und sozialen Unterstützung eine Behandlung durch verschiedene Fachärzte und Therapeuten erforderlich. Als Eltern sind Sie maßgeblich an der Planung und Entscheidung über die geeignete Behandlungsform Ihres Kindes beteiligt. Auch bei der tagtäglichen Behandlung und den Übungsprogrammen spielen Sie eine Schlüsselrolle.

Physiotherapie

Die Physiotherapie (Anwendung von körperlichen Bewegungsübungen, Massage, Lagerung, Gipsschienen, Stützkorsetts usw.) ist ein ganz wesentlicher Bestandteil bei der Behandlung. Dabei lernen die Kinder, ihre Muskeln zu beherrschen und das Gleichgewicht zu halten. Die Eltern wiederum lernen, wie sie ihren Kindern helfen können, körperlich so unabhängig wie möglich zu werden. Manchmal werden bestimmte Muskeldehnungsübungen empfohlen, um das Muskelwachstum anzuregen. Spezielle, auf die Bedürfnisse des sich entwickelnden Kindes zugeschnittenen Übungen zur Verbesserung des Bewegungsgrades dienen zur Kraftentwicklung und Erhaltung oder Steigerung der Gelenkbeweglichkeit. Körperliche Bewegungsübungen fördern die Muskelkräftigung und erhöhen die körperliche Ausdauer; außerdem wird dadurch verhindert, dass nicht beanspruchte Muskelpartien ermüden und atrophieren oder sich Gelenkkontrakturen ausbilden. Ein weiteres Ziel der Physiotherapie ist die Verbesserung der präzisen Beherrschung kleiner Muskeln, die beim Essen, Ankleiden oder Schreiben benötigt werden (auch Feinmotorik genannt).
Manche Kinder profitieren von Spezialfußschienen und Gehhilfen (orthopädische Apparaturen oder Orthesen), mit denen das Gehen erleichtert und die Verkürzung von Muskeln (Kontrakturen) verhindert wird. Manchmal wird empfohlen, auch nachts Schienen zu tragen, um der Entwicklung von Deformitäten vorzubeugen. Früh-kontrakturen sprechen bisweilen auf Serial Casting (mehrmaliges Anlegen von Gipsverbänden) an. Dabei werden die Gipsverbände alle paar Tage oder Wochen gewechselt, um die Dehnung der Muskulatur mit der Zeit zu erhöhen. Gelegentlich können Gipsverbände anschließend für kurze Zeit zur Erhaltung der Dehnung angelegt werden. Gipsverbände wirken zudem gewichtsstützend und werden mitunter vor Anlegen eines Stützkorsetts eingesetzt, um den Muskeltonus zu senken und ein Gelenk in einer günstigeren Stellung zu fixieren. Die besten Ergebnisse lassen sich mit Gipsverbänden am Fußknöchel erzielen, sie kommen aber auch am Knie-, Ellenbogen und Handgelenk zum Einsatz.

Medikamente

Durch Aufhebung des Muskelkrampfes in der Frühphase der Spastik lassen sich Dauerschäden verhindern. Die am häufigsten verwendeten Muskelrelaxanzien sind Dantrolen und Baclofen.
Dantrolen kann oral (durch den Mund) eingenommen werden und wirkt direkt am Muskel, indem es in die Muskelkontraktion eingreift. Da es in die Blutbahn übertritt, wirkt Dantrolen im gesamten Körper und verursacht gelegentlich ein allgemeines Schwächegefühl, insbesondere bei Behandlungsbeginn. Da Dantrolen die Leberfunktion beeinflussen kann, muss das Blut alle paar Monate untersucht werden.
Baclofen wirkt im Rückenmark, indem es die dort zur Erschlaffung der Muskulatur ausgesendeten Signale verstärkt. Dadurch nimmt die Dehnungsreflexaktivität ab, und unwillkürliche Spasmen

werden abgeschwächt. Baclofen kann in Form von Tabletten eingenommen werden, allerdings kommt es bisweilen zu Nebenwirkungen wie Müdigkeit und Schläfrigkeit. Diese treten in der Regel bei Beginn der Behandlung oder bei einer Erhöhung der Dosis auf. Außerdem kann Baclofen direkt in die das Rückenmark umgebende Flüssigkeit injiziert werden (intrathekale Injektion) und gelangt damit näher an den eigentlichen Wirkort. Der Vorteil dabei ist, dass niedrigere Dosen verwendet werden können und damit die generalisierten Nebenwirkungen zurückgehen. Unter Anästhesie wird eine kleine Pumpe unter die Bauchhaut implantiert. Über diese Pumpe wird dann das Arzneimittel kontinuierlich infundiert, wodurch die Wirksamkeit der Behandlung verbessert wird. Wichtig für diese Verabreichungsmethode ist eine sorgfältige Auswahl der Patienten, da die intrathekale Behandlung teuer und schwieriger rückgängig zu machen ist als die orale Therapie.

Zur Behandlung von Muskelspasmen kann auch Diazepam gegeben werden, es führt aber häufig zu allgemeiner Müdigkeit. Eine Anwendung kann sinnvoll sein, wenn durch die Spastik der Schlaf gestört wird.

Operation

Ein operativer Eingriff kann dann notwendig sein, wenn die Kontrakturen so stark werden, dass eine permanente Versteifung eintritt oder sich Knochenverformungen ausbilden. Bei Kindern unter fünf Jahren wird eine Operation in der Regel nur durchgeführt, um Deformitäten am Hüftgelenk zu korrigieren, während bei älteren Kindern eher Gelenkkontrakturen und Deformitäten operiert werden. Bei Kindern mit spastischer CP kommen verschiedene Operationsverfahren in Betracht. Zur Korrektur von Deformitäten und Funktionsverbesserung kann man Muskeln und Sehnen operativ verlängern und spalten. Aufgabe des orthopädischen Chirurgs ist es dabei, genau die Muskeln ausfindig zu machen, die Probleme bereiten, und das ist nicht immer ganz einfach, da an komplexen Aktionen, wie etwa dem Gehen, sehr viele Muskeln beteiligt sind. Außerdem ist wichtig, dass die Operation im richtigen Alter durchgeführt wird. Erfolgt sie zu früh, muss sie unter Umständen wiederholt werden, wenn das Kind wieder etwas gewachsen ist; wird sie zu spät durchgeführt, können sich Gelenkkontrakturen entwickeln, die dann nur noch schwer korrigierbar sind.

Eine weitere Operationsmethode ist die selektive dorsale Rhizotomie. Bei dieser Operation werden bestimmte, die Spastik verursachende Nerven an der Stelle durchtrennt, an der sie aus der unteren Wirbelsäule austreten. Es ist ein ziemlich kompliziertes Verfahren, mit dem sich bei ganz bestimmten Patienten ausgezeichnete Resultate erzielen lassen. Allerdings ist es nicht rückgängig zu machen, und wenn es beim falschen Patienten angewendet wird, kann sich die Kontraktur verschlimmern. Außerdem muss der Patient vier bis sechs Wochen im Krankenhaus bleiben, darüber hinaus ist danach eine intensive physiotherapeutische Behandlung für etwa zwölf Monate erforderlich.

Nervenblockade

In einigen Fällen wird Alkohol oder Phenol in die motorischen Nerven, die die spastischen Muskeln versorgen, injiziert. Das Verfahren erfolgt in der Regel in Vollnarkose. Dadurch wird der zentrale, die Botschaft übermittelnde Bestandteil des Nervens (das Axon) zerstört und die Signalübertragung blockiert. Die Außenhülle des Nervens bleibt dabei erhalten, und der Nerv regeneriert gewöhnlich wieder innerhalb von sechs bis 18 Monaten. Dieses Verfahren kann sinnvoll sein bei Nerven, die lediglich motorische Signale zum Muskel hin transportieren. Die meisten Nerven leiten aber sowohl motorische als auch sensorische Signale auch wieder zum Rückenmark zurück und eignen sich daher nicht für diese Behandlungsform.

Botulinumtoxin

Typ A ist eine neue Therapieform, die zur Behandlung eines der am häufigsten auftretenden Probleme bei kleinen Kindern mit CP entwickelt wurde: Dem Gehen auf den Zehen (Spitzfuß). Ursache hierfür kann eine Versteifung der Wadenmuskulatur sein, so dass das Kind beim Gehen die Fersen nicht flach auf den Boden aufsetzen kann. Durch die Behandlung aller verkürzten Muskeln eines spastischen Gliedmaßes kann die Wirkung für das Gangmuster noch stark verbessert werden. Botulinumtoxin wirkt, indem es die Übertragung von Signalen zwischen dem Nerv und seinem Zielmuskel blockiert, wodurch die übermäßige Versteifung der spastischen Muskulatur abnimmt. Botulinumtoxin Typ A entfaltet seine antispastische Wirkung lokal am Muskel, so dass die in der Entwicklung befindlichen Muskeln anschließend ungehindert wachsen können. Durch Zunahme der Länge des spastischen Muskels nimmt die Gefahr von Kontrakturen ab, es sind seltener Operationen erforderlich und die Chance für eine normale motorische Entwicklung erhöht sich. Botulinumtoxin Typ A wird

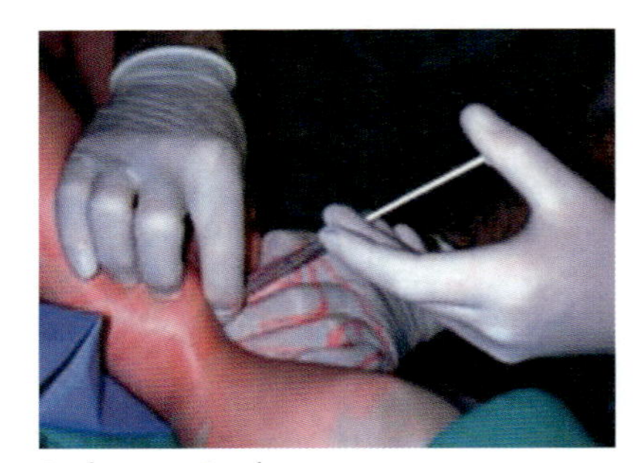

Injektion von Botulinumtoxin

bereits bei der Behandlung anderer Störungen eingesetzt, die durch übermäßige Muskelkontraktionen gekennzeichnet sind, etwa bei verstärktem Augenzwinkern und Krämpfen rund um das Auge (Blepharospasmus), bei Funktionsstörungen des Gesichtsnervs, beim Schielen (Strabismus) sowie bei unwillkürlichen Kontraktionen der Halsmuskulatur mit Spasmen (zervikale Dystonie).

Injektion von Botulinumtoxin

Physiotherapie nach der Botulinumbehandlung

Nach der Injektion von Botulinumtoxin Typ A ist eine physiotherapeutische Behandlung sehr wichtig. Durch Bewegungsübungen und Training der betreffenden Muskulatur wird die günstige Wirkung der Behandlung mit diesem Medikament maximiert und verlängert. Die Eltern spielen eine entscheidende Rolle, ihre Kinder dafür zu motivieren, die Übungen täglich durchzuführen. Bei einigen Kindern kann durch die kombinierte Anwendung von Botulinumtoxin Typ A und Physiotherapie ganz auf eine Operation verzichtet werden. Die Verwendung entsprechender Stützkorsetts und mehrmaliges Anlegen von Gipsverbänden hängen vom Grad der Kontraktur und Deformität ab. Spezialkorsetts, mit denen die Muskulatur gedehnt wird, tragen dazu bei, dass die günstige Wirkung der Injektionen lange erhalten bleibt; zudem verbessern sie nie motorische Kontrolle, insbesondere in den Beinen. Durch Gangtraining kann erreicht werden, dass der Patient letztlich kein Stützkorsett mehr benötigt. In manchen Fällen wird man mit mehrmaligem Anlegen von Gipsverbänden versuchen, dass das Kind besser auf die Injektionen anspricht.

Wie wird Botulinumtoxin verabreicht?

Vor einer Behandlung mit Botulinumtoxin Typ A bei Kindern, die an einer spastischen infantilen Cerebralparese leiden, werden diese sorgfältig untersucht, damit nur für die Therapie geeignete Patienten das Mittel erhalten. Dabei ist wichtig, dass in den für die Behandlung ausgewählten Gliedmaßen keine Gelenkkontrakturen vorhanden sind. Für jedes Kind wird ein spezieller Therapieplan erstellt, damit über das zu erwartende Ergebnis Klarheit herrscht. Für Kinder unter zwei Jahren ist Botulinumtoxin Typ A nicht zugelassen. Botulinumtoxin Typ A wird in sehr kleinen Dosen direkt in den betroffenen Muskel injiziert (z. B. Gastrocnemius), nachdem dieser sorgfältig lokalisiert wurde. An jedem Muskel kann mehrmals an verschiedenen Stellen injiziert werden. In der Folge kommt es zu einer Erschlaffung des Muskels. Gewöhnlich wird etwa eine Stunde vor den Injektionen eine äußerlich anwendbare, lokal schmerzbetäubend wirkende Creme aufgetragen, bei sehr kleinen, ängstlichen oder kooperationsunwilligen Kindern kann auch ein Beruhigungsmittel gegeben werden.
Wenn allerdings – und das ist die Regel – mehrere Muskeln betroffen sind, ist eine Vollnarkose unumgänglich. Mehrfachinjektionen von Botulinumtoxin Typ A sind möglich, wenn die Wirkung der zuvor verabreichten Dosen nachlässt, was normalerweise nach ungefähr drei Monaten der Fall ist, manchmal auch erst später.

Was können wir erwarten?

Botulinumtoxin Typ A ist kein Wundermittel. Man kann damit eine infantile Cerebralparese nicht heilen. Der Therapieerfolg hängt vom Schweregrad der Spastik, dem Alter des Kindes und der Art und Intensität der Physiotherapie im Anschluss an die Injektionen ab. Bei Kindern mit Spastik in den unteren Gliedmaßen wird eine Besserung im Gangmuster, also vom Zehengang zum normalen Fersen-Zehen-Gang, jedoch in aller Regel innerhalb von zwei Wochen nach der Injektion beobachtet. Die Maximalwirkung stellt sich gewöhnlich nach sechs Wochen ein. Dadurch wird das Gleichgewicht verbessert und das Laufen fällt leichter. Am wirksamsten ist Botulinumtoxin Typ A bei Anwendung im Frühstadium der Spastik. Mit dem Mittel lässt sich ein langfristiger, in manchen Fällen sogar ein bleibender Nutzen erzielen. Wenn auch manche Kinder letztlich nicht um eine operative Korrektur herumkommen werden, kann durch Injektionen von Botulinumtoxin Typ A der Termin für den chirurgischen Eingriff doch so lange hinausgezögert werden, bis das Kind alt genug für eine umfassendere Operation ist.

Nebenwirkungen

Die meisten Kinder mit infantiler Cerebralparese vertragen die Behandlung mit Botulinumtoxin Typ A sehr gut. Bei manchen Kindern können allerdings einige Nebenwirkungen auftreten, besonders in den ersten Wochen nach der Injektion; allerdings sind diese gewöhnlich nur leicht und vorübergehend. Es kann zu Schmerzen am Injektionsort kommen. Zu den am häufigsten beobachteten Nebenwirkungen zählt Schwächegefühl. Selten haben einige Kinder über Beinkrämpfe oder Fieber geklagt. Einige haben auch über vorübergehende Inkontinenz oder Verstopfung nach Injektionen in den Oberschenkel berichtet. Schließlich wurde gelegentlich ein vermindertes Ansprechen auf spätere Injektionen mit Botulinumtoxin Typ A nach anfänglich erfolgreicher Behandlung beobachtet.

Praktische Durchführung

Kinder und Jugendliche, bei denen die Botoxbehandlung in lokaler Betäubung durchgeführt wird, muss die lokal betäubende „Emla-Creme" an den entsprechenden Stichstellen vor der Spritze appliziert werden. Das heißt, sie sollten sich mindestens zwei Stunden vor der Spritze im CP-Zentrum/Praxis einfinden.
Falls eine anschließende Gipsbehandlung nötig ist, wird diese gleich danach durchgeführt. Der Gips sollte zehn Tage lang nicht abgenommen werden. Ausnahmen sind Schmerzen und Druckstellen. Der Gips kann einfach von den Eltern abgewickelt werden.
Die Physiotherapie wird nach dem Eingriff auf zwei- bis dreimal wöchentlich intensiviert und eine Nachkontrolle beim Arzt ist nach sechs Wochen angezeigt.
Um den Behandlungserfolg zu dokumentieren, werdem vor und nach der Behandlung ein genaues Protokoll und ein Video aufgenommen.
Kinder und Jugendliche, bei denen eine Narkose nötig ist, werden vorgängig von dem Narkosearzt/der -ärztin untersucht. Nach dem Eingriff, der etwa eine halbe Stunde dauert, kann das Kind in Empfang genommen werden. Nach einer

Überwachungsdauer von ca. zwei bis drei Stunden (während dieser Zeit sind wir darauf angewiesen, dass eine Bezugsperson beim Kind ist!) können die Kinder/Jugendlichen wieder nach Hause.

Elterninformation

Bei Ihrem Kind ist eine Behandlung von Muskelversteifungen mit Botulinumtoxin vorgesehen. Da mehrere Einspritzungen von Botulinumtoxin in verschiedene Muskeln notwendig und somit etwas schmerzhaft sind, ist für die Behandlung meist eine Allgemeinnarkose nötig. Der zuständige Anästhesist wird Ihr Kind vor dem Eingriff untersuchen und Ihnen Fragen stellen, insbesondere über die aktuellen Medikamente und früheren Narkosen. Ausserdem wird er das Narkoseverfahren besprechen. Die Eingriffe finden in der Regel ambulant statt.

Am Vorabend des Eingriffs erfahren Sie, wann Sie mit Ihrem Kind ins Krankenhaus kommen müssen. Wir bitten Sie, um diese Zeit bei der Patientenaufnahme vorzusprechen. Ihr Kind tritt auf der Tagesstation ein, und muss unbedingt nüchtern sein, das heißt, es darf ab Mitternacht nichts mehr essen und trinken, wobei die üblichen Medikamente morgens mit einem Schluck Wasser eingenommen werden müssen. Wir bitten Sie, allfällige Mittagsmedikamente mitzubringen.
Ihr Kind wird vor dem Eingriff ein Beruhigungsmedikament bekommen, entweder zum Schlucken oder als Zäpfchen, Sie können es dann bis zum Eingang des Operationssaales begleiten. Sobald Ihr Kind aus der Narkose erwacht und in den Aufwachraum gebracht wird, werden wir Sie benachrichtigen, damit Sie zu Ihrem Kind kommen können. Wir bitten Sie, mit dem Pflegepersonal der Tagesstation auszumachen, wo sie erreichbar sind. Ihr Kind bleibt solange im Aufwachraum, bis es gut wach ist; anschließend wird es auf die Tagesstation zurückverlegt. Damit es in der Aufwachphase optimal betreut werden kann, ist es wichtig, dass Sie oder eine bekannte betreuende Person die ganze Zeit bei dem Kind bleiben.
Planen Sie also genügend Zeit, am besten den ganzen Tag, für diesen Eingriff ein. Sobald Ihr Kind ganz wach ist, wieder etwas zu sich genommen hat und vom Arzt nachkontrolliert worden ist, können Sie wieder nach Hause gehen.
Sollten Sie nach der Anästhesievorbesprechung noch Fragen haben, können Sie sich an die Anästhesieabteilung wenden.

Glossar

Ataxie

Koordinations- und Gleichgewichtsstörung infolge einer Schädigung der für diese Funktionen zuständigen Hirnregion, des Kleinhirns.

Athetose

Unwillkürliche, langsame, schraubende Bewegungen der Hände, Füße, des Gesichts und der Zunge.

Atrophie

Rückbildung eines Gewebes oder Organs, Schwund. Werden Muskeln nicht beansprucht, atrophieren sie, besonders dann, wenn ihre motorische Versorgung unterbrochen ist.

Axon

Langer Fortsatz einer Nervenzelle, in dem die elektrischen Signale zum Beispiel zu den Muskeln und zurück transportiert werden.

Chorea

Unwillkürliche, ruckende Bewegungen, gewöhnlich an Händen und Füßen.

Cortex

Außenschicht eines Organs unter darüberliegenden Membranen. Der Cortex des Gehirns (Großhirnrinde) besteht aus Hirnzellen (graue Substanz). Je nach Lokalisation und Schwere führen Schädigungen des Cortex zu Störungen körperlicher oder geistiger Funktionen.

Dysarthrie

Verwaschene, undeutliche Sprache. Bei infantiler Cerebralparese (CP) kann dies von einer Schädigung von Hirnarealen herrühren, die die Zungen- und Lippenmuskulatur steuern.

Dystonie

Unwillkürliche, langsame Dauerkontraktionen der Muskeln, was zu abnormen Drehbewegungen und Haltungsanomalien führt.

Feinmotorik

Koordination kleiner Muskeln zur Verrichtung von Aufgaben, bei denen präzise Beherrschung und keine rohe Kraft erforderlich ist. Ein Beispiel hierfür ist die Kontrolle von Fingern und Hand beim Schreiben.

Gastrocnemius

Der hervorspringende Muskel, der der Wade ihre Kontur verleiht. Er ist mit der Achillessehne verbunden und läuft hinunter bis zur Ferse.

Gelenkkontraktur

Eine Kontraktur ist die abnorme Verkürzung eines Muskels oder einer Sehne. Bei der Gelenkkontraktur kann der Muskel/die Sehne wegen einer Dauerdeformation eines Gelenks durch Druck von außen nicht gedehnt werden.

Intrathekal

Bei einer intrathekalen Injektion wird das zu verabreichende Mittel in den Raum zwischen zwei Membranen gespritzt, die das Rückenmark einhüllen. Dieser Raum ist mit Rückenmarksflüssigkeit gefüllt und steht mit den Hirnventrikeln in Verbindung.

Kriechgang

Gangstörung, bei der Hüfte und Knie gebeugt sind. Häufig verursacht durch Spastik in den Kniesehnen kann sie auch von einer Verspannung oder Schwäche in verschiedenen anderen Muskeln im Bein oder Fuß herrühren.

Orthese

Eine Orthese (orthopädischer Apparat) ist eine Apparatur, die zur Stabilisierung oder Führung eines Gliedmaßes oder eines Gelenks dient, um Schwächen oder Deformierungen zu korrigieren.

Scissoring

Spastik von Muskeln, bei der die Beine geschlossen sind (Adduktoren) und sich im gestreckten Zustand überkreuzen oder übereinandergeschlagen sind. Dies führt zu Schwierigkeiten beim Laufen und begünstigt Dislokationen der Hüften.

Selektive dorsale Rhizotomie

Operativer Eingriff, bei dem bestimmte Nerven, die aus der unteren Wirbelsäule austreten, vorsichtig durchtrennt werden, um die abnormen Reflexe, die zur Spastik führen, abzuschwächen. Mit dieser Methode wurden gute Ergebnisse erzielt, allerdings müssen die Kandidaten für eine solche Operation mit Bedacht ausgewählt werden, da der Eingriff nicht rückgängig zu machen ist.

Serial Casting

Verwendung eines Gipsverbands, um einen verspannten Muskel zu strecken und später erneutes, unter Umständen mehrmaliges Anlegen eines Gipsverbands, um die Flexibilität eines Gelenks weiter zu erhöhen.

Soleus

Tief in der Wade, unter dem Gastrocnemius liegender Muskel. Zusammen mit diesem beugt er den Fuß und hebt die Ferse an.

Spastik

Versteifung und Kontraktion von Muskeln aufgrund abnormer Dehnungsreflexe. Angeblich baut insbesondere der Muskel einen geschwindigkeitsabhängigen Widerstand auf, das heißt, je schneller er gedehnt wird, desto stärker ist sein Widerstand. Die abnormen Reflexe rühren von einem Verlust der normalen Hemmung bestimmter Nervenzellen im Rückenmark her, was wiederum auf einer selektiven Schädigung des Rückenmarks oder Gehirns aufgrund eines Schlaganfalls, einer Verletzung, multipler Sklerose oder zerebraler Kinderlähmung beruht.

Spitzfuß

Typischer Gang auf den Zehen infolge Spastik der Wadenmuskulatur. Die Kontraktion dieser Muskeln spannt die Achillessehne an, so dass die Ferse angehoben und das Gewicht auf die Zehen verlagert wird.

Strabismus

Schielen. Der Betreffende ist nicht imstande, beide Augen auf denselben Gegenstand zu fixieren. Ursachen können eine Lähmung oder Überaktivität der Muskeln sein, die die Augenstellung kontrollieren.

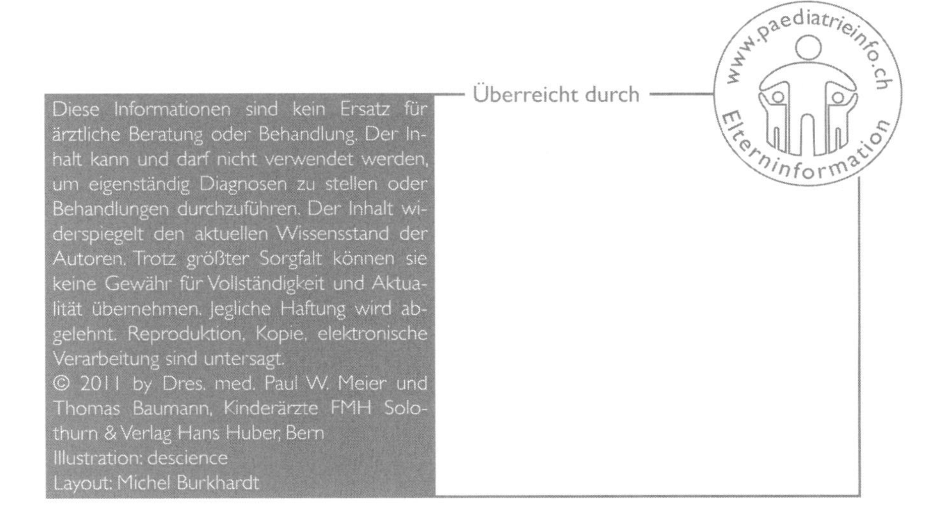

Fazialislähmung

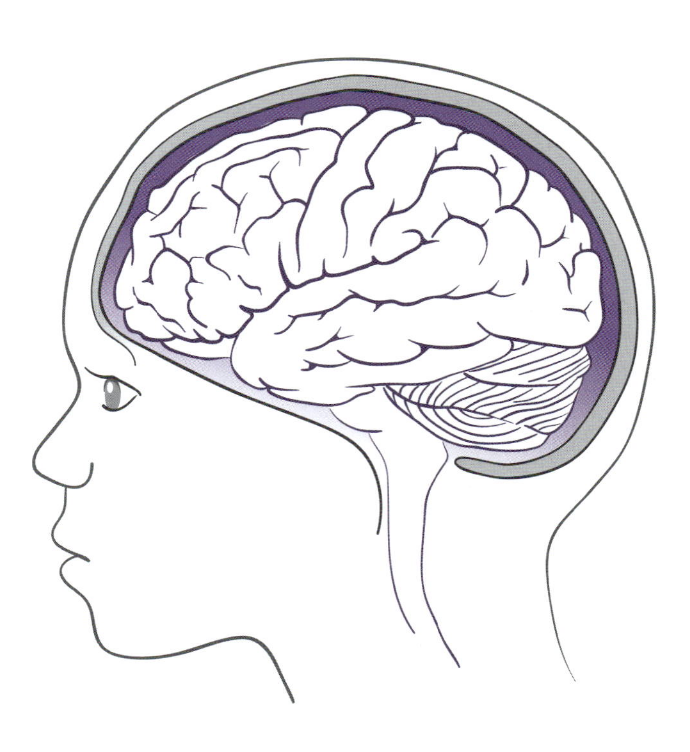

Bei der akut auftretenden peripheren Fazialisparese (Fazialislähmung) oder Bell'schen Lähmung handelt es sich um eine plötzlich auftretende, einseitige Lähmung des Gesichtsnerves, des Nervus facialis. Sie wird, weil man die Ursache der Lähmung meist nicht kennt, auch idiopathische Fazialislähmung genannt. Wichtig ist der Ausschluss einer Neuroborreliose als Folge eines Zeckenbisses, da diese Infektion einer antibiotischen Behandlung bedarf. Die Fazialisparese ist recht häufig und heilt praktisch immer völlig folgenlos ab.

Definition

Die periphere Fazialisparese bezeichnet eine meist einseitige Lähmung des Nervus facialis (Gesichtsnerv). Sie wird auch als Bell'sche Parese bezeichnet. Da meist nur der Nerv auf einer Gesichtsseite betroffen ist, führt dies zu einer asymmetrischen Beweglichkeit der Gesichtsmuskulatur. Der Mund hängt auf einer Seite des Gesichtes etwas runter, es gelingt nicht mehr zu pfeifen, das Augenlid kann nicht mehr geschlossen werden. Es kommt zu andauerndem Tränenträufeln. Die Sensibilität des Gesichtes bleibt aber vollständig erhalten, da nur die motorischen Äste des Nervus facialis von der Krankheit betroffen sind. In einigen Fällen verliert das Kind auf einer Seite der Zunge die Fähigkeit, Geschmäcker wahrzunehmen. Manchmal verspürt das Kind hinter dem Ohr Schmerzen, und es hört auf der betroffenen Seite lauter. Die Stirn der betroffenen Seite ist glatter, Stirnrunzeln kann da eingeschränkt sein und die Tränenproduktion kann abnehmen.

Die Fazialisparese tritt bei etwa 23- 30 bis 100'000 Menschen im Jahr auf. Dies bedeutet, dass etwa einer von 60 Menschen in seinem Leben eine solche Gesichtslähmung bekommt. Etwa 6,3% der Patienten erleiden zwei Ereignisse. Während der Schwangerschaft und bei Zuckerkrankheit ist die Fazialisparese etwas gehäuft.

Unterscheiden muss man die periphere von der zentralen Fazialisparese. Dabei handelt es sich um eine Schädigung des Nervs noch im Hirn, z. B. durch einen Hirntumor. Diese Form ist jedoch viel seltener und zeigt ein anderes klinisches Bild. Ihr Arzt kann dies unterscheiden. Auf diese zentrale Fazialisparese wird hier nicht weiter eingegangen.

Ursache

Die Ursachen sind meist schwierig zu eruieren. Grundsätzlich kann jeder Reiz am Nervus facialis zur Fazialisparese führen. Dies kann beim Neugeborenen zum Beispiel durch eine Geburtszange geschehen. Auch bei schweren Ohreninfektionen oder Läsionen im Bereich der Ohrspeicheldrüse kann eine Fazialisparese auftreten, da der Nerv am Ohr vorbei läuft.

Am häufigsten sind jedoch Infektionserreger verantwortlich. Relativ häufig sollen Herpesvirusinfektionen (HSV Typ I) und der Windpockenvirus die

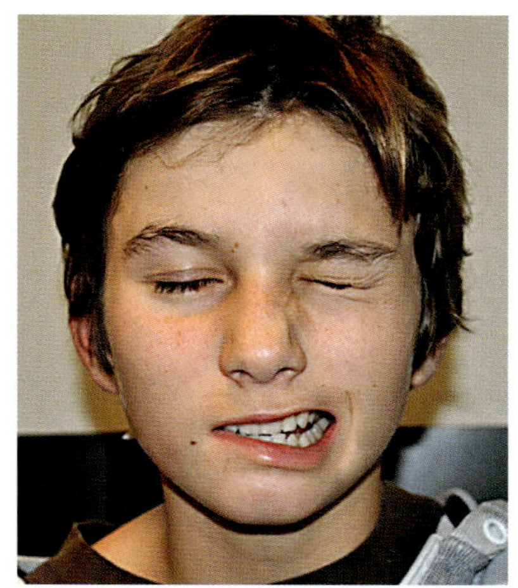

Rechtsssseitige Gesichtsnervlähmung: Der rechte Mundwinkel und das rechte Augenlid sind betroffen!

Auslöser sein. Eine Tatsache, die auch erklären könnte, warum die Fazialisparese nicht selten in Stresssituationen auftritt. Diese Viren können zu einer Schwellung des Nervs und damit zur Kompression führen. Dies tritt jedoch erst rund zwei Wochen nach der eigentlichen Infektion auf, darum gelingt der Nachweis des verursachenden Virus meist nicht.

Ein weiterer infektiöser Auslöser sind Borrelien. Dies sind Bakterien, die von Zecken übertragen werden.

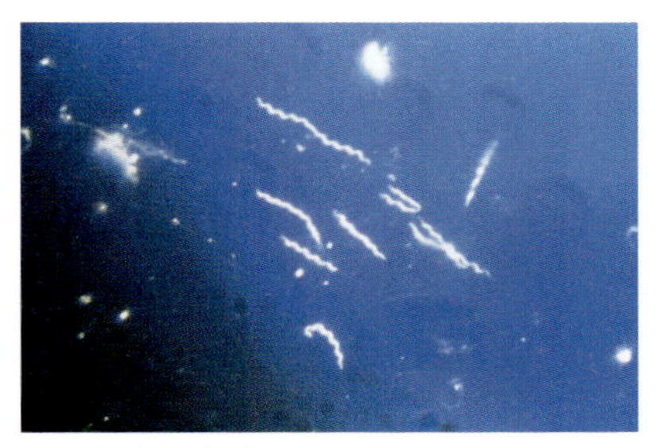

Borrelia burgdorferi

Selten kann Bluthochdruck zur Fazialisparese führen. Eine Blutdruckmessung ist einfach und sinnvoll.

Wenn die Ursache nicht sicher eruiert werden kann, was meistens der Fall ist, spricht man von idiopathischer Fazialisparese.

Diagnose

Die Diagnose wird durch die typischen Zeichen bei der klinischen Untersuchung durch den Arzt gestellt. Er wird auch die anderen Hirnnerven, das Ohr und die Speicheldrüse untersuchen. Außerdem sollte der Blutdruck gemessen werden. Falls diese Untersuchungen keine Ursache zeigen, muss eine Neuroborreliose ausgeschlossen werden. Dazu wird sowohl Blut als auch Liquor (Nervenwasser) untersucht. Dazu muss eine Lumbalpunktion (Stich in den Rückenmarkskanal) durchgeführt werden. Diese Untersuchung ist nicht notfallmäßig durchzuführen, da die Fazialisparese nicht gefährlich ist und die Therapie auch nach einigen Tagen hervorragend wirkt.

Behandlung

Die idiopathische Lähmung des Gesichtsnerves heilt von alleine. Eine Behandlung ist in der Regel nicht nötig. Bei Erwachsenen hat die Gabe von Kortison einen positiven Effekt auf die Abheilungsdauer. Bei Kindern ist die Wirkung von Kortison nicht belegt. Deshalb wird in den meisten Fällen darauf verzichtet. Antivirale Medikamente kommen zu spät und sind nicht angezeigt, denn die Infektion ist ja nicht mehr vorhanden.

Da das Kind aber häufig das Auge nicht mehr schließen kann, sind tagsüber Augentropfen, nachts eine Augensalbe zum Schutz der Hornhaut angezeigt. Die Tränen sollten mit einem sauberen Tuch regelmäßig von der Wange gewischt werden, nie aber am Auge gerieben werden! Vor allem aber können Sie Ihr Kind beruhigen. Der Gesichtsnerv erholt sich nach wenigen Wochen wieder vollständig und man sieht nichts mehr von der Lähmung. Leider kann die Bell'sche Lähmung durch nichts verhütet werden.

Beim Nachweis einer Infektion mit Borrelien als Ursache (Neuroborreliose) ist jedoch eine antibiotische Therapie angezeigt. Dies insbesondere, um Spätkomplikationen der Borrelien (Hirn-, Gelenk-, Herz-, Hautbefall usw.) zu verhindern. Die Fazialisparese selbst verschwindet auch bei Borrelien meist von selbst. Die Antibiotikatherapie wird über mindestens zwei Wochen und je nach Alter sogar intravenös durchgeführt.

Auch andere Ursachen müssen initial durch eine ärztliche Untersuchung unbedingt ausgeschlossen werden!

Prognose

Die Prognose ist sehr gut. Nur in ganz seltenen Fällen (< 5%) bleibt eine Schwäche der Gesichtsmuskulatur bestehen.

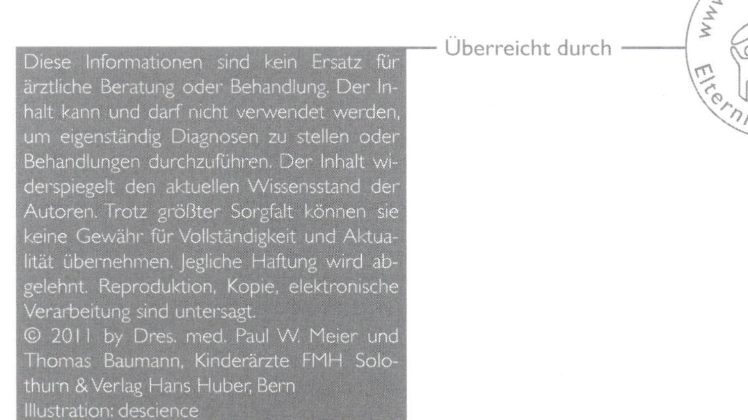

Illustration: descience
Layout: Michel Burkhardt

Überreicht durch

Fieberkrämpfe

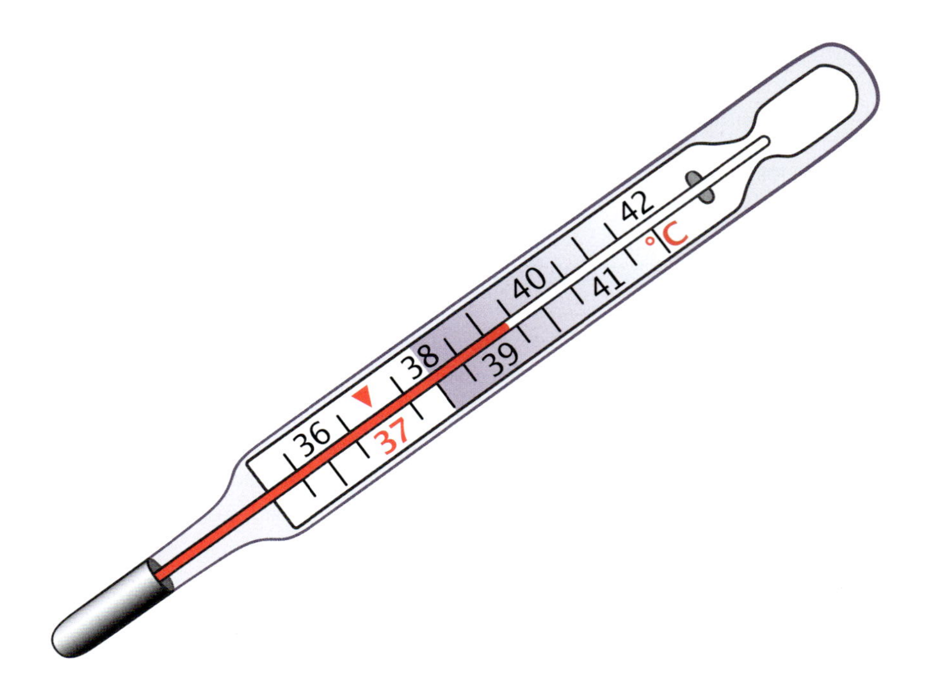

Fieberkrämpfe sind die häufigsten Krampfanfälle im Kindesalter. Es handelt sich um eine Art epileptischer Anfall mit Bewusstseinsverlust, Zuckungen und Versteifungen von Armen und Beinen sowie Augenverdrehen und Blauwerden. Ausgelöst werden die Anfälle durch Fieber. Fieberkrämpfe sehen sehr bedrohlich aus, sind jedoch harmlos. Allerdings kann die Abgrenzung von gefährlichen Krampfanfällen mit Fieber (z. B. Hirnhautentzündung) schwierig sein. Weil sich Fieberkrämpfe wiederholen können, sollten Sie für das nächste Mal vorbereitet sein.

Definition und Erscheinungsform

Fieberkrämpfe sind Krampfanfälle bei kleinen Kindern, die durch Fieber irgendeiner Ursache ausgelöst werden. Sie treten bei 2 bis 4 % aller Kinder auf, am häufigsten im zweiten Lebensjahr. Wenn einmal ein Fieberkrampf auftrat, ist das Risiko, später wieder einen Fieberkrampf zu erleiden, deutlich erhöht.

Typischerweise treten die Fieberkrämpfe in den ersten Stunden nach Fieberbeginn auf, bei einem Viertel der Fälle wird das Fieber erst durch den Anfall bemerkt. Ein derartiger Anfall sieht sehr bedrohlich aus. Es kommt zu Versteifungen von Armen und Beinen, Muskelzuckungen, Augenverdrehen, Bewusstlosigkeit und Atemstillstand. Die Dauer beträgt meist nur wenige Minuten und der Anfall geht von selbst zu Ende. Im Anschluss daran ist das Kind häufig noch für einige Zeit in einem gewissen Dämmerzustand und wirkt sehr verschlafen.

Man unterscheidet zwei Formen:

1. Die unkomplizierten (= typischen, einfachen) Fieberkrämpfe: weniger als 15 Minuten dauernd, im typischen Alter (fünf Monate bis sechs Jahre) bei sonst gesunden, normal entwickelten Kindern.
2. Die komplizierten (= atypischen) Fieberkrämpfe sind durch mindestens einen der folgenden Aspekte charakterisiert: Länger als 15 Minuten anhaltend, im Alter von weniger als fünf Monaten oder mehr als sechs Jahren, mehr als ein Anfall in 24 Stunden, fokaler Krampfanfall (d. h. einseitig) oder Lähmungserscheinungen nach dem Anfall sowie vorbestehende Entwicklungsauffälligkeiten.

Ursachen

Am häufigsten lösen Fieberzustände im Rahmen viraler Infekte, Dreitagefieber, akuter Mittelohrentzündungen oder Harnwegsinfekten Fieberkrämpfe aus. Die Höhe des Fiebers wie auch die Geschwindigkeit des Fieberanstiegs scheinen auslösende Faktoren zu sein. Es scheint, dass das sich in Entwicklung befindende kindliche Hirn auf die Temperaturschwankungen sehr empfindlich reagiert. Die genauen Mechanismen sind letztlich ungeklärt.

Hingegen besteht sicher eine genetische Veranlagung und damit eine familiäre Häufung. Verschiedene Gene auf verschiedenen Chromosomen (sogenannte FEB-Gene) konnten lokalisiert werden. Daneben spielen aber auch andere Faktoren eine Rolle. Zum Beispiel ist gezeigt worden, dass bei einem Eisenmangel häufiger Fieberkrämpfe auftreten.

Einflüsse

Ob bei einem Kind ein Fieberkrampf auftritt oder nicht, kann von außen kaum beeinflusst werden. Höchstens eine konsequente und frühe, fiebersenkende Therapie kann einen positiven Einfluss haben. Da jedoch viele Fieberkrämpfe beim ersten Fieberanstieg auftreten, kommt der Einsatz von Medikamenten oft zu spät.
Hingegen spielt die familiäre Belastung eine wichtige Rolle. So ist die Wahrscheinlichkeit von Fieberkrämpfen bei einem Kind erhöht (7 bis 10 %), falls schon Eltern oder Geschwister an Fieberkrämpfen litten.

Untersuchung

Nach einem Fieberkrampf muss unverzüglich ein Arzt aufgesucht werden! Andere Ursachen eines Krampfanfalles müssen unbedingt ausgeschlossen werden. So können zum Beispiel Symptome wie Erbrechen und Durchfall auf eine Austrocknung mit Salzverschiebungen hinweisen. Entscheidend ist jedoch vor allem, eine schwere Infektion, speziell eine Hirnhautentzündung, auszuschließen. Dazu sind eine genaue körperliche Untersuchung und eventuell Laboruntersuchungen nötig. Falls damit eine Hirnhautentzündung nicht sicher ausgeschlossen werden kann, muss eine Lumbalpunktion (Entnahme von Nervenwasser) angeschlossen werden. Speziell bei Säuglingen kann ein Krampfanfall mit Fieber das erste Zeichen einer Hirnhautentzündung sein, weshalb in dieser Altersstufe immer eine Lumbalpunktion durchzuführen ist.

Behandlung

Vorbeugende Maßnahmen

Fieberbekämpfende Maßnahmen bei Temperatur > 38–38.5 °C wie Wadenwickel, kühle Umschläge auf die Stirn, genügende Flüssigkeitszufuhr und Gabe von Paracetamol (Panadol, Dafalgan, Tylenol, Ben-u-ron, Influbene, usw.).

Notfallmaßnahmen

Wenn trotzdem ein Fieberkrampf auftritt, ist Folgendes zu tun:

- Schützen Sie das Kind vor Verletzungen durch gefährliche Gegenstände und bringen Sie es in Seitenlage (Vermeidung einer Aspiration).
- Versuchen Sie nicht, dem Kind etwas in den Mund zu geben.
- Versuchen Sie, die Temperatur zu senken (Ausziehen, Wickel, Umschläge, Fieberzäpfchen).
- Medikamente: Falls der Fieberkrampf länger als drei Minuten andauert, soll Diazepam-Rektal-Lösung verabreicht werden.
- Dosierung:
  - bis 10 kg: 5 mg Diazepam
  - über 10 kg: 10 mg.
- Verabreichung in Bauch- oder Seitenlage, Gesäßbacken nach rektaler Applikation ein bis zwei Minuten festhalten, um ein Herauslaufen des Medikamentes zu verhindern.
- Lassen Sie sich die Anwendung von Ihrem Arzt oder Apotheker erklären.

Prognose

Fieberkrämpfe sind ungefährlich, selbst wenn sie lange dauern. Gefährlich sind höchstens zugrunde liegende, schwere Infektionen wie eine Hirnhautentzündung, die ausgeschlossen werden müssen. Fieberkrämpfe hinterlassen keine „Hirnschäden". Kinder, die Fieberkrämpfe erlitten, zeigen später keinerlei Einbußen in ihrer psychomotorischen Entwicklung, den Schulleistung oder dem Verhalten.
Allerdings ist das Risiko für einen erneuten Fieberkrampf (rezidiv) erhöht. Ungefähr ein Drittel aller Kinder wird nach einem ersten Fieberkrampf noch mindestens einen weiteren Fieberkrampf erleiden. Dazu gilt die Regel: je jünger desto häufiger. So liegt das Rezidivrisiko über 50 %, falls der erste Anfall schon im Alter von unter zwölf Monaten auftrat. Einige Kinder werden sogar noch mehrere Fieberkrämpfe erleiden.
Wenn sich ein Fieberkrampf wiederholt, passiert dies fast immer innerhalb der ersten zwei Jahre nach dem ersten Anfall.
Sehr wenige Kinder mit Fieberkrämpfen (2 bis 5 %) werden später epileptische Anfälle ohne Fieber präsentieren. Dies ist besonders dann der Fall, wenn in der Familie Epileptiker vorkommen, oder das Kind schon vor dem Fieberkrampf eine Entwicklungsverzögerung zeigte.
Also: Fieberkräpmfe sehen bedrohlich aus, sind jedoch sehr selten gefährlich!

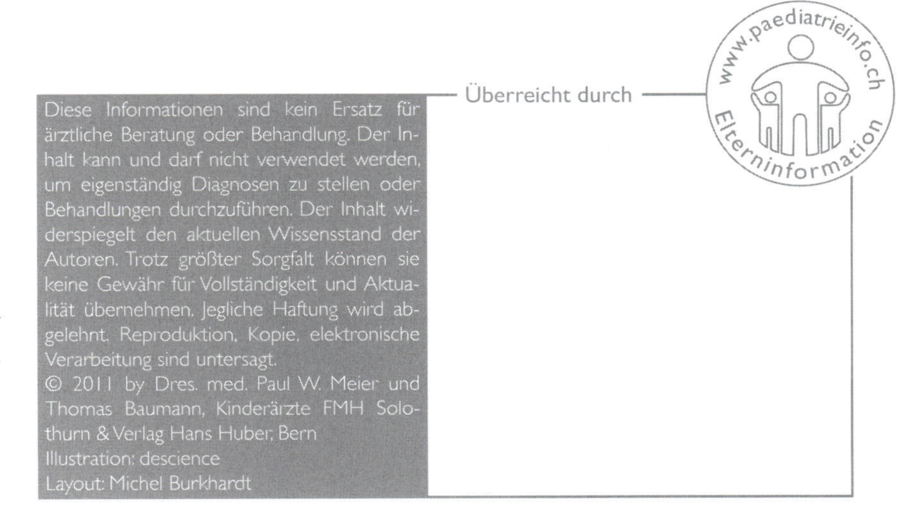

Hirnerschütterung

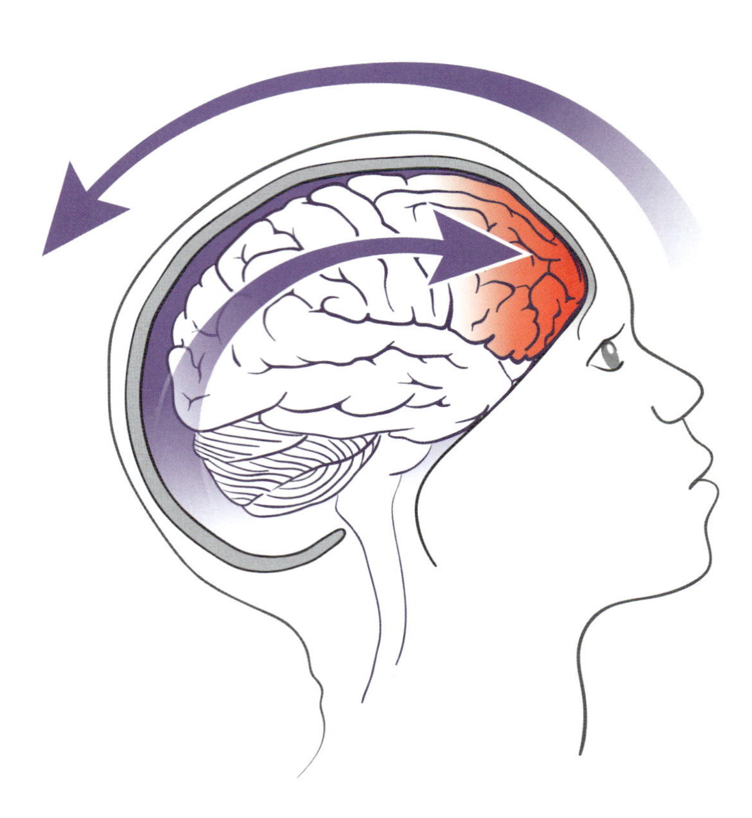

Eine Hirnerschütterung ist eine leichte Hirnverletzung, meist ausgelöst durch einen Sturz auf den Kopf. Dies führt zu einer Fehlfunktion von Hirnzellen, was sich mit Schwindel, Übelkeit, Erbrechen oder Kopfschmerzen zeigen kann. Wichtig ist die Abgrenzung gegenüber schwereren Hirnverletzungen. Kleine Kinder sind von Kopfverletzungen besonders häufig betroffen, da sie einerseits oft stürzen und andererseits einen relativ großen und schweren Kopf haben. Außerdem ist die Beurteilung des Schweregrades einer Verletzung bei Kindern mangels Kooperation oft schwierig.

Definition

Kopfverletzungen werden generell als Schädel-Hirn-Trauma (SHT) bezeichnet und in drei Schweregrade eingeteilt:

- SHT-Grad I Commotio cerebri (Hirnerschütterung): leichte Störungen wie Schwindel, Übelkeit, Erbrechen, Kopfschmerzen usw.
- SHT-Grad II Contusio cerebri (Gehirnprellung): schwerere Störungen wie Bewusstlosigkeit länger als eine Stunde mit retrograder Amnesie (man kann sich nicht mehr an den Unfall erinnern), stärkerem Kopfschmerz, Erbrechen usw.
- SHT-Grad III Compressio cerebri (Gehirnquetschung): noch schwerere Folgen: Bewusstlosigkeit, stärkere Beeinträchtigungen der Gehirnfunktionen mit Atem-, Kreislauf- und Temperaturregulationsstörungen. Die Symptome werden durch den vergrößerten Hirndruck verursacht. Die Folge ist oftmals ein lang andauerndes Koma, ein komaähnlicher Zustand oder gar der Tod.

Ursache

Die Einwirkung von Gewalt auf den Kopf, wie sie bei vielen Unfällen auftritt, führt zu einer vorübergehenden Fehlfunktion der Nervenzellen, die Störungen des Bewusstseins, Gedächtnisstörungen (Amnesie) und Verwirrtheit hervorrufen. Es werden auch Nervenzellen durch den Schlag zerstört, das Ausmaß ist jedoch so klein, dass im Normalfall kein bleibender Schaden entsteht.

Symptome

Es kommt im Moment des Unfalls zu kurzfristiger, wenige Sekunden bis Minuten dauernder Bewusstlosigkeit und danach zu Kopfschmerzen. Außerdem können Übelkeit, Erbrechen und Schwindel auftreten. Für die Zeit unmittelbar vor (retrograd) oder nach (anterograd) dem Unfall besteht häufig eine Gedächtnislücke (Amnesie).
Prinzipiell sollten Sie nach jeder Bewusstlosigkeit, besonders aber bei Auftreten von Alarmzeichen (siehe unten) einen Arzt aufsuchen!

Diagnose

Abhängig von den Symptomen und den Ergebnissen der neurologischen Untersuchung entscheidet der behandelnde Arzt, ob zum Ausschluss einer schweren

Hirnverletzung eine Computertomographie oder Kernspintomographie des Kopfes angefertigt und der Patient zur weiteren Beobachtung in ein Krankenhaus eingewiesen werden muss.

Behandlung

Zahlreiche Studien haben gezeigt, dass eine Überwachung während 24 Stunden nötig ist. Bei einem SHT Grad II oder III ist immer eine Überwachung im Spital notwendig. Bei leichten SHT, also einer Hirnerschütterung, ist nicht immer eine Hospitalisation notwendig. Die Überwachung kann auch zuhause erfolgen.

Wir geben Ihnen dazu einige Ratschläge:

- Falls Ihr Kind Kopfschmerzen hat, geben Sie ihm als Schmerzmittel Paracetamol (Dafalgan, Tylenol, Ben-u-Ron, Acetalgin, Panadol etc.).
- Geben Sie kein Brufen, Ponstan, Aspirin oder Aspegic.
- Ihr Kind soll 24 bis 48 Stunden ruhen. Lesen, zeichnen, Gesellschaftsspiele, fernsehen sind erlaubt.
- Falls es an die Sonne muss, soll es Sonnenbrille und Mütze tragen.
- Von heftigen Bewegungen und Kampfsportarten ist während zwei Wochen abzuraten.
- Geben Sie ihm während 24 Stunden leichte Kost: Getränke, Bouillon, Milch, Jogurt, Müesli.
- Es ist möglich, dass Ihr Kind erbrechen muss; wir tolerieren höchstens dreimaliges Erbrechen.
- Zögern Sie nicht, während der zwei Wochen, die dem Unfall folgen, Ihren Kinderarzt anzurufen, falls Sie weitere Informationen brauchen.

und Empfehlungen:

Rufen Sie die Notfallstation an, falls Ihr Kind eines der folgenden Symptome aufweist:

- Andauernde, zunehmende Kopfschmerzen, die trotz Paracetamol nicht nachlassen.
- ungewöhnliche Schläfrigkeit
- Schwindel
- Erbrechen mehr als sechs Stunden nach dem Schädeltrauma
- mehr als dreimaliges Erbrechen
- Ihr Kind ist reizbar, weint vermehrt und kann nicht beruhigt werden.

Bringen Sie Ihr Kind unverzüglich zur Notfallstation, falls es eines der folgenden Symptome aufweist:

- Krämpfe
- Seh- oder Wortfindungsstörungen
- Schwäche in einem Bein oder Arm
- ungewöhnliches Verhalten
- verwechselt Namen oder Orte
- kann nicht geweckt werden, antwortet nicht auf Anruf
- zögernder Gang, Gleichgewichtsstörungen
- Blutung oder klarer Ausfluss aus Nase oder Ohr.

Spätfolgen

Eine Hirnerschütterung bleibt meistens folgenlos. In manchen Fällen kann es jedoch einige Monate dauern, bis die letzten Folgen verschwinden. Dazu gehören zum Beispiel: Kopfschmerzen, Schwindel, Sehstörungen, Müdigkeit, Licht- und Geräuschempfindlichkeit sowie Konzentrationsschwierigkeiten.

Überreicht durch

www.paediatrieinfo.ch Elterninformation

Kopfschmerzen

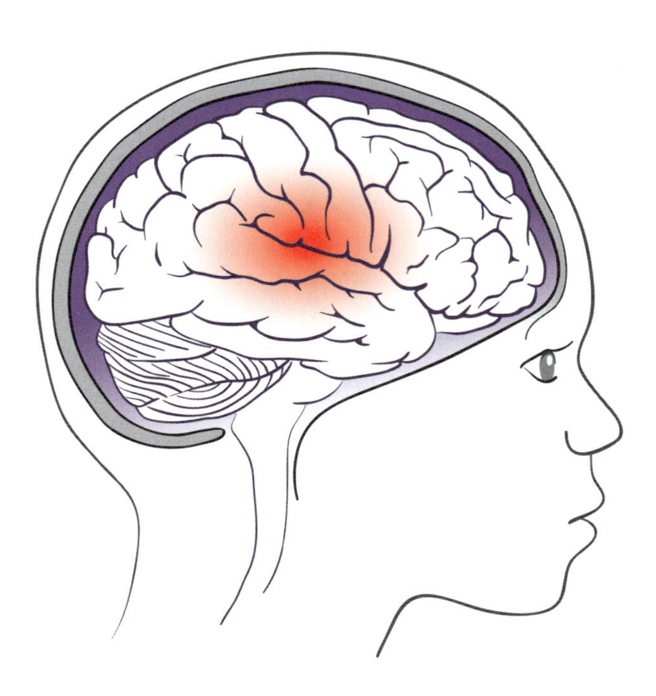

Viele Kinder und Jugendliche leiden unter Kopfschmerzen und/oder Migräne. Praktisch immer sind diese Schmerzen nicht die Folge einer ernsteren Erkrankung (z. B. Hirntumor), sondern oft familiär auftretende, funktionelle Störungen, die erfolgreich behandelt werden können. Je nach dem Schweregrad ist auch eine vorbeugende Behandlung angezeigt.

Definition/Epidemiologie

Im Kleinkindesalter sind Kopfschmerzen selten, werden aber gegen die Adoleszenz häufiger. Über 90 % aller Schulkinder litten schon mindestens einmal unter Kopf-schmerzen. Meistens sind Kopfschmerzen vorübergehend und werden durch Infektionen (z. B. Grippe, virale Infektionen der Atemwege, Nasennebenhöhlenentzündungen usw.) ausgelöst. Wenn die Kopfschmerzen längerfristig und wiederholt auftreten, unterscheidet man zwischen primären und sekundären Kopfschmerzen. Letztere werden durch eine andere Krankheit (z. B. psychosoziale Faktoren wie Schulstress, Sehschwäche, Hirnerschütterung, chronische Hirnhautentzündung, Hirndruck bei Tumor und einiges mehr) ausgelöst. Primäre Kopf-schmerzen werden in Migräne, Spannungskopfschmerzen und so genannte Cluster-Schmerzen unterteilt. Am häufigsten ist die Migräne. Sie kann bei 1 bis 3 % der Vorschulkinder, 4 bis 11 % der Schulkinder und bei 8 bis 23 % der Jugendlichen, also relativ häufig, auftreten. Dabei sind im Vorschulalter eher Knaben betroffen, in der Adoleszenz eher Mädchen.

Die Migräne wird so definiert:

Migräne ohne Aura (Vorsymptome):

A. Anfälle, die mehr als vier bis 72 Stunden andauern.
B. Anfälle mit zwei der folgenden Kriterien:
- einseitig (außer bei Kindern)
- pulsierend
- verschlimmert durch körperliche Aktivität
- von Nausea (Übelkeit) oder Erbrechen begleitet
- Lichtscheuheit.

Migräne mit Aura (Vorsymptome):

- Symptome der Augen
- Spechschwierigkeiten
- Wahrnehmungsstörungen.

Spannungskopfschmerzen sind durch beidseitiges Druckgefühl, oft vom Nacken ausgehend, gekennzeichnet. Sie dauern zwischen 30 Minuten und mehreren Tagen. Körperliche Aktivität bewirkt in der Regel keine Verschlimmerung und Übelkeit und Erbrechen fehlen.
Cluster-Kopfschmerzen sind bei Kindern unter zehn Jahren selten. Sie sind durch sehr starke, akut auftretende, immer einseitige, meist im Stirn- oder Augenbereich lokalisierte Schmerzen gekenn-

zeichnet. Sie dauern in der Regel nur Minuten bis maximal drei Stunden.

Ursachen

Primäre Kopfschmerzen wie Migräne und Spannungskopfschmerzen sind Folge von letztlich nicht vollständig verstandenen Prozessen im Gehirn, die mit Gefäßengstellung (Vasokonstition) und -Erweiterung (Vasodilatation), Neurotransmitter-Effekten und Ionen-Bewegungen in bzw. aus den Zellen ausgelöst werden. Das Gehirn selbst hat dabei keine Schmerzempfindung, sondern die es versorgenden Gefäße. Auch Blutbestandteile wie Blutplättchen und Serotonin oder Glutamat sind Auslöser; diese nennt man auch Trigger. Bei adoleszenten Mädchen (Frauen) können auch die Hormone des Menstruationszyklus Trigger sein. Es gibt eine sehr große Anzahl von Krankheiten, die Kopfschmerzen auslösen können. Darauf einzeln einzugehen, sprengt den Rahmen dieses Infoblattes, ist aber der Grund, den Arzt aufzusuchen, um die Ursache zu eruieren. Er wird folgende Dinge fragen:

Wann, in welchem Alter, bei welcher Gelegenheit, zu welcher Tageszeit sind die Schmerzen erstmals aufgetreten? Gibt es eine Aura (bemerkt das Kind, dass die Schmerzen jetzt dann kommen werden?) Hat es Begleitsymptome wie Schwindel, Übelkeit, Erbrechen, Sehstörungen, neurologische Zeichen? Wo im Kopf sind die Schmerzen lokalisiert, und strahlen sie aus? Gibt es Umstände, Tätigkeiten, Esswaren, Gerüche, Stress, Unfall usw., die die Scherzen auslösen oder lindern können? Sind die Schmerzen wie Nadelstiche, diffus wie drückende Boxhandschuhe, pulsierend?

Was denken Sie, ist die Ursache der Kopfschmerzen?

Häufig sind Kopfschmerzen familiär auftretend oder sogar vererbt. Es gibt richtige „Kopfwehfamilien“!

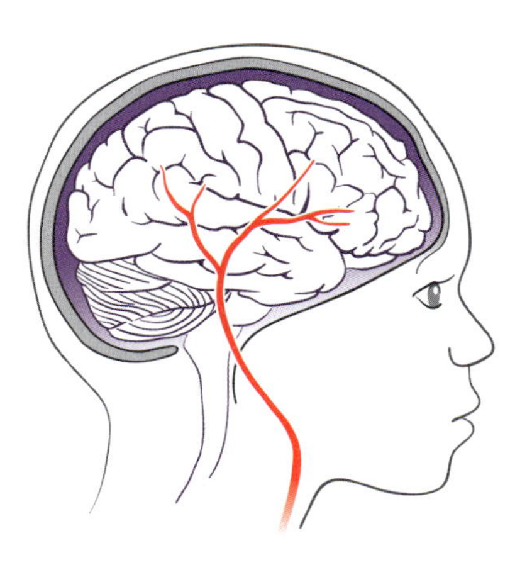

Untersuchung

Nach der genauen Aufnahme der Anamnese (Krankheitsgeschichte, siehe oben) wird der Arzt eine allgemeine und neurologische Untersuchung des Kindes vornehmen, um der Ursache der Kopfschmerzen auf den Grund zu gehen. Dazu gehört das Messen des Blutdrucks und die Auswertung des Kopfschmerz-Tagebuchs, sofern eins geführt wurde; so können Auslöser entdeckt werden.

Nur in Ausnahmefällen werden zusätzliche Blutuntersuchungen angeordnet oder medizintechnische Geräte zu Hilfe gezogen. Dies sind Situationen, in denen die Geschichte ungewöhnlich ist, oder wenn bei der körperlichen Untersuchung Auffälligkeiten festgestellt werden.Zusätzliche Untersuchungen können sein:

- Ein EEG (Elektro-Encephalogramm), um eine Epilepsie zu erkennen.
- Eine so genannte Liquor-Punktion: Dabei wird aus dem Rückenmarkskanal Flüssigkeit entnommen. So kann die Ärztin feststellen, ob der Schädeldruck erhöht ist.
- Eine Magnet-Resonanz-Tomographie (MRT): Die ungefährliche Untersuchung in einer MRT-Röhre kann Tumore entdecken.
- Eine Dopplersonographie des Schädels: Mit dieser unschädlichen Ultraschall-Untersuchung überprüft die Ärztin, ob die Blutgefäße, die zum Hirn führen, in Ordnung sind.

In der Regel bringen diese Untersuchungen keine ernste Ursache zu Tage und weitere Untersuchungen sind nicht angezeigt.

Die Anfälle treten bevorzugt nachmittags auf!

Symptome

Auch wenn Ihr Sprössling sagt, ihm sei schlecht oder der Bauch tue weh, können das Zeichen für Kopfschmerzen sein. Achten Sie deshalb genau darauf, wie sich Ihr Kind verhält und über was es klagt – diese Symptome können Ihnen und dem Arzt bei der Diagnose helfen.

Kinder mit Spannungskopfschmerzen beschreiben ihr Leid meist so:

- Sie fühlen einen drückenden oder ziehenden Schmerz.
- Spannungskopfschmerzen können bei Kindern – wie bei Erwachsenen auch – zwischen einer halben Stunde und mehreren Tagen andauern.

Kinder mit Migräne berichten über:

- pochende oder hämmernde Kopfschmerzen
- beidseitige Kopfschmerzen (anders als bei Erwachsenen)
- einen Schmerz, der als Druck wahrgenommen wird
- Übelkeit und Erbrechen
- Bauchweh
- Lärm, Licht und Gerüche werden als störend empfunden.

Migräne-Attacken kündigen sich auch bei Kindern häufig an. Zu diesen so genannten Migräne-Vorläufern (Aura) gehören: wiederkehrendes Erbrechen, Bauchschmerzen oder plötzlich auftretende Schwindelgefühle.

Außerdem kann Migräne auch in speziellen Varianten auftreten. Dabei können Verwirrung, Kribbelgefühle, Lähmungserscheinungen oder Halluzinationen beobachtet werden. Diese Sonderfälle sind jedoch selten.

Kopfschmerz-Tagebuch

Ein Kopfschmerz-Tagebuch ist empfehlenswert. Es hilft der Ärztin bei der Diagnose – und möglicherweise auch Ihrem Kind: Jedes zehnte Kind wird allein durch das Führen des Kalenders schmerzfrei. Denn es lernt, sich selbst zu beobachten und Situationen, die Kopfschmerz auslösen könnten, zu vermeiden. Ein Kopfschmerz-Tagebuch sollte Ihr Kind etwa vier bis sechs Wochen lang führen. Zu dokumentieren ist Folgendes:

- Wie stark waren die Kopfschmerzen?
- Wie lange haben sie gedauert?
- In welcher Situation war ich, als die Kopfschmerzen anfingen?
- Waren da noch andere körperliche Beschwerden?
- Wann habe ich welche Medikamente eingenommen?

Einflüsse

Äußere Einflüsse spielen eine große Rolle! Einige bekannte Auslöser für Kopfschmerzen bei Kindern sind:

- Schlafmangel oder Schlafstörungen
- Lärm, Stress und Anspannung
- Kaffee oder Cola
- Durst, und/oder Hunger
- Nahrungsmittel wie Milchprodukte, Softdrinks oder Schoko-Cremes.

In der Tabelle finden sie die bekannten Kopfschmerzauslöser (Trigger):

Kopfschmerztrigger (Auslöser)	
Ernährung	Alkohol Schokolade Käse Aspartam (künstlicher Süßstoff) Koffein Nüsse Nitrit und Nitrat
Hormone	Menstruation Eisprung Pille (Progesteron)
Sensorische Stimuli	helles Licht flackerndes Licht Gerüche Lärm, Töne
Stress	Aktivitätspausen intensive Aktivität Verluste, Veränderungen (Tod, Scheidung usw.) Krisen
Umwelteinflüsse	Wetter Zeitverschiebungen Jahreszeit Höhe Schlafentzug unregelmäßige körperliche Aktivität (z. B. Schichtarbeit)

Behandlung

Die Behandlung unterscheidet sich sehr aufgrund der Ursache, der Stärke, der Frequenz und der Begleitsymptome. Deshalb ist sie von Kind zu Kind unterschiedlich. Oft müssen bei stärkeren Schmerzen verschiedene Behandlungskonzepte versucht werden, um eine optimale Behandlung zu finden. Man unterscheidet dabei vier verschiedene Behandlungskonzepte, die auch miteinander kombiniert werden: nichtmedikamentöse Maßnahmen, Medikamente, Verhaltensmodifikationen und alternative Behandlungsmethoden.

Nichtmedikamentöse Maßnahmen

Bevor eine medikamentöse Behandlung sinnvoll eingesetzt werden kann, müssen Maßnahmen nichtmedikamentöser Art durchgeführt werden, um die Trigger (Auslöser) besser zu identifizieren: Ein Schmerzprotokoll (Ihr Arzt wird Ihnen ein solches geben) wird geführt. Ein solches ermöglicht auch, die Fortschritte in der Behandlung zu dokumentieren! Und, das Leben des Kindes sollte möglichst wenige Stressoren enthalten, das heißt: Achten Sie auf einen möglichst regelmäßigen Tagesablauf (Schlafen, Essen, Spielen usw.). Vor allem bei Migräne sind Schlafprobleme häufig und sollten als Erstes angegangen werden. Studien haben gezeigt, dass regelmäßige Mahlzeiten und Zwischen-mahlzeiten, inkl. Frühstück, sehr wichtig sind. Kopfschmerzen auslösende Nahrungsbestandteile wie zum Beispiel Schokolade, gewisse Käse, Joghurt, Zitrusfrüchte, konfektionierte Nahrungsmittel (Glutamat, Aspartam), Alkohol, Nikotin sollten vermieden werden. Spezielle Diäten dagegen sind nicht sinnvoll! Das Trinken von genügend Flüssigkeit (Adoleszente ca ≥ 2 Liter/Tag) ist bei häufigen Migräneanfällen als vorbeugende Maßnahme angezeigt. Ebenso ist eine regelmäßige körperliche Betätigung wichtig (mindestens 30 Minuten sportliche Betätigung an mindestens drei Tagen der Woche). Und, liebe Eltern, ganz wichtig ist, dem Kind unnötigen Stress, zum Beispiel durch allzu große Ansprüche an dessen Leistungen in Schule und Alltag zu vermindern: Nehmen Sie Ihr Kind so, wie es ist, und erwarten Sie nicht dauernd zu viel!

Verhaltenstherapie

Biofeedback und autogenes Training kann dem Kind helfen, falls es die Schmerzen frühzeitig kommen spürt.

Alternative Behandlungen

Alternativmedizinischen Behandlungsmethoden wie Homöopathie, Akupunktur, Bioresonanz, Chiropraktik, Osteo-pathie, Manipulation der Halswirbelsäule (Kiss), hyperbarer Sauerstoff usw. gelang es bisher nicht, nachzuweisen, dass sie in der Behandlung der Migräne von irgendeinem Nutzen sind. Einzelne Berichte über Erfolge dieser Methoden können darüber hinwegtäuschen, dass die Schmerzen vielleicht auch ohne verschwunden wären! Seien Sie bitte kritisch!

Prognose

Die richtige Diagnose vorausgesetzt und korrekt behandelt, ist die Prognose sehr gut. Einige Kinder und Jugendliche müssen leider damit rechnen, dass sie ihre Beschwerden womöglich auch im Erwachsenenalter haben werden. Wenn es gelingt, die Trigger, vor allem aber die Ursachen für die funktionellen Kopfschmerzen, auszuschalten, wird eine „Heilung" sehr wahrscheinlich.

Literatur

- Practice Guideline for Diagnosis and Management of Migraine Headaches in Children and Adolescents: Part OneKathy B. Gunner, MS, RN, CP NP; Holly D. Smith, MD; Polly F. Cromwell, MSN, RN, CPNP; Robert J. Yetman, MD J Pediatr Health Care.2007;21(5):327-332.©2007 Mosby, Inc.
- Practice Guideline for Diagnosis and Management of Migraine Headaches in Children and Adolescents: Part Two Kathy B. Gunner, MS, RN, CPNP; Holly D. Smith, MD; Laura E. Ferguson, MD
- J Pediatr Health Care. 2008;22(1):52-59. © 2008Mosby, Inc.

Medikamentöse Behandlung

Akuter Anfall

Wirkstoff	Typ	Markenname	Dosierung	Bemerkung
Paracetamol	Schmerzmittel	Panadol, Dafalgan, Tylenol	15 mg/kg (max.1000 mg)	1. Wahl
Ibuprofen	nicht steroidales Schmerzmittel	Brufen, Algifor	10 mg/kg (max. 800 mg)	2. Wahl, da Wirkung gleich, aber keine Vorteile zu 1
Naproxen	nicht steroidales Schmerzmittel	Proxen	5–7 mg/kg (max. 500 mg)	2. Wahl, da Wirkung gleich, aber keine Vorteile zu 1
Ketorolac	nicht steroidales Schmerzmittel	Toradol	0.5 mg/kg (max. 30 mg intramuskulär oder intravenös	2. Wahl, da Wirkung gleich, aber keine Vorteile zu 1
Sumatriptan	Triptan	Imigran verschiedene Generika	25–100 mg oral 5–20 mg inhalativ 6 mg subkutan	3. Wahl: Nasal gut ≥ 12 Jahren (Nebenwirkungen selten, Brustdruck)
Rizatriptan	Triptan	Maxalt	5–10 mg oral	3. Wahl
Zolmitriptan	Triptan	Zomig	1.25–2.5 mg oral	3. Wahl
Dihydroergotamin	Ergotamin	Dihydergot	0.1 mg intravenös (6–9 Jahre) 0.2 mg intravenös (9–12 J.) 0.3 mg intravenös (12–16 J.)	3. Wahl

Überreicht durch

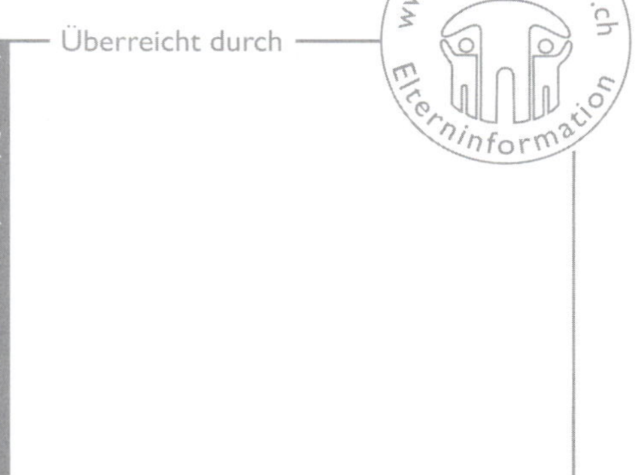

Kopfschmerztagebuch

Name ______________________ Geburtsdatum ______________

	Datum	Datum	Datum
Warnzeichen/Aura			
Startzeit			
Endzeit			
Art des Schmerzes (stechend, drückend, pulsierend)			
Begleitsymptome (Erbrechen, Doppelbilder, Lähmungen, usw.?)			
Intensität (0–10)			
Lokalisation (Seite, vorne, hinten)			
Therapie			
Wirkung der Therapie			
Auslöser?			
Aktivität vor Anfall (Schule, Sport, Stress?)			
Kommentare			

Überreicht durch

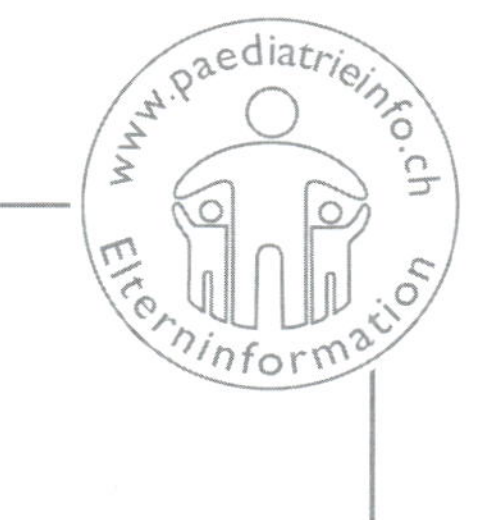

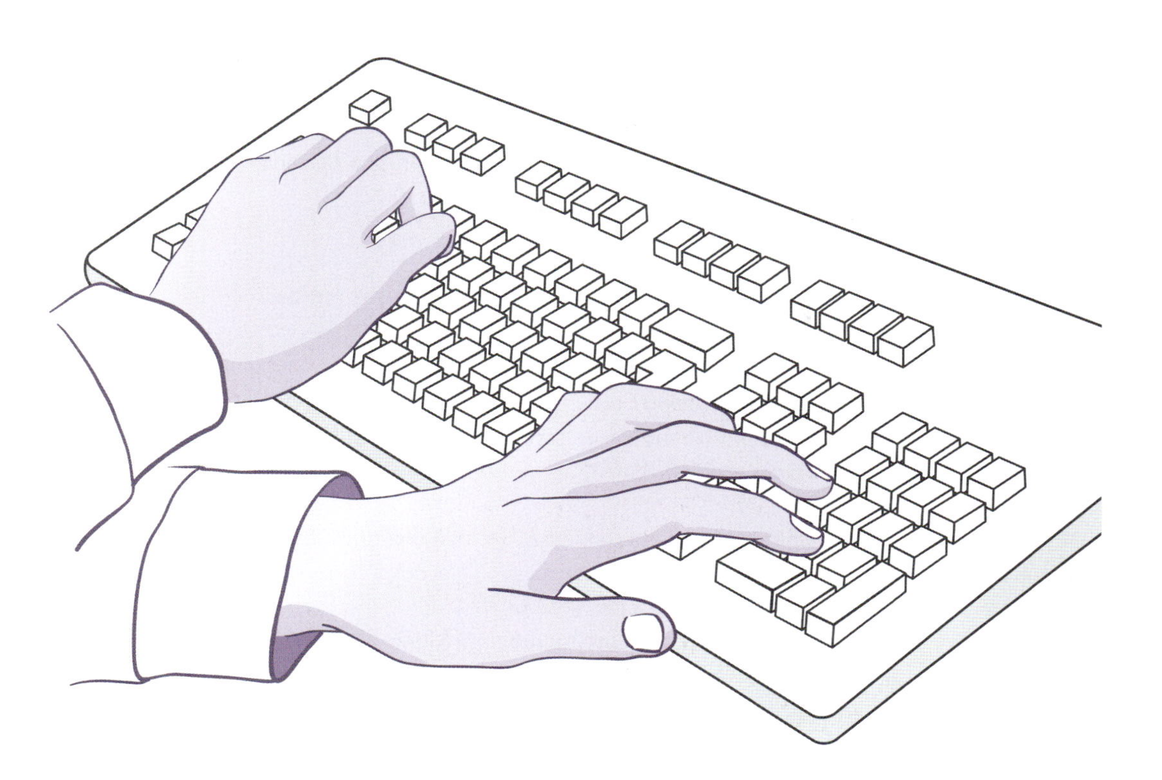

Etwa 10 bis 15 % der Menschen sind Linkshänder, das heißt, sie brauchen für einhändige Tätigkeiten bevorzugt die linke Hand. Dieser Umstand ist angeboren und kann nicht beeinflusst werden. Leider leben die Linkshänder in einer Welt der Rechtshänder – mit vielen Folgen. Denken Sie an Scheren, Büchsenöffner, Fotoapparate, aber auch Profiwerkzeuge wie Bohrmaschinen, Handsägen, ja eigentlich alles! Pulte werden nach dem Licht ausgerichtet (kommt von links), und das ist für Linkshänder falsch! Linkshänder haben es definitiv schwerer (aber dafür andere Vorteile...). Hier einige Tipps für den Schreiballtag. Wichtig: Linkshänder dürfen niemals auf rechts „umerzogen" werden!

Definition

Im Laufe der Entwicklung hat sich die Dominanz einer Hand entwickelt. Um die hochkomplexen Abläufe im Gehirn zu regeln, übernimmt eine Hirnhälfte die Führung. Jede Hirnhälfte ist aber mit der jeweils gegenseitigen Körperhälfte verbunden. Bei Linkshändigkeit kann also von einer führenden Rolle der rechten Hirnhälfte ausgegangen werden.

Die dominante Hand kann schneller, exakter, stärker agieren. Vor allem wenn komplizierte oder spontane Reaktion gefordert sind. Etwa 10 bis 10% der Kinder sind Linkshänder.

Bei den meisten Kindern kann beim Beobachten spontaner Handlungen schon früh die deutliche Vorliebe für eine Hand erkannt werden. Sie sollten dabei möglichst nicht beeinflusst werden welche Hand sie bevorzugt gebrauchen. In unklaren Fällen, zum Bespiel bei Wechselhändigkeit, können spezifische Tests weiterhelfen.

Die natürliche Blick- und Schreibrichtung vieler Linkshänder verläuft von rechts nach links. Bei den ersten Schreib- und Leseübungen können daher vorübergehende Verdrehungen von Buchstaben, Silben oder Ziffern, sowie die Verwendung von Spiegelschrift vorkommen. Viele Linkshänder empfinden den Umstieg auf das Schreiben per Computertastatur als Erleichterung.

Linkshänder sind auch bei der Auswahl von Werkzeugen, Geräten und Musikinstrumenten unter umständen benachteiligt. So haben einige Werkzeuge, ein erhöhtes Unfallrisiko für Linkshänder, da die Handhabung entsprechend der Herstellervorgaben nicht deren bevorzugter Arbeitsweise entspricht. Der Mark bietet aber vieles an, auch viele Spezialanfertigungen: Linkshänderscheren, -Messer, Coputermäuse, Korkenzieher, Dosenöffner ja sogar Fotoapparate für Linkshänder soll es geben! Erkundigen sie sich.

Schule

1. Gerade sitzen, das heißt auf beiden Hüften, Gewicht nicht nur auf eine Seite verlagert. Tisch- und Stuhlhöhe müssen der Größe des Kindes angepasst sein: Die Schulter muss beim Schreiben locker sein, die Füße auf dem Boden und der Rücken gerade aufgerichtet sein.

2. Heft oder Schreibblatt nicht zu nahe an den Bauch ziehen.

3. Unterarm bleibt auf dem Tisch liegen. Ellbogen oder Handgelenk dürfen weder hochgehoben noch abgewinkelt werden.

4. Das Heft oder Blatt liegt links von der Körpermitte. 45 Grad. nach links oben gehend, das heißt gerade in der entgegengesetzten Diagonale der Rechtshänder.

5. Der Linkshänder „stößt" die Schrift. Die Bewegung geht von außen nach innen, zur Körpermitte. Damit vermieden werden kann, dass die Hand das eben Geschriebene (mit Tinte) verwischt, sollte die Hand in der geraden Linie des Unterarmes unter der Schreiblinie bleiben. Die Schreibbewegung kommt daher viel stärker aus den Fingern. Es sieht so aus, als ob die Finger nach „oben" schreiben müssten.

6. Die Schreibunterlage sollte bei Linkshändern nicht in einem bestimmten Winkel zur Tischkante gelegt werden, da man bei einem Linkshänder die Schriftneigung nicht bestimmen soll.

7. Für eine flüssige Schrift braucht es einen speziellen Füllfederhalter (mit Rundfeder) für Linkshänder oder einen harten, feinen Filzstift.

8. Jeder Linkshänder braucht mehr Schreibtraining als ein Rechtshänder, um zu einer flüssigen Schrift zu kommen. Es ist anzuraten, die Linierung des Schreibheftes möglichst groß zu wählen (keinesfalls die dreiteilige mit der Diagonallinie).

9. Es ist wichtig, dass der Lehrer die Schreibhaltung und die Bewegungsabläufe beim Schreiben, neben dem Kind sitzend, auch mit seiner linken Hand vorzeigt (Nachahmung!).

10. Ein Linkshänder, der trotz dieser Hilfen nicht schön (richtig) schreiben lernt, sollte weiter abgeklärt werden. Es könnte sich um einen Linkshänder mit kompensatorischer Händigkeit (eventuell Rechtshänder mit minimaler cerebraler Bewegungsstörung) oder ein Kind mit Feinkoordinationsschwäche handeln. Seine Handdominanz und Handgeschicklichkeit (feinmotorischer Entwicklungs- und Übungsstand) müssen mit speziellen Testverfahren geprüft werden.

11. Der Tischnachbar muss rechts sitzen, damit er seinen linkshändigen Kameraden nicht stört.

12. Das Licht sollte von rechts auf die Unterlage scheinen.

Wichtig

Linkshänder sind nicht behindert, sondern werden behindert. Vermeiden Sie das!

Weitere Infos

Bücher

- Sattler, J.B. (2009): Das linkshändige Kind in der Grundschule. Auer Verlag, Donauwörth.
- Weber, S. (2005): Linkshändige Kinder richtig fördern. Reinhardt, München.
- Meyer, R. (2003): Linkshändig? Ein Ratgeber. Humbolt, München.

Internet Seiten

- www.lafueliki.de

  Materialien für Linkshänder (Scheren, Füller, Lineale, Spitzer, Büchsenöffner, Kartoffelschäler, Messer usw.):

- www.linkshaenderseite.de

  Die ganz „linke" Seite für Linkshänder, Eltern, Lehrer sowie Erzieher von linkshändigen Kindern und natürlich auch alle, die sich sonst mit dem Thema Linkshändigkeit beschäftigen:

Überreicht durch

www.paediatrieinfo.ch Elterninformation

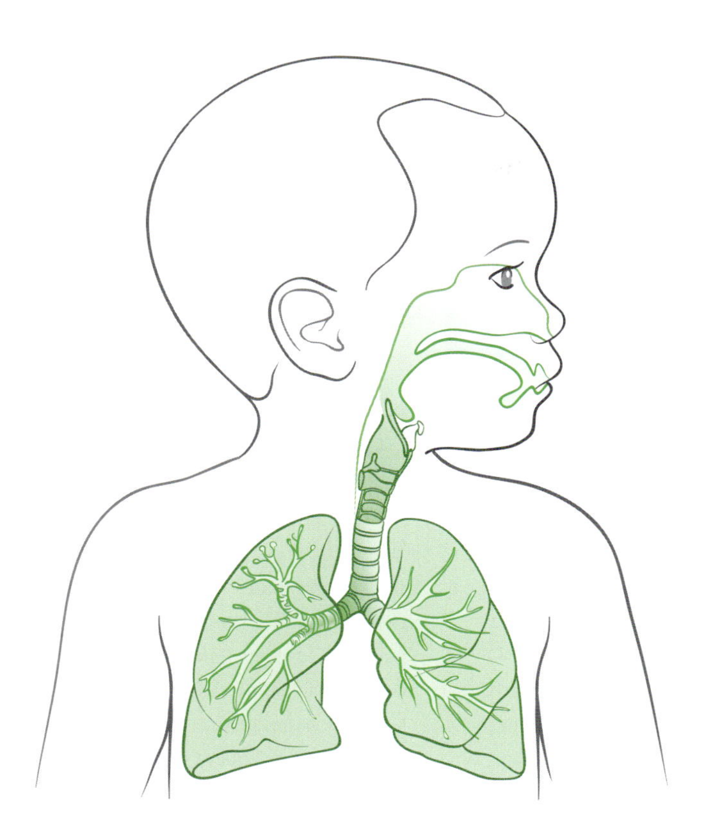

Asthma ist eine chronische Erkrankung der Atemwege, von der heute etwa 10 % aller Kinder betroffen sind. Die Ursachen sind hauptsächlich angeboren, und nicht immer liegt eine Allergie vor. Speziell bei kleinen Kindern ist die Abgrenzung von „normalem" Husten zum Asthma schwierig. Das Ziel der Therapie ist eine vollständige Asthmakontrolle, damit sich die betroffenen Kinder normal entwickeln können. Dieses Ziel ist fast immer zu erreichen.

Definition

Asthma ist eine chronische Atemwegserkrankung mit Entzündung der kleinen und mittleren Atemwege (Bronchien). Durch die Entzündung reagieren die Bronchien überempfindlich, was zur Atemwegsverengung und übermäßigen Schleimproduktion führt. Der Patient spürt dann Atemnot und starken Hustenreiz. Rund 10 % aller Kinder sind von Asthma betroffen.

Ursachen

Die Ursachen von Asthma sind hauptsächlich angeboren. Dabei spielt die genetische Veranlagung für Allergien (Atopie) eine zentrale Rolle. Bei 30 % aller Kinder liegt diese Veranlagung heute vor. Die betroffenen Kinder können auf alle äußeren Reize (z. B. Virusinfekte, Anstrengung, Kälte, Rauch) viel empfindlicher reagieren und entwickeln oft (aber nicht immer) Allergien gegen fremde Eiweiße wie Pollen, Tierhaare, Nahrungsmittel, Hausstaubmilben usw. Eine Allergie ist eine Überreaktion des Immunsystems auf eigentlich harmlose Substanzen. Wenn sich nun eine Allergie entwickelt hat, führt dies zu einer chronischen Entzündung der Schleimhäute, im Falle des Asthmas sind die Bronchien betroffen.

Nun ist aber nicht immer eine Allergie nachweisbar. Vielmehr reagiert das Immunsystem auch auf nichtallergische Reize viel empfindlicher. Speziell bei kleinen Kindern unter drei Jahren sind Allergien sogar selten, in diesem Alter sind meist „normale" Erkältungsviren die Auslöser. Hier spricht man auch von „frühkindlichem Asthma", wobei die langfristige Prognose besonders gut ist.

Neben der allergischen Veranlagung spielen auch andere Ursachen bei der Asthmaentstehung eine Rolle. So reizen Zigarettenrauch (auch schon während der Schwangerschaft) und starke Luftverschmutzung die Atemwegsschleimhaut und tragen damit zum Asthma bei. Außerdem sind Frühgeborene mit Atemproblemen häufiger betroffen.

Außer beim Zigarettenrauch können die Ursachen des Asthmas kaum beeinflusst werden.

Einflüsse

Neben den Ursachen des Asthmas gibt es eine ganze Reihe so genannter Asthmaauslöser oder Asthmatrigger. Diese sind zwar nicht „schuld" am Problem, können jedoch einen Asthmaanfall auslösen. Bekannte Trigger sind:

- Erkältungen (banaler Schnupfen)
- Anstrengung
- Temperaturschwankungen und andere Witterungseinflüsse (z. B. Nebel)
- Staub, Ozon, Rauch, Abgase
- starke Gerüche
- starke Gefühlsregungen wie Angst oder Wut.

Symptome

Kleine Kinder (unter drei Jahre) präsentieren sich hauptsächlich mit Husten. Gelegentlich zeigt sich auch eine pfeifende Atmung und Atemnot. Typisch ist, dass der Husten jeweils sehr hartnäckig ist und das Kind von einer „Grippe" in die Nächste gerät. Die Eltern berichten häufig: „Mein Kind war in den letzten sechs Monaten praktisch pausenlos krank und hat jede Grippe durchgemacht." Viele Kinder müssen in dieser Zeit auch mit Medikamenten inhalieren (z. B. Ventolin).

Größere Kinder zeigen als Hauptsymptom ebenfalls Husten. Häufiger können nun aber auslösende Faktoren beobachtet werden. Zum Beispiel Anstrengung, Tierkontakte oder Pollenflug. Typisch ist auch nächtlicher Husten. Auch wenn die Symptome bei Meidung von Triggern (z.B. Verzicht auf Schulsport) gering sind, so sind die Patienten in ihrer Leistungsfähigkeit doch immer leicht eingeschränkt.

Diagnose

Die Unterscheidung zwischen „normalem" Husten und Asthma ist speziell bei kleinen Kindern schwierig. Nicht jedes Kind mit Husten und Pfeifen hat Asthma. Erst die Beobachtung über eine gewisse Zeit, also die Feststellung, dass das Kind immer wieder mit übermäßigem Husten reagiert, lässt die Diagnose vermuten. Es gibt keinen einfachen Test, um die Diagnose zu bestätigen. Wenn Allergien nachgewiesen werden können

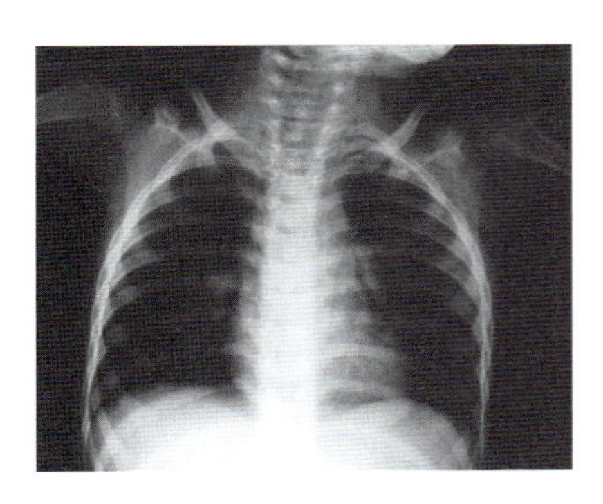

(Haut- oder Bluttest) wird die Diagnose zwar klar, nur ist dies bei Kleinkindern selten der Fall. Faktoren, die für das Vorliegen eines frühkindlichen Asthmas sprechen, sind:

- Allergien in der Familie (Heuschnupfen, Asthma oder Neurodermitis)
- Husten und pfeifende Atmung ohne andere Grippesymptome
- Das Kind hat oder hatte Ekzeme oder ausgeprägten Milchschorf.
- Die Hustenepisoden sind sehr häufig, es gibt praktisch keine beschwerdefreien Zeiten.
- Bei älteren Kindern werden der Nachweis von Allergien und die Beobachtung von Triggern für die Diagnose immer wichtiger.

Behandlung

Asthma ist heutzutage eine behandelbare Krankheit. Zwar bleibt es eine chronische Angelegenheit, aber mit einer guten Therapie können die Symptome praktisch immer so gut behandelt werden, dass der Patient in seinem täglichen Leben kaum eingeschränkt ist. Dies muss, insbesondere bei Kindern, auch das Ziel sein. Studien zeigen hingegen, dass viele Asthmakinder nur mittelmäßig behandelt sind. Sie haben zwar keine schweren Anfälle mehr, sind aber in ihrem täglichen Leben und damit auch in ihrer Entwicklung weiterhin eingeschränkt. Häufig gewöhnen sich sowohl Eltern als auch Kinder daran. Dies müssen wir unbedingt verhindern!

Also: Auch wenn die Symptome erträglich sind, reicht dies nicht. Ziel ist die völlige Symptomfreiheit!

Die Behandlung ruht auf drei Pfeilern:

- Meidung von bekannten Allergenen und Triggern
- Entzündungshemmung in den Bronchien
- Notfalltherapie bei Symptomen mit atemwegserweiternden Medikamenten.

Bei Verdacht auf ein Asthma sollen mögliche Allergene beim Kinderarzt gesucht werden. Er wird dafür entweder Hauttests oder Blutuntersuchungen veranlassen. Wie schon erwähnt, werden Allergien mit zunehmendem Alter häufiger gefunden. Möglicherweise lohnt es sich deshalb, die Tests im Laufe der Zeit zu wiederholen. Nur falls Allergien nachweisbar sind, sollen die entsprechenden Allergene möglichst konsequent gemieden werden. Also zum Beispiel Tierkontakte meiden, Hausstaubmilbensanierung durchführen (siehe Infoblatt „Hausstauballergie") usw. Wir warnen ausdrücklich davor, Allergien mit zweifelhaften Methoden wie Bioresonanz und anderes zu suchen. Erfahrungsgemäß werden damit bei praktisch jedem Kind irgendwelche fraglichen „Allergien" (meist Milch, Weizen und anderes) gefunden, was zu gefährlichen und nutzlosen Diäten führt.

Die Entzündungshemmung in den Bronchien ist sehr wichtig. Wenn die Entzündung in den Bronchien reduziert wird, verschwindet auch die Überempfindlichkeit und damit die Symptomatik.

Für die Entzündungshemmung stehen zwei Gruppen von Medikamenten zur Verfügung:

- kortisonhaltige Medikamente (z. B. Budenosid, Fluticason, Mometason usw.)
- andere Entzündungshemmer wie Leukotrienantagonisten (z. B. Montelukast)
- diverse Mittel (z. B. Ipratropiumbromid).

Basismedikamente sind die kortisonhaltigen Substanzen. Es sind allerdings auch die Medikamente, die bei Eltern am meisten Angst auslösen (siehe Infoblatt „Kortison"). Kortison ist ein lebensnotwendiges, körpereigenes Hormon, das in der Entzündungsregulation eine wichtige Funktion hat. Deshalb wirkt es auch sehr gut in der Hemmung der übermäßigen Entzündung der Bronchien beim Asthma. Probleme löst Kortison als Medikament nur dann aus, wenn es in zu hohen Dosen verabreicht wird. Mit den heute üblichen Medikamenten ist dies jedoch kaum mehr möglich, da die Substanzen in sehr kleinen Mengen direkt in die Lungen inhaliert werden. Ihr Kinderarzt wird Sie über die genaue Art und Weise instruieren. Je nach Schweregrad des Asthmas, müssen Kortisonpräparate über Monate oder gar Jahre verabreicht werden.

Bei den kortisonfreien Medikamenten stehen die Leukotrienantagonisten im Vordergrund. Diese Medikamente werden einmal täglich geschluckt und zeigen sehr gute Effekte, vor allem in Kombination mit der Inhalation kortisonhaltiger Medikamente. Als alleinige Therapie ist die Wirkung deutlich geringer. Außerdem sind diese Medikamente sehr teuer, und die Langzeiteffekte sind noch nicht sehr gut untersucht.

Andere Entzündungshemmer wie Ipratropiumbromid (Atrovent) oder Cromoglykat (Lomudal) sind viel weniger wirksam und spielen höchstens in Spezialsituationen eine Rolle.

Als letzter Pfeiler steht die symptomatische Therapie. Mit Inhalationsmedikamenten, die einen atemwegserweiternden Effekt haben, kann Husten, Atemnot und Pfeifen akut behandelt werden: Dies sind Medikamente wie Salbutamol (z. B. Ventolin, Ecovent) oder Terbutalin (Bricanyl). Neuerdings sind auch langwirksame entsprechende Substanzen erhältlich wie Formeterol (Foradil, Oxis) und Salmeterol (Serevent). Ziel dieser Medikamente ist es, bei akuten Symptomen zu helfen. Leider werden diese Medikamente viel zu oft alleine eingesetzt. Dies ist falsch. Zwar können dadurch die Symptome reduziert werden, was für den Patienten natürlich sehr wichtig ist, aber die Entzündung der Atemwege bleibt bestehen. Außerdem lässt der Effekt dieser Medikamente bei langfristigem Gebrauch nach. Der alleinige Einsatz solcher Medikamente ist nur sinnvoll, wenn sich die Symptome auf wenige Situationen beschränken. So zum Beispiel bei ausschließlichem Anstrengungsasthma ohne zugrunde liegender Allergie oder bei sehr milden Symptomen im Rahmen eines Heuschnupfens für wenige Wochen. Außerdem werden auch kleine Kinder mit Bronchitis, jedoch ohne eigentliche Allergie, häufig mit diesen Medikamenten alleine behandelt.

Prognose

Die Prognose von kindlichem Asthma ist heute gut. Bei vielen Kindern gehen die Symptome im Lauf der Jahre deutlich zurück oder verschwinden ganz. Einige Patienten werden das Asthma aber ins Erwachsenenalter mitnehmen. Eine zuverlässige Vorhersage lässt sich nicht machen.

Viel wichtiger als die ferne Zukunft in zehn bis 20 Jahren ist für das einzelne Kind jedoch, dass es in seiner Entwicklung durch das Asthma nicht beeinträchtigt wird. Viele Kinder leiden nämlich nicht so sehr an den eigentlichen Symptomen des Asthmas (Kinder beklagen sich z. B. selten über Husten), sondern unter der Tatsachen, dass sie viele Dinge nicht tun dürfen. So ist Fußballspielen im Verein nicht möglich, Schwimmen geht auch nicht, ins Ferienlager oder auf Klassenfahrt muss die Mutter mit usw. Schon angesprochen wurden auch die vielen zum Teil belastenden alternativen Therapien oder Diäten, die das Kind erst richtig krank machen.

Wichtig

Trotz der guten Asthmakontrolle mit den heutigen Medikamenten, bleibt Asthma eine chronische Angelegenheit. Nur die Natur kann zum „Auswachsen" des Asthmas führen. Wenn Ihnen jemand die Heilung verspricht, dann seien Sie wachsam. Wir müssen uns deshalb darauf konzentrieren, die Probleme so gut als möglich zu kontrollieren und unseren Kindern eine normale Entwicklung zu ermöglichen.

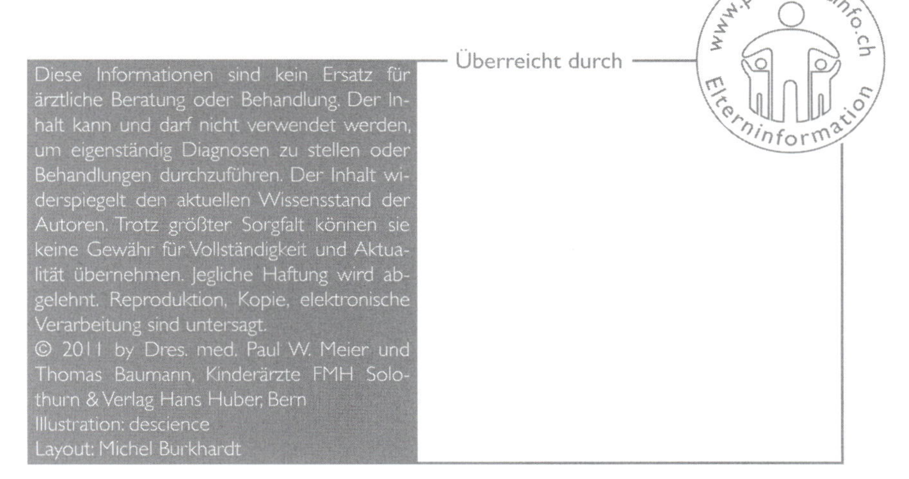

Bronchiolitis

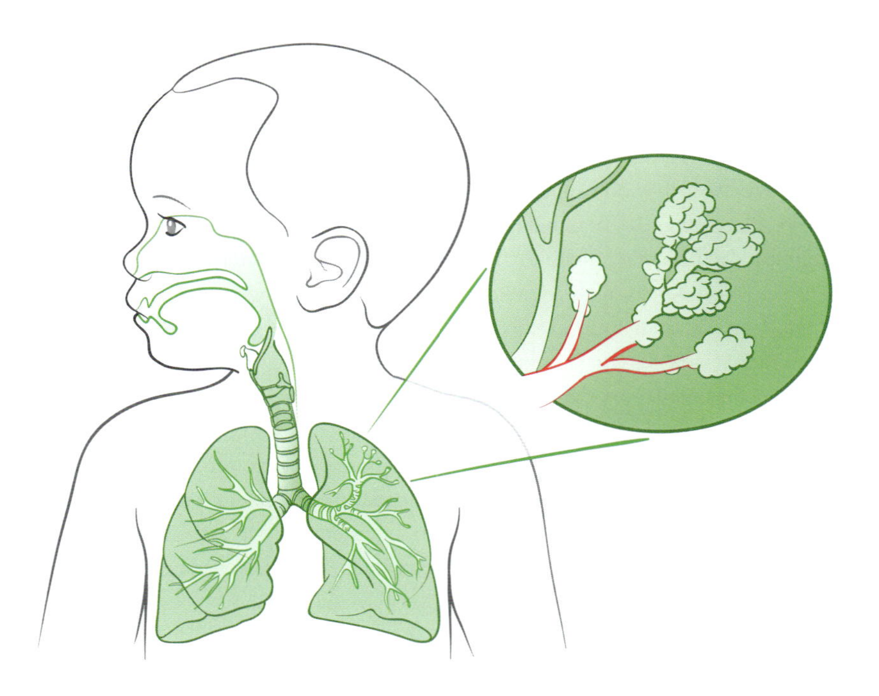

Die akute Bronchiolitis ist die häufigste Infektionskrankheit der unteren Atemwege. Sie tritt vorwiegend in den Wintermonaten auf. Die Infektion betrifft vor allem sehr kleine Kinder, die meistens jünger als sechs Monate sind. Die Bronchiolitis ist eine Virusinfektion der allerkleinsten Atemwege (medizinisch auch Bronchiolen genannt). Häufigster Erreger ist das RS-Virus (RSV). Hauptsymptome sind Atemnot, sehr viel Schleim und Trinkfaulheit. Obschon die Krankheit spontan heilt, benötigt ein Teil der Kinder eine Sauerstofftherapie und/oder eine künstliche Ernährung über eine Magensonde. Nach einigen Wochen erholen sich die Kinder aber vollständig.

Definition

Bei der Bronchiolitis handelt es sich um eine akute Entzündung der kleinsten Atemwege (so genannte Bronchiolen). Sie tritt vor allem bei Säuglingen auf. Auslöser sind verschiedene Virusinfektionen. Häufigster und aggressivster Erreger ist das RS-Virus (RSV), aber auch andere Viren wie humanes Metapneumovirus oder Adenovirus können die gleiche Symptomatik verursachen. Die Übertragung erfolgt von Mensch zu Mensch durch Tröpfcheninfektion. Auch Erwachsene, die selbst nur an einem leichten Schnupfen leiden, können kleine Kinder anstecken.

Symptome

Die ersten Zeichen sind wie bei einer gewöhnlichen Erkältung: laufende Nase, Fieber und leichter Husten. In der Regel dauert dies wenige Tage, dann bekommt das Kind zunehmend Atembeschwerden. Der Husten wird stärker, und es tritt Atemnot auf. Das Baby beginnt zu keuchen, das heißt, bei der Ausatmung tritt ein pfeifendes, knisterndes Atemgeräusch auf. Zusätzlich können Einziehungen zwischen den Rippen und oberhalb des Brustbeines auftreten. Durch die Atemnot treten auch Schwierigkeiten beim Trinken auf. Beim Husten kommt es häufig zum Erbrechen. Fieber kann die Symptome begleiten. Ein Säugling mit Atemnot oder Trinkschwierigkeiten sollte immer von einem Arzt beurteilt werden.

Einflüsse

Die meisten Kinder mit Bronchiolitis haben keine speziellen Risikofaktoren. Allerdings ist bekannt, dass die Krankheit häufiger bei Kindern auftritt, deren Eltern zu Hause rauchen. Außerdem sind Kinder mit vorbestehenden Herzkrankheiten, Lungenerkrankungen sowie frühgeborene Kinder schwerer betroffen.

Es gibt Möglichkeiten, die Übertragung durch hustende und verschnupfte Familienmitglieder oder andere nahestehende Personen einzuschränken, aber nicht immer zu verhindern:

- Die Hände müssen regelmäßig gewaschen werden, vor allem, bevor man sich mit dem Kind beschäftigt.

- Wenn ein Erwachsener verschnupft ist oder hustet, sollte er sich möglichst nicht um das Kind kümmern, oder er soll dabei einen Mundschutz tragen.

- Wenn andere Kinder husten und an Schnupfen leiden, soll der Kontakt zwischen ihnen und den Kleinsten verhindert werden. Spielzeuge sollen vor der Weitergabe gereinigt werden. Auch die Kinder müssen sich die Hände waschen.

- Die Zimmer müssen regelmäßig gelüftet werden.

- Die Kinder sollen in einer rauchfreien Umgebung leben.Diese Maßnahmen sind für alle Babys wichtig, vor allem aber für die, die besonders empfindlich auf Infektionen reagieren (ehemalige Frühgeborene; Kinder, die zu Asthmabronchitis neigen etc.).

Therapie

Bis heute gibt es keine spezifischen Heilmittel, die bei einer Bronchiolitis wirksam sind. Da es sich um eine Viruserkrankung handelt, helfen Antibiotika nicht. Inhalationen mit Medikamenten nützen nur sehr selten. Dies kann aber durchaus einmal versucht werden.

Da die Krankheit eigentlich spontan abheilt, beschränkt sich die Therapie auf die Linderung der Symptome. Am wichtigsten ist es, das Baby möglichst in Ruhe zu lassen, damit es sich langsam erholen kann. Wenn das Kind Fieber hat, kann ein fiebersenkendes Mittel wie Paracetamol (z. B. Panadol, Dafalgan, Influbene, Acetalgin, Ben-u-ron) nützlich sein. Achten Sie auf eine rauchfreie Umgebung in Ihrer Wohnung. Da die Kinder Mühe mit dem Trinken haben, geben Sie häufigere, aber kleinere Mahlzeiten.

Falls das Kind trotzdem nicht mehr genügend trinkt und eine Austrocknung droht oder das Kind zu wenig Sauerstoff im Blut hat (Sauerstoffsättigung kann vom Arzt gemessen werden), muss es ins Krankenhaus. Dort kann es über eine Magensonde oder eine intravenöse Infusion ernährt werden und erhält zusätzlichen Sauerstoff. In sehr seltenen Fällen kann es durch die erschwerte Atmung zur Erschöpfung kommen. Dann braucht das Kind eine Atemhilfe auf der Intensivstation. In der Regel dauern diese Maßnahmen zwei bis sieben Tage. Danach sind die akuten Symptome abgeklungen, und das Kind kann entlassen werden.

Prognosen

Mittelfristig ist die Prognose für die akute Bronchiolitis, bei adäquater Behandlung sehr gut. Husten und Erkältungssymptome halten jedoch oft noch einige Wochen an. Der Husten verschwindet mit der Zeit von alleine. Hustenmittel helfen nicht und werden deshalb nicht empfohlen. Einige Kinder leiden nach einer solchen Infektion noch Wochen bis Monate an überempfindlichen Bronchien.

Wenn Ihr Kind nach der Entlassung aus dem Krankenhaus wieder vermehrt Atembeschwerden bekommt oder zunehmend schlechter trinkt (weniger als die Hälfte als normal), sollten Sie unbedingt wieder mit Ihrem Arzt Kontakt aufnehmen oder direkt das Krankenhaus aufsuchen.

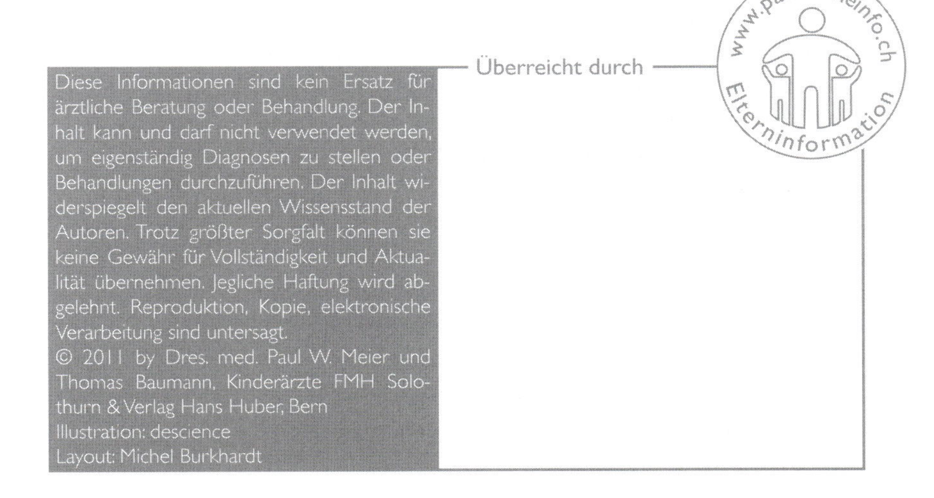

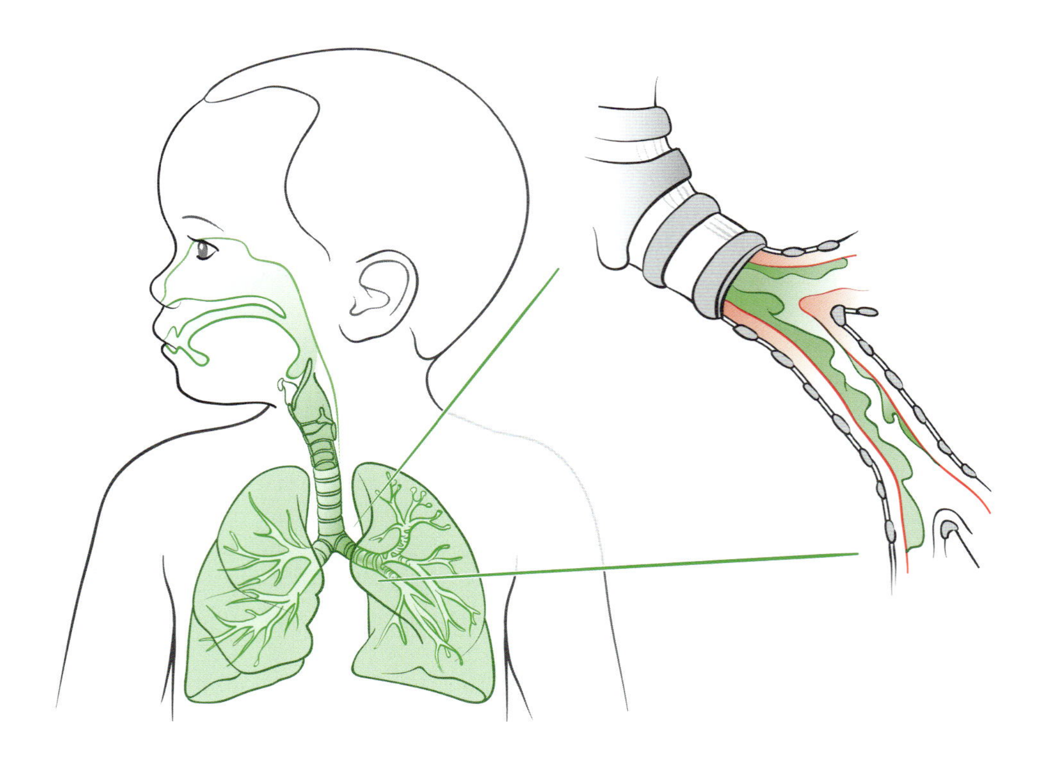

Die Bronchitis ist eine sehr häufige Erkrankung der mittleren Atemwege bei kleinen Kindern. Wenn sich die Atemwege verengen, spricht man auch von obstruktiver Bronchitis. Auslöser sind verschiedene Virusinfektionen. Die betroffenen Kinder leiden unter starkem Husten, pfeifender Atmung und Atemnot. Mithilfe von atemwegserweiternden Medikamenten kann den Kindern gut geholfen werden. Ein kleiner Teil der Betroffenen wird jedoch immer wieder solche Symptome entwickeln, was dann als Asthma bezeichnet wird.

Definition

Als Bronchitis wird eine Entzündung der mittelgroßen Atemwege bezeichnet. Betroffen sind vor allem Säuglinge und Kleinkinder. Meistens tritt die Bronchitis akut auf, und wenn sich die Atemwege dabei verengen, spricht man von obstruktiver Bronchitis. Gelegentlich wird dies auch als asthmoide Bronchitis bezeichnet, was jedoch ungenau ist, da Asthma einen chronischen Zustand bezeichnet (siehe auch Infoblatt „Asthma"). Bei Kindern, die immer wieder an Bronchitiden leiden, sind die Übergänge zum Asthma jedoch fließend.

Abgegrenzt werden muss die Bronchitis von der Bronchiolitis (siehe Infoblatt „Bronchiolitis"). Bei dieser sind nicht die mittleren, sondern die ganz kleinen Atemwege betroffen. Die Symptome sind jedoch sehr ähnlich. Kinder mit Bronchiolitis haben noch etwas mehr Schleim und sind tendenziell jünger. Wichtig ist die Unterscheidung, weil die Therapie unterschiedlich ist. Die Übergänge zwischen den beiden Krankheiten sind auch hier fließend. Ihr Arzt wird die entsprechende Diagnose stellen.

Ursachen

Eine akute Bronchitis wird durch eine Virusinfektion verursacht. Es gibt eine ganze Reihe Viren, die die Atemwege befallen. Sie werden in der Regel durch Tröpfcheninfektion von Mensch zu Mensch übertragen. Neben dem auslösenden Virus spielt der Abwehrzustand des Patienten ebenfalls eine Rolle. Wenn ein Säugling zum Beispiel vor kurzem schon einmal eine Bronchitis erlitt, werden seine Bronchien empfindlicher reagieren. Außerdem gibt es Kinder, die sozusagen angeboren empfindliche Bronchien haben. Bei diesen Kindern spricht man später oft von Asthma. Aber Achtung: Die meisten Kinder mit einer, zwei oder auch drei akuten Bronchitiden haben kein Asthma und werden auch keines entwickeln. Die Zukunft wird uns die Antwort geben.

Symptome

Kinder mit Bronchitis leiden vor allem an Husten und viel Schleim. Bei der typischen obstruktiven Bronchitis entsteht zusätzlich ein pfeifendes Atemgeräusch bei der Ausatmung. Im Frühstadium kann dies nur mit dem Stethoskop durch den Arzt gehört werden. Bei ausgeprägteren Symptomen hört man es mit bloßem

Ohr. Viele Kinder können kaum noch schlafen, und oft müssen sie beim Husten erbrechen. Die normalen Hustensäfte nützen meistens nicht, und der Husten dauert jeweils länger als zwei Wochen.

Behandlung

Grundsätzlich heilen Bronchitiden spontan ab. Die Behandlung richtet sich deshalb hauptsächlich auf die Linderung der Symptome. Speziell die obstruktive Bronchitis kann ohne Therapie mehrere Wochen dauern und die Kinder leiden erheblich. Zur Therapie werden deshalb atemwegserweiternde Medikamente verwendet. Typische Medikamente sind Salbutamol (z. B. Ventolin, Ecovent) oder Terbutalin (Bricanyl). Das sind die gleichen Medikamente, die auch bei Asthma verwendet werden. Schließlich sind auch beim Asthma die Bronchien verengt, nur ist der Auslöser dort ein anderer.

Bei leichten Fällen können diese Medikamente als Sirup gegeben werden. Bei stärkeren Symptomen empfiehlt sich die Inhalation mithilfe spezieller Vorschaltkammern oder eines elektrischen Inhalationsgerätes. Ihr Arzt wird die beste Möglichkeit angesichts der gegebenen Situation wählen. All diese Medikamente zeigen einen raschen Effekt, dieser lässt aber nach ein paar Stunden wieder nach. Es handelt sich also lediglich um eine symptomatische Therapie. Die Bronchitis wird von selbst heilen. Als Nebenwirkung können die genannten Medikamente (speziell als Sirup, weniger als Inhalationsmedikamente) Nervosität, Zittrigkeit oder Herzrasen auslösen. Dies ist völlig harmlos aber störend. Wenn Sie dies beobachten, müssen Sie die Dosis eventuell etwas reduzieren, und vor allem sollten Sie die Medikamente nicht unmittelbar vor dem Schlafen geben.

Bei sehr hartnäckigen Bronchitiden oder wenn Anhaltspunkte für das Vorliegen eines Asthmas vorhanden sind (z. B. wiederholte Bronchitiden, familiäre Belastung mit Allergien, Ekzeme), kann die Entzündung der Bronchien mit Medikamenten behandelt werden. Hier gibt es zwei Substanzgruppen: Leukotrienantagonisten (z. B. Singulair) oder Kortisonpräparate. Die Leukotrienantagonisten gibt es erst seit ca. zehn Jahren. Sie sind sehr einfach zu verabreichen (einmal täglich zum Schlucken) und gut verträglich. Vor allem bei sehr kleinen Kindern scheinen sie sich gut zu bewähren. Allerdings bestehen noch keine Langzeiterfahrungen, und diese Medikamente sind sehr teuer. Die Kortisonpräparate gibt es schon seit Jahrzehnten und deren Nutzen ist unbestritten. Allerdings sind es auch die Medikamente, die bei den Eltern am meisten Angst auslösen (siehe Infoblatt „Kortison"). Kortison ist ein lebensnotwendiges, körpereigenes Hormon, das in der Entzündungsregulation eine wichtige Funktion hat. Deshalb wirkt es auch sehr gut in der Hemmung der übermäßigen Entzündung der Bronchien.

Probleme löst Kortison als Medikament nur dann aus, wenn es in zu hohen Dosen verabreicht wird. Mit den heute üblichen Medikamenten ist dies jedoch kaum mehr möglich, da die Substanzen in sehr kleinen Mengen direkt in die Lungen inhaliert werden. Ihr Kinderarzt wird Sie über die genaue Anwendung instruieren.

In akuten Notsituationen müssen Kortisonpräparate manchmal für ein bis drei Tage zum Schlucken gegeben werden.

In einigen Fällen können die Atemwege bei einer obstuktiven Bronchitis so eng werden, dass das Kind nicht mehr genügend Sauerstoff erhält und/oder nicht mehr genügend trinken kann. In diesen Situationen müssen die Kinder ins Krankenhaus. Dort wird dem Kind dann zusätzlicher Sauerstoff verabreicht und die Flüssigkeitszufuhr durch eine Magensonde oder Infusion sichergestellt. Außerdem wird eine intensive Inhalationstherapie durchgeführt; das Kind kann dann nach einigen Tagen wieder entlassen werden.

Wichtig

Bronchitiden und insbesondere obstruktive Bronchitiden sind sehr häufig. Oft wird dies fälschlicherweise mit Asthma gleichgesetzt. Auch wenn die obstruktive Bronchitis lästig und langwierig ist, werden die meisten Kinder wieder vollständig gesund. Nur ein kleiner Teil wird später unter Asthma leiden. Aber auch Asthma ist heute gut behandelbar (siehe Infoblatt „Asthma").

Überreicht durch

www.paediatrieinfo.ch Elterninformation

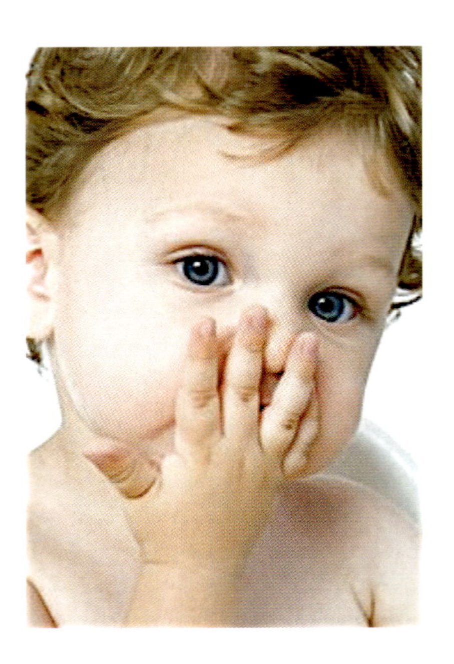

Husten ist einer der häufigsten Gründe für die Vorstellung des Kindes beim Kinderarzt. Husten ist keine Krankheit, sondern eine Symptom, ein Krankheitszeichen, das viele verschiedene Ursachen haben kann und dazu dient, die Atemwege zu reinigen. Husten befördert Fremdkörper und Schleim, Bakterien und Rauch aus der Lunge, ist also im Grunde genommen sehr sinnvoll! Bei länger andauerndem Husten jedoch, kann nicht nur der häusliche Frieden Schaden nehmen, sondern auch die Gesundheit des Kindes: Eine weitergehende Abklärung ist angezeigt. Die meisten Medikamente helfen bei „gewöhnlichem" Husten wenig, was für die Kinder und Eltern, aber auch die Kinderärzte oft frustrierend ist.

Definition

Husten (lat. Tussis) ist das willkürliche oder aufgrund eines Hustenreizes über den Hustenreflex ausgelöste explosionsartige Ausstoßen von Luft. Beim Hustenreflex kann man drei Phasen unterscheiden: zuerst die verstärkte Einatmung (Inspiration), dann die verstärkte Ausatmung (Expiration) gegen die verschlossenen Stimmbänder und dann letztlich die plötzliche Öffnung der Glottis (Stimmbänder) mit der explosionsartigen Ausatmung der Luft, wobei die durch den Hustenreiz ausgestoßene Luft eine Geschwindigkeit von bis zu 480 Kilometer pro Stunde erreichen kann. Husten kann unwillentlich, aber auch willentlich ausgelöst werden. Husten ist ein Symptom und keine eigenständige Krankheit. Die Funktion des Hustens besteht darin, die Atemwege von Substanzen zu reinigen, die diese verlegen oder verengen könnten. Ein trockener Husten ohne Auswurf von Bronchialschleim, der bei einer Erkältung, bei Allergien und auch als unerwünschte Wirkung von Arzneimitteln auftreten kann, wird als Reizhusten bezeichnet. Diesen unterscheidet man von einem produktiven Husten, der bei einer Lungenentzündung oder Bronchitis auftreten kann.

Ursachen

Die mit Abstand häufigste Ursache sind virale (auch „grippale") Infekte im Sinne von Erkältungen. Diese leichten Formen von Atemwegserkrankungen sind häufig und meist harmlos. Die meisten Erkältungen beginnen mit einem Schnupfen, darauf folgt ein Husten. Kinder im Vorschulalter haben oft bis zu sechs solcher Infekte pro Winter und sind während der Sommermonate ohne Beschwerden. Erkältungen sind im Winter häufiger, weil man sich dann in Räumen aufhält und somit leichter anstecken kann. Es hat nicht mit „erkälten" im Sinne von zu-kalt-haben, zu tun.

Man unterscheidet den akuten vom chronischen Husten, wenn dieser länger als drei Monate andauert. Die Kinder husten im Winter jedoch oft während mehrerer Monate, weil eine Erkältung die andere ablöst.

Weitere Ursachen für Husten können „Pseudokrupp", obstruktive Bronchitis, Asthma oder Probleme der „oberen Atemwege" wie vergrößerte Mandeln oder eine Nasennebenhöhlenentzündung sein. Alle anderen Ursachen sind sehr selten (z. B. Fremdkörperaspiration, Lungenentzündung usw.). Eine Sonderform stellt der psychogene Husten dar. Sehr demonstratives, „dramatisches"

Husten kann auf psychogene Ursachen hindeuten. Hinweise darauf können auch ein „Räusper-Tic" oder demonstrative, groteske Hustenformen (wie „das Röhren eines Hirsches" oder Ähnliches) sein. Psychogener Husten tritt in der Regel nicht im Schlaf auf.

Krankheitszeichen

Für den Arzt sind alle Zeichen wichtig, die ihm Hinweise auf die Ursache des Hustens geben. Dies sind insbesondere Dauer, Schwere (Schlaf gestört?), Art (bellend, trocken, pfeifend), Auslöser (Anstrengung), Begleitfaktoren wie Fieber usw. Außerdem interessieren den Arzt Alarmsymptome wie Atemnot oder schlechter Allgemeinzustand.
Anhand dieser Krankheitszeichen kann der Schwergrad der Erkrankung unterschieden werden.

Diagnose

Der Arzt stellt die Diagnose anhand der oben beschriebenen Krankheitszeichen und der Auskultation der Lunge. Selten sind zusätzliche Untersuchungen wie Blutuntersuchung oder Röntgenbild notwendig, um seltene Ursachen für den Husten auszuschließen.
So entscheidet der Arzt auch zwischen Ursachen der oberen Luftwege (Nase, Rachen, Kehlkopf, Nasennebenhöhlen) und unteren Atemwegen (Bronchien, Lungengewebe). Erstere umfassen vor allem „gewöhnliche" Erkältungen, Letztere Bronchitis, Asthma und Lungenentzündungen. Dementsprechend wird auch die Therapie eingeleitet.

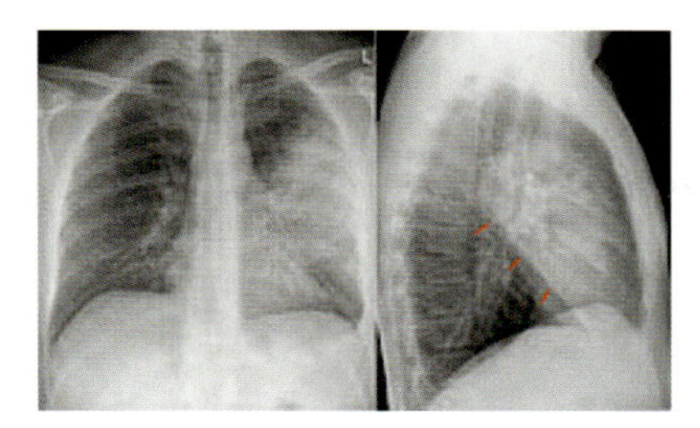

Typisches Röntgenbild einer Lobärpneumonie im linken Oberlappen.

Behandlung

Eine gute Hustentherapie richtet sich vor allem nach der Ursache des Hustens. So wird eine Bronchitis oder ein Asthma mit atemwegserweiternden Medikamenten wie z. B. Ventolin oder Bricanyl behandelt. Bei einer Lungenentzündung kommen Antibiotika zum Einsatz, bei einem Pseudokrupp Feuchtluft und Kortison.
In den meisten Fällen von Husten handelt es sich jedoch um virale Infekte der oberen Atemwege (Nase, Rachen, Kehlkopf). Bei dieser Ursache steht keine kausale (heilende) Therapie zur Verfügung. Virale Infekte heilen von selbst. Wenn Kinder jedoch stark leiden (gestörter Schlaf, Erbrechen beim Husten) kommen Medikamente wie codein- oder dextromethorphanhaltige Antitussiva (Hustenreizdämpfer), Schleimlöser oder Antihistaminika zum Einsatz. Schleimlöser und Hustenstiller sollten nicht gemeinsam verabreicht werden. Im Bedarfsfall bietet es sich an, abends auf den Schleimlöser zu verzichten und – falls notwendig – vor dem Zubettgehen einen Hustenstiller zu geben.
Kontrollierte Studien haben jedoch keine Unterschiede zwischen Placebo und den aktiven Substanzen gezeigt. Mit anderen Worten: Hustensirup und Schleimlöser wirken sehr unbefriedigend. Beim Codein müsste so stark dosiert werden, dass das Kind nur noch schläft. Bei Säuglingen und Kleinkindern verbieten sich zudem ätherische Öle wie mentholhaltige Zubereitungen (Vics, Pulmex, Tigerbalsam usw.), da sie Stimmbandschwellungen und Bronchospasmen (Atemwegsverengungen) auslösen können. Nebenwirkungen zentral wirksamer Hustenmittel wie Codein sind vor allem im Säuglingsalter nicht unerheblich. Auch die Wirksamkeit zahlreicher pflanzlicher Hustenmittel, homöopathische Mittel, Komplexmittel (Similasan usw.) ist mehr als umstritten. Wichtig ist, auf genügende Trinkmenge, Reizvermeidung (Passivrauchen) und eine gute Nasentoilette (allenfalls Nasenspray) zu achten. Bei der Hustentherapie gilt somit: Weniger ist mehr.

Prognose

Obschon Husten eine mühsames Krankheitszeichen ist, das der Familie den Schlaf und die Geduld raubt und obwohl für den klassischen viralen Husten kaum wirkungsvolle Medikamente zur Verfügung stehen, ist die Prognose in den allermeisten Fällen sehr gut. Ihr Kind wird (nach einigen Tagen, wenigen Wochen) wieder gesund!

Überreicht durch

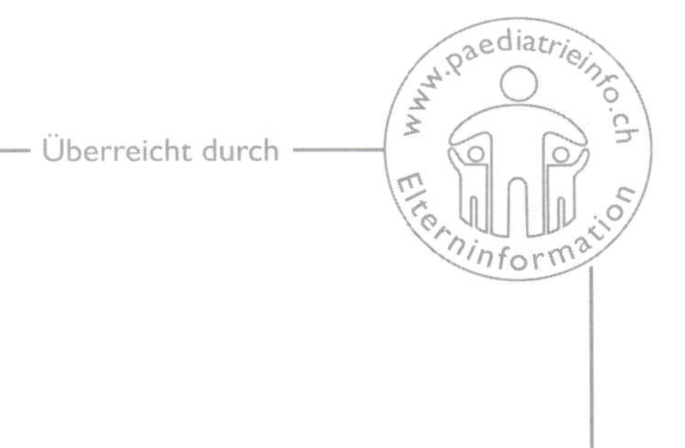

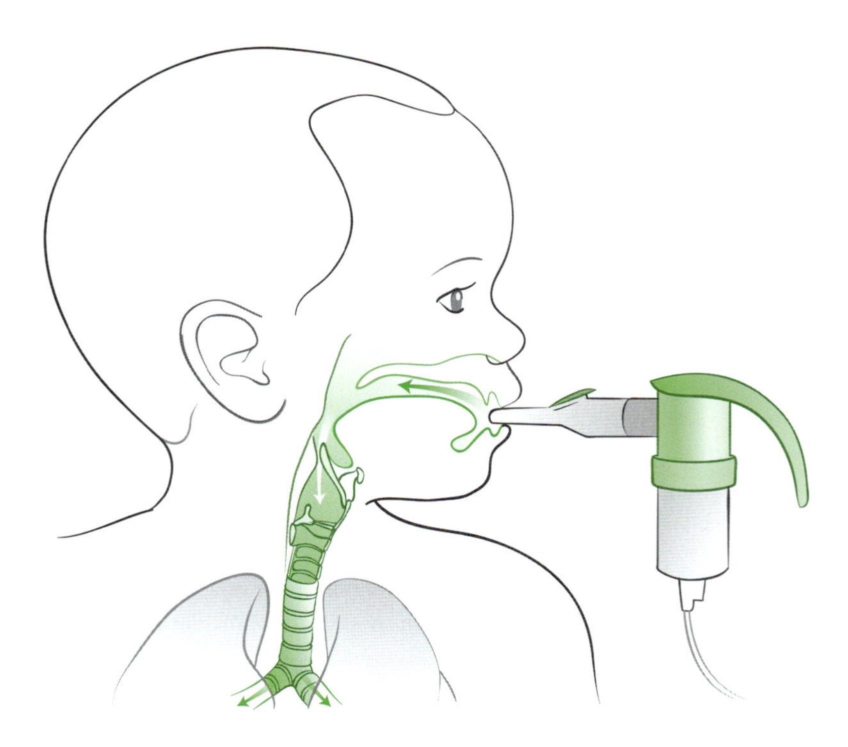

Wenn Ihr Kind unter einer obstruktiven (engmachenden, verengenden) Bronchitis oder einem Asthma leidet, muss meistens eine Inhalationstherapie eingeleitet werden. Durch die Inhalation können die nötigen Medikamente direkt in die Bronchien gelangen und dort optimal wirken. Über die Ursachen der genannten Erkrankungen können Sie sich in den Infoblättern „Asthma" und „Bronchitis" informieren.

Grundsätzlich kann mit zwei verschiedenen Medikamentenklassen inhaliert werden.

1. Bronchodilatatoren: Sie erweitern die Bronchien und helfen damit gegen Atemnot und Husten. Bronchodilatatoren sind die Notfallmedikamente, die bei Atemschwierigkeiten schnell helfen. Allerdings wirken sie nur symptomatisch, das heißt, sie behandeln zwar die Symptome, lösen das Problem aber nicht langfristig. Der Effekt der Bronchodilatatoren dauert nur einige Stunden, dann muss erneut inhaliert werden. Typische Bronchodilatatoren sind Salbutamol, Salmeterol und Formoterol (z. B. Ventolin, Ecovent, Foradil usw.). Im weiteren Sinne kann auch Ipratropiumbromid (Atrovent) dazu gezählt werden.
2. Die Entzündungshemmer: Sie bekämpfen direkt die Entzündung der Bronchien und damit die Ursache der Atemwegsverengung. Wenn die Entzündung abklingt, verschwinden auch die Symptome. Allerdings dauert dies meist einige Tage bis Wochen. Diese Medikamente sind also wenig hilfreich bei akuter Atemnot. Wirksame Medikamente dieser Klasse sind Kortisonpräparate wie Fluticason, Budesonid usw. (Axotide, Pulmicort etc.).

Ob beide Medikamente gleichzeitig verabreicht werden müssen oder nur eines, hängt von vielen verschiedenen Faktoren ab: Alter des Kindes, Auslöser der Symptome, Allergieneigung, frühere Episoden von Bronchitis, familiäre Belastung mit Allergien, Verträglichkeit usw. Zur Vereinfachung der Therapie existieren auch kombinierte Medikamente (beides in einem Spray).

1. Nassinhalation

Dazu brauchen Sie ein elektrisches Nassinhalationsgerät, das Sie ausleihen oder kaufen können. Die verordneten Medikamente werden in den Inhalationsbehälter gegeben und für die Inhalation zu kleinen Tröpfchen (Dampf) vernebelt. Meist handelt es sich um ca. 2 ml Lösung (NaCl, Lomudal oder anderes) mit zusätzlichen Tropfen (z. B. Salbutamol). Je nach Alter des Kindes kann es mit Mundstück oder mit Maske inhalieren. Kleine Kinder können mit der Maske auch im Tiefschlaf inhaliert werden. Der Kopf des Kindes sollte nicht nach vorne geneigt sein, um die Atemwege nicht zu verengen – also normale Haltung des Kopfes.

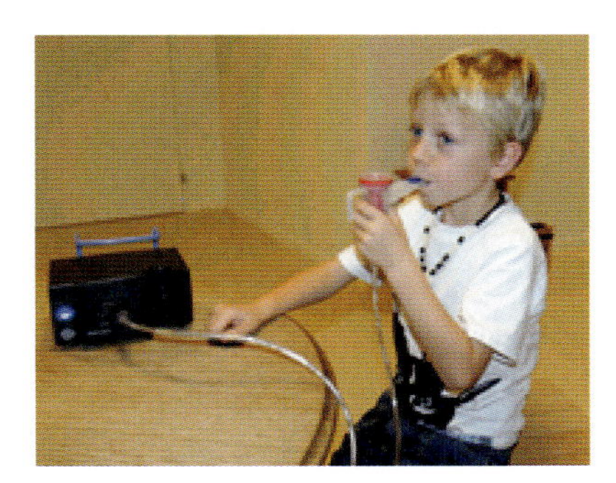

Inhalieren mit Mundstück

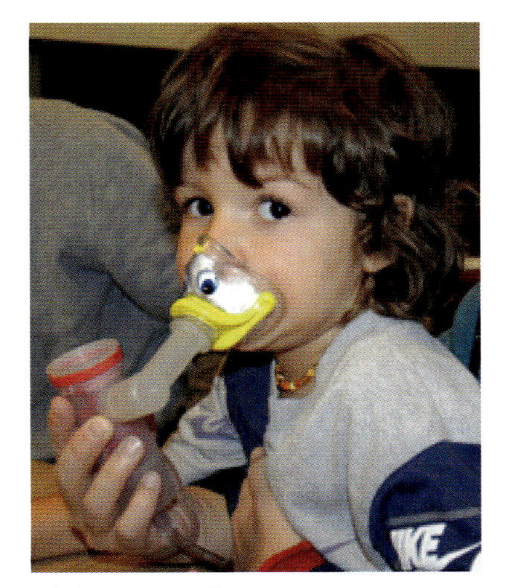

Inhalieren mit Maske

Mit Maske/Mundstück

- Behälter mit Lösung senkrecht halten.
- Das Kind soll aufrecht und bequem sitzen.
- Das Kind soll jetzt ruhig durch die Maske oder das Mundstück atmen, bis kein Dampf mehr vorhanden (ca. 10 Minuten) ist.
- Falls es mit Maske inhaliert, soll diese ganz aufs Gesicht gehalten (Augen außerhalb der Maske) und leicht angedrückt werden.

Nach der Inhalation:

- Nach der Anwendung das Gesicht waschen, um lokale Nebenwirkungen (Hautrötung, weißliche Pilzbeläge auf Schleimhäuten) zu vermeiden.
- Dem Kind etwas zu trinken oder zu essen geben (um den Mund zu spülen und um lokale Nebenwirkungen zu vermeiden).

2. Sprayinhalation

Für viele Kinder eignet sich auch die Sprayinhalation (Dosieraerosol). Die Anwendung ist einfach und schnell. Allerdings funktioniert sie nur, wenn das Kind die Anwendung beherrscht und einigermaßen mitmacht.
Eine Sprayinhalation sollte nie direkt in den Mund erfolgen. Dadurch geht praktisch der ganze Effekt verloren, weil die Medikamente zwar in den Mund, aber nicht in die Lunge gelangen. Deshalb soll grundsätzlich eine sogenannte Vorschaltkammer verwendet werden. Von den verschiedenen Modellen haben alle Vor- und Nachteile. Ihr Arzt wird Ihnen das optimale Modell empfehlen. Vor dem ersten Gebrauch muss die Vorschaltkammer „geprimed" werden, das heisst, man muss sie mit drei bis fünf Hüben füllen, um eine elektrostatische Entladung herbeizuführen.

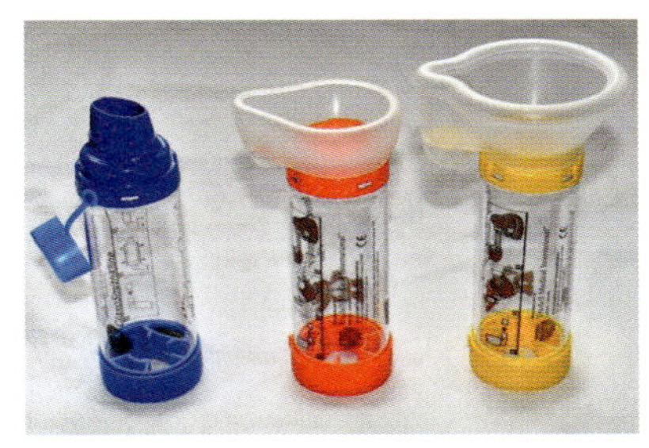

AeroChamber Plus (orange) für Kleinkinder von 0 bis 18 Monaten.
AeroChamber Plus (gelb) für Kinder von ein bis fünf Jahren.
AeroChamber Plus (blau) für Kinder ab fünf Jahren oder sobald das Kind das Mundstück mit den Lippen sauber umschließen kann und sich die Ventilklappen während der Inhalation gut bewegen.

Volumatic Vorschaltkammer

- Schutzkappe am Spray entfernen.
- Das Dosieraerosol zwischen Daumen und Zeigefinger halten.

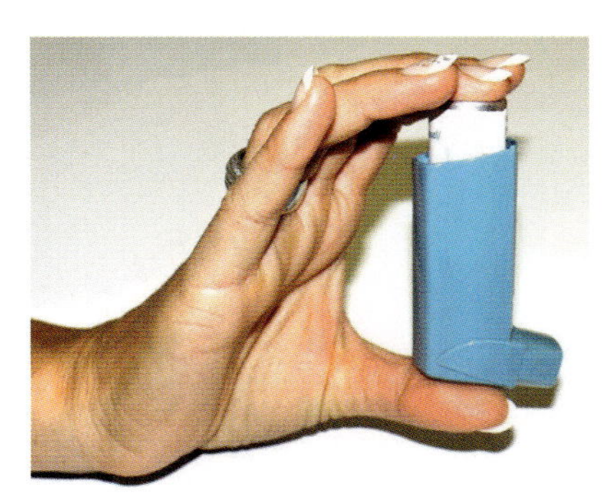

Korrekte Haltung des Sprays

- Das Dosieraerosol gut schütteln.
- Dosieraerosol in die Vorschaltkammer-Öffnung stecken.
- Maske oder Mundstück dicht aufs Gesicht halten (Augen außerhalb der Maske).
- Einmal auf senkrecht gehaltenes Dosieraerosol drücken.
- Fünf- bis zehnmal durch die waagrecht gehaltene Vorschaltkammer ein- und ausatmen.
- Achten Sie darauf, dass sich die Ventilklappen während der Atmung bewegen.

Achtung! Müssen mehrere Hübe inhaliert werden, zwischen den Hüben je fünf bis zehn Atemzüge warten!
Wenn verschiedene Medikamente inhaliert werden müssen, immer zuerst den Bronchodilatator anwenden (Bronchien zuerst öffnen).

Nach der Inhalation

Gesicht waschen und das Kind etwas trinken lassen.

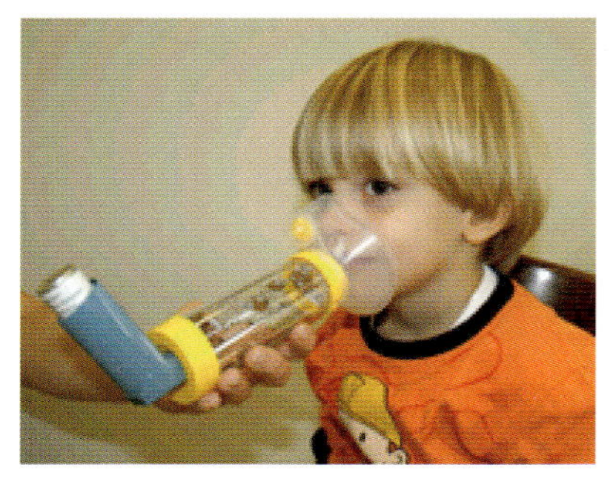

Inhalieren mit der Vorschaltkammer und Maske

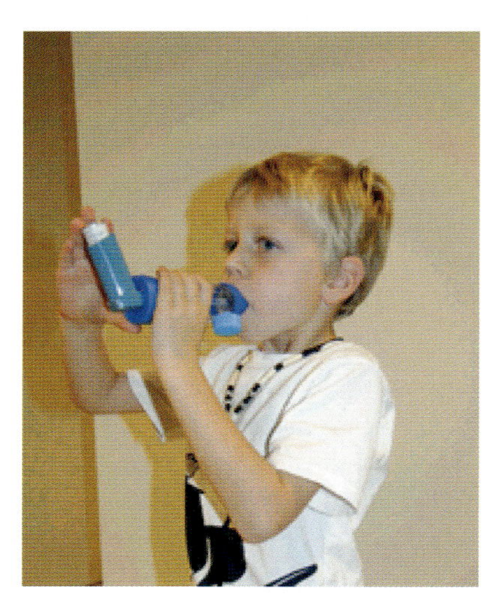

Inhalieren mit der Vorschaltkammer und Mundstück

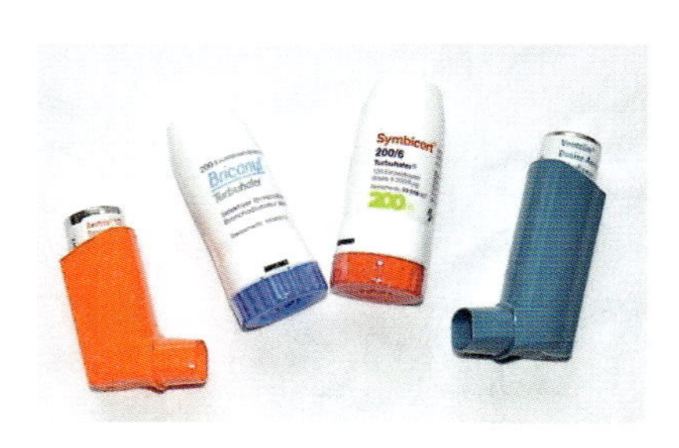

Verschiedene Spray- und Pulverinhalatoren

3. Pulverinhalation

Größere Kinder und Jugendliche (ab ca. sieben Jahre) können unter Umständen einen Pulverinhalator richtig bedienen:

- Pulverinhalator (Diskus, Turbuhaler usw.) laden
- neben Pulverinhalator ausatmen
- Mundstück in den Mund
- kräftig und tief durch Mund einatmen
- Atem zehn Sekunden anhalten
- neben Pulverinhalator langsam ausatmen.

Achtung!

- In den Pulverinhalator darf nie ausgeatmet werden!
- Der Pulverinhalator darf nie mit Wasser in Kontakt kommen (nie abspülen oder an feuchtem Ort aufbewahren).

Nach der Inhalation:

- Den Mund spülen oder etwas trinken.
- Das Pulverinhalationsgerät verschließen.

Der Asthmaanfall

Notfallmaßnahmen

- Ruhe bewahren: Die Ruhe des Erwachsenen überträgt sich auf das Kind und gibt ihm das Gefühl von Sicherheit.
- Verschaffen Sie Ihrem Kind nach Möglichkeit Ruhe (z. B. ruhiges Zimmer).
- Halten Sie die Telefonnummer des behandelnden Arztes oder Notfallarztes griffbereit.
- Lassen Sie Ihr Kind nicht alleine.
- Handeln Sie nach dem vom Arzt verschriebenen Notfallplan.
- Falls kein Notfallplan vorhanden ist, lassen Sie Ihr Kind zwei bis vier Hübe seines Notfallmedikamentes (Bronchodilatator) inhalieren.
- Leiten Sie Ihr Kind an, eine ihm angenehme Stellung einzunehmen, die das Atmen erleichtert (siehe Abbildungen).
- Falls die Atemtechnik der „Lippenbremse" Ihrem Kind vertraut ist, fordern Sie es dazu auf: Die Wangen mit Luft ein bisschen aufplustern und sie durch die locker verschlossen gehaltenen Lippen langsam ausströmen lassen. Dann langsam durch die Nase einatmen und das leise Ausatmen wiederholen.Falls nach fünf bis zehn Minuten keine Besserung eintritt, soll Ihr Kind nochmals zwei bis vier Hübe inhalieren.
- Falls Sie nach fünf bis zehn Minuten erneut keine Besserung feststellen oder Sie schon früher den Eindruck haben, dem Kind gehe es schlechter, zögern Sie nicht, den Notfallarzt zu rufen.
- Lassen Sie es weitere zwei bis vier Hübe inhalieren, bis es in ärztlicher Obhut ist.

Körperhaltungen, die hilfreich sein können!

Tischposition

Setz dich auf die vordere Stuhlhälfte, die Füße flach auf dem Boden. Nun legst du deine Unterarme auf den Tisch und lässt die Schultern entspannt hängen.

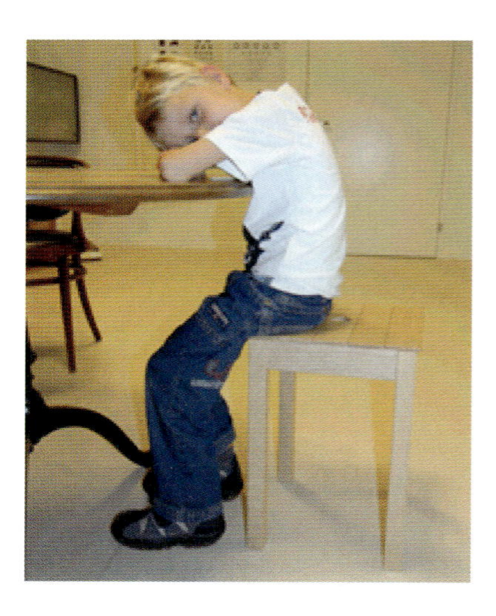

Cowboysitz

Dreh den Stuhl um und setze dich mit dem Gesicht gegen die Lehne. Stütze deine Unterarme auf der Lehne auf und halte den Rücken gerade.

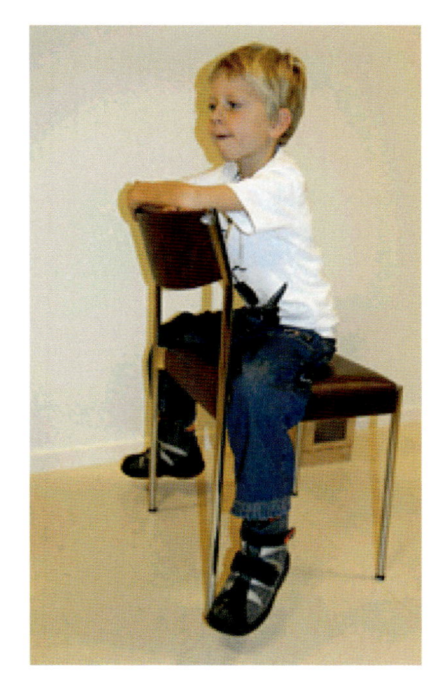

Kutschensitz

Setze dich auf die vordere Stuhlhälfte und winkle die Beine an. Öffne beengende Kleidungsstücke und stütze die Unterarme auf den Knien auf. Nun streckst du den Rücken und ziehst den Nacken lang.

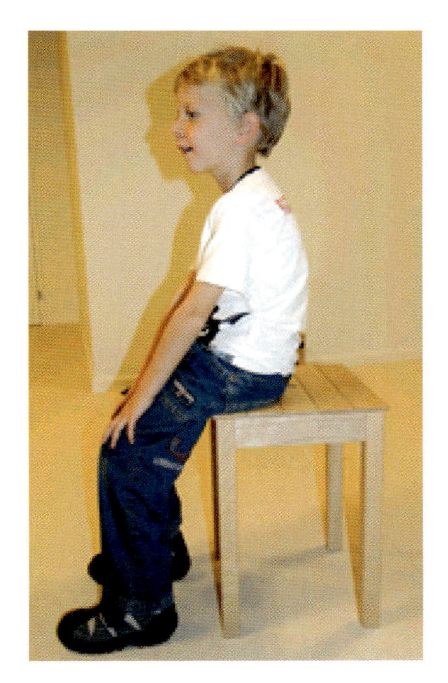

Standposition

Lehne dich mit den Unterarmen an die Wand, deine Hände übereinander. Stütze deine Stirn auf die Hände auf und spüre wie deine Fersen den Boden berühren.

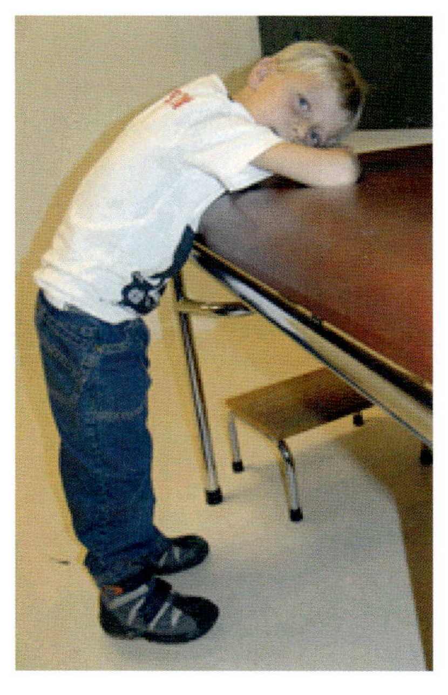

Schulterstütz

Setze dich auf einen Stuhl und lehne dich entspannt zurück. Das Gewicht der Schultern lässt Du los.

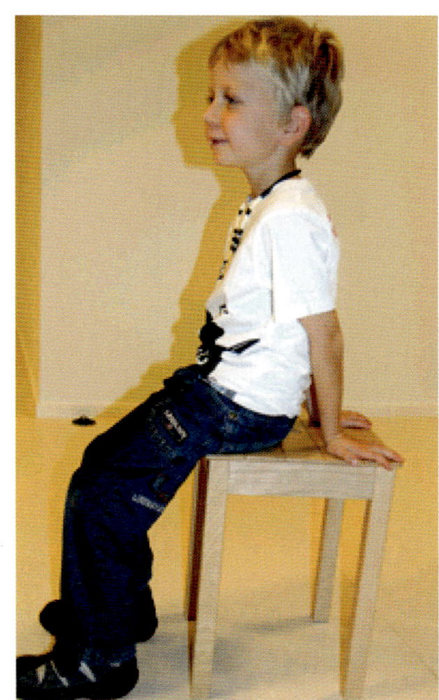

Reinigung der Inhalationsgeräte

Generelle Regeln

- Hände stets gut waschen
- für jedes Kind ein eigenes Gerät
- Inhalationsgeräte regelmäßig wechseln (oder gemäß Gerätekontrolle durch den Arzt)
- auf ausreichende Trocknung nach jeder Reinigung achten
- Die korrekte Reinigung ist wichtig, um aus der Umgebung aufgenommene Keime möglichst unschädlich zu machen und somit eine Keimübertragung auf die Atemwege zu verhindern.

Nassinhalationsgerät

Zerlegen Sie den Vernebler gemäß den Vorschriften des Herstellers. Reinigen Sie alle Verneblerteile fünf Minuten lang gründlich mit warmem Leitungswasser und etwas Spülmittel. Spülen Sie anschließend alle Teile gründlich mit fließend warmem Wasser ab und schütteln Sie das überschüssige Wasser ab. Alternativ können Sie den Vernebler in Ihrer Geschirrspülmaschine reinigen (nicht zusammen mit verschmutztem Geschirr). Verteilen Sie dazu den Vernebler im Besteckkorb und wählen Sie ein Waschprogramm mit mindestens 50 °C. Nach der Reinigung ist der zerlegte Vernebler zu desinfizieren. Verwenden Sie dazu die vom Hersteller empfohlene Desinfektionsmethode oder legen Sie den Vernebler mindestens fünf Minuten lang in kochendes Wasser (ohne Essig).

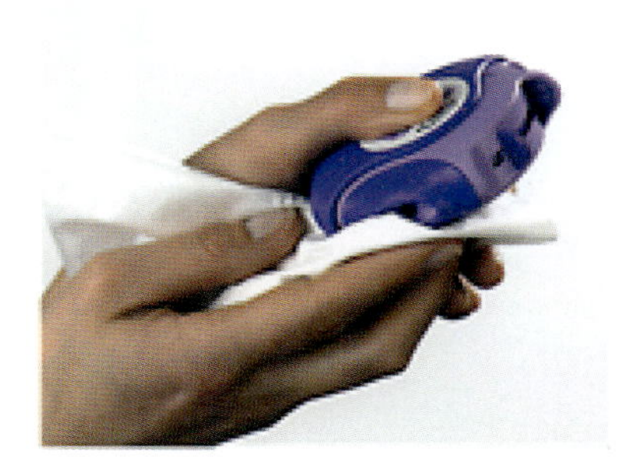

Reinigung Diskus

Bitte beachten Sie zusätzliche Reinigungs- und Desinfektionsempfehlungen der verschiedenen Hersteller.

Das Pulverinhalationsgerät nur mit einem trockenen Tuch abwischen. Unbedingt jeglichen Wasserkontakt vermeiden!

Nebenwirkungen der Medikamente

Die allermeisten Patienten können mit nebenwirkungsarmen Medikamenten in tiefen Dosierungen behandelt werden. Ihr Arzt wird für Ihr Kind die richtige Dosis bestimmen. Halten Sie sich genau daran! Die Nebenwirkungen auf der Haut und im Mund können mit vorbeugenden Maßnahmen vermieden werden. Treten Nebenwirkungen auf, besprechen Sie dies mit Ihrem Arzt.

Bei atemwegserweiternden Medikamenten:

- Nervosität
- schneller Atem
- Zittern.

Bei entzündungshemmenden Medikamenten:

- Hautrötungen unter der Maske
- weißliche Pilzbeläge im Mund
- Heiserkeit.

Reinigungsübersicht

Babyhaler	Aerochamber Plus	Volumatic
Nehmen sie das Gerät gemäß Packungsbeilage auseinander.	Nehmen Sie nur den Dosier-Aerosolanschluss am Ende des Gerätes ab!	Nehmen Sie die beiden Hälften des Volumatics auseinander.
Legen Sie die Geräteteile für 15 Minuten in lauwarmes Wasser mit einem milden, flüssigen Reinigungsmittel ein. Die Teile vorsichtig hin- und herbewegen. Die Gesichtsmaske kann ausgekocht werden.		
Schütteln Sie überschüssiges Wasser ab. Nicht trockenreiben! Dies führt zu elektrostatischer Aufladung.		
Lassen Sie die Teile in aufrechter Position an der Luft trocknen, bis sie vollkommen trocken sind. Legen Sie die Teile nie auf eine Heizquelle!		
Setzen Sie den den Inhalator gemäß Packungsbeilage wieder zusammen.		

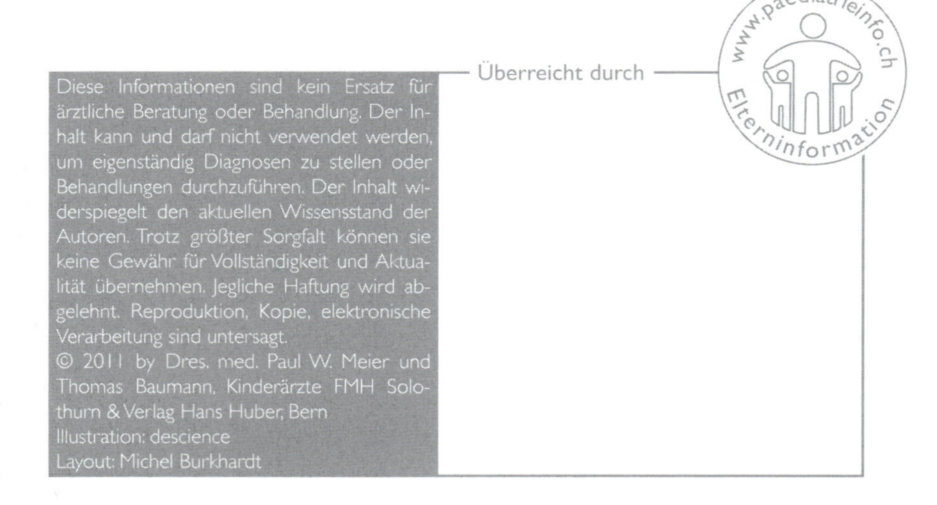

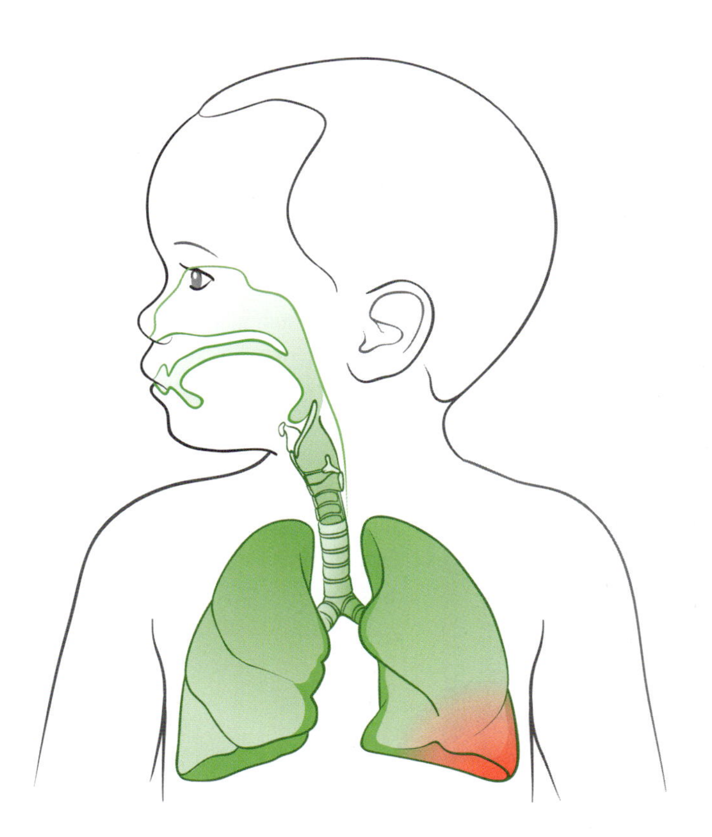

Lungenentzündungen (im Fachjargon Pneumonien genannt) sind häufig und können unbehandelt sehr gefährlich werden. Oft geht eine Grippe oder ein grippeähnlicher Infekt voraus. Eine frühzeitige Untersuchung und Diagnosestellung ist sehr wichtig, um eine baldige Behandlung einzuleiten, und um damit die Prognose entscheidend zu verbessern!

Definition

Bei der Lungenentzündung oder Pneumonie handelt es sich um eine akute oder chronische Entzündung des Lungengewebes. Die Krankheit kommt in jeder Altersgruppe vor, besonders häufig sind jedoch Säuglinge und Kleinkinder betroffen. Es handelt sich um eine schwere Krankheit, die unbehandelt oft zum Tode führt.

Pneumonien werden auf verschiedene Arten eingeteilt. Bei Kindern am gebräuchlichsten ist die Einteilung nach Lokalisation. Im Rahmen der Entzündung füllt sich das Lungengewebe mit Flüssigkeit und Eiter an. Wenn dies eher diffus entlang der Bronchien geschieht, spricht man von Bronchopneumonie, bei Befall nur eines bestimmten Lungenlappens von Lappen- oder Lobärpneumonie.

Ein weiterer wichtiger Begriff ist die sogenannte atypische Pneumonie. Dabei handelt es sich um Pneumonien, die sich nicht mit den klassischen Symptomen präsentieren und oft sehr langwierig verlaufen. Sie sind besonders schwierig zu diagnostizieren.

Ursachen

Am häufigsten sind Viren und Bakterien die Ursache von Lungenentzündungen. Pilze, Gifte oder allergische Erreger sind Sonderfälle, die nur sehr selten auftreten und hier nicht weiter diskutiert werden.

Bei Kleinkindern sind Lungenentzündungen meist die Folge einer Infektion mit Viren. Die häufigsten Erreger sind: das Respiratory-Syncytial-Virus (RSV), das Influenzavirus (Grippe) und das Adenovirus. Besonders Säuglinge können schwer an einer RSV-Pneumonie (siehe auch Infoblatt „Bronchiolitis") erkranken. Durch die Viren werden die Schleimhäute der Atemwege geschädigt, und es kommt dadurch oft zu einer „sekundären" Besiedelung durch Bakterien (bakterielle Superinfektion). Typische bakterielle Erreger sind Haemophilus influenzae, Pneumokokken, Streptokokken oder Mykoplasmen. Diese Bakterien können aber auch ohne vorhergehenden Virusinfekt „zuschlagen". Sowohl Viren als auch Bakterien werden durch Tröpfcheninfektion (Niesen, Husten) von Mensch zu Mensch übertragen.

Krankheitsbild

Das Krankheitsbild und die Schwere der Krankheit hängen sowohl von der Art der Lungenentzündung (Bronchopneumonie, Lobärpneumonie) als auch vom Erreger ab. Meist sind die Krankheitszei-

chen bei einer bakteriellen Pneumonie ausgeprägter als bei einer viralen. Allerdings wurde oben schon erwähnt, dass sich auch bei einer viralen Pneumonie sekundär Bakterien ansiedeln können, was die Unterscheidung schwierig macht.
Die typischen Krankheitszeichen bei einer Lungenentzündung sind:

- hohes Fieber, oft mit Schüttelfrost
- schnelle, flache Atmung
- Brust- und Bauchschmerzen
- Husten (nicht immer, aber häufig)
- Aufstellen der Nasenflügel beim Einatmen („Nasenflügeln")
- Atemnot, wobei die Lippen und der Mund des Kindes aufgrund des Sauerstoffmangels blau verfärbt sein können (Zyanose)

Zu ergänzen ist, dass diese Symptome selten alle zusammen vorkommen. Dies ist nur bei schweren, lange dauernden Pneumonien der Fall. Fast immer gehören jedoch Fieber und eine schnelle Atmung dazu.

Erkennung

Liegen bei Ihrem Kind die oben genannten Krankheitszeichen vor, sollten Sie unbedingt Ihren Kinder- und Jugendarzt aufsuchen. Durch genaue Erfragung der Krankengeschichte und eine Untersuchung kann er die Diagnose stellen.
Durch Beobachtung der Atmung, das Abklopfen (Perkussion) des Brustkorbes und durch die Auskultation (Abhören) der Lunge mit einem Stethoskop lassen sich meist sichere Zeichen einer Lungenentzündung feststellen.
Im Zweifelsfall kann eine Röntgenaufnahme der Lunge nötig sein, und durch eine Blutuntersuchung können die Entzündungswerte bestimmt werden.

Komplikationen

Brustfellentzündungen (Pleuritis) sowie Wasser- (Pleuraerguss) oder Eiteransammlungen (Pleuraempyem) im Brustraum können als Komplikationen einer Pneumonie auftreten und führen zu einem langwierigen, schweren Verlauf der Krankheit. Über den Blutweg können die Erreger weiter im Körper verteilt werden und zur Blutvergiftung (Sepsis) führen.. Ausserdem kann die Funktion der Lunge so stark gestört werden, dass es zu schwerem Sauerstoffmangel und damit zum Organversagen führt. All diese Komplikationen sind lebensbedrohlich. Lungenentzündungen waren vor der Ära der Antibiotika in allen Altersgruppen die häufigste Todesursache!

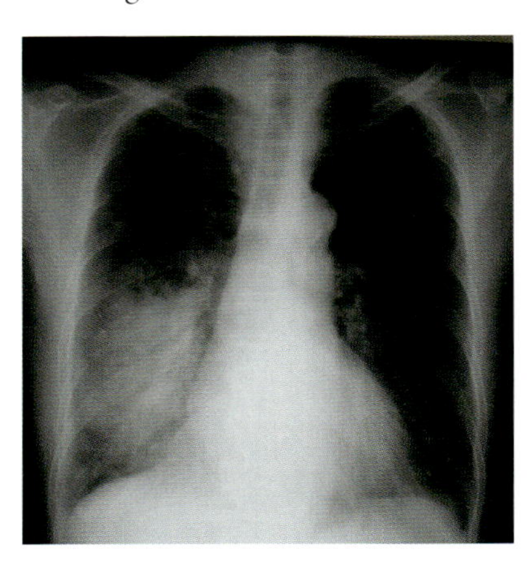

Behandlung

Bei einer bakteriellen Lungenentzündung wird ein Antibiotikum gegeben. Bei einer viralen Lungenentzündung hilft ein Antibiotikum nicht; es wird jedoch trotzdem häufig verschrieben, um einer sekundären Infektion mit Bakterien (bakterielle Superinfektion) vorzubeugen. Wichtig ist, das Medikament genau so einzunehmen (einzugeben), wie es der Arzt verschrieben hat, und die Behandlung auch nach Besserung der Beschwerden bis zum Ende durchzuführen.
Leichter verlaufende Pneumonien bei älteren Kindern können ambulant behandelt werden. Säuglinge, Kleinkinder und Kinder mit schweren Erkrankungen müssen ins Krankenhaus. Bei stationärer Behandlung wird das Antibiotikum meist intravenös gegeben.
Es ist günstig, wenn das Kind viel Ruhe und Schlaf bekommt, auch eine hohe Flüssigkeitszufuhr ist wichtig (vermehrter Flüssigkeitsverlust durch Fieber).
Je nach Situation werden auch zusätzlicher Sauerstoff, schleimlösende Medikamente, Atemgymnastik und das Inhalieren von atemwegserweiternden Mitteln und fiebersenkende Maßnahmen eingesetzt.
Seit Einführung der Antibiotika hat sich die Prognose der bakteriellen Pneumonie entscheidend verbessert. Die Temperatur sinkt innerhalb von 24 bis 48 Stunden ab, und das Befinden des Kindes bessert sich.

Vorsorge

Pneumonien können kaum verhindert werden. Besonders anfällige Kinder (z.B. bei bekanntem Asthma) können das Risiko durch eine jährliche Grippeimpfung reduzieren.

Wichtig

Die Prognose einer korrekt und frühzeitig behandelten Lungenentzündung ist exzellent. Sollte das Kind seinen Zustand nicht innerhalb von ein bis zwei Tagen deutlich verbessern, ist eine Neubeurteilung durch den Arzt dringend angezeigt. Auch wenn die Krankheit nach zwei Wochen nicht vollständig abgeheilt ist, muss eine Nachkontrolle erfolgen!

Illustration: descience
Layout: Michel Burkhardt

Überreicht durch

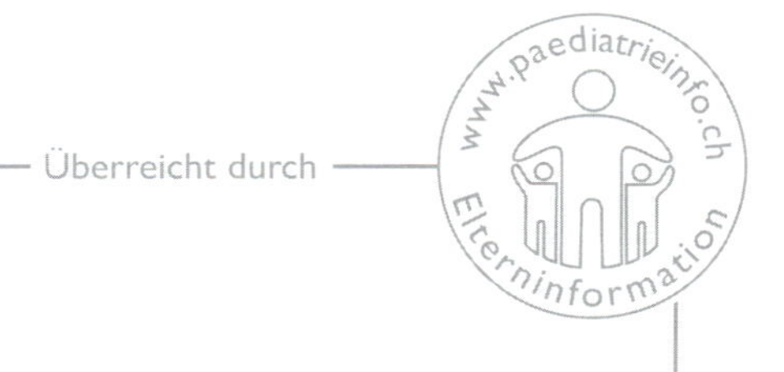

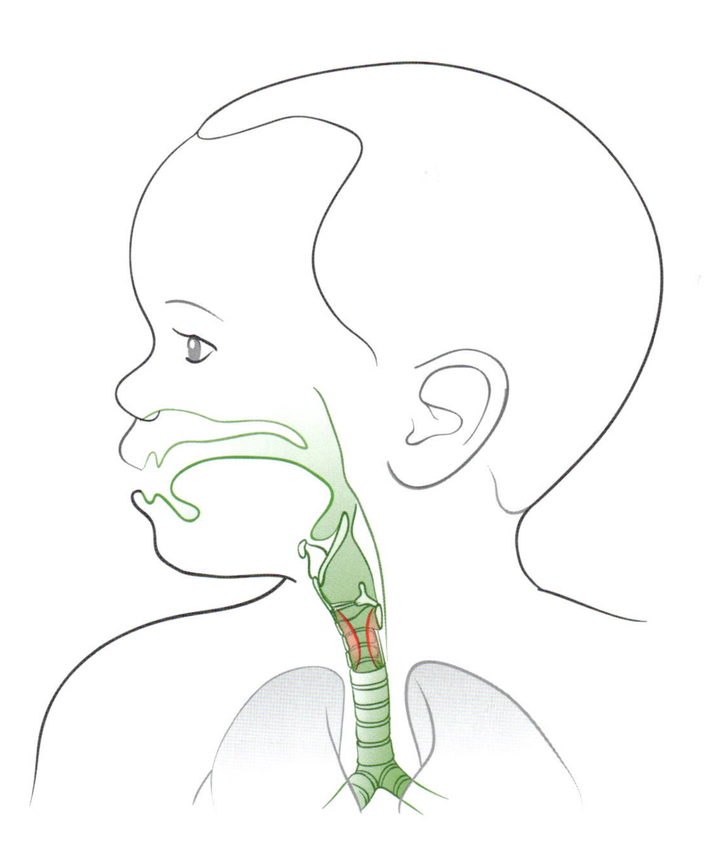

Der Pseudokrupp ist eine häufige Erkrankung der Halsweichteile im Kleinkindesalter. Sie tritt plötzlich auf und wird meistens durch Erkältungsviren ausgelöst. Die Symptome sind Atemnot, bellender Husten, pfeifendes Atemgeräusch und große Angst. In der Regel sieht die Sache jedoch viel schlimmer aus, als sie tatsächlich ist. Die Behandlung besteht in erster Linie im Ruhebewahren, dem Einatmen von Feuchtluft und eventuell der Gabe von Medikamenten. Bei schwerer Atemnot ist sofort ein Arzt aufzusuchen.

Definition

Beim Pseudokrupp oder Krupp-Syndrom handelt es sich um eine Entzündung der Halsweichteile (Kehlkopf und Luftröhre) mit Schleimhautschwellung. Diese führt zu einem typischen, bellenden Husten und Atemnot mit pfeifendem Atemgeräusch. Die Krankheit kommt hauptsächlich zwischen sechs Monaten und drei Jahren vor, kann jedoch auch bei Sechsjährigen noch beobachtet werden. Vor allem in den Wintermonaten ist der Pseudokrupp sehr häufig.

Ursachen

Ausgelöst wird der Pseudokrupp meistens durch einfache Virusinfektionen im Sinne einer Erkältung. Diese Viren (z. B. Parainfluenza, Influenza, RSV usw.) lösen bei den meisten Kindern nur Erkältungssymptome aus. In der Altersgruppe von sechs Monaten bis sechs Jahren sind die Halsweichteile jedoch sehr eng, und zudem reagiert ein Teil der Kinder sehr empfindlich auf diese „normalen" Viren, was eben zu einer vermehrten Schwellung der Halsweichteile führt. Warum gewisse Kinder diese Tendenz aufweisen, ist nicht ganz klar. Sicher besteht jedoch eine genetische Komponente. Dies erklärt auch die deutliche familiäre Häufung. Fragen Sie Ihre Eltern, ob Sie nicht selbst schon an Pseudokrupp litten.

Neben Virusinfektionen spielen seltener auch andere Auslöser wie zum Beispiel Allergien, Luftverunreinigungen oder Rauch eine Rolle. Oft besteht auch eine Kombination aus verschiedenen Faktoren.

Symptome

Oft zeigen die betroffenen Kinder schon seit ein paar Tagen eine leichte Erkältung ohne weitere Probleme. Typischerweise erwachen sie dann aus dem Schlaf mit plötzlicher Atemnot, pfeifendem Atemgeräusch, bellendem Husten, Heiserkeit, Einziehungen und großer Angst. Einziehungen heißt, dass sich die Haut im Halsbereich, zwischen oder unter den Rippen bei der Einatmung einzieht. Der Puls geht schneller. Schreien verschlimmert die Symptome, und das Kind will sitzen. Das Krankheitsbild kann für die Eltern dramatisch wirken und große Angst auslösen.

Nach einigen Stunden beruhigt sich die Situation wieder, aber die Episoden können sich noch ein oder zwei Nächte wiederholen.

Behandlung

Ruhig bleiben, keine Aufregung, die sich aufs Kind überträgt. Beruhigen Sie Ihr Kind!

Lassen Sie das Kind feuchte Luft einatmen (Luftbefeuchter oder im Bad Duschbrause gegen die Kacheln richten und „türkisches Bad" spielen.

Wenn dies nicht genügt: Ziehen Sie das Kind an und machen Sie einen kleinen Spaziergang draußen. Manchmal hilft es auch, (niemandem weitersagen...) mit dem Auto um den Wohnblock zu fahren.

Wenn jetzt die Symptome (vor allem die Atemnot und Einziehungen) nicht verschwunden sind: Arzt rufen bzw. in die Praxis fahren. Kalte Nachtluft hilft dem Kind oft. Selten ist eine Einweisung ins Krankenhaus nötig.

Manchmal sind Medikamente angezeigt: Kortisonpräparate (z. B. Betnesol 0,2 mg/kg), eventuell Inhalation mit Adrenalin 1 % per Düsenvernebler und Überwachung für zwei bis drei Stunden oder nicht-steroidale Entzündungshemmer (z. B. Ponstan, Voltaren, Inflamac usw.)

Alarmsymptome

Wichtig ist die Unterscheidung zur lebensgefährlichen Kehlkopfdeckelentzündung (Epiglottitis), die dank der

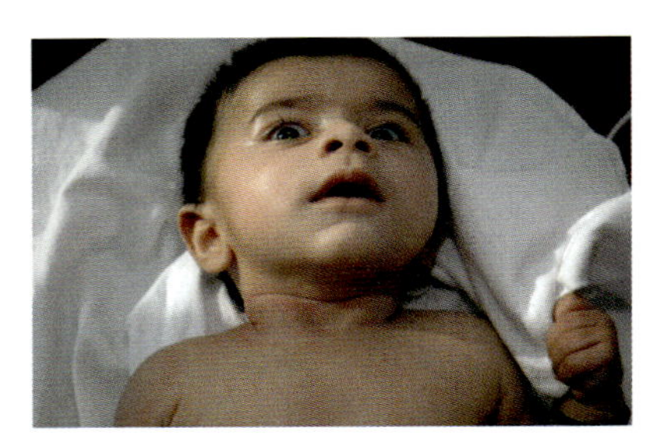

Beachten Sie den erschrockenen Blick, vor allem aber die Einziehungen im Halsbereich, diese sind Ausdruck der Atemnot.!

Routineimpfung gegen die Hirnhautentzündung (Hämophilus influenzae B) quasi verschwunden ist. Die Kehlkopfdeckelentzündung kommt ebenfalls im Kleinkindalter vor. Das Kind hat hohes Fieber, eine kloßige Sprache (tönt wie mit einer heißen Kartoffel im Mund), es will nicht mehr trinken, der Speichel läuft aus dem Mund, und es hustet nicht. Es kann zum völligen Verschluss der Atemwege kommen. Bei solchen Symptomen oder schwerer Atemnot müssen Sie Ihren Arzt oder den Notfallarzt kontaktieren.

Prognose

Ein Pseudokrupp sieht dramatisch aus, ist jedoch nur sehr selten wirklich gefährlich. Alleiniger Husten ist wenig bedrohlich. Sind die Einziehungen aber zunehmend und nicht genügend auf die Behandlung ansprechend, muss sofort ein Arzt aufgesucht werden!

Der Krankheitsverlauf ist in der Regel gutartig. Die Hustenanfälle treten meist zwei bis drei Nächte nacheinander auf. Da manche Kinder eine Neigung zum Pseudokrupp haben, ist eine Wiederholung zu einem späteren Zeitpunkt recht häufig. Auch Kinder mit wiederholten Pseudokruppepisoden „verwachsen" dieses Problem und sind später gesund. Außerdem hat Pseudokrupp nichts mit Asthma zu tun.

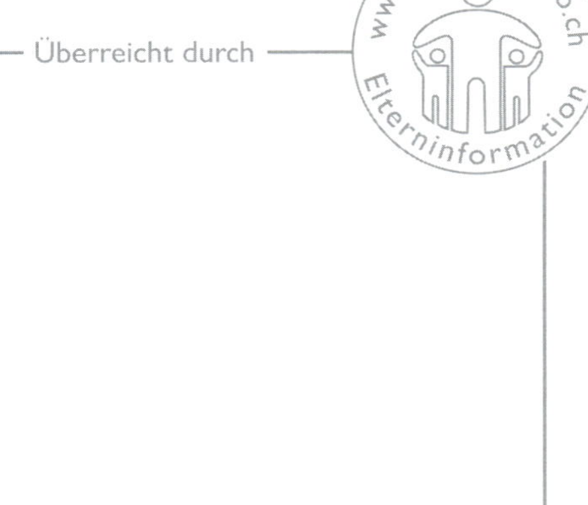

Chondropathie

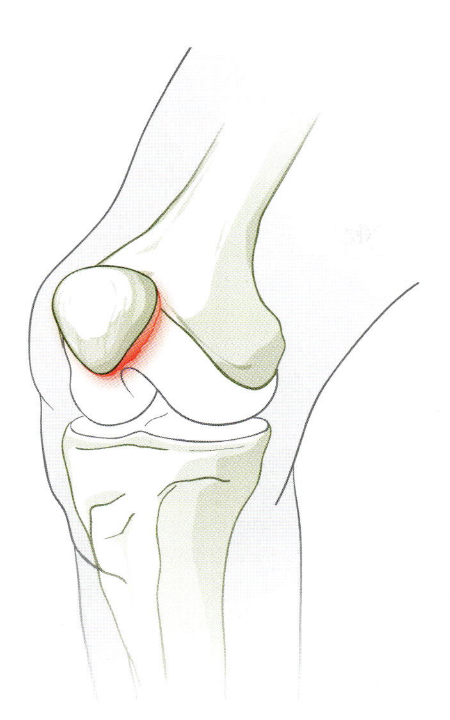

Die Chondropathia patellae ist eine schmerzhafte, degenerative Veränderung des Gelenkknorpels an der Rückfläche der Kniescheibe (Patella). Anfänglich ohne Beschwerden führen die Knorpelveränderungen (Risse, Spalten und völliger Abbau des Knorpels) zu Schmerzen, Schonhaltungen und zunehmend falscher Belastung der Kniescheibe, was den krankhaften Prozess verstärkt. Häufig sind beide Knie betroffen. Die Krankheit betrifft vor allem Pubertierende beiden Geschlechts und junge Frauen. Aus bio-mechanischen Gründen (Bajonettstellung der Kniescheibe) sind viele Leistungssportler (Fußballer, Skifahrer, Leichtathleten) und auf Knien arbeitende Berufsleute besonders davon betroffen. Unbehandelt führt die Erkrankung zum vollständigen Abbau des Knorpels, es entsteht eine Arthrose.

Definition

Der Knorpel an der Kniescheibe ist der dickste unseres Körpers. Seine Versorgung mit Nährstoffen erfolgt nicht über die Blutgefäße, sondern über einen Walkvorgang, der die Gelenkflüssigkeit bei Bewegungen in den Knorpel hinein- und hinausdrückt. Wird der Anpressdruck zu hoch, wird dieser Prozess ebenso gestört wie bei zu niedrigem Druck.

Ursachen

Die Ursachen für solche Knorpelveränderungen an der Patella sind häufig eine Bajonettstellung der Kniescheibe, das heißt, der kräftige Oberschenkelmuskel zieht in einer Art Bajonettstellung (also etwas versetzt) und nicht gerade am Ansatz der Kniescheibe. Dadurch kommt es zu Scherkräften, die den Knorpel unweigerlich schädigen. Schmerzen können aber auch nach Unfällen oder Verletzungen (auch Kleinstverletzungen) auftreten. Normale Altersprozesse und genetische Veranlagung können ebenfalls zu Knorpelveränderungen führen.

Beschwerden

Bei leichteren Fällen bereitet das Gehen in der Ebene keine Schwierigkeiten. Schmerzen treten häufig beim Bergabgehen auf, beim Hinhocken, beim Skifahren, beim Treppenabsteigen, beim Bergaufwärtsfahren mit dem Fahrrad sowie beim Autofahren (Kuppeln, Gasgeben) und beim längeren Sitzen. Daher auch die volkstümliche Bezeichnung „Theaterknie". Die Betroffenen fangen nach dem ersten Akt an, mit den Füßen zu scharren. Die Schmerzen werden hinter der Kniescheibe oft als Druckschmerz empfunden. Aber es kann nach großen Beanspruchungen auch zu Ruheschmerzen kommen, während und vor allem nach langem, ruhigem Sitzen (z. B. beim Autofahren, bei langen Flügen, im Kino, bei Computerarbeit). Auch ein Reiben hinter der Kniescheibe beim Beugen und Strecken im Kniegelenk kann spürbar sein.

Untersuchungen

Durch Tastbefunde können Kniefehlstellungen und -instabilitäten festgestellt werden. Manchmal ist die Kniescheibe stark verschiebbar. Wenn diese etwas zur Seite geschoben und das Knie gebeugt wird, kann der typische Schmerz ausgelöst werden.

Manchmal sind eine Röntgenuntersuchung der Kniegelenke und eine Gelenkspiegelung (Arthroskopie) angezeigt. Im

Frühstadium sind diese Untersuchungen oft nicht aussagekräftig bzw. zu aufwändig, sodass eine Magnetresonanztomographie (MRT) veranlasst werden kann.

Behandlung

Wie an so vielen Stellen in der Medizin ist es auch hier am besten, die Krankheit gar nicht erst entstehen zu lassen. Kommt es zu einer Beinverletzung, sollten Sie so früh wie eben möglich gezielte Gymnastik betreiben, um die Kraft des Oberschenkels zu erhalten. Die Industrie bietet dazu eine Reihe von „Kraftmaschinen" an, die aber, bei unkritischem Einsatz, oft mehr schaden als nutzen. Es gibt auch verschiedene Bandagen und Hilfsmittel, die die Führung der Kniescheibe verbessern sollen, allerdings schwächen sie bei längerem Gebrauch auch die Oberschenkelmuskulatur, wirken also auf Dauer eher ungünstig auf das Krankheitsbild. Sinnvoll sind diese Bandagen nur, wenn sie gezielt kurzzeitig bei Belastungen eingesetzt werden. An erster Stelle der Therapie steht die Physiotherapie, die das Ziel hat, den Oberschenkelmuskel zu stärken und damit den normalen Druck auf die Kniescheibe wieder herzustellen. Kurzfristige Schonung der Kniegelenke oder Stabilisierung mit Kniebandagen ist unter Umständen ebenso angezeigt. Eventuell kann durch Elektrostimulation der Heilungsprozess unterstützt werden.

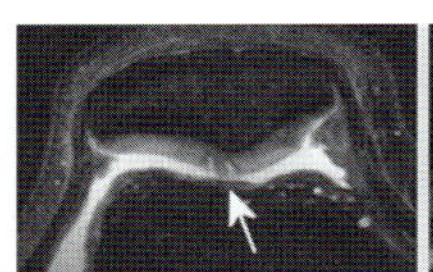
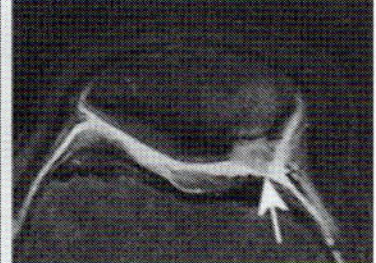

Rechts: MRT. T2 TSE fettsuppr. transversal. Herdförmig am medialen Patellarand ausgeprägte, tiefgreifende Chondropathie mit Aufquellung der Knorpelmatrix und Zottenbildung (Pfeil).

Medikamentös

Lokal applizierbare Schmerzpflaster lindern die Beschwerden. Manchmal müssen/können zeitweise Schmerzmittel eingenommen werden. Bei sehr starken Schmerzen kann das Einspritzen eines Lokalanästhetikums helfen.

Chirurgisch

Von chirurgischen Interventionen ist man in den letzten Jahren eher weggekommen, sie können aber zum Beispiel bei groben Fehlstellungen notwendig sein. Dafür steht die Vorbeugung heute mehr im Vordergrund.

Vorbeugung

Was kann der Betroffene zur Heilung und zur Vorbeugung tun?

Vermeiden von:

- Überbelastungen, zum Beispiel beim Treppensteigen oder In-die-Hocke-Gehen, insbesondere mit Lasten
- Abdrehen des Oberkörpers bei fixiertem Unterschenkel (z. B. beim Golfen)
- Hüpfen auf einem Bein
- einer kompletten Schonhaltung: immer gezielt und bewusst in Bewegung bleiben, Knie aber nicht überbelasten, evtl. Bandage tragen
- „harten" und stark kniebelastenden Sportarten wie Fußballspielen, Skifahren, Tennis, Joggen.

Bevorzugen von:

„weicheren" Sportarten wie Schwimmen, Walken, Radfahren; sportliche Betätigung möglichst erst dann, wenn die Schmerzen weg sind.
Wandern; beim Bergabwärtsgehen unbedingt Wanderstöcke zur Entlastung der Knie benutzen.
möglichst flachen Schuhen (dies gilt besonders für Frauen); hohe Absätze belasten die Kniebänder zusätzlich.

Wichtig

Die „Krankheit" ist langwierig, hat aber bei konsequenter Vorbeugung und Behandlung eine gute Prognose!

Illustration: descience
Layout: Michel Burkhardt

Überreicht durch

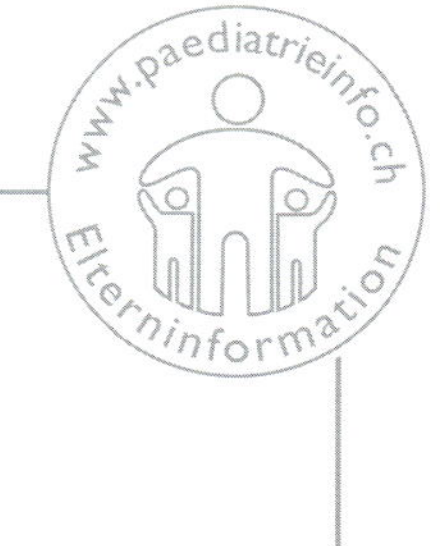

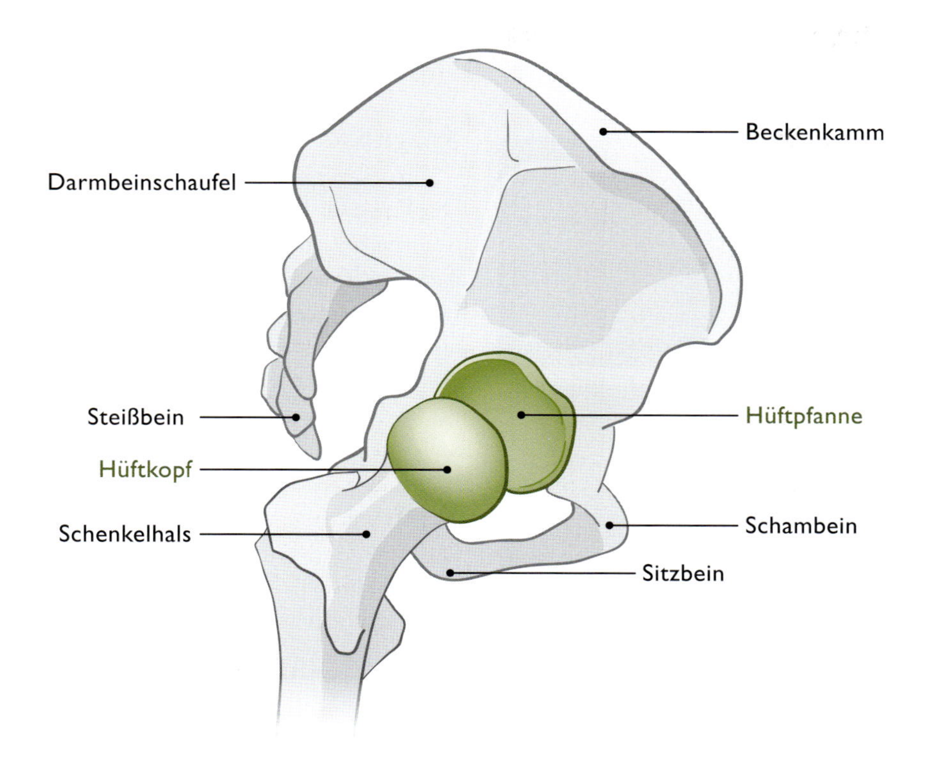

Der Hüftschnupfen (auch Coxitis fugax genannt) ist eine recht häufige Erkrankung, die durch akut auftretende Schmerzen, Hinken oder Gehverweigerung gekennzeichnet ist. Die Ursachen sind nicht geklärt, häufig geht jedoch eine normale Erkältung voraus. Der Verlauf ist gutartig mit einem spontanen und vollständigen Verschwinden der Symptome innerhalb von wenigen Wochen.

Definition

Ein Hüftschnupfen ist, abgesehen von Unfällen, die häufigste Ursache für Hüftschmerzen bei Kindern. Er ist charakterisiert durch akut auftretende Schmerzen, Bewegungseinschränkung und Gehverweigerung. Weil die Schmerzen oft ins ganze Bein oder ins Knie ausstrahlen, ist die Diagnose eines Hüftleidens nicht immer offensichtlich. Gelegentlich kann leichtes Fieber auftreten, ansonsten sind die Kinder in gutem Allgemeinzustand. Der Hüftschnupfen tritt bei Kindern jeden Alters auf, am häufigsten jedoch zwischen drei und acht Jahren. Nicht selten wird die Erkrankung beidseits beobachtet. Bei hohem Fieber oder schlechtem Allgemeinzustand müssen andere Diagnosen in Betracht gezogen werden.

Ursachen

Es handelt sich um eine Immunreaktion, die durch einen kleinen Auslöser stimuliert wird. Häufig ist dieser Auslöser eine einfache Erkältung (Virusinfekt) in den vorangehenden zwei Wochen. Es kann sich aber auch um einen kleinen Schlag handeln, oder der Auslöser bleibt ganz unklar. Warum einige Kinder mit einem Hüftschnupfen reagieren und andere nicht, ist jedoch unbekannt. Der Auslöser provoziert eine Entzündung der Gelenkflächen, und es kommt zur Flüssigkeitsansammlung im Gelenk, was wiederum die Bewegungseinschränkung erklärt.

Einflüsse

Die äußeren Einflüsse sind minimal. Insbesondere hat die Erkrankung nichts mit einer Überbelastung, zu wildem Spielen, zu langem Sitzen, falschen Schuhen usw. zu tun. Es ist also niemand am Hüftschnupfen schuld.

Untersuchung

Typisch ist die Einschränkung der Hüftbeweglichkeit, vor allem das Abspreizen, aber auch die Einwärtsdrehung des betroffenen Oberschenkels. Der Arzt wird sich mit einer Ultraschalluntersuchung ein Bild (siehe Abbildungen) über das Gelenk bzw. den Erguss darin machen wollen. Hat das Kind zusätzlich Fieber und geht es ihm schlecht, müssen mit einer Blutentnahme oder sogar einer Punktion andere Hüftentzündungen ausgeschlossen werden.

Welche Erkrankungen der Hüfte kommen noch in Frage?

Andere, ernsthaftere Hüfterkrankungen (bakterielle Coxitis, Knochenentzündung, rheumatische Erkrankungen) gehen in der Regel ohne Erguss einher, oder der Verlauf ist länger. Deshalb ist der Ultraschall von großer Wichtigkeit! Ist das Kind älter als zehn Jahre alt, kommt eine Störung in der Wachstumsfuge (Epiphysiolyse) als Ursache in Frage.

Behandlung

Die Therapie richtet sich nach den Symptomen. Eine Entlastung des Hüftgelenkes wird vom Kind meist spontan durchgeführt, indem es das Gehen verweigert und das Bein schont. Drängen Sie das Kind also nicht zum Gehen. Wenn es jedoch wieder gehen will, müssen Sie es auch nicht zurückhalten. Zusätzlich können schmerz- und entzündungshemmende Mittel (z. B. Voltaren, Ponstan, Algifor usw.) verabreicht werden. Andere Maßnahmen sind nicht nötig. Das Kind sollte bis zur Beschwerdefreiheit nachkontrolliert werden.

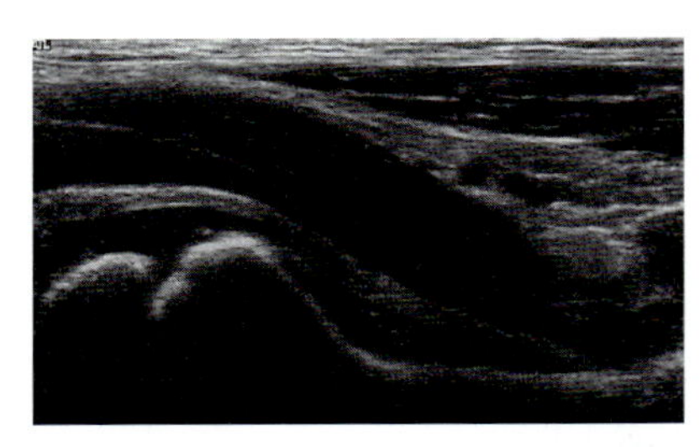

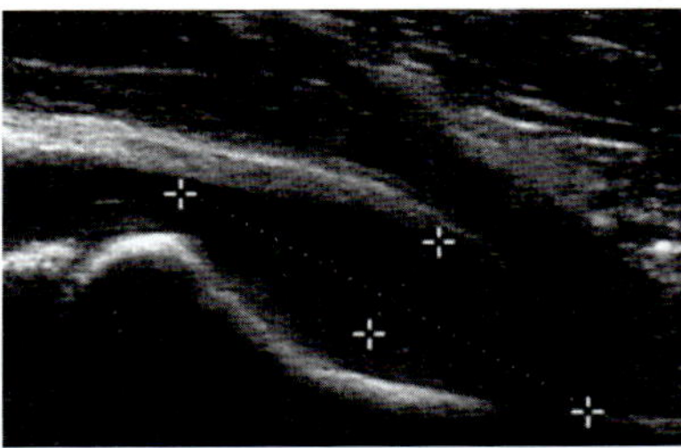

Gesunde Hüfte und Hüfte mit Gelenkserguss im Ultraschallbild

Prognose

Die Prognose ist hervorragend. Innerhalb von einer bis vier Wochen normalisieren sich die Symptome vollständig. Falls nicht, muss das Kind nochmals untersucht und die Diagnose überprüft werden! Gelegentlich kann jedoch ein Rückfall auftreten.

Wichtig

Freuen Sie sich: Ihr Kind wird schon bald wieder hüpfen und springen wie zuvor.

Ressourcen

Zeichnung aus: Hefti, F.. Kinderorthopädie in der Praxis. Springer Verlag, Heidelberg 2006.

Überreicht durch

www.paediatrieinfo.ch Elterninformation

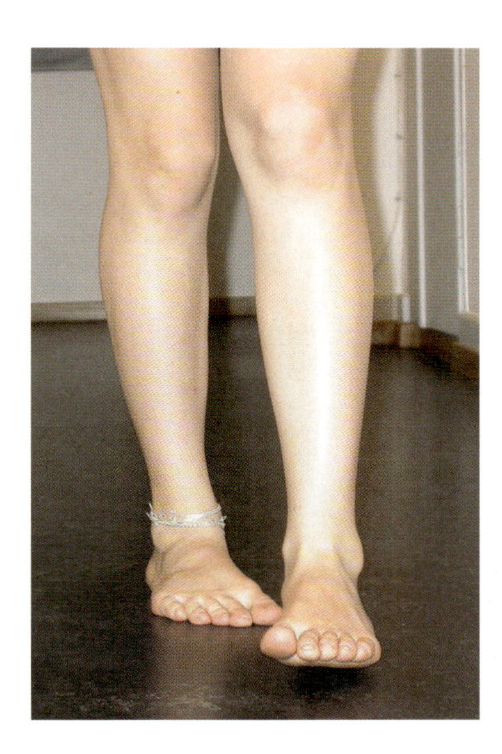

Der Einwärtsgang bei Kindern ist häufig. Er gehört als realer Bestandteil zu ihrem Wachstum und ist kein Grund zur Beunruhigung. Mit zunehmendem Wachstum verschwindet er spontan. Die Faktoren, die zum Einwärtsgang führen, liegen in einer Innendrehung der Füße, der Unter- oder der Oberschenkel. Hier finden Sie eine Erklärung der Ursachen, was Sie dagegen tun können – und vor allem, was Sie nicht tun sollten!

Fußdrehung (Metatarsus varus)

Eine leichte Krümmung des Fußes (Sichelfuß) tritt bei Säuglingen häufig auf und korrigiert sich meistens mit einfachen Maßnahmen (siehe Infoblatt „Füße"). Nur bei schweren Formen kann eine Korrektur mit Redressionsgipsen nötig werden.

Unterschenkeldrehung

Liegt die Drehung unterhalb des Kniegelenkes, wird sie Tibia Innenkreiselung (Tibiaantetorsion) genannt. Dies kann in Bauchlage gut gezeigt werden. Diese „Antetorsion" ist jedoch normal und nimmt mit dem Wachstum ständig ab, so dass um die Adoleszenz ein „normaler" Winkel zu erwarten ist. Verschlimmert wird die Tibiaantetorsion, wenn das Kind

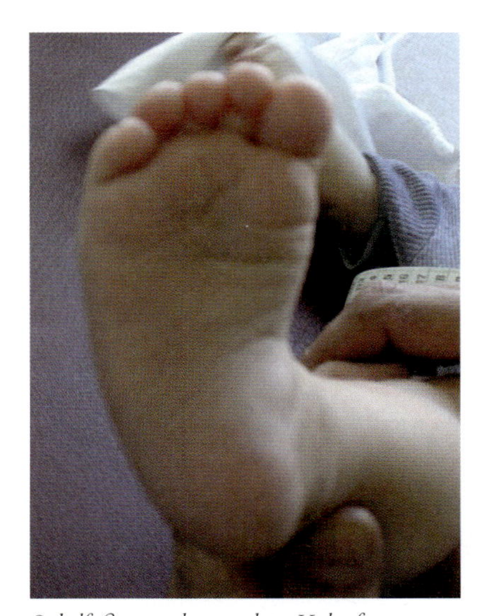

Sichelfuß: normalisiert sich im Verlauf

auf dem Bauch schläft und dabei die Füße nach unten gedreht sind (siehe Zeichnung). Sie kann aber auch dadurch verschlimmert werden, dass das Kind häufig auf seinen Füßen sitzt. Bei vielen Kindern genügt es daher, diese Gewohnheiten zu ändern, damit die Deformität sich spontan korrigieren kann.

Bei Kindern mit sehr stark ausgeprägtem Einwärtsgang kann das Problem gelöst werden, indem für drei bis sechs Monate eine korrigierende Schiene angelegt wird. Diese Schiene hält die Füße nachts, während der Knochen wächst, in Außenrotation.

Oberschenkeldrehung

Manche Kinder haben einen Einwärtsgang, weil sie eine vermehrte Drehung zwischen Hüft- und Kniegelenken aufweisen. Dies nennt man Oberschenkelinnenrotation (Coxa valga antetortata). Diese Art von Innenrotation ist bei Mädchen häufiger als bei Jungen. Manche Mädchen werden mit dieser Tendenz zur Innenrotation geboren. Für sie ist es sehr leicht, im so genannten umgekehrten Schneidersitz zu sitzen. Diese Position verstärkt die Innenrotation noch, so dass sie sich spontan nur schlecht verbessern kann. Bei manchen dieser Mädchen genügt es bereits, diese Sitzgewohnheiten zu ändern. Über 50 Jahre lang wurde versucht, mit verschiedenen Apparaten, Schienen, Spezialschuhen und auch speziellen Übungen diese Oberschenkelinnenrotation zu beheben. Alle Überprüfungen zeigen jedoch, dass diese Maßnahmen keine Besserung bringen. Sie können daher nicht empfohlen werden. Vielleicht kann das Problem auch so angegangen werden, dass das Kind Ballettstunden nimmt. Die meisten Kinder aber weisen eine spontane Korrektur zwischen dem achten und zehnten Lebensjahr auf. Nach diesem Lebensabschnitt bleibt die Situation dann jedoch meist stabil. Für etwa 5 % dieser Kinder, die bis zum zehnten Lebensjahr nicht spontan korrigieren, bleibt die Möglichkeit einer operativen Korrektur. Eine solche

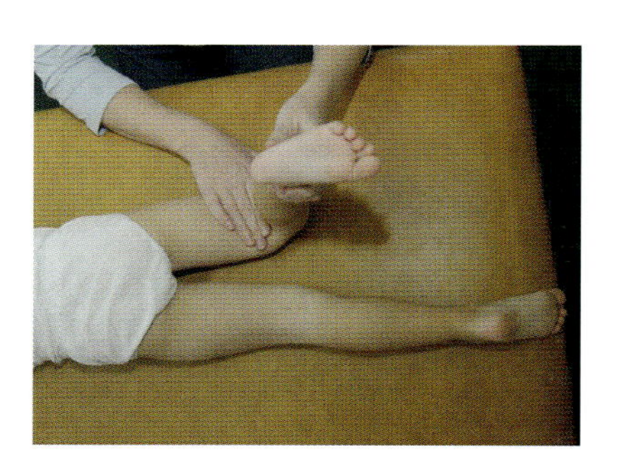

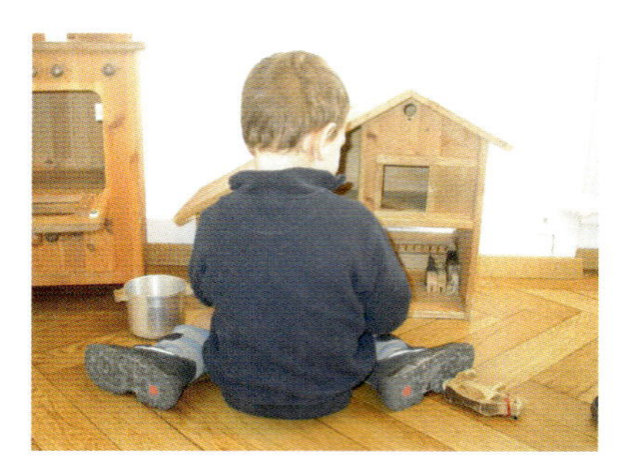

Operation ist jedoch nur sehr selten notwendig. Die operative Korrektur sollte keinesfalls vor dem zehnten Lebensjahr durchgeführt werden, da die meisten Kinder aus diesem Problem von alleine herauswachsen. Denken Sie daran, dass viele Sportgrößen einen etwas vermehrten Einwärtsgang haben; es scheint fast so, dass dies einer der Faktoren ihres Erfolges ist. Sie sollten auch wissen, dass der Einwärtsgang nicht zu Arthrose führt.

X- und O-Beine

Das Gleiche, was oben zum Einwärtsgang ausgeführt wurde, gilt auch für O- und X-Beine. Diese sind angeboren und werden in der Regel von alleine durch die Entwicklung korrigiert. Nur in Einzelfällen sind andere Ursachen auszuschließen. Ihr Kinderarzt berät Sie gerne. Jedenfalls haben Einlagen bei allen Rotations-(Dreh-)Fehlstellungen der Beine keinen therapeutischen Platz, ja sie können die Entwicklung sogar hemmen: Bitte lassen Sie die Hände oder besser die Füße davon!

Wichtig

Der Einwärtsgang (und andere Drehfehlstellungen der Kinderbeine) ist bei Kindern normal und nimmt mit der Altersentwicklung automatisch ab. Machen Sie sich keine Sorgen. Vorbeugend lohnt es sich, das Kind darauf hinzuweisen, dass der Zwischenfersensitz für die Rückentwicklung des Hüfteindrehwinkels ungünstig ist. Aber bitte, korrigieren Sie Ihr Kind deshalb nicht dauernd.

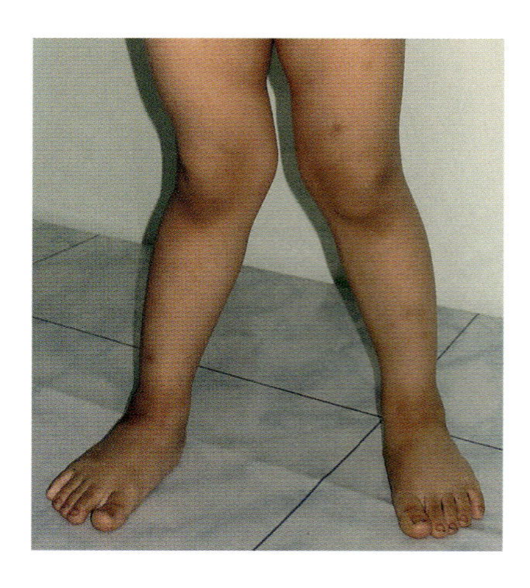

Na dann, alles Gute!

Überreicht durch

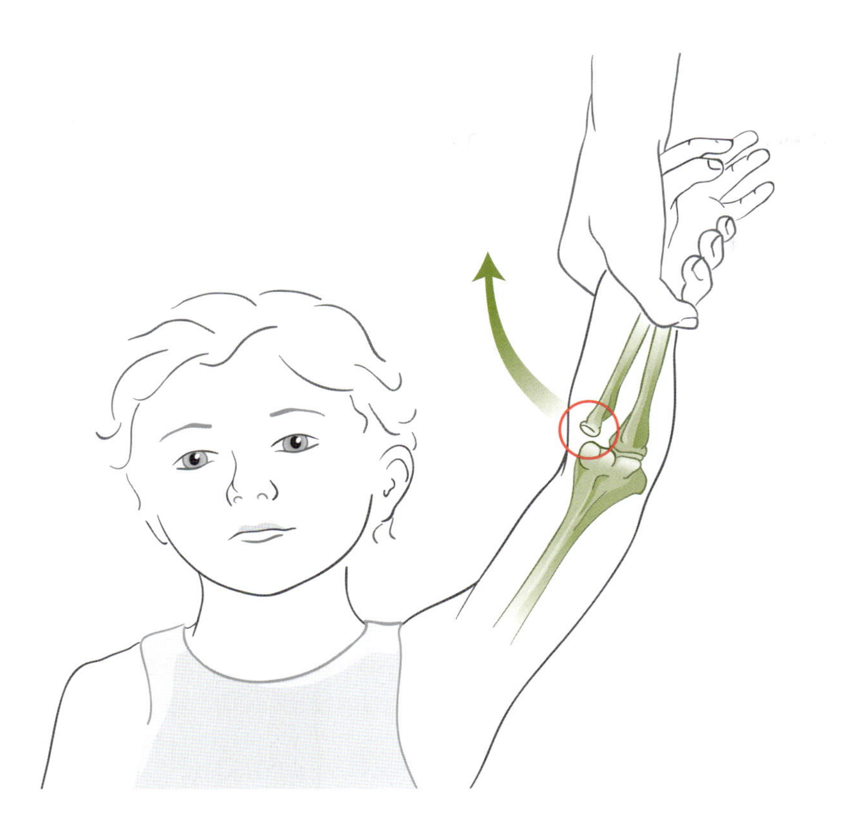

Ellenbogenverrenkung (Pronation douloureuse, Chassaignac-Lähmung, Ellenbogenluxation, humeroulnare Luxation) ist ein Auskugeln des Ellenbogengelenks zwischen Oberarmknochen und Speiche. Sie wird durch unsachgemäßes „Handling" des Kindes, meist durch Zug am Unterarm ausgelöst, bedarf ärztlicher Untersuchung und Behandlung und hat eine ausgezeichnete Prognose.

Definition

Es handelt sich um eine Radiusköpfchen-Subluxation (auch Chassaignac'sche Lähmung; lateinisch: Pronatio dolorosa oder Subluxatio capituli radii; englisch: Nursemaid's elbow; deutsch: Kindermädchen-Ellenbogen oder Sonntagsarm; französisch: Pronation douloureuse). Es ist eine bei Kleinkindern häufig vorkommende Teilausrenkung (Subluxation) des Speichenköpfchens. Sie entsteht durch Zug am gestreckten Unterarm, beispielsweise wenn das an der Hand geführte Kind stolpert oder sich plötzlich fallen lässt. Dabei schlüpft das Speichenköpfchen teilweise aus seinem haltenden Ringband (Ligamentum anulare radii). Um Schmerzen vorzubeugen, hält das Kind anschließend den Unterarm in Einwärtsdrehung (Pronation) am Körper und braucht ihn nicht mehr. Der Arm wirkt wie gelähmt (Pseudoparese), daher auch der Name Chassaignac-Lähmung. Das typische Verletzungsalter liegt bei ein bis vier Jahren. Mit zunehmendem Alter werden die Bänder stabiler, so dass das Verletzungsrisiko sinkt.

Ursache

Das Ellenbogengelenk umfasst die beiden Knochen des Unterarms (Speiche und Elle) und den Knochen des Oberarms (Humerus). Die Elle (Ulna) liegt auf der Seite der kleinen Finger, die Speiche (Radius) auf der Seite des Daumens. Der Radius hat eine eigene Verbindung mit dem Capitulum, dem Ende des Humerus. Um die Spitze des Radius liegt ein enges Band (das Ringband), das das Radiusköpfchen am Capitulum verankert. Wenn am Radius plötzlich gezogen wird, kann das Radiusköpfen aus der Halterung herausrutschen, oder dieses Band reißt sogar teilweise: Die Radiuköpfchenluxation ist erfolgt.

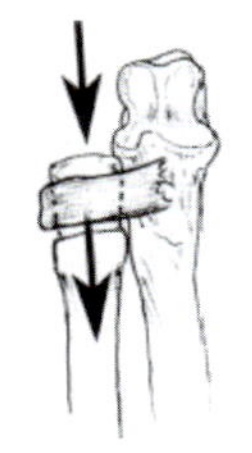

Was Kindern großes Vergnügen bereitet, endet so nicht selten mit dem Gang zum Arzt. Beim Herumschwingen des Kindes entstehen starke Zugkräfte am gestreckten Arm. Diese führen leicht zu einer Verrenkung im Ellenbogenbereich.

Weitere Beispiele für typische Situationen, in denen es zu einer Pronation douloureuse kommen kann:

Ein umgefallenes Kind wird an einem Arm hochgezogen.

Das Kind wird an einem (oder beiden) Armen in der Luft herumgeschwungen. beim „Käsekehrespiel" #((?))
Der kindliche Arm wird aus einem Ärmel gezogen.
Das Kind wird vor dem Umfallen durch Halt an einem Arm gehindert.

Symptome

Die Beschwerden sind immer gleich: Das Kind schreit wegen der bei der Luxation auftretenden Schmerzen, und der Arm wird im Unterarm einwärts gedreht, am Körper gehalten und nicht mehr gebraucht. Mädchen sind davon häufiger betroffen als Jungen, und der linke Arm ist häufiger verletzt als der rechte.

Diagnose

Durch das typische, vorangegangene Ereignis und die typische Armhaltung ist die Diagnose oft schon den Eltern klar.
Es muss lediglich eine, allerdings äußerst seltene, Fraktur ausgeschlossen werden. Manchmal ist deshalb ein Ultraschall oder Röntgen in zwei Ebenen nötig.

Behandlung

Es gilt, das subluxierte Radiusköpfchen so rasch wie möglich wieder an seinen angestammten Platz zurückzubefördern. Das Kind wird auf das Repositionsmanöver vorbereitet und von den Eltern gehalten. Das Manöver kann auf zwei Arten durchgeführt werden: Bei der ersten Methode wird der Arm zuerst gestreckt und auswärtsgedreht (Supination), und dann wird unter Zug und Druck mit dem Daumen auf das Radiusköpfchen (Chassaignac'scher Handgriff) eine Beugung gemacht (siehe Abbildung).
Die zweite Methode besteht aus einer maximalen Pronationsbewegung des Vorderarmes.

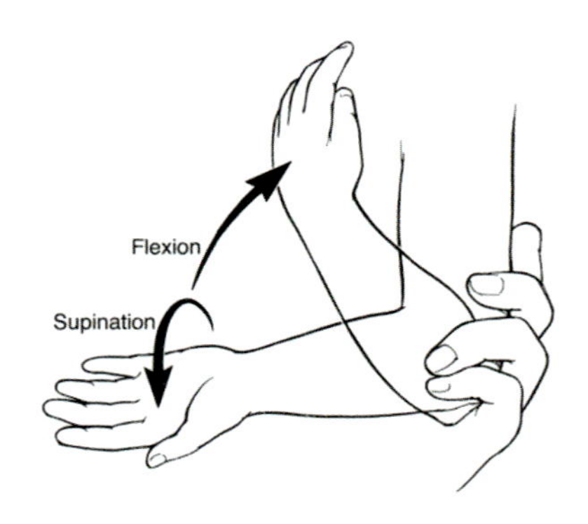

Beide Methoden haben Vor- und Nachteile sind jedoch praktisch immer erfolgreich und kaum schmerzhaft, eine Narkose ist dazu nicht nötig. Die Besserung tritt – zum Erstaunen aller Beteiligter – oft unmittelbar ein: Der Arm wird wieder normal bewegt und benutzt.

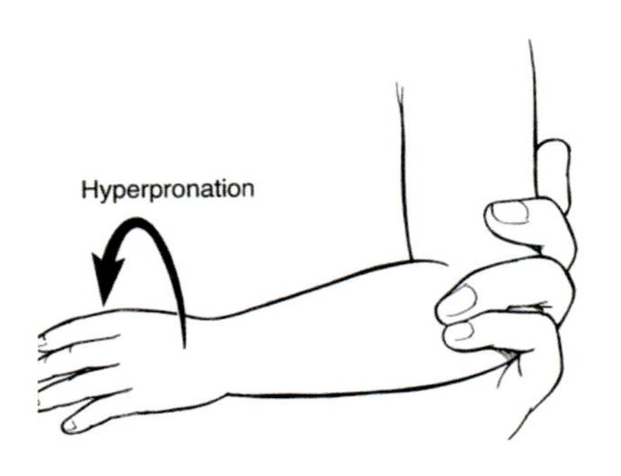

Manchmal traut sich das Kind nicht gleich, den Arm zu bewegen. Mit ein wenig Ablenkung wird es in der Regel dann doch nach einem begehrten Objekt (Schnuller, Lieblingskuscheltier) greifen, was den Erfolg des Manövers beweist. Nur in seltenen Fällen kann es vorkommen, dass der Rand des Ringbandes einklappt und somit zum „Repositionshindernis" wird.

Selbsthilfe

Es ist sinnvoll, den Ellenbogen mit einem kühlen, feuchten Tuch oder einer kleinen Tüte mit Eis, die in ein Handtuch eingewickelt wird, zu kühlen, bis der Arzt aufgesucht werden kann. Damit verhindert man das unnötige Anschwellen des Gelenkes und damit eine Erschwerung der Reposition. Es dürfen bei Bedarf auch Schmerzmittel gegeben werden: Acetaminophen (Tylenol, Acetalgin) oder Ibuprofen (Algifor). Am wichtigsten ist aber, so schnell wie möglich medizinische Behandlung aufzusuchen.

Prognose

Nach einer Reposition ist der Ellenbogen geheilt. Manche Kinder neigen aber zu Rückfällen, und deshalb ist es wichtig, das Kind möglichst nicht in der oben beschriebenen Art und Weise am Arm zu ziehen.

Wichtig

Kleiner Unfall, großer Schmerz, einfache Behandlung und damit Heilung!

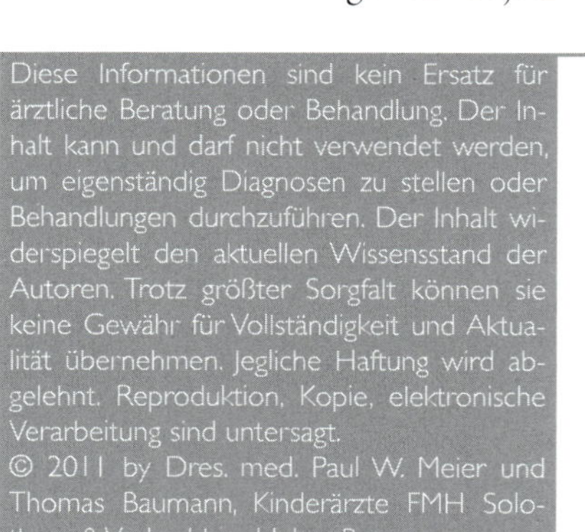

Überreicht durch

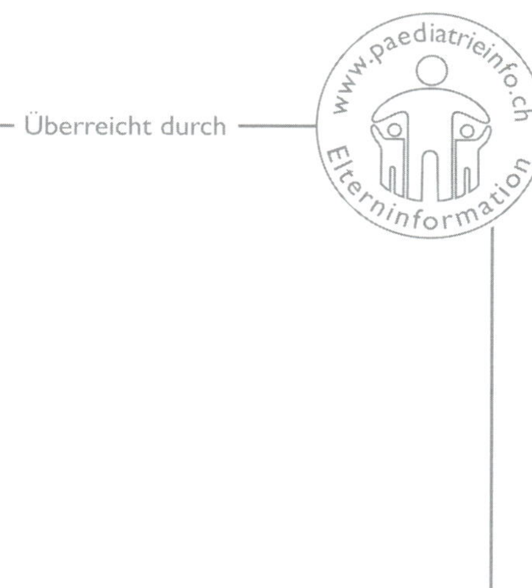

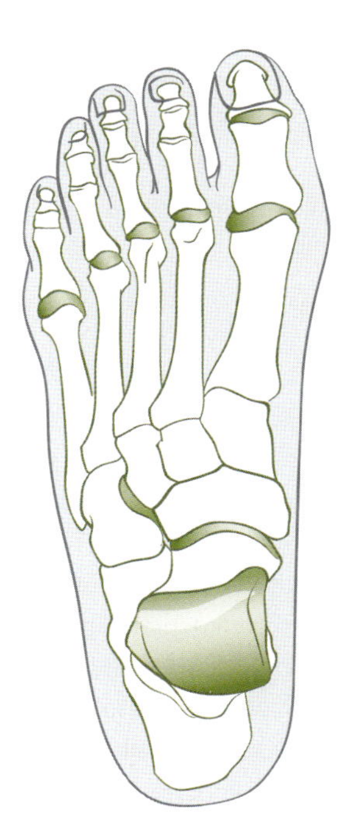

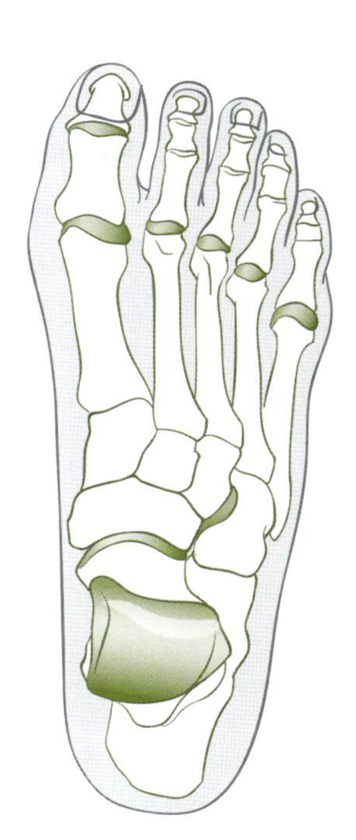

Auffällige Füße sind bei Kindern häufig. Hier aufgeführt sind die häufigsten Formen und eine Erklärung der Ursachen. Sie erfahren, was dagegen zu tun ist – und vor allem auch, was Sie nicht tun sollten! Wenn der Vorfuß nach innen gebogen ist, sprechen wir vom Sichelfuß, wenn das Längsgewölbe ungenügend ist, vom Knicksenkfuß. Auch auf die Fehlhaltungen der Zehen gehen wir ein. Und dann noch ein kinderärztlicher Ratschlag zum „richtigen Schuhwerk".

Sichelfuß (Pes adductus)

Diese leicht- bis mittelgradige Fehlstellung des Vorfußes von Säuglingen tritt häufig auf. Der Fuß wird dabei rund wie eine Sichel. Möglicherweise hat die Stellung in der Gebärmutter, aber auch die Schlafstellung eine gewisse Bedeutung für diese Auffälligkeit. Je nach Schweregrad werden verschiedene therapeutische Maßnahmen unternommen:

a) Massage

Sie legen die Ferse des betroffenen Fußes auf den Zeigefinger und streichen mit dem Daumen langsam an der kindlichen Fußaußenseite nach unten. Sehr wichtig ist, dass Sie die nun folgende Auswärtsbewegung des Fußes abwarten, bevor Sie erneut die gleiche Bewegung machen.

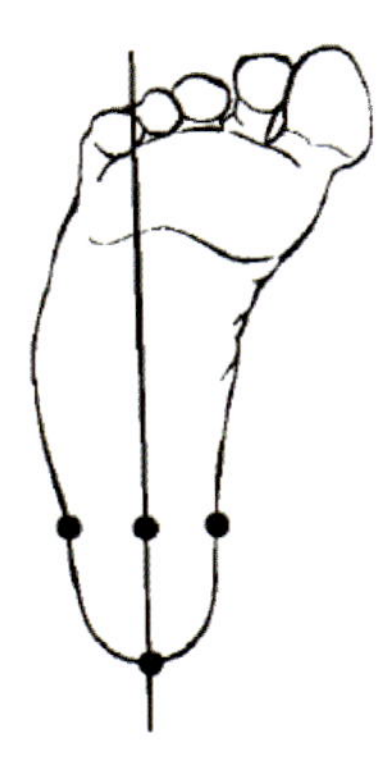

Die zweite Methode besteht darin, die Ferse des Kindes in die Lücke zwischen Daumen und Zeigefinger zu legen. Sie klemmen dann den Kinderfuß ein und nehmen mit der anderen Hand den Vorfuß und bewegen diesen ziemlich kräftig gegen den Daumen nach außen (siehe Bild).

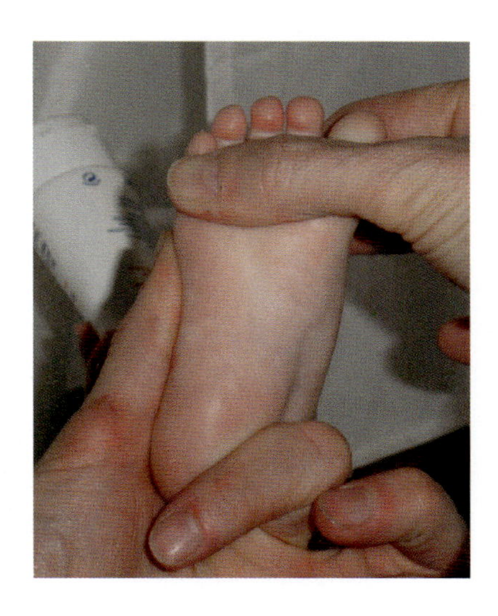

b) Taping

Ist die Fehlstellung schlimmer, kann der Fuß „getaped" werden. Dazu wird der Kinderfuß, wie bei den Sportlern, mit einem speziellen Pflasterverband in die richtige Stellung gebracht und fixiert. Dieser wird ca. einmal pro Woche gewechselt. Diese wöchentlichen Behandlungen dauern je nach Kind von einem bis mehreren Monaten.

c) Fußmanschetten

Um die durch die Lage des Kindes hervorgerufenen Einflüsse auf die Füße zu unterbinden, lohnt sich die Anpassung sog. Fußmanschetten.
Natürlich können Sie den Erfolg der Behandlung leicht selbst nachkontrollieren: Machen Sie ein Podogramm, das heißt, bestreichen Sie die Fußsohle Ihres Kindes mit Fingerfarbe und machen Sie in regelmäßigen Abständen Abdrücke auf ein Papier auf flacher Unterlage. Sie werden beobachten, wie sich die Vorfußmissbildung langsam zurückbildet.

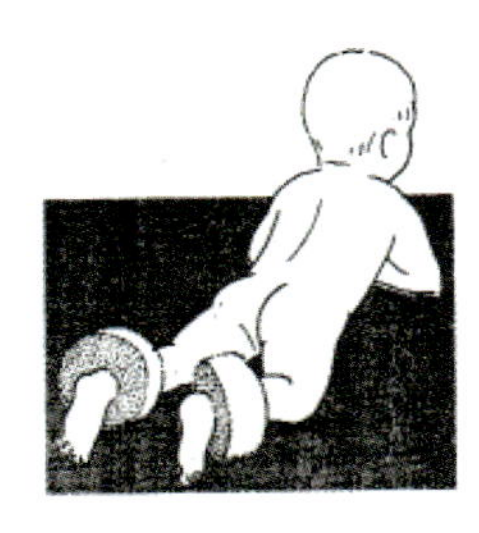

Knicksenkfuß

Auch diese Fehlstellung ist sehr häufig. Ja, man kann davon ausgehen, dass sie in den ersten Lebensjahren geradezu normal ist.

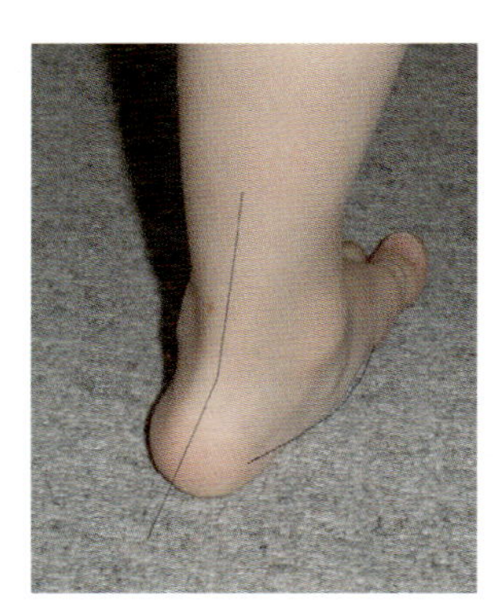

Machen Sie bei Ihrem Kind einen einfachen Test: Beobachten Sie es, wenn es auf den Zehen steht. Hebt sich in dieser Stellung das Fußgewölbe an? Wenn ja, dann können Sie beruhigt sein. Es lohnt sich jedoch trotzdem, mit den Füßen regelmäßig Turnübungen durchzuführen. Lassen Sie das Kind möglichst viel barfuß oder in rutschfesten Socken herumgehen. Das Gehen auf einem Strich am Boden (Seiltanzen), das Hochheben von Gegenständen mit den Zehen und das Wippen auf den Zehen auf einer Treppenstufe sind gute Übungen für größere Kinder. Die Prognose für die Füße ist dann sehr gut.

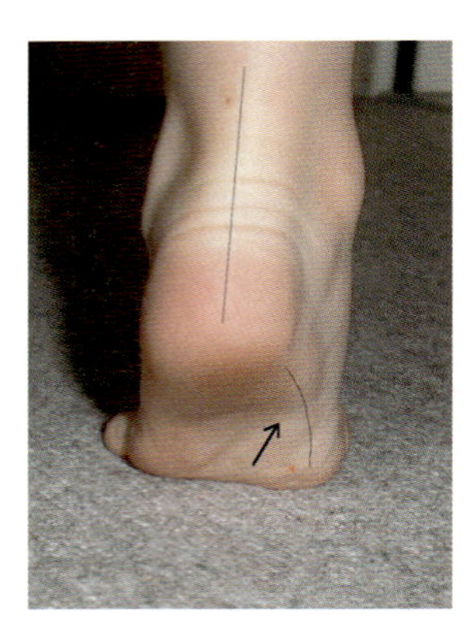

Hebt sich das Fußgewölbe auch im Zehenstand nicht an, oder ist die Außenknickung des Rückfußes (Fussteil mit Ferse und Sprunggelenk) mehr als 10 Grad, muss dem Kind mit orthopädischen Schuhzurichtungen geholfen werden. Diese sind allerdings nur auf ärztliche Verordnung bzw. Kontrolle sinnvoll.

Überlappende Zehen

Auch diese leichte Fußmissbildung ist recht häufig. Aus irgendwelchen Gründen halten sich die Zehen nicht an eine vernünftige Ordnung. Sie liegen teilweise über- bzw. untereinander. Auch hier wurden früher intensive Behandlungen mit Verbänden, Klebern usw. durchgeführt. Die Resultate aber sind ernüchternd. Darum empfehlen wir nur bei massiv störenden, behindernden Fehlstellungen eine Korrektur. In allen anderen Fällen muss nur darauf geachtet werden, dass die Schuhe das Vorfußbett nicht einengen, das heißt, diese Kinder brauchen extra breite Schuhe im Vorfußbereich.

Schuhe

Kinder benötigen keine speziellen Schuhe. Es muss allerdings darauf geachtet werden, dass die Schuhform der kindlichen Fußform angepasst ist. Kinderfüße sind vorne breiter als hinten. Der Fußabdruck ähnelt einer Birne – darum breite Schuhe kaufen! Sie können den Einkauf dadurch erleichtern, dass Sie zuhause einen Abdruck vom Kinderfuß auf Karton machen. Der Fußabruck wird dann ausgeschnitten und in die zu kaufenden Schuhe eingelegt. Dadurch kann die korrekte Schuhgröße leicht geprüft werden. Die Sohle der Schuhe sollte rutschfest, aber nicht zu steif sein. Absätze sind weniger empfehlenswert. Das Oberleder muss atmungsaktiv sein, um der Fußpilzbildung vorzubeugen. Kaufen Sie eher leichte Schuhe. Und, vergessen Sie nicht, der Kinderfuß wächst schnell. Schon bald sind die neuen Schuhe wieder zu klein. Geben Sie also nicht zu viel Geld für besonders „gesunde" und teure Schuhe aus. Gehen in Strümpfen ist wegen des ungenügenden Bodenhaltes nicht zu empfehlen. ABS-Socken oder weiche Lederschuhe sind da besser. Die Sprunggelenke müssen nicht unbedingt mit hohen Schuhen gestützt werden.

Überreicht durch

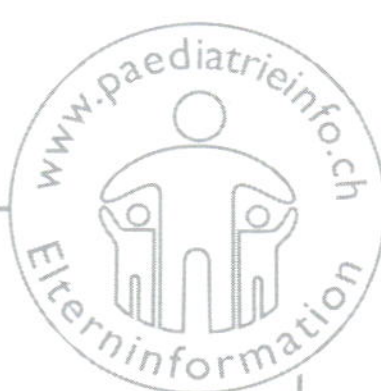

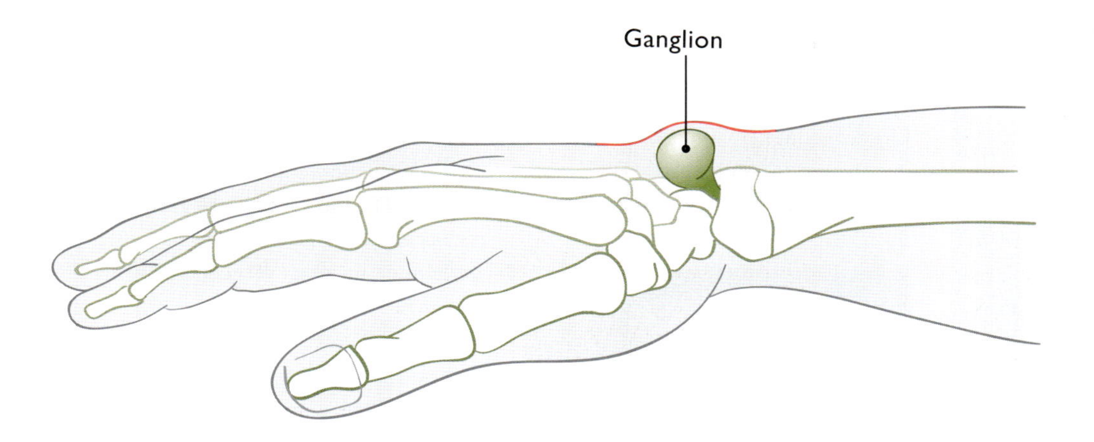

Ein Ganglion – im Volksmund auch als Überbein bezeichnet – ist eine einzelne oder auch an mehreren Orten auftretende, gutartige Geschwulst. Sie tritt im Bereich der Gelenkkapsel oder der Sehnenscheide auf. Meist ist der Handrücken, manchmal auch der Fuß betroffen. Die Erkrankung ist völlig harmlos, meist schmerzlos, aber oft hartnäckig. Die definitive Therapie ist chirurgisch und die Prognose ist gut.

Ursachen

Das Ganglion tritt meist ohne klare Ursache auf. Es ist kaum – vor allem nicht beim Kind – die Folge einer „Überbeanspruchung" oder Ähnlichem. Es handelt sich um eine zystische Ausstülpung der Gelenkkapsel und beinhaltet in der Regel auch Gelenkflüssigkeit. Je nach Flüssigkeitsmenge ist das Ganglion größer oder kleiner, ja, es kann auch in seiner Größe schwanken. Die Geschwulst ist zum Tasten prall elastisch bis hart und unter der Haut leicht verschieblich. Das Handrückenganglion entsteht im Bereich der Bandverbindung zwischen dem Kahnbein und dem Mondbein.

Das Ganglion ist also ein völlig gutartiges Geschwulst, das meist streckseitig oder beugeseitig am Handgelenk oder an den Fingergelenken (Ringbandganglien) auftritt. Viel seltener kommt es auch am Fußrücken oder dem Knie (Baker-Zyste) vor, in einzelnen Fällen auch im Bereich des Ellbogens oder der Schulter. Es kann in jedem Alter auftreten, auch bei Kindern, ist aber gehäuft bei Frauen in mittlerem Alter.

Symptome

Ein Ganglion ist vor allem ein kosmetisches Problem: Es sieht „komisch" aus und macht in der Regel keinerlei Beschwerden. Selten treten Schmerzen auf, und die Gelenkbeweglichkeit kann eingeschränkt sein. Bei sehr großen Ganglien kann dieses auf den Nerv und/oder Gefäße drücken. Die Beschwerden verstärken sich bei Beugung und Streckung der Hand, zum Beispiel beim Aufstützen (Liegestützen). Beim Betasten wird ein umschriebener Schmerzbezirk angegeben, der über der Verbindung zwischen Kahn- und Mondbein liegt. Ist das Ganglion am Fingerendgelenk, kann der Druck die Wachstumszone des Nagels behelligen, und es kommt zu Nagelverformungen.

Diagnose

Die Diagnose eines Ganglions wird durch dessen Lokalisation und/oder Form gestellt. Die darüberliegende Haut ist verschiebbar. Da aber auch andere Veränderungen ein ähnliches Bild bieten können, sollte die Diagnose vom Arzt gestellt werden, beispielsweise durch Ultraschall. Das Leitsymptom ist der charakteristische örtlich begrenzte Druck- und

Aufstützschmerz. Röntgenaufnahmen dienen nur dazu, andere Ursachen für die Beschwerden auszuschließen.

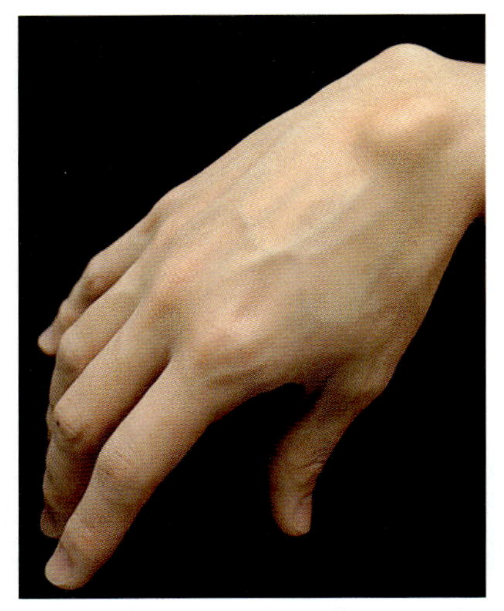

Das Ganglion an typischer Stelle am Handrücken...

Baker-Zyste

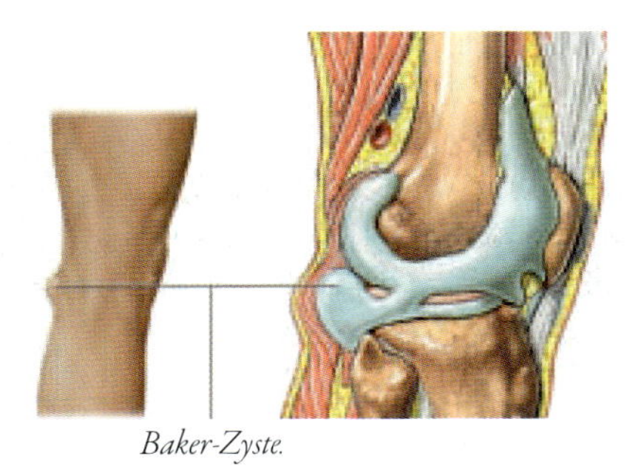

Baker-Zyste.

Eine Sonderform des Ganglions ist die Baker-Zyste (auch Poplitealzyste). Sie ist eine Ausstülpung der Gelenkkapsel am Kniegelenk. Sie entsteht manchmal im Zusammenhang mit einem Schaden innerhalb des Kniegelenkes, zum Beispiel bei einer Läsion des Meniskus, einer Arthrose oder auch einer rheumatoiden Arthritis. Durch chronische Entzündungsvorgänge kommt es zu einer vermehrten Produktion von Gelenkflüssigkeit, wodurch ein Überdruck im Kniegelenk entsteht. Die Gelenkkapsel gibt dann am Ort des geringsten Widerstandes (Locus minoris resistentiae) an o. g. Stelle nach und bildet eine Zyste aus.

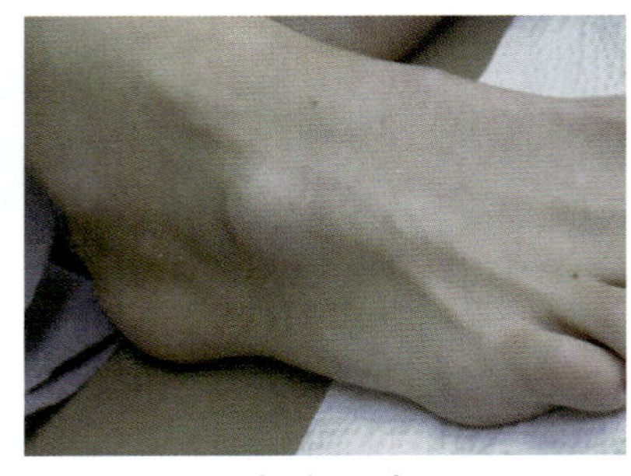

... tritt auch am Fußrücken auf!

Therapie

Zuallererst besteht Hoffnung, dass das Ganglion genauso verschwindet, wie es gekommen ist: Wir warten erst einmal einige Wochen ab. Wenn das Handrückenganglion keine Beschwerden macht, muss man nichts unternehmen, da es sich ja um eine gutartige Geschwulst handelt. Wenn es aber sehr groß ist und kosmetisch stört, oder wenn sogar Schmerzen bestehen, kann es entfernt werden. Der Versuch, es durch eine Punktion mit einer Nadel oder durch Zerdrücken zu beseitigen, hilft oft nur vorübergehend, da die Kapselzellen bestehen bleiben; es bildet sich über kurz oder lang, oft wieder an gleicher Stelle, ein neues Ganglion. Kortisoneinspritzung hilft manchmal und kann auch wiederholt angewendet werden, aber leider nicht immer.

Wenn all diese Maßnahmen nicht helfen, bleibt die chirurgische Entfernung. Diese kann klassisch oder auch unter arthroskopischer Kontrolle erfolgen. Die operative Entfernung ist in der Regel definitiv erfolgreich.

Prognose

Gelegentlich kann das Ganglion wieder auftreten, je nach Beschwerden müsste es dann erneut entfernt werden.

Wichtig

Das Ganglion ist eine harmlose Erkrankung des Bindegewebes und hat in der Regel eine ausgezeichnete Prognose.

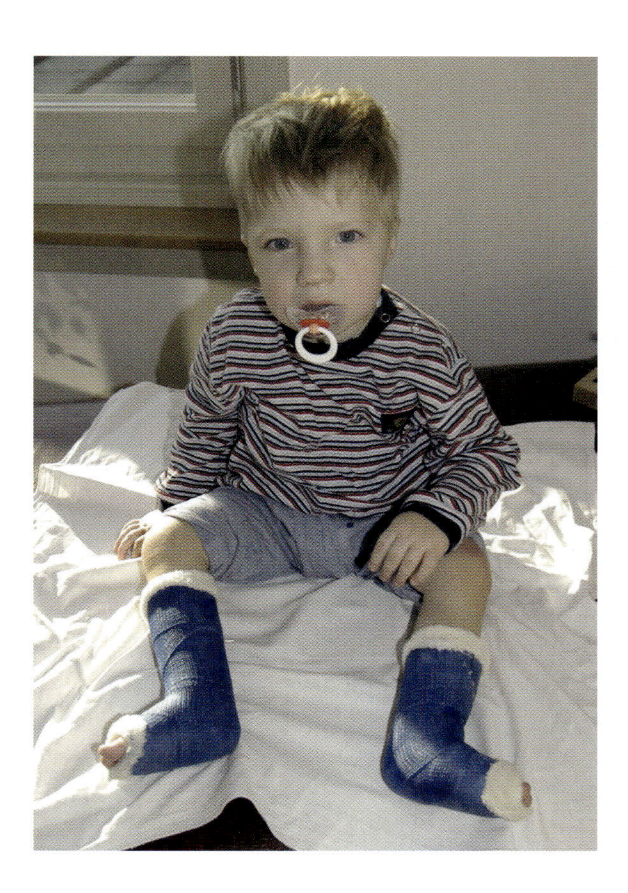

Brüche der Knochen sind im Kindes- und Jugendalter sehr häufig. Am häufigsten ist die handgelenksnahe Vorderarmfraktur (distale Radiusfraktur). Die Frakturen werden mit Gips ruhig gestellt, damit sie schneller heilen. Dabei sollten einige Punkte beachtet werden.

Ursache

Ursächlich sind Stürze, mit dem Versuch sich abzufangen auf das meist gestreckte (extendierte), seltener gebeugte (flektierte) Handgelenk. Die am meisten verbreitete Einteilung ist die in:

- Radiusextensionsfrakturen (Colles-fracture = Colles-Bruch): Sturz auf das gestreckte Handgelenk
- Radiusflexionsfrakturen (Smith-fracture = Smith-Bruch): Sturz auf das gebeugte Handgelenk.

Natürlich können auch andere Körperteile „brechen". Typisch sind Unterschenkel, aber auch Oberarme usw. Bei Kindern sind sogenannte Grünholzfrakturen besonders häufig. Es handelt sich um unvollständige Brüche langer Röhrenknochen; da die elastische Knochenhaut (Periost) erhalten bleibt, tritt keine Fragmentverschiebung, jedoch eine charakteristische Knickung des Knochens auf. Der Name kommt vom Knicken eines grünen Astes. Dieser bricht zwar unter Belastung, die Teile bleiben jedoch trotzdem verbunden. Mit der Abheilung der Fraktur erfolgt meist auch eine Spontankorrektur leichter Abknickungen durch das Wachstum in wenigen Monaten. Nur bei starken Verbiegungen oder Knochenverschiebungen ist eine manuelle Reposition (Zurechtbiegung) angezeigt.

Konservative Therapie

Bei stark verschobenen Frakturfragmenten steht am Anfang die Fraktureinrichtung (Reposition): Der Knochenbruch wird gerichtet. Im Anschluss daran folgt die Frakturstabilisierung durch Gips. Einfache, nicht verschobene (nicht dislozierte) Frakturen müssen nicht gerichtet werden. Die meisten kindlichen Radiusfrakturen fallen darunter (ca. drei bis vier Wochen Gips).

Die Reposition geschieht durch Zug und Gegenzug an Oberarm und Handgelenk unter Röntgenkontrolle. Weil das Repositionsmanöver für den Patienten schmerzhaft ist, wird zuvor eine lokale Betäubung durchgeführt.

Grundsätzlich heilen Knochenbrüche bei Kindern sehr gut und folgenlos ab. Außerdem gehen Kinder problemlos mit einem Gips um und lassen sich dadurch kaum stören.

Tipps zum Umgang mit Gips

Der Gips ist dazu da, dass die Verletzung heilen kann, ohne stark zu schmerzen. Der Gips soll schmerzhafte Bewegungen verhindern. Es gilt immer: „Gips so lang wie nötig – so kurz wie möglich!"

Der Gips liegt eng an. Der Arm oder das Bein kann durch die Verletzung in den ersten Tagen noch anschwellen. Deshalb sollte das Bein oder der Arm in den ersten Tagen hochlagert werden, damit es weniger anschwillt (besserer venöser und lymphatischer Abstrom, bessere Heilung). Der Gips wird oft gespalten (aufgesägt), so dass er einer solchen Schwellung Platz machen kann.

Die Bruchheilung benötigt durchschnittlich vier bis sechs Wochen. In dieser Zeit darf das Handgelenk nicht belastet werden (kein Heben, Abstützen etc.)

Die nicht eingegipsten Körperteile sollen aktiv bewegt werden. Keinesfalls ist Bettruhe angesagt!

Die Haut unter dem Gips löst sich unter Umständen ab und scheuert an der neuen: Es juckt. Auch der Heilungsprozess kann jucken. Meistens hilft es, darunter zu blasen oder ganz fest an etwas anderes zu denken. Manchmal hilft es, an den Gips zu klopfen. Im schlimmsten Fall helfen Medikamente vom Arzt. Keinesfalls sollte mit Gegenständen (Stricknadeln usw.) versucht werden, das Jucken unter dem Gips zu lindern: Es wird nur noch

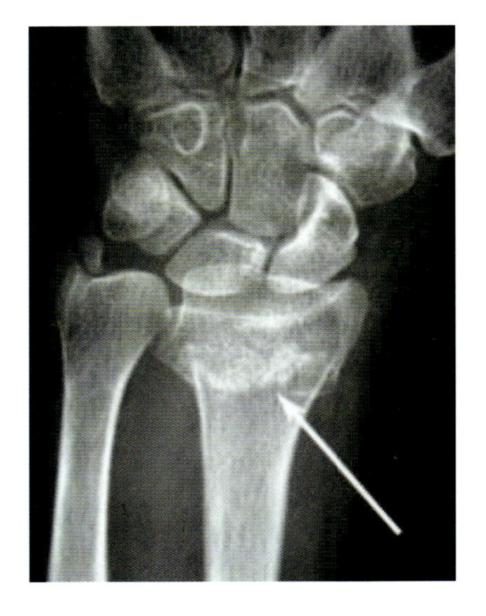

schlimmer und kann die Haut verletzen! „Gips" ist heute meist aus Kunststoff und wasserfest. Der Polsterschlauch und die Haut sind aber Naturmaterialien. Wenn der Polsterschlauch lange feucht bleibt oder wird, kann die Haut angegriffen, aufgeweicht und sogar aufgelöst und entzündet werden. Deshalb ist Duschen und Baden nicht ratsam., ausser Ihr Arzt hat eine spezielle, wasserableitende Polsterung verwendet. Fragen Sie ihn. Wenn Sie auf Duschen nicht verzichten wollen, sollten Sie

- den Gips am oberen Rand mit einem Tuch abdichten und das Ganze in einen Müllsack (die sind besonders fest!) einpacken. Der Sack sollte oberhalb des Gipses dicht anliegend festgeklebt (verschlossen) werden.
- den Arm oder das Bein über den Wannenrand hinausstrecken.
- nicht vergessen, hinterher den Sack wieder abzunehmen!

Außerdem empfiehlt es sich, vor allem bei Armbrüchen, den Faustschluss aktiv zu trainieren.

Nur sehr selten ist nach Abschluss der Bruchheilung eine Physiotherapie oder Ergotherapie nötig, um die Handgelenksbeweglichkeit/-funktion wiederherzustellen.

Wichtig

Ihr Kind sollte sich im Gips einigermaßen wohl fühlen – wenigstens besser als ohne.

Sie sollten sich sofort bei Ihrem Arzt oder im Spital melden, wenn

- der Gips irgendwo drückt
- der Gips sich gelockert hat
- die Hand oder der Fuß im Gips anschwellen
- die Hand oder der Fuß im Gips kribbeln, wie wenn Ameisen darauf herum laufen
- die Hand oder der Fuß im Gips blau oder weiß werden
- die Hand oder der Fuß im Gips einschlafen oder ganz gefühllos werden
- erneut Schmerzen im Gips auftreten, nachdem es bereits ein paar Tage gut ging.

Wir wünschen gute Besserung!

Überreicht durch

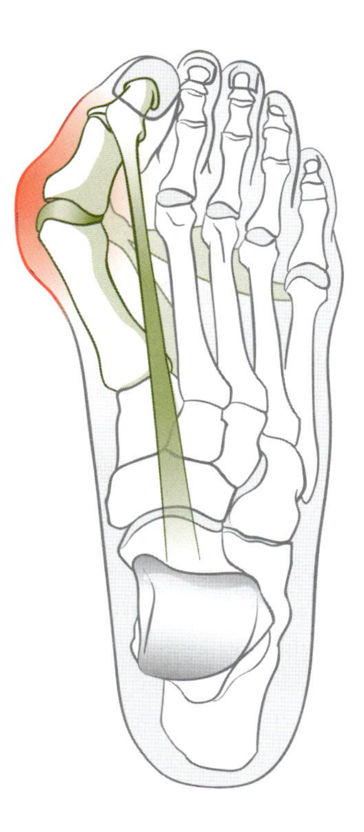

Der Hallux valgus (lateinisch: valgus = krumm, schief) ist die Schiefstellung der Großzehe im Grundgelenk nach außen. Die Sehnen zu den Zehen verlaufen nicht mehr mittig über das Gelenk, sondern weiter außen und ziehen die Zehen in eine schiefe Position. Der Großzehenballen steht dadurch vor und kann schmerzhafte Druckstellen hervorrufen. Vielleicht hat die Schuhmode einen negativen Einfluss auf die Großzehen. Der Hallux ist meist lediglich ein kosmetisches Problem und muss im Jugendalter nur bei Beschwerden behandelt werden. Konservative Behandlungen (Einlagen, Schiene, Massagen usw.) sind meistens nutzlos!

Definition

Es handelt sich um die Abweichung der Großzehe aufgrund einer Fehlstellung des Zehengrundgliedes. Der Hallux valgus ist auch eine Frage der Mode: Enge Schuhe im Vorfußbereich fördern die Fehlstellung der Großzehe (kein Platz). Die häufigste Ursache für einen Hallux ist die biomechanische Instabilität, wie zum Beispiel bei einem Spreizfuß, Spitzfuß und die allgemeine Überstreckbarkeit der Gelenke bei Bandlaxität (Bänderschwäche). Allerdings sind diese Ursachen sehr umstritten. Wie so oft ist die Ursache letztlich nicht genau geklärt bzw. klärbar!

Vorkommen

In einer Studie wurde bei 6000 Schulkindern in 36 Fällen ein einseitiger, in 60 Fällen ein beidseitiger Hallux valgus gefunden. Hieraus errechnet sich eine Häufigkeit von 1,6/100 Kindern. Mädchen sind dabei fünfmal häufiger betroffen als Jungen.

Symptome

Klinisch besteht eine meist deutlich sichtbare Fehlstellung der Großzehe. Auf der Innenseite des Großzehengrundgelenks findet sich oft eine schmerzhaft Rötung und Vorwölbung. Es handelt sich dabei um das Endglied des Mittelfußknochens. Die Beweglichkeit des Großzehengrundgelenks ist bei Jugendlichen nicht eingeschränkt. Bei sehr ausgeprägter Deformität kann die Großzehe unter die zweite Zehe rutschen.

Das Röntgenbild des Fußes im Stehen zeigt eine Abweichung der Zehe nach außen.

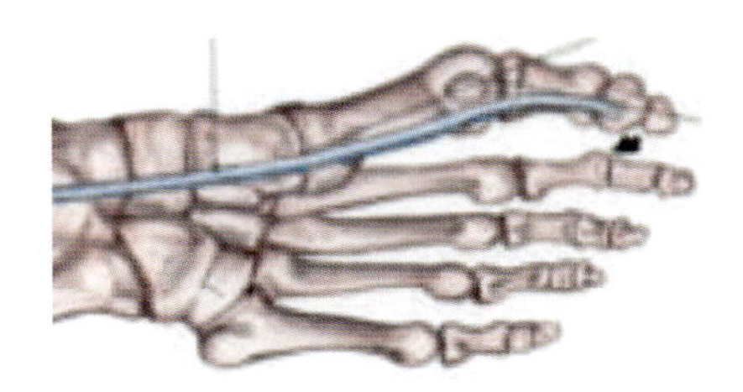

Die Extensorsehne zieht die Großzehe auf die Seite

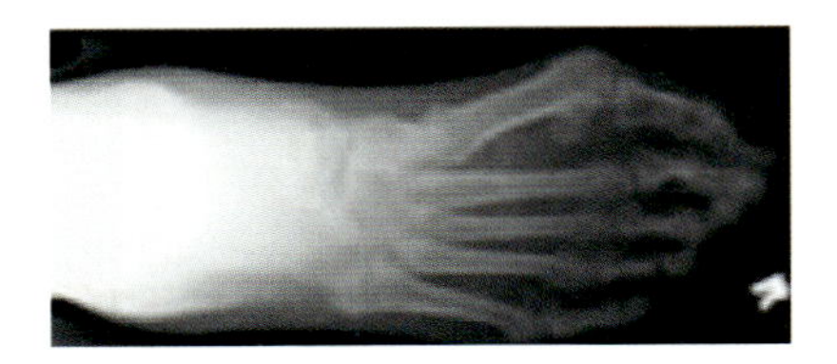

Der Hallux im Röntgenbild.

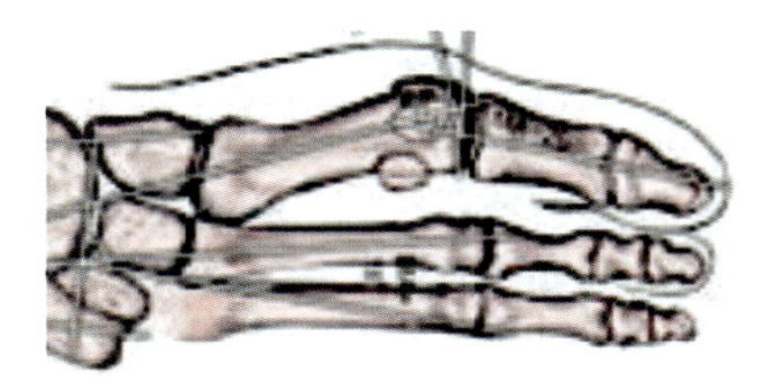

Im Röntgenbild kann der Grad der Fehlstellung gemessen werden!

Differenzialdiagnose

Eine seltene Form des Hallux valgus ist die Abweichung des Großzehenendgliedes beim Kind. Dabei ist nur das Endglied – also das letzte Stück der Zehe – fehlgestellt. Es ist eine angeborene Fehlstellung, die keine Beschwerden verursacht und auch nicht behandelt werden muss.

Vorbeugung

Wahrscheinlich sind Schuhe mit hohen Absätzen und zu engen Vorfußbereichen nicht günstig. Wer viel barfuß läuft, hat meist schöne Füße mit gerade Zehen. Der Schuh für den Alltag sollte demnach niedrige Absätze und Freiraum für die Bewegung der Zehen haben.

Behandlung

Der Hallux valgus des Kindes und Jugendlichen bereitet im Gegensatz zum Erwachsenen nur selten Beschwerden. Eine Behandlung ist deshalb nur selten nötig. Man unterscheidet eine konservative von einer operativen Behandlung.

Konservative Behandlung

Eine konservative Einlagenbehandlung ist äußerst fragwürdig, da die Ursache des Hallux valgus nicht ein Spreizfuß, das heißt, nicht die Abflachung des Quergewölbes, sondern eine Fehlstellung des Großzehengrundgelenkes ist. Die Wirkungslosigkeit der Einlage wurde auch in einer Studie nachgewiesen. Aussichtsreicher ist die Behandlung mit einer Schiene, die nachts getragen wird (sie passt tagsüber nicht in die Schuhe). Bei ausgeprägten, schmerzhaften Formen von Hallux valgus reicht die Behandlung mit Schienen allerdings nicht aus. Dann muss eine Operation erwogen werden.

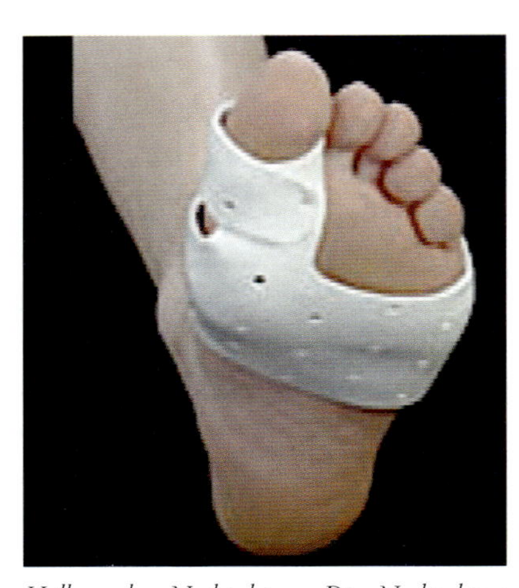

Hallux-valgus-Nachtschiene: Die Nachtschiene muss weit genug nach hinten reichen, um auch die Mittelfußknochen zu korrigieren.

Operative Therapie

Dabei wird durch verschiedene Techniken die „normale" anatomische Stellung der Großzehe wiederherzustellen versucht. Da es ganz verschiedene Techniken gibt, hängt es sehr vom den Vorlieben des Operateurs ab, welche Methode angewandt wird. Fragen Sie Ihren Orthopäden. Allerdings muss vor einer Überkorrektur ausdrücklich gewarnt werden. Ein Hallux varus (die Großzehe zeigt nach innen) ist eine viel stärker behindernde Deformität als ein Hallux valgus.

Das Behandlungskonzept bei kindlichem Hallux valgus

Alter	Behandlung
im Wachstum	beobachten, evtl. Nachtschiene
Pubertät	bei Beschwerden Scarf-Osteotomie des Metatarsale I, evtl. mit Akin-Osteotomie der Grundphalanx und Operation nach McBride

Wichtig

Im Kindesalter muss eine Operation nur in Ausnahmefällen durchgeführt werden. Meist ist der Hallux ein kosmetisches und kein funktionelles Problem des Fußes, das keiner Behandlung bedarf.

Illustration: descience
Layout: Michel Burkhardt

Überreicht durch

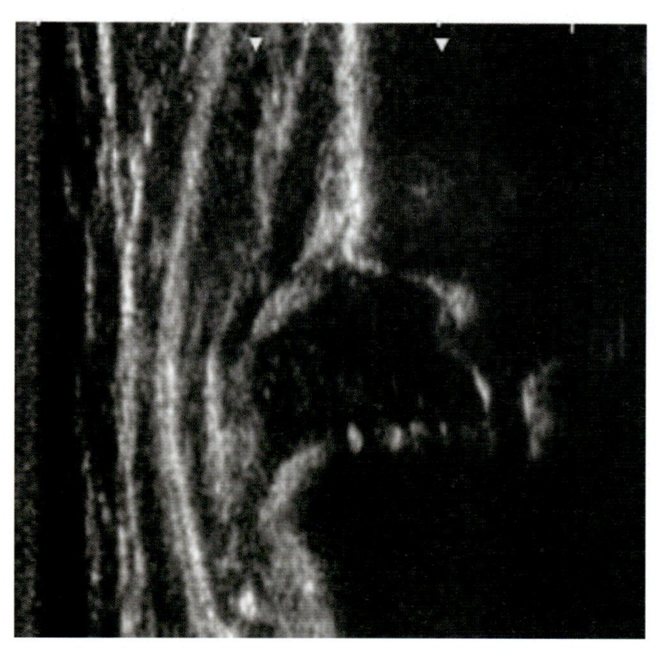

Gesunde Hüfte im Ultraschallbild

Die Erkrankungen der Hüften beim Säugling sind recht häufig. Zwei bis drei von 100 Neugeborenen leiden an einer Hüftdysplasie. Mädchen sind siebenmal (7 !) häufiger betroffen als Knaben. Die linke Hüfte in 60%, die rechte in 20%, beide Seiten in 20% der Fälle. Falls sich der Hüftkopf aus der Hüftpfanne rausdrücken lässt, spricht man von einer Hüftluxation; ist nur die Hüftpfanne ungenügend ausgebildet von einer Hüftdysplasie.

Die angeborene Hüftdysplasie ist eine Reifestörung der Hüftgelenke. Dadurch kann der Oberschenkelkopf aus der Hüftpfanne herausrutschen (Luxation). Dies führt zu einer Beinverkürzung, und das Gehen wird nur noch stark hinkend möglich sein. Aber auch leichtere Grade von Hüftdysplasien führen möglicherweise zu Arthrose im Alter. Bei einer Erfassung der Hüftdysplasie im Säuglingsalter ist die Behandlung relativ einfach und Operationen sind kaum je nötig.

Es ist darum äußerst wichtig, Hüftgelenksentwicklungsstörungen möglichst frühzeitig zu erfassen. Ein idealer Zeitpunkt ist die zweite Vorsorgeuntersuchung im Alter von einem Monat (maximal sechs Wochen) bei Ihrem Kinderarzt. Bei speziellen Risikofaktoren wie z. B. Steißlage oder Fällen von Hüftdysplasie in der Familie kann die Untersuchung auch schon früher indiziert sein.

Die manuelle Untersuchung (siehe Abb. 1) auf eine Hüftabspreizhemmung in der Neugeborenenzeit durch den Kinderarzt kann leider nicht alle schlechten Hüften erfassen. Die routinemäßige Untersuchung der Neugeborenenhüften mit Röntgen kann aus Gründen der Strahlenbelastung nicht verantwortet werden. Zudem kann das Röntgenbild bis etwa zum dritten Monat keine genügende Auskunft über die Hüftverhältnisse geben. Folglich wurden in der Vergangenheit viele Hüftgelenksdysplasien verpasst oder zu spät entdeckt. 1978 begann Prof. R. Graf in Österreich die Hüften von Säuglingen mittels Ultraschall auf eine Hüftluxation zu untersuchen (s. Abb. 2). Im deutschsprachigen Raum wurde diese Untersuchungsmethode einige Jahre später eingeführt. Seither konnten viele Hüftdysplasien sehr frühzeitig erfasst werden und mussten nur für eine kurze Zeit, z. B. mit einer einfachen Spreizhose, behandelt werden. Kaum eines der Kinder musste noch operiert werden.

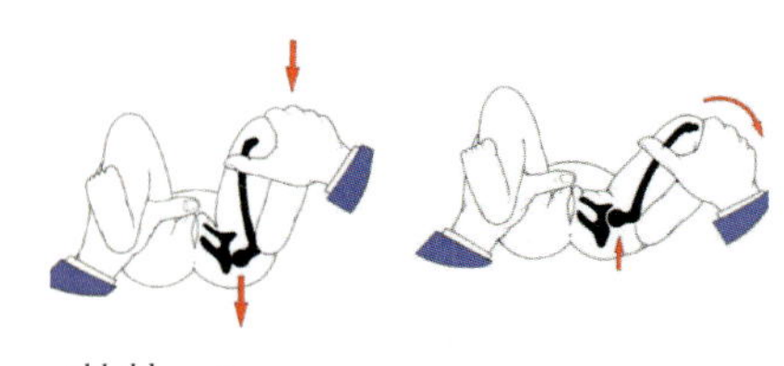

Abbildung 1

Die Ultraschalluntersuchung der Hüften bietet verschiedene Vorteile:

- Sie kann schon in den ersten Lebenswochen durchgeführt werden. Dadurch kann kostbare Zeit für die allenfalls notwendige Behandlung eingespart werden.
- Sie ist nach heutigem Wissen ohne Neben- oder Spätfolgen für das Kind.
- Sie gibt definitiv über die Hüfte Ihres Kindes Auskunft.
- Sie ist völlig schmerzfrei.

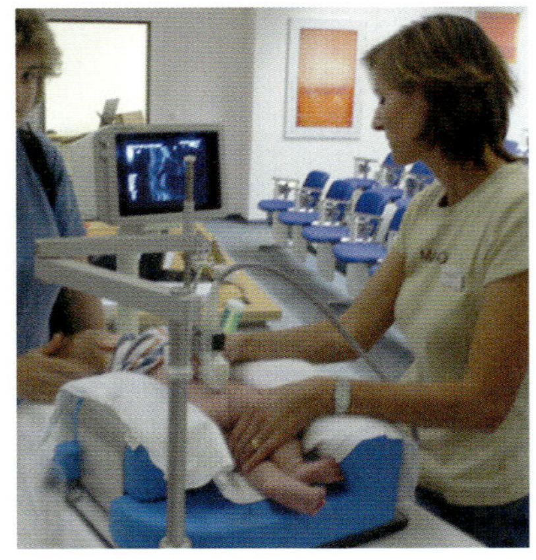

Abbildung 2

- Sie ist für den geübten Untersucher einfach und schnell.
- Sie kann Gewebe darstellen, die im Röntgen nicht sichtbar sind.
- Sie hat die Röntgenuntersuchung der Hüften überflüssig gemacht.
- Aus all diesen Gründen ist eine möglichst frühzeitige generelle Vorsorgeuntersuchung mit Ultraschall auf diese folgenschwere Erkrankung des Bewegungsapparates sinnvoll.

Fragen Sie Ihren Arzt!

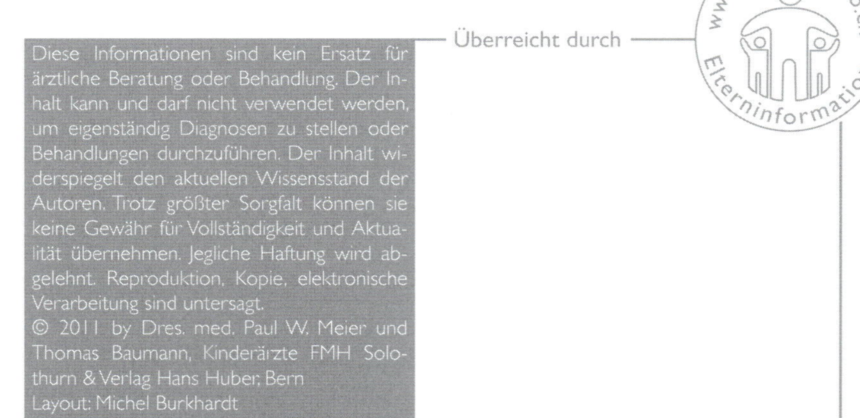

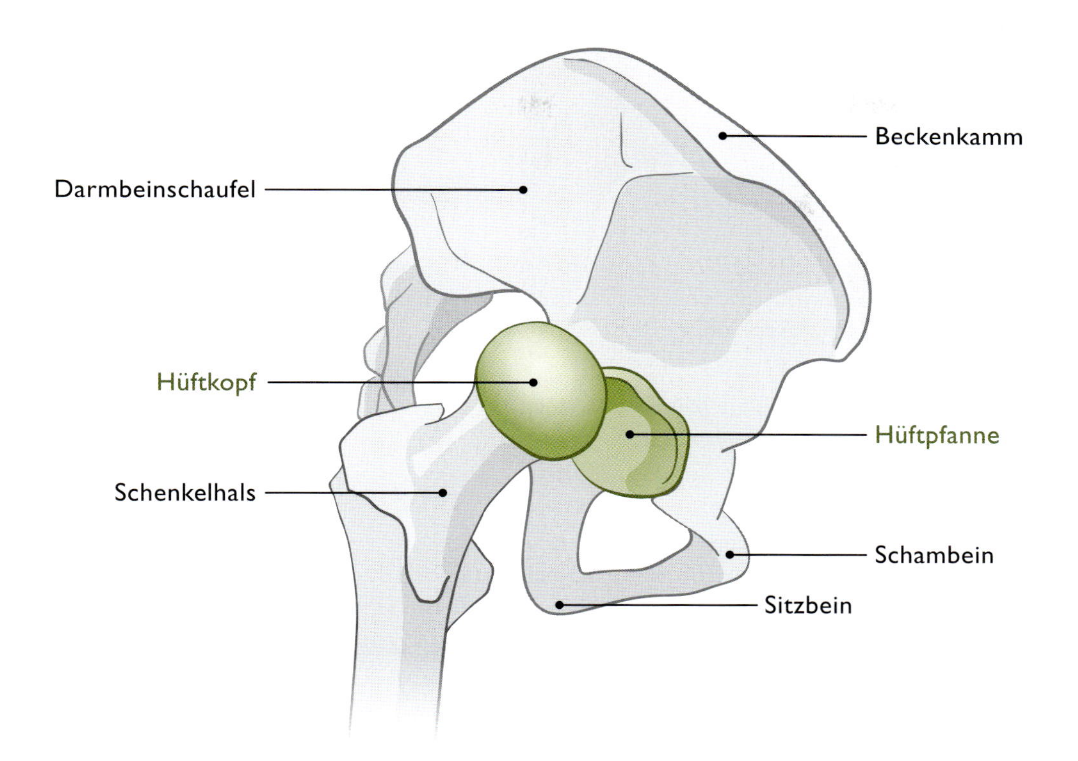

Als Hüftdysplasie bezeichnet man eine Entwicklungsstörung des Hüftgelenkes, genauer des Pfannendaches. Dabei bleiben Teile dieses Daches zu lange noch knorpelig und weden durch Druck des Hüftkopfes verformt. Es kann sogar zum Austreten des Hüftkopfes aus der Pfanne kommen, man spricht dann von einer Hüftluxation.
Die Hüftdysplasie ist die häufigste Erkrankung des Bewegungsapparates bei Neugebornen. Zwei bis drei von 100 Neugeborenen sind davon betroffen. Unbehandelt führt die Krankheit zur Invalidität.

Definition und Ursache

Betroffen sind viermal mehr Mädchen als Jungen. Die Ursache dieser Hüfterkran-kung, genannt Dysplasie, ist eine knöcher-ne Reifungsstörung. Im Volksmund kann man auch von einer unreifen Hüfte spre-chen. Das heißt, dass im Hüftgelenk die Hüftpfanne (im Becken) abgeflacht ist und/oder der Hüftkopf (am Oberschen-kel) ungenügend ausgebildet ist. Als Folge kann der Hüftkopf aus der Pfanne rut-schen, was Luxation genannt wird. Mit einer ausgekugelten Hüfte kommt aber nur sehr selten ein Säugling auf die Welt. Viel häufiger passiert dies erst nach der Geburt. Deshalb ist es sehr wichtig, eine unreife Hüfte möglichst früh zu entde-cken.

Diagnose

Schon seit den 90er Jahren wenden viele Kinderärzte die Ultraschall-Untersuchung der Neugeborenen zur Früherkennung von Hüftleiden an. Vor dieser Zeit stützten sich die Ärzte vor allem auf die klinische, das heißt körperliche Untersuchung der Neugeborenen-Hüften. Mit unter-schiedlichen Tests wie zum Beispiel der Abspreizbewegung oder dem Hautfalten-test diagnostizierten sie „kranke Hüften". Doch diese körperlichen Tests und die Berücksichtigung anderer Risikofaktoren (z. B. genetische Belastung) reichten nicht aus, um alle Hüftkrankheiten früh genug zu entdecken. Die Hüft-Ultraschall-Untersuchung wird nach Möglichkeit flächendeckend bei allen Neugeborenen durchgeführt. Die Berufsverbände emp-fehlen, die Hüften aller Neugeborenen ab Geburt bis maximal sechste Lebenswoche mit Ultraschall zu untersuchen. „Hüftsonographie nach Graf" wird die Untersuchung nach deren Erfinder genannt. Das Verfahren ist streng standardisiert. Die Methode mit Ultraschall ist ungefährlich und kann mehrmals wiederholt werden. Das Ziel der routinemäßigen Untersuchung ist

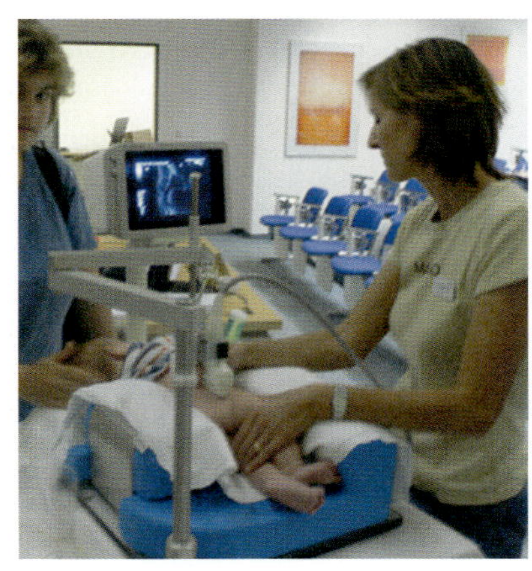
Hüftultraschalluntersuchung

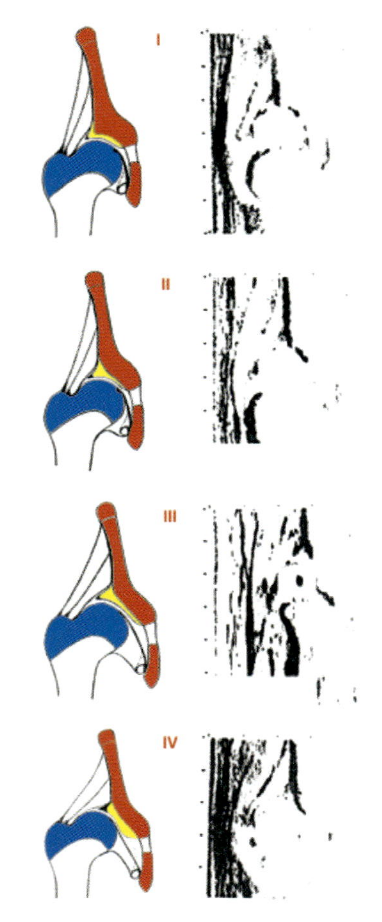

Schweregrade der Hüftdysplasie und Ultraschallbilder

die optimale Früherkennung von Hüftkrankheiten. Je eher nämlich behan-delt werden kann, desto geringer ist der Behandlungsaufwand.

Behandlung

Die sofortige Behandlung geschieht mit einer Abspreizschiene, die das Neugeborene einige Wochen lang Tag und Nacht trägt. Durch die Abspreizbewegung wird der Hüftkopf in die Pfanne zentriert, damit diese nachreifen kann. Die Behandlung ist abhängig vom Schweregrad der Erkrankung, völlig schmerzfrei und behindert das Kind in seiner Entwicklung ungleich weniger als eine Hüftluxation.

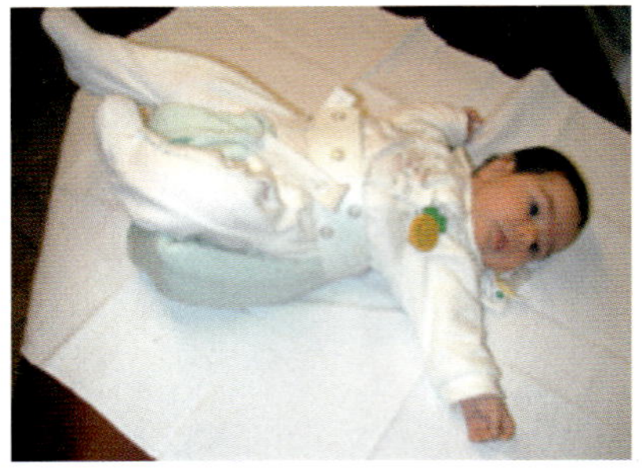

Behandlung mit einer Spreizhose

Wird die Hüftdysplasie später entdeckt, ist die Behandlung komplizierter und längerdauernd. Beispiele sind die Zugbehandlung mit Gewichten oder das Eingipsen über mindestens acht Wochen. Letzte Möglichkeit ist die Operation. Manchmal muss ein Hüftgelenk durch mehrere Eingriffe wiederhergestellt werden.

Die Schienen müssen 24 Stunden getragen und deren Einstellung darf nicht verändert werden. Bitte nehmen Sie Rücksprache mit Ihrem Arzt, bevor Sie Änderungen vornehmen.

Die Behandlung dauert nur wenige Wochen bis Monate und Ihr Kind ist danach völlig gesund. Nach Abschluss der Be-handlung, bei Gehbeginn (ca. 12 bis 18 Monate), Schuleintritt und nach Abschluss des Wachstums sind Kontrollen der Hüften (auch radiologische) unbedingt nötig, um die sehr seltenen Spätfolgen der Krankheit zu erfassen und allenfalls zu behandeln.

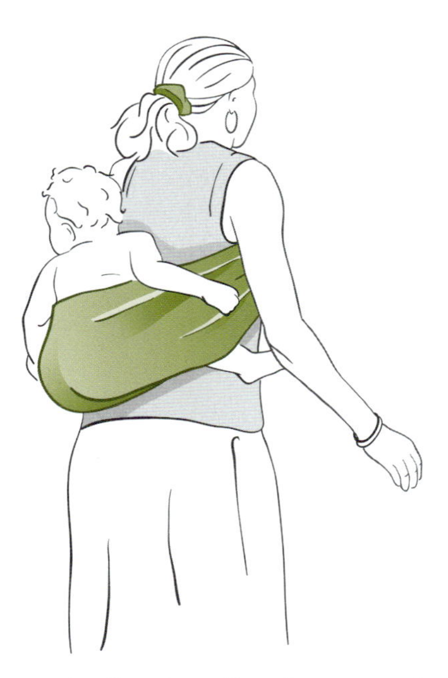

Würden alle Kinder auf der Welt so getragen, gäbe es kaum Hüftluxationen!

Wichtig

Die Hüftdysplasie ist heilbar. Je früher sie entdeckt wird, desto einfacher ist die Behandlung und desto früher wird das Hüftgelenk völlig normal.

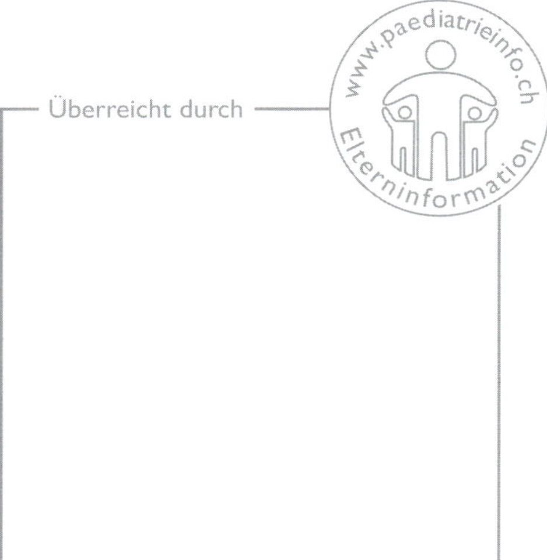

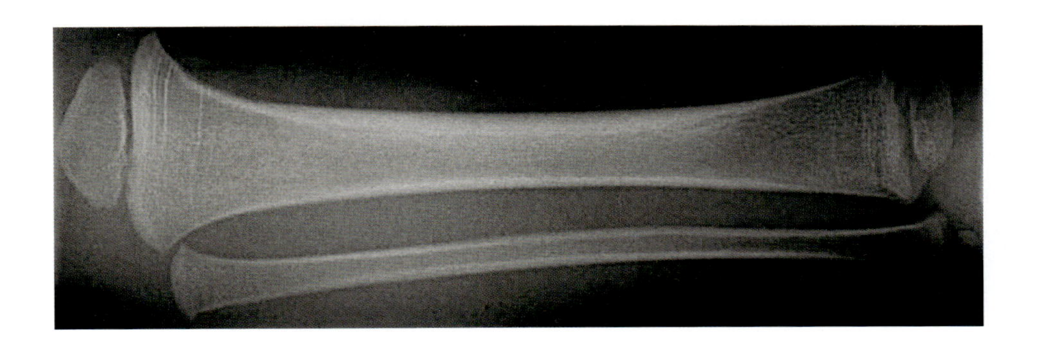

Wenn Kleinkinder „ohne ersichtlichen Grund" plötzlich hinken, kann eine Kleinkinderfraktur (Toddler's fracture) vorliegen. Ohne Grund heißt: kein Schlag, kein Sturz, kein Verdrehen ist eruierbar. Die Erkennung ist viel schwieriger als die Behandlung. Die Prognose ist bestens!

Definition

Im typischen Alter von neun Monaten bis drei Jahren können Kleinkinder (engl.: toddler) sich eine Fraktur (Beinbruch) im unteren Drittel des Schienbeins, seltener des Wadenbeines oder noch seltener vom Fersenbein zuziehen.

Ursachen

Die Ursachen sind nicht klar. Allerdings muss angesichts der Verletzung postuliert werden, dass sich das Kind eben trotzdem, wahrscheinlich unbeobachtet, verletzt hat. Es hat seinen Fuß aus dem Laufgitter mit viel Kraft und einer Drehung zu entfernen versucht oder stürzte unbemerkt.

Krankheitsbild

Das Kind beginnt plötzlich, ohne ersichtliche Ursache, zu hinken oder vermeidet vollständig die Gewichtsübernahme auf einem Bein. Die Kinder in diesem Alter können selten angeben, wo genau es sie schmerzt, so dass der Arzt, der ja wegen des plötzlichen Hinkens aufgesucht worden ist, wahrscheinlich nicht darum herum kommt, ein Röntgenbild anfertigen zu lassen. Auf dem Röntgenbild sind die Zeichen einer Kleinkinderfraktur fein und können leicht übersehen werden: feine spiralförmige Brüche im mittleren oder unteren Drittel des Schienbeins. Sie können als feine Linien im Röntgenbild identifiziert werden. Manchmal sieht man die Fraktur erst, wenn der Knochen zu heilen beginnt und sog. Kallus, eine überschießende Knochenbildung, produziert (siehe Abbildung).

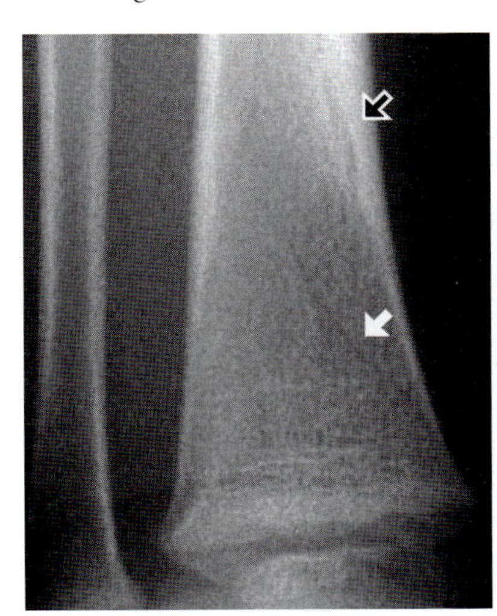

Die Pfeile zeigen die feinen Bruchlinien im Schienbein

Die Kinder mit einer Kleinkinderfraktur hinken, haben an der Stelle des Bruches lokale Schmerzen und sind manchmal an Ort und Stelle etwas überwärmt (mit der Wange spüren).

Differenzialdiagnose

Frakturen nach Stürzen sind schon von vornherein ausgeschlossen, da ja ein Trauma vorhergeht. Ein Hüftschnupfen oder eine Entzündung im Kniebereich kann ein Hinken auslösen. Sicher muss auch eine Knocheninfektion (Osteomyelitis) ausgeschlossen werden. Dazu werden Infektparameter im Blut bestimmt. Die Vorgeschichte ist aber kaum mit einer Kleinkinderfraktur zu verwechseln. Sehr selten kann auch ein Tumor oder eine Leukämie zu Knochenschmerzen und Hinken führen. Allerdings nehmen in diesen Situationen die Symptome langsam zu.

Komplikationen

Wenn die Fraktur unerkannt bleibt, kann sich die Heilung verzögern.

Einflüsse

Äußere Einflüsse sind nicht bekannt.

Selten kann die Fraktur auch das Wadenbein betreffen. Hier wurde die Diagnose im Nachhinein gestellt durch den Kallus (Pfeile).

Therapie

Das gebrochene Bein wird für zwei bis drei Wochen in einem Gips ruhig gestellt. Damit ist das Kind voll mobil, die Schmerzen werden gelindert und die Fraktur hat Gelegenheit, in Ruhe wieder auszuheilen (siehe auch Infoblatt „Gips").

Prognose

Die Prognose der Kleinkinderfraktur ist, wenn frühzeitig und korrekt behandelt, exzellent!

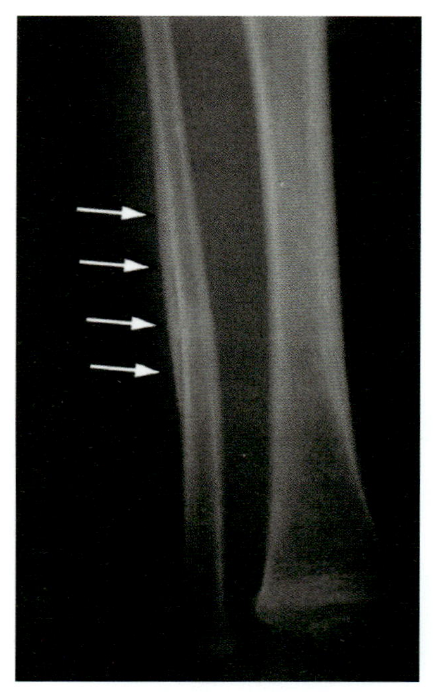

Selten kann die Fraktur auch das Wadenbein betreffen. Hier wurde die Diagnose im Nachhinein gestellt durch den Kallus (Pfeile).

Überreicht durch

www.paediatrieinfo.ch Elterninformation

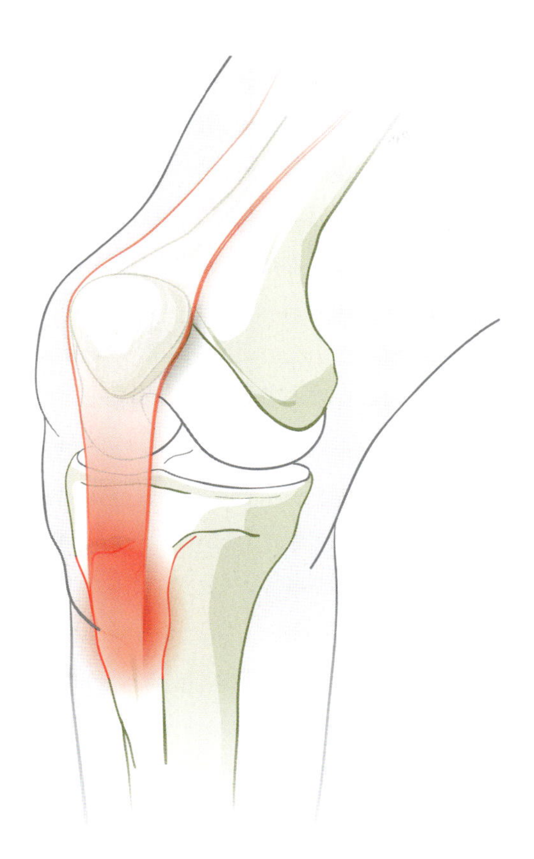

Die recht häufige „Wachstumsstörung" kann in der Gruppe der sportlich aktiven Schüler häufig, bei weniger aktiven Schülern seltener beobachtet werden. In einem Viertel der Fälle sind beide Kniegelenke betroffen. Jungen leiden häufiger daran als Mädchen.

Definition

Der Morbus Osgood-Schlatter ist gekennzeichnet durch eine schmerzhafte Schwellung unterhalb der Kniescheibe. Es handelt sich um eine Entzündung des Ansatzes der Oberschenkelsehne am Schienbeinknochen. Diese Sehne verläuft über die Kniescheibe und ist unterhalb dieser am Schienbein angewachsen.

Ursachen

Die Ursache des M. Osgood-Schlatter ist ein nicht normaler Umbau des Knochens an der betreffenden Stelle. Ausgelöst wird dies durch eine Überlastung des Sehnenansatzes mit wiederholten Mikroverletzungen (Mikrotraumen). Da die Sehnenansatzstelle bei Jugendlichen noch unreif und knorpelig ist, sind diese besonders betroffen. Am häufigsten kommt die Krankheit bei sportlich aktiven Jugendlichen vor mit „stop and go"-Sportarten wie Fußball oder Volleyball.

Symptome

Die Kinder und Jugendlichen leiden unter anstrengungsabhängigen Schmerzen im Bereich des oberen Schienbeins. Typischerweise treten die Schmerzen nach sportlichen Aktivitäten auf. Das Knie tut sehr weh, die Stelle ist überwärmt und druckschmerzhaft. Mit der Zeit kann ein richtiger Buckel entstehen, der beim Knien stört. Die Schmerzen können auch durch Anheben des Beines gegen Widerstand ausgelöst werden.

Die Untersuchung ist eindeutig und lässt keine anderen Krankheiten (Tumoren usw.) als Ursache vermuten. So ist auch das seitliche Röntgenbild in den meisten Fälle unspezifisch und ermöglicht die Diagnose nicht besser. Weitergehende bildgebende Untersuchungen sind deshalb nicht notwendig.

Selbsthilfe

Im akuten Zustand können Eisbehandlungen, physikalische Therapie und das Einreiben mit Salben nützlich sein. Von Medikamenten sei eher abgeraten, da sie den Krankheitsverlauf kaum beeinflussen und sehr lange Zeit eingenommen werden müssten.

Behandlung

Die Behandlung des M. Osgood-Schlatter ist schwierig, Prinzip ist das Vermeiden von Überbelastungen. Eltern und Kind sollten verstehen, dass die Heilung im Schienbeingewebe ein bis zwei Jahre dauern kann.

Bei sehr hartnäckigen Beschwerden kann es nützlich sein, das Bein in einer Gipshülse in Streckstellung für fünf Wochen ruhig zu stellen. Die Wirksamkeit besteht weniger in der Ruhigstellung selbst als darin, dass die meist sehr sportlichen Jugendlichen eine Zeit lang daran gehindert werden sollen, ihren Sport auszuüben. Damit können ständig neue Mikrotraumen verhindert werden. Geduld und körperliche Schonung, ja Vernunft (was dieses Alter nicht unbedingt auszeichnet...) sind gefragt.

Bei Verkürzung der Muskulatur und bei gleichzeitiger Sportkarenz ist eine Physiotherapie angebracht.

Operiert werden muss nur, wenn beim ausgewachsenen Patienten ein loses Fragment im Bereich des Kniescheiben-Sehnenansatzes störend vorkommt. Dies ist sehr selten.

Prognose

Die Heilung geht im Allgemeinen langsam voran. Normalerweise dauert es mehrere Monate, ehe sich eine Besserung zeigt. Also nicht die Geduld verlieren: Es wird letztlich wieder gut!

Wichtiges

Wir wünschen dir viel Geduld und... deine Knie kriegen wir schon hin!

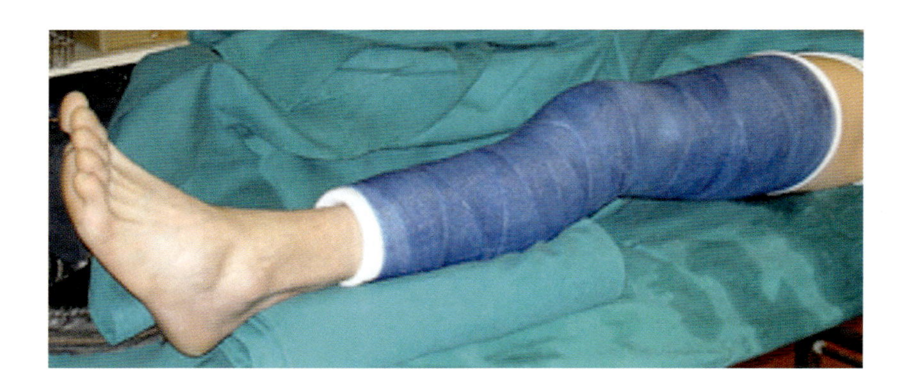

Überreicht durch

www.paediatrieinfo.ch Elterninformation

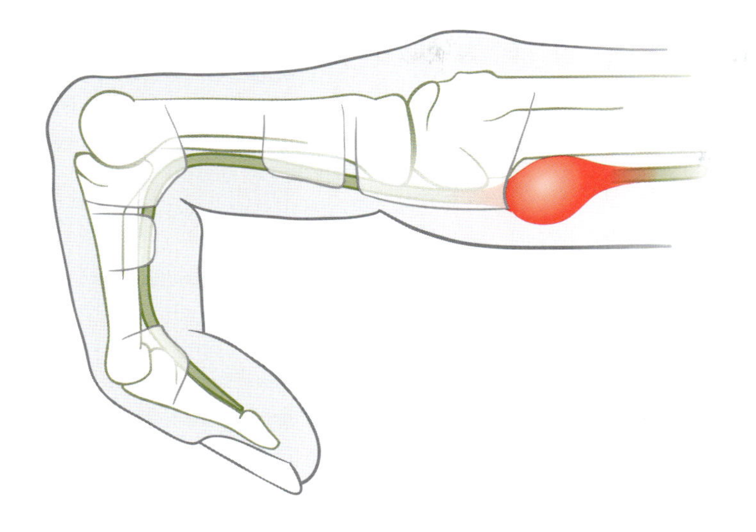

Mit „schnellender Finger" (lateinisch: Tendovaginitis stenosans) ist eine anlagebedingte Erkrankung gemeint, bei der die Beugesehnen eines Fingers am Übergang von Handfläche zum Finger verdickt sind und deshalb nicht mehr frei durch das dortige Ringband gleiten können. Dadurch kommt es zu einem „Schnappen" des Fingers beim Beugen, zum Strecken muss oft passiv nachgeholfen werden. Man unterscheidet den angeborenen, vom erworbenen schnellenden Finger. Die Diagnose wird durch die körperliche Untersuchung gestellt. Die Erkrankung ist an sich harmlos und kann durch eine kleine Operation erfolgreich behandelt werden.

Definition

Sehnen verbinden die Muskeln mit den Knochen. An besonders stark belasteten Stellen verlaufen die Sehnen in sogenannten Sehnenscheiden. Stark belastete Stellen sind besonders Gelenke, über die Sehnen mit hoher Spannung verlaufen – wie etwa das Handgelenk oder die Finger.
Eine Sehnenscheide (Vagina synovialis tendinis) ist ein mit Schmierflüssigkeit gefüllter doppelwandiger Schlauch. Die äußere Wand wird durch eine Bindegewebsschicht (Stratum fibrosum) gebildet, die innere durch die Synovialschicht (Stratum synoviale). Die Sehne gleitet in der Schmierflüssigkeit (Synovia) durch die Sehnenscheide und wird so vor erhöhter Reibung geschützt.
Beim schnellenden Finger handelt es sich um eine Verengung der Sehnenscheide. Die Reibung, die durch die verengte Stelle verursacht wird, führt zu einer Verdickung der Sehne, die nur nach einem gewissen Widerstand durch die Sehnenscheide gezogen werden kann: Es kommt zum „Schnellen" des Fingers. Durch den größeren Widerstand bei den Bewegungen kann der dazugehörige Muskel geschwächt werden. Fast immer ist der Daumen betroffen.

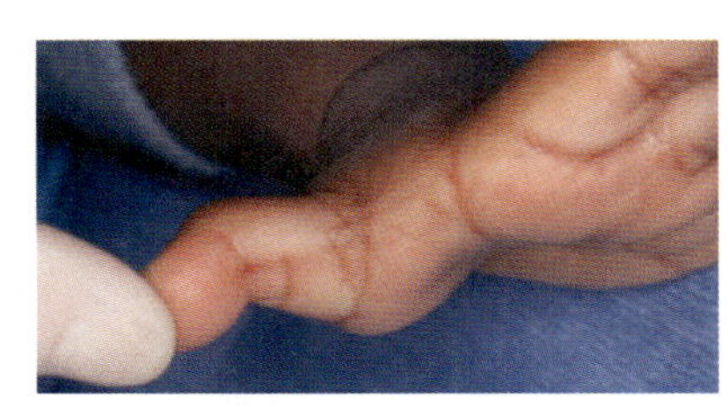

Der schnellende Daumen.

Der schnellende Finger tritt in jedem Alter auf. Man kann den angeborenen vom erworbenen schnellenden Finger unterscheiden. Im ersten Lebensjahr verschwindet die Verengung meist spontan. Die meisten Säuglinge halten dabei den Daumen im Endgelenk gebeugt. Ein Schnappen ist eher selten beobachtbar, aber die knotige Verdickung der Beugesehne ist tastbar.

Ursachen

Die Beugesehne des Daumens muss beim Beugen des Daumenendgliedes mehrere kleine Tunnel (Ringbänder) passieren. Beim Pollex flexus congenitus (angeborener schnellender Finger) ist diese Passage in Höhe des A1-Ringbandes erheblich gestört. Vor dem A1-Ringband bildet die Beugesehne dann einen auch äußerlich sicht- und tastbaren Knoten aus (Notta'scher Knoten). Die knotig ver-

dickte Beugesehne vermag dann diesen Tunnel nicht mehr zu passieren, der Daumen wird in einer Beugestellung gehalten. Zwar besteht bei einigen Kindern das Krankheitsbild schon bei Geburt, da Neugeborene jedoch den Daumen im Endgelenk in den ersten sechs Wochen nach der Geburt entwicklungsbedingt gebeugt halten, fällt diese Veränderung oft bei den ersten kinderärztlichen Untersuchungen nicht auf. Sie kann aber auch noch nach der Geburt auftreten.
Selten kommt es vor, dass die knotig verdickte Beugesehne im Bereich des A1-Ringbandes fixiert ist. Das Kind vermeidet dann die aktive Beugung, da sie zu Schmerzen führt. In diesem Falle bleibt das Endgelenk in Streckposition. Auch kann der Knoten in das Ringband hineinschlüpfen. Es entsteht dann ein ruckartiges Springen des Daumenendgliedes, ähnlich wie beim Erwachsenen.

Symptome

Beim schnellenden Finger kann es beim Beugen und Strecken des Fingers zu Schmerzen und zu Bewegungseinschränkungen kommen. Dabei schmerzt der Finger vor allem am Morgen an der Innenseite des betroffenen Fingers. An dieser Stelle kann man eine Verdickung durch das Sehnenknötchen tasten (palpieren). Schließlich wird es im Laufe der Krankheit zunehmend schwieriger, den Finger aktiv zu strecken.
Die stärkeren Fingerbeugemuskeln können den immer weiter wachsenden Widerstand der Sehnenscheide noch lange überbrücken, was jedoch den schwächeren Fingerstreckmuskeln immer weniger gelingt. So wird es unmöglich, den Finger aktiv zu strecken. Der Finger ist dann in gebeugter Stellung geblockt und kann nicht mehr eigenständig aus dieser Blockade heraus bewegt werden.

Therapie

Konservative Therapie

In leichten Fällen können Schmerzmittel (Diclofenac, Ibuprofen) die Beschwerden lindern. Häufig hilft auch eine mehrminütige Fingergymnastik in Seifenwasser. Spritzen mit Kortison in die betroffene Stelle der Sehnenscheide können in 60 bis 80 % der Fälle die Beschwerden vorübergehend deutlich vermindern. Letztere Methode wird bei Kindern allerdings kaum angewandt.

Operative Therapie

Durch die Operation wird die Gleitfähigkeit der Sehnenscheide beim schnellenden Finger wieder vollständig hergestellt. Der Eingriff kann beim größeren Kind unter örtlicher Betäubung erfolgen, beim Säugling braucht es in der Regel eine Vollnarkose. Während der Operation wird die Stelle der größten Sehnenverengung (Ringband) in Längsrichtung gespalten, um so die Sehnenscheide zu weiten. Im Anschluss an die Operation müssen aktiv Fingerübungen durchgeführt werden, um einer Versteifung der Finger entgegenzuwirken.

Verlauf

Je früher die operative Sanierung durchgeführt wird, desto besser ist die Prognose. Sonst droht eine – allerdings seltene – „sympathische Reflex-Dystrophie", also eine Störung der Nerven und der Gefäßversorgung des betroffenen Fingers.

Prognose

Die Prognose des schnellenden Fingers ist nach einer Operation sehr gut.
Dem schnellenden Finger kann man nur bedingt vorbeugen. Anlass ist die Veranlagung oder eine Über- und Fehlbelastung der Sehnenscheiden. Daher sollten Sportarten oder Tätigkeiten, die zu viel Druck auf Ringbänder und Sehnenscheiden ausüben, so betrieben werden, dass die Beanspruchung langsam steigend erfolgt (Trainingseffekt). Hohe abrupte Überbelastungen sind möglichst zu meiden.

Wichtig

Der schnellende Finger ist eine harmlose Erkrankung des Bindegewebes und wird in der Regel durch eine Operation saniert.

Überreicht durch

www.paediatrieinfo.ch Elterninformation

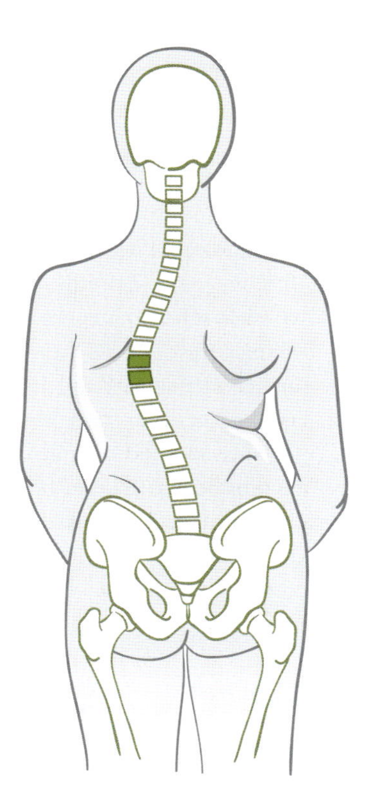

Skoliose (altgriechisch: skolios = krumm) ist eine Verbiegung der Wirbelsäule. Die Wirbelsäule bildet oft mehrere, einander gegenläufige Bögen, eine S-Form. Es handelt sich um eine eher chronische Erkrankung, die sich vor allem in der Pubertät bei Mädchen sehr schnell verschlimmern kann und dann behandelt werden muss.

Definition

Die Skoliose ist eine Deformierung der Wirbelsäule die sich besonders in der Pubertät auswirkt.

Meist ist die Ursache unbekannt, und die Skoliose wird dann idiopathisch genannt; es besteht aber eine erhebliche erbliche Komponente. Idiopathische Skoliosen kommen bei Mädchen etwa viermal häufiger vor als bei Jungen. Je nach Alter des betroffenen Kindes wird die idiopathische Skoliose unterteilt in:

- Säuglingsskoliose: Die Säuglingsskoliose ist entweder angeboren oder im ersten Lebensjahr erworben. Sie bildet sich in 80 % der Fälle von selbst zurück. Meist wird sie mit einem Reflex, dem AST (Asymmetrisch Tonischer Nackenreflex) verwechselt und tritt häufig in Kombination mit einem (muskulären) Schiefhals auf.
- Infantile und juvenile Skoliose: Die infantile Skoliose tritt im zweiten und dritten Lebensjahr vermehrt bei Jungen auf und hat häufig einen ungünstigen Verlauf. Juvenile Skoliosen treten zwischen dem vierten Lebensjahr und der Pubertät auf. Ihre Prognose verbessert sich mit dem zunehmenden Alter der Kinder.
- Adoleszentenskoliose: Liegt der Beginn der Skoliose in der Pubertät, so spricht man von der Adoleszentenskoliose. Die Prognose ist hier unterschiedlich.

Die verbleibenden 20 % Skoliosen sind die Folge von Wirbelfehlbildungen, wie zum Beispiel dem Klippel-Feil-Syndrom, Nerven- und Muskelerkrankungen, Folge von Rachitis, neurologische Erbkrankheiten und Beinlängendifferenzen. Nach dem Ort der Krümmung wird auch zwischen Brustkorbkrümmungen (Thorakalskoliosen), Lendenkrümmungen (Lumbalskoliosen), Brustkorb-Lendenkrümmungen (Thorakolumbalskoliosen) oder Doppel-S-Krümmungen unterschieden.

Die Angaben zur Häufigkeit schwanken weltweit, auch aufgrund von Definitionsschwierigkeiten. In der Literatur finden sich Zahlen zwischen 0,13 und 16 % der Bevölkerung.

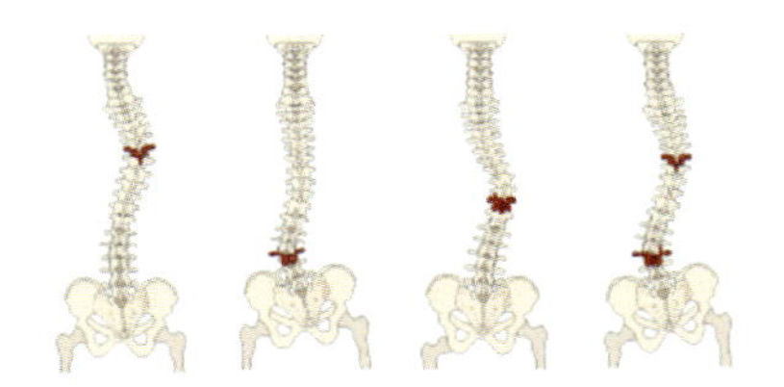

Thorakale-, lumbale- und Thorakolumbalskoliose

Die Mehrzahl der (vor allem idiopathischen) Skoliosen wird im Alter von zehn bis zwölf Jahren entdeckt. Dies vor allem anlässlich der Vorsorgeuntersuchung, da die Kinder meist ohne Schmerzen und Beschwerden sind. Bei einer Skoliose treten Beschwerden (Bewegungseinschränkung, Schmerzen) meist nicht vor Mitte bis Ende des dritten Lebensjahrzehnts auf. Sie werden dann vor allem nach längerem Sitzen oder Stehen beschrieben und unterhalb der Verkrümmung lokalisiert.

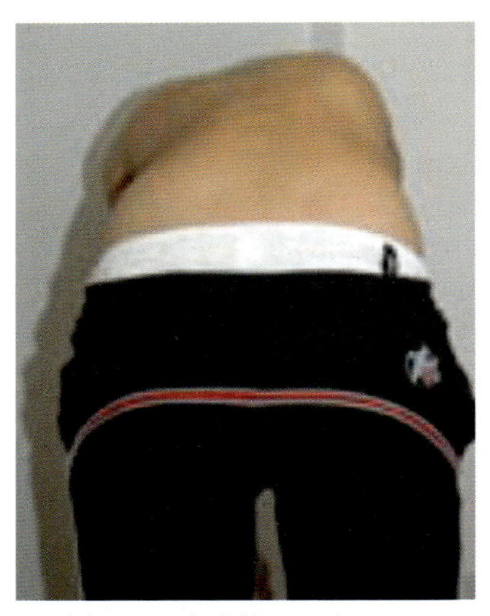

Deutlicher Rippenbuckel beim Vorbeugetest!

Diagnose

Entscheidend für die Diagnose einer Skoliose ist die körperliche Untersuchung. Durch die Haut hindurch kann der Verlauf der Wirbelsäule anhand der so genannten Dornfortsätze gesehen und getastet werden.

Die meisten idiopathischen Skoliosen liegen im Brustbereich (thorakale Skoliose) und zeigen eine Ausbiegung nach rechts (rechtskonvex). Neigen sich die Betroffenen im sogenannten Vorbeugetest nach vorn, treten die Rippen einseitig stark heraus und bilden einen Rippenbuckel (siehe Abbildung). Dabei neigt sich der Patient mit locker hängenden Armen nach vorne. Bei Skoliosen im oberen Brustbereich stehen die Schultern nicht auf gleicher Höhe; im Lendenbereich lokalisiert, sind die beiden Taillendreiecke unterschiedlich.

Mit Hilfe der Röntgenuntersuchung in zwei Ebenen können die Form und das Ausmaß der Skoliose beurteilt werden. Mögliche Rippen- oder Wirbelfehlbildungen können so erkannt werden. Die Stärke der Krümmung der Wirbelsäule wird über eine besondere Winkelmessungsmethode nach Cobb ermittelt. Außerdem ist im Kindesalter eine Aufnahme der Handknochen zur Bestimmung des Skelettalters von Bedeutung, um die Prognose anhand des verbleibenden Wachstums beurteilen zu können. Wichtig ist auch, die Verdrehung (Torsionsabweichung oder Rotation) der Skoliose zu bestimmen. Dabei werden die einfache Methode nach Clyde Lester Nash und John H. Moe oder die genauere Methode nach Anthony John Raimondi angewendet. Röntgenuntersuchungen der Wirbelsäule sollten aus Gründen des Strahlenschutzes nicht häufiger als einmal pro Jahr stattfinden.

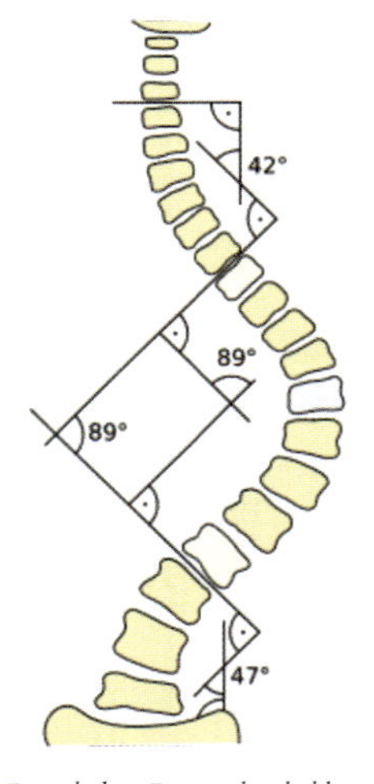

Deutlicher Rippenbuckel beim Vorbeugetest!

Verlauf

Die Skoliose der Jugendlichen ist in über 70 % progressiv, das heißt, zunehmend, vor allem solche mit einem Cobb-Winkel über 30 °. Die Winkelverschlechterung beträgt in der Regel 1 bis 3 °/Jahr bei Kindern unter zehn Jahren, 4,5 bis 11 ° bei über Zehnjährigen. Skoliosen im Brustbereich müssen besonders oft operiert werden. Die anderen haben mit korrekter Therapie meist eine gute Prognose!

Therapie

Je nach Schwere der Skoliose kommt hierfür vor allem Physiotherapie nach Katharina Schroth oder Vojta, Korsetttherapie (Chêneau-Korsett) oder eine wirbelsäulenversteifende Operation (Spondylodese) in Frage.

Physiotherapie

Skoliotische Fehlhaltungen (bis 15° Cobb) ohne wesentliche Drehung der Wirbelsäule werden mit Physiotherapie behandelt. Mithilfe von aktiven Übungen soll der Muskelaufbau gefördert und ein gutes Körpergefühl für eine aufrechte symmetrische Haltung und Bewegung entwickelt werden. Auch neurophysiologische und Elektrostimulations-Verfahren zur Anregung bestimmter Muskelgruppen kommen zum Einsatz. Das Ziel ist es, die Fehlstellung der Wirbelsäule weitgehend zu korrigieren.

Korsett

Skoliosen ab 15° bis 20° Cobb mit Rotation sollten mit Krankengymnastik und einem zumindest nachts getragenen Korsett behandelt werden.

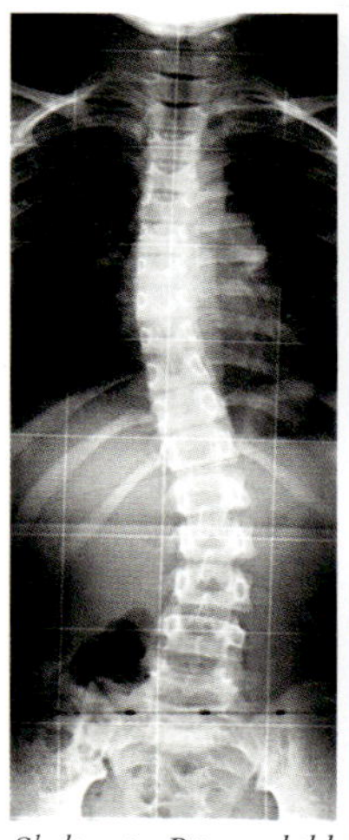

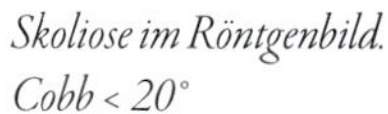

Skoliose im Röntgenbild. Cobb < 20°

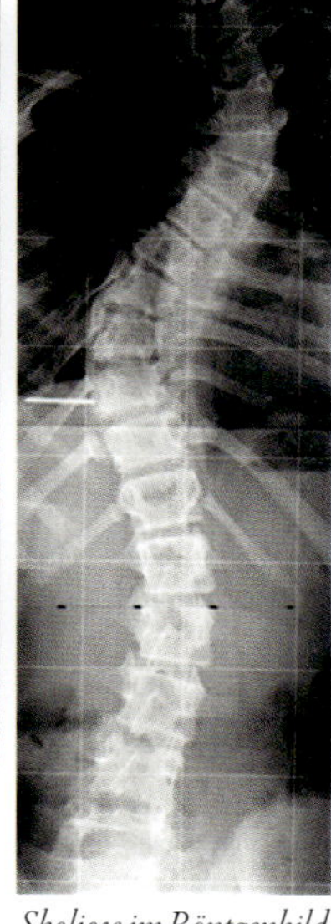

Skoliose im Röntgenbild. Cobb > 50°

Progrediente Skoliosen über 20° bis 25° Cobb sollten mit einer derotierenden Rumpforthese (Chêneau-Korsett) mit einer Mindesttragezeit täglich von 16 Stunden (anzustreben sind 23 Stunden pro Tag) und intensiver Physiotherapie behandelt werden. Für die betroffenen Kinder sind dies belastende Maßnahmen, da nur das konsequente Tragen des Korsetts bis zum Wachstumsabschluss gute Erfolge garantiert. Danach wird der Körper langsam vom Korsett entwöhnt.

Bei einer Skoliose fixiert das Korsett den Becken- und Schultergürtel gegen Verdrehung und korrigiert die Wirbelsäule passiv durch Druck- und Entlastungszonen. Mit der Korrekturstellung wird das weitere Wachstum der Wirbelsäule beeinflusst, und das Fortschreiten der Fehlstellung kann damit aufgehalten werden. Bei einem qualitativ hochwertigen Korsett mit sehr guter Mitarbeit des Patienten und Physiotherapie kann im jugendlichen Alter die Wirbelsäule noch nahezu ganz begradigt und eine Operation abgewendet werden.

Operation

Wenn die Skoliose schwer ist (zwischen 40 und 70° Cobb) und alle konservativen Behandlungsmöglichkeiten keinen ausreichenden Therapieerfolg gebracht haben, muss der Rücken operiert werden. Dabei wird die Wirbelsäule mithilfe von Metallstäben bis zu einem gewissen Grad aufgerichtet, was jedoch mit einer Versteifung des betreffenden Wirbelsäulenabschnitts einhergeht. Es gibt zwei verschiedene Techniken, um eine Skoliose zu operieren: die Operation vom hinteren Zugang oder vom vorderen Zugang.

Prognose

Die idiopathische Skoliose kann, wenn sie frühzeitig erkannt und konsequent behandelt wird, häufig wirksam korrigiert werden. Je später die Skoliose festgestellt wird, desto aufwändiger und belastender sind die Therapiemaßnahmen. Eine regelmäßige Kontrolle auch während der Therapie, vor allem in den Wachstumsschüben und der Pubertät, ist entscheidend für den Krankheitsverlauf.

Vorbeugen

Wie jeder andere Mensch auch sollte das Kind regelmäßig Sport treiben und sich bewegen, um beweglich zu bleiben und die Rückenmuskulatur zu kräftigen. Da in den meisten Fällen die auslösende Ursache für eine Skoliose nicht bekannt ist, können keine speziellen vorbeugenden Maßnahmen empfohlen werden. Liegt aufgrund einer anderen Erkrankung ein erhöhtes Risiko für die Ausbildung einer Skoliose vor, sollte die Wirbelsäulenhaltung in jedem Fall regelmäßig kontrolliert werden.

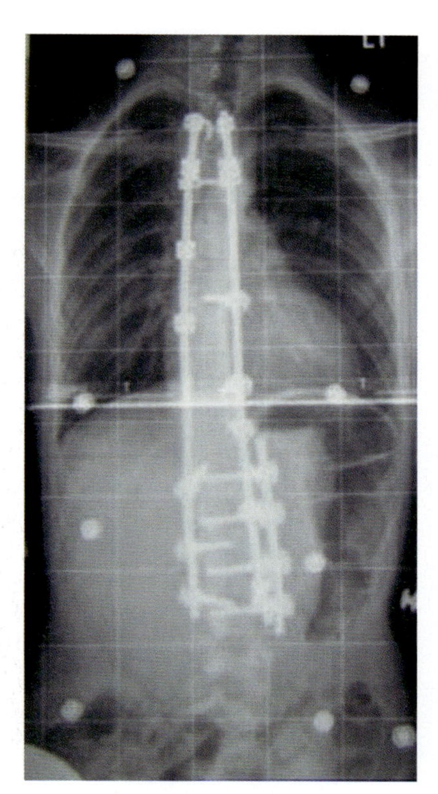

Röntgenbild einer Skoliose nach Operation

Wichtig

Bei einer konsequent durchgeführten Therapie hat die Wirbelsäulenverdrehung (Skoliose) eine gute Prognose. Es braucht allerdings Ausdauer. Der Arzt hilft durchhalten!

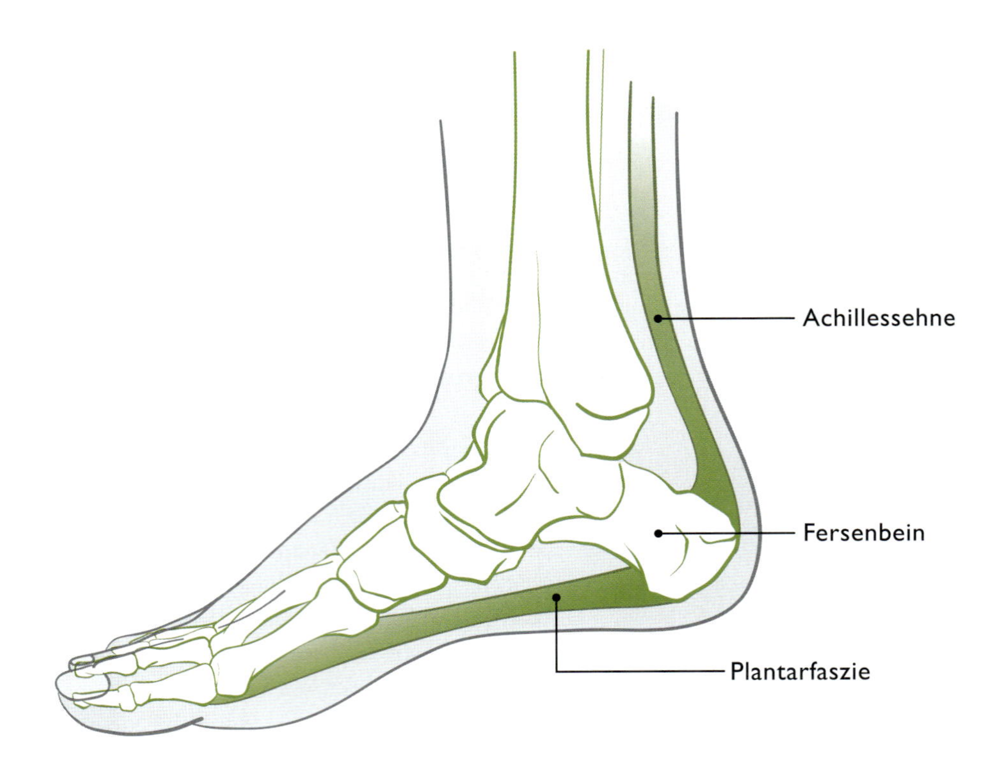

Die Füße tragen unser Gewicht, federn ab, springen, tanzen und sind damit letztlich unglaublichen Belastungen ausgesetzt. Dadurch treten bei zu viel Belastung, zum Beispiel durch Sport, typische Gesundheitsstörungen auf – die Überlastungsschäden. Das sind langsame, durch chronische Überbeanspruchung erfolgte Verletzungen im Fußbereich. Mit Geduld und Entlastung heilen sie ab.

Anatomie

Die Achillessehne ist die mächtigste Sehne des menschlichen Körpers. Verpackt in mehreren Schichten eines Gleitgewebes (medizinisch „Paratenon") verläuft sie gut tastbar als rundlicher Strang unter der Haut über eine Strecke von ca. 5 cm. Sie verbindet die kräftige Wadenmuskulatur mit dem Fersenbeinknochen.

In ihrem untersten Teil schmiegen sich zwei Schleimbeutel (flüssigkeitsgefüllter Bindegewebsbeutel im Sehnengleitgewebe) an sie. Sie schützen die Sehne vor Reibebewegungen am Knochen oder Schuhrand. Der Schleimbeutel zwischen Haut und Sehne heißt in der amerikanischen Literatur auch „runners bump"!

Ursachen

Jugendliche in starkem Wachstum sind für Überlastungen des Bewegungsapparates besonders anfällig. Dies hat einerseits mit der Belastung durch das Wachstum selbst, aber auch mit starken sportlichen Belastungen und Fehleinschätzungen des Leistungsvermögens zu tun. Besonders schädlich sind zu schnelle Trainingssteigerung (Umfang/ Intensität), immer gleiche Bewegungen bzw. zu wenig Abwechslung, zu wenig oder falsche Dehnübungen, statische Fehlbelastungen durch Haltungsschäden und Übergewicht. Ungünstig sind auch häufige Belastungen durch unelastische Hartböden, wie sie in Hallen anzutreffen sind. Dadurch können die verschiedensten „Überlastungssyndrome" ausgelöst werden.

Achillodynie

Oder auch Peritendinitis achillea (Achillessehnenentzündung) tritt insbesondere bei Streckung des Fußes auf. Läufer, Springer und Werfer sind dabei besonders gefährdet. Die typischen Krankheitszeichen sind Schmerzen nach Belastung und morgens nach dem Aufstehen. Die Achillessehne kann verdickt sein, manchmal kommt es zu lokaler Rötung und Schwellung. Neben der zu starken Belastung können folgende Faktoren bei der Entstehung eine Rolle spielen: Fußfehlstellungen (Senk-/Spreizfüße), falsches Schuhwerk, zu viel Dämpfung im Schuh (zu wenig Halt des Fußes), vor allem aber zu hoher Trainingsumfang bzw. zu hohe Belastung.

Die Diagnose kann klinisch durch die körperliche Untersuchung, selten durch eine Ultraschalluntersuchung oder ein

Magnetresonanztomogramm (MRT) gemacht werden.
Die Behandlung besteht in Hochlagerung, lokaler Kühlung nach Auftreten der Schmerzen und vor allem Trainingsreduktion! Durch Ausgleichstraining, Dehnungsübungen und Kräftigung der Wadenmuskulatur (u. U. Physiotherapie) kann die Heilung verbessert werden. Der Einsatz von entzündungshemmenden Medikamenten (Ibuprofen, Diclofenac) muss zurückhaltend gemacht werden, da durch die gesenkte Schmerzschwelle die Belastung der Sehne zunehmen kann.

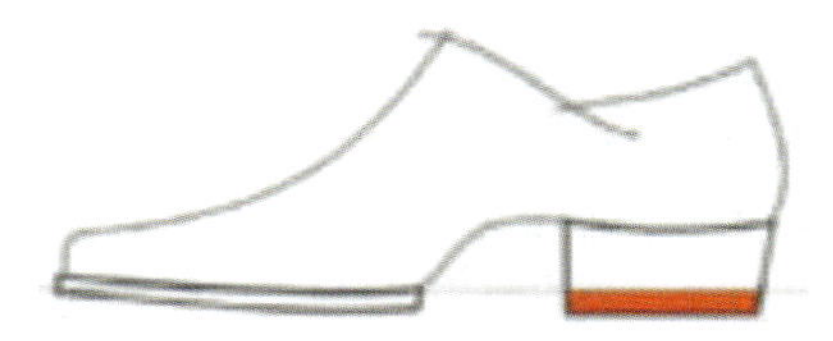

Schuherhöhung

Eine vorübergehende Absatzerhöhung (aber nicht dauerhaft, da sonst Verkürzung der Wadenmuskulatur droht) oder der Einsatz von Luftkissen im Fersenbereich (Nike-Air) kann die Schläge auf die Ferse vermindern und so zur Heilung führen. Vor allem aber führt Geduld und Entlastung der Füße zu einer Besserung. Nur äußerst selten ist eine operative Lösung der Verklebungen oder Injektion von entzündungshemmenden Medikamenten (Kortison) angezeigt!
Die Gesamtdauer der Behandlung beträgt etwa sechs Wochen. Während dieser Zeit sollten alle abrupten Start-, Sprint-, Brems- und Drehbewegungen der Beine unterlassen werden, also beispielsweise kein Tennis oder Fußball während dieser Zeit. Ab der vierten Behandlungswoche ist langsames Jogging (falls schmerzfrei durchführbar) möglich. Beginn mit fünf Minuten täglich und Steigerung der täglichen Trainingsdauer nur um zwei Minuten. Vermieden werden sollte jegliches Bergab- und Bergauflaufen sowie unebene Bodenbeschaffenheit und harter Bodenbelag. Am gesündesten ist ein kurz gemähter Fußballplatz! Zu diesem Training sollten Schuhe mit relativ hoher Fersenposition und gut führender Fersenkappe (vom Sportschuhfachverkäufer beraten lassen!) getragen werden.
Auch wenn die Behandlung äußerst mühsam und zeitaufwendig ist, sollte der geplagte Sportler nicht vergessen, dass es unter Umständen auch lange gedauert hat, um das aktuelle Vollbild der Beschwerden zu erreichen. Erst nach etwa einem halben Jahr kann zu alter Belastbarkeit zurückzukehrt werden. Ist man(n)/frau nicht bereit, sich diese Zeit zu nehmen, besteht auf lange Sicht die Gefahr, den geliebten Sport für immer aufgeben zu müssen.

Plantarfasziitis

Die Entzündung der Plantarfaszie, des den Längsbogen der Fußsohle überspannenden Bandes, ist eine weitere Überlastungskrankheit des Fußes. Die Plantaraponeurose (Aponeurose = Ansatzteil einer Sehne) schützt die Weichteile der Fußsohle und unterstützt dessen Längsverspannung. Diese Aponeurose kann sich entzünden und Schmerzen auslösen. Die Ursachen sind Fußfehlstellungen (z. B. Senk-, Spreizfüße), ungeeignetes Schuhwerk mit mangelhafter Unterstützung des Längsgewölbes und Überbelastung. Die Krankheitszeichen sind belastungsabhängige Fersenschmerzen mit typischer Schmerzverstärkung beim Zehen- und Hackengang. Dazu kommen lokale Druckschmerzen.
Auch hier gilt für die Behandlung: Ruhigstellen, Kühlen, entlastende Einlagen mit Fersenpolster, Dehnungsübungen (Stellen auf Zehenspitzen) und Trainingsreduktion zur Vorbeugung einer chronischen Entzündung! Nur sehr selten muss operativ die Ablösung der Faszie durchgeführt werden. Es ist wichtig, die Krankheit frühzeitig zu behandeln, um einer Chronifizierung vorzubeugen!

Ermüdungsfraktur

Die Stressfraktur oder Marschfraktur kann nach lang andauernden, gleichförmigen Belastungen auftreten. Ein eigentliches Unfallereignis besteht also nicht. Die Krankheitszeichen sind zunehmende Belastungsschmerzen, im Verlauf zusätzlich Ruheschmerzen, Druckschmerzen und lokale Schwellung. Die Diagnose wird mittels Röntgenbild bzw. CT/MRI gestellt.
Die Behandlung heißt: Trainingspause für mindestens vier bis sechs Wochen und Gehen an Krücken zur Entlastung. Allenfalls ist eine Gipsbehandlung angezeigt. Darauf folgt eine leichte bis moderate Belastung des Fußes nach sechs bis zehn Wochen. Die normale Belastbarkeit (Sportfähigkeit) ist erst nach sechs Monaten wiederhergestellt!

Überreicht durch

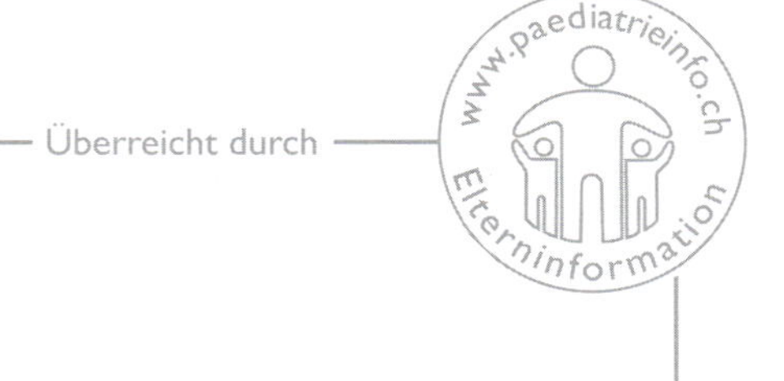

Wachstumsschmerzen

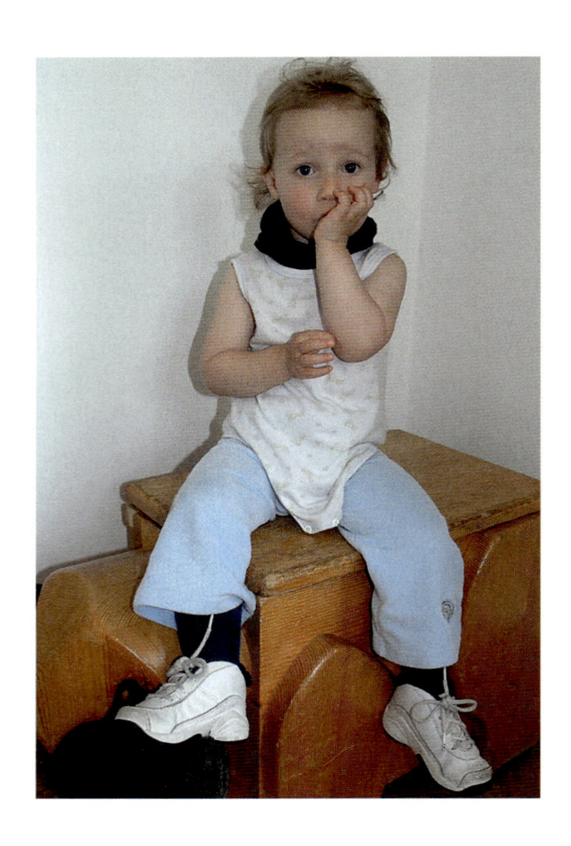

Viele Kleinkinder beklagen sich über wiederkehrende Schmerzen, meistens abends und oft in den Beinen. Da die Schmerzen häufig am Abend auftreten, glauben viele Eltern fälschlicherweise, dass das Kind die „Schmerzen“ vorgibt, um nicht ins Bett zu müssen. Die Schmerzen dauern etwa zehn bis 15 Minuten und werden meist in den Schienbeinen, den Knien, Fußgelenken oder selten den Armen lokalisiert. Die „Störung“ ist gutartig, es liegt ihr keine „Krankheit“ zugrunde und die Behandlung ist einfach, die Prognose bestens!

Definition

Etwa 10 bis 20 % aller Kinder zwischen vier und zehn Jahren leiden einmal oder mehrmals unter „Wachstumsschmerzen“. Es handelt sich um gutartige und harmlose, meist nächtliche Beinschmerzen, deren wirkliche Ursache unklar ist. Mädchen scheinen etwas häufiger betroffen zu sein als Jungen. Eine mögliche Erklärung besagt, dass die Schmerzen durch ein Missverhältnis zwischen dem Wachstum von Knochen und den umliegenden Strukturen ausgelöst werden. Dazu würde passen, dass Kinder in den frühen Abendstunden effektiv etwas schneller wachsen als tagsüber. Allerdings wächst ein Kind im Mutterleib, im ersten Lebensjahr und in der Pubertät am schnellsten und nicht im Kleinkindesalter, wenn die Wachstumsschmerzen häufig sind.

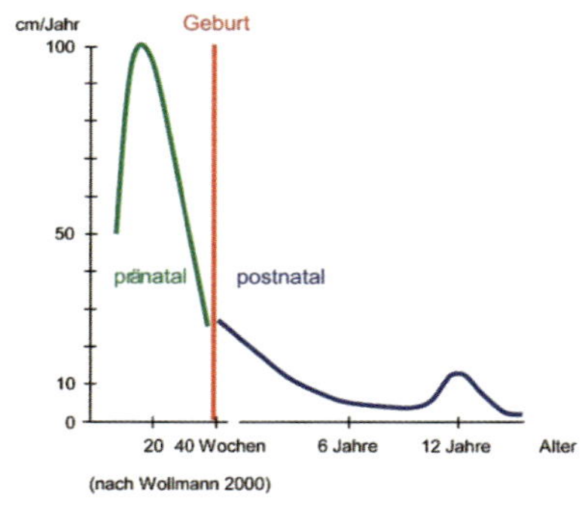

Das stärkste Wachstum des Kindes ist nicht dann, wenn es die „Wachstumsschmerzen“ hat...

Selten wird ein Zusammenhang mit einem Restless-legs-Syndrom (Syndrom der unruhigen Beine) hergestellt oder ein Mineralmangel (Magnesium) verantwortlich gemacht. Letztlich bleibt die Ursache jedoch unklar! Weil Kinder dieses Alters aber wachsen, hat man diese unklaren Beschwerden eben ganz einfach als Wachstumsschmerzen bezeichnet.

Symptome

Typisch für die Schmerzen ist der Beginn abends und in der Nacht. Gelegentlich können die Kinder durch die Schmerzen auch geweckt werden. Am häufigsten sind die Unterschenkel, Knie oder Oberschenkel und selten andere Orte betroffen. Typisch ist, dass die Schmerzen wechseln, mal da, mal dort, nicht ausstrahlen und beidseitig auftreten können. Äußerlich sieht man an den schmerzenden Stellen nichts: keine Rötung, keine Schwellung, kein Ausschlag und die Beine können problemlos bewegt und belastet werden. Die Kinder haben kein Fieber und die Schmerzen verschwinden so, wie sie aufgetreten sind nach einer Viertelstunde bis zu maximal zwei Stunden. Die Schmerzen können mehrmals in der Woche auftreten, oft über Monate. Manchmal verschwinden sie, um dann nach ein paar Monaten erneut aufzutreten. Durch das Bewegen der betroffenen Stelle verschwinden die Schmerzen in der Regel nicht!

Diagnose

Die Diagnose ist eine klinische, das heißt, Labortests oder Röntgenbilder helfen nicht bei der Diagnosestellung. Die Blutuntersuchungen und das Röntgenbild sind aber manchmal nötig, um andere Ursachen der Knochenschmerzen mit Sicherheit ausschließen zu können. Deshalb spricht man auch von einer Ausschlussdiagnose. Andere Ursachen für „Knochenschmerzen" können sein: Entzündungen, Knochenbrüche, rheumatische Erkrankungen, eine durch Zecken ausgelöste Borreliose, Durchblutungsstörungen, Tumoren und anderes. Ihr Arzt wird, wenn nötig, die entsprechenden Untersuchungen veranlassen. Die Diagnose „Wachstumsschmerzen" sollte also erst nach einer gründlichen Untersuchung durch den Arzt erfolgen!

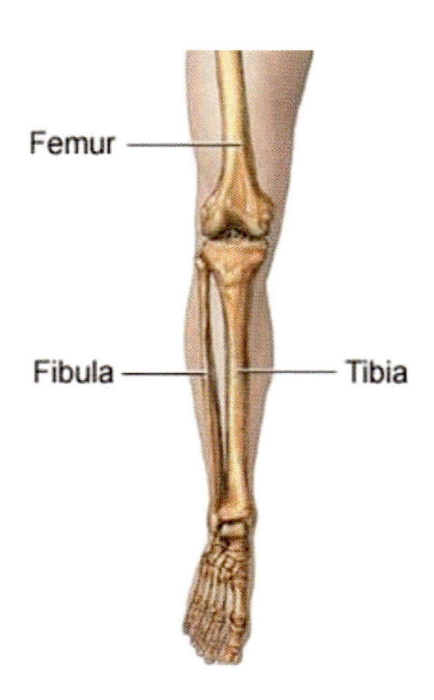

„Wachstumsschmerzen" beim Kind werden meist im Unterschenkel, oft der Tibia lokalisiert.

Behandlung

Wenn die Ursache der Beschwerden unklar ist, gibt es in der Regel auch keine ursächliche Behandlung. So behilft man sich mit verschiedenen mehr oder weniger wirkungsvollen Hausmitteln (dem Kind sieht man ja nichts an):

- Massieren Sie die betroffene Stelle sanft mit einer wohlriechenden Bodylotion oder auch mit Salben, die die Haut erwärmen (z. B. Viks, Tigerbalsam oder Babypulmex).
- Lagern Sie die betroffene Körperstelle auf ein weiches Kissen.
- Oft hilft ein wärmender Umschlag.
- Ausnahmsweise kann ein leichtes Schmerzmittel, zum Beispiel Paracetamol, gegeben werden.
- Ganz wichtig: beruhigende Zuwendung!
- Ebenso wichtig ist, dass sekundäre Verhaltensmuster vermieden werden: Wenn ich Beinschmerzen habe „muss" ich im Bett meiner Eltern schlafen und brauche ungeteilte Aufmerksamkeit!
- Medikamentöse Behandlungsversuche mit Magnesium, Calcium, Vitamin D, Homöopathie, Physiotherapie usw. sind aufgrund fehlender Beweislage kaum indiziert!

Sie sollten den Arzt aufsuchen, wenn...

- die Symptome atypisch sind
- die Symptome immer an gleicher Stelle auftreten
- an der betroffenen Stelle etwas zu sehen oder zu spüren ist: Rötung, Schwellung, Druckschmerzhaftigkeit
- gleichzeitig Fieber auftritt
- das Kind hinkt.

Wichtig

„Wachstumsschmerzen„ sind letztlich unklare, aber harmlose Beschwerden, die von alleine so verschwinden, wie sie gekommen sind!

Überreicht durch

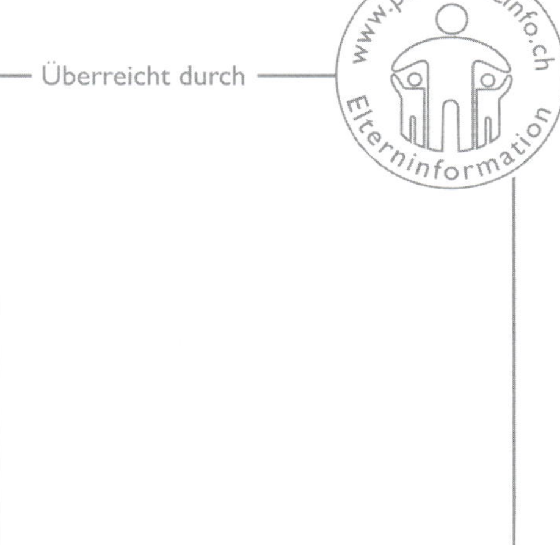

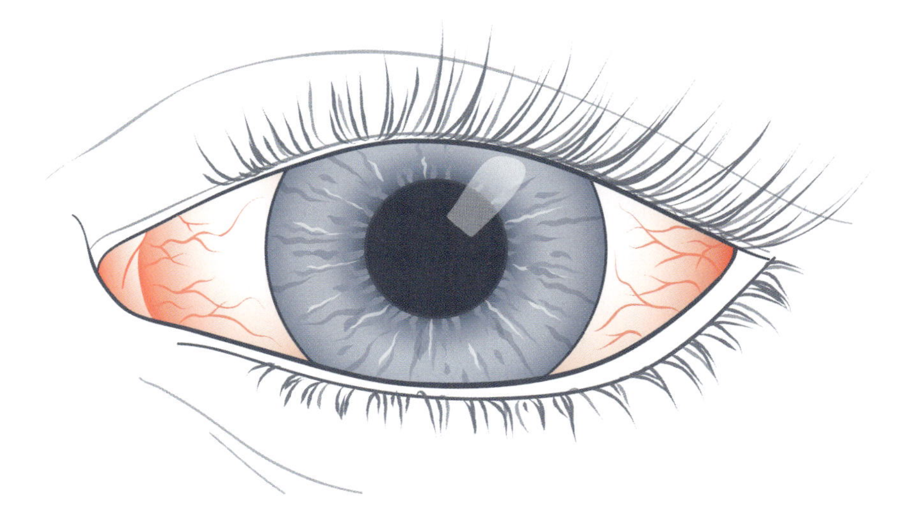

Konjunktivitis nennt man die Entzündung der Bindehaut des Auges. Sie hat unterschiedliche Ursachen. Typische Zeichen sind eine verstärkte Durchblutung der Bindehaut und damit Rötung und Schwellung. Es kommt zu vermehrtem (u. U. eitrigem) Tränenfluss, Lichtscheu, Juckreiz und einem Fremdkörpergefühl. Die Augen können brennen, und es kommt selten zu Schmerzen. Mit einer einfachen Behandlung heilt die Bindehautentzündung meist problemlos ab.

Definition

Eine Bindehautentzündung (Konjunktivitis) ist eine Entzündung der Augenbindehaut (Konjunktiva). Die Bindehautentzündung ist die häufigste Ursache für ein „rotes Auge". Besonders Kinder sind häufig betroffen.

Ursachen

Bindehautentzündungen werden in zwei Gruppen unterteilt.

Nicht-ansteckende Augenentzündungen

- Allergische Augenentzündungen, die unter anderem durch Pollen oder Hausstaub verursacht werden. Diese Form tritt oft gleichzeitig mit Heuschnupfen auf.
- Irritationen des Auges, zum Beispiel durch zu starkes Licht (Solarium, Schnee, Schweißarbeiten), Staub, Fremdkörper und Chemikalien.
- Eine Bindehautentzündung kann auch bei anderen Krankheiten, beispielsweise Schuppenflechte (Psoriasis), entstehen.
- Bei Säuglingen kann eine Tränengangstenose (siehe Infoblatt „Tränengangstenose") zu einer Bindehautentzündung führen.

Ansteckende Augenentzündungen

- Viren können Augenentzündungen verursachen. Zu den Erregern gehören das Herpes-, Grippe-, Adeno- und das Zostervirus.
- Bakterielle Infektionen werden durch Staphylokokken und Streptokokken verursacht. Neugeborene können sich auch mit Chlamydien oder (selten) während der Geburt mit Gonokokken infizieren.

Symptome

Einfache akute Bindehautentzündung

Diese kann durch mechanische Reizung entstehen: durch Rauch, Staub und trockene Luft sowie Fremdkörper. Wenn Augenwimpern fälschlicherweise auf der Bindehaut reiben, kann es ebenfalls zu einer Gefäßinjektion in der Bindehaut, zu einer Konjunktivitis kommen. Die Symptome sind Rötung, Jucken, Brennen, Schwellung der Augenlider, Verengung der Lidspalte, verklebte Augen beim Aufwachen und ein wässrig-schleimiger-eitriger Ausfluss.

Allergisch bedingte Bindehautentzündungen (Conjunctivitis allergica)

Der Erkrankung liegt eine Allergie zugrunde (z. B. gegen Staub, Make-up, Pollen oder Medikamente). Typische Befunde sind starker Juckreiz, vermehrter Tränenfluss, häufig ausgeprägte Lidschwellung und reichlich eosinophile Granulozyten in der Tränenflüssigkeit, die man mit einem einfachen Abstrich nachweisen kann.
Schwellung der Augenlider und der Bindehaut (Chemose) bei allergischer Konjunktivitis!
Zur Therapie gehören die weitestgehende Vermeidung des auslösenden Antigens und antiallergische Augentropfen.

Bakterielle Bindehautentzündung

Eine Konjunktivitis kann durch Bakterien wie Staphylo-, Strepto- und Pneumokokken ausgelöst werden. Die Infektion der Bindehaut mit diesen Bakterien tritt fast immer beidseits auf. Sie ist gekennzeichnet durch eitrige Sekretion sowie die Bildung von membranösen Belägen. Für die Therapie werden Antibiotikatropfen, zum Beispiel Neomycin, Kanamycin, Tetracyclin und Sulfonamide eingesetzt.

Keratoconjunctivitis epidemica

Die Keratoconjunctivitis epidemica wird durch ein Adenovirus verursacht. Die Behandlung erfolgt symptomatisch mit adstringierenden Augentropfen und allgemeinen Schmerzmitteln. Es handelt sich um eine meldepflichtige Erkrankung.
Zusätzlich gibt es eine ganze Reihe seltener Sonderformen der Konjunktivitis, die einer speziellen Therapie bedürfen.
Diagnose
Bei Verdacht auf eine Bindehautentzündung sollten Sie einen Arzt aufsuchen. Das rote Auge kann ein Warnzeichen für eine schwerwiegende Augenkrankheit sein. Ein Bindehautabstrich ist manchmal notwendig, um bei einer bakteriellen Infektion den Erreger zu isolieren.

Therapie

Medikamente

Die Therapie der Bindehautentzündung hängt von der Ursache ab. Bei Bindehautentzündungen, die durch Allergien verursacht werden, verschwinden die Symptome, sobald der auslösende Reiz wegfällt. Mit speziellen antiallergischen Augentropfen lassen sich gute Erfolge erzielen. Viral bedingte, unkompliziert verlaufende Bindehautentzündungen, die in Verbindung mit Erkältungen auftreten, müssen nicht medikamentös therapiert werden. Gegen Adenoviren gibt es keine gezielte Therapie. Aber mit kortisonhaltigen Augentropfen, die nur lokal wirken, lässt sich der Krankheitsverlauf erträglicher gestalten. Antibiotische Augentropfen können einer zusätzlichen Infektion (Superinfektion) durch Bakterien vorbeugen.

Allgemeine Tipps

Denken Sie daran, dass sich eine Bindehautentzündung von einem auf das andere Auge ausbreiten kann; reiben Sie sich also nicht die Augen.
Eiter und Schorf lassen sich am besten entfernen, wenn Sie das Auge mit klarem Wasser spülen; das lindert auch die Symptome.
Schwarztee und andere „biologische" oder alternative (Kamille) Augentropfen sind oft kontaminiert und können die Symptome verschlimmern!
Benutzen Sie Einwegtaschentücher, wenn Sie das Auge trocknen wollen; entsorgen Sie die Tücher anschließend, um eine Ansteckung zu vermeiden.
Menschen mit Augenentzündungen sollten ein eigenes Handtuch benutzen.
Verschlimmert sich die Krankheit, darauf deutet auch eine Verminderung des Sehvermögens hin, sollten Sie den Arzt wieder aufsuchen.
Bewahren Sie keine Tropfen oder Salben über die vorgeschriebene Behandlungsdauer hinaus auf.
Kortisonhaltige Mittel sind nicht risikofrei! Wenn sie für die Therapie erforderlich sind, müssen regelmäßige Kontrolluntersuchungen durchgeführt werden.

Prognose

Bei unkomplizierten bakteriellen Bindehautentzündungen verschwinden die Symptome nach zwei bis drei Behandlungstagen.
Unkomplizierte virale Entzündungen können etwas länger dauern. Bei einer Herpesinfektion kann die Bindehautentzündung in unregelmäßigen Abständen wieder ausbrechen – trotz Behandlung.
Manchmal kommt zur viralen Infektion eine bakterielle hinzu (Superinfektion). Außerdem kann sich die Entzündung ausbreiten und die Hornhaut sowie das Sehvermögen beeinträchtigen.
Verzichten Sie so lange auf Kontaktlinsen, bis die Entzündung abgeheilt ist.

Überreicht durch

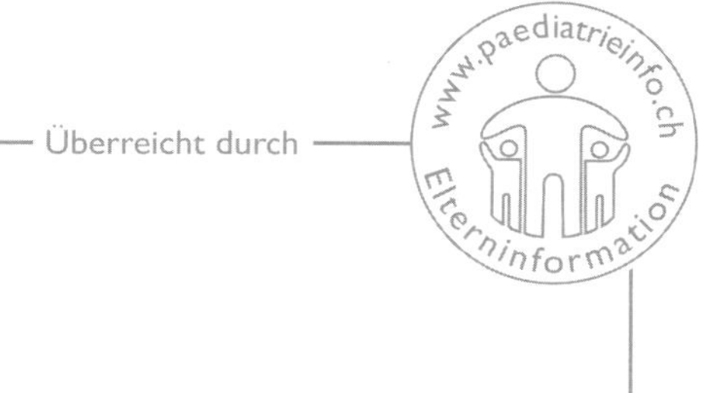

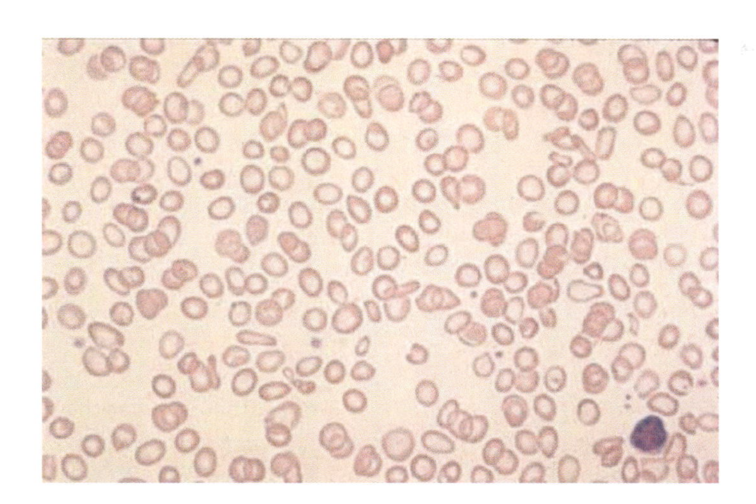

Eisenmangel ist die häufigste Ursache für eine Blutarmut (Anämie) bei Kindern. Neben der Wichtigkeit für die Blutbildung ist Eisen jedoch auch ein zentraler Baustein für die Entwicklung und Erhaltung kognitiver Fähigkeiten (Wahrnehmung, Denken und Erkennen, Intelligenz im weitesten Sinne). Aus diesem Grund ist die Diagnose und korrekte Therapie des Eisenmangels wichtig, auch wenn das Kind im Moment keine Symptome zeigt.

Definition

Von einer Anämie oder Blutarmut spricht man dann, wenn zu wenig rote Blutkörperchen (Erythrozyten) mit ihrem roten Blutfarbstoff (Hämoglobin) vorhanden sind. Die roten Blutkörperchen sind hauptverantwortlich für den Transport des Sauerstoffes zu den Zellen im ganzen Körper, auch zum Gehirn. Da Eisen ein zentraler Baustein für die Produktion von Hämoglobin und damit roten Blutkörperchen ist, führt ein Mangel an Eisen zur Anämie. Aber Achtung: Es gibt auch andere Ursachen von Anämie, auf die hier nicht eingegangen wird.

Ursachen

Ursache für einen Eisenmangel bei Kindern ist entweder eine ungenügende Zufuhr/Reserve oder ein vermehrter Verlust von Eisen. Bei Säuglingen und Kleinkindern trifft vor allem Ersteres zu. So kann die Eisenreserve schon bei Geburt ungenügend sein (z. B. bei Frühgeborenen oder bei Blutverlust unter Geburt). Viel häufiger ist jedoch die ungenügende Eisenzufuhr mit der Nahrung. Eisen ist hauptsächlich in Fleisch enthalten, weshalb Fleisch ein wichtiges Nahrungsmittel in der zweiten Hälfte des ersten Lebensjahres ist. Milch (auch Muttermilch) enthält hingegen fast kein Eisen. Kinder, die lange und ausschließlich mit Milch ernährt werden, sind besonders gefährdet.
Ein vermehrter Verlust von Eisen kann über chronische Blutungen geschehen. So kann beispielsweise eine Kuhmilchunverträglichkeit zu chronischen, kleinsten Blutungen im Darm führen. Diese sind oft so gering, dass das Blut im Stuhl nur mittels spezieller Tests nachgewiesen werden kann. Bei einem nicht erklärbaren Eisenmangel muss nach dieser Ursache gesucht werden. Bei jugendlichen Mädchen und Frauen ist auch der Blutverlust über die Menstruation relevant.

Symptome

Die Zeichen einer Eisenmangelanämie sind eher diskret und werden deshalb oft nicht beachtet: Blassheit (vor allem der Schleimhäute), Unruhe, Körperschwäche, Müdigkeit und Abgeschlagenheit. Selten können Eisenmangelanämien auch eigenartige Essgewohnheiten verursachen: zum Beispiel das Essen von Erde, Eis, Kalk und anderem. Diese Verhaltensstörung wird auch Pica-Syndrom genannt. Feine Zeichen können ein Brennen auf der Zunge, eine ausnehmend glatte Zunge und Schmerzen beim Schlucken durch Schleimhautveränderungen in der Speiseröhre, brüchige Haare, Haarausfall, Juckreiz, trockene Haut und rissige Mundwinkel (Rhagaden) sein. All diese Zeichen treten jedoch erst bei einem ausgeprägten Eisenmangel auf. Leichtere Formen des Eisenmangels sind schwieriger zu erkennen. Trotzdem ist es wichtig, sie zu entdecken, weil sie längerfristig zu Problemen führen können. So deckten große Vergleichsstudien bei Kindern und Jugendlichen mit Eisenmangel Verhaltensänderungen sowie kognitive bzw. Intelligenzdefizite auf. In einer aktuellen amerikanischen Studie wurden 5396 Schulkindern im Alter von sechs bis 16 Jahren mit anerkannten, standardisierten Tests untersucht. Untersucht wurden unter anderem die Fähigkeiten der Kinder in Mathematik, Lesen und verbalem Ausdruck. Kinder mit normalem Eisenstatus waren in allen Tests deutlich besser als Kinder mit Eisenmangel. Am schlechtesten schnitten Kinder ab, die schon eine Eisenmangelanämie entwickelt hatten. Mädchen zwischen zwölf und 16 Jahren hatten am häufigsten einen Eisenmangel (8,7 %) und zeigten mehr als zweimal so häufig Leistungen, die unter dem Durchschnitt lagen. Kleinkinder mit Eisenmangel und Blutarmut zeigen gegenüber gesunden Kindern mehr Vorsicht, Zögern, Unschlüssigkeit, Bekümmertheit, höhere Körperspannung, verringerte Aufmerksamkeit, kürzere Aufmerksamkeitsspanne, größere Unzufriedenheit, mehr Ängstlichkeit und Müdigkeit. Teilweise sind Eisenmangel-Kinder aber auch hyperaktiv. Auch auf längere Sicht war die mentale und körperliche Entwicklung verzögert.

Diagnose

Die Eisenmangelanämie kann mit einer kleinen kapillären Blutentnahme (Fingerstich) sehr leicht entdeckt werden. Die betroffenen Kinder zeigen einerseits einen zu niedrigen Hämoglobinwert und andererseits sind die Erythrozyten (rote Blutkörperchen) zu klein und zu „durchsichtig". In speziellen Fällen können und sollen die Eisenreserven im Körper direkt gemessen werden. Dafür bestimmt man das Ferritin im Blut, was jedoch eine venöse Blutentnahme voraussetzt. Abhängig vom Alter gibt es bei Kindern unterschiedliche Grenzwerte, ab wann ein Eisenmangel bzw. eine Eisenmangelanämie vorliegt.

Einflüsse

Hauptfaktor für einen Eisenmangel bei Kindern ist eine ungenügende Eisenzufuhr mit der Nahrung. Da Kinder im Wachstum sehr viel Eisen benötigen, ist eine ausgewogene Ernährung mit Fleisch (Haupteisenlieferant) ab dem Altern von sechs Monaten wichtig. Vitamin-C-reiche Lebensmittel wie Paprika verbessern die Aufnahme von Eisen im Magen-Darm-Trakt. Bei jugendlichen Mädchen kann auch der Eisenverlust mit der Regelblutung ein wichtiger Faktor sein.

Behandlung

Ein Wiederauffüllen leerer Eisenspeicher nur mittels eisenreicher Diät ist in der Regel nicht möglich. Deshalb braucht es zusätzlich Eisenpräparate. Diese müssen über eine längere Zeit (mindestens sechs Wochen bis sechs Monate) eingenommen werden. Die Präparate sind leider nicht gerade lecker, und sie können zu (unproblematischen) Bauchschmerzen und Verstopfung führen. Der Stuhl kann sich dunkel färben und wenn die Medikamente auf Kleider geraten, hinterlassen sie nicht mehr zu entfernende Flecken. Idealerweise werden die Eisenpräparate morgens nüchtern mit etwas Orangensaft eingenommen.

Achtung: Wegen der leichten Nebenwirkungen der Eisenpräparate, der langen Therapiedauer und der kaum sichtbaren Symptome werden die Eisentherapien leider von vielen Eltern vorzeitig abgebrochen oder nicht konsequent durchgeführt. Dies ist jedoch schädlich und muss unbedingt verhindert werden. Halten Sie sich an die Therapieempfehlungen Ihrer Ärztin oder Ihres Arztes.

Bei einem chronischen Blutverlust muss dessen Ursache behandelt werden.

Prognose

Wie neuere Studien zeigen, kann eine Eisentherapie bei anämischen Kindern mit Eisenmangel die verzögerte körperliche und geistige Entwicklung auf das Niveau gesunder Kinder weitgehend beheben, was sich auch auf schulische Leistungen günstig auswirken wird. Allerdings muss die Ursache der Eisenmangelanämie beseitigt werden (z. B. Diätumstellung), sonst ist man nach kurzer Zeit wieder am gleichen Ort. Es empfiehlt sich, das Blut regelmäßig zu kontrollieren. Aus diesem Grund wird Ihr Kinderarzt auch im Rahmen der Vorsorgeuntersuchungen (mit sechs, neun oder zwölf Monaten bzw. in der Adoleszenz) die Blutwerte kontrollieren. Kann durch eine konsequent durchgeführte Eisensubstitution die Anämie nicht beseitigt werden, sind weitere Untersuchungen unbedingt angezeigt.

Überreicht durch

www.paediatrieinfo.ch
Elterninformation

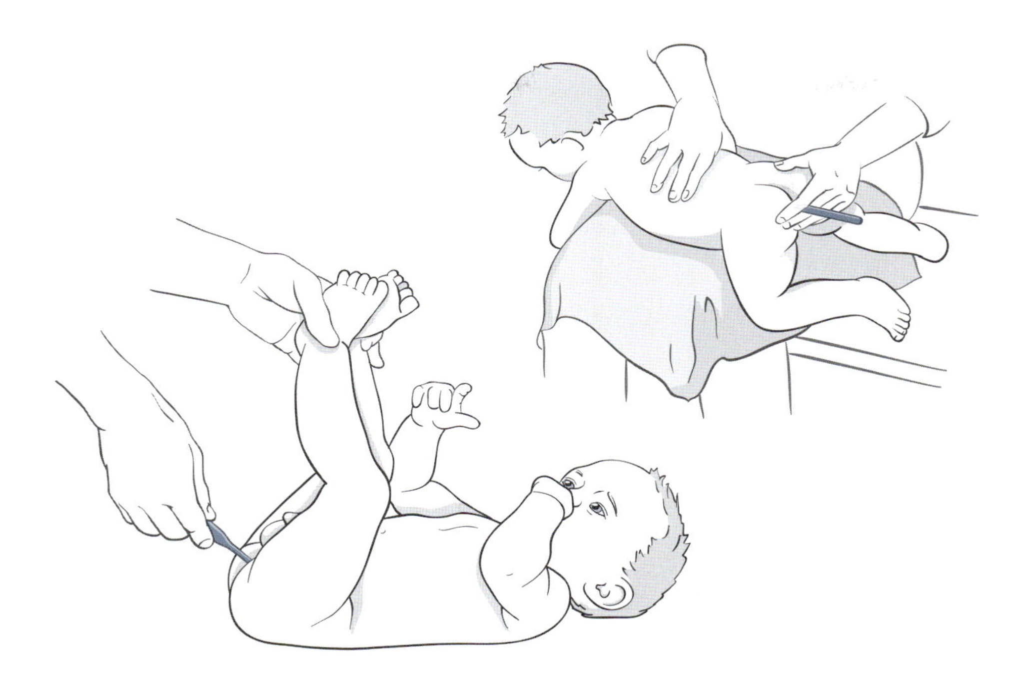

Als Fieber bezeichnet man eine erhöhte Körpertemperatur irgendeiner Ursache. Fieber ist also keine Krankheit, sondern ein Symptom. Meistens tritt Fieber als Folge einer Abwehrreaktion gegen eine Infektion auf, es kann sich jedoch auch um eine diffuse Entzündungsreaktion, die Folge einer körperlichen Anstrengung, eines Wärmestaus oder einer ungenügenden Flüssigkeitszufuhr handeln. Fieber allein ist nicht gefährlich, es kann jedoch ein Zeichen für eine schwerwiegende Krankheit sein. Die wichtigste Frage ist deshalb: Wodurch wird das Fieber verursacht?

Definition

Von Fieber spricht man, wenn die Körpertemperatur erhöht ist. Allerdings ist die normale Körpertemperatur vom Alter, der körperlichen Aktivität, der Tageszeit oder den getragenen Kleidern abhängig. So liegt die normale Körpertemperatur abends immer etwas höher als am Morgen. Eine genaue Definition von Fieber ist deshalb schwierig. Die meisten Kinderärzte sprechen von Fieber, wenn die rektal gemessene Temperatur über 38 °C liegt.

Fiebermessung

Es gibt verschiedene Möglichkeiten, die Körpertemperatur zu messen. Als Referenz gilt die Rektaltemperatur.

Im Po (rektal)

Speziell bei kleinen Kindern bis zu drei Jahren ist dies die beste Methode. Zur Fiebermessung wird die Thermometerspitze mit Vaseline oder einer anderen Gleitcreme eingestrichen und 1 bis 2 cm in den After eingeführt. Es wird eine Minute lang gemessen bzw. bis die Temperatur nicht mehr ansteigt. Halten Sie Ihr Kind dabei nur locker: Es wird sich so weniger gegen die Prozedur wehren.

Im Mund (sublingual)

Ab dem Alter von vier bis fünf Jahren ist diese Methode zuverlässig und einfach. Verwenden Sie einen digitalen Thermometer und reinigen Sie ihn gut. Legen Sie ihn für eine Minute oder bis zum Signalton unter die Zunge. Achtung: Nach heißen oder kalten Getränken kann das Resultat falsch sein.

Im Ohr

Bei Kindern ab ca. einem Jahr ist die Temperaturmessung im Ohr eine brauchbare Methode, die sehr schnelle Resultate ergibt; die Bedienung ist jedoch heikel. Die Messwerte sind nur dann zuverlässig, wenn die Messsonde genau auf das Trommelfell zeigt. Dies erklärt auch die oft stark variierenden Resultate bei wiederholten Messungen.

Unter dem Arm (axillar)

Diese Methode ist in jedem Alter anwendbar, jedoch nicht besonders zuverlässig. Legen Sie das Thermometer unter die Achselhöhle und pressen Sie den Arm eine Minute stark an den Körper.

Ursachen

Fieber ist lediglich ein Symptom und kann verschiedene Ursachen haben.

Am häufigsten tritt Fieber im Rahmen einer Abwehrreaktion gegen Infektionskrankheiten auf. Diese sind wiederum meistens viraler Ursache (z. B. Grippe, Erkältungen, Dreitagefieber usw.) und völlig harmlos. Seltener handelt es sich um gefährliche, bakterielle Infektionen (z. B. Lungenentzündung, Mittelohrentzündung, Hirnhautentzündung usw.).

Andere Ursachen für Fieber können eine diffuse Entzündungsreaktion (z. B. rheumatische Erkrankung), körperliche Anstrengung, ein Wärmestau (zu warme Kleidung, Sonne) oder mangelnde Flüssigkeitszufuhr (Durstfieber) sein.

Das häufig vermutete Zahnen verursacht in aller Regel höchstens etwas Temperatur. Hohes Fieber (> 39 °C) darf nicht einfach mit dem Zahnen erklärt werden.

Fieber an sich ist also nicht gefährlich. Vielmehr muss man sich fragen, ob vielleicht eine gefährliche Ursache vorliegen könnte. Dies sind insbesondere die bakteriellen Infektionen.

Folgen

Kinder haben oft sehr hohes Fieber, ohne dabei schwer krank zu sein. Fieber wird in der Regel gut ertragen. Bei Kindern zwischen sechs Monaten und sechs Jahren kann Fieber gelegentlich einen Fieberkrampf auslösen, der jedoch harmlos ist (siehe Infoblatt „Fieberkrämpfe").

Eine andere Komplikation von Fieber sind „Fieberträume". Sie bedürfen neben einer herzlichen und beruhigenden Zuwendung keiner weiteren Behandlung.

Erst bei sehr hohen Körpertemperatur (> 41 °C) besteht direkte Gefahr. Ein weiteres Ansteigen des Fiebers könnte dann Folgen für das Kind haben.

Behandlung

- Bieten Sie Ihrem Kind viel Wasser, Sirup oder verdünnte Fruchtsäfte zum Trinken an; dass es meist nicht viel essen möchte, ist normal.

- Decken Sie Ihr Kind nicht stark zu und ziehen Sie ihm nicht zu viel an. Auch sollten Gummihosen und synthetische Kleidung ausgezogen werden, um einen Wärmestau zu verhindern.
- Bettruhe ist nicht nötig. Das Verhalten des Kindes gibt Ihnen ja Hinweise über den Schweregrad der Krankheit. Besuche von oder bei anderen Kindern sind in der akuten Phase wegen der Ansteckungsgefahr nicht zu empfehlen.
- Bei hohem Fieber sind Wadenwickel mit oder ohne Essig (ein Esslöffel auf einen Liter Wasser) oft sehr hilfreich. Die Wirkung ist jedoch nur dann gut, wenn die Beine des Kindes warm sind, und die Wirkdauer ist kurz. Wickel müssen oft wiederholt werden.
- Steigt das Fieber trotz dieser Maßnahmen über 38,5 ° bis 39 °C kann das Fieber mit Medikamenten (Zäpfchen, Sirup oder Tropfen) gesenkt werden.
- Achten Sie darauf, dass es sich um Präparate mit Paracetamol als Wirkstoff handelt (z. B. Acetalgin, Dafalgan, Influbene-N, Tylenol, Ben-u-ron, Panadol usw.). Die Dosierungen sind auf den Packungen jeweils angegeben. Es ist jedoch gut möglich, dass Ihre Ärztin/Ihr Arzt das Medikament höher dosiert.

Gelegentlich sind auch etwas stärkere Medikamente nötig (z. B. Voltaren, Ponstan, Inflamac, Mephadolor, Algifor usw.). Die Verabreichung dieser Medikamente sollten Sie jedoch mit Ihrem Arzt besprechen.

Wegen möglicher Nebenwirkungen, vor allem im Kleinkindesalter, raten wir Ihnen von Salycilaten (z. B. Aspirin, Aspegic, Alcacyl usw.) ab.

Die Wirkung aller Medikamente tritt erst nach ca. einer halben Stunde ein. Warten Sie mindestens so lange, bis Sie dem Kind nochmals die Temperatur messen.

Bei Fragen und Zweifeln gibt Ihnen Ihr Arzt/Ihre Ärztin natürlich gerne Auskunft.

Wichtig

Fieber ist keine Krankheit, sondern nur ein Symptom!

Überreicht durch

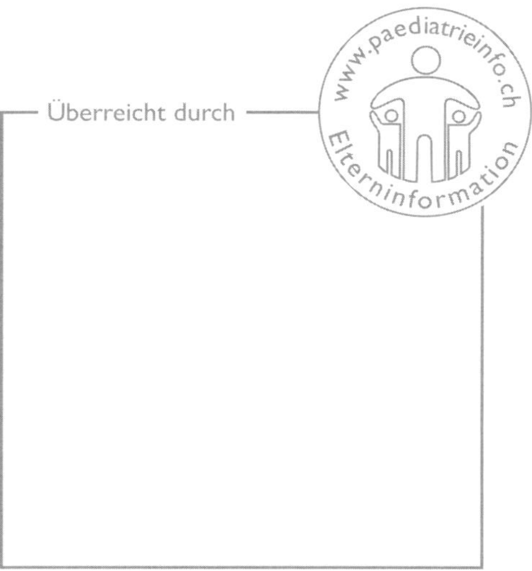

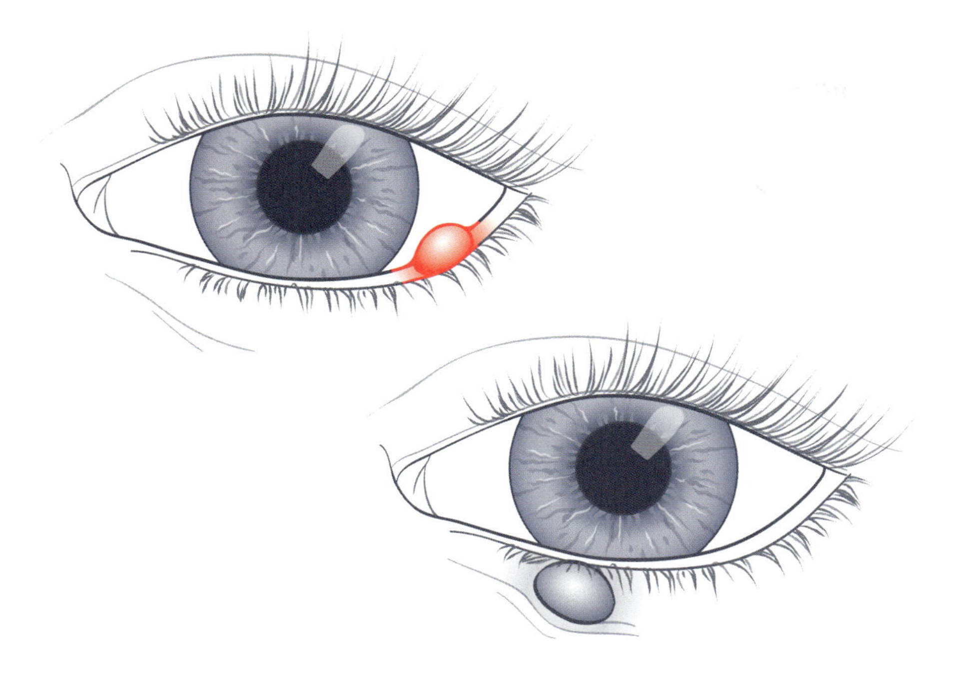

Ein Hordeolum (von: Hordeum, der botanischen Bezeichnung für Gerste) oder landläufig Gerstenkorn, Urseli, Gritli) ist eine eitrige, schmerzhafte Entzündung der Drüsen der Augenlider. Es gibt innere und äußere Hordeola, je nachdem, in welcher Richtung der Eiter entleert wird. Im Gegensatz zum Hordeolum ist das Hagelkorn (Chalazion) eine schmerzlose, nichtentzündliche, chronische granulomatöse Entzündung der Augenliddrüsen. Beide Erkrankungen sind zwar kosmetisch störend, aber ungefährlich (sofern richtig behandelt)!

Ursache

Das Gerstenkorn (Hordeolum) ist eine **akute, eitrige** Infektion der Schweiß- (Molldrüsen) und Talgdrüsen (Zeis- oder Meibom-Drüsen) am Auge, die durch Bakterien hervorgerufen wird. Meist sind dies Staphylokokken- (Staphylokokkus aureus in 90 bis 95 % aller Fälle), selten Streptokokken. Es kann gehäuft auftreten, zum Beispiel dann, wenn mit schmutzigen Händen ständig an den Augen gerieben wird. Mangelhafte Hygiene, das Tragen von Kontaktlinsen oder Make-up sind Risikofaktoren und begünstigen die Entstehung von Gerstenkörnern!

Hagelkörner (Chalazion) sind hingegen **chronische** Veränderungen am Augenlid. Es handelt sich um chronische Entzündungen der Meibom- oder Zeis-Drüsen. Nicht selten besteht zuerst ein Hordeolum, und daraus entwickelt sich dann eine chronische Entzündung, sprich ein Chalazion.

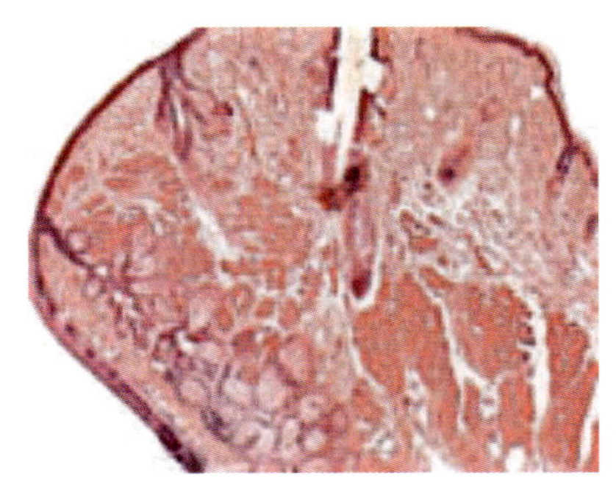

Histologischer Schnitt durch ein Lid: Die Wimpern (Cilien) sind auf dem Bild weiß (oben). Die Talgdrüsen, die in die Haartrichter einmünden, werden als Zeis-Drüsen bezeichnet. Die Meibom-Drüsen sind blaurot. Das Auge (unsichtbar) ist unten links.

Symptome

Das Gerstenkorn entsteht schnell am oberen oder unteren Augenlid. Es kann jucken, und es zeigt sich als körnchenartige lokale Rötung. Bei einem **Hordeolum externum** sind die oberflächlichen Talg- und Schweißdrüsen befallen, und der Eiter entleert sich nach außen. Falls die Meibom-Drüsen (Talgdrüsen am inneren Lidrand) infiziert sind, spricht man von einem **Hordeolum internum**. Hier erfolgt die Eiterentleerung nach innen. Auch die Bindehaut kann an der Stelle des Gerstenkorns etwas gerötet sein. Beim Hordeolum internum kann es auch zu einer Vorwölbung des Lidrandes kommen. Als äußerst seltene Komplikationen kann sich die Infektion ausbreiten, und es kommt zu Lidabszessen, ja sogar eine Ausdehnung der Entzündung auf das ganze Auge ist möglich.

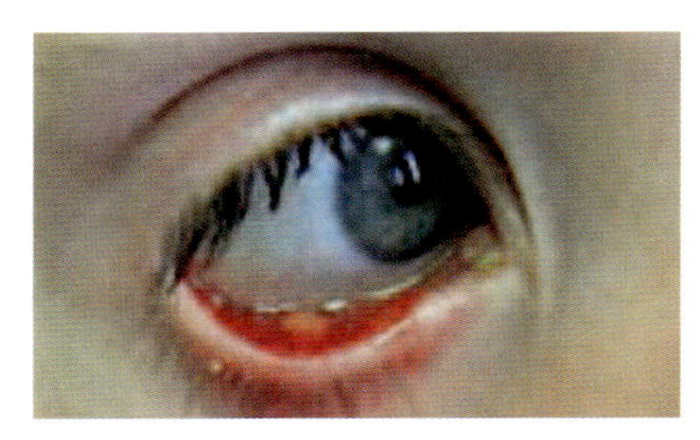

Inneres Gerstenkorn auch mit Rötung.

Beim **Hagelkorn** (Chalazion) führt meist eine Verstopfung des Drüsenausführungsganges der Meibom- oder Zeis-Drüsen zur chronischen Entzündung. Es kann knapp unterhalb der Lidkante ein traubenkerngroßes, schmerzloses und nicht verschiebliches Knötchen getastet werden. Das Hagelkorn zeigt keine Entzündungszeichen, das heißt, es ist weder gerötet noch überwärmt, meist symptomlos und stört nur kosmetisch.

Behandlung

Ein Gerstenkorn ist in der Regel harmlos. Desinfizierende und antibiotische Salben und Augentropfen (z. B. Gyrasehemmer wie z. B. Levofloxacin) helfen, die Schwellung zu verringern und die Infektion zu beseitigen. Trockene Wärme, zum Beispiel Rotlicht, ist ebenfalls hilfreich. Günstiger Effekt hat auch, wenn man einen Goldring auf einem Stoff reibt und dann an das Gerstenkorn hält. Man kann aber auch kühlen: Dazu legt man einen feinen Teelöffel ins Gefrierfach und kühlt damit mehrmals am Tag die betroffene Stelle. Bereits nach ein bis zwei Tagen kann eine deutliche Besserung beobachtet werden.

Weniger sinnvoll ist feuchte Wärme, wie sie bei Verbänden und heißen Umschlägen entsteht; sie führt zu einer Aufweichung der Haut und fördert die Ausbreitung der Infektion (Bakterien lieben feuchte Wärme). Entleert sich der Eiter aus dem Gerstenkorn nach einiger Zeit nicht selbständig, so kann der Arzt, falls die lokale Behandlung mit Antibiotika nicht zum Ziel geführt hat, durch einen kleinen Einstich das Gerstenkorn öffnen. Das Gerstenkorn sollte aber nicht selbst ausgedrückt werden, weil sonst Entzündungserreger ausgebreitet werden könnten.

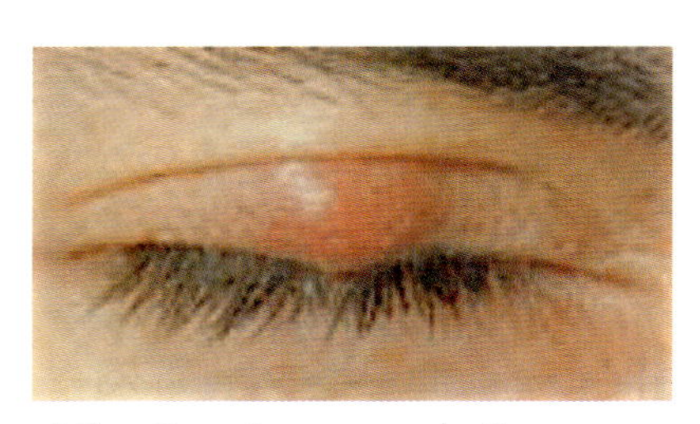

Äußeres Gerstenkorn mit typischer Rötung.

Ein Hagelkorn verschwindet in aller Regel von selbst. Allerdings kann die Heilung einige Wochen bis Monate dauern. Das häufige Auflegen warmer Kompressen kann die Heilung beschleunigen. Antibiotika sind bei diesen chronischen Entzündungen nicht indiziert. In seltenen Fällen ist die chirurgische Eröffnung durch den Augenarzt nötig.

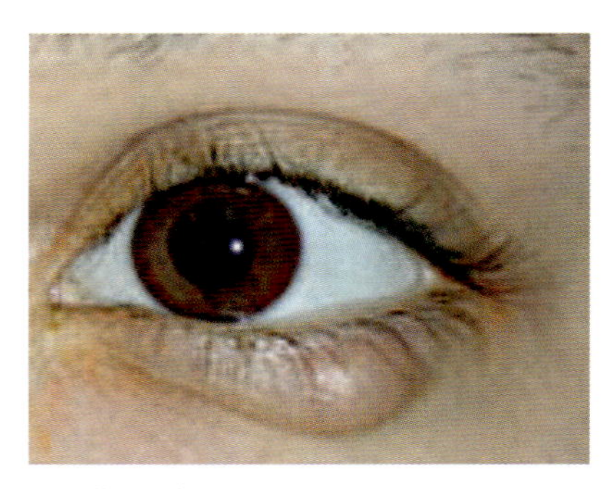

Hagelkorn, ohne Rötung.

Wichtig

Das Hordeolum, aber auch das Chalazion sind letztlich harmlose Erkrankungen des Augenlides, die von selbst oder mit Unterstützung durch Tröpfchen und physikalischen Methoden (trockene Wärme oder Kälte) problemlos abheilen!

Kleinwuchs

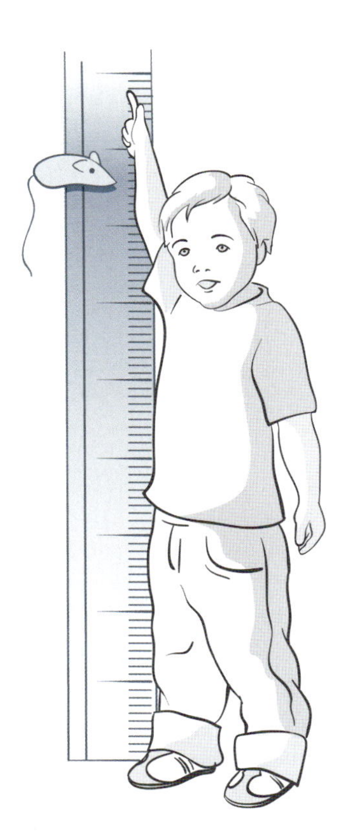

Vielleicht haben Sie sich auch schon gefragt: Warum ist mein Kind so klein? Vielleicht ist es aber im Vergleich zu seinen Altersgenossen gar nicht so klein, oder es hat eine konstitutionelle Wachstumsverzögerung, oder die Familie als solche ist nicht sehr groß, oder aber es hat einen weiteren Grund, nicht so zu wachsen, wie Sie es erwarten. Vielleicht haben Sie auch schon beobachtet, wie Ihr Kinderarzt anlässlich der Vorsorgeuntersuchungen jeweils die Größe und das Gewicht Ihres Kindes in die so genannte Perzentilenkurve einträgt. Diese Kurve zeigt, wie groß die Variation der Körpergröße in einem bestimmten Alter sein kann. Und: Einige Kinder reifen früher, andere später. Also, alles ist ein bisschen relativ.

Definition

Viele Eltern befürchten, ihr Kind würde nicht richtig wachsen und könnte im Erwachsenenalter unter Klein- oder Großwüchsigkeit leiden. Andere glauben an Wachstumsschübe, wieder andere, dass ihr Kind nicht mehr wächst. Auch für die Kinder selbst ist Wachsen und Großwerden wichtig. Es ist Aufgabe des Arztes, abzuklären, ob es sich bei Ihrem Kind tatsächlich um einen Kleinwuchs handelt. Kleinwuchs bzw. Großwuchs, ist definiert als Körpergröße außerhalb der 3. bzw. 97. Perzentile auf der Wachstumskurve.

Nun ist aber die Wachstumskurve je nach Herkunft unterschiedlich. So sind Kinder türkischer Eltern eher klein, der Nachwuchs schwedischer Eltern eher groß. Ersteres fällt aus unseren mitteleuropäischen Perzentilenkurven unten heraus, Letzteres ist über der 97. Perzentile, aber beide sind für die Perzentilenkurve ihrer Bevölkerungsgruppe noch völlig normal! Oder ganz banal gesagt: Kleine Eltern werden mit großer Wahrscheinlichkeit kleine Kinder bekommen, große Eltern große! Eigentlich sollte man in diesem Zusammenhang nicht von Wachstum reden, sondern von Größe. Wachstum ist ein dynamischer Prozess, und einige Kinder wachsen schneller, andere langsamer und komplizieren damit die Sache noch zusätzlich. Entfernt sich das Wachstum von seiner Perzentile muss ein Kind weiter abgeklärt werden, um die Ursache dafür zu finden. Man kann vier Wachstumsphasen eines Kindes unterscheiden: das intrauterine Wachstum, das Säuglingswachstum, das Wachstum des Klein- und Schulkindes und der endgültige Wachstumsschub in der Pubertät.

Intrauterines Wachstum

Das intrauterine Wachstum ist wesentlich durch mütterliche Faktoren (Ernährung, Gesundheitszustand) und von der Plazentafunktion (Mutterkuchen) beeinflusst. Wenn der Säugling intrauterin nicht normal wächst, kann dies das ganze Leben lang einen Einfluss haben. Man kann zwei verschiedene intrauterine Wachstumsstörungen auseinanderhalten: hypotrophe Neugeborene (diese Kinder sind viel zu leicht für ihre Länge) und intrauterine Wachstumsretardierung (diese Kinder sind nicht nur zu leicht, sondern auch zu klein). Hypotrophe Neugeborene haben als Erwachsene ein erhöhtes Risiko, an koronarer Herzkrankheit, einem zerebrovaskulären Insult, an Typ-2-Diabetes, einem metabolischen Syndrom und auch an Osteoporose zu erkranken. Es ist eine wichtige

Aufgabe des Kinderarztes, Kinder mit diesen pränatalen Risikofaktoren besonders zu betreuen.

Säuglingswachstum

Im Säuglingsalter ist das Wachstum von den zugeführten Kalorien und somit von der Ernährung abhängig. So führen Überfütterung und folglich Übergewicht zu eher großen Kindern, Unterfütterung und Gedeihstörungen zu kleinen. Mit anderen Worten: Das Wachstum und die Gewichtszunahme beim Säugling sind wichtige Parameter für dessen Wohlergehen.

Der Zusammenhang zwischen Geburtslänge und der späteren Größe ist schlecht. Zwischen Geburt und dem Ende des zweiten Lebensjahres wächst das Kind allmählich in den elterlichen Zielkanal. Darunter versteht man den Bereich in der Wachstumskurve, der aufgrund der Größe der Eltern erwartet werden kann. Dabei wechselt das Kind unter Umständen den Perzentilenkanal, das ist normal!

Wachstum des Klein- und Schulkindes

Das Wachstum beim Kleinkind und Schulkind ist im Wesentlichen vom Wachstumshormon und den Schilddrüsenhormonen abhängig. Mädchen und Jungen wachsen bis zur Pubertät ähnlich. Die Wachstumsgeschwindigkeit nimmt dabei weiter ab, auf rund 7 cm pro Jahr. Der präpubertäre Tiefpunkt liegt bei 5 bis 5,5 cm pro Jahr. Beim Knaben tritt eine präpubertäre Wachstumsverlangsamung auf, die sogar zu einem Abweichen von der Längenperzentilenkurve führen kann.

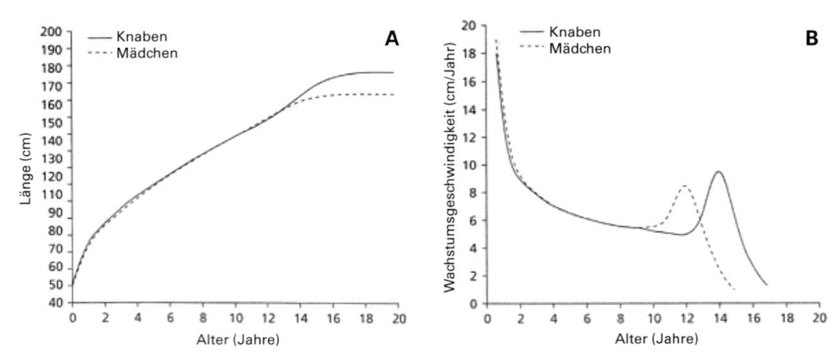

Wachstumskurven: Knaben und Mädchen. A= Körperlänge, B=Wachstumsgeschwindigkeit.

Wachstumsschub in der Pubertät

In der Pubertät werden die Geschlechtshormone für das Wachstum entscheidend. Der erste biologische Marker für den Pubertätsbeginn ist die vermehrte Ausscheidung von Hypophysenhormonen: nächtliche pulsatile LH-Sekretion, gefolgt vom Anstieg der FSH-Sekretion. Der Pubertätsbeginn sowie deren Verlauf sind dabei individuell sehr unterschiedlich. Tritt die Pubertätsentwicklung zu früh auf, spricht man von Pubertas praecox: Dabei treten die sekundären Geschlechtsmerkmale (Behaarung, Wachstum der Geschlechtsorgane) vor dem

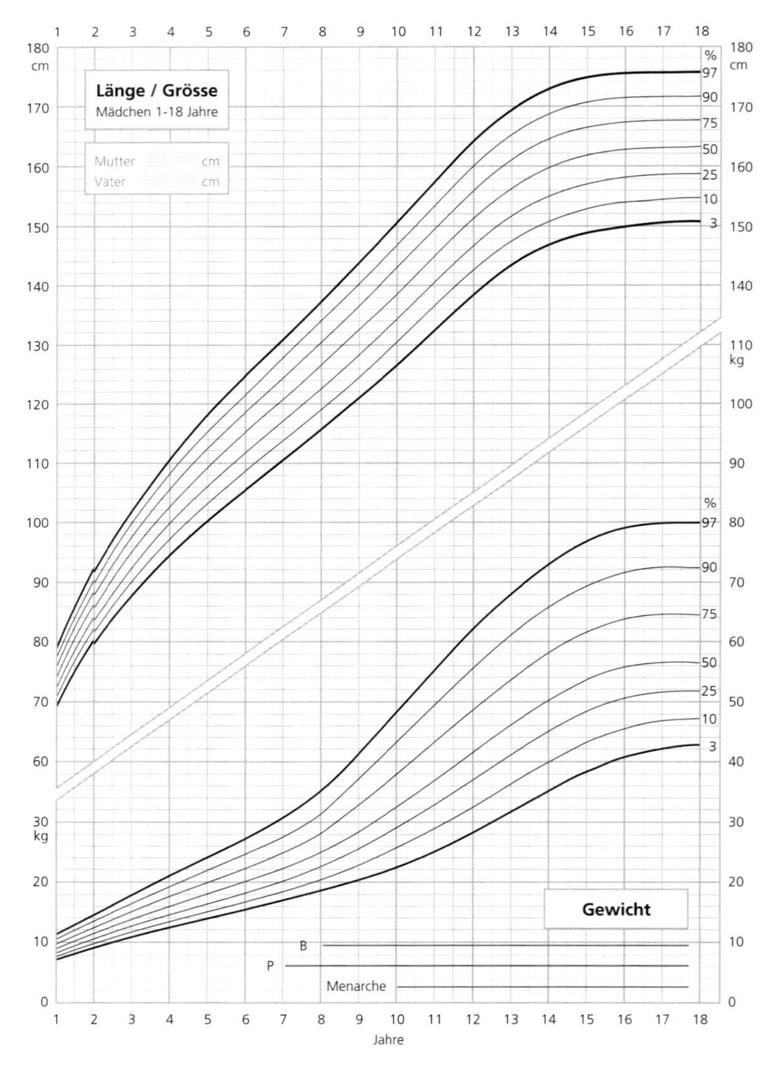

Perzentilenkurve

achten Lebensjahr bei Mädchen bzw. vor dem neunten bei Jungen auf. Von einer verzögerten Pubertät bzw. Pubertas tarda spricht man, wenn sekundäre Geschlechtsmerkmale erst nach dem 14. (Mädchen) resp. 15. Lebensjahr (Knaben) auftreten. Ist das eine oder andere bei Ihrem Kind der Fall, muss dringend weiter abgeklärt werden. Die Pubertätsdauer kann stark variieren. Durchschnittlich beträgt sie beim Mädchen 4,2 Jahre, beim Knaben 31/2 Jahre.

Beim Mädchen beginnt der Wachstumsspurt mit dem Beginn der Brustentwicklung und erreicht den Höhepunkt sechs bis neun Monate später. Die Menarche (erste Regelblutung) stellt das Ende der Pubertätsentwicklung dar. Als Faustregel gilt, dass im Mittel nach der Menarche noch ein Längenwachstum von rund 7 cm zu erwarten ist.

Bei Jungen ist der Pubertätseintritt in der Regel zwei Jahre später als bei den Mädchen. Der Wachstumsspurt beginnt bei einem Hodenvolumen von 6 bis 8 ml und erreicht die Spitze bei einem Hodenvolumen von 10 bis 12 ml. Da die Knaben zwei Jahre länger mit einer präpubertären Wachstumsgeschwindigkeit von nur 5 cm/Jahr wachsen und der Wachstumsspurt um 3 bis 5 cm größer ist, sind die erwachsenen Männer (Mittel: 176 cm) etwa 10 bis 12 cm größer als die Frauen (Mittel: 165 cm). Jugendliche mit einer konstitutionellen Verzögerung der Pubertät zeigen einen abgeflachten pubertären Wachstumsspurt, wachsen aber länger als Jugendliche, die eher früh reifen und einen steileren Wachstumsspurt haben. Beide erreichen aber eine ähnliche Endlänge, wenn sie ursprünglich auf der gleichen Perzentile gestartet sind.

Wichtig ist: Fällt die Wachstumsgeschwindigkeit in dieser Zeit unter 4 cm/Jahr, ist eine Abklärung indiziert!

Familienrahmen

Die endgültige Körpergröße wird in einem gewissen Rahmen vererbt. Wir tragen dieser Tatsache Rechnung, indem wir aus der Elterngröße die so genannte Zielgröße für das Kind nach einer Formel berechnen:

$$\text{Zielgröße} = \frac{\text{Größe Vater} + \text{Größe Mutter} \begin{array}{l} -6.5 \text{ cm für Mädchen} \\ +6.5 \text{ cm Für Knaben} \end{array}}{2}$$

Wird die Zielgröße auf der Wachstumskurve eingetragen, so sieht man, ob das Kind ungefähr in die Zielgröße der Eltern hineinwachsen wird. Diese Formel spiegelt die Tatsache wider, dass der durchschnittliche Größenunterschied zwischen Frau und Mann 13 cm beträgt. Bei Familien mit sehr unterschiedlichen Körpergrößen kann diese Formel etwas irreleiten, weil das Kind ja die Größe hauptsächlich von der vielleicht sehr großen Mutter (oder dem riesigen Großvater) oder dem vielleicht eher kleinen Vater geerbt haben könnte.

Gleichaltrige

Die Perzentilenkurven dienen dem Vergleich mit Gleichaltrigen. Ein Platz auf der 10. Perzentile bedeutet beispielsweise, dass 9 von 100 gleichaltrigen, gesunden Kindern kleiner und 90 größer sind. Dabei ist die Variabilität sehr groß: So sind „normale" vierjährige Mädchen zwischen 96 und 110 cm, mit zehn Jahren 126 bis 148 cm, mit zwölf Jahren 146 bis 170 cm, was sage und schreibe einen Unterschied von 24 cm ergibt!

Nicht nur die Endgröße, sondern auch die Geschwindigkeit, mit der diese erreicht wird, wird vererbt. Man spricht von Frühentwicklern resp. Spätentwicklern – oder von konstitutioneller Verzögerung bzw. Beschleunigung von Wachstum und Pubertätsentwicklung. Diese Unterschiede sind normal. Um diesen Faktoren Rechnung zu tragen, muss man das „biologische" Alter des Kindes kennen. Als Maß für das biologische Alter bestimmt man aus dem Handröntgenbild das Knochenalter. Wenn dieses Knochenalter bekannt ist, können ab dem Alter von ca. sieben Jahren recht gute Prognosen über die zukünftige Erwachsenengröße berechnet werden.

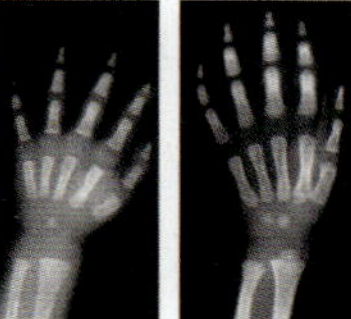
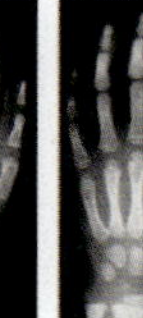
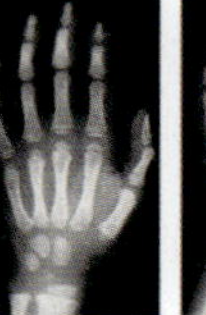
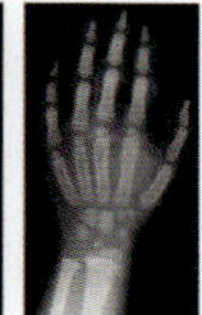

Knochenalter

Psychosoziologie der Körpergröße

Es existieren diverse Studien, die den Nachteil einer kleinen Körpergröße zu beweisen suchen. So zum Beispiel bei Brüderpaaren: Der Größere hat im Durchschnitt besseren schulischen Erfolg. Oder eine Studie bei 19-Jährigen: Diejenigen mit Hochschulabschluss sind im Durchschnitt größer als die mit Hauptschule/Realschule. Hier sind aber ethnische Einflüsse nicht berücksichtigt!

Erklärt werden diese Beobachtungen oft mit der Vermutung, dass „der Kleinste zu sein" die Selbsteinschätzung und das Selbstbewusstsein mindern. Ärzte und Eltern sehen sich zunehmend dem Druck ausgesetzt, Kleinwuchs nicht nur zu problematisieren, sondern auch zu behandeln. Während im Falle eines nachgewiesenen Wachstumshormonmangels die Notwendigkeit einer Behandlung unumstritten ist, ist dies bei kleinwüchsigen, aber ansonsten völlig normalen Kindern erheblich unklarer. Obwohl Kleinwuchs an sich keinen Krankheitswert besitzt, wird oft eine soziale und psychische Benachteiligung der Betroffenen unterstellt. Viele der in diesem Zusammenhang wiederholten Annahmen halten einer kritischen Überprüfung allerdings nicht stand. Im Gegensatz hierzu belegen neuere Untersuchungen die Normalität von Kleinwüchsigen ohne fassbare krankhafte Ursachen. In einem Test bei Kindern mit einer Größe unterhalb der 10. Perzentile konnte eindrucksvoll belegt werden, dass Status und Bildungsniveau der Eltern (vor allem der Mutter) einen bedeutend größeren Einfluss auf die Kompetenz hatten, als die Körpergröße der Kinder. Die Annahme, Kleinwuchs gehe gehäuft mit psychischen Problemen, kognitiven Defiziten und sozialer Benachteiligung einher, basiert überwiegend auf älteren, schlechten Studien, die einer Überprüfung nicht standhalten!

Kleinwuchs als Normvariante

Mithilfe der Knochenalterbestimmung werden grundsätzlich zwei verschiedene Muster des „normalen" Kleinwuchses unterschieden:

- Kleinwuchs mit Verzögerung der Knochenreifung
- Kleinwuchs ohne Verzögerung der Knochenreifung.

Der Kleinwuchs mit Knochenalterverzögerung ist vorübergehend, man spricht auch von einer konstitutionellen Verzögerung von Wachstum und Pubertät. Bei diesen Kindern setzt die Pubertätsentwicklung verspätet ein, endet später und verzögert dadurch auch den Abschluss des Wachstums. Diese Jugendlichen wachsen also länger als der Durchschnitt und erreichen deshalb später eine normale Erwachsenengröße. Sie sind also während der Kindheit und Adoleszenz kleinwüchsig und wirken jünger, als sie chronologisch sind. Da die geistige Entwicklung altersgemäß verläuft, werden sie mit Recht ihrem chronologischen Alter entsprechend eingeschult. Im Gegensatz dazu ergibt der Kleinwuchs ohne Knochenalterverzögerung eine geringere Erwachsenengröße. Die Pubertätsentwicklung verläuft dabei altersgemäß. Als Normvariante handelt es sich meistens um einen familiären Kleinwuchs (kleine Eltern). Typische Vertreter dafür sind Kinder süditalienischer Eltern. Früh- und Spätentwickler haben in den meisten Fällen einen (oder beide) Elternteil, der sich ebenfalls früh bzw. spät entwickelt hat.

Diese Normvarianten können medizinisch kaum beeinflusst werden. Selbst eine extrem teure Therapie mit Wachstumshormonen bringt diesen Kindern kaum zusätzliche Zentimeter, da sie ja selbst genügend Wachstumshormon haben.

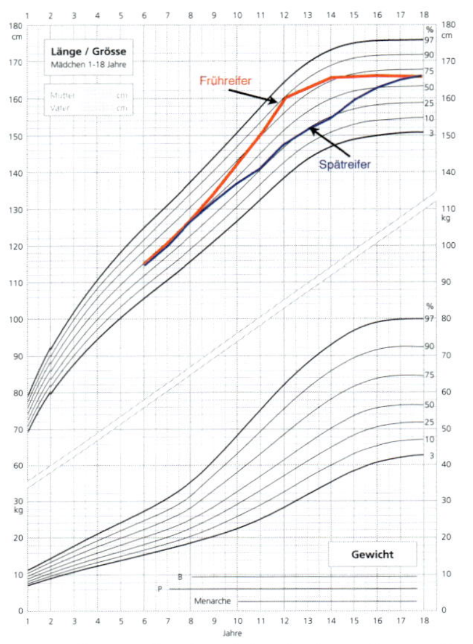

Spätreifer werden letztlich gleich groß wie die Frühreifer!

Differenzialdiagnose

Neben den oben genannten Normvarianten müssen krankhafte Ursachen für einen Kleinwuchs ausgeschlossen werden:

- Kleinwuchs mit verzögerter Knochenreifung wie psychosozial bedingter Kleinwuchs (Deprivation, Vernachlässigung, Unterernährung u. Ä.), chronische Krankheiten (z. B. Zöliakie, Niereninsuffizienz, Schilddrüsenunterfunktion, Wachstumshormonmangel)
- Kleinwuchs ohne verzögerte Knochenreifung wie Dysmorphie-Syndrome mit/ohne Chromosomenstörung (z. B. Turner-Syndrom, Silver-Russel-Syndrom usw.) und Knochen- und Knorpelbildungsstörungen (Skelettdysplasien).

Wichtig

Nur sehr wenige Kinder leiden effektiv an einer Wachstumsstörung. Das Wachstum ist ein Gradmesser für das Wohlergehen und die Gesundheit eines Kindes. So kann jede chronische Allgemeinerkrankung das Wachstum beeinträchtigen. Wenn ein Kind zu groß oder zu klein ist, oder falls die Wachstumsgeschwindigkeit nicht normal ist, ist eine Abklärung unumgänglich. Und, die Körpergröße ist letztlich nicht alles, oder?

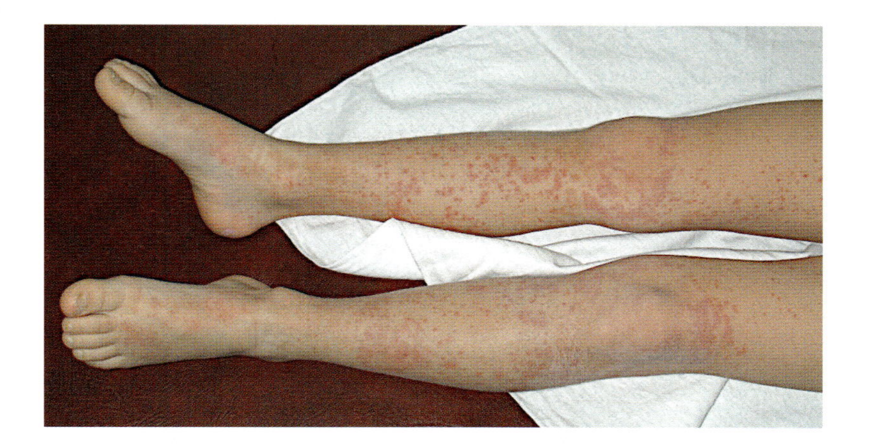

Die Purpura Schönlein-Henoch (PSH) ist eine Erkrankung der kleinen Blutgefäße, einschließlich der sogenannten Kapillaren. Diese Entzündung nennt man Vaskulitis (Gefäßentzündung). Vornehmlich sind die Haut, der Darm und die Nieren betroffen. Die entzündeten Blutgefäße werden brüchig und können in die Haut bluten, wodurch eine tiefrote oder blaue Verfärbung entsteht, die Purpura genannt wird. Die Gefäße können ebenso in den Darm und in die Nieren bluten, wodurch blutiger Stuhl bzw. blutiger Urin entstehen. Die Erkrankung ist benannt nach den Ärzten Henoch und Schönlein, die unabhängig voneinander die Erkrankung vor über 100 Jahren erstmals beschrieben.

Definition

PSH ist keine seltene Erkrankung in der Kindheit, vielmehr ist sie die häufigste Vaskulitis (Gefäßentzündung) bei Kindern zwischen fünf und 15 Jahren. Sie ist gekennzeichnet durch eine Entzündung der kleinen Blutgefäße, die zu Symptomen in vielen verschiedenen Organen führen kann. Hauptsächlich betroffen sind Haut, Gelenke, der Darm und die Nieren.
PSH tritt häufiger bei Jungen als bei Mädchen auf. Manchmal wird die Erkrankung auch rheumatoide Purpura genannt, weil auch Muskeln und Gelenke mitbeteiligt sein können.

Ursache

Die Gefäßentzündung entsteht durch eine Überreaktion des Immunsystems. In der entzündeten Gefäßwand finden sich vermehrt Ablagerungen von Antikörpern (speziell Immunglobulin A). Die Ursache der PSH ist jedoch unbekannt. Infektionserreger wie Viren und Bakterien können die Erkrankung eventuell auslösen, denn sie folgt nicht selten einer normalen Erkältung resp. viralen Erkrankung. Andererseits sind auch Fälle von PSH in der Folge von Medikamenteneinnahme, Insektenstich, Kälteeinwirkung, chemischer Giftstoffe und der Aufnahme gewisser Nahrungsmittel beobachtet worden.

Einflüsse

Die PSH ist keine Erbkrankheit, sie ist nicht ansteckend und kann nicht verhütet werden.

Symptome

Das typische Zeichen ist der Hautausschlag, der bei allen Patienten mit PSH vorhanden ist. Der Ausschlag beginnt gewöhnlich mit kleinen Quaddeln oder rötlichen Flecken oder rötlichen Papeln, die dann eine Einblutung zeigen und dunkelrot oder lila werden. Die Purpura findet sich gewöhnlich an den Beinen und am Gesäß, aber einzelne Veränderungen können auch anderswo am Körper erscheinen. Schmerzhafte Gelenke (Arthralgie) oder auch geschwollene Gelenke mit Bewegungseinschränkung (Arthritis) finden sich häufig an Sprunggelenken und Kniegelenken und seltener an Hand- und Ellenbogengelenken sowie Fingern. Die Schwellung des Bindegewebes an Händen, Füßen, Stirn und Hodensack kann früh in der Erkrankungsphase auftreten, insbesondere bei sehr jungen

Kindern. Die Gelenkerscheinungen sind vorübergehend und verschwinden innerhalb weniger Tage. Wenn die Darmgefäße sich entzünden, kommt es zu Bauchschmerzen in mehr als 60 % der Fälle, dies kann mit starken Koliken um den Nabel herum auftreten. Gleichzeitig kann eine Darmblutung mit blutigem Stuhl auftreten.

Komplikationen

Selten kann es zu einer unerwünschten Darmeinstülpung kommen, was man Invagination nennt. Dies kann zum Darmverschluss und zum Absterben des eingeschlagenen Darmes führen und muss eventuell sogar chirurgisch behandelt werden. Wenn sich die Nierengefäße entzünden, können sie ebenfalls bluten, was in 20 bis 35 % der Patienten

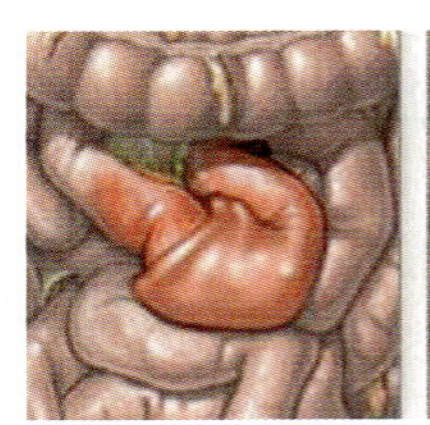

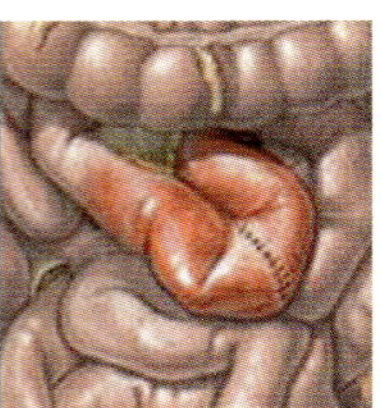

passiert. Neben dem Nachweis von Blut im Urin findet man dann eventuell auch Eiweiß. In den meisten Fällen sind die Nierenveränderungen nicht ernsthafter Natur. In seltenen Fällen kann jedoch die Nierenerkrankung über Monate oder Jahre bestehen bleiben und später zum Nierenversagen fortschreiten (bei 1 bis 5 %). Weitere Krankheitserscheinungen wie Krämpfe, Hirn- oder Lungenblutung und Schwellung der Hoden sind ebenfalls Folge der Gefäßentzündung in diesen Organen und treten seltener auf.

Verlauf

Gewöhnlich verschwinden alle Erscheinungen nach spätestens vier bis sechs Wochen. Gelegentlich gehen die Gelenkschmerzen dem Auftreten des typischen Hautausschlages einige Tage voraus. Die Erscheinungen können alle gleichzeitig auftreten oder erst allmählich. Die Erkrankung ist bei allen Kindern ähnlich, aber das Ausmaß der Beteiligung von Haut und inneren Organen kann sehr unterschiedlich sein. Die PSH kann als eine einzelne Krankheitsphase auftreten oder mit mehreren Rückfällen. PSH tritt bei Kindern viel häufiger auf und hat bei Erwachsenen eine schlechtere Prognose.

Diagnose

Die Diagnose der Purpura Schönlein-Henoch basiert auf dem Vorhandensein der beschriebenen Hautausschläge und dem gleichzeitigen Auftreten von Bauchschmerzen, Gelenkentzündung und Nachweis von Blut im Urin. Andere Erkrankungen, die ein ähnliches Bild hervorrufen können, müssen ausgeschlossen werden. Es gibt keine spezifischen Tests, die die Diagnose einer Purpura Schönlein-Henoch beweisen würden. Die Blutsenkungsgeschwindigkeit (BSG) oder das C-reaktive Protein (CRP) geben einen Hinweis auf das Ausmaß der allgemeinen Entzündung und können erhöht oder auch normal sein. Der Nachweis von Blut im Stuhl kann auch schon bei einer kleinen Darmblutung positiv sein. Der Urin sollte während der Erkrankung mehrfach untersucht werden, um eine Nierenbeteiligung zu entdecken. Eine geringe Ausscheidung von Blut im Urin ist häufig und verschwindet mit der Zeit.

Behandlung

Die meisten PSH-Patienten haben einen günstigen Verlauf und brauchen keinerlei Medikation. Die Behandlung, wenn sie notwendig ist, besteht überwiegend in unterstützenden Maßnahmen mit Schmerzmitteln wie Paracetamol (Panadol, Dafalgan, Influbene, Acetalgin usw.) oder nicht-steroidalen Antirheumatika wie Ibuprofen oder Naproxen, insbesondere wenn die Gelenkschmerzen stark sind.

Die Gabe von Steroiden (Kortisonpräparate) ist bei Patienten angezeigt, die eine schwere Magen-Darmsymptomatik oder Darmblutung haben, und in seltenen Fällen mit schweren Erscheinungen von anderen Organen wie zum Beispiel der Hoden. Nur wenn die Nierenerkrankung schwer ist, sollte eine Behandlung mit Steroiden und immunsuppressiven Medikamenten begonnen werden.

Prognose

Der gesamte Krankheitsverlauf dauert meist nicht mehr als vier bis sechs Wochen. Die Hälfte der Kinder hat mindestens einen Rückfall innerhalb von sechs Wochen, der oft kürzer und leichter ist. Die überwiegende Mehrzahl der Patienten wird wieder vollständig gesund. Der Urin sollte während der Erkrankung mehrfach untersucht werden, bis alle Krankheitserscheinungen verschwunden sind. In manchen Fällen können die Nieren auch noch mehrere Wochen nach Krankheitsbeginn in Mitleidenschaft gezogen werden. Der kleine Prozentsatz der Patienten, die eine fortbestehende oder schwere Nierenerkrankung zeigen, können einen langsam fortschreitenden Verlauf nehmen mit der Möglichkeit des Nierenversagens. Während der akuten Erkrankung sollte normalerweise die körperliche Betätigung begrenzt bleiben, und Impfungen sollten zurückgestellt werden.

Überreicht durch

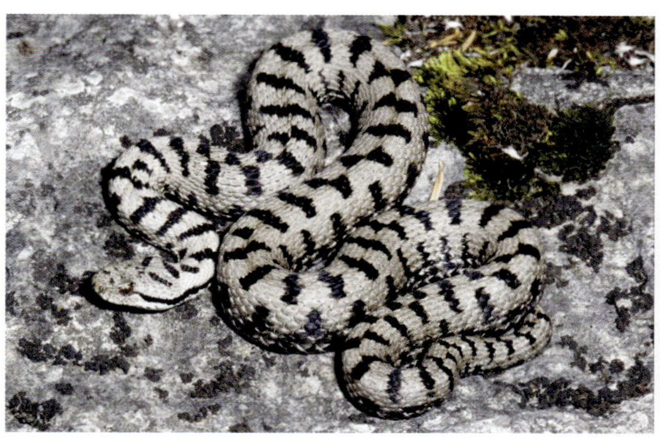

Viper

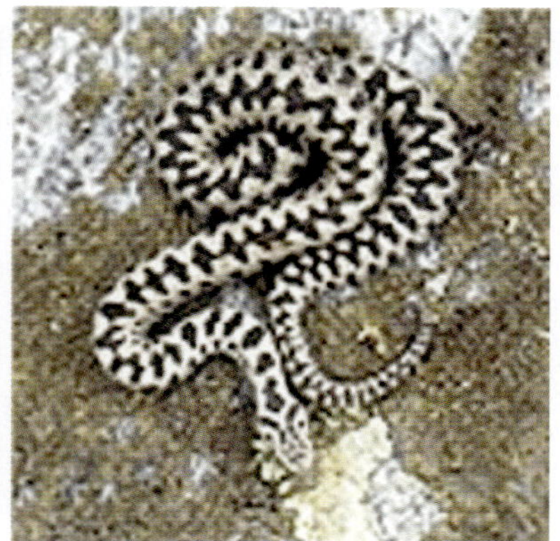

Kreuzotter

In der Schweiz werden etwa 50 Personen pro Jahr von Schlangen gebissen, darunter 15 Kinder. In zwei Drittel der Fälle waren es einheimische und in einem Drittel exotische Schlangen, die zugebissen haben. Obwohl sich darunter auch gefährliche Arten wie Kobras, Klapperschlangen oder Mambas befanden, hat es in der Schweiz schon seit 1960 keine Todesfälle durch Schlangenbisse mehr gegeben. Wie bei Insektenstichen können bei Schlangenbissen vor allem allergische Reaktionen lebensbedrohlich werden. Anders als bei den Insektenstichen bedürfen aber alle Giftschlangenbisse der ärztlichen Betreuung.

Einleitung

Die Gefährlichkeit und Häufigkeit von Schlangenbissen wird stark überschätzt. In der Regel wird man kaum eine Schlange zu Gesicht bekommen, denn die Tiere sind extrem scheu und meiden die Nähe zum Menschen. Sich nähernde Menschen werden von den sensiblen Sinnesorganen der Schlange schnell registriert. Sie flüchtet dann, lange bevor sie entdeckt werden kann. Zu Schlangenbissen kommt es aber dann, wenn man eine schlafende Schlange in ihrem Versteck aufstöbert, in die Enge treiben, oder wenn versucht wird, sie zu fangen.

Die in unseren Breitengraden vorkommenden Giftschlangen gehören ausschließlich zur Familie der Viperiden. Zu den wichtigsten Vertretern gehören die Vipera aspis (Aspisvipern) und Vipera berus (Kreuzotter).

Schlangengift

Die Schlangengifte bestehen aus einer Mischung aus Eiweißen und Enzymen, die eine Reihe von Schädigungen verursachen können. Bei den europäischen Vipern stehen lokale Gewebsläsionen, Symptome des Herz-Kreislaufsystems und anaphylaktische (allergische) Reaktionen im Vordergrund. Selten können Störungen der Blutgerinnung auftreten.

Wo kommen Schlangen vor?

Schlangen kommen im deutschsprachigen Raum eher selten vor. Die beiden einheimischen Giftschlangenarten, haben ihre Hauptverbreitung an sonnigen Hanglagen im Jura und in den Alpen. Für Laien ist es kaum möglich, aus Distanz giftige von harmlosen Schlangen sicher zu unterscheiden. Alle einheimischen Schlangen mit einer Gesamtlänge von über 90 cm sind mit Sicherheit harmlos. Vorsicht ist aber grundsätzlich jeder Schlange gegenüber geboten. Achtung: alle Schlangenarten der Schweiz stehen seit 1967 unter bundesrechtlichem Schutz. Wer eine Schlange erschlägt, macht sich strafbar!

Nützliche Informationen über Schlangen

- Schlangen sind wechselwarme Tiere, das heißt, ihre Körpertemperatur ist von der Umgebungstemperatur abhängig. Den Winter verbringen sie in einer Kältestarre. Während ihrer aktiven Phase von Februar bis Mitte Oktober halten sie sich vor allem bei warmem und feuchtem Wetter im Freien

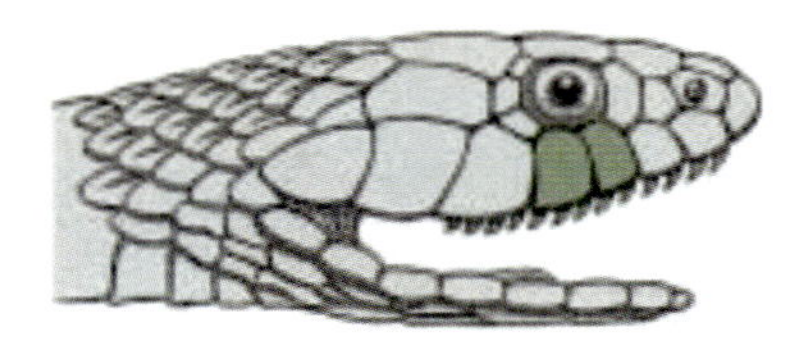

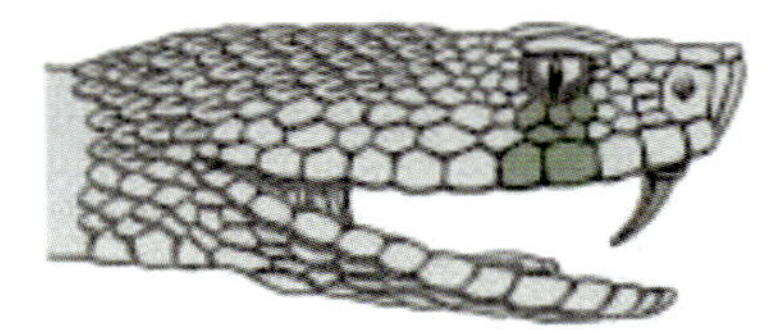

Die nicht giftigen einheimischen Nattern-Arten haben eine runde Pupille und nur eine Reihe Schuppen zwischen Auge und Maul.
Die giftigen Aspisvipern und Kreuzottern haben eine senkrechte Spaltpupille und mehrere Schuppenreihen zwischen Auge und Maul.

auf. Bei Hitze, Trockenheit, Kälte oder starkem Regen bleiben sie in ihren Schlupfwinkeln oder verbergen sich.

- Schlangen haben keine Ohröffnungen und sind taub. Sie reagieren aber rasch auf visuelle Reize. Auffällige Bewegungen veranlassen sie zur Flucht.
- Schlangen sind scheue Tiere. Sie greifen niemals ohne Not einen Menschen an.
- Schlangen zwängen sich oft in enge Ritzen und Spalten, die ihnen guten Schutz vor Feinden gewähren. Holzstöße, Bruchsteinmauern, Bretter, Stein-, Blech- und Eternitplatten sind daher bevorzugte Schlupfwinkel.
- Die nicht giftigen einheimischen Natternarten haben eine runde Pupille und nur eine Reihe Schuppen zwischen Auge und Maul.
- Die giftigen Aspisvipern und Kreuzottern haben eine senkrechte Spaltpupille und mehrere Schuppenreihen zwischen Auge und Maul.

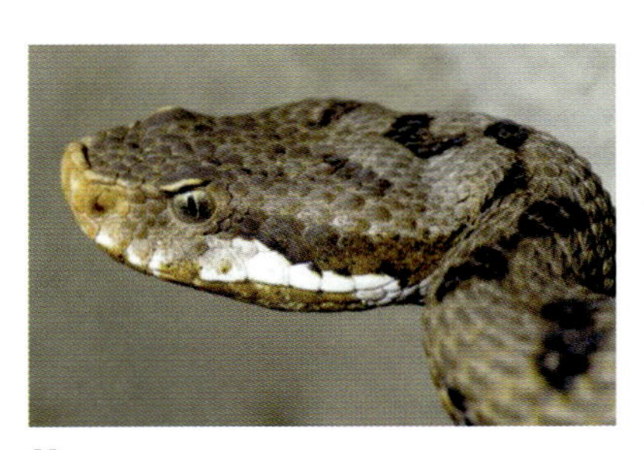

Viper

- Schlangen, die bei Annäherung eines Menschen unbeweglich liegen bleiben, sind nicht unbedingt tot, sondern schlafen oder verlassen sich auf ihre Tarnung.
- Schlangen, die sich einem Menschen nähern, haben diesen sicher nicht bemerkt und versuchen keinesfalls anzugreifen. Eine auffällige Bewegung veranlasst das Tier zur Flucht.
- Einheimische Giftschlangen können maximal halb so weit vorschnellen, wie sie lang sind.

Krankheitsbild

Der größte Teil der Schlangenbiss-Vergiftungen verläuft mit nur leichten Symptomen. Man muss lokale von allgemeinen Symptomen unterscheiden: Bissmarke (wie Doppelpunkt), Schmerzen, lokale Schwellung (kann sich regional über die ganze Extremität ausbreiten), Unterhautblutungen.

Differenzialdiagnose

Bisse ungiftiger Schlangen. Oft werden die Schlangen von den Kindern nicht erkannt, geschweige denn so umschrieben, dass eine Identifizierung möglich ist.

Komplikationen

Als Komplikationen können allgemeine Reaktionen auftreten: Unwohlsein, Erbrechen, Bauchschmerzen, Durchfall, Blutdruckabfall (Schock), evtl. allergischer Schock; bei sensibilisierten Personen können akute Asthmabeschwerden auftreten.

Was können Sie tun, um Schlangenbisse zu vermeiden?

- Wenn Sie eine Schlange sehen, sollten Sie sie nicht versehentlich in die Enge treiben. Ziehen Sie sich mindestens zwei Meter zurück, um dem Tier die Flucht zu ermöglichen. Fotos nur aus sicherer Entfernung machen.
- Versuchen Sie niemals, den Helden zu spielen und zu versuchen, die Schlange zu fangen!
- Laufen Sie in unsicherem Terrain nicht barfuß oder in Sandalen, bevorzugen Sie geschlossenes Schuhwerk (auch Kinder!).
- Beim Absitzen erst schauen, wo Sie sich hinsetzen!
- Vorsicht beim Griff ins Unterholz, insbesondere im Dunkeln. Legen Sie deshalb Feuerholz tagsüber zurecht!
- Gefährlich ist es, nachts ohne ausreichende Beleuchtung herumzulaufen.
- Beim Klettern immer darauf achten, wohin Sie greifen, nie unbedacht in Spalten greifen!
- Nicht in Gebüsch und Gestrüpp greifen. Beeren- und Pilzsammler klopfen Gebüsch erst mit einem Stock ab.
- Abgelegte Kleidung vor dem Anziehen untersuchen und ggf. ausschütteln.
- Schlafen Sie in schlangenreichen Gebieten nicht draußen auf dem Boden, sondern in einem Zelt oder auf einem Feldbett.
- Sammeln Sie nachts Holz nur mit der Taschenlampe ein.
- Drehen Sie keine Steine oder auf dem Boden liegende Äste um, denn darunter könnte eine Schlange schlafen.
- Lassen Sie Kleinkinder nicht an unübersichtlichen Orten spielen, und erklären Sie ihnen die Gefahr, die von einer Schlange bei falschem Verhalten (etwa wenn man sie reizt) ausgehen kann.

Notfalltherapie

1. Entfernen Sie den Verletzten sofort aus der Gefahrenzone.
2. Beruhigen Sie den Verletzten. Vermeiden Sie Panik bei sich und beim Opfer um jeden Preis!
3. Versuchen Sie, die Schlange ohne eigene Gefährdung zu identifizieren: Kopfform (breit, schmal, eckig abgesetzt?), Augenform (Pupillen: rund oder schmal?), Farbe, Zeichnung, Bissmarken? Haben Sie einen Fotoapparat oder ein Fotohandy zur Hand? Der Arzt kann dann später gegebenenfalls leichter das richtige Serum auswählen.

4. Es ist mit einer großen Schwellung zu rechnen. Entfernen Sie daher alle Ringe, Armbänder, Uhren, beengende Kleidung etc.
5. Richten Sie jetzt alle Bemühungen auf einen schnellen Transport zum nächsten Arzt.
6. Betroffene Gliedmaßen ruhigstellen (z. B. durch Schienung mit einem Ast und gute Polsterung, um Druckstellen zu vermeiden). Bei einem Biss in den Fuß oder in ein Bein sollte der Patient liegend transportiert werden, um eine Verteilung des Giftes im Körper nicht zu beschleunigen.
7. Beobachten Sie den Patienten beim Transport. Das größte Risiko ist ein eintretender Kreislaufschock – dann Schocklagerung (Kopftieflagerung und unter Umständen Wiederbelebungsmaßnahmen einleiten, bei Bewusstlosigkeit in stabiler Seitenlage lagern).
8. Bei bekannter Allergie auf Schlangenbisse und bei Vorhandensein von Blutdruckabfall oder Bewusstlosigkeit innerhalb von Minuten Notfallmedikamente verabreichen (z. B. EpiPen).

Prognose

Alle Patienten müssen nach einem Biss durch eine einheimische Viper beobachtet werden. Entwickelt sich in den ersten Stunden nach dem Biss keine lokale Schwellung, so ist es äußerst unwahrscheinlich, dass eine relevante Menge Gift injiziert worden ist.

Patienten, bei denen sich eine zunehmende Schwellung oder systemische Vergiftungszeichen entwickeln, sollten zur Überwach-ung in ein Krankenhaus gehen. Wenn innerhalb von 24 Stunden die Größenzunahme der Schwellung zum Stillstand gekommen ist, ein Blutdruckabfall nicht eingetreten ist, die Blutgerinnung unbeeinträchtigt geblieben ist und keine Probleme des Herzens oder EKG-Veränderungen beobachtet worden sind, ist eine Antiveninbehandlung unnötig.

Der Preis einer Behandlung mit Schlangengiftserum (Viperfav) beträgt rund 4000 Euro. Der Einsatz sollte auch der möglichen Nebenwirkungen wegen nur nach strengen Kriterien (Stockholmer Kriterien) erfolgen. Lediglich ca. 3 % aller Patienten mit Schlangenbiss benötigen eine Antivenintherapie.

Wichtig

Suchen Sie in jedem Fall nach einem Schlangenbiss sofort einen Arzt auf.

Nur dem Fachmann ist es möglich, die spezifischen Vergiftungssymptome zu erkennen und die richtige Behandlung einzuleiten.

Keinesfalls sollten „Wild-West-Methoden" wie Aufschneiden, intensives Kühlen, Aussaugen mit dem Mund oder Ausbrennen der Bissstelle durchgeführt werden. Auch eine Abbindung betroffener Extremitäten ist sinnlos. Unsinn ist auch die Anwendung jeglicher Art von Hausmitteln, Ayurveda, Kaffee, Alkohol, Streukügelchen, Homöopathie usw. Zeit damit zu verplempern, ist keine Erste Hilfe, sondern unterlassene Hilfeleistung und kann das Schlangenbissopfer gefährden!

Wichtig ist es, Atmung und Kreislauf (Vitalfunktionen) des Betroffenen zu überwachen. Ohne eindeutige Identifizierung des Gifttieres, ohne Möglichkeiten der Schockbehandlung ist eine Seruminjektion durch Laien viel zu riskant. Deshalb darf sie nur durch einen Arzt verabreicht werden.

Referenz

Das Tox-Zentrum gibt rund um die Uhr unentgeltlich ärztliche Auskunft: Tel. 145. Aus dem Ausland: +41 44 251 51 51, info@toxi.ch

Giftnotruf München: (0049) 089/19240

Schweizerisches Tropeninstitut Basel: +41 61/2848111

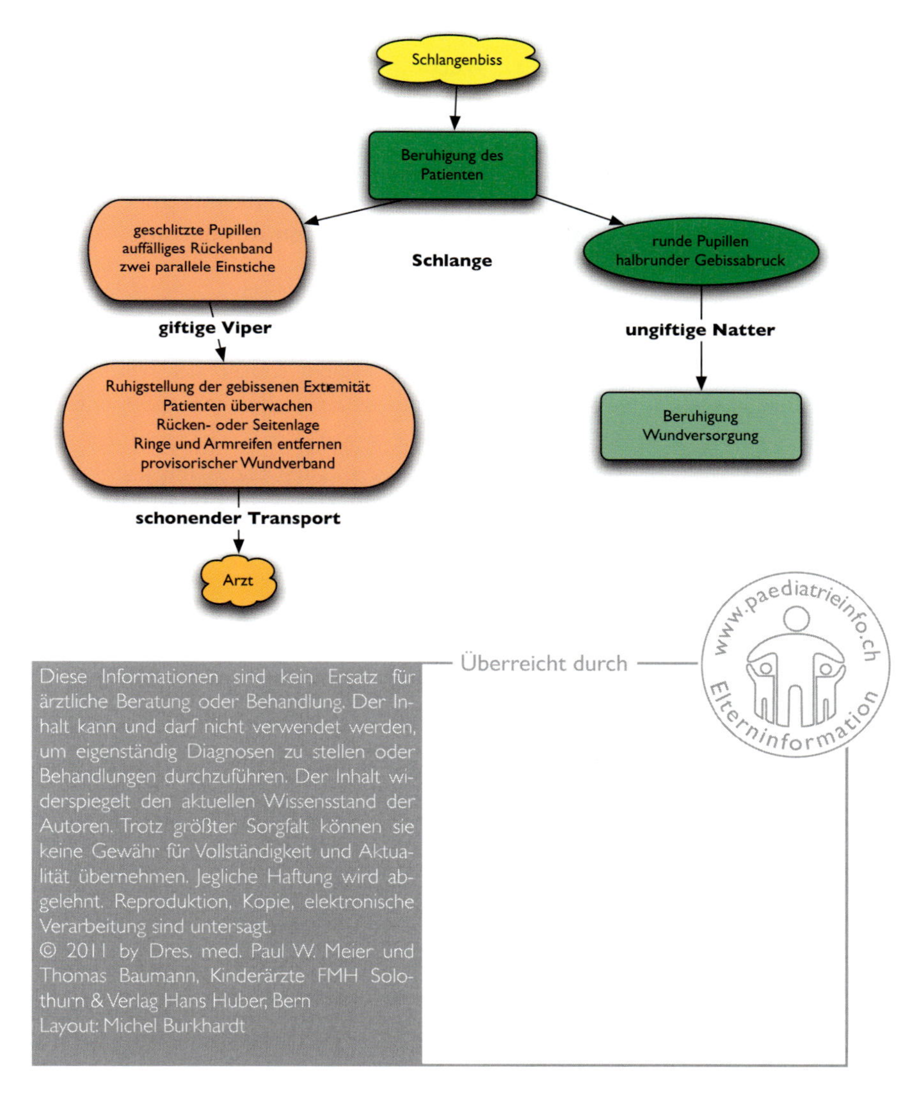

Überreicht durch

Thalassämie

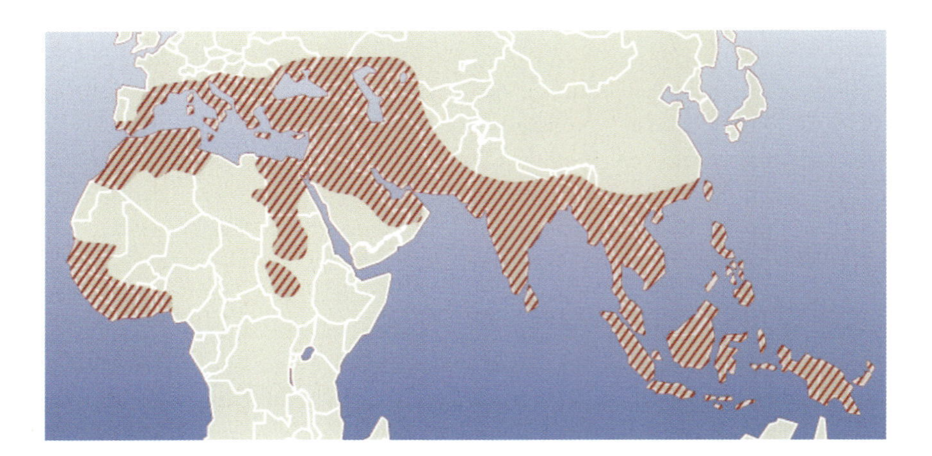

Thalassämien sind Erkrankungen der roten Blutkörperchen, bei denen das Hämoglobin nicht ausreichend gebildet bzw. vermehrt abgebaut wird. Das Resultat dieser Störung ist eine mehr oder weniger schwere Blutarmut (Anämie). Es sind genetisch bedingte Krankheiten, d. h. sie werden von den Eltern auf ihre Kinder übertragen. Dabei wird von jedem Elternteil ein Gen an das Kind vererbt. Wird ein defektes und ein gesundes Gen auf das Kind übertragen, kommt es zu keinen ausgeprägten Symptomen, der Minor-Form; werden hingegen zwei defekte Gene auf das Kind übertragen, kommt es zur vollständigen Ausbildung der Thalassämie, der Thalassaemia major. Bei der Ersten ist die Prognose gut, die Zweite ist mit verschiedenen Komplikationen verbunden.

Definition

Als **Thalassämien** (griechisch für Mittelmeeranämie) werden Erkrankungen der roten Blutkörperchen bezeichnet, bei denen durch einen Gendefekt das Hämoglobin nicht ausreichend gebildet bzw. gesteigert abgebaut wird. Die Ursachen sind vererbt und treten bei Menschen aus den Ländern ums Mittelmeer gehäuft auf.

Ursache

Unsere roten Blutkörperchen enthalten das lebenswichtige Hämoglobin. Es bindet den eingeatmeten Sauerstoff und transportiert ihn in den roten Blutkörperchen an die benötigte Körperstelle. Das Hämoglobin besteht einerseits aus einem komplexen Protein (dem Globin) und andererseits aus dem daran gebundenen Eisen (siehe Abbildung). Das Globin enthält vier verschiedene Eiweißketten (alpha, beta, gamma, delta), die in typischer Weise angeordnet sind. Zwei α-Ketten bilden mit jeweils zwei β -, γ - oder δ -Ketten Paare. Nun gibt es verschiedene Gendefekte, die zu einer mangelhaften Bildung der Globinketten und damit zu fehlerhaftem resp. ungenügenden Mengen an Hämoglobin führen. Die Gendefekte liegen je nach Typ auf dem Chromosom 11 (bei β-Thalassämie) oder 16 (bei α-Thalassämie).

Die meisten Gendefekte bei Thalassämie werden rezessiv vererbt. Dies bedeutet Folgendes: Da wir immer einen Chromosomensatz von der Mutter und einen vom Vater erhalten, liegen all unsere Chromosomen und Gene in doppelter Form in unseren Zellen. Bei einem rezessiven Erbgang wird man nur krank, wenn die beiden gleichen Gene defekt sind (auch homozygote Form genannt). Ist nur ein Gen defekt, das andere aber gesund (heterozygote Form), bleibt man gesund. Das gesunde Gen ist sozusagen „dominant".

Es wird sogar postuliert, dass Menschen mit der heterozygoten Form resistenter gegen die Malaria sind und deshalb die Thalassämie in den ehemaligen Malariagebieten wie z. B. dem Mittelmeerraum besonders oft auftritt, da die Menschen früher einen Überlebensvorteil hatten.

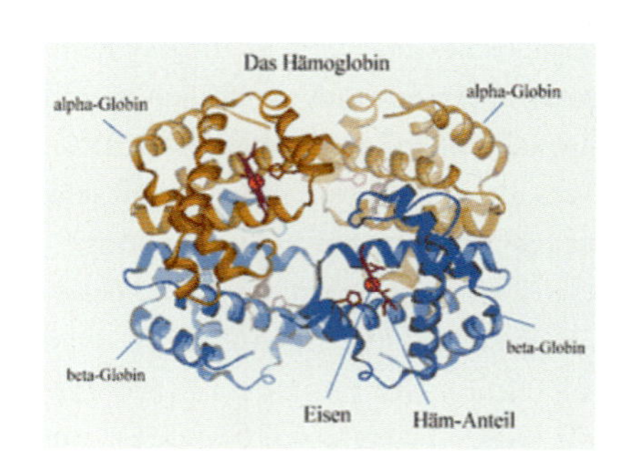

Formen

Die **β-Thalassämie** ist die häufigste Form der Thalassämie. Von ihr sind über 4000 verschiedene Mutationen bekannt, die sich in der Klinik wenig unterscheiden. Die β-Thalassämie wird in zwei Formen eingeteilt: die Thalassaemia minor (wenn nur ein Gen defekt ist, also die heterozygote Form) und die Thalassaemia major (homozygote Form).

Die **Thalassaemia minor** ist in Europa, vor allem bei Menschen, die aus den Mittelmeerländern stammen, recht häufig. Klinische Symptome treten nicht auf, die Betroffenen sind vollständig gesund. Allerdings zeigen sich bei einer Blutuntersuchung doch Veränderungen. So liegt das gemessene Hämoglobin unter den üblichen Normwerten und die roten Blutkörperchen sind besonders klein und wenig dicht (erniedrigtes MCV und MCH). Diese Konstellation sieht man auch bei einem Eisenmangel, weshalb bei Thalassaemia minor häufig zuerst ein Eisenmangel diagnostiziert und behandelt wird. Typischerweise nützt die Eisentherapie jedoch nichts, was den Verdacht auf eine Thalassaemia minor erweckt. Eine Hämoglobin-Elektrophorese kann dann Klarheit schaffen. Die Patienten mit Thalassaemia minor brauchen keinerlei Therapie und die erniedrigten Hämoglobinwerte müssen akzeptiert werden. Wichtig ist jedoch eine genetische Beratung, falls Kinderwunsch besteht. Es wird dann auch die Partnerin/der Partner untersucht, um das Risiko einer Thalassaemia major für ein Kind abzuschätzen.

Bei der **Thalassaemia major**, der homozygoten Form (auch Cooley-Anämie genannt), werden die β-Globinketten gar nicht gebildet, wodurch kein normales Hämoglobin produziert werden kann. Der starke Überschuss von γ- und δ-Globinen führt zu defekten, instabilen roten Blutkörperchen (Erythrozyten), die bereits im Knochenmark wieder zu Grunde gehen (ineffektive Erythropoese). Dadurch sind die Betroffenen schwer krank. Sie haben neben der schweren Blutarmut bereits wenige Monate nach der Geburt eine stark vergrößerte Leber und Milz (wegen dem vermehrten Umsatz an Erythrozyten), leiden später an Wachstumsstörungen, schweren Schäden innerer Organe und an Knochenfehlbildungen. Das Knochenmark versucht, die ineffektive Blutbildung durch eine massive Überproduktion zu kompensieren. Dadurch entstehen Verbreiterungen des Knochenmarks, die typischerweise in den Wangen- und Schädeldeckenknochen besonders ausgeprägt sind.

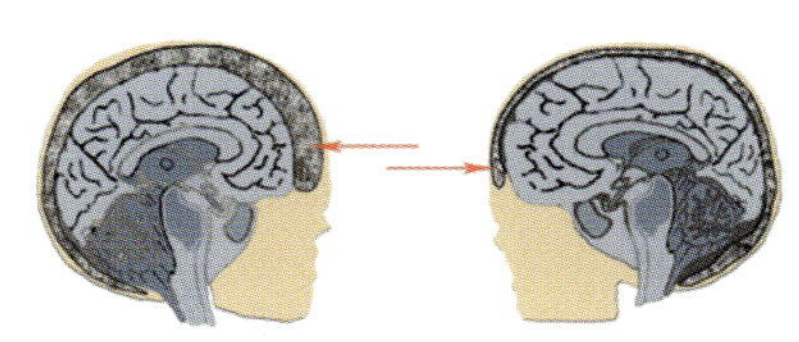

Schematische Darstellung der Veränderungen an der Schädelkalotte bei einem Thalassämiepatienten im Vergleich zu einem Gesunden. Die reaktive Zunahme des blutbildenden Gewebes bedingt eine Vergrößerung des Knochenmarksraumes mit den spezifischen Knochendeformationen. Die roten Pfeile zeigen den „Knocheninnenraum".

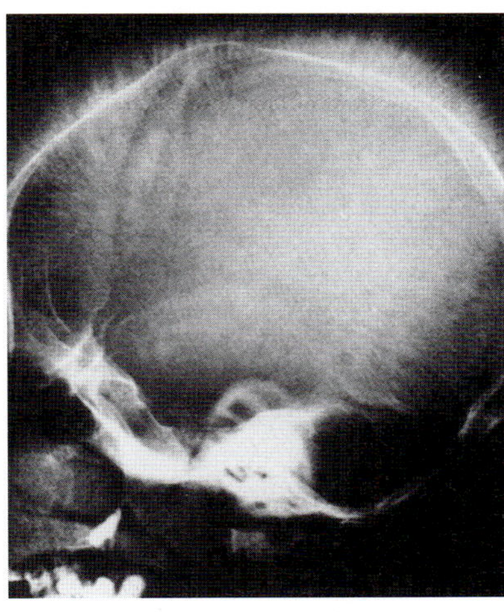

„Bürstenschädel" im Röntgenbild

Die Milz filtert die fehlerhaften Erythrozyten aus dem Blut und baut sie ab und vergrößert sich dabei. Es kommt zu einer Milzvergrößerung (Splenomegalie). Das Zerfallsprodukt der Erythrozyten (Bilirubin) steigt im Blut an, sodass es zur Gelbsucht (Ikterus) kommt. Da die schlechten roten Blutkörperchen auch schlechter Sauerstoff transportierten können, muss mehr Blut vom Herzen durch den Kreislauf gepumpt werden. Es kommt zu einer massiven Mehrbelastung des Herzens.

Die seltenere Variante ist die α-Thalassämie. Bei ihr kommt es durch

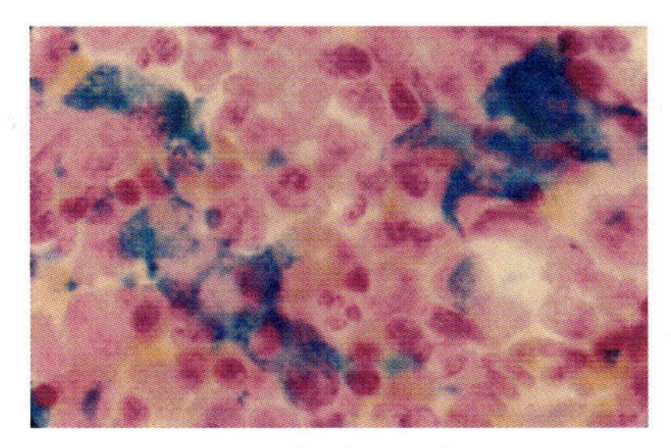

Excessives Eisen im Knochenmark

die fehlenden α-Ketten zu einem Überschuss an γ- und β-Globinen. Insgesamt sind ungefähr 55 Mutationen bekannt. Das Krankheitsbild wird durch die Zahl der noch funktionierenden α-Gene bestimmt. Bei der schwersten Form, der Inaktivierung aller vier α-Gene, kommt es zum Tod des Embryos in der Gebärmutter. Wenn drei Gene inaktiv sind, liegt die so genannte HbH-Krankheit vor, die durch eine leichtere Form einer Thalassämie gekennzeichnet ist. Insgesamt zeigen Patienten mit der HbH-Krankheit äußerlich kaum Symptome, da noch HbA-Moleküle gebildet werden können. Patienten mit HbH-Krankheit benötigen deswegen nur selten Bluttransfusionen.

Vorkommen

Weltweit zeigen etwa 15 Millionen Menschen klinische Symptome einer Thalassämie. Träger des Thalassämiegens (heterozygote Form) sind allerdings viel häufiger. Allein in Indien sind dies mehr als 30 Millionen Menschen. Die β-Thalassämie ist am häufigsten im Mittelmerraum anzutreffen: Griechenland, Italien und Spanien, aber auch in Zypern, Sardinien und Malta. Weiter sind Nordafrika, der Mittlere Osten, Indien und Osteuropa betroffen. Die α- Thalassämie ist dagegen am häufigsten in Südostasien, Indien, dem Mittlerem Osten und Afrika. Beide Geschlechter sind gleich betroffen.

Diagnose

Bei einem klinischen Verdacht (Blässe, Adynamie usw.) wird ein Hämoglobin bestimmt. Wenn dieses tief ist, gibt das Blutbild weitere Hinweise: Mehr als 5 Millionen Erythrozyten, kleine (mikrozytäre) und wenig dichte (hypochrome) rote Blutkörperchen sind ein Hinweis auf das Vorliegen dieser Erkrankung. Im Mikroskop sind typischerweise sog. Targetzellen (schießscheibenförmige Erythrozyten) und „Heinz-Körper" zu finden. Typisch ist auch ein normales oder sogar erhöhtes Serumeisen. Die Diagnose wird letztlich mittels einer Hämoglobin-Elektrophorese gesichert. Bei Kinderwunsch kann mittels Molekulargenetik der Nachweise der Mutationen eine Pränataldiagnostik erfolgen.

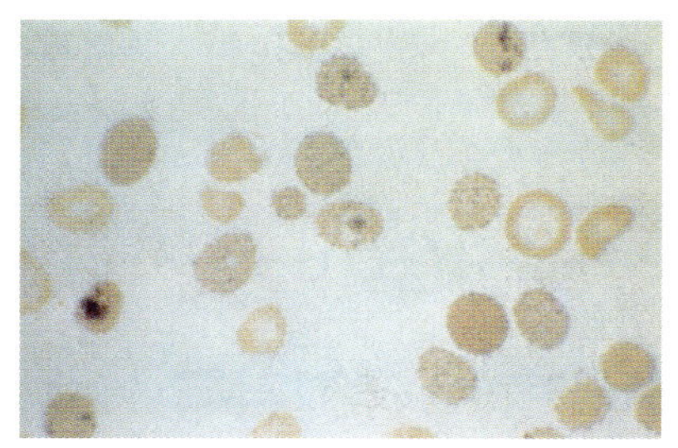

Typisches Blutbild mit Heinz-Körpern, die Golfbällen ähneln.

Therapie

Die Thalassaemia minor benötigt keinerlei Therapie. Bei einer Thalassaemia major erfolgt eine Therapie mit regelmäßigen Bluttransfusionen, der sogenannten Hypertransfusionsbehandlung. Das heißt, dass alle zwei bis vier Wochen eine bis drei Blutkonserven (Erythrozytenkonzentrate) transfundiert werden. Das Ziel ist die Unterdrückung der ineffektiven Blutbildung beim Patienten. Die früher noch regelmäßig durchgeführte Milzentfernung (Splenektomie) wird heute nur zurückhaltend oder so spät wie irgend möglich gemacht, da nach einer Milzentfernung das Risiko schwer verlaufender bakterieller Infektionen besteht.

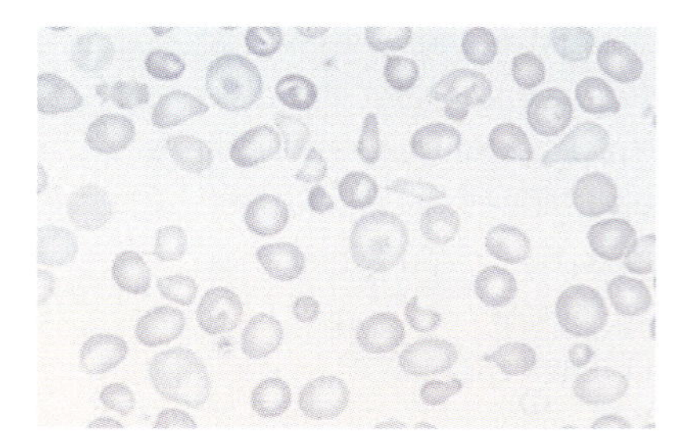

Blutbild mit Anämie und defekten Erythrozyten.

Das Hypertransfusionsregime ist in der Lage, die Auswirkungen einer Thalassaemia major auf die Skelettentwicklung sowie auf die Größe von Leber und Milz als Orte zusätzlicher Blutbildung zu unterdrücken. Nachteilig ist allerdings, dass die mittels der Blutkonserven zugeführte Menge an Eisen größer ist als die Menge an Eisen, welche der Körper ausscheiden kann. Dies wird als sekundäre Hämosiderose bezeichnet. Die Eisenablagerung führt zu einem zunehmenden Funktionsverlust der betroffenen Organe. Beim Herzen resultiert eine Herzmuskelschwäche, bei der Hirnanhangsdrüse schwere Störungen des Hormonhaushalts mit Ausbleiben von Wachstum, sexueller Entwicklung, Schilddrüsenunterfunktion usw. und bei der Bauchspeicheldrüse ein Diabetes mellitus.
Daher ist die eisenausschleusende Therapie (Chelation) eine zwingende Begleitbehandlung der Thalssämien, welche mittels Hypertransfusionsregime behandelt werden müssen. Dazu werden Medikamente parenteral (Infusion) oder peroral (Tablette oder Kapsel) verabreicht, die eine vermehrte Eisenausscheidung bewirken. Typische Besispiele sind Deferoxamin, Deferasirox und Deferipron.

Sowohl das Hypertransfusionsregime als auch die Chelation müssen lebenslang durchgeführt werden.
Die einzige heilende Behandlungsform der Thalassaemia major besteht in der Durchführung einer Stammzelltransplantation. Dazu werden hämatopoetische Stammzellen bzw. Knochenmark eines verwandten oder unverwandten Spenders transplantiert. Durch die neuen Spender-Stammzellen wird die defekte Bildung der roten Blutkörperchen, nach Zerstörung des ursprünglichen Knochenmarks, durch Strahlen- oder Chemotherapie ersetzt. Diese Behandlung ist aber aufgrund der notwendigen Zerstörung des ursprünglichen Knochenmarks und den daraus resultierenden zeitweiligen Folgen wie Immunschwäche, Blutungsgefahr und Blutarmut sehr komplikationsreich. Es ist auch möglich, das Knochenmark eines Thalassaemia-major-Patienten, durch Knochenmark eines Thalassaemia-minor-Patienten zu ersetzen.
Die Thalassaemia minor benötigt in aller Regel keine Behandlung. Lediglich im Rahmen der Schwangerschaft kann bei betroffenen Frauen die Anämie Ausmaße erreichen, die einer Behandlung bedürfen. Ansonsten ist mit einer Thalassaemia minor ein absolut normales Leben mit einer normalen Lebenserwartung möglich.

Überreicht durch

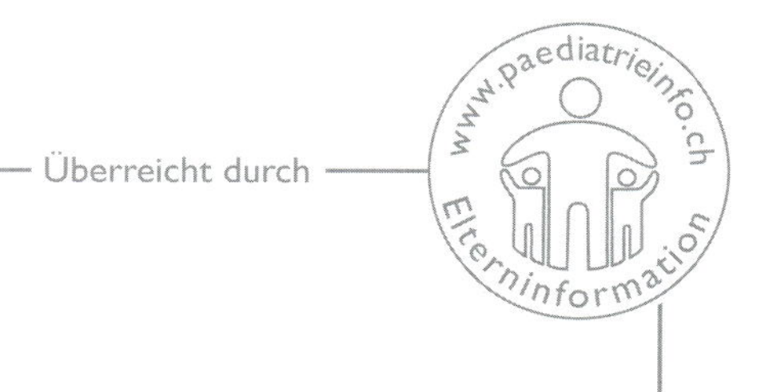

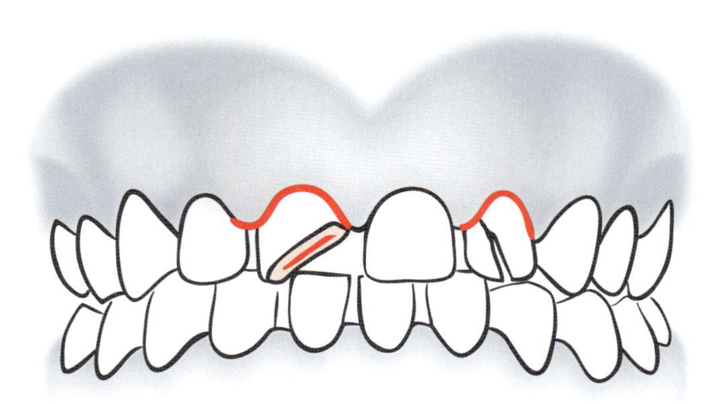

Zahnunfälle bei Kindern sind häufig, sehr häufig. Vor allem im Kleinkindesalter ist es schwierig, diesen vorzubeugen. Umso wichtiger ist es zu wissen, was zu tun ist, wenn es zu einem Unglück gekommen ist. Je schneller und je richtiger Sie handeln, desto besser ist die Prognose für den Zahn. Die Frage, ob es sich beim Zahn um einen Milchzahn oder einen bleibenden Zahn handelt, ist nicht so wichtig, weil die Behandlung in etwa die gleiche ist.

Ursache

Unfälle mit Milchzahnschaden sind in den ersten drei Lebensjahren am häufigsten. Bis zu 45 % der Kinder sind davon betroffen. Bei Schäden an den bleibenden Zähnen sind dann vor allem Jugendliche betroffen, die im Sport, aber auch beim Spiel oder durch aggressives Verhalten sich Zahnschäden zuziehen. Etwa 20 % der Mädchen und 30 % der Knaben ziehen sich im Lauf ihres Lebens Zahnschäden zu. Die Frontzähne des Oberkiefers sind am häufigsten betroffen. Entsprechend ist der Schutz der Zähne mit einem Mouthguard-Zahnschutz im Jugendalter bei Sportveranstaltungen und im Training besonders wichtig. Frontzahnunfälle können lebenslange Folgeschäden bedeuten!

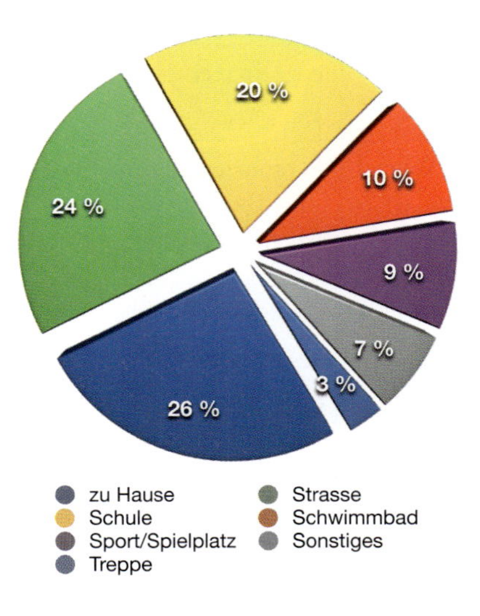

Unfallorte mit Zahntraumen

Vorbeugung

Der indirekte Zahnschutz ist ein Helm, an dem ein Gitterschutz, oder Plexiglasschutz befestigt ist. Ein typisches Beispiel dafür wird im Eishockey gebraucht. Ein direkter Zahnschutz besteht aus einer Kunststoffschiene, die, individuell angepasst, über die Frontzähne gestülpt wird. Diesen Zahnschutz kennt man aus dem Boxsport; er muss immer wieder neu angepasst bzw. mit wachsendem Gebiss neu angefertigt werden. Diese Frontzahnschienen sind bei allen Tätigkeiten, die mit Stürzen, Schlägen und Stößen verbunden sind, dringend zu empfehlen.

Erste Hilfe

Verunfallte Zähne und Zahnteile können gerettet und wieder eingesetzt werden. Richtig gelagert und schnell repariert, haben sie ein gute Prognose. Bei einem Unfall suchen Sie sofort den Zahn, das Zahnstück; berühren Sie es nur an der Krone, nicht an der Wurzel und wickeln Sie das Teil in eine Frischhaltefolie (z. B. Gefrierbeutel) ein. Einlegen in sterile UHT-Milch oder isotone Lösungen ist eine gute Überbrückung bis zur Einlage in eine Zahnrettungsbox (Dentosafe®), die sie rezeptfrei in einer Apotheke erhalten. In dieser Box kann der Zahn oder Teile davon bis zu 30 Stunden bei Zimmertemperatur überleben. Die Zahnrettungsbox sollte in keinem Haushalt mit wilden Kindern und auch nicht in Sportvereinen, Schulen, Arztpraxen usw. fehlen! Die Box kann mindestens drei Jahre gelagert werden.
Reinigen Sie den ausgeschlagenen Zahn niemals. Sie zerstören dadurch wichtige Zellbereiche des Zahnes, die das Wiederanwachsen erlauben.

Pflege

Das Kind sollte keine pürierte Kost bekommen, da diese die Beläge auf den Zähnen fördert und den normalen Zahngebrauch (Frontzähne werden nicht zum Kauen gebraucht, sondern zum Abbeißen) behindert und damit die Heilung. Aber sinnvoll ist peinlichste Mundhygiene zum Beispiel Spülungen mit Benzalkaliumchlorid (Dequonal®) oder Chlorhexidin. Zahnpasta ist ungünstig, da sie die Wirkung der Spülungen behindert.

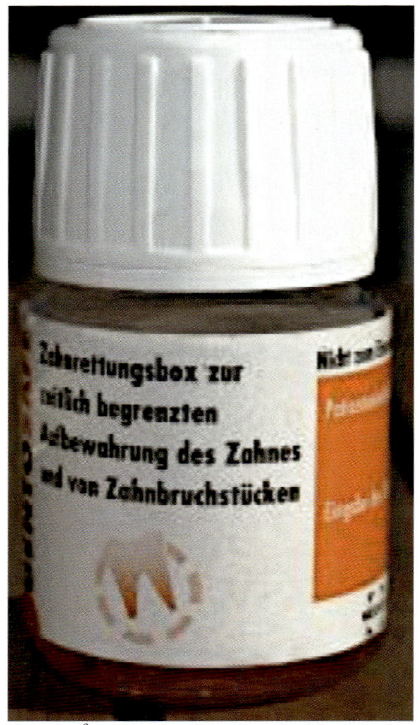

Dentosafe

Milchzahnunfälle

Art		Bemerkung	Therapie
Kronenfraktur	Schmelzfraktur	symptomlos	keine
	Schmelzdentinfraktur ohne Wurzelverletzung	evt. Kälteempfindlichkeit, scharfe Kanten	keine, allenfalls Politur
	Schmelzdentinfraktur mit Wurzelverletzung	Schmerzen, Blutpunkt im Zahn	Kalziumhydroxid-Pulpotomie* oder Zahnentfernung
Wurzelfraktur			Zahnentfernung
Dislokation	Subluxation	Zahn ist beweglicher, aber nicht verschoben	keine
	teilweise Verschiebung	Zahn ist leicht verschoben.	Zurückdrücken an die korrekte Stellung
	Avulsion (totale Luxation)	Zahn hängt u. U. noch an einzelnen Fasern.	Wieder an alte Stelle als Platzhalter einsetzen und schienen.
	Einschlagen		Zuwarten und Schädigung des nachfolgenden Zahnes erfassen.

**Pulpotomie, auch Vitalamputation, ist ein Verfahren, bei dem eine (lebende) Kronenpulpa (= Teil des Zahnmarks, welcher sich im Innersten der Zahnkrone befindet; auch: das Zahnmark oder laienhaft: Zahnnerv) entfernt wird und die Wurzelpulpa des Zahnes erhalten bleibt.*

Zahnunfälle: Milchzähne

Abgebrochene Zahnkronen

Je mehr abgebrochen ist, umso dringender ist der Zahnarzt gefragt. Suchen Sie das abgebrochene Stück. Die Bruchstücke müssen feucht und möglichst keimarm (z. B. in der Zahnrettungsbox) zur Zahnarztpraxis transportiert werden.

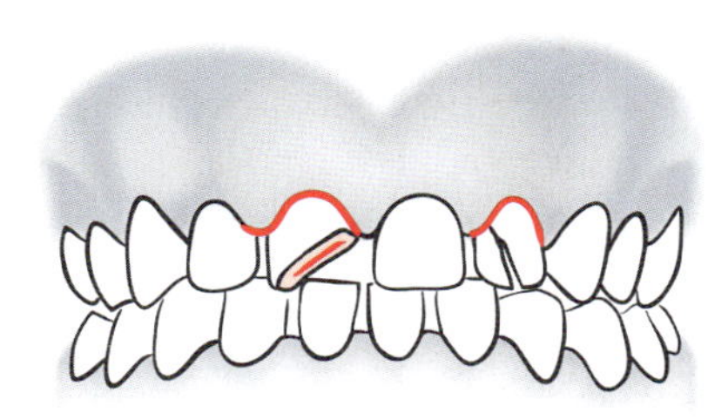

Gelockerte Zähne

Eine Behandlung ist nicht dringend (konsultieren Sie innerhalb weniger Tage einen Zahnarzt).

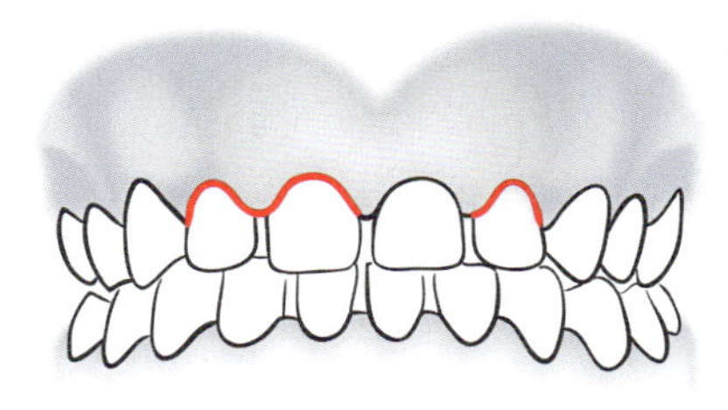

Verschobene Zähne

Eine Behandlung ist dringend. Der Zahn muss möglichst bald an seinen richtigen Platz gedrückt (reponiert) werden.

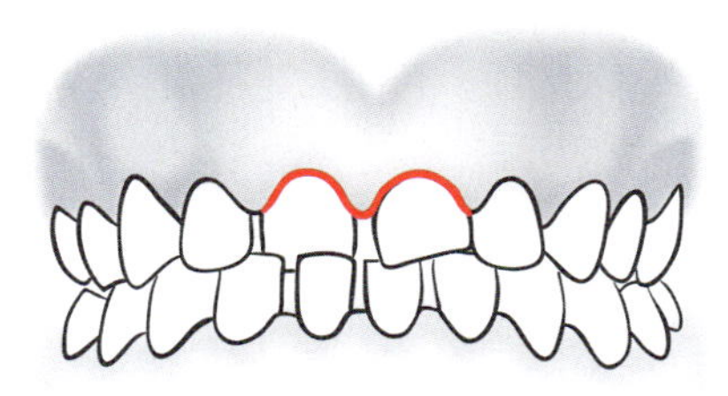

Herausgeschlagene Zähne

Eine Behandlung ist dringend, da es in den meisten Fällen zweckmäßig ist, ausgeschlagene Milchzähne wieder einzusetzen (innerhalb von Tagen einen Zahnarzt konsultieren). Suchen Sie den Zahn, denn er kann erfolgreich wieder eingesetzt werden.

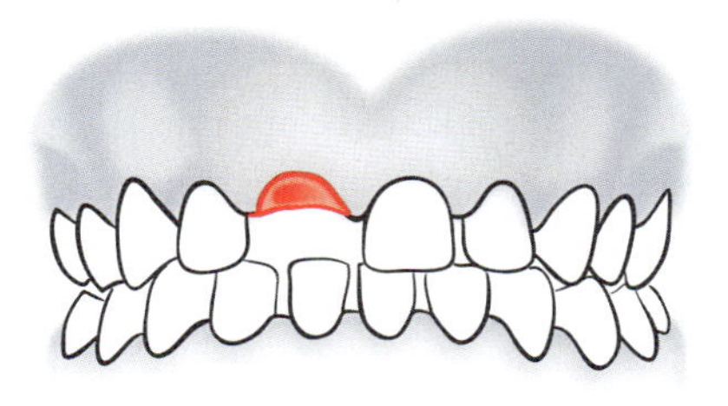

Hineingeschlagene Zähne

Eine Behandlung ist nicht immer nötig. Es ist jedoch sinnvoll, den Zahnarzt zu konsultieren (Risiko für den bleibenden Zahn).

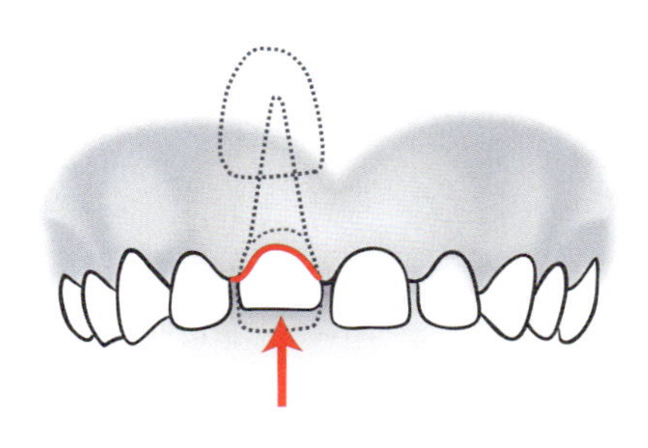

Achtung: Auch wenn aktuell keine Maßnahmen nötig sind oder kein Zahnschaden nach einem Schlag ins Gesicht oder nach einem Unfall sichtbar ist, ist eine genaue Dokumentation notwendig. Nur so kann bei späteren Problemen an den bleibenden Zähnen bewiesen werden, dass es sich um einen Unfall handelte und die Unfallversicherung zahlungspflichtig ist. Auch wenn Sie auf den ersten Blick nichts sehen, sollten Sie nach einem Schlag ins Gesicht oder nach einem Unfall einen Zahnarzt aufsuchen und den Unfall dokumentieren lassen. Eine abgebrochene Wurzel zum Beispiel sieht der Laie nicht. Folgeschäden treten aber zum Teil erst nach Jahren auf. Deshalb muss jeder Unfall unverzüglich der Versicherung gemeldet werden – sonst kann es passieren, dass die Versicherung Spätfolgen nicht übernimmt (siehe unten).

Kauunfall

Etwas anders gelagert ist der Kauunfall. Hier liegt nur dann ein Unfall vor, wenn er durch „ungewöhnliche äußere Faktoren" zustande gekommen ist. Ein hartes Knorpelstück in einem Landjäger zum Beispiel ist nicht ungewöhnlich; beißt man aber auf ein hartes Knorpelstück in einer Kalbsbratwurst oder in einer als „steinfrei" bezeichneten Olive, dann sind in den meisten Fällen die Voraussetzungen für einen „Unfall" erfüllt. Lassen Sie den Unfall professionell bestätigen!

Komplikationen

Die häufigsten Komplikationen sind Infektionen, die sekundär auftreten und Schäden durch das Trauma an den noch nicht durchgebrochenen bleibenden Zähnen verursachen. Als Spätfolgen können Verfärbungen und Schmelzdefekte an den Zähnen auftreten. Selten kommt es zu einer Entzündung der Wurzelspitze (Paradontitis apikalis), die die Extraktion des betroffenen Zahnes dringend erforderlich macht.

Zahnunfälle: bleibende Zähne

Merke: Die Chance für langfristige Erhaltung verletzter bleibender Zähne ist umso besser, je rascher die korrekte Behandlung erfolgt (am besten innerhalb von ein bis zwei Stunden).

Abgebrochene Zahnkronen

Je mehr abgebrochen ist, umso dringender ist eine Behandlung (innerhalb von Stunden). Abgebrochene Stücke, wenn möglich, in einer Zahnrettungsbox zum Zahnarzt mitbringen.

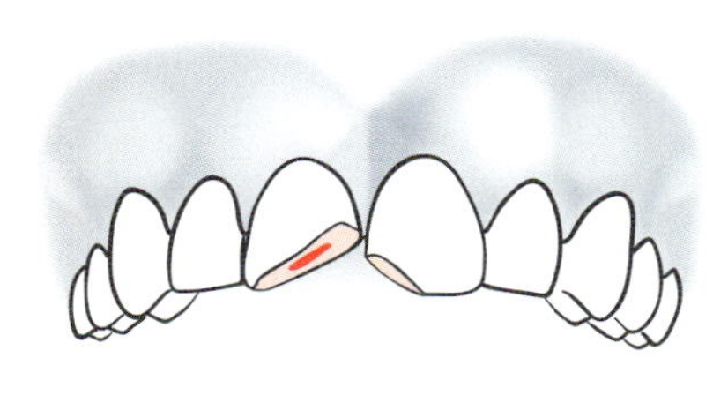

Gelockerte und verschobene Zähne

Eine Behandlung ist dringend. Der Zahn muss möglichst bald an seinen richtigen Platz gedrückt und eventuell geschient werden.

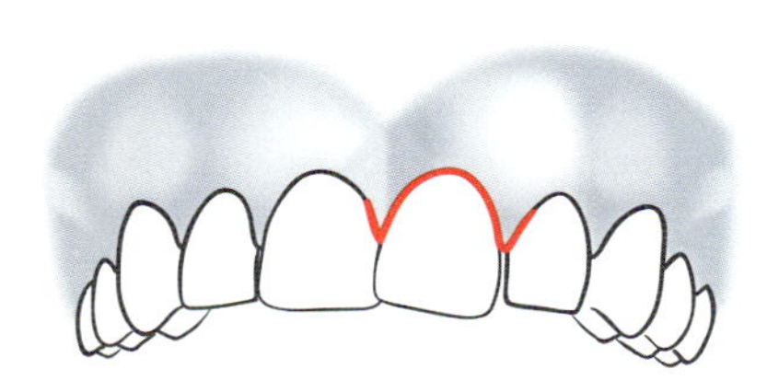

Herausgeschlagene Zähne

Unter günstigen Umständen kann der Zahn wieder erfolgreich eingesetzt werden! Deshalb: Zahn in die Zahnrettungsbox einlegen und so schnell als möglich zum Zahnarzt bringen. Berühren Sie den Zahn nur an der Krone. Falls keine Zahnrettungsbox zur Verfügung steht, wickeln Sie den Zahn in sterile Milch (UHT), in ein nasses Tuch (kein Papier) oder in Frischhaltefolie mit etwas Spucke ein. Reinigen oder desinfizieren Sie den Zahn nicht. Die Behandlung beim Zahnarzt sollte innerhalb von ein bis zwei Stunden erfolgen.

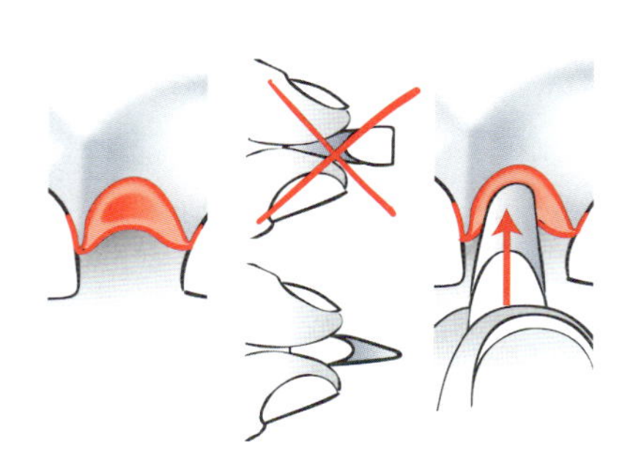

Hineingeschlagene Zähne

Eine Konsultation ist dringend. Der Zahn muss an seinen richtigen Platz gebracht und eventuell geschient werden.
Herausgeschlagene Zähne
Wenn möglich, sofort wieder einsetzen und zum Zahnarzt gehen. Ansonsten sofort in einer Zahnrettungsbox transportieren. Fassen Sie den Zahn nicht an der Wurzel an, nicht reinigen, nur kurz unter fließendem Wasser abspülen.

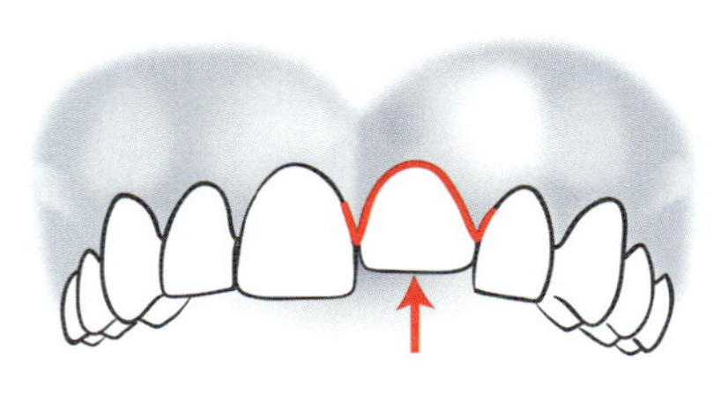

Überreicht durch

www.paediatrieinfo.ch Elterninformation

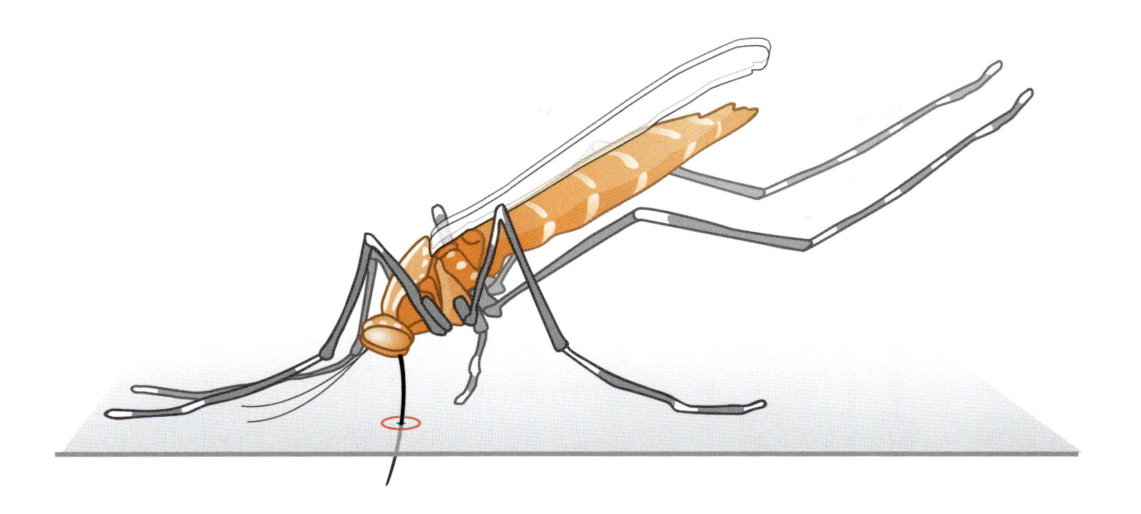

Das Dengue-Fieber (DF) ist eine Virusinfektion, die in den Tropen vorkommt und weltweit verbreitet ist. Die Erkrankung zählt zur Gruppe der hämorrhagischen Fieber (Fieber mit Blutungsneigung) ebenso wie das Ebola-Fieber und Lassa-Fieber. Meist verläuft das Dengue-Fieber jedoch ohne das Auftreten von Blutungen. Betroffen sind vor allem Südostasien, der indische Subkontinent, der Pazifikraum, die Karibik, das tropische Afrika sowie Mittel- und Südamerika.
Die Weltgesundheitsorganisation WHO schätzt die Zahl der Erkrankungen weltweit auf etwa 50 Millionen pro Jahr – Tendenz steigend. Die Dengue-Infektion zählt zu den häufigsten Todesursachen bei Kleinkindern in den genannten Gebieten. Dengue-Fieber tritt auch bei uns immer häufiger auf, da es durch Reisende eingeschleppt wird.

Ursachen

Dengue-Fieber wird durch das Dengue-Virus ausgelöst und nach seinem Krankheitsbild auch „Siebentagefieber„ oder „Knochenbrecherfieber“ genannt. Das Dengue-Virus gehört zu der Familie der Flaviviren (Flaviviridae; lat. flavus = gelb) und wird zu den Arboviren (Arthropode-borne Viruses, an Insekten gebundene Viren) gezählt. Diese umfassen alle Viren, die sich in blutsaugenden Arthropoden (Mücken usw.) vermehren und auf Wirbeltiere und Menschen übertragen werden können. Das natürliche Reservoir für das Virus sind Menschen und Affen. Durch das rasante Bevölkerungswachstum, die Urbanisierung und den internationalen Flugverkehr haben Dengue-Erkrankungen in den letzten Jahren dramatisch zugenommen. Heute ist Dengue-Fieber weltweit die wichtigste durch Insekten übertragene, humanpathogene Viruserkrankung. Das Virus wird durch den Stich verschiedener Arten der Aedes-Moskitos, vor allem der Gelbfiebermücke oder der asiatischen Tigermücke von Mensch zu Mensch übertragen. Die Inkubationszeit beträgt zwei bis acht Tage. Dengue-Fieber ist meldepflichtig.

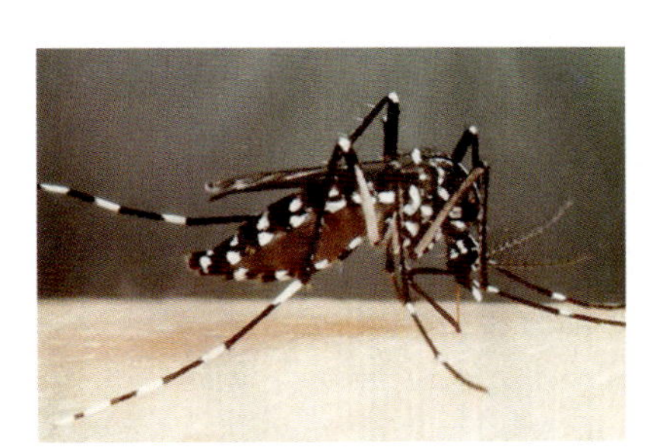

Tigermücke.

Symptome

Eine Infektion mit einem Dengue-Virus kann sowohl asymptomatisch (insbesondere bei Erstinfektionen bei Kindern unter 15 Jahren) verlaufen, als auch ein breites Spektrum an Symptomen hervorrufen und sogar tödlich sein. Das Dengue-Fieber kann in drei verschiedenen Formen verlaufen.

Milde atypische Form

Die Symptome ähneln denen der klassischen Form, sie treten aber milder und kürzer auf.

Klassisches Dengue-Fieber

Nach Eintritt in die Blutbahn durch den Mückenstich vermehren sich die Dengue-Viren bevorzugt in den Makropha-

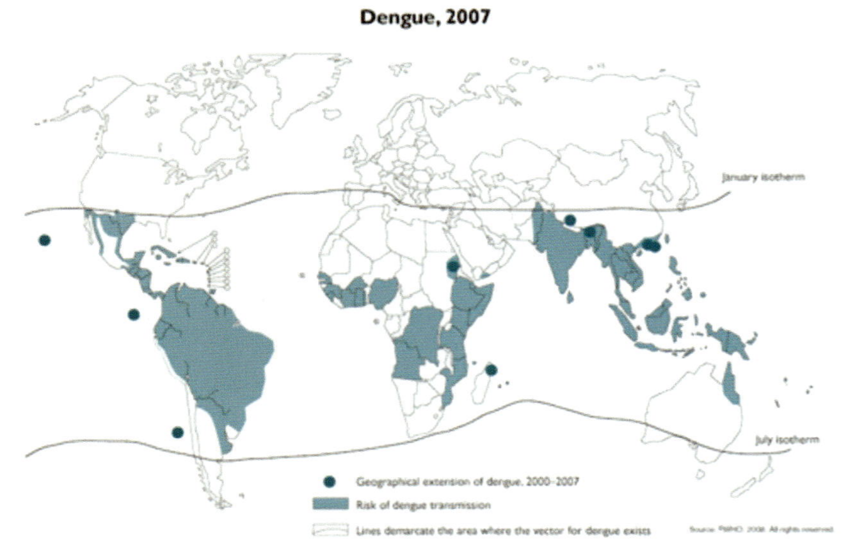

Die Verbreitung der Dengue-Fieber Erkrankung weltweit.

gen (weiße Blutkörperchen), wandern über Lymphbahnen zu den Lymphknoten und bestimmten Organen, wo sich die Viren in Zellen weiter vermehren. Nach dieser Phase ist der Patient vier bis fünf Tage virämisch (Viren im Blut), und es lassen sich bis zu einer Million Viren pro Milliliter Blut nachweisen. Neben den Makrophagen sind Endothelzellen (Zellen der Blutgefäßwand) und möglicherweise auch Knochenmarkzellen Ziel der Dengue-Viren. Am ersten oder zweiten Erkrankungstag kann ein vorübergehender, fleckenartiger Hautausschlag an den Extremitäten auftreten. Gleichzeitig zeigt sich ein grippeähnlicher Verlauf mit Fieber, Kopf- und starken Gelenkschmerzen sowie Muskel- (Myalgie) oder Knochenschmerzen („Knochenbrecherfieber"); charakteristisch sind Rückenschmerzen. Das Fieber kann sechs bis sieben Tage anhalten oder seltener einen zweiphasigen Verlauf nehmen. Dabei steigt das Fieber in den ersten drei bis vier Tagen hoch an (40 °C), sinkt in den folgenden zwei Tagen unter starkem Schwitzen und steigt ab dem siebten Tag wieder stark an. Insgesamt verläuft das DF relativ mild (manchmal langwierig) und heilt ohne Komplikationen aus. In sehr seltenen Fällen entwickelt eine Primärinfektion ein hämorrhagisches Dengue-Fieber. Die Infektion mit einem Serotyp hinterlässt eine lebenslange Immunität. Eine erneute Infektion (Sekundärinfektion) mit einem anderen Dengue-Serotyp kann mit einer 100-mal höheren Wahrscheinlichkeit (als bei einer Primärinfektion) hämorrhagisches Dengue-Fieber auslösen.

Hämorrhagisches Dengue-Fieber (DHF) oder Dengue-Schock-Syndrom (DSS)

Bei Menschen mit bereits existierenden Antikörpern einer ersten Dengue-Fieber-Erkrankung kann eine Sekundärinfektion mit einem anderen Dengue-Virus-Serotyp zu einer immunologischen Überreaktion führen. Dabei kreuzreagieren die vorhandenen Antikörper gegen den ersten Serotyp mit dem neuen Serotyp, ohne jedoch eine Immunantwort einzuleiten und die Infektion zu verhindern. Dadurch wird den Dengue-Viren der Eintritt in die Makrophagen erleichtert, und es kommt zu einer rasanten Vermehrung. Bei hochvirulenten Stämmen kann es sogar vorkommen, dass bereits eine Primärinfektion DHF auslösen kann. Bei Sekundärinfektionen sind hauptsächlich Kinder und Jugendliche unter 15 Jahren in den Endemiegebieten von DHF betroffen, gelegentlich auch Erwachsene. Die Symptome sind wie bei der klassischen Verlaufsform ein schneller Fieberanstieg sowie Kopf- und Gliederschmerzen. Zusätzlich kann Erbrechen und Atemnot (Bronchopneumonie, Myokarditis) auftreten. Zwei bis sechs Tage nach Krankheitsbeginn leitet ein plötzlicher Fieberabfall die Hämorrhagien (Blutungen) ein. Dabei wird die Durchlässigkeit der Blutgefäßwände erhöht, und es kommt im ganzen Körper zu unkontrollierten Blutungen. Es treten Petechien (punktförmige Haut- oder Schleimhautblutungen), Blutungen im Magen-Darm-Trakt, eine erhöhte Neigung zu Blutergüssen und neurologische Beschwerden ein. Durch Austritt von Blutplasma in die Körperhöhlen kommt es zu Schock-zuständen (DSS). 2,5 bis 5 % der Sekundärerkrankungen lösen DHF/DSS aus. Die Sterblichkeitsrate beträgt bis zu 50 %, wobei der Wert bei Kleinkindern besonders hoch liegt. Die Ansteckungsfähigkeit ist wahrscheinlich während der gesamten ersten Krankheitsphase gegeben.

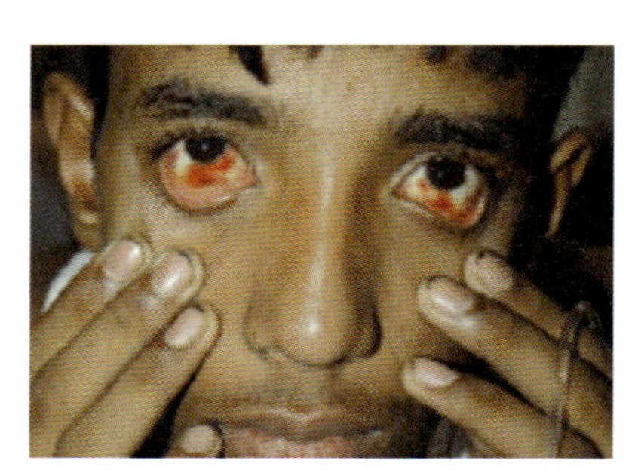

Hämorrhagie der Bindehäute.

Diagnose

Dengue-Fieber wird durch den Nachweis von Erregerbestandteilen im Blut (Antigen-Test), anhand der Symptomatik und Krankheitsvorgeschichte (Anamnese) diagnostiziert. Bei allen Personen, die innerhalb von acht Tagen nach der Rückkehr aus einem Dengue-Epidemiegebiet mit grippeähnlichen Symptomen erkranken, muss man neben Malaria auch eine Dengue-Infektion in Betracht ziehen.

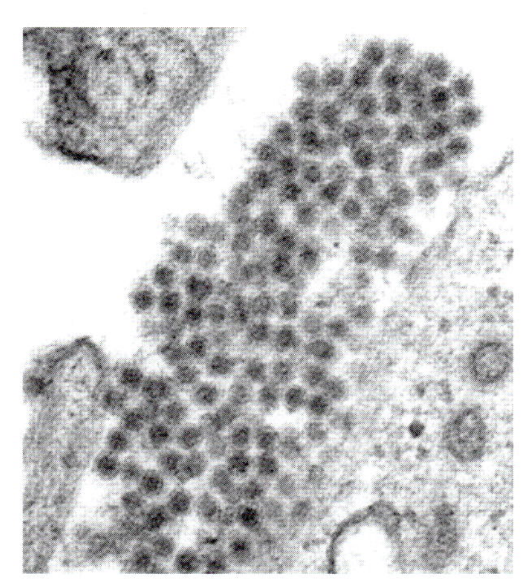
Dengue-Viruspartikel im Elektronenmikroskop.

Therapie

Das Dengue-Fieber wird nur symptomatisch behandelt. Eine spezielle Therapie gegen das Dengue-Fieber gibt es nicht. Bei leichten Fällen kann die Behandlung ambulant erfolgen, das hämorrhagische Dengue-Fieber (DHF) macht eine Intensivbehandlung erforderlich. Bei den fiebersenkenden und schmerzstillenden Mitteln sollten Salicylate (z. B. Aspirin) unbedingt vermieden werden, da diese zu einer verringerten Blutgerinnung führen. Eventuell ist die Gabe von Plasma oder humanem Serumalbumin (= Bluteiweiß) angezeigt. Spontane Blutungen (Nasenbluten, spontan eingetretene blaue Flecke, deutlich verstärkte Regelblutung, Zahnfleischbluten o. Ä.) sind äußerst wichtige Symptome und müssen dem Arzt umgehend mitgeteilt werden. Strenge Bettruhe und ärztliche Überwachung sind dringend geboten.

Prognose

Der Krankheitsverlauf des klassischen Dengue-Fiebers ist meist sehr gut. Beim hämorrhagischen Dengue-Fieber oder Dengue-Schock-Syndrom sterben 6 bis 20 % der Patienten; vor allem kleine Kinder bis zu einem Jahr haben eine schlechte Prognose.

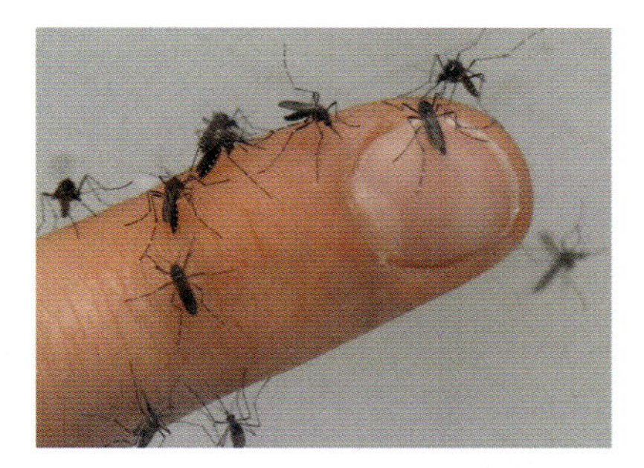

Vorbeugen

Eine Impfung gegen das Dengue-Virus ist noch nicht möglich. Sie können aber vorbeugen, indem Sie sich vor einer Exposition schützen:

- Tragen Sie in der Dämmerung und nachts Kleidung mit langen Ärmeln und Hosenbeinen. Auch Füße und Fußgelenke müssen geschützt sein (über 90 % der Stiche erfolgen im Bereich der Fesseln).
- Reiben Sie unbedeckte Hautstellen mit insektenabwehrenden Mitteln (Repellents) ein. Vorsicht geboten ist bei „natürlichen" Repellents, weil sie meist unwirksam sind.
- Lassen Sie tagsüber und nachts die Klimaanlage laufen. Die meisten Mücken meiden kühlere Räume. Ist keine Klimaanlage vorhanden, sollten Sie nur unter einem Moskitonetz schlafen und die Fenster schließen. Zusätzlich können Sie Insektizide als Aerosol, Verdampfer oder Rauchspirale verwenden.

Bei der Benutzung des Moskitonetzes müssen Sie Folgendes beachten:

- Die Maschengröße muss weniger als 1 mm_ betragen.
- Das Netz darf nicht beschädigt sein.
- Das Netz muss am Bett zu befestigen sein und sollte eine geschlossene Bodengruppe besitzen.
- Das Netz muss so groß sein, dass es während des Schlafes keinen Körperteil berührt. Am besten sind Kastennetze geeignet.

Bei Übernachtungen im Zelt sollte das Netz mit Insektiziden imprägniert sein (z. B. Permethrin oder Deltamethrin).

Illustration: descience
Layout: Michel Burkhardt

Überreicht durch

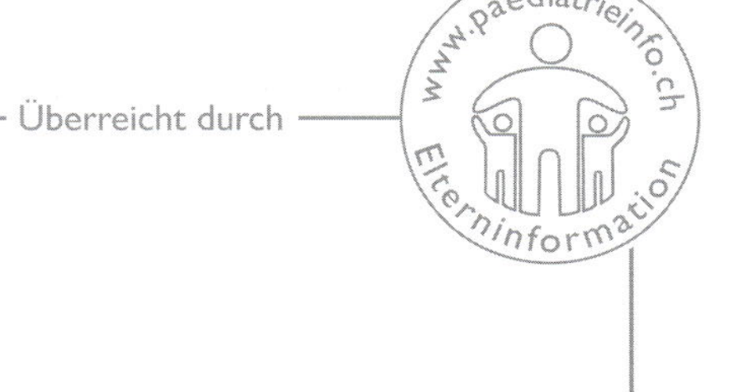

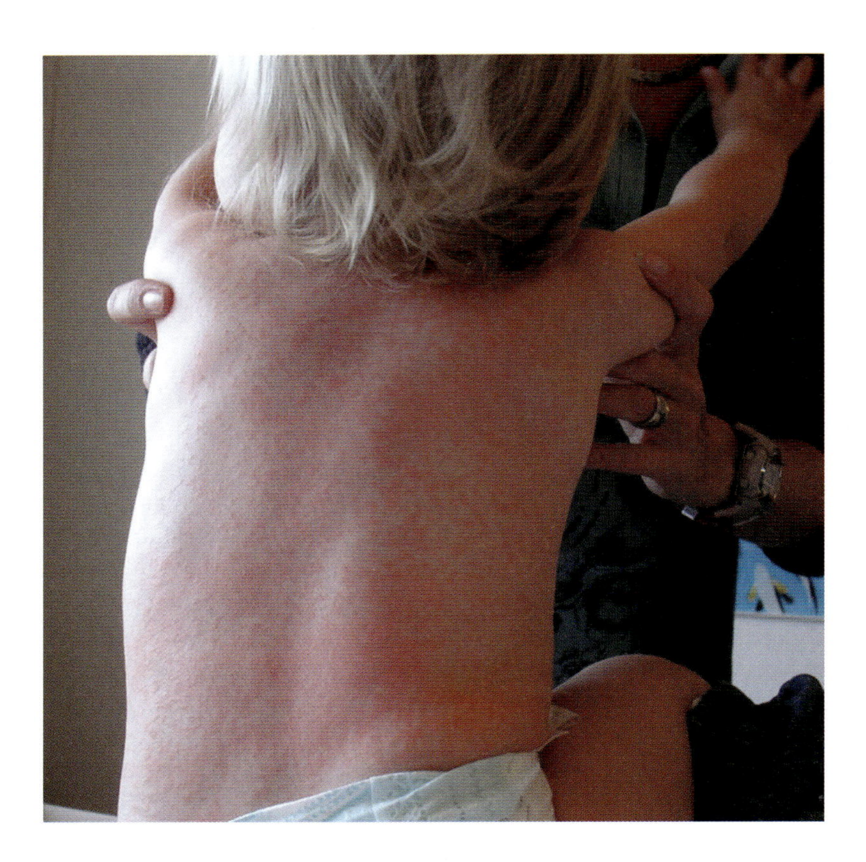

Das Dreitagefieber ist eine sehr häufige und gutartige Viruserkrankung. Sie gehört zu den üblichen Kinderkrankheiten wie Masern, Röteln, spitze Blattern (Windpocken), Mumps, Keuchhusten und Scharlach. Allerdings sind viele dieser Krankheiten durch die Anwendung von Impfungen sehr selten geworden. Gegen das Dreitagefieber kann und muss nicht geimpft werden. Die Erkrankung ist gutartig, und Spätfolgen sind nicht bekannt. Sie ist durch hohes Fieber und einen Hautausschlag gekennzeichnet. Wichtig ist die Abgrenzung gegenüber anderen, zum Teil gefährlichen, hochfieberhaften Erkrankungen.

Definition

Beim Dreitagefieber handelt es sich um eine Infektionskrankheit, die durch hohes Fieber von ein bis fünf Tagen Dauer und durch einen feinen Hautausschlag gekennzeichnet ist. Auslöser der Krankheit ist ein Virus (humanes Herpesvirus Typ 6). Die Übertragung des Virus erfolgt von Mensch zu Mensch durch Tröpfcheninfektion (Niesen, Husten oder Sprechen). Zwischen Ansteckung und Beginn des Dreitagefiebers liegen fünf bis 15 Tage (Inkubationszeit). Betroffen sind hauptsächlich kleinere Kinder im Alter von sechs bis 18 Monaten, selten nach dem dritten Lebensjahr. Die Krankheit ist ungefährlich.

Symptome

Das erste Anzeichen der Erkrankung ist hohes Fieber bis zu 41 °C, das sehr plötzlich auftritt und etwa drei Tage anhält. Andere Krankheitssymptome bestehen meistens nicht und der Allgemeinzustand ist relativ gut.

Nach drei bis fünf Tagen fällt das Fieber innerhalb weniger Stunden ab. Ist das Fieber verschwunden, zeigt sich auf Brust, Bauch und Rücken ein feinfleckiger roter Hautausschlag, der kaum juckt und sich auf Arme und Beine ausbreiten kann. Der Ausschlag bildet sich nach einem bis drei Tagen zurück.

Andere Symptome können ein entzündeter Rachen oder vergrößerte Lymphknoten am Hals sein. Sie verschwinden mit dem Abklingen des Hautausschlags.

Eine relativ häufige Komplikation des Dreitagefiebers sind Fieberkrämpfe. Dies sind krampfartige Zuckungen mit Bewusstseinsverlust des Kindes. Sie erinnern an epileptische Anfälle. Obwohl diese Krämpfe meist nicht lange andauern und ungefährlich sind, sollten Sie einen Arzt aufsuchen (siehe Infoblatt „Fieberkrämpfe“).

Differenzialdiagnose

Es ist wichtig, andere, potenziell gefährliche Krankheiten nicht mit dem Dreitagefieber zu verwechseln.

Das Dreitagefieber beginnt nicht mit Symptomen wie Husten, Schnupfen und Lichtempfindlichkeit, wie es bei Masern der Fall ist. Außerdem steigt die Körpertemperatur bei den Masern mit dem

Beginn des Ausschlags und nicht erst am Schluss der Krankheit. Im Weiteren breitet sich der typische Hautausschlag beim Dreitagefieber zuerst am Rumpf aus und greift nur selten auf das Gesicht über. Bei Masern und Röteln ist es genau umgekehrt.

Kinder mit Dreitagefieber zeigen typischerweise keine anderen Symptome außer Fieber. Dies kann auch einmal bei einer Harnwegsinfektion oder einer Lungenentzündung der Fall sein. Zeichen wie Kopfschmerzen, Erbrechen, stark reduzierter Allgemeinzustand, Apathie usw. können auf diese schwereren Krankheiten hinweisen und sollten deshalb von Ihrer Kinderärztin oder Ihrem Kinderarzt abgeklärt werden.

Grundsätzlich sollten Sie bei jedem hochfieberhaften Infekt unklarer Ursache einen Arzt aufsuchen, um andere, ernste Erkrankungen frühzeitig zu erkennen.

Behandlung

Steigt das Fieber über 38,5 bis 39 °C, machen Sie Ihrem Kind Bauch- oder Wadenwickel oder geben ihm fiebersenkende Medikamente, wie zum Beispiel Paracetamol. Die Kinder fühlen sich dann meist besser.

Achten Sie darauf, dass Ihr Kind ausreichend trinkt, denn durch das Fieber verlieren vor allem Babys und Kleinkinder viel Flüssigkeit.

Prognose

Die Prognose ist günstig. Die Kinder erholen sich nach der Entfieberung rasch. Gelegentlich können im Blutbild leichte Veränderungen festgestellt werden, die sich im Verlauf wieder erholen. In der Regel hinterlässt das Dreitagefieber lebenslange Immunität, nur selten können Zweiterkrankungen auftreten. Spätfolgen sind nicht bekannt.

Kann man der Erkrankung vorbeugen?

Es sind keine vorbeugenden Maßnahmen gegen das Dreitagefieber bekannt. Eine Impfung gibt es bisher nicht, und sie ist aufgrund des gutartigen Verlaufs auch nicht notwendig.

Überreicht durch

www.paediatrieinfo.ch Elterninformation

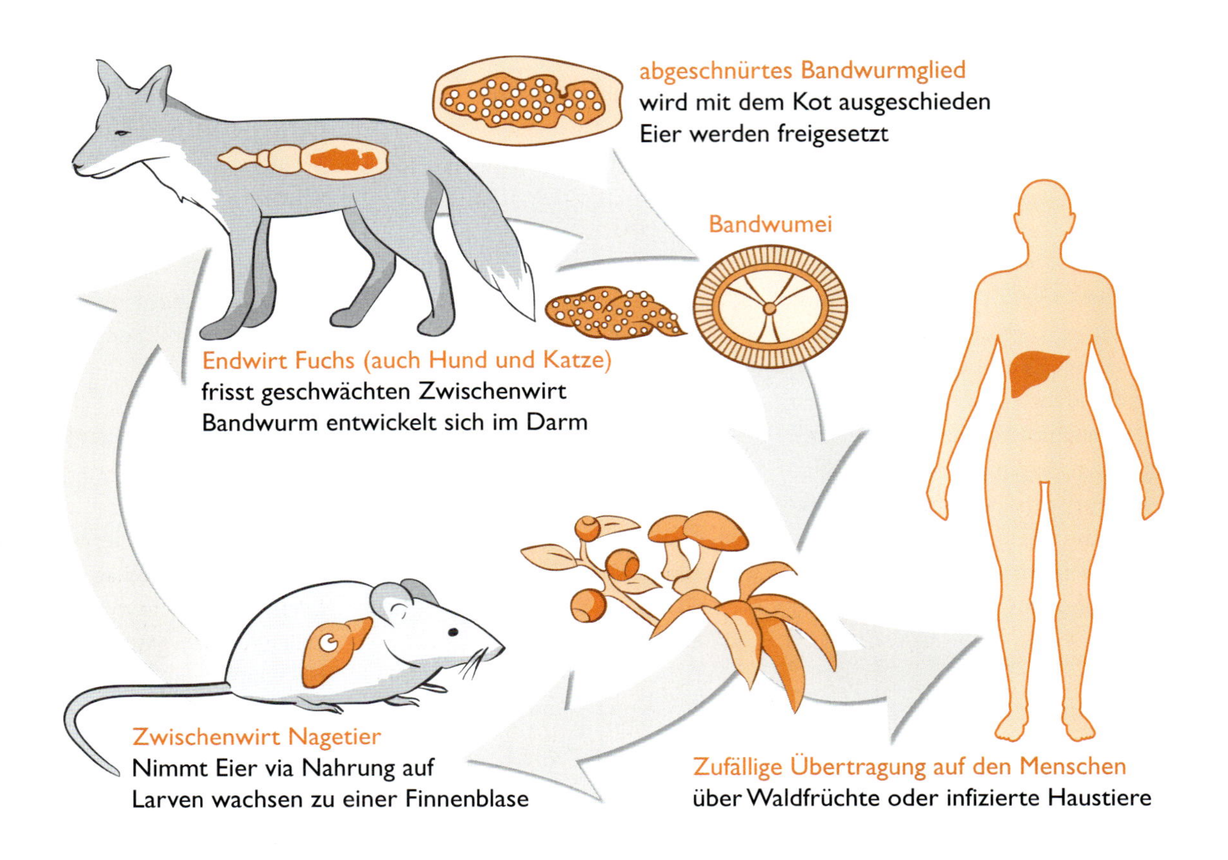

Der Fuchsbandwurm bzw. die durch ihn ausgelösten Krankheiten sind sehr selten. Aber darüber mehr zu wissen, schadet nichts!

Definition

Echinococcus multilocularis (Fuchsbandwurm) ist der Erreger einer bedeutenden, wenn auch selten auftretenden, durch Tiere übertragenen Krankheit des Menschen. Der schleichende Verlauf der Erkrankung, verbunden mit oft unspezifischen Symptomen bei betroffenen Patienten, die hohen Behandlungskosten (Medikamente, chirurgische Eingriffe) und die sehr ungünstige Prognose bei zu spät erkannten Fällen sprechen für eine rechtzeitige Abklärung im Verdachtsfall und die regelmäßige Überwachung beruflich exponierter Personen.

Erreger

E. multilocularis gehört mit einer Länge von 1 bis 4 mm (selten bis 6 mm) zu den kleinsten Vertretern der Familie Taenidae (Bandwürmer). Von den vier bekannten Arten der Gattung Echinococcus sind in unserer Gegend nur E. granulosus (gefährlicher Hundebandwurm) und E. multilocularis (gefährlicher Fuchsbandwurm) von Bedeutung. Während E. granulosus weltweit mit einer Häufung in Süd- und Mittelamerika, Afrika, Asien, Australien und in einigen Mittelmeerländern auftritt, ist das Vorkommen von E. multilocularis auf die nördliche Hemisphäre beschränkt. Eine 1992 durchgeführte Erhebung des Nationalen Zentrums für Echinokokkose (Institut für Parasitologie, Tierspital Zürich) ergab für die Schweiz eine hohe Befallshäufigkeit bei den untersuchten Fuchspopulationen. So waren in den Ostschweiz ca. 45 %, das heißt beinahe jeder zweite untersuchte Fuchs aus dieser Region, Träger des Fuchsbandwurmes.

Verbreitung

E. multilocularis ist ein Dünndarmparasit von Fleischfressern, wobei als Endwirt in unseren Breitengraden an erster Stelle der Rotfuchs, in geringem Grad auch Hund und Katze in Frage kommen. Die Infektion der Endwirte erfolgt über den Verzehr von Zwischenwirten, die Larvenstadien (Metazestoden) des Bandwurmes enthalten. Als Zwischenwirte sind insbesondere Schermäuse, Feldmäuse oder andere Kleinsäuger von Bedeutung. Nach einer Latenz von 26 bis 37 Tagen sind in Kotproben der befallenen Tiere erstmals Bandwurmglieder bzw. Eier nachzuweisen.

Bedeutung für den Menschen

Wenn der Mensch Bandwurmeier, zum Beispiel durch verunreinigte Waldbeeren, aufnimmt, gelangen diese über das Blut in verschiedene Organe. Dort können sich dann Zysten bilden. Am häufigsten betroffen ist die Leber. Aufgrund der Struktur der gebildeten Zysten spricht man von einer alveolären Echinokokkose. Ferner tritt in seltenen Fällen auch eine spontane Metastasierung in andere Organe (Gehirn, Lunge, Knochen) auf.
In der Schweiz liegt die Zahl der Neuerkrankungen beim Menschen bei ungefähr neun Fällen pro Jahr, wobei diese Zahl in den vergangenen drei Jahrzehnten beinahe konstant geblieben ist. In unbehandelten Fällen ist mit einer Sterberate von mehr als 90 % über zehn Jahre zu rechnen.

Vorbeugung

Eine Verminderung des Ansteckungsrisikos wird praktisch ausschließlich über eine entsprechende Expositionsprophylaxe erreicht. Beruflich gefährdete Personen sind, neben in der Landwirtschaft tätigen Personen, insbesondere Jäger. Diese sollten erlegte Füchse nur mit Plastikhandschuhen anfassen und die Kadaver für den Transport dicht verpacken. Hunde, die für Jagden in Fuchsbauten eingesetzt werden, sind anschließend zu duschen. Eine medikamentöse Behandlung von Hunden und Katzen ist mit dem entsprechenden Wurmmittel zwar grundsätzlich möglich, aufgrund des Risikos der unmittelbaren Neuinfektion nach der Behandlung ist aber nur eine regelmäßige, in vierwöchigem Abstand wiederholte Behandlung erfolgversprechend. Dies lässt sich in der Praxis jedoch kaum realisieren. Auch hier gilt jedoch: Ohne Exposition kein Infektionsrisiko. Deshalb sind Hunde und Katzen, die keine infizierten Kleinsäuger verzehren, nicht gefährdet und stellen für den Besitzer praktisch keine Gefahr dar. Selbstgesammelte Beeren (aus Bodennähe) und Pilze sowie Gemüse und Salate unter anderem aus Freilandkulturen sollten Sie vor dem Verzehr gründlich waschen, vorzugsweise kochen.
Mit dem Vordringen der Füchse in die Städte sind unter Umständen auch Kulturen in Hausgarten mit dem Parasiten kontaminiert, und die Vorsichtsmaßnahmen empfehlen sich auch hier. Tiefgefrieren in haushaltsüblichen Gefrierschränken bei −18 °C bietet keine Gewähr für das Abtöten vorhandener Eier des Fuchsbandwurmes.

Diagnostik

Personen, die beruflich ein erhöhtes Expositionsrisiko eingehen (bei der Jagd, der Kadaververwertung u. a.) sowie Personen, die nachweislich oder höchstwahrscheinlich Kontakt mit infizierten Füchsen, Hunden oder Katzen hatten, stehen Bluttests zur Früherkennung einer Infektion zur Verfügung. Bei vermuteter Exposition ist eine Untersuchung frühestens vier Wochen nach dem wahrscheinlichen Kontakt sowie sechs und zwölf Monate später indiziert. Bei dauerndem Infektionsrisiko empfiehlt sich eine zweimalige Untersuchung pro Jahr.
Zur Diagnose des Bandwurmbefalls bei Hunden und Katzen empfiehlt sich die Stuhluntersuchung in einem spezialisierten Labor.

Literatur

Bloch, J.: Veterinärmedizinische Parasitologie. Verlag Paul Parey, Singhofen 1992.

Überreicht durch

www.paediatrieinfo.ch Elterninformation

Grippe

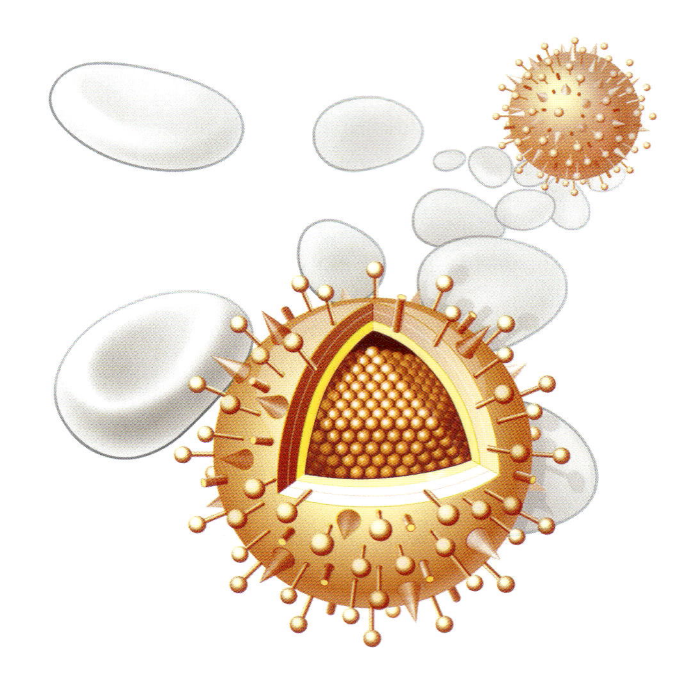

Jedes Kind und jeder Erwachsene wird ein oder mehrmals von der Grippe (Influenza) angesteckt. Dafür sind verschiedene Typen des Influenzavirus verantwortlich. Die Krankheit ist mehrheitlich harmlos und unkompliziert. Bei manchen Kindern lohnt es sich aber, über eine Impfung nachzudenken. Hier einige Hinweise zu Ursache, Verlauf und Behandlung dieser sehr häufigen Infektionskrankheit. All diese Empfehlungen gelten auch für die „Schweinegrippe".

Definition

Der Begriff Grippe wird im Volksmund oft für jede Art von Erkältung verwendet. Dies ist aber nicht korrekt. Die Symptome sind zwar ähnlich, die richtige Grippe verläuft aber viel heftiger. Sie wird auch Influenza genannt, da sie durch Influenzaviren verursacht wird. Deshalb sprechen Mediziner bei normalen Erkältungen eher von grippalen oder grippeähnlichen Infekten.

Grippe ist eine Infektionskrankheit, die in jährlichen Epidemien während der Wintermonate auftritt. Die Ansteckung erfolgt von Mensch zu Mensch durch Händeschütteln, Kontakt mit virusverseuchten Spielzeugen oder Tröpfcheninfektion (Husten). Grippe ist sehr ansteckend, die Viren überleben mehr als 30 Minuten auf Türfallen, Spielzeugen usw. Es gibt drei verschiedene Typen von Influenzaviren (A, B [milder] und C). Im Gegensatz zu anderen Viren können sich die Influenzaviren immer wieder verändern. Dies erklärt, warum man nicht vollständig immun wird und somit immer wieder an Grippe erkranken kann. Wenn ein neuer großer Typ entsteht, führt dies zur Erkrankung großer Bevölkerungsgruppen innerhalb sehr kurzer Zeit. Diese Episoden nennt man Grippepandemien, und sie treten in jedem Jahrhundert zwei- bis viermal auf. Aktuellstes Beispiel ist die relativ mild verlaufene „Schweinegrippe", verursacht durch ein neues H1N1-Virus. Der Name „Schweinegrippe" entstand, weil das Virus zuerst bei Schweinen auftrat und erst später auf den Menschen übertrat. Auch andere Tiere können von Grippeviren befallen werden, so zum Beispiel Vögel (Vogelgrippe).

Symptome

Akut auftretendes sehr hohes Fieber, Müdigkeit, Kopfschmerzen, Muskelschmerzen, trockener Husten, Halsschmerzen, Bauchschmerzen, gelegentlich auch Erbrechen und Durchfall. Schnupfen ist nur ein Nebensymptom. Der Allgemeinzustand des Kindes kann stark reduziert sein, und oft sind auch andere Familienmitglieder gleichzeitig krank. Die Symptome können bis zu sieben Tage andauern, wobei oft nach drei bis vier Tagen eine kurze Besserung eintritt, bevor das Fieber noch ein letztes Mal aufflackert. Trotzdem muss bei einer Fieberdauer von mehr als drei bis vier Tagen an eine Komplikation gedacht werden. Ein Besuch beim Kinderarzt ist angezeigt.

Komplikationen

Meist heilt die Grippe komplikationslos ab. Manchmal entwickelt sich daraus aber eine (bakterielle) Mittelohrentzündung, Nebenhöhlenentzündung (Sinusitis) oder eine Lungenentzündung. Vor allem bei alten und geschwächten Menschen kann dies selten zum Tod führen. Bei kleineren Kindern kommt es oft zur Austrocknung, da die Kinder mit dem hohen Fieber viel Flüssigkeit verlieren und gleichzeitig nur wenig trinken.

Behandlung

Die Grippe ist selbstlimitierend und bedarf keiner gezielten Therapie. Auch Antibiotika sind nutzlos. Hausmittel wie Umschläge, Bettruhe (freiwillige) und allgemeine „Verwöhnmaßnahmen" sind angezeigt. Falls das Kind unter hohem Fieber leidet, kann mit fiebersenkendem Paracetamol (z. B. Acetalgin, Ben-u-ron, Dafalgan, Influbene, Panadol) geholfen werden. Ältere Kinder (>12 Jahre) und Erwachsene können von Alcacyl, Aspirin, Aspegic usw. profitieren. Geben Sie diese Medikamente aber nicht kleinen Kindern (wegen des Reye-Syndroms = gefährliche, allerdings äußerst seltene Komplikation)! Antivirale Medikamente (z. B. Tamiflu) sind nur bei besonders gefährdeten Kindern angezeigt und nützen nur, wenn sie innerhalb der ersten 72 Stunden nach Krankheitsbeginn eingenommen werden.

Vorbeugung

Gute Hygiene

- Das Kind soll (auch wenn es keine Grippe hat) lernen, richtig zu niesen und die Nase zu putzen.
- Mindestens einen Meter Abstand halten oder Mundschutz bei Kontakt mit kranken Personen tragen.
- Nicht in die Hände niesen, sondern in ein Taschentuch.
- Das Küssen kranker Mitmenschen vermeiden.
- Hände waschen nach Kontakt mit „grippigen" Menschen.
- Schnuller, Spielsachen, Waschlappen usw. nicht mit Kranken teilen.
- Abfalleimer für die gebrauchten Papiertaschentücher aufstellen.
- Desinfektionsmittel verwenden.
- Nicht rauchen, denn das Rauchen beeinflusst die Heilung negativ.

Impfung

Die Grippeimpfung (sowohl für die saisonale als auch die „Schweinegrippe") ist sehr sicher und wirksam. Sie kann ab dem Alter von sechs Monaten durchgeführt werden. Bei Kindern muss je nach Impfstoff zweimal im Abstand von drei bis vier Wochen geimpft werden. Kinder über zehn Jahre und Erwachsene brauchen nur eine Dosis. Die Impfung gegen die „normale" saisonale Grippe muss jedoch jeden Herbst durchgeführt werden, da sich der Virus immer wieder verändert.

Unbedingt impfen sollten sich Kinder und Erwachsene mit besonderem Risiko für Grippekomplikationen. Dies sind Personen mit Herzfehler, Lungenkrankheiten, Immunkrankheiten, Blutkrankheiten, Krebs, Stoffwechselkrankheiten (Diabetes), Langzeit-Aspirinbehandlung (rheumatische Erkrankungen) und ehemalige Frühgeborene (< 33. Schwangerschaftswoche oder < 1500 g), die aktuell noch jünger als zwei Jahre sind und ältere Menschen (> 60 Jahre). Gegen die „Schweinegrippe" sollten auch Schwangere ab dem vierten Monat geimpft werden.

Sehr empfohlen sind die Impfungen auch für Angehörige der genannten Risikopatienten und alle Personen, die mit einem Säugling unter sechs Monaten zusammenleben. Für alle übrigen Kinder ist eine Impfung nicht unbedingt empfohlen, da Komplikationen bei Erkrankung selten sind.

Die Impfung besteht aus abgetöteten Viren und verursacht allenfalls lokale Schmerzen an der Injektionsstelle oder etwas Fieber und Schnupfen. Die Impfung löst keine Grippe aus! Nach zwei Wochen ist man gegen die geimpften Viren geschützt. Da einzelne Impfstoffe auf Eierkulturen hergestellt werden, dürfen Kindern mit einer (sehr seltenen) Eiweißallergie nicht oder nur unter speziellen Bedingungen geimpft werden.

Wann müssen Sie zum Arzt gehen?

Kinder mit Erkältungen oder Grippe brauchen bei einem leichten Verlauf keinen Arzt. Dauert die Krankheit jedoch länger oder verläuft sie schwerer, müssen Komplikationen ausgeschlossen werden. Vor allem, wenn es Ihrem Kind nicht gut geht, oder wenn Sie ein ungutes Gefühl haben, sollten Sie den Kinderarzt aufsuchen. Dies gilt auch für Kinder unter drei Monaten mit Zeichen einer Erkältung oder Grippe. Es könnte sich um eine in diesem Alter unter Umständen lebensgefährliche RSV-Infektion handeln. Außerdem sollten alle Kinder mit Symptomen wie Atemschwierigkeiten, blauen Lippen (Schnäuzchen), unstillbarem Husten (Keuchhusten?), Ohrenschmerzen und/oder Fieber länger als drei bis vier Tage vom Kinderarzt beurteilt werden.

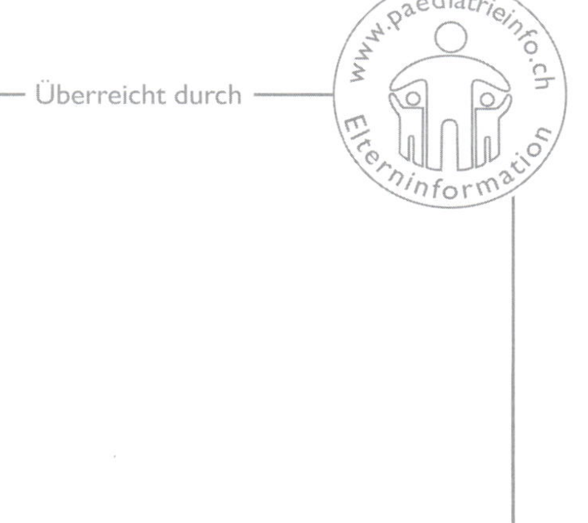

Hand, Fuß & Mund

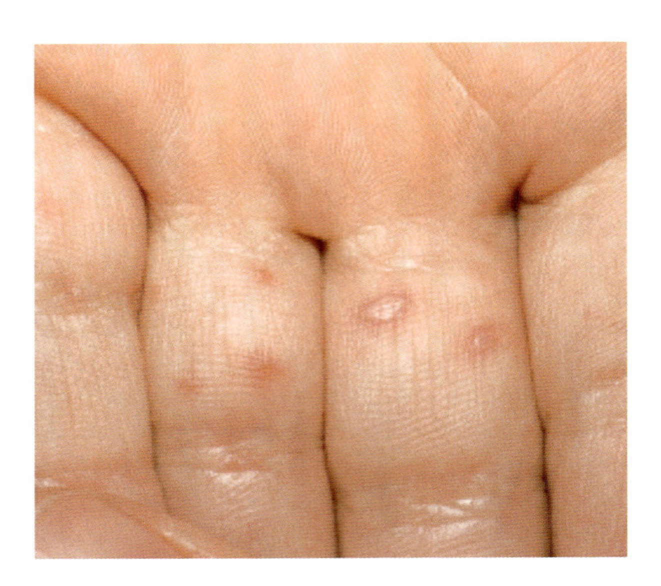

Die Hand-Fuß-Mund-Krankheit ist eine an sich harmlose, weit verbreitete Viruserkrankung, die vor allem Kleinkinder betrifft. Typisch dafür ist leichtes Fieber, Reduziertheit und ein typischer Hautausschlag in Mund, an Händen und an den Füßen. Sie wird von Mensch zu Mensch übertragen und tritt dann meistens endemisch auf. Das bedeutet, dass beispielsweise in Kinderkrippen und Kindergärten oft sehr viele Kinder betroffen sind.

Definition

Verursacher der Hand-Fuß-Mund-Krankheit sind Viren (Coxsackie-A- und B-Viren A5, A7, A9, A10, A16, B1, B2, B3, B5 und Enteroviren). Die Übertragung der Viren erfolgt sowohl durch Tröpfcheninfektion (Husten, Niesen) als auch durch Schmierinfektion (mangelhafte Hygiene bei Nahrungsmitteln und Trinkwasser, ungewaschene Hände nach Benutzung der Toilette). Coxsackie-Infektionen treten gehäuft epidemisch in den Sommer- und Herbstmonaten auf.

Coxsackie-A-Viren können außerdem auch andere Erkrankungen auslösen, beispielsweise Herpangina, Sommergrippe oder Hirn- und Hirnhautentzündung (Meningoenzephalitis).

Symptome

Auf der Haut bildet sich ein schmerzhafter, rötlicher Ausschlag, der später in weißgraue Bläschen übergeht. Gleichzeitig entstehen in der Mundhöhle Bläschen und kleine, schmerzhafte Aphten (gelblich weiße Flecken). Letztere wiederum führen zu Schmerzen im Mund, vor allem beim Essen; dadurch verweigern die Kinder oft das Essen (und Trinken)!

Meist treten die charakteristischen Hautschäden zuerst im Gesicht auf, besonders um den Mund und die Nase. Auch die Mundschleimhaut, Lippen oder Gaumenmandeln können befallen werden. Selten werden auch der Rumpf (Flanken) und das Genitale befallen. Die lokalen Lymphknoten schwellen an. Die Hand-Fuß-Mund-Krankheit kann schon anhand des typischen Erscheinungsbildes diagnostiziert werden, und weitere Laboruntersuchungen sind in der Regel unnötig.

Die Inkubationszeit beträgt drei bis sechs Tage, und die Krankheit dauert zwischen acht und zwölf Tagen.

Komplikationen

Sie sollten Ihren Arzt aufzusuchen, wenn Ihr Kind hohes Fieber bekommt, unter Erbrechen, Kopfschmerzen, Krämpfen oder Bewusstseinstrübung leidet und das Trinken verweigert. Natürlich auch, wenn es ihm immer schlechter geht.

Sehr selten können weitere Komplikationen auftreten: Lähmungserscheinungen, Blasen- und Enddarmstörungen, Hirn- und Hirnhautentzündung oder zusätzlich eine bakterielle Infektion. Sehr selten kann auch eine Herzmuskelentzündung auftreten. In den allermeisten Fällen hat die Krankheit aber einen harmlosen Verlauf!

Therapie

Prinzipiell ist die Hand-Fuß-Mund-Erkrankung eine harmlose, relativ rasch und selbstständig abheilende Erkrankung. Eine spezifische Therapie ist nicht erforderlich. Man behandelt die Symptome wie das Fieber mit Fieberzäpfchen und die Aphten im Mund mit Lokalanästhetika, die in Gels oder Sprays enthalten sind. Entscheidend ist, dass Ihr Kind genügend trinkt. Fruchtsäfte eignen sich dafür nicht, da die Fruchtsäure in den Aphten schmerzt. Versuchen Sie es mit dem Lieblingsgetränk des Kindes, das ausnahmsweise auch mit der Schoppenflasche gegeben werden darf!

Prognose

Die Krankheit klingt nach sieben bis zehn Tagen von selbst ab. Nur bei schwerem Verlauf bzw. Komplikationen und sekundären bakteriellen Infektionen der Hand-Fuß-Mund-Krankheit können Antibiotika gegen die Entzündung sinnvoll sein.

Wichtig

Nur selten werden gesunde Erwachsene von diesem Virus angesteckt, da sie die Krankheit in der Regel in der Kindheit durchgemacht haben und immun sind. Wenn sie sich trotzdem anstecken, fühlen sie sich krank, aber den Ausschlag bekommen Erwachsene meistens nicht.

Werdende Mütter haben kein spezielles Risiko zu erkranken. In sehr seltenen Fällen kann aber das Ungeborene betroffen sein. Wenn eine Schwangere in Kontakt mit einem infizierten Kind kommt, sollte sie auf entsprechenden Hygieneschutz achten: Regelmäßig die Hände waschen und eventuell den Kontakt (Kinderkrippe) meiden. Wenn sie dem Kind die Windeln wechseln muss oder sonstige Pflege vornimmt, empfehlen sich Schutzhandschuhe.

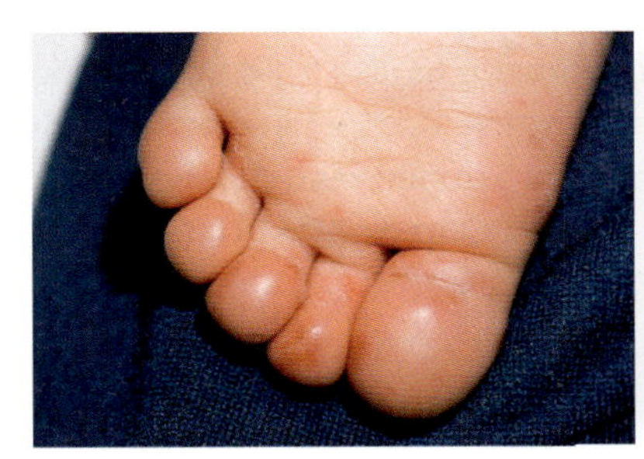

Auch die Fußsohle ist betroffen!

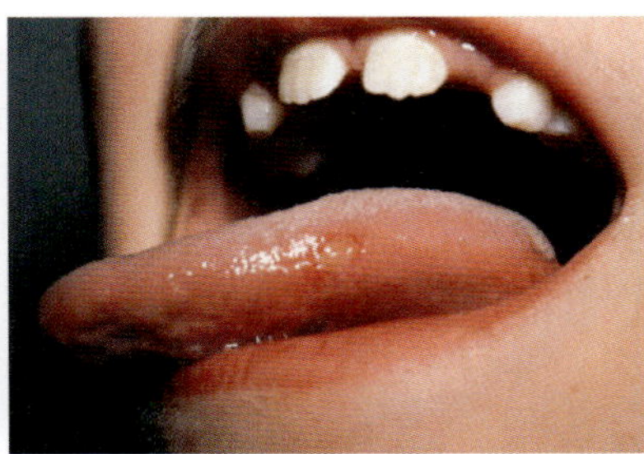

Aphten an der Zunge.

Überreicht durch

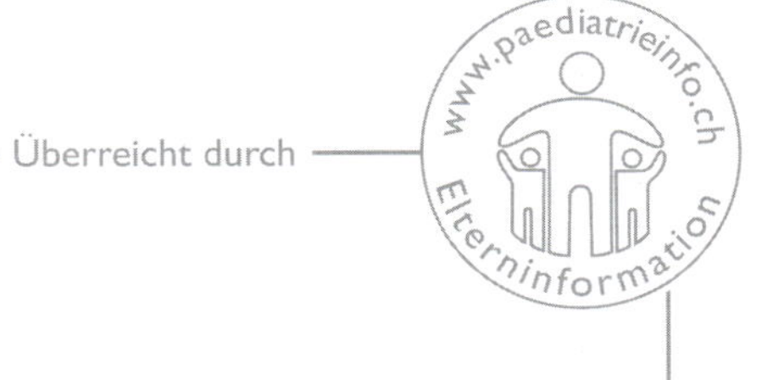

Herpes

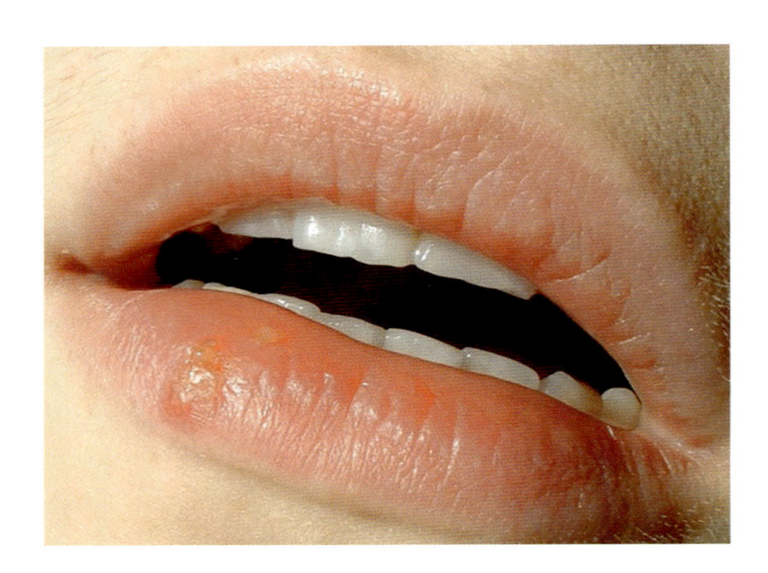

Unter Herpes versteht man meistens Fieberbläschen an den Lippen. Dies ist jedoch nur die halbe Wahrheit. Herpes ist ein Virus, von dem verschiedene Typen bekannt sind. Sie werden von Mensch zu Mensch durch direkten Kontakt übertragen und sind sehr häufig. Der erste Kontakt mit diesem Virus geschieht meistens im Kindesalter und führt häufig zu einer Infektion der Schleimhäute (Mundfäulnis oder Stomatitis genannt). Nach dieser Erstinfektion überlebt das Virus im Körper und kann sich in bestimmten Situationen wieder reaktivieren. Erst diese Reaktivierungen führen zu den bekannten Fieberbläschen. Eine Therapie mit antiviralen Salben ist möglich. Komplikationen sind selten und betreffen hauptsächlich die Augen. Bei Neugeborenen können jedoch lebensgefährliche Hirnentzündungen auftreten, deshalb müssen sie vor dem Kontakt mit Fieberbläschen geschützt werden.

Definition

Lippenherpes, auch Herpes simplex labialis gennant, ist eine Viruserkrankung, die durch das Herpes-simplex-Virus Typ 1 (HSV Typ 1) hervorgerufen wird. Dabei entstehen an den Lippen kleine, nässende Bläschen. Diese Stellen sind empfindlich, schmerzen und jucken. Die Bläschen verheilen normalerweise ohne Narben, haben aber die Tendenz, wiederzukommen. Im Volksmund spricht man auch von Fieberbläschen.

Übertragung

Es gibt zwei Arten des Herpes-simplex-Virus (HSV):

HSV Typ 1 ist die am häufigsten vorkommende Art. Sie ist in der Regel auf Mund und Lippen begrenzt.

HSV Typ 2 betrifft besonders die Geschlechtsteile.

Die Erkrankung ist weit verbreitet. Mehr als 90 % der Erwachsenen haben Antikörper gegen HSV Typ 1 im Blut, zirka 25 % haben Antikörper gegen HSV Typ 2. Jeder, der Antikörper gebildet hat, war schon einmal in Kontakt mit dem Virus.

Das HSV Typ 1 wird durch Tröpfcheninfektion, durch direkten Kontakt, zum Beispiel beim Küssen, oder als Schmierinfektion, beispielsweise beim Berühren der infizierten Stelle (z. B. eines Trinkglases) übertragen.

Krankheitsbild

Die primäre, also erstmalige Infektion erfolgt meist im Kindesalter (im Alter von drei bis fünf Jahren). Es vergehen zwei bis zwölf Tage von der Ansteckung bis zum Ausbruch der Krankheit (Inkubationszeit).

Das Virus greift die obersten Zellen der Haut und vor allem der Schleimhäute an. Dort bilden sich nässende Bläschen und Aphten (gelblich weiße Flecken). Das typische Krankheitsbild in dieser Phase ist die sogenannte Mundfäulnis oder

Stomatitis aphtosa (siehe Infoblatt „Stomatitis"). Nach ca. zehn Tagen heilt die Krankheit selbständig ab.

Allerdings bewegt sich das Virus in dieser Zeit von der Oberhaut über die Nervenbahnen zu den Nervenwurzeln. Hier bleibt es in einer Art Dämmerzustand über Jahre bestehen und kann sich in bestimmten Situationen wieder „reaktivieren". Erst diese Reaktivierungen führen zu den bekannten Fieberbläschen an den Lippen. Selten kann sich ein Herpes auch an anderen Körperstellen, wie zum Beispiel dem Auge, reaktivieren. Auslöser für eine Reaktivierung sind beispielsweise:

- fieberhafte Infektionskrankheiten (Herpes febrilis)
- UV-Strahlung (Herpes solaris)
- Menstruation (Herpes menstrualis)
- hormonelle (Schwangerschaft) und psychische Faktoren (Stress)
- Immunschwäche
- Verletzungen.

Im Lauf von acht bis zehn Tagen heilen die Bläschen aus. Dieser Mechanismus der Reaktivierung erklärt auch, warum gewisse Menschen immer wieder mit Lippenherpes zu kämpfen haben.

Welches sind Anzeichen für Herpes?

Die ersten Anzeichen von Lippenherpes sind Juckreiz und ein Spannungsgefühl, seltener auch Schmerzen. Kurze Zeit darauf entstehen kleine, nässende Bläschen. Diese heilen unter Krustenbildung ab. Die Kruste fällt nach etwa acht bis zehn Tagen ab. Bis der gesamte Lippenherpes mit Schorf bedeckt ist, bleibt man für andere ansteckend.

Behandlung

Grundsätzlich ist eine Behandlung mit antiviralen Salben (z. B. Zovirax, Famvir) möglich, aber nicht unbedingt nötig. Lippenherpes heilt auch ohne Therapie wieder ab. Wenn der Krankheitsverlauf verkürzt werden soll, kann eine entsprechende Salbe auf die betroffene Stelle aufgetragen werden. Dies muss jedoch sofort beim Auftreten der ersten Anzeichen wie Juckreiz, Spannungsgefühl oder Schmerzen geschehen.

In wiederholten Fällen, bei schwerem Lippenherpes oder bei Komplikationen (z. B. Augenbefall) kann Ihnen Ihr Arzt antivirale Tabletten oder eine andere Therapie verordnen.

Vorbeugende Maßnahmen bewähren sich ebenfalls. So sind eine allgemein gesunde Lebensweise mit abwechslungsreicher Kost, Sport und ausreichend Schlaf zur Stärkung des Abwehrsystems nützlich. Bei starker Sonneneinstrahlung (z. B. Gletschersonne) sollten Sie auf die Lippen und um den Mund herum Cremes mit hohem Lichtschutzfaktor auftragen, am besten sogenannte Sun-Blocker-Pasten. Vermeiden Sie das Berühren der Bläschen, denn damit infizieren Sie Ihre Hände und können das Virus auch auf andere Stellen des Körpers übertragen. Vor allem sollten Sie in diesem Fall keine Neugeborenen berühren oder gar küssen, denn diese können schwere Komplikationen erleiden.

Welche Komplikationen können auftreten?

Die häufigsten Komplikationen treten bei einem Augenbefall auf. In diesen Situationen kann das Auge gefährdet sein. Deshalb gilt die Regel: Bei einem Herpes am oder um ein Auge sollten Sie immer einen Arzt aufsuchen.

Eine sehr seltene, aber gefürchtete Komplikation ist die Hirnentzündung durch Herpes. Sie führt häufig zum Tod. Besonders gefährdet sind immungeschwächte Personen oder Neugeborene.

Prognose

In der Regel ist die Prognose gut. Die Bläschen verheilen normalerweise, ohne Narben zu hinterlassen. Aber eben, der Herpes überlebt Jahre lang in den Nervenzellen und kann sich jederzeit wieder reaktivieren.

Überreicht durch

www.paediatrieinfo.ch Elterninformation

Infektion durch Haustiere

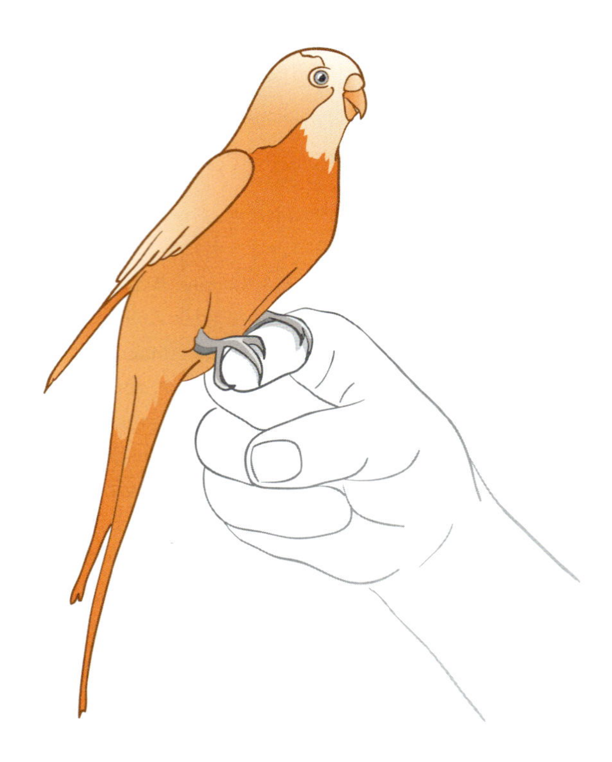

Haustiere, insbesondere Hunde, Katzen und Vögel, aber auch Nager, Amphibien und Fische können eine Reihe spezifischer Krankheiten auf den Menschen übertragen. Nicht immer ist dabei der Zusammenhang zwischen einer Infektion mit dem Halten eines Haustieres so offensichtlich wie bei den Folgen eines Hundebisses oder anderer Verletzungen durch Haustiere.

Tierbisse

Hunde- und Katzenbisse machen über 80 % aller Tierbisse aus. Sie führen in 15 bis 20 % der Fälle zu Wundinfektionen. Sucht der Patient den Arzt innerhalb der ersten acht Stunden nach dem Biss auf, dann fast ausschließlich wegen der örtlichen Verletzungszeichen. Symptome einer lokalen Infektion nach Bissverletzungen treten erst nach acht Stunden auf. Bei der Symptomatik stehen die lokalen Entzündungszeichen im Vordergrund. Bei knochen- oder gelenksnahen Verletzungen ist besondere Vorsicht geboten wegen der Entwicklung einer Knochenhaut- oder Gelenksentzündung. Systemische Komplikationen wie Blutvergiftung, Herzklappenentzündung, Hirnhautentzündung und Hirnabszesse sind äußerst selten.

Das Erregerspektrum bei Infektionen nach Bissverletzungen wird dominiert von Streptokokken, Staphylokokken, Pasteurella multocida und diversen Anaerobiern wie Actinomyces, Bacteroides und Fusobacterium sp. Gelegentlich werden Eikenella, Capnocytophaga, Actinobacillus u. a. isoliert.
Obwohl in Mitteleuropa die meisten Gebiete frei von Tollwut sind, ist in gefährdeten Regionen, insbesondere bei Katzenbissen (Katzen werden seltener geimpft), auch diese Infektion in Betracht zu ziehen.

Infektionen durch Übertragung im Kot

Im Kot von Haustieren lassen sich diverse Durchfallerreger nachweisen. Diese können (bei ungenügender Hygiene v. a. bei Kleinkindern) zur Infektion des Menschen führen. So kommt es gelegentlich zu Salmonellosen nach Kontakt mit Haustieren. Schildkröten sind fast immer Träger von Salmonellen. Hunde mit Durchfall scheiden gelegentlich Campylobacter sp. aus. Die Übertragung dieser Infektionen kann durch regelmäßiges Händewaschen nach Kontakt mit den Haustieren vermieden werden.

Streptokokkenangina und Haustiere

Streptokokken (Erreger von Angina und Scharlach) können im Nasen-/Rachenraum von Hunden und Katzen nachgewiesen werden. Die Halsentzündung beim Hund wird meist durch Streptokokken der Gruppe C und G ausgelöst, für den Menschen ist hingegen vor allem die Gruppe A gefährlich. Wiederholte Streptokokkenangina bei Familienangehörigen lässt jedoch vermuten, dass auch Streptokokken der Gruppe A von Haustieren auf den Menschen übertragen werden können. In verschiedenen Fällen konnten wiederkehrende Erkrankungen erst nach Behandlung des Hundes gestoppt werden.

Katzenkratzkrankheit

Katzen, aber auch Hunde können durch Kratzen ein Bakterium namens Bartonella henselae (alter Name Rochalimae) auf den Menschen übertragen. Betroffen sind meist jüngere Menschen. An der Kratzstelle entsteht nach einigen Tagen eine kleine, knotige Schwellung. Etwa zwei Wochen später kommt es zur schmerzhaften regionalen Lymphknotenschwellung und gelegentlich zu einer grippalen Symptomatik. Seltener werden Milzschwellung, ein Ausschlag mit Speicheldrüsenschwellung oder eine

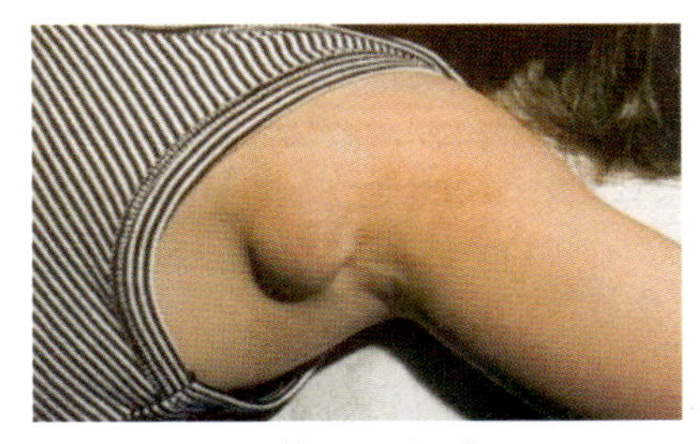

Ausgeprägte Lymphknotenschwellung

generalisierte Lymphknotenschwellung und Bindehautentzündung beobachtet. Selten können schwerwiegende Komplikationen wie eine Knochenentzündung (Osteomyelitis) auftreten. Etwa 1 % der Patienten mit Katzenkratzkrankheit entwickeln zwei bis sechs Wochen nach der Lymphknotenschwellung eine Hirnentzündung. Die Katzenkratzkrankheit heilt in den meisten Fällen spontan und ohne antibiotische Therapie aus. Bei stark vergrößerten und eingeschmolzenen Lymphknoten kann die Nadelaspiration (**Biopsie mit einer Nadel**) angezeigt sein; eine chirurgische Entfernung des Lymphknoten ist hingehen nur selten notwendig. Kontrollierte klinische Studien zur Wirksamkeit verschiedener Antibiotika fehlen noch. Nur für Azithromycin ließ sich nachweisen, dass der Krankheitsverlauf in den ersten vier Wochen positiv beeinflusst werden kann.

Psittakose

Chlamydia psittaci ist – neben Salmonellen – wohl der wichtigste Erreger, der von kranken Vögeln auf den Menschen übertragen wird. Der Mensch infiziert sich durch Inhalation von keimhaltigem Staub (getrockneter Kot). Die Erkrankung manifestiert sich ein bis zwei Wochen nach der Infektion typischerweise mit einem trockenen Husten, Kopfweh, Leber- und Milzbeteiligung. Die durchschnittliche jährliche Häufigkeit (Inzidenz) in der Schweiz beträgt zwei bis drei Fälle pro Million Einwohner. Die Diagnose wird im Blut gestellt.

Weitere Infektionen durch Haustiere

Toxoplasmose und Echinokokkose sind weitere Infektionen, die in unseren Breitengraden von Haustieren auf den Menschen übertragen werden. Auch Krätzmilben können Hunde und Katzen befallen und hin und wieder auf den Menschen übertragen werden. Die Milbentypen von Hunden und Katzen überleben jedoch nicht am menschlichen Körper. Die Manifestation der Erkrankung beschränkt sich deshalb auf eine Überempfindlichkeitsreaktion; es sind keine Milbengänge und Larven nachweisbar. Die Therapie beschränkt sich auf die Behandlung des Haustieres.

Kranke Kaninchen und Nager sind als Überträger einer Reihe von Infektionen auf den Menschen bekannt, wie zum Beispiel Salmonellose, Campylobacteriose, Yersiniose, Leptospirose, Dermatophytosen, Cheyletsiellose und Taeniasis. Im Weiteren spielt das Virus der lymphocytären Choriomeningitis als Zoonoseerreger eine Rolle. Es wird bei vielen Nagern gefunden. Das Hauptreservoir ist die Hausmaus (meist asymptomatisch infiziert). Die Infektion verläuft auch beim Menschen oft unbemerkt, in seltenen Fällen kann es aber zu einer Hirnhaut- oder Hirnentzündung kommen.

Mykobakterien-Infektionen (z. B. durch M. marinum) gehören zu den hauptsächlichsten Zoonosen, die von Aquariumfischen auf den Menschen übertragen werden können.

All diese Erkrankungen sind in unseren Breitengraden jedoch extrem selten.

Wichtig

Haustiere sind seit Jahrtausenden treue Begleiter des Menschen. Man muss sich aber bewusst sein, dass sie auch Probleme verursachen können. Falls Sie an unklaren Symptomen leiden und regelmäßigen Kontakt mit Haustieren haben, könnte dies für Ihren Hausarzt eine wichtige Information sein.

Katzenkratzkrankheit

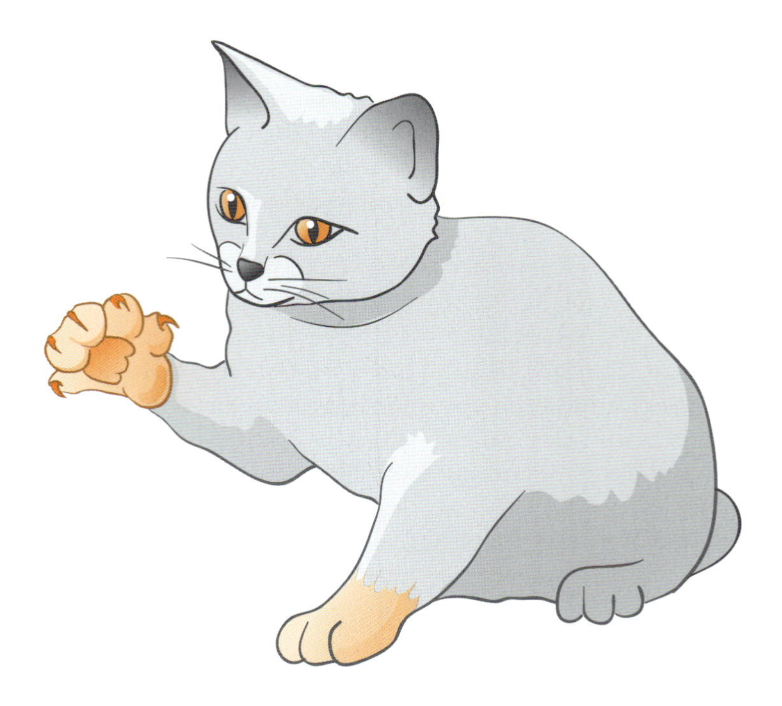

Der Erreger „Katzenkratzkrankheit" war lange Zeit unbekannt. Heute weiß man, dass die Krankheit durch das Bakterium Bartonella henselae ausgelöst wird. Typisch ist die Schwellung der Lymphknoten nach Kratzverletzungen durch Katzen. Obwohl unter Umständen schmerzhaft und hartnäckig, ist die Prognose gut und die Krankheit selbstheilend.

Definition

Es handelt sich um eine Infektionskrankheit, die durch Katzen übertragen wird. Die erste Beschreibung stammt von Debré 1950. Das Krankheitsbild manifestiert sich zuerst mit einer Papel (Knötchen) an der von der Katze verletzten Hautstelle (Kratzer oder Biss). Anschließend, nach ein bis zwei Wochen, kommt es zur (ausgeprägten) Schwellung der regionalen Lymphknoten. Meistens verschwindet die Schwellung nach einigen Wochen spontan.

Die Häufigkeit der Krankheit (Inzidenz) ist nicht leicht zu bestimmen, da aufgrund des eher gutartigen Verlaufs viele Patienten nicht erfasst werden. Man kann, je nach Land, mit bis zu 1/10 000 Menschen/Jahr, meist in den Herbst-Wintermonaten rechnen. Über 80 % der Fälle betreffen Kinder und Jugendliche unter 21 Jahren, wobei kein Unterschied zwischen Mädchen und Jungen besteht.

Ursachen

Der Erreger der Krankheit ist Bartonella henselae, ein gramnegatives, stäbchenförmiges Bakterium.

Etwa die Hälfte der Katzen ist mit Bartonellen infiziert, trotzdem kommt es nur sehr selten zur Übertragung auf den Menschen. Durch den Biss oder die Kratzwunde kann der Erreger in den menschlichen Körper gelangen. Auch Katzenflöhe (umstritten) und Zecken sollen die Bakterien auf den Menschen übertragen können!

Symptome

Ein bis zwei Wochen nach einer Verletzung durch eine (meist junge) Katze kommt es, nach einer Rötung an der Stelle der Kratzwunde, die nach zehn bis 14 Tagen verschwindet, zum Anschwellen des Lymphknotens in der Region der Kratzwunde. Es sind aus naheliegenden Gründen meist die Lymphknoten der Achselhöhle oder in der Leiste betroffen. Diese werden größer, die Haut darüber rötete sich, und es entstehen lokale Schmerzen. Die Schwellung kann sehr ausgeprägt sein und einige Wochen bis max. sechs Monate andauern. In etwa einem Drittel der Fälle entleert sich Eiter nach außen. Zu Beginn können bei etwa 30 % der Personen auch Fieber und allgemeines Unwohlsein, Kopfschmerzen und Appetitmangel auftreten. In etwa 5 % der Fälle wird ein vorübergehender

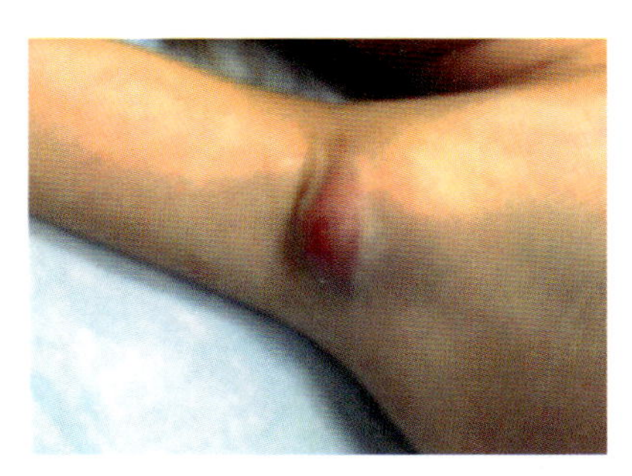

Rötung an der Haut über den geschwollenen Lymphknoten in der Achselhöhle.

Ausschlag auf der Brust beobachtet. Die Abheilung ist bis auf wenige Fälle folgenlos. Bei einer Abwehrschwäche kann die Krankheit jedoch auch gefährlich verlaufen.

Rötung an der Haut über den geschwollenen Lymphknoten in der Achselhöhle.

Komplikationen

Die klassische Katzenkratzkrankheit heilt nach einigen Wochen und Monaten folgenlos ab. Nur bei etwa 2 % der Patienten ist mit systemischen Komplikationen wie dem Befall von Haut, Leber, Milz, Lunge, Knochen und Nervensystem zu rechnen. Das bekannteste Syndrom ist die Parinaud-Krankheit, die mit Bindehautentzündung und Lymphknotenvergrößerung im Bereich der Ohren einhergeht. Es kann auch zu einer Gehirnentzündung kommen. Dabei zeigen die Patienten Verwirrungszustände, Ruhelosigkeit, aggressives Verhalten, und sogar komatöse Zustände werden beschrieben. Auch eine Entzündung der Regenbogenhaut im Auge kann auftreten und zu vorübergehender Blindheit führen. Allerdings heilen auch diese Komplikationen in den allermeisten Fällen folgenlos ab.

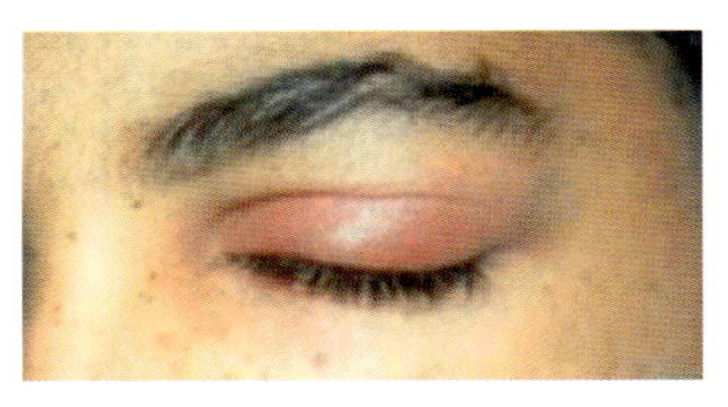

Parinaud Syndrom

Diagnose

Der Haupterreger der Katzenkratzkrankheit (Bartonella henselae) konnte erst 1993 identifiziert werden. Die Kultur von B. henselae aus dem infizierten Gewebe (Abstrich oder Gewebeprobe) ist zwar möglich, aber sehr aufwendig und versagt oft. Einfacher ist die Bestimmung von Antikörpern gegen B. henselae im Blut. Mittels neuer PCR-Methoden können auch kleinste Spuren in Gewebeproben nachgewiesen werden.

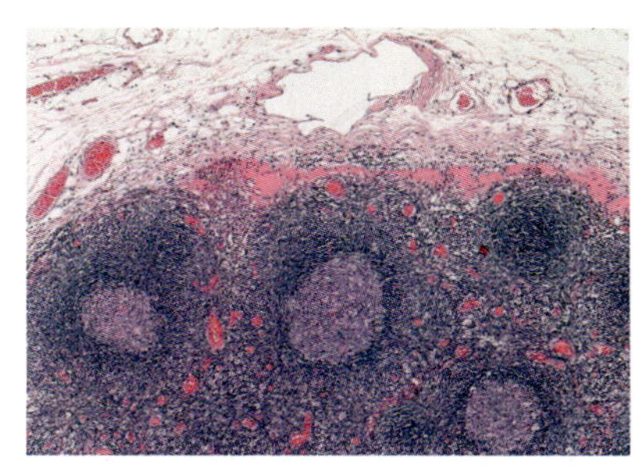

Histologischer Schnitt (Gewebeschnitt im Mikroskop) durch einen betroffenen Lymphknoten.

Histologischer Schnitt (Gewebeschnitt im Mikroskop) durch einen betroffenen Lymphknoten.

Therapie

Aufgrund der guten Selbstheilungstendenz der Krankheit spielt der Einsatz von Antibiotika eine untergeordnete Rolle. Meist genügen lokale Maßnahmen wie Wärmeapplikation und Schmerzmittel. Die Lymphknoten sollten nicht chirurgisch angegangen werden!!! Bei sehr langen Verläufen oder starken Beschwerden kann jedoch eine Antibiotikatherapie sinnvoll sein. Als Antibiotika eignen sich Erythromycin, Ciproxin, Trimetroprinsulfamemethaxol und andere. Besprechen Sie die Vor- und Nachteile mit Ihrem Arzt.

Vorbeugen

Das Spiel mit (jungen) Katzen ist nicht ganz harmlos. Lehren Sie Ihr Kind einen respektvollen Umgang mit den Tieren, damit es nicht zu Verletzungen kommt.

Wichtig

Die Katzenkrankheit ist in der überwiegenden Zahl der Fälle langwierig, aber harmlos und heilt folgenlos ab!

Überreicht durch

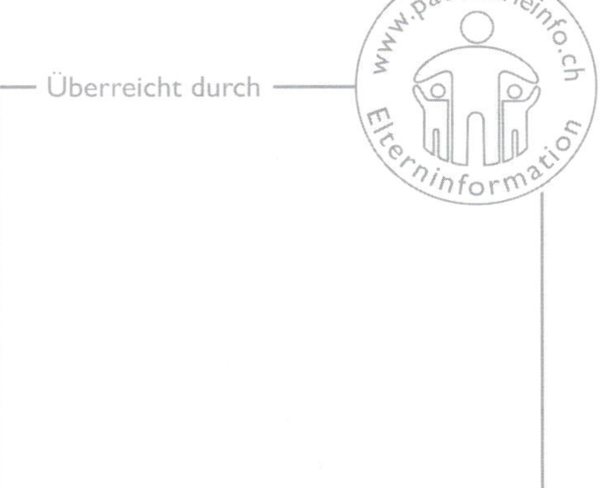

Keuchhusten

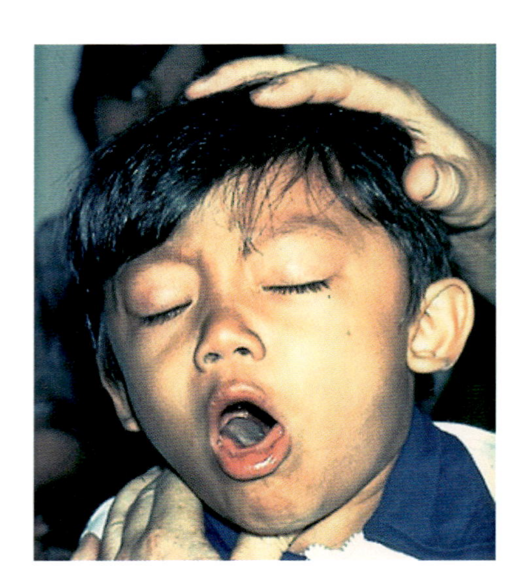

Der Keuchhusten ist eine Infektionskrankheit und gehörte früher zu den häufigen Kinderkrankheiten. Die Krankheit ist durch schwere Hustenanfälle und ein typisches Keuchen gekennzeichnet. Der Keuchhusten dauert mehrere Monate und kann vor allem bei Säuglingen schwere Komplikationen auslösen. Eine effiziente Behandlung existiert nicht, aber mit einer Impfung kann die Erkrankung verhindert werden.

Definition

Keuchhusten ist eine Infektionskrankheit, die durch sehr starken Husten und einen langen Verlauf gekennzeichnet ist.

Die Krankheitserreger sind Bakterien (Bordatella pertussis), die durch Husten, Niesen oder Sprechen (Tröpfcheninfektion) von Mensch zu Mensch übertragen werden.

Krankheitsbild

Der Keuchhusten lässt sich in drei Stadien unterteilen:

- Die Krankheit beginnt etwa sieben bis zehn Tage nach der Ansteckung mit dem so genannten Stadium catarrhale, das ein bis zwei Wochen andauert. Das Kind leidet unter grippeähnlichen Symptomen wie laufender Nase, Heiserkeit, leichtem Husten und mäßigem Fieber.
- Danach folgt das charakteristische Stadium (Stadium convulsivum oder Krampfstadium), das etwa vier bis sechs Wochen andauert. Der Husten verschlimmert sich und tritt krampfartig in Form mehrerer aufeinander folgender, explosionsartiger Hustenanfälle auf, gefolgt von einem plötzlichen laut keuchenden Einatmen. Das Kind kann dabei Schleim hervor würgen und anschließend erbrechen. Diese Attacken treten gehäuft nachts auf und können durch äußere Anlässe wie zum Beispiel körperliche Anstrengung oder psychische Faktoren ausgelöst werden. Je jünger das Kind, umso schwerer und häufiger die Komplikationen. Zwischen den Hustenanfällen sind die Kinder in der Regel unbeeinträchtigt von der Krankheit und leiden nicht unter Fieber. Die Diagnose wird oft erst in diesem Stadium gestellt. Durch einen Nasenabstrich kann der Erreger nachgewiesen werden.
- Im letzten Abschnitt, dem so genannten Stadium decrementi klingen die Hustenstöße allmählich ab. Es dauert meist sechs bis zehn Wochen (chinesisch: Hunderttagehusten).

Komplikationen

Hauptkomplikationen sind Atempausen (oder Atemstillstand), Lungenentzündungen und starker Gewichtsverlust wegen Ernährungsproblemen und Erbrechen. Krampfanfälle und Tod können ebenfalls auftreten. All diese Komplikationen sind bei Säuglingen deutlich gehäuft. Einer von 100 betroffenen Säuglingen stirbt.

Seltenere Komplikationen in jedem Alter sind Schlafstörungen, Pneumothorax (Lungenriss), Nasenbluten, Blutungen der Augen, Hirnblutungen, Darmvorfall, Urininkontinenz und Rippenbrüche.

Behandlung

Babys unter sechs Monaten müssen wegen der Gefahr von Atempausen, zusätzlichem Sauerstoffbedarf und Trinkproblemen meist im Krankenhaus behandelt werden. Bei größeren Kindern ist nur in schweren Fällen eine Einweisung ins Krankenhaus notwendig, ansonsten ist eine Behandlung zuhause in ruhiger und ausgeglichener Atmosphäre ausreichend.

Eine antibiotische Behandlung (über 14 Tage) kann, wenn frühzeitig eingesetzt, zu einer Verkürzung und Milderung des Krankheitsablaufs führen. Hauptgrund für die Antibiotikabehandlung ist jedoch, die Ansteckung der Geschwister oder anderer Kontaktpersonen zu verhindern. Ohne Therapie können erkrankte Kinder bis sechs Wochen nach Beginn des Hustens ansteckend bleiben. Unter Antibiotikatherapie ist die Ansteckungsgefahr nach wenigen Tagen vorbei.

Achten Sie darauf, dass Ihr Kind während der Ansteckungszeit nicht mit anderen Kindern – vor allem mit Babys oder älteren Menschen – in Kontakt kommt, da diese besonders anfällig für Infektionen sind.

Prognose

Vor allem bei Säuglingen können schwere Verläufe mit Spätfolgen auftreten. Bei größeren Kindern ist die Prognose günstig, wenn man von der Dauer der Krankheit und dem vorübergehenden Leidensdruck absieht.

Vorbeugung

Lassen Sie Ihr Kind gegen Keuchhusten impfen. Es gibt zwar Kinder, die trotz korrekter Impfung an Keuchhusten erkranken, sie erleiden jedoch praktisch nie Komplikationen.

Die Grundimpfung wird im Alter von zwei, vier und sechs Monaten zusammen mit anderen Impfungen verabreicht (in einer kombinierten Spritze). Die vierte Impfung erfolgt im zweiten Lebensjahr, um die Grundimmunisierung zu vervollständigen. Im Kindergartenalter und eventuell auch noch später sollen Auffrischimpfungen durchgeführt werden, da der Schutz sonst nachlässt. Dies gilt übrigens auch nach durchgemachter Keuchhustenerkrankung. Sie hinterlässt keinen langfristigen Schutz.

Babys und Kleinkinder sowie ältere Personen, die engen Kontakt zu einer an Keuchhusten erkrankten Person hatten, können mit einem antibiotischen Schutz die Erkrankung rechtzeitig abwenden, oder sie erkranken nur in wesentlich milderer Form.

Wenn Sie noch Fragen haben, kontaktieren Sie Ihre Kinderärztin oder Ihren Kinderarzt.

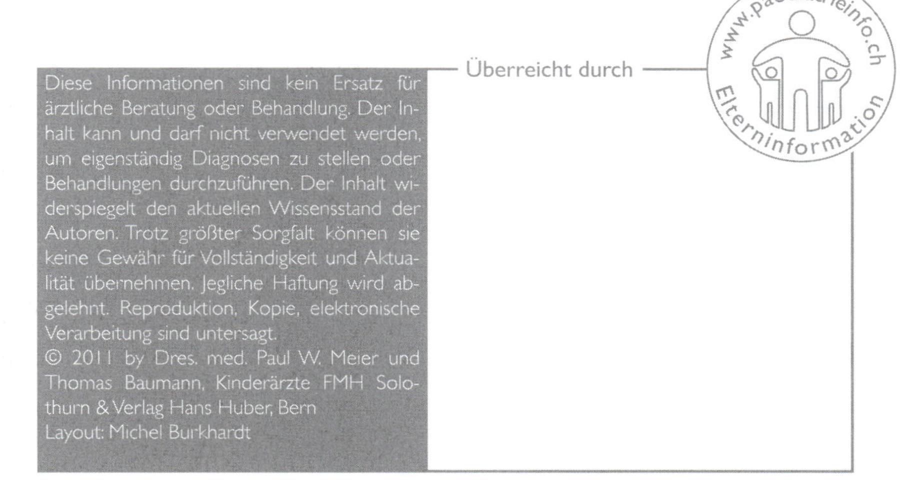

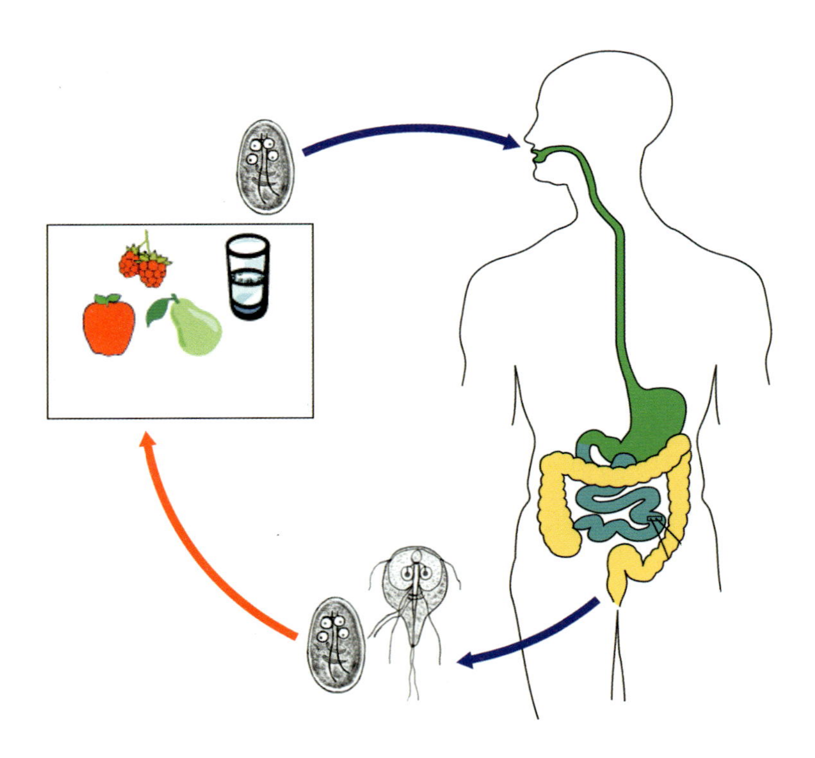

Lamblien als Verursacher von Durchfällen werden in der mitteleuropäischen Bevölkerung relativ selten diagnostiziert. Viel häufiger kommt diese Krankheit bei Tropenrückkehrern (3 bis 4 %) vor. Infektionen können zu chronisch-wiederkehrenden Durchfällen und bei starkem Befall (insbesondere bei Kleinkindern) zu einer Beeinträchtigung der Darmfunktion (Resorption) und zu Anzeichen von Mangelernährung führen.

Definition

Lamblien (auch Geißeltierchen oder Giardia lamblia genannt) sind mit bloßem Auge nicht erkennbare, mikroskopisch kleine einzellige Parasiten, die sich im Darm des Menschen ansiedeln können. Die jährliche Häufigkeit (Inzidenz) wird weltweit auf 200 Millionen Fälle geschätzt. Die Inkubationszeit (Zeit zwischen Infizierung und Krankheitsbeginn) beträgt zwischen einer und zehn Wochen. Viele Infektionen verlaufen symptomlos. Man spricht in diesen Fällen von gesunden Zystenausscheidern. Diese garantieren die Übertragung des Parasiten (im Stuhl können Milliarden von Zysten abgegeben werden). In Ausnahmefällen können Infekte über ein Jahr persistieren. Lamblien sind auch unter Tieren stark verbreitet. Eine Studie bei Kälbern und Schaflämmern ergab für verschiedene Landesgegenden der Schweiz hohe Durchseuchungsraten von 26 bzw. 29 %! Bei Katzen gehört Giardia intestinalis zu den Parasiten, die am häufigsten bei Kotuntersuchungen gefunden werden.

Ursachen

Ursache ist der Parasit Giardia lamblia. Die Übertragung der Lamblien erfolgt durch die Aufnahme von Zysten (Eiern) durch verunreinigtes Wasser. Im Dünndarm heften sich diese Zysten an die Schleimhaut und vermehren sich (Trophozoiten). Wird der Erreger nicht eliminiert, kann es zu Darmbeschwerden und Durchfall kommen. Über den Stuhl werden dann erneut Zysten ausgeschieden und können so ins Wasser gelangen. Dort überleben die Zysten je nach Temperatur bis zu vier Monate. Die Giardiose ist weltweit in über 140 Ländern verbreitet.

In endemischen Gebieten liegt die Häufigkeit bei über 5 %. Epidemien können durch Trinkwasser oder kontaminierte Lebensmittel ausgelöst werden.

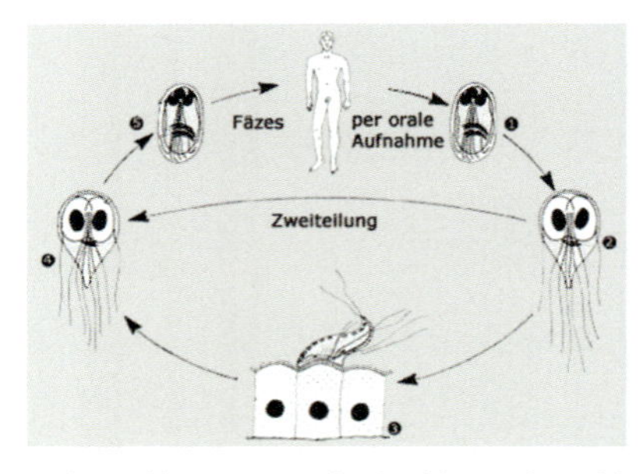

Lebenszyklus von Giardia lamblia nach Mehlhorn.

Symptome

Die Krankheitszeichen einer Infektion mit Lamblien sind sehr unterschiedlich. Kinder können, müssen aber nicht, einige Tage an wässrigen Durchfällen mit Bauchschmerzen leiden oder an langwierigen, immer wiederkehrenden Beschwerden mit Blähungen, Entleerung von übel riechenden Stühlen und Appetitmangel. Die Krankheit kann in schweren Fällen das Gedeihen des Kindes ernsthaft gefährden. Sehr oft verläuft die Infektion aber auch völlig symptomlos, ohne Krankheitszeichen!

Diagnose

Die Diagnose erfolgt direkt durch Stuhluntersuchung unter dem Mikroskop oder besser nach Anreicherung des Stuhls und Färbung (SAF-Methode). Meist werden Zysten, seltener Trophozoiten gefunden. Kommerziell sind auch „Kopro-Antigentests" erhältlich.

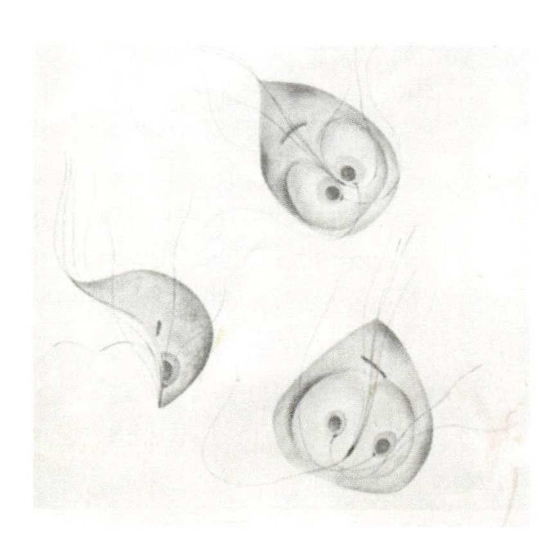

Die Trophozoiten

Therapie

In erster Linie muss die Dehydratation (Austrocknung) des Kindes korrigiert werden. Zur Behandlung, der Elimination der Erreger, werden Antibiotika wie Metronidazol oder Tinidazol verschrieben. Letzteres hat den Vorteil, auch gegen andere pathogene Keime wirksam zu sein. Obwohl gelegentlich Rückfälle vorkommen, die mit den gleichen Medikamenten behandelt werden sollten, wirkt die Behandlung meist gut. Asymptomatische Ausscheider von Lamblien sollten nicht behandelt werden.

Vorbeugen

Sichere präventive Maßnahmen gibt es nicht. Am wichtigsten ist folgende Grundregel:
Peel it, boil it, cook it or forget it (schäl es, brat es, koch es oder vergiss es)!
Eine generelle medikamentöse Vorbeugung von Durchfallerkrankungen kann nicht empfohlen werden. Manche Durchfallmittel haben unerwünschte Nebenwirkungen, außerdem führt eine vorbeugende Antibiotikagabe auch zu zunehmenden Resistenzen.

Erlaubt sind

Gekochte Getränke (Tee, Kaffee) oder Getränke aus original verschlossenen Flaschen trinken und nur Früchte essen, die man selbst geschält hat.

Nicht erlaubt sind

Ungekochte Nahrungsmittel wie roher Fisch, Meeresfrüchte und Fleisch, verschmutzungsanfällige Nahrungsmittel wie Speiseeis, Cremes, Milchprodukte, Mayonnaisen und Patisserie sowie Eis zur Kühlung von Getränken (zur Kühlung des Körpers ist die Einnahme von eisgekühlten Getränken wenig hilfreich).

Weitere empfohlene Maßnahmen

Die Hände vor jeder Nahrungsaufnahme waschen und keine öffentlichen Handtücher benutzen sowie Katadynfilter zur Reinigung von klarem Wasser verwenden. Gegebenenfalls vorfiltrieren, um grobe Schmutzpartikel zu entfernen.

Wasserdesinfektion

Die wirksamste und sicherste Art ist die Erhitzung auf Kochtemperatur. AQUATABS oder MICROPUR Brausetabletten zur Wasserdesinfektion oder Sauberhaltung von gekochtem Wasser sind brauchbar. Die Lamblien- oder Amöbenzysten werden dabei aber nicht inaktiviert.

Wichtig

Langwieriger Durchfall und Gedeihstörung muss beim Kind abgeklärt und behandelt werden. In den allermeisten Fällen können die Kinder mit Lamblienbefall geheilt werden!

Überreicht durch

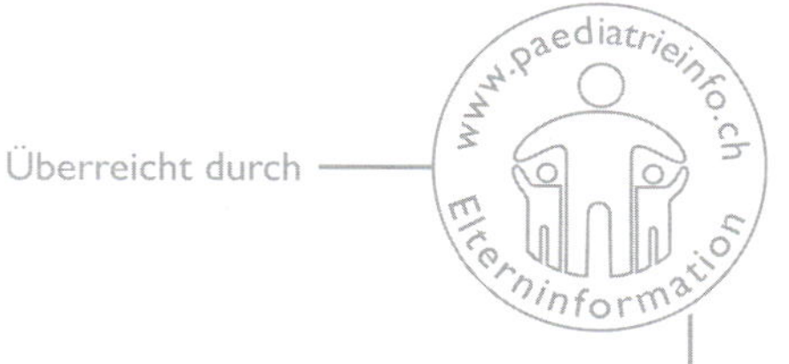

Malaria

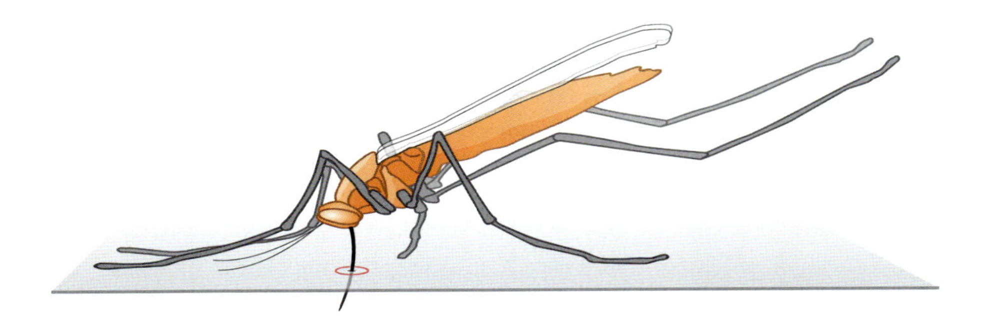

Die Malaria ist eine Infektionskrankheit, die durch Moskitos übertragen wird. Sie manifestiert sich typischerweise mit Fieber und grippalen Beschwerden und kann zum Tode führen. Malaria verläuft bei Schwangeren und Kindern besonders schwer. Sie kommt in vielen tropischen und subtropischen Gebieten vor. Jedes Jahr sind Tausende von Reisenden in diesen Gegenden betroffen. Um einer Ansteckung vorzubeugen, sollte man sich gut gegen Moskitostiche schützen. Wenn Sie planen, in ein Malaria-Hochrisikogebiet zu reisen, müssen Sie sich schon im Voraus mit Medikamenten gegen die Malaria schützen (Chemoprophylaxe). Bei Reisen in Gebiete mit geringerem Risiko muss für eine medikamentöse Notfallbehandlung vorgesorgt werden. Wenn Sie während oder nach einer Reise in ein Malariagebiet Fieber bekommen, sollten Sie an eine Malaria denken und sofort einen Arzt aufsuchen.

Ursache

Die Malaria wird durch Parasiten der Familie der Plasmodien verursacht. Diese werden durch weibliche Moskitos auf den Menschen durch Stiche übertragen. Die verursachenden Anopheles-Mücken sind insbesondere gegen Abend und nachts aktiv. Es gibt vier Typen von Plasmodien: P. vivax, P. falciparum, P. malariae und P. ovale (siehe auch Übersichtstabelle). Die Malaria, die durch P. falciparum verursacht wird (Malaria tropica), ist am gefährlichsten, da sie unbehandelt schnell einen schweren Verlauf nehmen und häufig zum Tod führen kann. In Endemiegebieten kann die Übertragung ganzjährig oder saisonal gehäuft auftreten, außerdem kann das Infektionsrisiko von Region zu Region stark variieren. Über 2000 m ü. M. ist eine Infektion nicht möglich.

Vorkommen

Die Malaria kommt in Hunderten von Ländern weltweit vor: in Afrika südlich der Sahara, in Asien und dem Pazifik sowie in Mittel- und Südamerika (siehe Karte).

Symptome

Kurz nach dem Stich des Moskitos dringt der Parasit aus dem Speichel der Mücke in die Blutbahn des Menschen ein und siedelt sich zuerst in der Leber an, ohne dass Symptome auftreten. Die Parasiten befallen dann die roten Blutkörperchen, in denen sie sich vermehren, bis diese platzen. Zudem kann sich deren Form so verändern, dass sie Blutgefäße verstopfen können. Zwischen dem Stich und den ersten Beschwerden liegen mindestens sechs Tage. Diese können sein: Fieber > 38 °C, Schüttelfrost, Kopf- und Gliederschmerzen, manchmal auch Übelkeit, Erbrechen und Durchfälle. Die ersten Zeichen können mild sein wie bei einer Grippe. Die Beschwerden und das Fieber können regelmäßig, über Monate bis Jahre nach einer Reise in ein Risikogebiet auftreten.

Diagnose

Die Malariaerreger werden mikroskopisch aus dem Blut (Blutausstrich, Dicker Tropfen) nachgewiesen. Das Präparat sollte zu Beginn des Fieberanfalls angefertigt werden. Rhythmisch auftretende Fieberanfälle nach Reisen in Tropengebiete sollten immer ein Warnsignal sein!

Übertragungszyklus der Malaria

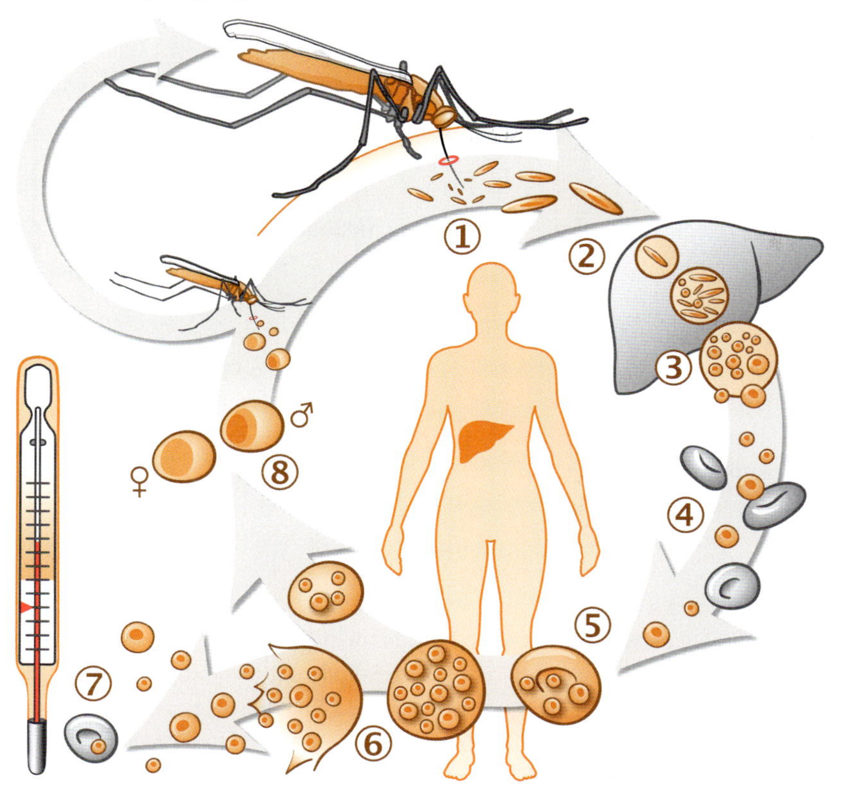

1. Mückenstich: Die Parasiten gelangen ins Blut.
2. Die Parasiten dringen in die Leberzellen.
3. Die Parasiten vermehren sich.
4. Etwa zehn Tage nach dem Stich gelangen die Parasiten ins Blut.
5. Die Parasiten dringen in rote Blutkörperchen ein.
6. Vermehrung bis die Zelle platzt.
7. Dies löst Fieber aus. Die freigesetzten Plasmodien befallen weitere rote Blutkörperchen.
8. Einige entwickeln sich zu geschlechtsreifen Formen (Gametozyten). Diese werden durch erneute Stiche von Mücken aufgenommen und entwickeln sich weiter...

Malaria Typ	Erreger	Vorkommen	Sterblicheit	Inkubation	Typische Krankheitszeichen
quartana	Plasmodium malariae	hauptsächlich in der Alten Welt, selten in Nord- oder Südamerika	niedrig	4-5 Wochen	Fieberanfall alle 72 Stunden
tertiana vivax	Plasmodium vivax	weltweit zwischen 16°-20° nördlicher und 20° südlicher Breite, bevorzugt gemässig. Zonen	niedrig	2-3 Wochen	Fieberanfall alle 48 Stunden
tertiana ovale	Plasmodium ovale	vorwiegend in Westafrika	niedrig	2-3 Wochen	Fieberanfall alle 48 Stunden
tropica	Plasmodium falciparum	hauptsächlich in den Tropen	ca. 5% aller Fälle	1-2 Wochen	keine regelmäßig auftretende Fieberanfälle, Weiterentwicklung zur Maligna möglich
schwere, maligna			ca. 10% der Fälle		Organversagen, Eintritt des Todes innerhalb weniger Stunden möglich

Schwangerschaft und Kind

Die Malaria bei einer Schwangeren ist besonders gefährlich, denn das Ungeborene, aber auch das Leben der Mutter kann dadurch ernsthaft gefährdet werden. Schon im Mutterleib kann das heranwachsende Kind durch eine Malariainfektion geschädigt werden. Die pränatale und neonatale Sterblichkeit liegt zwischen 15 bis 70 %. Da bei einer Malariabehandlung der Mutter die im Fötus erreichten Medikamentenkonzentrationen nur ein Drittel der therapiewirksamen Dosis betragen, ist der Schutz ungenügend.

Kommt ein Kind gesund zur Welt, verfügt es dank der Antikörper der Mutter über einen gewissen Schutz gegenüber einer Malariainfektion, der etwa zwei Monate anhält. Andererseits können infizierte Kinder, deren Mütter keine Antikörper haben, sehr schwer erkranken. Ab dem dritten Lebensmonat nimmt die Krankheitsanfälligkeit zu. In Endemiegebieten nimmt die Rate der Kinder, die mindestens eine Malariainfektion erlebt haben, von 10 % bei den Dreimonatigen auf 80 bis 90 % bei den Einjährigen zu. Am höchsten ist die Kindersterblichkeit nach einer Malariainfektion in den beiden ersten Lebensjahren. Mit anderen Worten: Schwangere sollten nur in unumgänglichen Notfällen in Endemiegebiete reisen!

Die betroffenen Säuglinge haben typischerweise eine schwere Blutarmut – da zu dieser Zeit oft auch ein Wechsel der Diät stattfindet, und zusätzlich ein Eisenmangel herrscht. Allerdings wird bei einer reinen Milchdiät die Entwicklung der Malariaparasiten in den roten Blutkörperchen durch einen teilweisen Vitamin-H1-Mangel gehemmt.

In hochendemischen Gebieten können Kinder gleichzeitig von mehreren Plasmodien befallen sein. Im Schulalter haben die meisten Kinder dieser Gebiete dann bereits eine beträchtliche Immunität erreicht. Unterernährung führt aber zu einer weiteren Erhöhung des Risikos, an Malaria lebensgefährlich zu erkranken. Darum wird die Krankheit auch als typische Armutskrankheit bezeichnet. Die Kindersterblichkeit ist dann sehr, sehr hoch. Die Malaria tötet weltweit über 800 000 Kinder jährlich! 80 % der Malaria-Toten sind Kinder unter fünf Jahren in Afrika südlich der Sahara.

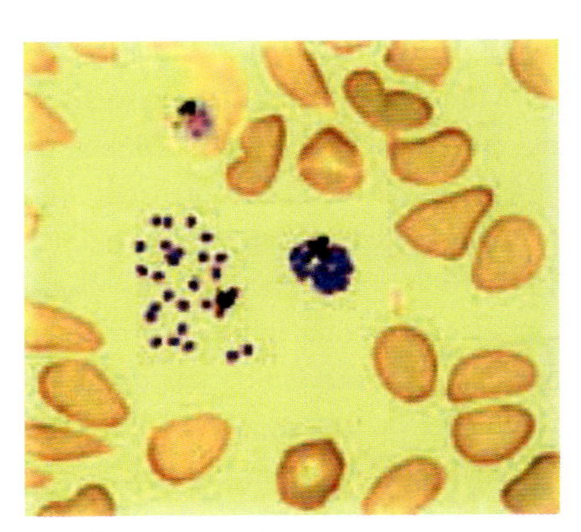

Die Plasmodien im Blut

Komplikationen

Die Verstopfung der Blutgefäße im Gehirn durch die erkrankten Erytrozyten kann zu der gefürchteten zerebralen Malaria führen: Zu den frühesten Symptome einer zerebralen Malaria bei Kindern gehört hohes Fieber bis 41 °C sowie die Unfähigkeit, Nahrung oder Flüssigkeit aufzunehmen. Erbrechen und Husten und unter Umständen auch Krampanfälle sind weit verbreitet. Besonders komplizierte Krämpfe (einseitige, lang dauernde usw.) sind für eine zerebrale Malaria typisch. Weitere Symptome sind schweres und lautes Atmen, eine kühle Haut sowie eine bogenähnliche Verkrümmung des Körpers (Opistothonus).

Vorbeugung

1. Schützen Sie sich abends und nachts vor Moskitostichen

- Tragen Sie langärmlige und eher helle Kleidung und Socken.
- Benutzen Sie auf unbedeckter Haut (Nacken, Gesicht, Hände, ggf. Fußknöchel) ein Mückenspray mit nachgewiesener Wirksamkeit (Autan Active Lotion, Anti Brumm forte, Azaron before, Flystop, Tropicare; andere sind nach Stiftung Warentest ungenügend) und imprägnieren Sie Ihre Kleidung mit Insektiziden.
- Schlafen Sie in klimatisierten Räumen, die durch Mückengitter an Türen und Fenstern geschützt sind oder unter einem imprägnierten Moskitonetz (es sollte die Haut nirgends berühren und gut unter die Matratze gesteckt sein).

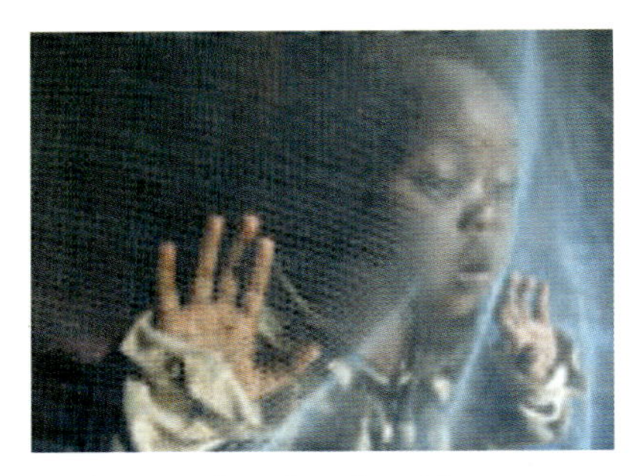

Moskitonetze: der weltweit beste Schutz!

2. Nehmen Sie schon, bevor und während Sie in Hochrisikoregionen reisen, Medikamente gegen Malaria zur Vorbeugung (Chemoprophylaxe) ein!

- Nehmen Sie das Medikament gewissenhaft vor, während und nach dem Aufenthalt ein. Die Einnahme beginnt eine Woche vor der Reise, um sie auf Verträglichkeit zu prüfen. Die Medikamente müssen während des ganzen Aufenthaltes bis vier Wochen nach der Reise eingenommen werden. Für eine bessere Verträglichkeit werden die Medikamente vorzugsweise nach dem Essen eingenommen.
- Medikamentöse Vorbeugung (Chemoprophylaxe):

Dosierung

- **Mefloquin** (Lariam, Mephaquin 1 Tbl. = 250 mg): je nach Körpergewicht:
  > 45 kg: 1 Tabl. 1 x pro Woche
  30–45 kg: ¾ Tabl. 1 x pro Woche
  20–30 kg: ½ Tabl. 1 x pro Woche
  10–20 kg: ¼ Tabl. 1 x pro Woche
  5–10 kg: 5 mg/kg*/Woche (evtl. in Apotheke)
  *kg = kg Körpergewicht

Kontraindikationen und Schwangerschaft

Bei Epilepsie, Depression und psychiatrischen Erkrankungen und von Kindern mit weniger als 5 kg Körpergewicht oder drei Lebensmonaten darf Mefloquin nicht eingenommen werden. Ihr Arzt wird Sie beraten, welches Medikament anstelle von Mefloquin für Sie/Ihr Kind geeignet ist.

Vorsichtsmaßnahmen

Wichtig ist ein guter Sonnenschutz. Dieses Medikament kann die Haut sehr empfindlich auf UV-Strahlen reagieren lassen (Sonnenbrand).

Nebenwirkungen

Falls Sie das Medikament nicht vertragen, hören Sie mit der Einnahme auf. Es ist jedoch unbedingt notwendig, die Vorbeugung mit einem anderen Medikament (z. B. Malarone) weiterzuführen, das auch vom Arzt verordnet werden muß.

- **Atovaquon** + **Proguanil** (Malarone): 1 Tag vorher bis 7 Tage nach Rückkehr (besser verträglich, aber viel teurer)
- **Doxycyclin** (Monohydrat): 1 Woche vorher bis 4 Wochen nach Rückkehr (nicht für Kinder).

Bei der Wahl des richtigen Medikamentes ist je nach Reiseort auch die Resistenzlage der Malariaerreger zu berücksichtigen. Ihr Arzt wird Sie beraten.

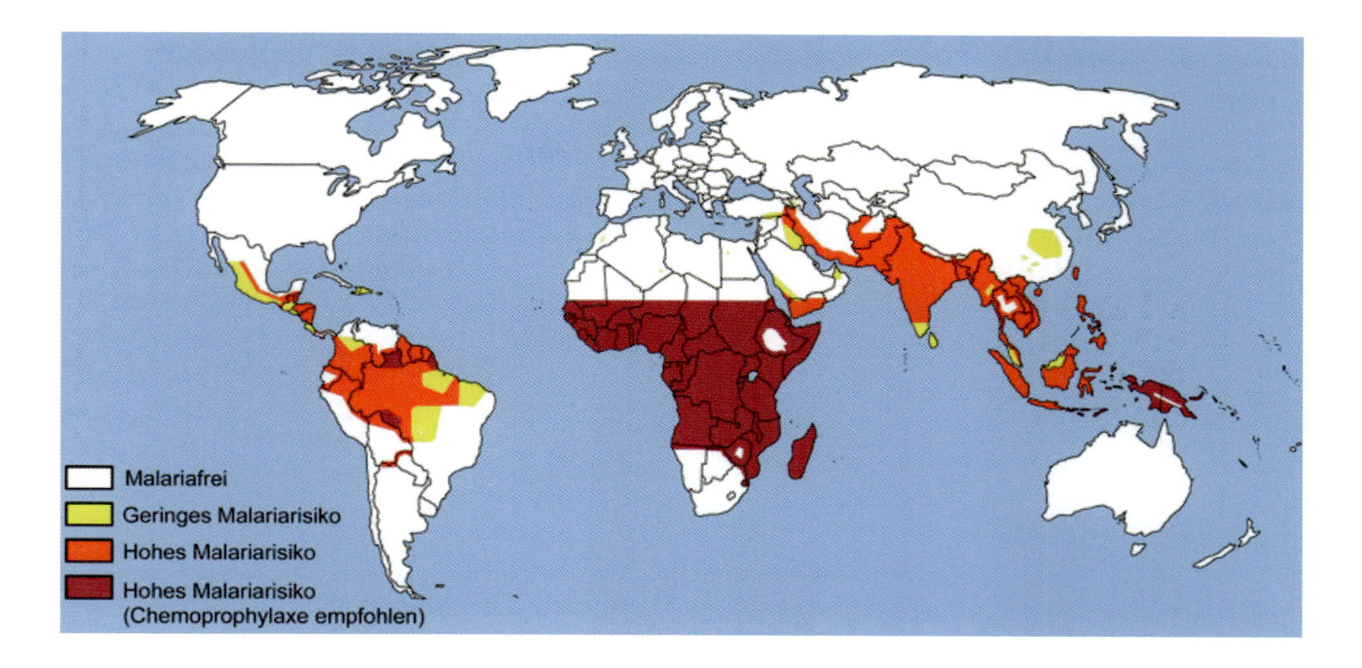

Impfung

Es gibt leider noch keine Impfung gegen Malaria.

Notfallbehandlung

In Gebieten mit mäßigem Malariarisiko nimmt man zwar keine regelmäßige Prophylaxe ein, Sie sollten jedoch ein Medikament zur Notfallbehandlung dabei haben. Wenn Sie während Ihrer Reise Fieber über 38 °C sowie Kopfschmerzen und Schüttelfrost oder andere grippeähnliche Symptome (Glieder- und Gelenkschmerzen) bekommen, sollten Sie einen Arzt aufsuchen. Falls Sie innerhalb von 12 bis 24 Stunden keinen Arzt erreichen, nehmen Sie das Notfallmedikament wie unten beschrieben ein. Ihr Arzt wird das richtige Medikament für Sie wählen.
Es handelt sich um die gleichen Medikamente und Dosierungen wie sie unter Behandlung beschrieben sind.

Behandlung

Die Malaria ist ein medizinischer Notfall. Treten während oder nach Ihrer Reise in ein Malaria-Risikogebiet die typischen Symptome auf, müssen Sie unverzüglich einen Arzt aufsuchen. Eine frühzeitige Abklärung und schnelle richtige Therapie können Leben retten. Es kommen folgende Medikamente zum Einsatz:

1. Mefloquin (Lariam, Mephaquin 1 Tbl. = 250 mg)

Dosierung

- **Erwachsene**
  > 60 kg: initial 2 Tbl. auf einmal, nach 8 Stunden 2 Tbl. und nach weiteren 8 Stunden 2 Tbl. wiederholen (2 + 2 + 2)
  < 60 kg: initial 2 Tbl. auf einmal, nach 8 Stunden nochmals 2 Tabl. und nach weiteren 8 Stunden 1 Tabl. (2 + 2 + 1)
- **Kinder**
  25 mg/kg* auf zwei Dosen verteilt mit zwölf Stunden Abstand geben.
  *kg = kg Körpergewicht

Kontraindikationen und Schwangerschaft

Bei Epilepsie, Depression und psychiatrischen Erkrankungen und von Kindern mit weniger als 5 kg Körpergewicht oder drei Lebensmonaten darf Mefloquin nicht eingenommen werden. Ihr Arzt wird Sie beraten, welches Medikament anstelle von Mefloquin für Sie geeignet ist. In der Schwangerschaft und Stillzeit: erlaubt.

2. Chloroquin (Nivaquine 1 Tbl. = 100 mg)

Dosierung

- **Erwachsene**
  1. Tag: 6 Tabl. sofort, nach 6 Stunden nochmals 3 Tabl.
  2. Tag: 3 Tabl. auf einmal
  3. Tag: 3 Tabl. auf einmal
  in drei Tagen insgesamt 15 Tabletten (6, 3, 3, 3)
- **Kinder**
  10 mg/kg* auf einmal, nach 6 Stunden sowie am 2. und 3. Tag nochmals 5 mg/kg*
  *kg = kg Körpergewicht

Kontraindikationen

Sie sollten Chloroquin nicht einnehmen, falls Sie an schwerer Psoriasis leiden oder eine Chloroquin-Allergie haben. Andere Kontraindikationen: vorbestehende Retinopathien und ZNS-Erkrankungen. Epilepsie. Myasthenia gravis. Erkrankungen der blutbildenden Organe. Chloroquin (Nivaquine) kann nach Risikoabwägung während der Schwangerschaft eingenommen werden.

3. Riamet Artemether + Lumefantrin (Riamet)

Dosierung

- **Erwachsene**
  1. Tag: 4 Tabl. sofort, nochmals nach 8 Stunden
  2. Tag: 4 Tabl. am Morgen und Abend
  3. Tag: 4 Tabl. am Morgen und Abend
- **Kinder**
  25–35 kg*: 3 Tabl. 2 x täglich für 3 Tage
  15–24 kg*: 2 Tabl. 2 x täglich für 3 Tage
  10–14 kg*: 1 Tabl. 2 x täglich für 3 Tage
  *kg = kg Körpergewicht

Kontraindikationen

Riamet ist während der Schwangerschaft kontraindiziert. Es kann auch bei Personen mit Herzrhythmusstörungen oder bei solchen, die Herzmedikamente oder Medikamente gegen Allergien einnehmen, kontraindiziert sein.

4. Malarone, Atovaquon + Proguanil

Dosierung

- **Erwachsene**
  1 x 4 Tabl. an 3 aufeinanderfolgenden Tagen
- **Kinder**
  31–40 kg: 3 Tabl. auf einmal während 3 Tagen
  21–30 kg: 2 Tabl. auf einmal während 3 Tagen
  11–20 kg: 1 Tabl. auf einmal während 3 Tagen

Kontraindikationen und Schwangerschaft

Malarone ist während der Schwangerschaft kontraindiziert.

Wichtig

- Die verschiedenen Formen der Malaria führen oft zu Krankheitsbildern, die denen anderer häufiger Infektionskrankheiten gleichen.
- Malaria ist ein medizinischer Notfall!
- Aufgrund der komplexen Krankheit sollte beim Verdacht auf Malaria immer ein kompetenter Arzt aufgesucht werden.
- **Selbstmedikamention** ist nur in absoluten Notfällen zu empfehlen.
- Bis zwölf Monate nach einem Aufenthalt in einem Malariagebiet kann zuhause die Krankheit aufflackern. Gehen Sie also, auch wenn Sie eine gute Prophylaxe durchgeführt haben, bei solchen Symptomen zum Arzt und schließen Sie die Malaria aus!

Links

www.savetravel.ch

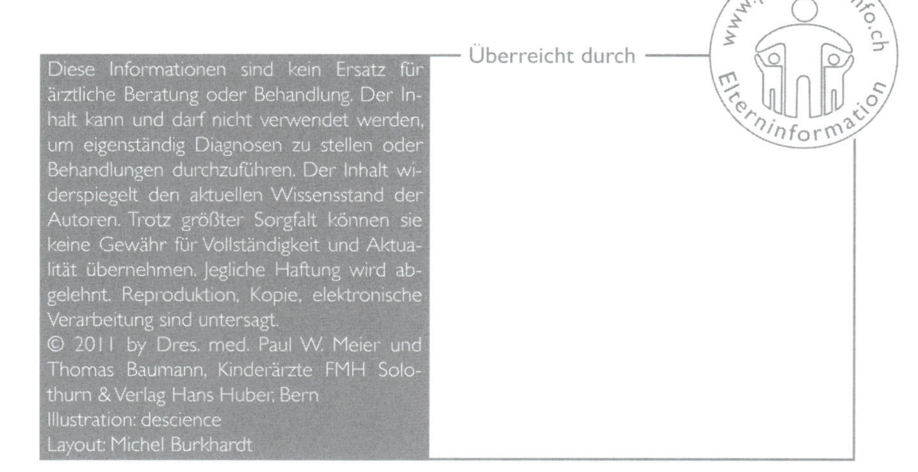

Illustration: descience
Layout: Michel Burkhardt

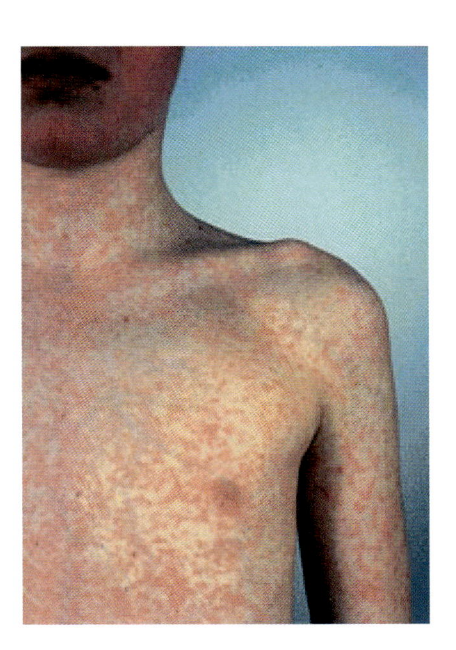

Masern waren früher eine der häufigsten Kinderkrankheiten. Es handelt sich um eine extrem ansteckende Viruserkrankung, die durch Schnupfen, Husten, Binde-hautentzündung, hohes Fieber und Hautausschlag gekennzeichnet ist. Wie viele andere Kinderkrankheiten heilen Masern meistens vollständig ab und hinterlassen einen lebenslangen Schutz (Immunität). In einigen Fällen treten jedoch schwere Komplikationen auf, die bis zum Tod führen können. Weltweit sterben jährlich ein bis zwei Millionen Kinder an Masern. Eine gezielte Therapie gegen Masern existiert nicht. Die einzige Möglichkeit Komplikationen zu vermeiden, ist die konsequente Impfung aller Kleinkinder. Leider sind in Mitteleuropa zu wenige Kinder geimpft, um die Masern auszurotten; deshalb kommt es immer wieder zu Ausbrüchen bei ungeimpften Kindern und zunehmend auch Erwachsenen.

Krankheitsbild

Masern sind eine Infektionskrankheit, die durch das Masernvirus übertragen wird. Das Virus ist extrem ansteckend und wird per Tröpfchen (Niesen, Husten) von Mensch zu Mensch übertragen. Nach einer Ansteckung dauert es acht bis zwölf Tage, bis die Krankheit ausbricht (Inkubationszeit). Die Krankheit beginnt mit einem Vorstadium: Ausschlag im Mund (Koplik'sche Flecken), Bindehautentzündung, Schnupfen, Husten und Fieber. Nach einer kurzen Besserung beginnt dann die Hauptkrankheitsphase. Sie ist gekennzeichnet durch starken Fieberanstieg, schlechten Allgemeinzustand und schließlich am 14. Tag einen Ausschlag, der hinter den Ohren beginnt und sich über Gesicht, Körper, Arme und Beine ausbreitet. Das Gesicht kann anschwellen. In schweren Fällen kann die Haut blaue Flecken aufweisen, hervorgerufen von Unterhautblutungen (schwarze Masern). Der Ausschlag verschwindet nach einigen Tagen in gleicher Reihenfolge, wie er aufgetreten ist. Masern sind fünf Tage vor und bis etwa fünf Tage nach Ausbruch des Ausschlages ansteckend. Vor der Impfära war das mittlere Erkrankungsalter etwa fünf bis zehn Jahre. Heute erkranken Ungeimpfte meist erst zu einem späteren Zeitpunkt.

Komplikationen

Zu den Komplikationen der Masern zählen: Mittelohrentzündung, Lungenentzündung und Hirnentzündung. Die Hirnentzündung ist die gefürchtetste Komplikation und tritt in einer Häufigkeit von 1 bis 2 pro 1000 Erkrankten auf. Es gibt keinen Zusammenhang zwischen der Schwere der Masern und dem Auftreten der Hirnentzündung. Sie hinterlässt in den meisten Fällen bleibende Schäden. Eine extrem seltene Komplikation ist die SSPE (Subakut Sklerosierende Panenzephalitis). Es handelt sich dabei um eine erst nach Jahren auftretende, fortschreitende Zerstörung des Gehirnes, die zum Tode führt.

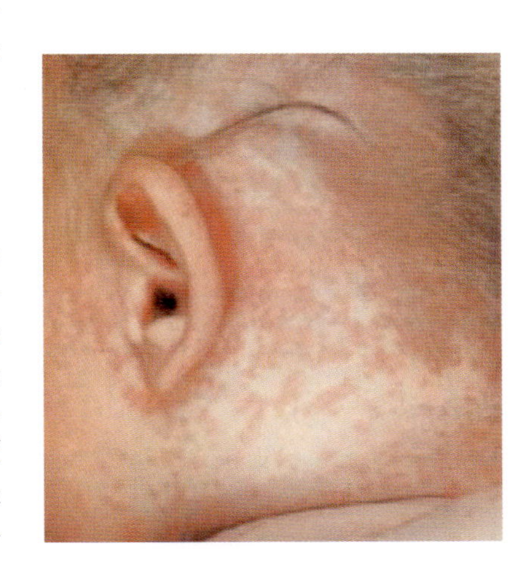

In der Dritten Welt erkranken oft Kinder im ersten Lebensjahr. Heute noch sterben jährlich weltweit über 2 Millionen Kinder an Masern. Masern ist eine der zehn häufigsten Todesursachen bei Kindern in Drittweltländern.

Behandlung

Eine Therapie gegen das Masernvirus gibt es nicht. Durch fiebersenkende Mittel kann die Krankheit aber erträglicher gemacht werden. Bei Komplikationen wie Lungenentzündung oder Mittelohrentzündung bedarf es unter Umständen einer antibiotischen Behandlung. Eine Hirnentzündung kann nicht behandelt werden.
Masern sind meldepflichtig!

Prognose

Die Masern heilen bei Kindern meist folgenlos ab. Im Falle von Komplikationen können sich jedoch schwere Folgeschäden entwickeln. Es ist nicht vorhersehbar, welche Personen Komplikationen erleiden werden.

Vorbeugung

Die einzige Möglichkeit schwere Masernkomplikationen zu vermeiden, ist die Verhinderung der Maserninfektion. Dies gelingt mit einer konsequenten Impfung, wie es skandinavische Länder seit Jahren vormachen. Bei uns werden leider zu wenige Kinder geimpft, um die Masern auszurotten. So treten immer wieder Masernepidemien auf, in der Schweiz letztmals 2007.
Die Masernimpfung wird als Basisimpfung bei allen Kindern empfohlen. Der Impfstoff ist ein Lebendimpfstoff, der mit Mumps und Röteln kombiniert ist. Er wird insgesamt zweimal (im Alter von zwölf, resp. 15 bis 24 Monate) verabreicht. Ein Kind unter zwölf Monaten sollte nur in speziellen Risikosituationen (z. B. lokale Masernepidemie) geimpft werden, da mütterliche Antikörper die Wirksamkeit der Impfung verringern können. Diese Antikörper schützen das Kind in den ersten Lebensmonaten auch vor einer Ansteckung.
Die Impfung wird sehr gut toleriert. Gelegentlich treten ca. zehn bis 14 Tage nach Impfung Fieber, Lymphknotenschwellungen und ein Hautausschlag auf. Diese Reaktionen sind jedoch harmlos, und die Kinder sind nicht ansteckend. Da es sich um einen Lebendimpfstoff handelt (lebende, aber abgeschwächte Viren), kann in extrem seltenen Fällen (v. a. bei immungeschwächten Personen) nach der Impfung eine Hirnentzündung auftreten. Eine solche Komplikation tritt bei ca. einer von zwei Millionen Impfungen auf. Diese Gefahr ist um ein Vielfaches kleiner als die Gefahr bei fehlender Impfung. Bekanntermaßen immungeschwächte Kinder, aber auch schwangere Frauen dürfen nicht geimpft werden.
Die Wirksamkeit der Impfung ist sehr gut. Nach zwei Impfungen sind mindestens 99 % aller Kinder langfristig und komplett geschützt. Bei ca. 1 % können die Masern trotzdem auftreten, die Komplikationsrate ist jedoch deutlich geringer als bei Ungeimpften.

Wichtig

Nur durch eine konsequente Impfung aller Kinder können schwere Masernkomplikationen verhindert werden. Wenden Sie sich bei Fragen an Ihre Kinderärztin oder Ihren Kinderarzt.

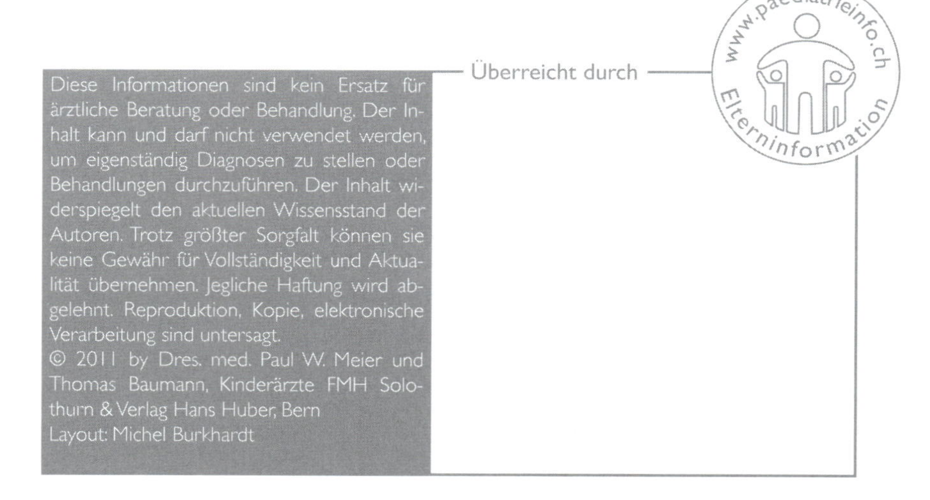

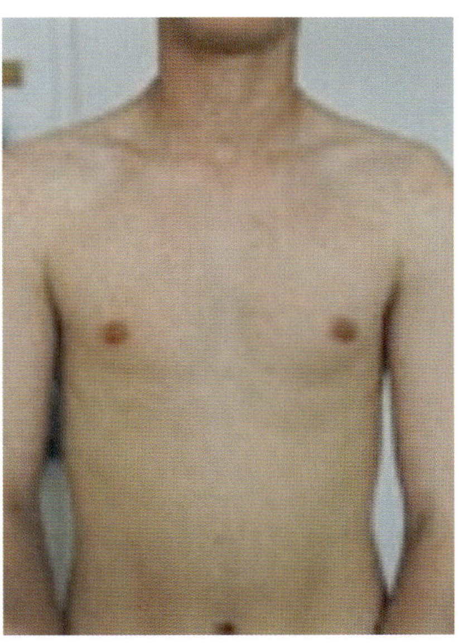

Typischer „rötelnartiger", feinfleckiger Ausschlag.

Die Mononukleose, genauer infektiöse Mononukleose (auch Pfeiffer'sches Drüsenfieber oder Kissing-Disease genannt), ist eine vor allem bei Jugendlichen auftretende Viruserkrankung. Hauptsymptome sind Lymphknotenschwellungen, Mandelschwellung, Fieber und Müdigkeit. Sie verläuft selbstheilend, kann unter Umständen aber einen langwierigen Verlauf zeigen.

Definition

Das Pfeiffer'sche Drüsenfieber (infektiöse Mononukleose) ist eine häufige Viruserkrankung mit den Hauptsymptomen Fieber, Lymphknotenvergrößerungen, Mandelvergrößerungen und Müdigkeit. Verursacher ist das Epstein-Barr-Virus

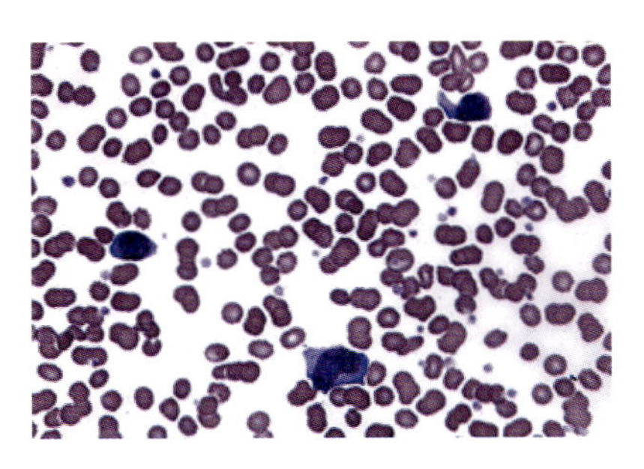

(EBV). Man kann die Krankheit in jedem Alter bekommen, gehäuft ist sie jedoch bei Jugendlichen. Bei Kindern verläuft die Infektion häufig ohne Symptome. Nur selten ist die Erkrankung gefährlich, meistens verläuft sie mild. Wer die Krankheit einmal hatte, ist in der Regel ein Leben lang immun.

Übertragung

Das Epstein-Barr-Virus (EBV) wird hauptsächlich über den Speichel übertragen, zum Beispiel durch Küssen (daher das Synonym Kissing-Disease). Die Infektion kann aber auch durch Husten oder Niesen erfolgen (Tröpfcheninfektion). Der Zeitraum zwischen Ansteckung und Ausbruch der Krankheit (Inkubationszeit) beträgt 30 bis 50 Tage. Fast jeder Mensch kommt im Laufe des Lebens in Kontakt mit dem EB-Virus.

Symptome

Wenn die Ansteckung überhaupt zur Erkrankung führt, beginnt sie meist mit grippeähnlichen Symptomen. Typisch sind schmerzhafte und meist dick geschwollene Lymphknoten – besonders am Hals. Weiter gehören dazu Halsschmerzen mit vergrößerten Mandeln, auf denen sich ein dicker, grau-weißer Belag bildet. Typisch sind auch Fieber, allgemeine Müdigkeit, Abgeschlagenheit, Muskelschmerzen und Kopfschmerzen. Manche Kinder klagen über Bauchschmerzen und Appetitlosigkeit. Die Ursache hierfür ist eine Vergrößerung der Milz und der Leber. Selten kann ein Hautausschlag beobachtet werden.
Das Pfeiffer'sche Drüsenfieber kann bei Kindern unterschiedlich stark ausgeprägt sein. Manche haben hohes Fieber und fühlen sich schwer krank, andere zeigen trotz Ansteckung überhaupt keine Sym-

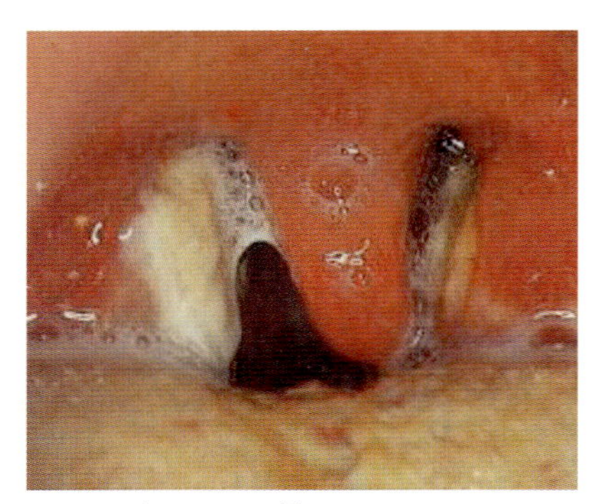

„Angina" bei Mononukleose

ptome. Die akuten Krankheitssymptome halten meist ein bis zwei Wochen an. Aber Achtung: Manche Kinder sind noch Wochen und Monate danach müde und abgeschlagen.

Diagnose

Der Arzt vermutet die Diagnose anhand des typischen Krankheitsbildes. Ergänzend kann er Blutuntersuchungen durchführen. Typischerweise kann im Blutausstrich eine Vermehrung von bestimmten weißen Blutzellen (atypische Lymphozyten) nachgewiesen werden. Außerdem kann mit verschiedenen Schnelltests der Verdacht erhärtet werden. All diese Methoden sind jedoch, speziell bei Kindern, recht unzuverlässig. Der definitive Beweis kann durch die Messung der EBV-Antikörper im Blut erbracht werden. Dies braucht allerdings einige Tage Zeit.

Behandlung

- Eine ursächliche Therapie ist bisher nicht möglich und in den meisten Fällen auch nicht notwendig. Der Arzt wird aber die Symptome mit schmerzlindernden und fiebersenkenden Medikamenten behandeln. Hier eignen sich zum Beispiel Paracetamol oder Ibuprofen. Allgemeine Maßnahmen sind:
- Bettruhe, beziehungsweise körperliche Schonung
- Warme Getränke lindern Halsschmerzen.
- Kinder sollten viel trinken und leicht verdauliche Nahrung zu sich nehmen.
- fiebersenkende Maßnahmen und Medikamente
- Keine körperliche Anstrengung, bis die Müdigkeit verschwindet.

Komplikationen

Komplikationen treten bei der infektiösen Mononukleose selten auf. Am häufigsten sind ein Hautauschlag im Zusammenhang mit bestimmten Antibiotika (Amoxicillin oder Ampicillin). Dies kann vor allem dann passieren, wenn das Krankheitsbild als bakterielle Angina interpretiert und mit Antibiotika behandelt wird.

Gelegentlich können durch die massive Schwellung der Halsmandeln Atem- und Schluckprobleme auftreten. In diesen Situationen kann eine Therapie mit Kortison helfen. Manchmal ist sogar ein Krankenhausaufenthalt nötig.
Selten, aber gefürchtet ist die Entstehung eines Milzrisses. Dies ist möglich, weil die Mononukleose zu einer raschen und massiven Milzvergrößerung führen kann. Andere Komplikationen sind sehr selten, aber vielfältig, da das Virus grundsätzlich jedes Körperorgan befallen kann. So werden gelegentlich Blutbildungsstörungen, Hirnentzündung, Lungenentzündung, Herzmuskelentzündung, Nierenentzündung usw. beobachtet.

Prognose

Die infektiöse Mononukleose heilt in aller Regel folgenlos ab. Bis die Patienten wieder voll leistungsfähig sind, kann es jedoch mehrere Wochen oder gar Monate dauern. Die Krankheit hinterlässt eine lebenslange Immunität.

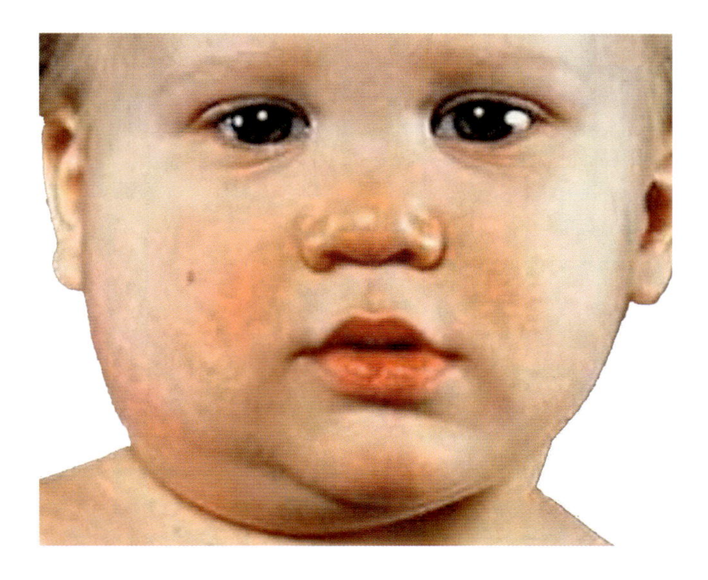

Mumps ist eine der klassischen Kinderkrankheiten. Sie wird durch einen Virus per Tröpfchen von Kind zu Kind übertragen. In der Regel verläuft die Krankheit harmlos, bei zunehmendem Alter können jedoch Komplikationen wie Hirnhautentzündung und Nebenhodenentzündungen auftreten. Eine gezielte Therapie gegen Mumps gibt es nicht. Deshalb wird heute die Impfung (in Kombination mit Masern und Röteln) empfohlen.

Definition

Mumps ist eine sehr ansteckende Infektionskrankheit, die durch einen Virus (Mumps-Virus) verursacht wird. Im Volksmund heißt die Krankheit Ziegenpeter. Besonders charakteristisch ist die schmerzhafte Schwellung der Speicheldrüsen, vor allem der Ohrspeicheldrüsen.

Zeichen

Mumps wird durch Tröpfcheninfektionen und Hautkontakt verbreitet. 35 % der Erkrankungen durch das Mumpsvirus verlaufen unbemerkt. Nach einer Inkubationszeit von 14 bis 21 Tagen treten Fieber, einseitige Ohrschmerzen, Muskelschmerzen, Kopfschmerzen und Unwohlsein auf. Dann schwillt die Wangenspeicheldrüse mächtig an. Das Ohr wird abgehoben (Ohremüggeler). Meist schwillt zuerst die eine Wangendrüse an, dann die andere, oft sind aber auch die Drüsen unter dem Unterkiefer vergrößert. Möglicherweise ist die Schwellung so stark, dass die Kieferkante nicht mehr erkennbar ist (Mondgesicht). Der Patient ist sechs Tage vor Beginn der Speicheldrüsenschwellung bis etwa neun Tage danach ansteckend.

Nach einer Woche verschwinden meist Schmerzen und Schwellung. Einmal durchgemacht, hat man eine lebenslange Immunität erworben. Antikörper der Mutter schützen das Kind in den ersten sechs bis acht Monaten.

Komplikationen

Komplikationen können in etwa 10 % der Fälle auftreten: Hirnhautentzündung, Nebenhodenentzündung, die nach der Pubertät zu Fruchtbarkeitsstörungen führen kann, Eierstockentzündung beim Mädchen nach der Pubertät, Bauchspeicheldrüsenentzündung und Entzündung anderer Drüsengewebe. Seltenere Komplikationen sind: Nierenentzündung, Schwellung der Tränendrüsen, Lichtempfindlichkeit, teilweiser Verlust der Sehfähigkeit oder Gelenkentzündung. Je älter der Patient ist, desto häufiger treten Komplikationen auf.

Wenn das an Mumps erkrankte Kind einen steifen Hals bekommt, schläfrig und teilnahmslos wird, an Übelkeit leidet und erbricht, müssen Sie sofort einen Arzt aufsuchen. Die Symptome deuten auf eine Hirnhautentzündung oder sogar Gehirnentzündung hin, die plötzlich ausbrechen und schnell fortschreiten kann. Damit Ihr Kind wieder vollständig gesund wird, muss die Krankheit möglichst schnell diagnostiziert und therapiert werden.

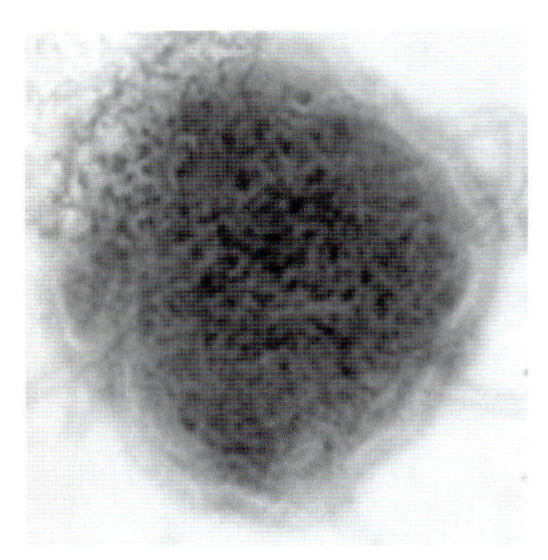

Das Mumpsvirus

Behandlung

Es gibt keine Medikamente gegen das Mumpsvirus. Die meisten Symptome verschwinden ohne die Einnahme von Medikamenten. Milde, fiebersenkende und schmerzlindernde Mittel (Paracetamol) helfen gegen Fieber und Kopfschmerzen. Auch Wadenwickel senken hohes Fieber, sollten aber nur für kurze Zeit angewendet werden, wenn sich Arme und Beine des Kindes wirklich fiebrig anfühlen. Generell sollten Sie Kinder mit Fieber nicht zusätzlich warm anziehen oder zudecken. Ein Bettlaken ist meistens ausreichend. Manche Kinder bleiben mit Fieber im Bett, andere fühlen sich körperlich wohl, wollen aufstehen und herumlaufen. Körperliche Schonung ist aber ratsam. Die Kinder sollten viel trinken und flüssige oder weiche Speisen essen, um die Schluckbeschwerden zu lindern. Keine sauren Getränke, da sonst die Speicheldrüsen vermehrt arbeiten müssen (z. B. Orangensaft). Gut sind Tee und Getränke, die wenig Kohlensäure enthalten.

Vorbeugung

Die Mumpsimpfung für Kinder ist heute sinnvolle Routine. Kinder werden erstmals ab dem (9.) 12. Lebensmonat geimpft. Für den vollständigen Schutz ist eine zweite Impfung notwendig.

Die Impfung ist in der Regel gut verträglich. Sie wird üblicherweise in Kombination mit der Impfung gegen Masern und Röteln gespritzt. Der Schutz gegen Mumps nach der Impfung mit den heutigen Impfstoffen beträgt etwa 95 %.

Prognose

Der Mumps ist für die betroffenen Kinder in der Regel harmlos. Aber einige wenige sind sehr gefährdet. Eine Impfung ist deshalb sehr empfehlenswert!

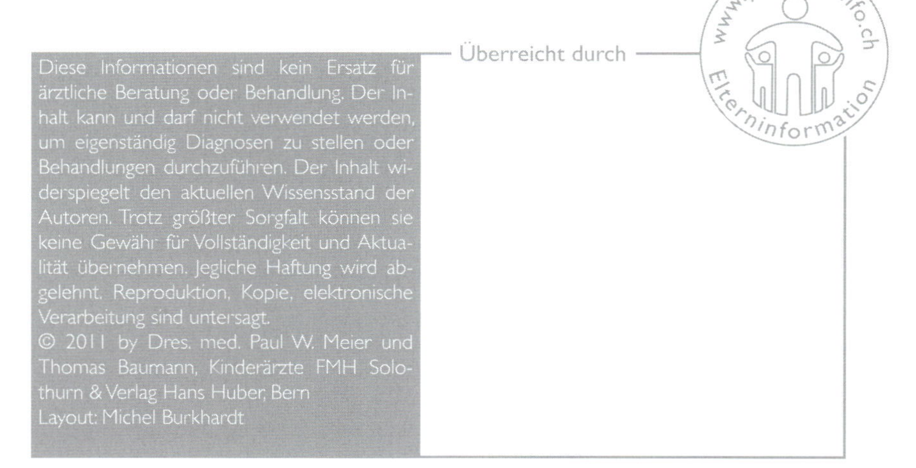

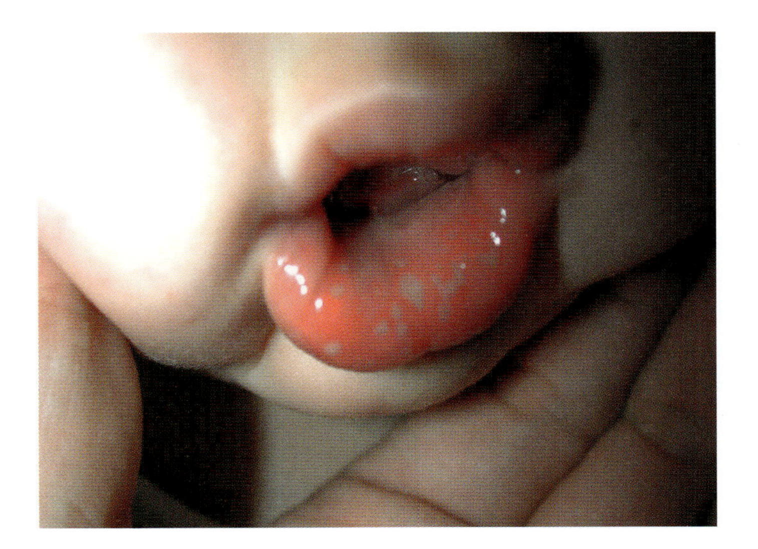

Die Stomatits aphtosa (sog. Mundfäule) wird durch Herpesviren ausgelöst und tritt in den ersten Lebensjahren auf. Die Kinder haben Fieber und verweigern wegen der Schmerzen im Mundbereich jegliche Nahrung. Im Mund sieht man kraterförmige Flecken mit einem gräulichen Belag. Falls das Kind auch das Trinken verweigert, kann es gefährlich werden. Im Allgemeinen verläuft die Krankheit aber gutartig.

Definition/Ursache

Die Stomatitis aphtosa wird auch Gingivostomatitis oder Mundfäule genannt. Sie ist eine durch das Herpesvirus (genauer Herpes simplex Typ 1 oder HSV-1) ausgelöste Erkrankung der Mundschleimhaut und des Zahnfleisches. Am häufigsten sind Kinder zwischen zehn Monaten und drei Jahren betroffen, die zum ersten Mal Kontakt mit dem Herpesvirus haben. Die Ansteckung erfolgt meist über den Speichel infizierter Personen, zum Beispiel durch die gemeinsame Benutzung von Besteck u. Ä. oder durch körperlichen Kontakt.
Neben den Herpesviren gibt es noch andere Viren (Coxsackieviren), die Aphten und damit ein ähnliches Krankheitsbild auslösen können. Der Verlauf ist jedoch deutlich weniger schwer und lang.

Symptome

Die Krankheit beginnt meist mit hohem, bis zu fünf Tagen andauerndem Fieber, begleitet von starkem Speicheln und der Verweigerung von Nahrung. Im Verlauf bilden sich an Mundschleimhaut, Gaumen, Zunge, Zahnfleisch und Lippen zahlreiche, schmerzhafte Bläschen. Das Zahnfleisch ist geschwollen, gerötet und blutet eventuell leicht. Im Halsbereich sind die Lymphknoten angeschwollen. Typisch ist ein starker, säuerlicher Mundgeruch. Nach etwa sieben Tagen trocknen die Bläschen ein, und die wunden Stellen heilen ohne Narben ab. Erst dann kann das Virus nicht mehr übertragen werden. Durch die schmerzhaften Entzündungen sind die Kinder unruhig und quengelig, was sich durch die Verweigerung von Essen und Trinken noch verstärkt. Die Dauer der Erkrankung kann bis zu zehn Tagen betragen. Haben Sie Geduld!
Selten treten Komplikationen auf. So kann die Haut an anderen Körperstellen betroffen sein. Wenn im Augenbereich Bläschen auftreten, kann das Virus die Hornhaut schädigen. Speziell bei vorbestehender Neurodermitis kann es zu einer massiven Ausbreitung auf den ganzen Körper kommen. Bei Neugeborenen in den ersten zwei Wochen kann die Erstinfektion mit dem Herpesvirus einen schwereren Verlauf nehmen und unter Umständen zur Hirnhautentzündung führen.

Einfluss

Durch die weite Verbreitung des Virus gibt es keine reelle Chance, dem Erreger aus dem Weg zu gehen. Eltern mit akuten Fieberblasen sollten Schnuller u. Ä. nicht

in den Mund nehmen und ihre Kinder nicht küssen. Dies gilt besonders für Neugeborene und Säuglinge. Eine Impfung gibt es nicht.
Für Kindergärten und Schulen gibt es keine besonderen Regeln, vor allem bei Kinderkrippen empfiehlt es sich, das Kind während der Erkrankung zu Hause zu lassen.

Behandlung

Wie bei anderen Herpes-Erkrankungen ist eine Behandlung nur bedingt möglich. Meist beschränkt man die Behandlung auf fiebersenkende Maßnahmen und lokale Schmerzlinderung durch betäubendes Gel, Spray oder Creme, eventuell auch Paracetamol (Panadol, Dafalgan, Influbene, Tylenol, Ben-u-ron, usw.) oder andere Medikamente (z. B. Ibuprofen, Mefenacid, Diclofenac) gegen die Schmerzen allgemein. Angesichts der starken Schmerzen ist eine großzügige Schmerztherapie sinnvoll.

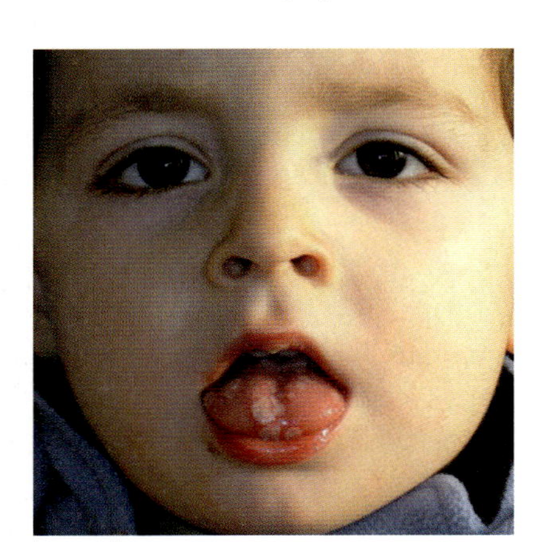

Dies kann durch die Gabe von gekühlten Getränken wie Kamillentee, Wasser oder Milch ergänzt werden. Auch die Speisen sollten am besten gekühlt, mild und weich sein. Hier bieten sich Eiscreme, Pudding oder Joghurt, Nudeln, Reis, Milch- oder Gemüsebreie an. Ungeeignet sind scharfe, heiße oder saure Nahrungsmittel wie Tomatensauce, Obstsäfte u. Ä. Sehr trockene Speisen wie Kekse, Zwieback oder Semmeln werden vom Kind abgelehnt.
Die Eltern sollten vor allem ein Augenmerk auf die ausreichende Flüssigkeitszufuhr richten, da kleine Kinder relativ rasch austrocknen können. In diesen Fällen (kein Urin mehr, Mundschleimhaut trocken, Kind ist apathisch) muss sofort ein Kinderarzt aufgesucht werden. Unter Umständen ist eine intravenöse Flüssigkeitszufuhr (Infusion) unumgänglich!
Prinzipiell ist auch eine medikamentöse Therapie (z. B. Zovirax, Valtrex) möglich. Allerdings ist die Wirkung sehr beschränkt, und die Nebenwirkungen sind beträchtlich. Außerdem sind diese Medikamente teuer. Aus diesen Gründen sind sie für schwerste Fälle im Spital reserviert.

Prognose

In der Regel ist die Stomatitis aphtosa eine einmalige Erscheinung. Allerdings überlebt der Herpesvirus nach einer Erstinfektion Jahre lang in unserem Körper und kann bei bestimmten Gelegenheiten reaktiviert werden. Dann treten immer wieder zum Beispiel Fieberbläschen oder Apthen auf. Auslösende Faktoren können allgemeine Schwäche, zu viel Sonne oder auch zu viel Stress sein. Oft bleiben die Auslöser jedoch unklar. Herpetiker, so nennt man diese Menschen mit regelmäßigen Reaktivierungen des Virus, sollten versuchen, die Auslöser zu meiden.

Wichtig

Solange Ihre Kind gut trinkt, ist keine Besorgnis angezeigt. Die Krankheit heilt spontan ab. Wenn dem nicht so ist, suchen Sie bald Ihren Kinderarzt auf. Unter Umständen muss dem Kind Flüssigkeit gegeben werden.

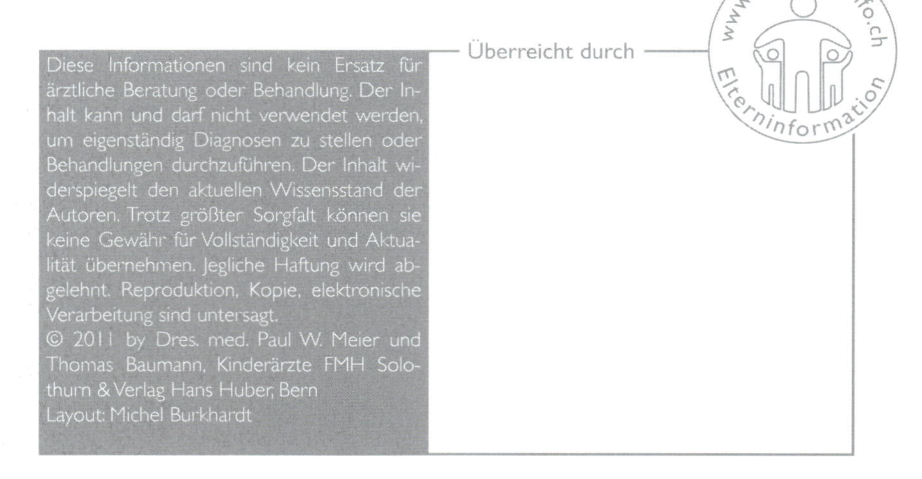

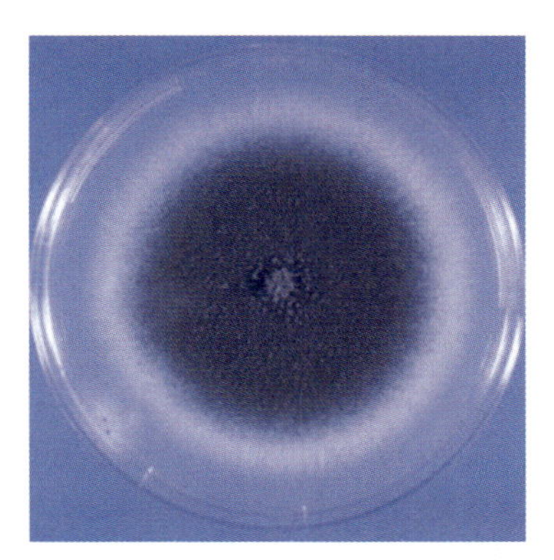

Pilzinfektionen verursachen im Kindesalter ganz unterschiedliche Krankheitsbilder. Von rotem Babypo über Nagelveränderungen bis zu schweren Allgemeinerkrankungen. Meist ist die Behandlung erfolgreich, wenn die Diagnose richtig gestellt wurde und die Behandlung genügend lange durchgeführt wird.

Definition

Verschiedene Pilze können beim Menschen Hautinfektionen verursachen. Besonders häufig passiert dies, wenn das Immunsystem etwas geschwächt und/oder die Schutzfunktion der Haut reduziert ist. Bei Kindern ist dies besonders häufig der Fall. Am besten bekannt sind der Befall von Mund oder Windelbereich. Man spricht dann von Soor.
Auch später im Leben kann die Haut mit Pilz befallen werden. Man spricht dann von Dermatophytosen oder Tinea. Wird die Kopfhaut befallen spricht man von Tinea capitis, beim Körper von Tina corporis und den Nägeln von Tinea ungium oder auch Onychomykose.

Ursachen

Ein roter Babypo entsteht als Hautreizung durch Kontakt mit Urin oder Stuhl. Diese enthalten Stoffe, welche durch Bakterien in ätzenden Ammoniak umgewandelt werden können. In diesen Situationen kommt es manchmal zu einer Besiedelung und Entzündung der strapazierten Haut durch Bakterien und/oder Pilze.
Solche Pilze befinden sich normalerweise auf unserer Haut, ohne uns krank zu machen. Gibt man ihnen jedoch hervorragende Wachstumsbedingungen, wie in der warmen, feuchten Umgebung unter einer Windel, so können sie sehr schnell wachsen. Pilzbefall ist kein Zeichen von schlechter Hygiene.
Grundsätzlich können Pilzerkrankungen der Haut durch Dermatophyten, Hefen oder Schimmelpilze hervorgerufen werden. Je nach Pilzart ist die Hauterscheinung unterschiedlich und auch deren Behandlung.

Krankheitsbilder

Candida (=Soor)

Typisch dafür ist die Windeldermatitis. Manchmal wird auch der ganze Magen-Darm-Trakt befallen, und man kann den Soor auch im Mund, vor allem an der Wangenschleimhaut erkennen.

Tinea corporis

Dies bezeichnet den Befall der kindlichen Haut durch Pilze. Meist kreisförmige Herde, gerötet und randbetont und leicht schuppend, die über Wochen langsam wachsen und oft in der Mitte abheilen. Verursacht meist durch Trichophyten, Microsporum canis oder Epidermophyten. Das Microsporum canis ist der häufigste Erreger, der vor allem von Meerschweinchen, aber auch von Katzen durch direkten Kontakt übertragen wird. Manchmal sind auch Hunde Überträger.

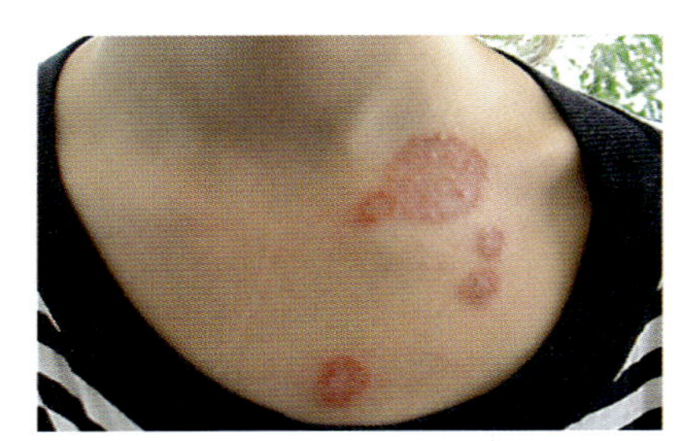

Tinea corporis

Mundwinkelragaden

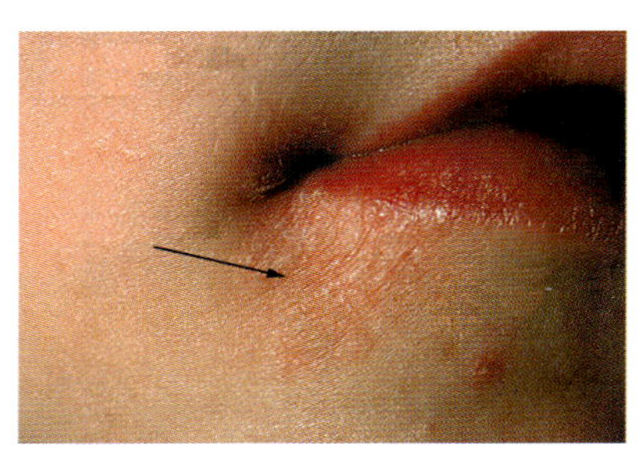

Mundwinkelrhagaden (Cheilitis angularis)

Mundwinkelrhagaden (Einrisse) werden oft von Soor befallen. Wenn der Schnuller dabei eine formidable Feuchtigkeit und Wärme liefert, kann es zu Pilzbefall kommen.

Tinea capitis

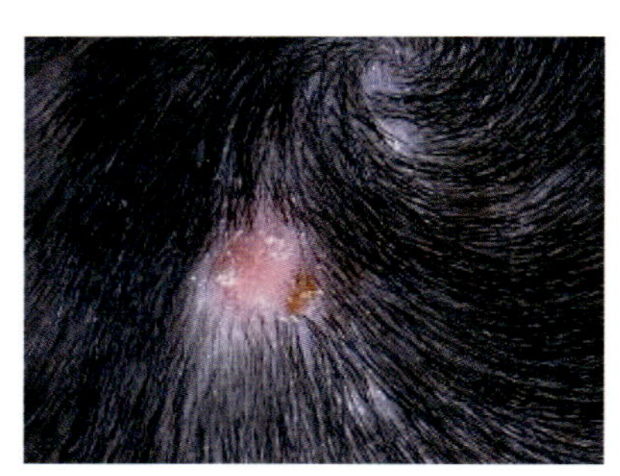

Tinea capitis

Das ist ein Pilzbefall des Haarbodens, der ebenfalls hartnäckig, kreisförmig wächst. Auch hier ist der häufigste Erreger das Microsporum canis! Nicht nur Tiere übertragen den Erreger, er kann auch von Mensch zu Mensch übertragen werden. Meist muss eine Behandlung in Tablettenform durchgeführt werden.

Nagelmykosen

Die Großzehenmykosen werden in der Regel durch Schimmelpilze verursacht und sind oft sehr hartnäckig. Oft ist eine Behandlung mit Tabletten erforderlich.

Differenzialdiagnose

Gelegentlich kann ein geröteter Windelbereich auch durch die Besiedlung mit Bakterien oder durch eine (sehr seltene) Unverträglichkeit mit der Windel hervorgerufen werden. Sehr selten sind auch andere Krankheiten wie die Psoriasis, ein Zinkmangel oder häufiger die seborrhoische Windeldermatitis. Bei der Tinea corporis kommt ein nummuläres (münzenförmiges) Ekzem oder eine Schuppenflechte als Differenzialdiagnose in Frage. Eine genaue ärztliche Untersuchung ist angezeigt um diese Erkrankungen auszuschließen! Bei den Mundwinkelrhagaden muss auch an eine Perlèche bei Eisenmangel gedacht werden.
In vielen Fällen ist ein Abstrich und ein Erregernachweis sinnvoll.

Komplikationen

Komplikationen treten selten auf, können aber bei unsachgemäßer und unkonsequenter Behandlung auftreten. Es kommt zu einer starken Ausbreitung der befallenen Hautstellen.

Therapie

Die Windeldermatitis kann durch viel frische Luft (Entfernung des feuchten Klimas) positiv beeinflusst werden. Daher ist es sinnvoll, das Baby ein paar Mal im Laufe des Tages für etwa eine Stunde ohne Windel zu lassen. Darüber hinaus ist häufiges Wechseln der Windel wichtig.
Wechseln Sie unter Umständen zu Stoffwindeln. Sie können auch versuchen, dem Baby ein Wollhöschen über der Stoffwindel anzuziehen.
Natürlich ist es wichtig, den Po bei jedem Windelwechsel gut zu waschen. Hat das Baby nur uriniert, reicht klares, lauwarmes Wasser, hat es auch Stuhl gehabt, sollte mit ein wenig alkalifreier Seife nachgeholfen werden. Gerötete Haut schützen Sie am besten mit Zinksalbe. Wenn die Rötung nicht nach ein paar Tagen verschwindet oder gar schlimmer wird, wenden Sie sich an den Arzt. Eine Pilzbehandlung ist angezeigt. Mundsoor wird mit Pilzgel behandelt (auch den Schnuller bzw. die Brust nach jeder Mahlzeit behandeln). Hautpilze werden je nach Region des Befalls mit Cremes, Salben, Shampoos oder sogar mit Tabletten behandelt. Die Behandlung ist meist langwierig, aber erfolgversprechend.

Prognose

Die Behandlung der Windeldermatitis und der Hautpilze ist in der Regel sehr erfolgreich.

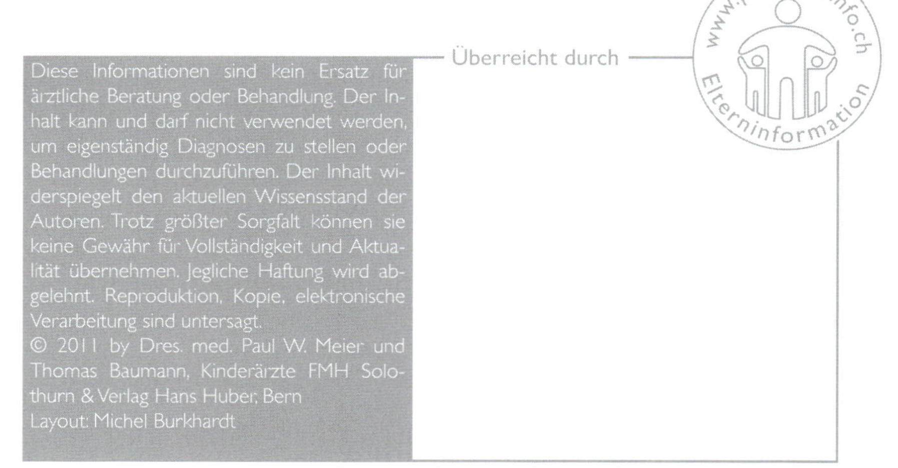

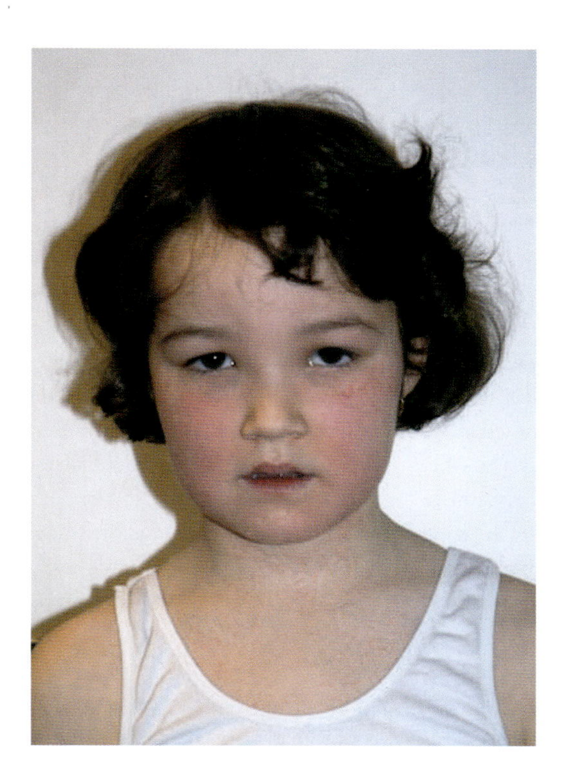

Ringelröteln (auch Erythema infectiosum oder „fünfte Krankheit" genannt) sind eine ansteckende Krankheit, die durch Viren hervorgerufen wird. Ringelröteln zählen zu den so genannten Kinderkrankheiten, obwohl auch Erwachsene noch daran erkranken können. Häufig verläuft die Infektion ohne Krankheitszeichen. Nur ein Teil der Patienten zeigt den charakteristischen Hautausschlag. Die Erkrankung ist in der Regel harmlos, und nur sehr selten treten Komplikationen auf. Es gibt keine Impfung und keine ursachenbezogene Therapie.

Geschichte

Den Namen „fünfte Krankheit" oder „fifth-disease" im englischen Schrifttum erhielten die Ringelröteln durch die historische Angewohnheit der Ärzte, seit dem 17. Jahrhundert die Kinderkrankheiten mit Hautausschlag (Exanthem) voneinander abzugrenzen und in Unkenntnis der Ursachen einfach durchzunummerieren. Masern und Scharlach waren die beiden ersten. 1881 wurden die Röteln allgemein als dritte Kinderkrankheit mit Hautausschlag akzeptiert. Später wurde eine Unterform der Röteln als eigene Erkrankung beschrieben und vierte Krankheit genannt. Seit 1905 ist die fünfte Krankheit als Bezeichnung für eine weitere Kinderkrankheit anerkannt. Der Erreger, das Parvovirus B19, wurde jedoch erst 1974 entdeckt.

Ursache

Ringelröteln werden mittels Tröpfcheninfektion von Mensch zu Mensch übertragen. Der Erreger ist das Parvovirus B19. Die Krankheit tritt im Winter und im Frühjahr gehäuft auf. Ringelröteln sind nur wenig ansteckend, trotzdem kann es in Kindergärten oder Schulen zu kleineren „Epidemien" kommen. Die Krankheit betrifft vor allem Kinder zwischen fünf und 15 Jahren, aber auch andere Altersgruppen können sich anstecken. Eltern kleinerer Kinder und Personen, die mit Kindern arbeiten, tragen ein besonders großes Risiko, an Ringelröteln zu erkranken. Wer einmal an Ringelröteln erkrankt ist, besitzt lebenslangen Schutz gegen die Krankheit.

Die Krankheit ist bereits etwa eine Woche vor Auftreten des Hautausschlags ansteckend. Sobald der Hautausschlag erscheint, besteht keine Ansteckungsgefahr mehr. Zwischen Ansteckung und Auftreten des Hautausschlags vergehen vier bis 14 Tage (Inkubationszeit).

Symptome

In der Mehrzahl der Fälle verläuft die Infektion symptomlos und wird gar nicht bemerkt. In anderen Fällen finden sich grippeähnliche Symptome ohne Hautausschlag. Der typische Ausschlag wird nur bei 15 bis 30 Prozent der Infizierten beobachtet. Die schmetterlingsförmige Hautrötung beginnt im Gesicht mit intensiv roten Wangen. Meist ist die Mundpartie ausgespart (Schmetterlingserythem). Nach einem bis vier Tagen breitet sich der Ausschlag auf Arme, Beine und den gesamten Körper aus. Ausgespart bleiben Handinnenflächen und Fußsohlen.

Die Flecken sind leicht erhabenen, neigen dazu, zusammenzufließen und in der Mitte abzublassen. Dadurch entstehen charakteristische girlandenartige oder ringförmige Muster (deshalb Ringelröteln). Die Hauterscheinungen können wechselhaft und flüchtig sein, aber bis zu sieben Wochen andauern. Manche Kinder verspüren einen starken Juckreiz,

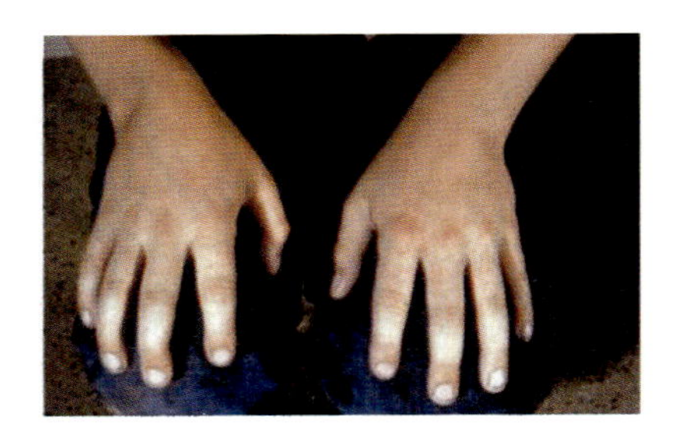

und manchmal begleiten mildes Fieber, Gelenkschmerzen und geschwollene Lymphknoten die Krankheit. Das Allgemeinbefinden ist aber nur wenig beeinträchtigt. Bei jungen Erwachsenen wurden auch starke Rötungen und Schwellungen von Händen und Füssen beschrieben.

In seltenen Fällen kann in der Folge einer Infektion mit Parvovirus B19 eine Blutarmut (Anämie) auftreten. Dies ist vor allem bei Patienten mit vorbestehenden Blutkrankheiten der Fall.

Schwangerschaft

Während der Schwangerschaft kann das Parvovirus B 19 in etwa einem Drittel der Fälle über den Mutterkuchen (Plazenta) auf das Ungeborene übertragen werden. Das Virus befällt beim Kind insbesondere die Zellen, die die Erythrozyten (rote Blutkörperchen) bilden und zerstört diese schließlich. Besonders die blutbildenden Zellen in Leber und Knochenmark sind betroffen mit der Folge, dass es zu einer starken Verringerung leistungsfähiger roter Blutkörperchen und damit zu einer schweren Blutarmut (Anämie) beim Ungeborenen kommt (ca. 10 %). Dies kann bis zur Fehlgeburt bzw. Totgeburt führen. Besonders hoch ist das Risiko bei Infektion im Zeitraum der 10. bis 22. Schwangerschaftswoche.

Diagnose

Bei typischem Hautausschlag kann die Diagnose klinisch gestellt werden. In diagnostisch unklaren Fällen kann eine akute Infektion durch Bestimmung von Antikörpern im Blut nachgewiesen werden. In besonderen Fällen kann auch die Virus-DNA in Blut, Knochenmark oder Fruchtwasser nachgewiesen werden. Bei Infektionen des ungeborenen Kindes während der Schwangerschaft sind die spezifischen IgM-Antikörper bei Geburt häufig (noch) nicht im Blut nachweisbar.

Vorbeugung

Gegen Ringelröteln gibt es keine Vorbeugung. Eine Impfung existiert nicht. Da diese Erkrankung schon vor dem Auftreten des Hautausschlags ansteckend ist, lässt sich nicht sagen, welches Kind eine andere Person anstecken könnte. Sicherheitshalber sollten Schwangere, die noch nie an Ringelröteln erkrankt waren, Kindergärten und Schulen meiden, wenn eine Ringelröteln-Epidemie auftritt. Ferner muss beachtet werden, dass Parvoviren außerordentlich stabil sind und daher gründliche Händedesinfektion nötig ist, um Krankheitsübertragungen zu vermeiden.

Therapie

Eine gezielte Therapie gibt es nicht. Eine symptomatische Therapie ist zumeist nicht nötig. Allenfalls können kühlende Umschläge gegen den Juckreiz angewandt werden.

Überreicht durch

www.paediatrieinfo.ch Elterninformation

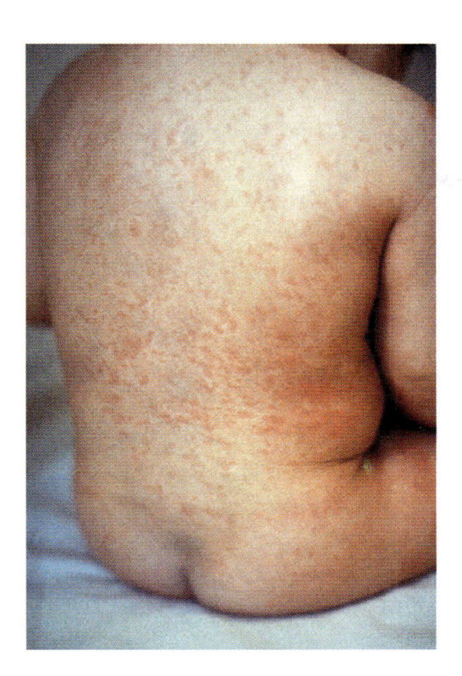

Röteln waren vor Einführung der Impfung eine der häufigsten Kinderkrankheiten. Sie werden durch ein Virus von Mensch zu Mensch übertragen und lösen Fieber, Lymphknotenschwellungen und einen Hautausschlag aus. Bei Kindern sind Komplikationen extrem selten. Hingegen kann eine Rötelninfektion während einer Schwangerschaft Missbildungen beim ungeborenen Kind auslösen. Um dies zu verhindern, wird allen Kindern die Impfung gegen Röteln empfohlen. Leider sind in Mitteleuropa jedoch zu wenige Kinder geimpft, um die Röteln auszurotten. Deshalb treten immer noch vereinzelte Fälle von Rötelnmissbildungen bei Neugeborenen auf.

Definition

Röteln sind eine durch ein Virus ausgelöste Infektionskrankheit, die sich durch leichtes Fieber, Lymphknotenschwellungen und einen typischen Hautausschlag auszeichnen.

Krankheitsbild und Übertragung

Das Rötelnvirus wird durch Tröpfcheninfektion übertragen. Bei Kindern verlaufen Rötelninfektionen oft ohne Symptome. Außerdem wird die Krankheit häufig verkannt, da viele andere Virusinfektionen einen sehr ähnlichen Verlauf haben. Die Zeit von der Ansteckung bis zum Auftreten der Krankheit (Inkubationszeit) dauert 14 bis 21 Tage. Die Krankheit beginnt mit Schnupfen. Danach treten typische Schwellungen der Lymphknoten hinter den Ohren auf. Der leicht juckende Hautausschlag beginnt meist im Gesicht. Die feinen roten Flecken laufen ineinander über. Nach drei Tagen ist er meist verschwunden. Das Kind bekommt nur mäßiges Fieber, und sein Allgemeinzustand ist nur wenig reduziert. Bei älteren Kindern können vorübergehende schmerzhafte Gelenkschwellungen auftreten.

Schon sieben Tage vor Ausbruch der Krankheit und sieben bis 14 Tage nach Ausbruch des Hautausschlages sind Röteln ansteckend.

Komplikationen

Bei Kindern sind Komplikationen sehr selten. Dies können zum Beispiel Gelenkbeschwerden sein, die teilweise Monate oder sogar Jahre anhalten können. Vereinzelt tritt auch ein Abfall der Blutplättchen (Thrombozytopenie) auf. Ebenfalls sehr selten wird eine Hirnentzündung (Enzephalitis) beobachtet, die zum Tod führen kann.

Häufig sind Komplikationen von Rötelninfektionen jedoch bei schwangeren Frauen bzw. deren ungeborenen Kindern. Wenn eine Schwangere in den ersten Schwangerschaftsmonaten an Röteln erkrankt, treten beim Neugeborenen sehr häufig Probleme auf: vor allem Taubheit, geistige Behinderung, Wachstumsprobleme, Herz- und Augenmissbildungen. Zum Teil können Probleme auch erst nach Jahren auftreten. Zum Beispiel tritt bei 40 % der Kinder mit mütterlicher Rötelninfektion in der Frühschwangerschaft später ein Diabetes auf.

Aus diesen Gründen muss eine Rötelninfektion in der Schwangerschaft unbedingt verhindert werden.

Behandlung

Eine Rötelninfektion bei einem Kind braucht keine spezielle Behandlung. Mit einfachen Fiebermitteln wie Paracetamol (z. B. Dafalgan, Influbene, Ben-u-Ron, Panadol, Tyelnol usw.) kann das Fieber gesenkt werden. Weitere Maßnahmen sind nicht nötig. Wichtig ist jedoch, die ansteckenden Kinder von schwangeren Frauen fern zu halten. Dies ist jedoch praktisch unmöglich, da Röteln bereits vor Ausbruch der ersten Symptome ansteckend sind.

Die Behandlung einer Rötelninfektion in der Schwangerschaft ist nicht möglich. Einzige Option bleibt eine Abtreibung.

Prognose

Die Röteln sind für betroffene Kinder in der Regel harmlos. Ausnahmen sind unter Komplikationen beschrieben.

Vorbeugung

Der einzige zuverlässige Weg, um Röteln bei Schwangeren zu verhindern, ist die konsequente Impfung aller Kinder. Es reicht eben nicht, nur die Mädchen in der Pubertät zu impfen. Denn die Impfung ist nicht bei 100 % der Kinder wirksam, und es gibt auch einige Mädchen, die aus medizinischen Gründen (z. B. Immundefekt) nicht geimpft werden können. Es braucht deshalb die Impfung aller Kinder, weil nur so die Ansteckungsgefahr für ungeschützte Schwangere reduziert werden kann. Leider ist dies in der Schweiz aktuell nicht der Fall, weshalb immer wieder vereinzelte Fälle von Rötelnmissbildungen bei Neugeborenen auftreten. Nicht zu vergessen sind auch die Sorgen und Ängste, die bei Schwangeren verursacht werden, wenn sie mit Röteln in Kontakt kommen – auch wenn sie eigentlich selbst geschützt sind. Oft ist dies zum Zeitpunkt des Kontaktes nicht klar, und die Eltern des ungeborenen Kindes müssen sich plötzlich mit Themen wie möglicher Missbildung, Behinderung und Abtreibung auseinandersetzen. Auch ist eine Impfung während der Schwangerschaft nicht mehr möglich.

Aus all diesen Gründen wird die Rötelnimpfung als Basisimpfung bei allen Kindern empfohlen. Der Impfstoff ist ein Lebendimpfstoff (lebende aber abgeschwächte Viren), der mit Masern und Mumps kombiniert ist. Er wird insgesamt zweimal (im Alter von 12 resp. 15 bis 24 Monaten) verabreicht. Ein Kind unter zwölf Monaten sollte nicht geimpft werden, da mütterliche Antikörper die Wirksamkeit der Impfung verringern können. Diese Antikörper schützen das Kind in den ersten Lebensmonaten auch vor einer Ansteckung.

Die Impfung wird sehr gut toleriert. Gelegentlich treten ca. zehn bis 14 Tage nach Impfung Fieber, Lymphknotenschwellungen und ein Hautausschlag auf. Diese Reaktionen sind jedoch harmlos, und die Kinder sind nicht ansteckend. Da es sich um einen Lebendimpfstoff handelt, kann in extrem seltenen Fällen (v. a. bei immungeschwächten Personen) nach der Impfung eine Komplikation wie eine Hirnentzündung auftreten. Diese Gefahr ist allerdings um ein Vielfaches kleiner als die Gefahr durch das Nichtimpfen. Bekanntermaßen immungeschwächte Kinder dürfen jedoch nicht geimpft werden.

Trotz Impfung kann es bei ca. 2 % der geimpften Kinder zu einer leichten Rötelninfektion kommen.

Wichtig

Ein zuverlässiger Schutz vor den seltenen, aber schweren Rötelnkomplikationen kann nur mit einer konsequenten Impfung erreicht werden. Wenden Sie sich bei Fragen an Ihre Kinderärztin oder ihren Kinderarzt.

Überreicht durch

www.paediatrieinfo.ch Elterninformation

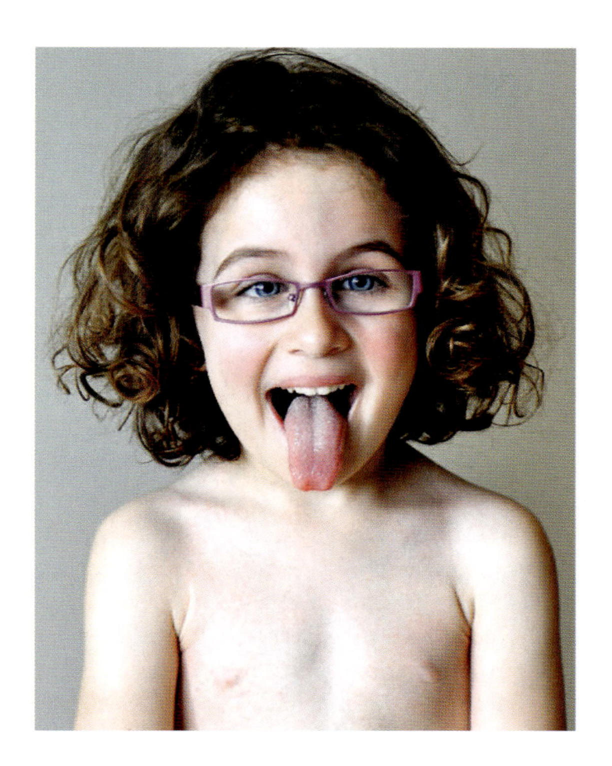

Als Scharlach bezeichnet man die Kombination von Streptokokkenangina (Mandelentzündung) und typischem Hautausschlag. Im Volksmund wird der Begriff allerdings oft für alle Formen von Angina, auch ohne Ausschlag verwendet. Es handelt sich um eine durch Bakterien (A-Streptokokken) verursachte und recht häufige Kinderkrankheit. Die Therapie umfasst Antibiotika, da sonst Spätfolgen wie Herz- und Nierenprobleme auftreten können.

Definition

Die Kombination von Streptokokkenangina (Hals- und Mandelentzündung) mit einem typischen, kleinfleckigen Hautausschlag wird als Scharlach bezeichnet. Ursache ist eine Infektion von Halsmandeln und Rachen mit A-Streptokokken. Diese Bakterien können (müssen aber nicht) ein bestimmtes Gift (Toxin) bilden, das dann den typischen Ausschlag bewirkt. Wenn dieses Toxin nicht gebildet wird, kommt es „nur" zur Angina ohne Scharlach. Im Volksmund werden die Begriffe aber häufig gleichgesetzt. Da die Therapie bei beiden Formen gleich ist, ist die Unterscheidung auch nicht entscheidend.

Ursache und Symptome

Streptokokken werden durch Tröpfcheninfektion von Mensch zu Mensch übertragen. Bei einer Ansteckung kommt es nach einem bis sieben Tagen zur Schwellung und Rötung von Halsmandeln und Rachenraum. Meist beginnt die Krankheit akut mit Fieber und Halsschmerzen. Oft treten zusätzlich Erbrechen, Kopfschmerzen, Bauchschmerzen und Schüttelfrost auf. Auch die Zunge ist betroffen: Sie wird sehr rot ("Erdbeerzunge"). Nach ein bis zwei Tagen kann dann der typische, punktförmige (stecknadelkopfgroß), rote Hautausschlag auftreten. Er fühlt sich samtartig an. Beginnend in Achselhöhlen, Leistenfalten und Nacken übersät er nach 24 Stunden den ganzen Körper. Typisch ist zudem eine blasse Haut um den Mund und gerötete Hautfalten. Auf Druck verschwindet der Ausschlag. Bei unbehandelten Patienten schält sich in der zweiten Krankheitswoche die Haut, zuerst im Gesicht, dann an Händen und Füßen. Dieses Schälen kann über mehrere Wochen andauern.

Zudem können Komplikationen auftreten: Kieferhöhlenentzündung, Abszesse, rheumatisches Fieber, Herzklappenentzündung und Nierenentzündung. Wegen dieser schweren Komplikationen gilt Scharlach oft noch als sehr gefürchtete Krankheit.

Allerdings sind diese Komplikationen in den letzten Jahrzehnten sehr selten geworden. Dies ist einerseits auf die Verwendung von Antibiotika zurückzuführen, andererseits scheinen aber die Streptokokken „harmloser" geworden zu sein. Warum dies so ist, wird von den

Mikrobiologen auf der ganzen Welt heftig diskutiert, eine klare Antwort wurde bisher nicht gefunden.

Der Häufigkeitsgipfel der Erkrankung liegt bei Kindern im Vorschul- und Schulalter. Kinder unter zwei Jahren erkranken kaum. Die Erkrankung tritt gehäuft in Gemeinschaftseinrichtungen, wie zum Beispiel Kindergärten auf, da dort viele Personen aufeinander treffen, die noch nicht immunisiert sind. Der jahreszeitliche Erkrankungsgipfel liegt in den Monaten Oktober bis März. 10 bis 20 Prozent der Bevölkerung sind symptomlose Keimträger.

Diagnose

Die Diagnose wird anhand der geschilderten Symptome und der Entzündung von Mandeln und Rachen schnell vermutet. Allerdings können verschiedene Viren ein sehr ähnliches Bild auslösen. Deshalb bringt erst der Nachweis von A-Streptokokken die Bestätigung. Mittels Rachenabstrich und Streptokokken-Schnelltest kann dies innerhalb von einigen Minuten in der Praxis erfolgen.

Behandlung

Streptokokkenangina und Scharlach werden mit Antibiotika behandelt. Je nach gewähltem Antibiotikum dauert die Therapie fünf bis zehn Tage. Es ist wichtig, die Therapie, wie von Ihrem Arzt verordnet, abzuschließen. Bei einem vorzeitigen Abbruch können Rückfälle oder die gefürchteten Komplikationen auftreten.

Eventuell müssen zusätzlich Medikamente zur Behandlung von Fieber und Halsschmerzen verabreicht werden.

Zu beachten ist, dass nur die akute Infektion behandelt werden soll. Das heißt die Kombination von Streptokokkennachweis im Abstrich UND Symptomen wie Fieber, Schmerzen, Entzündung der Mandeln usw. Die recht häufigen Streptokokkenträger (Nachweis von Streptokokken im Rachen ohne Symptome) sollen nicht behandelt werden, da man die Streptokokken in diesen Situationen nicht eliminieren kann. Diese Leute haben aber auch keine Probleme und erleiden keine Komplikationen.

Das bedeutet auch, dass man Kontaktpersonen (Geschwister, Eltern) von Erkrankten, die selbst keine Symptome zeigen, nicht behandelt und nur dann einen Abstrich macht, wenn tatsächlich Symptome auftreten. Sonst muss man viele Leute behandeln, die es nicht nötig haben.

Prognose

Der Krankheitsverlauf ist in der Regel gutartig. Schon nach ca. zwölf Stunden unter Antibiotikatherapie sind die Patienten nicht mehr ansteckend. Wird der Erkrankte frühzeitig und über eine ausreichend lange Zeit mit Antibiotika behandelt, ist das Risiko von Komplikationen extrem klein. Das Risiko für Folgeerkrankungen an Herz, Nieren, Gelenken oder Gehirn ist in den letzten Jahrzehnten zwar massiv zurückgegangen, aber nicht vollständig verschwunden. Deshalb ist eine korrekte Antibiotikatherapie weiterhin angezeigt.

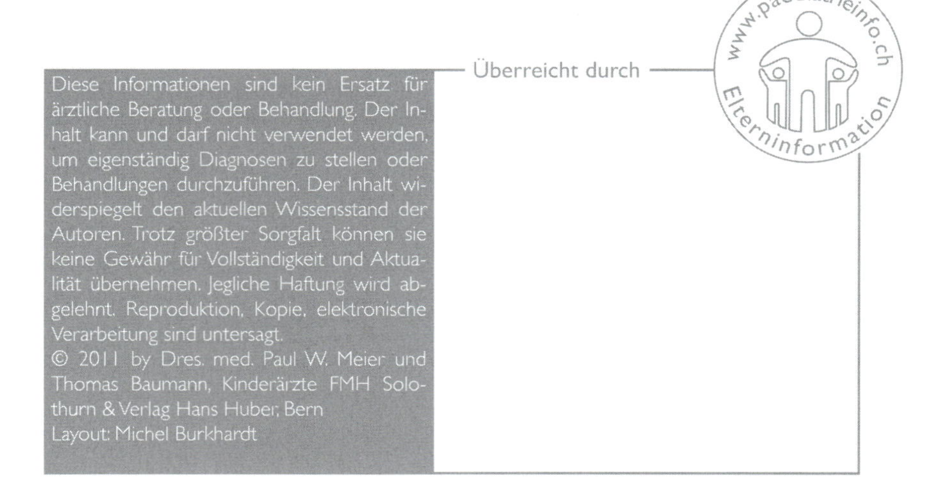

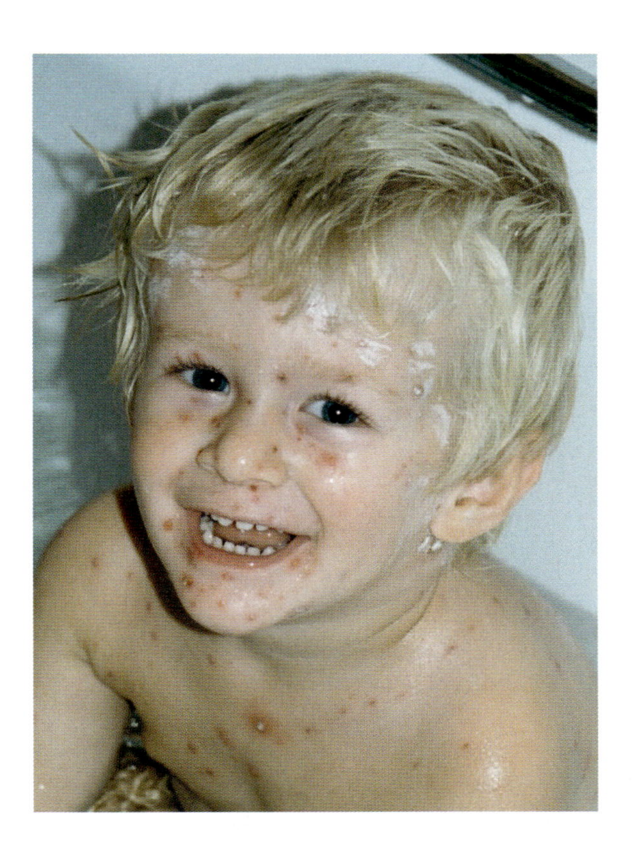

Varizellen („Windpocken“, „spitze Blattern“, „wilde Blattern“) sind eine häufige Kinderkrankheit. Es handelt sich um eine hochansteckende Infektionskrankheit, die durch einen Virus von Mensch zu Mensch übertragen wird. Fast alle Kinder (> 95 %) erkranken an Varizellen in den ersten zehn Lebensjahren. Die Erkrankung verläuft bei Kindern meist gutartig, in speziellen Fällen und bei Erwachsenen ist jedoch mit Komplikationen zu rechnen. In diesen Fällen ist deshalb an die Möglichkeit einer Impfung zu denken.

Definition

Es handelt sich um eine hochansteckende Infektionskrankheit, die durch das Varizella-Zoster-Virus ausgelöst wird. Gekennzeichnet ist sie durch einen typischen, juckenden Hautausschlag mit Bläschenbildung.

Übertragung

Erreger ist das Varizella-Zoster-Virus. Dieses wird am häufigsten durch Tröpfchen in der Luft übertragen, selten durch Berührung von virushaltigem Bläscheninhalt. Die Krankheit ist bereits einige Tage vor Ausbruch des Ausschlags auf andere Menschen übertragbar. Zwischen Ansteckung und Beginn liegen zehn bis 21 Tage (Inkubationszeit). Die Ansteckungsgefahr ist erst dann vorbei, wenn alle Bläschen verkrustet sind.

Symptome

Der Ausschlag beginnt in der Regel auf dem Rumpf und im Gesicht. Er kann sich aber auch auf den Haarboden, die Arme und die Beine ausbreiten. Die Schleimhäute (insbesondere im Mund) und die Geschlechtsorgane können ebenfalls betroffen sein.

Der Hautausschlag juckt und beginnt mit kleinen roten Flecken, die sich innerhalb von Stunden zu Bläschen entwickeln. Nach ein bis zwei Tagen bilden die Bläschen eine Kruste. Neue Bläschen können drei bis sechs Tage lang hinzukommen. Die Anzahl der Bläschen ist von Person zu Person sehr verschieden. Durch die verschiedene „Reife der Bläschen“ entsteht das Bild eines „Sternenhimmels“ mit neuen und reifen, kleinen und großen Bläschen/Krusten. Möglicherweise haben die Kinder Fieber, sie sind jedoch meist nur leicht angeschlagen, während es den Erwachsenen meist schlechter geht. Fieber und Trägheit können der Krankheit vorausgehen.

Behandlung

Die Behandlung richtet sich vor allem gegen den lästigen Juckreiz. Es ist ratsam, die Fingernägel kurz zu schneiden. Tägliches Baden kann Eiterungen vorbeugen. Dann gibt man Antihistaminika (Fenistil, Phenergan usw.) und Schüttelmixturen (z. B. Tanno-Hermal). Gegen das Fieber sollte keinesfalls Aspirin und Ähnliches gegeben werden. Besser sind Paracetamol-Präparate, um das Fieber zu senken (Acetalgin, Ben-U-Ron, Tylenol, Dafalgan, Influbene, Panadol...).

Vermeiden Sie, die Bläschen aufzukratzen, sie können sich dadurch bakteriell entzünden.

Erkrankten kann es helfen, sich in kalten Umgebungen aufzuhalten. Wärme und Schweiß verstärken nämlich den Juckreiz. Da die Krankheit hochansteckend ist, sollten Erkrankte nicht in die Schule gehen. Der Kontakt mit Neugeborenen und Immungeschwächten muss strikt vermieden werden.

Komplikationen

Als Komplikationen treten eitrige, bakterielle Infektionen der Haut auf, die Narben bilden (falls diese nicht schon durch zu kräftiges Kratzen hervorgerufen worden sind). Es kann auch zu Lungenentzündung, Nierenentzündung, Blutplättchenmangel (Thrombopenie) und Gelenkschmerzen kommen. In seltenen Fällen kann auch eine Hirnentzündung auftreten (speziell bei Neugeborenen), was zu bleibenden Schäden führen kann.

Prognose

Die Krankheit verläuft normalerweise gutartig. Die Krankheit dauert in der Regel sieben bis zehn Tage bei Kindern und etwas länger bei Erwachsenen.
Wenn Sie einmal die Windpocken gehabt haben, sind Sie ein Leben lang gegen diese Krankheit geschützt.
Allerdings kann in späteren Jahren eine Gürtelrose auftreten. Es handelt sich dabei um eine Reaktivierung der Varizella-Zoster-Viren, die in Nervenzellen des Körpers überleben. Aber Achtung: Eine an Gürtelrose erkrankte Person kann eine andere mit dem Varizella-Zoster-Virus anstecken, so dass diese Windpocken bekommt.

Prophylaxe

Es gibt einen (Lebend)-Impfstoff gegen Varizellen. Dieser wird in der Schweiz jedoch nur empfohlen, wenn ein erhöhtes Komplikationsrisiko besteht.
In erster Linie betrifft dies Erwachsene, die die Varizellen nie durchgemacht haben. Die Impfung wird deshalb für Jugendliche (ab 11 Jahren) und junge Erwachsene (insbesondere Frauen mit Kinderwunsch), die noch keine Windpocken hatten, empfohlen. Ebenfalls stark gefährdet sind Kinder mit geschwächter Abwehr (z. B. Neugeborene von Müttern mit Windpocken unter der Geburt, Leukämie, Abwehrschwäche usw.). Wenn eine Mutter fünf Tage vor bis zwei Tage nach der Geburt an einer Varizelleninfektion erkrankt, ist das Risiko für das Neugeborene sehr groß, ebenfalls Varizellen zu bekommen. Dies kann für das Neugeborene lebensgefährlich sein.
Im Weiteren haben auch Kinder mit Neurodermitis (atopische Ekzeme) ein erhöhtes Komplikationsrisiko. So können bei Neurodermitikern schwere Hautinfektionen auftreten.
Interessant an der Impfung ist die Tatsache, dass diese auch nach Kontakt mit einem Varizellenpatienten noch wirksam ist. Allerdings sollte in einem solchen Fall die Impfung so schnell als möglich, spätestens innerhalb von 72 Stunden appliziert werden. An diese Möglichkeit sollten Sie denken, wenn Ihr Kind Varizellen von der Schule nach Hause bringt und Sie selbst die Krankheit noch nie durchgemacht haben, oder wenn damit gerechnet werden muss, dass die anderen Kinder der Familie nach zwei Wochen ebenfalls Varizellen bekommen, die Sommerferien jedoch schon geplant sind.
Bei Fällen mit medizinischer Indikation wird die Impfung von der Krankenkasse bezahlt.
Die Impfung ist ab neun Monaten möglich. Bis elf Jahre wird einmal, ab elf Jahren zweimal geimpft.

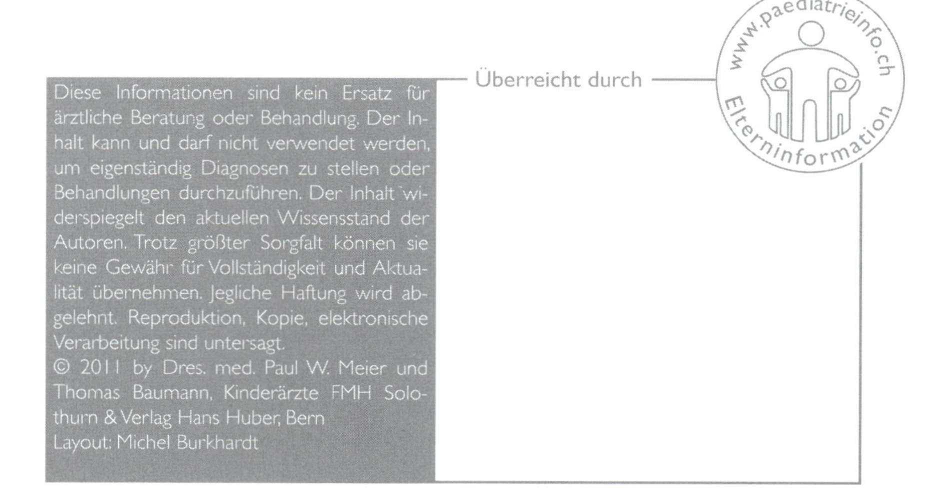

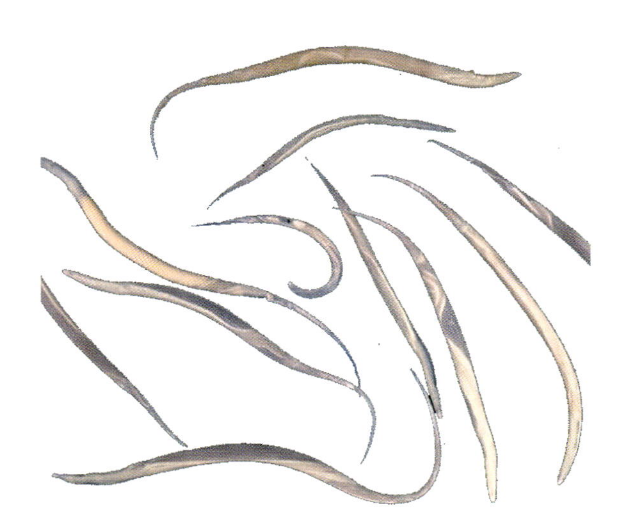

In Westeuropa sind bei Kindern vor allem die Madenwürmer häufig. Praktisch jeder zweite Mensch wird im Laufe des Lebens mindestens einmal damit infiziert, am häufigsten während der Kindheit. Hauptsymptom ist analer Juckreiz, zum Teil treten auch Bauchschmerzen auf. Die Behandlung ist sehr einfach mit einer Einzeldosis eines Wurmmittels. Allerdings sind Rückfälle nicht ganz selten. Andere Wurmarten sind heute bei uns sehr selten geworden.

Definition

Würmer gehören zu den Parasiten, die Menschen befallen können. Es gibt viele verschiedene Arten, die sehr verschiedene Krankheitsbilder auslösen. Bei uns üblich sind jedoch vor allem sogenannte Madenwürmer (auch Oxyuriasis oder Enterobiasis genannt). Madenwürmer sind länglich, weiß und nur ca. einen Zentimeter lang. Sie kommen in allen Gesellschaftsschichten vor und sind sehr häufig. 50 % aller Menschen werden im Laufe des Lebens mindestens einmal damit infiziert. Sie treten in allen Altersgruppen auf, aber besonders betroffen sind Schulkinder zwischen fünf und zehn Jahren. Die Ansteckung erfolgt durch direkten Kontakt mit einer infizierten Person (Anus-Hand-Mund) oder durch „fliegende" Wurmeier von infizierten Bettlaken oder Kleidern.

Lebenszyklus

Ausgewachsene Madenwürmer leben im Magendarmtrakt des Menschen. Die Weibchen kriechen nachts durch den Darm und den Anus und legen ihre Eier auf die Haut um den After. Die Eier, mehr als 15 000, werden dort von den Kindern an die Finger, unter die Fingernägel oder die Kleider übertragen und schließlich wieder eingenommen resp. an eine andere Person weitergegeben. Die geschluckten Eier entwickeln sich dann zu Larven und schließlich erwachsenen Würmern. Die Eier können außerhalb eines Menschen bis zu zwei Wochen überleben und damit infektiös bleiben.

Andere Würmer

Spulwürmer

Das sind etwa 15 bis 35 cm lange, weißliche, spitz zulaufende Würmer, die sich im Dünndarm aufhalten. Die Infektion erfolgt über kothaltigen Staub oder Salat und Gemüse, die mit Fäkalien gedüngt wurden. Bei geringem Wurmbefall treten keine Beschwerden auf. Bei starkem Wurmbefall kann es zu Bauchschmerzen, Übelkeit, Unterernährung und Blutarmut kommen.

Bandwürmer

Sie haben einen Körper mit abgeflachten Gliedern und einem Kopf mit Saugnäpfen und Haken, mit denen sie sich an der Darmwand festhalten. Es gibt verschiedene Bandwurmarten (Fischbandwurm, Hundebandwurm, Fuchsbandwurm). Die Infektion erfolgt durch unvollständig gegartes Fleisch oder Fisch oder durch den Verzehr von ungewaschenen Waldpilzen oder Waldbeeren, die am Boden wachsen (Fuchsbandwurm, siehe separates Infoblatt). Es kann zu Bauchschmerzen, Durchfall und Gewichtsverlust kommen, im Stuhl erscheinen weiße Bandwurmstücke. Hundebandwürmer greifen die Lunge an, und es kann zu Reizhusten kommen.

Die meisten anderen Wurmarten sind in unseren Breiten, nicht zuletzt wegen der guten Hygiene, sehr selten geworden!

Symptome

Die meisten Infektionen mit Madenwürmern verursachen keinerlei Symptome und verlaufen unbemerkt. Gelegentlich können aber folgende Symptome beobachtet werden: Am häufigsten ist analer

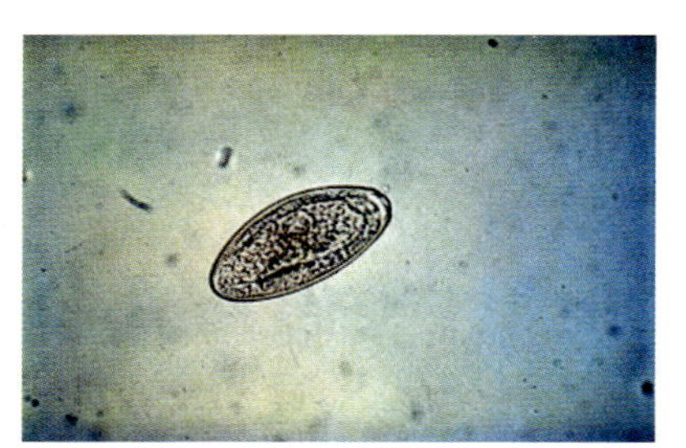

Oxyurenei

Juckreiz. Manchmal haben die Kinder Kratzspuren im Analbereich. Selten treten auch Schmerzen auf, speziell nachts. Bei starkem Wurmbefall können auch Bauchschmerzen, Übelkeit und Erbrechen vorkommen.

Diagnose

Falls die kleinen, weißen Würmer im Stuhl beobachtet werden, ist die Diagnose klar. Dies ist jedoch nicht immer der Fall. Bei Verdacht auf eine Wurminfektion, zum Beispiel bei nächtlichem Juckreiz am Anus, kann ein Klebestreifentest durchgeführt werden. Dabei wird am Morgen nach dem Aufstehen mit einem normalen Klebestreifen die Haut um den

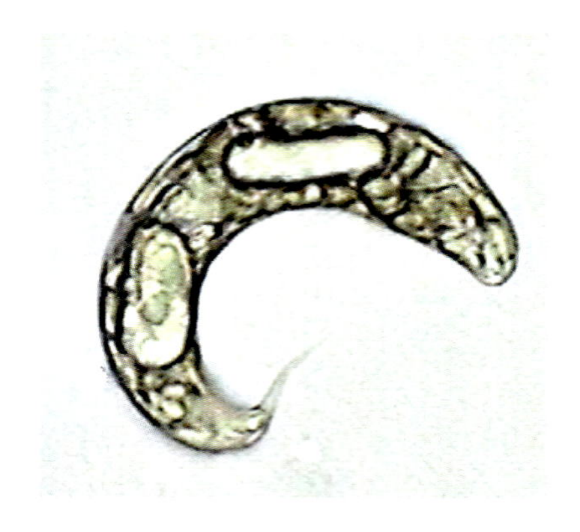

Anus kurz berührt. Allfällige Wurmeier bleiben dabei am Streifen haften und können dann im Mikroskop (in der Praxis) einfach nachgewiesen werden.

Behandlung

Die Therapie wird mit einem einfachen Medikament durchgeführt. Am üblichsten ist Mebendazol (Vermox®) oder Pyrantelpamoat (Cobantril®). Die Verabreichung einer einzigen Tablette/Messlöffel zu 100 mg genügt in der Regel. Wegen der Rückfälle ist eine Wiederholung dieser Einzeldosis nach ca. zwei Wochen sinnvoll.

Bevor Sie Ihrem Kind das Medikament gegen, sollten Sie die Leintücher und die Bettüberzüge neu beziehen. Stecken Sie das Kind in die Badewanne und reinigen Sie seine Fingernägel gründlich (darunter können sich die Wurmeier verstecken), dann noch einen neuen frisch gewaschenen Pyjama. Am nächsten Tag muss das Kind auch frische Unterwäsche anziehen. Um erneute Infektionen durch Kontaktpersonen zu verhindern, sollte jeweils die ganze Familie (sicher aber alle im Haushalt lebenden Kinder) gleichzeitig behandelt werden. Kinder unter zwei Jahren sollten nur nach Rücksprache mit dem Arzt behandelt werden!

Prognose

Madenwürmer sind unproblematisch, und Komplikationen kommen kaum vor. Bei einigen Patienten sind jedoch hartnäckige Verläufe mit wiederholten Reinfektionen bekannt.

Überreicht durch

www.paediatrieinfo.ch Elterninformation

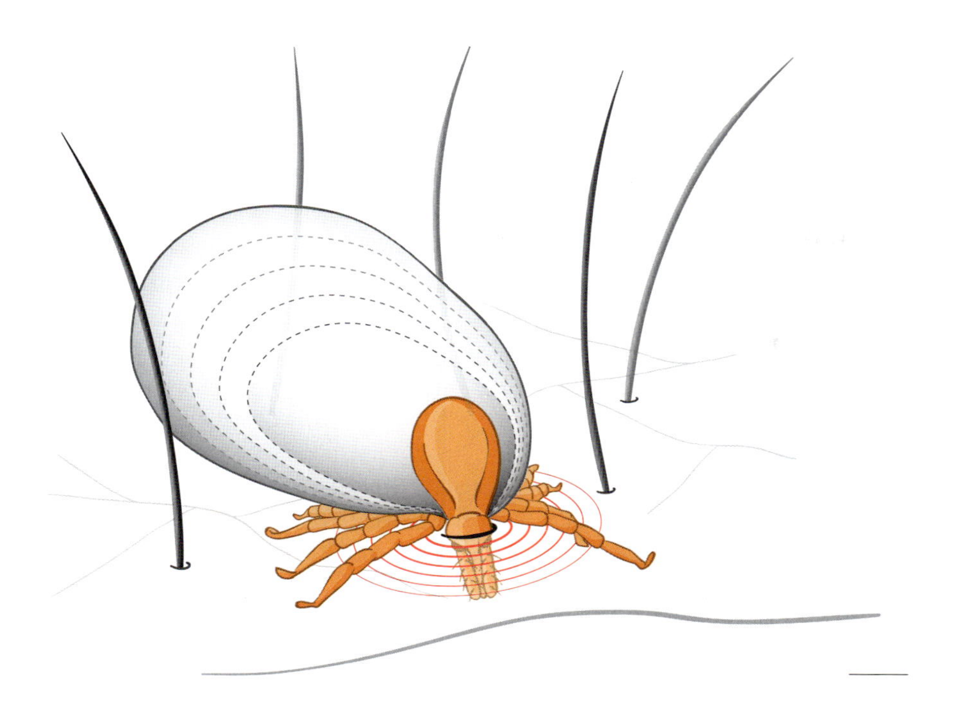

Zecken haben als Überträger von Krankheitserregern für Menschen eine große Bedeutung. Man unterscheidet grundsätzlich zwei Erreger, die durch den Speichel der Zecken übertragen werden können: Borrelien und FSME-Viren. Borrelien sind recht häufig und kommen in Westeuropa vor. Die durch Borrelien verursachte Krankheit heißt Lyme-Borreliose und kann sich sehr vielfältig präsentieren. Eine Impfung existiert nicht, aber die Erreger können mit Antibiotika behandelt werden. FSME-Viren sind selten und kommen nicht in allen Gebieten mitteleuropas vor. Bei einer Infektion können sie eine lebensgefährliche Hirnentzündung verursachen, die häufig im Frühsommer auftritt. Deshalb wird die Erkrankung auch Frühsommer-Meningoenzephalitis (FSME) genannt. Eine medikamentöse Behandlung der Erkrankung ist nicht möglich, hingegen ist eine Impfung verfügbar.

Wie gefährlich sind Zeckenstiche?

Von den weltweit mehr als 800 bekannten Zeckenarten ist bei uns der Holzbock (Ixodes ricinus) die wichtigste. Zecken kommen überall bis zu einer Höhe von ca. 1500 m.ü.M. vor. Der bevorzugte Lebensraum dieser den Spinnen verwandten Tiere sind mittelgradig feuchte Stellen in Laub- und Mischwäldern mit üppigem Unterholz (Gräser, Sträucher, Büsche). Dies sind insbesondere verstrauchte und vergraste Waldränder, Waldlichtungen und Waldwege sowie Hecken und hohes Gras- und Buschland. In regelmäßig gepflegten Hausgärten und städtischen Parkanlagen, die nicht in Waldnähe liegen sowie in reinen Nadelholzwäldern sind Zecken selten. Zecken sitzen auf niedrig wachsenden Pflanzen (bis max. 1,5 m), warten auf einen vorübergehenden Wirt und lassen sich von diesem abstreifen. Zecken fallen nicht von den Bäumen! Die Gefahr, von Zecken befallen zu werden, ist im Winter sehr gering, im Frühling (Februar bis Mitte Juni) und Herbst (Mitte August bis Oktober) jedoch viel größer. Diese Perioden können von Jahr zu Jahr in Abhängigkeit von den klimatischen Bedingungen ändern. Wirte sind je nach Stadium der Zecken kleine Nagetiere, Vögel oder größere Wildtiere wie Hasen und Rehe, Haustiere (Katzen, Hunde) und manchmal auch der Mensch.

Damit sich Zecken entwickeln können, müssen sie in jedem Stadium – als Larve, Nymphe, erwachsenes Tier – einmal Blut saugen. Dieser Saugvorgang dauert bei Larven zwei bis drei Tage, bei ausgewachsenen Weibchen sieben bis elf Tage. Dabei kann das Gewicht dieser 0,5 bis 6 mm großen Tiere um bis das Hundertfache zunehmen. Die Zecken besitzen einen Rüssel, das so genannte Rostrum, mit dem sie sich in die Haut bohren. Mithilfe vieler kleiner Zähne, die als Widerhäkchen dienen, halten sie sich in der Haut fest und lassen sich daher nur schwer wieder herausziehen. Beim Stich sondern sie eine betäubende Substanz ab, so dass dieser häufig nicht bemerkt wird.

Holzböcke übertragen Krankheitserreger

Holzböcke können verschiedene Krankheitserreger auf den Menschen übertragen, in erster Linie ein Bakterium (Borrelia burgdorferi) und ein Virus (das Zeckenenzephalitis-Virus oder Frühsommer-Meningoenzephalitis-(FSME)Virus).

Je nach Region sind 5 bis 30 % aller Zecken mit Borrelia burgdorferi infiziert. In der Schweiz erkranken schätzungsweise

3000 Personen jährlich an der durch dieses Bakterium hervorgerufenen Krankheit, der so genannten Lyme-Borreliose. Die Borreliose kann mit Antibiotika behandelt werden.
Zecken, die das Zeckenenzephalitis-Virus beherbergen, kommen nur in gewissen Gebieten, den so genannten Naturherden (Endemiegebieten) vor (vgl. Karte). In diesen Endemiegebieten tragen etwa 1 % (0,53 %) der Zecken das Virus in sich. Über einer Höhe von rund 1000 m.ü.M. sind bisher keine Gebiete mit FSME-Viren infizierten Zecken bekannt. Im Jahr 2005 haben die FSME-Erkrankungen in der Schweiz mit rund 200 Fällen stark zugenommen im Vergleich mit durchschnittlich 100 Fällen pro Jahr in den fünf Jahren zuvor. Gegen Zeckenenzephalitis kann man sich mit einer sicheren und wirksamen Impfung schützen.

Zeckenenzephalitis

Etwa 200 Fälle treten in der Schweiz pro Jahr auf. Die Zeckenenzephalitis, auch Frühsommer-Meningoenzephalitis (FSME) genannt, zeigt im typischen Fall zwei Krankheitsschübe. In der ersten Phase können etwa sieben bis 14 Tage nach Zeckenstich bei einem Teil der Personen grippeartige Beschwerden wie Kopfschmerzen, Fieber, Müdigkeit oder Gelenkbeschwerden auftreten. Diese Symptome verschwinden nach wenigen Tagen, und ein Zusammenhang mit dem Zeckenstich wird nur selten hergestellt. Für die meisten Patienten ist damit die Krankheit vorüber, und sie sind wahrscheinlich lebenslänglich immun dagegen. Bei etwa 5 bis 15 % der Patienten kommt es nach einem beschwerdefreien Intervall zu einer zweiten Krankheitsphase mit Befall des zentralen Nervensystems. Die Symptome dieser Hirnhaut- oder Hirnentzündung sind starke Kopfschmerzen, Lichtscheu, Schwindel, Konzentrationsstörungen, Sprechstörungen, Gehstörungen. Diese Symptome können Wochen bis Monate andauern. Bei einem Teil der Patienten können Lähmungen der Arme, Beine oder der Gesichtsnerven auftreten und zu bleibenden Behinderungen führen. Etwa 1 % der Patienten stirbt an dieser Krankheit. Bei Kindern verläuft die Krankheit in den meisten Fällen gutartig und ohne bleibende Schädigungen. Gegen die Krankheit gibt es keine spezifische Therapie; die Behandlung zielt auf eine Linderung der Symptome ab.

Lyme-Borreliose

Die Borreliose-Erkrankung zeigt ein sehr vielseitiges Erscheinungsbild. Neben der Haut können Nervensystem, Bewegungsapparat und Herz betroffen sein. Etwa 3000 Fälle treten pro Jahr in der Schweiz auf. Man unterscheidet drei Krankheitsstadien. Das erste Krankheitszeichen ist häufig eine örtliche Entzündung der Haut, das so genannte Erythema migrans oder wandernde Rötung. An der Stichstelle entsteht nach wenigen Tagen eine Rötung, die sich ausdehnt und ringförmig wird. Diese Hauterscheinung tritt nur bei etwa 30 % der Patienten auf und ist oft in den Kniekehlen, am Bauch oder an den Schultern lokalisiert. Gleichzeitig können auch grippeartige Symptome vorhanden sein. Das erste Krankheitsstadium heilt meist von alleine innerhalb von Tagen bis Wochen aus. Trotzdem ist eine Behandlung mit Antibiotika angezeigt, um eine Ausbreitung des Erregers auf andere Organe zu verhindern. Bei einem Teil der Patienten kommt es nach Wochen bis Monaten durch Befall weiterer Organe zum zweiten Krankheitsstadium. Dabei werden die Gelenke (vor allem die Kniegelenke), das Nervensystem (Hirnhaut, Gehirn, Gesichtsnerven), die Haut (Schwellungen etc.) und selten das Herz (Herzrhythmusstörungen) betroffen. Werden diese Erkrankungen nicht rechtzeitig erkannt und mit Antibiotika behandelt, können chronische Schädigungen (z. B. Arthrosen, Hautatrophien, Persönlichkeitsveränderungen) zurückbleiben (Stadium III). Die Diagnose der Borreliose kann sehr schwierig sein; Labortests sind im ersten Krankheitsstadium wenig hilfreich.

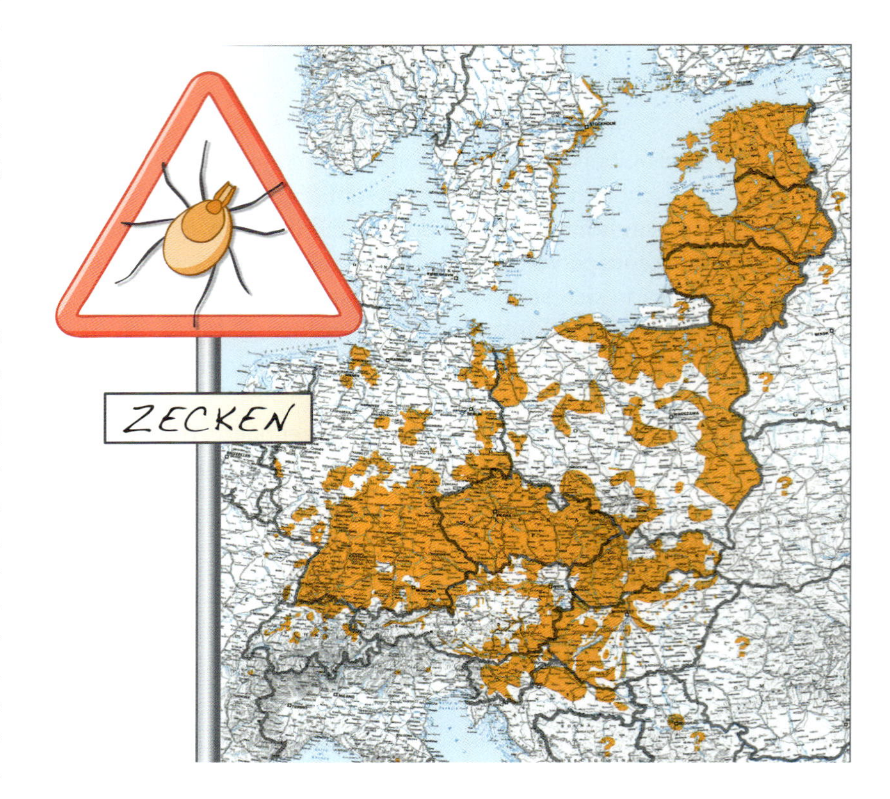

Weitere durch Zecken übertragene Krankheiten

Über 50 Krankheiten werden von Zecken übertragen. Seltener als die eben beschriebenen Krankheiten werden durch Zecken übertragen: die Ehrlichiose, die mit Fieber, Übelkeit und Schmerzen einhergeht und das Fleckfieber, das im Mittelmeergebiet vorkommt. Symptome sind Fieber und Hautausschlag. Antibiotika heilen beide Krankheiten. Ein einzelliger Parasit löst die Babesiose aus, die auch im Mittelmeerraum vorkommt. In schweren Fällen leiden die Patienten an Fieber, Blutarmut und Nierenversagen. Selten wird auch die Hasenpest, die Tularämie, übertragen. Sie kann sich mit Lungenentzündung, Geschwüren und geschwollenen Lymphknoten manifestieren. Zwei Wochen Antibiotika kann die sonst lebensgefährliche Erkrankung heilen.

Wie kann man sich vor Zeckenstichen schützen?

Allgemeine Maßnahmen: Gegen Zeckenstiche können Sie sich durch gut abschließende Kleidung und das Meiden von Unterholz schützen. Auch die korrekte Anwendung von Schutzmitteln (Repellentien) gegen Zecken kann einen wirksamen Schutz bieten. Diese können sowohl auf die Haut als auch auf die Kleidung aufgetragen werden. Da die schmerzlosen Zeckenstiche häufig nicht bemerkt werden, sollten Sie nach ausgedehnten Wanderungen den ganzen Körper und die Kleidung sorgfältig auf Zecken absuchen. Zecken bevorzugen warme, feuchte und dünne Hautpartien wie Kniekehlen, die Innenseite der Oberschenkel, Leisten, Hals, Nacken und die Region unter den Achseln; bei Kindern ist häufig auch der behaarte Kopf befallen.
Impfung gegen Zeckenenzephalitis: Für Personen, die in Gegenden mit Naturherden (Endemiegebieten, vgl. Karte) wohnen oder sich zeitweise dort aufhalten, ist eine aktive Impfung angezeigt (im Allgemeinen ab dem Alter von sechs Jahren). Eine Impfung erübrigt sich für Personen, die kein Expositionsrisiko haben. Für eine vollständige Impfung sind drei Impfdosen notwendig (zwei Dosen im Abstand von einem Monat und eine dritte nach fünf bis zwölf Monaten). Danach ist eine Auffrischimpfung alle drei (Empfehlung Hersteller) bis zehn (Empfehlung Schweizer Impfexperten) Jahre empfohlen. Die Impfung kann leichtere, vorübergehende Nebenwirkungen wie Schmerzen an der Einstichstelle, Kopfschmerzen, Fieber oder Muskelschmerzen verursachen; ernsthaftere Komplikationen sind sehr selten. Bei Kindern unter sechs Jahren ist eine Impfung im Allgemeinen nicht angezeigt, da schwere Erkrankungen in diesem Alter sehr selten sind. Die spezielle Situation in Waldkindergärten muss lokal und individuell beurteilt werden. Die Kosten der Impfung werden von den Krankenkassen im Rahmen der Grundversicherung übernommen.

Was macht man bei einem Zeckenstich?

Entfernen Sie die Zecke möglichst rasch, am besten mit einer feinen Pinzette durch Fassen direkt über der Haut und kontinuierlichen Zug. Desinfizieren Sie anschließend die Stichstelle. Treten nach einem Zeckenstich Symptome auf, sollten Sie einen Arzt aufsuchen.
Treten Symptome einer Borreliose, zum Beispiel ein Erythema migrans (wandernde Rötung) auf, so ist eine antibiotische Behandlung angezeigt, insbesondere um ein Fortschreiten der Erkrankung mit Befall anderer Organe (vgl. oben) zu verhindern. Eine vorbeugende Behandlung nach einem Zeckenstich, ohne dass Symptome bestehen, empfehlen wir aber nicht.

Quelle

Schweizerisches Bundesamt für Gesundheit

Überreicht durch

www.paediatrieinfo.ch Elterninformation

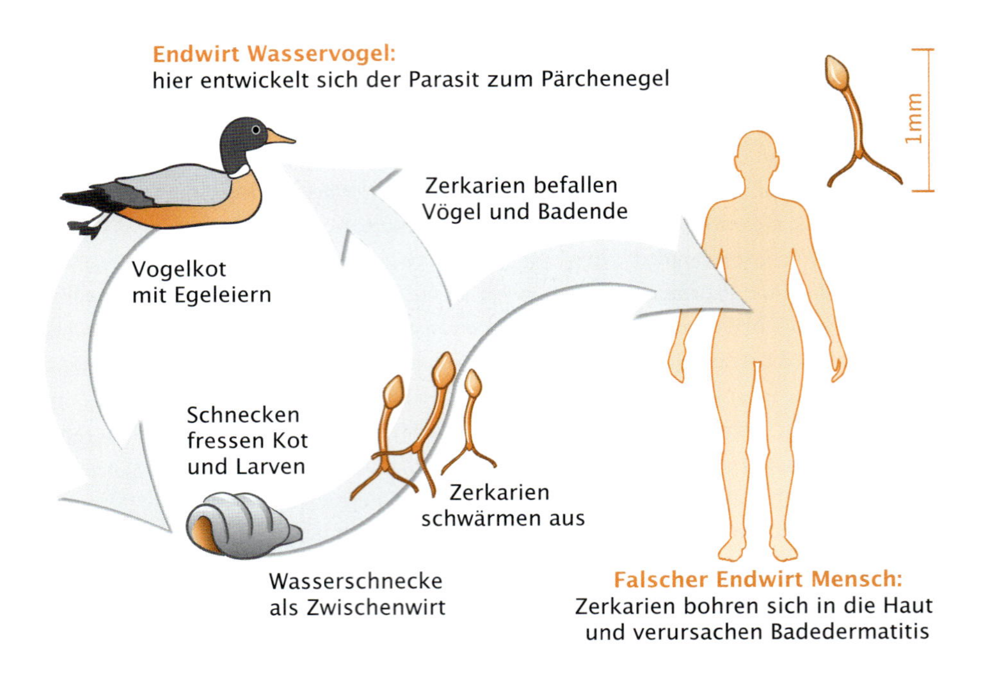

Badedermatitis oder Zerkariendermatitis kann nach dem Baden und Waten in einem See oder Teich auftreten und äußert sich in rötlichen und juckenden Quaddeln auf der Haut, die wie große Mückenstiche aussehen. Im Volksmund wird auch häufig von Entenflöhen gesprochen. Die meist harmlose Hauterkrankung ist beinahe überall auf der Welt anzutreffen, in Nordamerika und Mitteleuropa jedoch besonders häufig. Es handelt sich um eine Wurmerkrankung, die hauptsächlich Enten und Wasserschnecken befällt. Der Mensch ist nur ein sogenannter Fehlwirt. Diese Infektion wird darum auch als „Entenbilharziose" bezeichnet. Die Krankheit ist für den Menschen harmlos und heilt nach wenigen Stunden spontan.

Definition

Die Zerkariendermatitis ist auch unter den Namen „Wasserhibbeln, Schistosomatiden, Hundsblattern, Weiherhippel, Swimmer's Itch" bekannt. Sie wird durch die Larven (Zerkarien) von Saugwürmern (Trematoden) hervorgerufen, die in die Haut des Menschen eindringen. Endwirte des Parasiten sind eigentlich Wasservögel, die sich durch den Kontakt mit Wasser, das infektiöse Larven (Zerkarien) enthält, infizieren. Die Zerkarien dringen aktiv in die Haut der Vögel ein. Dort entwickeln sie sich zu Würmern, deren Eier ins Wasser abgegeben werden. Aus den Eiern schlüpft jeweils eine Larve, die aktiv eine Süßwasserschnecke aufsucht und in diese eindringt. Über Vermehrungsstadien in diesem Zwischenwirt werden dann in großer Zahl Zerkarien erzeugt, die aus der Schnecke ins Wasser ausschwärmen. Der Lebenszyklus schließt sich, indem wiederum der Endwirt von diesen infektiösen Larven befallen wird. Der Mensch wird nur irrtümlicherweise von den Zerkarien befallen. Im Menschen können sie sich nicht weiterentwickeln und sterben nach wenigen Stunden ab.

Die Badedermatitis wurde in den 20er-Jahren des letzten Jahrhunderts zum ersten Mal beschrieben. Auch durch den Klimawandel und die wärmeren Temperaturen hat die Zerkariendermatitis in den letzten Jahren stark zugenommen. Waren früher etwa 0,5 bis 2 % der Enten befallen, sind es heute in gewissen Gewässern (Bodensee, Bielersee) über 20 %.

Symptome

Vor allem in der Zeit von Juni bis September – bei Temperaturen über 24 Grad – und besonders bei warmem Wasser schwärmen die Larven im ufernahen, seichten Wasser aus. Verwirrte Zerkarien können dabei auch die Haut des Menschen durchdringen. Beim ersten Kontakt mit den Larven entsteht nur eine geringe Hautreaktion. Erst beim zweiten

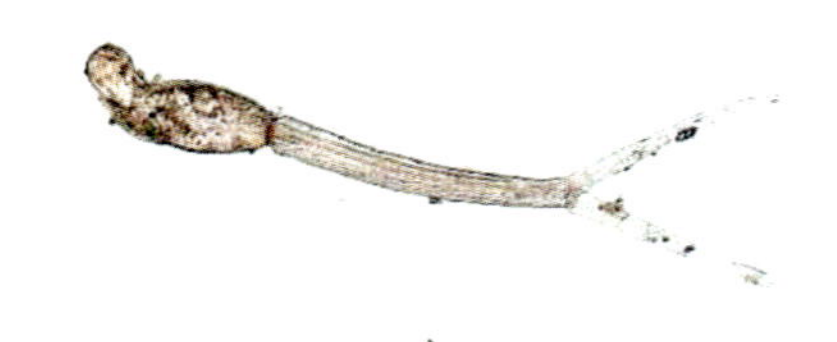

Eine Zerkarie: typisch der geteilte Schwanz

Mal – wenn das Immunsystem den Eindringling erkennt – kommt es zu einer stärkeren Abwehrreaktion mit den typischen Beschwerden. Kurz nach dem ersten Eindringen liegen die Zerkarien noch unter der Hornschicht der Haut, ohne dass Veränderungen erkennbar sind; im

Verlauf von einigen Stunden kommt es dann jedoch zu ausgeprägten entzündlichen Hauterscheinungen, der sog. Zerkariendermatitis. Das Leitsymptom ist jetzt der ausgesprochen unangenehme Juckreiz.

An der Haut selbst sind zunächst nur diskrete Veränderungen in Form einer kleinfleckigen Rötung zu bemerken. Nach einigen Stunden kommt es dann zur Ausbildung eines Ausschlages mit rötlichen Papeln, der ein bis zwei Tage nach Infektion am stärksten ausgeprägt ist. Größe und Aussehen der Papeln sind dabei in Abhängigkeit von der Hautdicke verschieden. In Regionen mit dickerer Haut erreichen die Papeln Durchmesser von 1 bis 2 cm und eine Höhe von ca. 0,5 cm. In Regionen mit dünnerer Haut sind die Papeln kleiner und zum Teil von flohstichartigem Aussehen. Aus den Pappeln entstehen im Verlauf dann gerötete, geschwollene Quaddeln (Durchmesser: 3 bis 8 mm). Die Quaddeln gehen nach Abklingen des Juckreizes in kleine, derbe Erhebungen über und heilen dann nach weiteren zehn bis 20 Tagen ohne Folgen ab. Verlauf und Intensität der Hauterscheinungen sind individuell verschieden. Das Aufkratzen der juckenden Quaddeln kann zu Sekundärinfektionen mit Bakterien führen.

Die Diagnose stellt der Arzt anhand der typischen Geschichte (Bad in seichten See) und dem Erscheinungsbild der Haut. Weitere Abklärungen sind kaum je nötig.

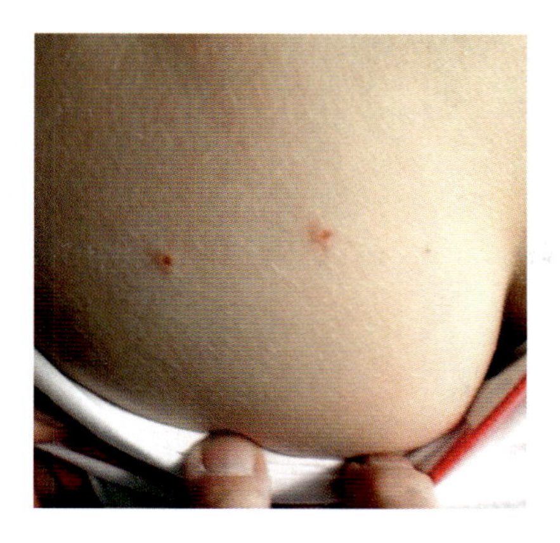

Behandlung

Die Zerkariendermatitis kann ursächlich nicht behandelt werden. Die Abwehr des menschlichen Körpers tötet die eingedrungenen Zerkarien zuverlässig selbst. Man beschränkt sich deshalb auf die Behandlung des starken Juckreizes. Dies lokal mit Juckreiz stillenden Salben oder Lotionen (z. B. Fenistil®). Wenn das Jucken sehr stark ist, können Antihistaminika (Tropfen, Tabletten) eingenommen werden. Wichtig ist, nicht zu sehr an den Flecken herumzukratzen, da dabei Verletzungen entstehen, die sich sekundär mit Bakterien infizieren können. Starke allergische Reaktionen mit Schwindel, Schweißausbruch, Fieber und Übelkeit sind äußerst selten und bedürfen unverzüglicher ärztlicher Behandlung.

Vorbeugung

Zerkarien sind vor allem im seichten, ufernahen Wasser von offenen, stehenden Gewässern zu finden. Im tieferen Gewässer ist man davor sicher. Aufgrund des komplizierten Entwicklungszyklus ist eine Vorhersage oder „Messung" eines gehäuften Vorkommens in Gewässern nicht möglich. Da sie durch ihre geringe Größe nicht mit bloßem Auge zu erkennen sind, fällt ein vermehrtes Auftreten von Zerkarien erst auf, wenn es bereits Fälle von Badedermatitis gibt. Während der Schwärmzeit der Zerkarien, die ca. eine Woche andauert, sollten pflanzenreiche Uferbereiche gemieden werden, da sich hier die Wasserschnecken und damit auch die meisten Zerkarien aufhalten. Baden Sie nach Möglichkeit von einem Steg aus. Kinder sollten in dieser Zeit den Flachwasserbereich meiden. Duschen Sie nach dem Baden rasch und trocknen Sie den Körper gut ab, besser noch kräftig abreiben, um die Anzahl eventuell eindringender Zerkarien zu verringern. Einen gewissen Schutz soll auch das Einreiben der Haut mit Vaseline oder wasserfesten Sonnencremes bieten. Eine hundertprozentige Sicherheit wird durch diese Maßnahmen zwar nicht erreicht, die Zahl der Stiche kann jedoch deutlich reduziert werden.

Prognose

Die Prognose ist exzellent. Die harmlose, aber unangenehme Hauterkrankung heilt nach einigen Tagen folgenlos ab!

Überreicht durch

www.paediatrieinfo.ch Elterninformation

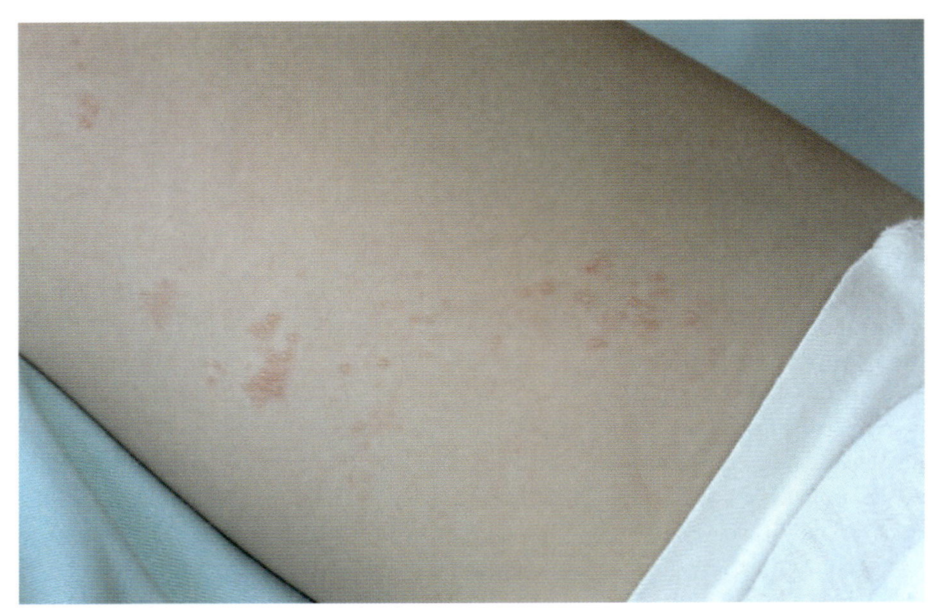

Eine Spätfolge der Varizellen kann ein Herpes Zoster sein, viele Jahre später!

Herpes zoster ist der lateinische Name für die Krankheit „Gürtelrose". Es handelt sich um die Reaktivierung des Varizellenvirus. Wenn man als Kind mit dem Varizellenvirus infiziert wird, tritt die bekannte Kinderkrankheit Windpocken (spitze oder wilde Blattern) mit einem generalisierten, bläschenförmigen Hautausschlag auf. Nach dem Abklingen dieser Krankheitszeichen können sich die Viren in bestimmten Nervenzellen (Spinalganglien) ablagern und dort während Jahrzehnten überleben. Die Aktivierung dieser „schlafenden" Varizellenviren führt zur juckenden, schmerzhaften, bläschenförmigen Hauterscheinung, die sich streng an den Verlauf der betroffenen Nerven hält, der Gürtelrose!

Definition/Ursache

Das Varizellenvirus (Varizella-Zoster-Virus: VZV) ist eines der höchstansteckenden Viren überhaupt. Noch vor dem 20. Lebensjahr haben sich mehr als > 95 % der Kinder angesteckt. Am häufigsten kommt es zur Infektionen im zweiten bis sechsten Lebensjahr.

Das Virus wird durch Tröpfchen (Husten, Niesen, direkter Kontakt mit Bläschen) von Kind zu Kind übertragen und führt zur bekannten Kinderkrankheit Wind-pocken. Der Zoster (auch Herpes zoster oder Gürtelrose genannt) ist die Folge einer Reaktivierung des nach der Primärinfektion latent in den Nervenzellen (Spinalganglien) verbleibenden VZV. Die Auslöser für eine Reaktivierung des Virus sind oft schwierig zu eruieren. Eine Schwächung des Immunsystems (z. B. durch hohes Alter, Chemotherapie usw.) begünstigt die Reaktivierung. Allerdings ist bei den meisten Patienten kein klarer Auslöser feststellbar.

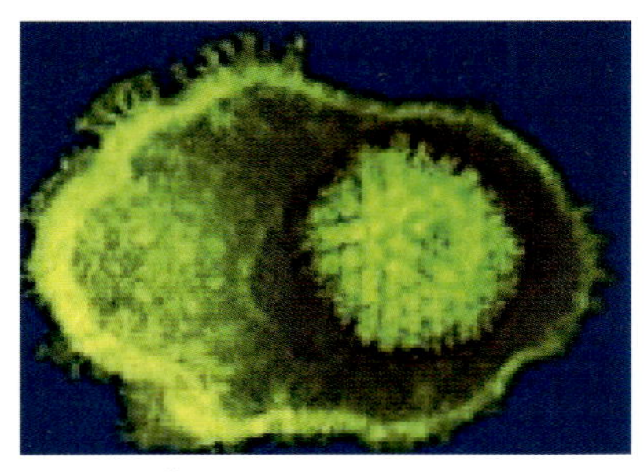

Das Varizellenvirus

Bei Kindern ist Zoster sehr selten, und meist kann kein klarer Auslöser gefunden werden. Es scheint so, dass Kinder, die schon im Säuglingsalter an Windpocken erkrankten, gehäuft betroffen sind. Oft leiden diese Kinder nur minimal an den Windpocken und entwickeln wenige Bläschen, weil sie im ersten Lebensjahr durch mütterliche Antikörper aus der Schwangerschaft noch teilweise geschützt sind. Das heißt, der Verlauf der Windpocken ist sehr viel milder, dafür scheint sich nur ein ungenügender Langzeitschutz zu entwickeln.

Symptome

Erste Symptome sind ein akuter brennender Schmerz, der über Tage anhalten kann. Innerhalb von 48 Stunden kommt es zur typischen halbseitigen, segmentalen Ausprägung der Zoster-Effloreszenzen, die sich in Form eines „Halbgürtels" gruppieren und aus unterschiedlich großen Bläschen bestehen, die später gelblich eintrüben und nach dem Eintrocknen Krusten bilden. Am häufigsten sind Dermatome (Nervenausbreitungsgebiet) auf der Brust betroffen. Mit zunehmendem Lebensalter nimmt der Befall der Dermatome des Kopfes zu.

Die Zosterbläschen enthalten den Varizellenvirus und sind ansteckend. Man kann sich also bei einem Zosterpatienten anstecken, bekommt dann aber nicht den Zoster, sondern die Windpocken. Dies gilt aber nur für Menschen, die die Windpocken noch nie durchgemacht haben resp. nicht geimpft sind.

Virustatikum	Dosierung	Dauer
Aciclovir (oral) Zovirax	Erwachsene: 5x täglich 800 mg Kinder und Jugendliche: 5x täglich 15 mg/kg KG (maximal 4000mg/Tag)	7 Tage
Brivudin (oral) Brivex	Immunkompetente Erw.: 1x täglich. 125 mg Kinder und Jugendliche:2) nicht offiziell zugelassen	7 Tage
Famciclovir (oral) Famvir	Immunkompetente Erw.: 3 x täglich 250 mg bei Zoster ophthalmicus: 3 x täglich 500 mg. Kinder und Jugendliche: nicht zugelassen	7 Tage 10 Tage
Valaciclovir (oral) Valtrex	Immunkompetente Erwachsene: 3 x täglich 1000mg	7 Tage

Komplikationen

Bei etwa 10 % der Patienten kommt es zu komplizierten Krankheitsverläufen mit Befall der Augen, Ohren oder der inneren Organe. Es handelt sich jedoch hauptsächlich um ältere Menschen.
Die postzosterische Neuralgie (PZN) ist mit einer Inzidenz von ca. 25 bis 30% die

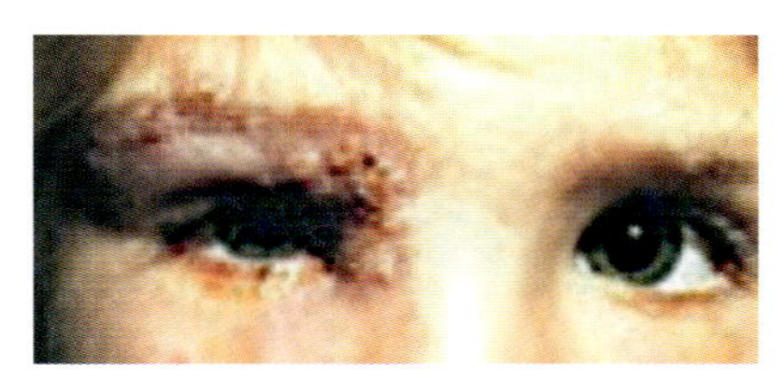

Zoster Opticus

häufigste Komplikation des Zosters im Erwachsenenalter. Es handelt sich dabei um dermatomale Schmerzen, die nach Abheilung der Zoster-Effloreszenzen fortbestehen oder wieder auftreten und Monate bis Jahre persistieren können.

Diagnose

Für den erfahrenen Arzt ist der Zoster meist eine Blickdiagnose. Zusätzliche Abklärungen sind kaum nötig. Bei Zweifeln kann ein Abstrich der Läsionen vorgenommen und das Varizellenvirus in den Bläschen bewiesen werden (PCR).

Therapie

Bei Kindern ist in der Regel keine spezielle Behandlung notwendig. Es werden lediglich Schmerzmittel (Paracetamol) und allenfalls eine normale Wundsalbe verwendet. Eine Therapie mit Virustatika (siehe Tabelle) wird nur ausnahmsweise durchgeführt. So zum Beispiel bei einem Zoster im Bereich von Hirnnerven. Auch Kinder mit Neurodermitis und stark juckenden Zoster-Effloreszenzen werden antiviral behandelt. Hier kann ein erhöhtes Risiko zu bakteriellen Superinfektionen und späterer Narbenbildung bestehen. Außer-dem müssen Kinder mit Immunschwäche therapiert werden.
Grundsätzlich gilt bei den antiviralen Medikamenten: je früher die Therapie begonnen wird desto besser. Spätestens 72 Stunden nach den ersten Symptomen sollte mit der Therapie begonnen werden. Bei Erwachsenen über 50 Jahren ist der Effekt gut, und auch die zosterassoziierten Schmerzen werden reduziert. Bei Kindern ist der Nutzen nie nachgewiesen worden, und die meisten Medikamente sind nur bei Erwachsenen untersucht und zugelassen worden. Deshalb werden Virustatika bei Kindern praktisch nur bei Komplikationen oder schweren Verläufen angewandt.
Die örtliche Anwendung von Virustatika ist nicht zu empfehlen, da lokal applizierte Hemmstoffe keinen Einfluss auf Ausbreitung und Abheilung der Zoster-Effloreszenzen haben.

Prognose

Der Zoster heilt in der Regel komplikationslos ab.

Überreicht durch

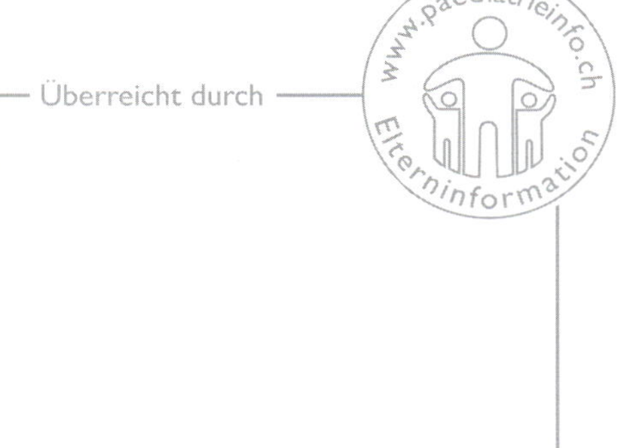

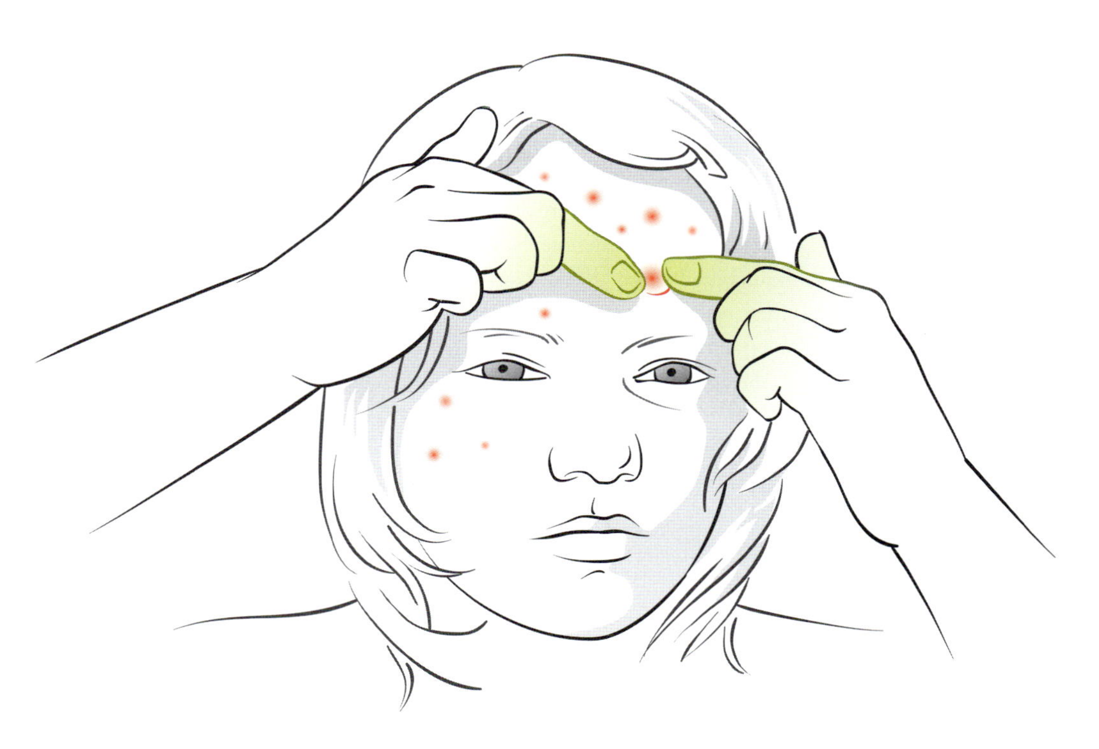

Aknepusteln dürfen nicht ausgequetscht werden!

Akne tritt bei über Dreiviertel aller Jugendlichen auf, und Jungen sind etwas häufiger betroffen als Mädchen. Hauptursache ist die Stimulation der Talgdrüsen durch Hormone, die in der Pubertät vermehrt produziert werden. Mit verschiedenen Maßnahmen kann die Akne deutlich gebessert werden.

Definition

Akne ist ein Hautleiden, das vielen jungen Menschen irgendwann zwischen acht und 18 zu schaffen macht. Bis zu 85% der 15- bis 17-Jährigen sind betroffen. Sie kommt in allen Ländern der Welt und bei allen Rassen vor, jedoch mit unterschiedlicher Häufigkeit. Die Vererbung spielt bei Akne eine wichtige Rolle.

Ursachen

Akne ist nichts weiter als die Verstopfung fettproduzierender Drüsen in der Haut. Die meisten dieser Talgdrüsen befinden sich im Gesicht, am oberen Brustkorb und auf dem Rücken. Die Talgdrüsen haben die Aufgabe, den Hauttalg – eine fettige Substanz, die die Haut feucht hält und vor Austrocknung schützt – zu produzieren. Mit dem Einsetzen der Pubertät werden sie durch die erhöhte Ausschüttung von Sexualhormonen (v. a. Androgen) stimuliert. Dies führt zu einer vermehrten Talgproduktion. Wenn die Drüsen verstopfen, sind sie als weiße Punkte sichtbar (sog. geschlossene Komedonen). Wenn sich der Drüsengang ausdehnt, entsteht ein so genannter offener Komedo mit einem schwarzen Punkt in der Mitte. Die schwarze Farbe entsteht durch das dunkle Hautpigment Melanin und hat mit Schmutz nichts zu tun. Diese Komedonen werden auch als Mitesser bezeichnet. Wenn sich eine verstopfte Talgdrüse in der Tiefe weiter ausdehnt, kann sie aufbrechen und sich entzünden, wodurch ein schmerzhafter, roter Pickel entsteht. Bakterien (speziell Propionibacterium acnes) und Pilzsporen, die normalerweise unsere Haut besiedeln, können diese Entzündung der Pickel zusätzlich verschlimmern.

Einflüsse

Bis vor kurzem rieten die meisten Ärzte dazu, bestimmte Nahrungsmittel wie Schokolade, Nüsse, Cola-Getränke und Meeresfrüchte zu meiden, sich regelmäßig mit Wasser und Seife zu waschen und die Haut in vernünftigem Umfang der Sonne auszusetzen. Heute bezweifeln jedoch viele Ärzte, dass regelmäßiges Waschen und Ernährungsumstellungen tatsächlich etwas nützen.

Hingegen stellt man häufig fest, dass die Akne immer dann schlimmer wird, wenn man aufgeregt ist oder sich unter Druck fühlt. In diesem Fall helfen Entspannungsübungen und Aktivitäten, die Spaß machen.

Selbsthilfe

Du solltest deine Haut schonen. Für die tägliche Toilette empfehlen sich milde, alkalifreie Seifen. Gut geeignet zur Hautreinigung sind auch Syndets (z. B. Sebopona, Bepanthol, Lubex) oder alkoholische Lösungen. Ein Syndet ist ein synthetisches Waschmittel, das die Haut stark entfettet und intensiv reinigend wirkt. Verwende Make-up nur ausnahmsweise und sparsam und vermeide stark parfümierte Kosmetika. Sie enthalten Alkohole und schädigen die Haut. Das Gleiche gilt für Rasierwasser. Bei starker Sonnenbestrahlung solltest du die Haut schützen. An Mitessern und Pickeln niemals mit den Fingern rumdrücken! Die Heilung wird dadurch nur verzögert, und es können hässliche Narben entstehen. Also: keine chirurgischen Experimente!

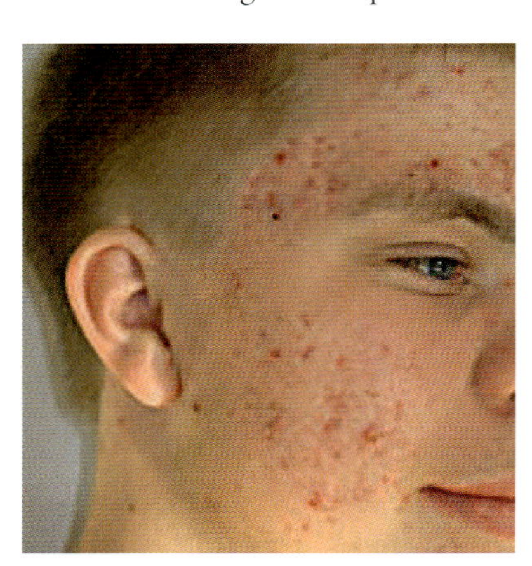

Behandlung

„Das“ einfache und gute Aknemedikament existiert leider nicht. Vielmehr gibt es eine ganze Reihe verschiedener Produktegruppen, die alle ein bisschen anders wirken. Welche Produkte die besten sind, hängt vom Ausdehnungs- und Entzündungsgrad deiner Akne ab. Häufig werden verschiedene Medikamente kombiniert. Am besten besprichst du die genaue Therapie mit deiner Ärztin oder deinem Arzt. Im Folgenden beschreiben wir die wichtigsten Produktegruppen.

Benzoyl-Peroxyde

Zum Beispiel Aknefug BP 5, Akneroxid, Benzac, Lubexyl, Aknex, PanOxyl, Acne Crème Plus usw.

Benzoyl-Peroxyde „schälen“ die Haut und wirken zusätzlich gegen Bakterien. Diese Produkte werden am Morgen nach dem Reinigen der Haut mit alkalifreier Seife und lauwarmem Wasser dünn aufgetragen und leicht einmassiert. Die Präparate sollten nicht mit den Augen und Schleimhäuten in Berührung kommen. Wasche in den ersten Wochen das Gesicht gegen Mittag wieder ab. Nach einiger Zeit kannst du das auslassen. Am Anfang kann eine gewisse Hautreizung mit Rötung auftreten.

Retinoide

Zum Beispiel Differin, Airol, Retin-A, Vesanoid, Roaccutan, Tretinac usw.

Retinoide stimulieren den Stoffwechsel der Hautzellen und führen damit zu einer Schälung der Haut. Die Haut wird glatter und straffer, die Komedonen verschwinden. Trage diese Produkte vor dem Zubettgehen dünn auf. Lasse die mit einer alkalifreien Seife gewaschene Haut etwa eine Viertelstunde trocknen, bevor du das Produkt aufträgst; so kannst du eine Rötung der Haut vermeiden. Etwa 1 bis 2 cm Creme reichen für das ganze Gesicht. Bei Sonnenbrand solltest du die Behandlung unterbrechen. Wenn das Gesicht leicht gerötet wird, kann die Behandlung weitergeführt werden. Es ist ein Zeichen dafür, dass das Produkt seine Wirkung entwickelt. Wenn es zu einer schmerzhaften Rötung kommt, solltest du das Produkt zum Beispiel nur noch jede zweite Nacht auftragen. Wenn sich deine Haut nach einigen Wochen verschlimmert, ist dies ebenfalls ein normales Ereignis. Nach einer kurz dauernden Verschlimmerung kommt die definitive Besserung. Nur nicht ungeduldig werden und die Behandlung jetzt keinesfalls unterbrechen. Auch wenn es zu einer vollständigen Heilung gekommen ist, solltest du die Behandlung zur Vorbeugung eines Rückfalls, allerdings nur noch in größeren Abständen, weiterführen.

In schweren Fällen können Retinoide auch als so genanntes Isotretinoin in Form von Tabletten eingenommen werden (z. B. Roaccutan). Die Anwendung von Isotretionin kann von Nebenwirkungen begleitet werden. Es kann zu Trockenheit von Haut und Schleimhäuten kommen. In seltenen Fällen stellen sich auch Gelenk- und Muskelbeschwerden ein. Vor, während und nach der Behandlung sollten regelmäßig Laborkontrollen des Blutes durchgeführt werden. Besondere Vorsicht ist bei Frauen erforderlich. Isotretionoin darf keinesfalls während einer Schwangerschaft eingenommen werden. Ein sicherer Empfängnisschutz ist bei Mädchen deshalb zwingend.

Antibiotika

Zum Beispiel Teracycline: Vibramycin, Minocin, Aknoral, Minac usw.

Erythromycine: Akne-mycin, Erios, Erythrocin usw.

Antibiotika vermindern die Zahl von Bakterien in den Talgdrüsen. Deshalb sind sie bei entzündeten Pickeln besonders wirksam. Eine Kombination mit anderen Produkten ist oft sinnvoll. Antibiotika können sowohl als äußerliche Therapie in Form einer Creme oder als innerliche Therapie in Form von Tabletten angewandt werden.

Hormontherapie

Eine Hormontherapie mit weiblichen Sexualhormonen kommt nur bei Frauen zur Anwendung. Kontrazeptiva (Verhütungspillen) mit einem erhöhten Anteil an Östrogenen blockieren die Wirkung der körpereigenen Androgene, die für die vermehrte Talgproduktion verantwortlich sind. Sie sind bei der Therapie der Akne hochwirksam und gleichzeitig ein wirksames Verhütungsmittel.

Manuelle und chirurgische Therapie

In bestimmten Situationen kann die Öffnung und Entleerung von Komedonen und Pickeln sinnvoll sein. Das muss aber unbedingt von einer Fachperson durchgeführt werden. Selbstexperimente sollten in jedem Fall unterbleiben. Gleichzeitig muss eine örtliche oder systemische Therapie angewandt werden.

Prognose

Die Heilung geht bei der Akne im Allgemeinen langsam voran. Normalerweise dauert es mehrere Monate, ehe sich eine Besserung zeigt. Also nicht die Geduld verlieren...

Ich wünsche dir viel Geduld und... die Akne kriegen wir schon hin!

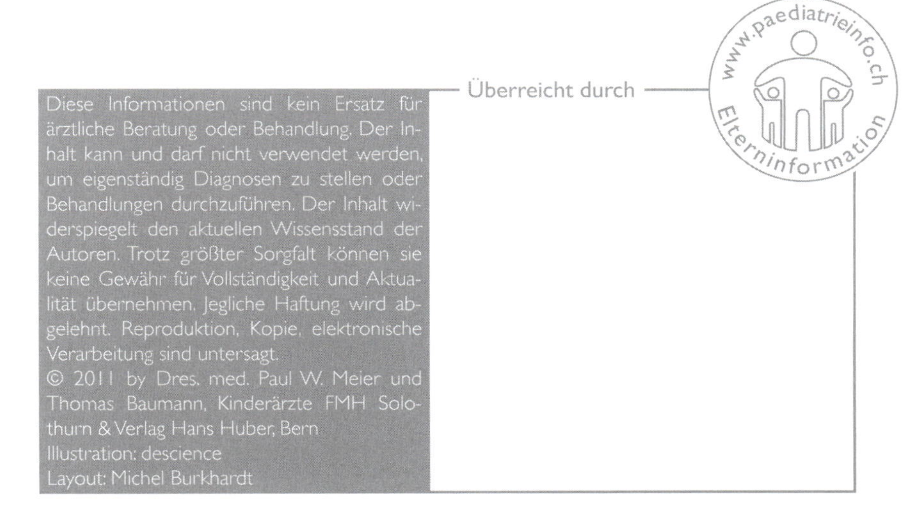

Illustration: descience
Layout: Michel Burkhardt

Alopecia areata

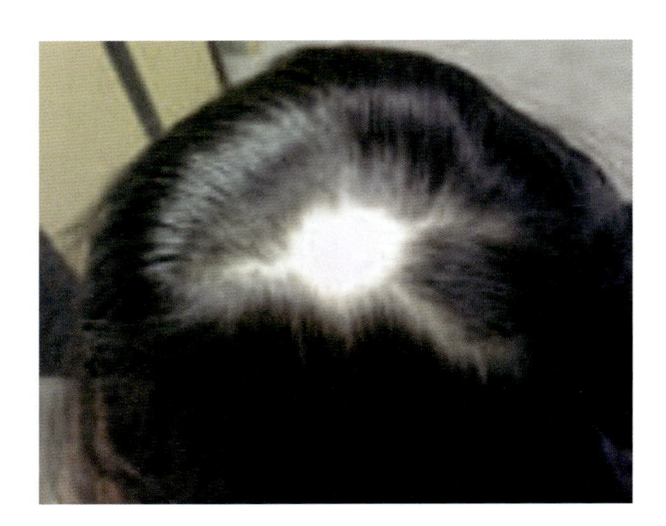

Die Alopecia areata (runder Haarausfall) ist die häufigste Ursache für einen erworbenen Haarausfall. Plötzlich treten zumeist runde oder ovale Herde auf, ohne Entzündungszeichen, in denen kein einziges Haar mehr wächst. Die Herde werden mit der Zeit grösser. Sie verschwinden meist mit oder ohne Therapie von alleine. Sie sind aber kosmetrisch sehr störend!

Definition

Die Ursache der Alopezie (kahle Stelle) ist meist unklar. Es wird eine Autoimmunkrankheit verantwortlich gemacht, bei der das eigene Immunsystem die Haarwurzeln an den betroffenen Stellen anzugreifen beginnt. Die Ursache ist allerdings völlig unklar. Oft ist familiäres Auftreten beobachtbar (bei bis zu 50 %). Obwohl in jedem Alter auftretend, sind in über 50 % der Fälle Kinder betroffen, sie tritt bei 1–2/1000 Kindern auf. Kinder mit einem Down-Syndrom sind häufiger betroffen. Studien haben darauf hingewiesen, dass schwere psychische Belastungen in der Kindheit eine Alopezie auslösen können, allerdings ist auch hier der Zusammenhang unklar. Die Herde entwickeln sich schnell über Tage, selten Wochen. Die Kopfhaut ist an der betroffenen Stelle glatt und trägt in der Regel keinerlei Haare mehr. Man kann an den Rändern typische „Ausrufezeichen"-Haare mit dem Mikroskop entdecken (siehe Abbildung). In etwa 10 bis 20 % der Fälle können auch Nagelveränderungen beobachtet werden und in noch selteneren Fällen (ca. 5 %) kann sich die Alopezie auf den ganzen Kopf ausbreiten. Es kommt zu vollständigem Haarverlust, der auch die Augenwimpern betreffen kann.

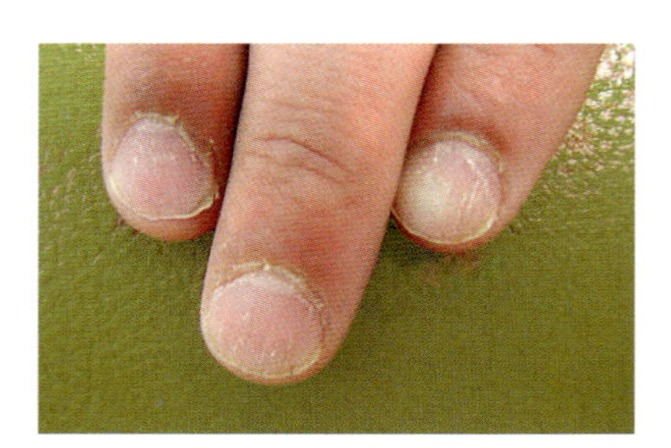

Auch die Nägel können betroffen sein!

Diagnose

Die Diagnose wird klinisch gestellt. Die typischen Haarbodenbefunde, die Lokalisation und allfällige Ausrufezeichenhaare (in der mikroskopischen Untersuchung) sind typisch.
Differenzialdiagnostisch muss eine Trichotillomanie (Ausreißen der Haare im Rahmen eines Tics) ausgeschlossen werden. Dabei entstehen keine „leeren Herde", sondern irreguläre Stellen mit schütterem Haarwuchs. Zudem sind nachwachsende Haare beweisend für eine Trichotillomanie (siehe auch Abbildung).

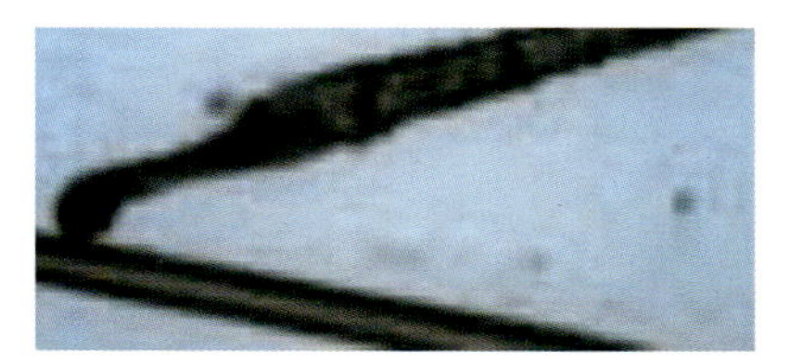

Ausrufezeichenhaare...

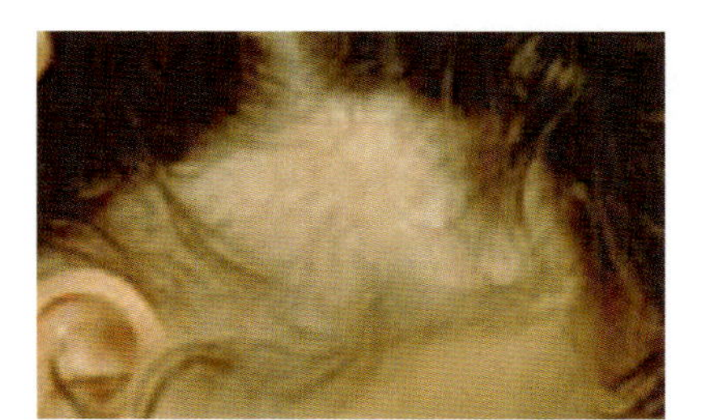

Trichotillomanie

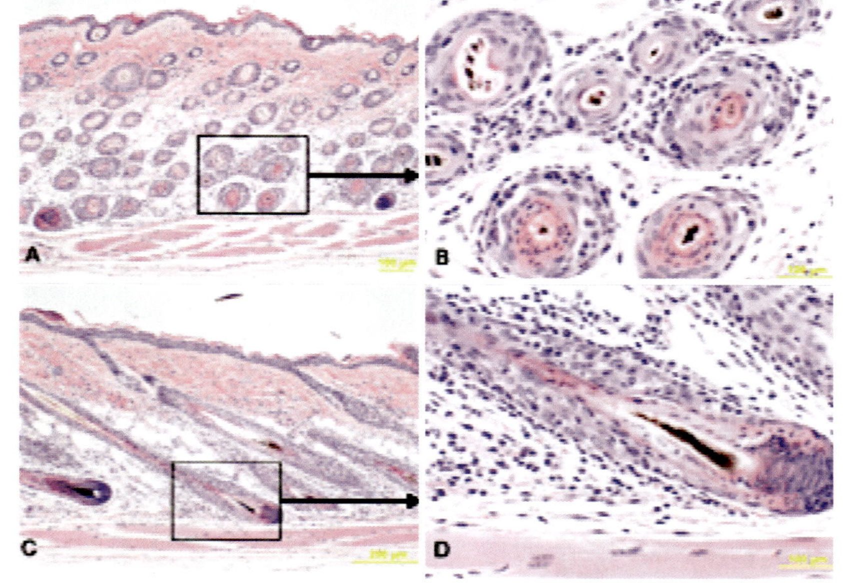

Anlagerung von Mononukleären Zellen um die Haarfollikel als Hinweis für die ablaufende Entzündung!

Verlauf

Leider ist der Verlauf der Krankheit nicht mit Sicherheit voraussehbar. Nach vier bis sechs Wochen können weitere Herde auftreten oder bestehende sich vergrößern. Bleibt die Anzahl der Herde beschränkt, kann davon ausgegangen werden, dass es im Laufe eines Jahres bei 95 % der Kinder zu einer vollständigen Heilung kommt. Je früher aber der Befall und je ausgedehnter, desto schlechter ist leider die Prognose. Nach der Abheilung kann es bei etwa 30 % der Kinder später zu erneutem Auftreten von Herden kommen, die jedoch ebenfalls in der Regel wieder verschwinden.

Behandlung

Eine ursächliche Behandlung ist nicht bekannt. Die Behandlung muss sich in der Regel darauf beschränken, die Ausbreitung zu verhindern. Und da bei der überwiegenden Mehrzahl der Fälle die Haare ganz von alleine nachwachsen, empfehlen einzelne Ärzte, gar nichts zu tun, sondern zuversichtlich die Spontanheilung abzuwarten. Da Haare nur langsam nachwachsen, kann erst nach etwa drei bis sechs Monaten beurteilt werden, ob die durchgeführte Behandlung hilfreich ist. Geduld ist also angesagt. Ein Behandlungsversuch mit lokal applizierten Steriodcremes, unter Umständen unter einem Okklusivverband (Badekappe), kann versucht werden. Einzelne Ärzte injizieren auch Kortison lokal. Das ertragen Kinder meist schlecht und machen nicht mit, sodass dies hier nur der Vollständigkeit wegen erwähnt sein soll. Anthralin crème, Minoxidil Lösung und die Behandlung mit PUVA (Ultraviolettbestrahlung) ist den Erwachsenen vorbehalten. Manchmal werden den Kindern Zinklösungen verabreicht, um einen allfällig gleichzeitig bestehenden Zinkmangel zu beheben. Manchmal sind Hüte, Schals und Haarteile angezeigt, um die befallenen Stellen zu verstecken.

Wichtig

Eine Alopecia areata ist kosmetisch unschön, lässt sich aber meist durch entsprechende Frisuren, Hüte und anders verstecken. Die Prognose ist in der Regel auch ohne Behandlung gut. Haben Sie Geduld – Ihr Kind wird wieder schön, versprochen!

Überreicht durch

www.paediatrieinfo.ch Elterninformation

Blutschwamm

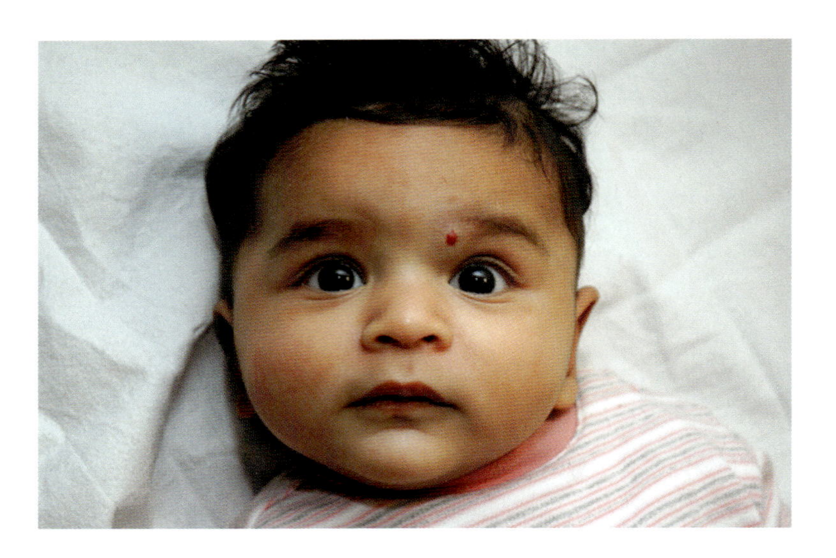

Hämangiome sind gutartige Gefäßtumoren, die bei Kindern sehr häufig vorkommen. In den ersten Lebensmonaten wachsen sie stark und bilden sich ab dem dritten Lebensjahr meist vollständig zurück. Wenn eine problematische Körperstelle betroffen ist, können jedoch Komplikationen auftreten. Eine Therapie ist nur bei ca. 10 % der betroffenen Kinder notwendig, sie soll dann aber früh eingesetzt werden.

Definition

Hämangiome sind gutartige Tumoren (Geschwulste), die hauptsächlich aus Blutgefäßen bestehen. Bis zu 10 % aller Kinder sind davon betroffen. Sie können in jedem Gewebe des Körpers vorkommen. Bei Geburt sind Hämangiome nicht oder höchstens ansatzweise vorhanden, wachsen dann aber in den ersten sechs bis zwölf Lebensmonaten stark, bevor sie langsam wieder verschwinden.

Ursachen

Die Ursachen sind nicht klar. Es scheint sich um eine Störung des Gefäßwachstums zu handeln, die schon in den ersten sechs bis zehn Schwangerschaftswochen beginnt. Hämangiome sind nicht vererbt. Mädchen und Frühgeborene sind häufiger betroffen.

Krankheitsbild

Obwohl Hämangiome in jedem Gewebe vorkommen können, kennt man sie hauptsächlich von der Haut, wo sie sich hochrot und nach außen wachsend (oberflächliche Hämangiome) oder als bläuliche Schwellung (tiefe Hämangiome) präsentieren können. 80 % der Hämangiome haben nach sechs Monaten ihre maximale Größe erreicht, seltener wachsen sie bis ca. zwölf Monate. Nach ungefähr 24 Monaten beginnen sich die Hämangiome spontan zurückzubilden. Als Faustregel gilt: Mit fünf Jahren haben sich 50 % rückgebildet, mit neun Jahren 90%. Tendenziell etwas langsamer bilden sich Hämangiome an Nasenspitze, Wangen oder Lippen zurück.

Differenzialdiagnose

Gelegentlich können angeborene Gefäßmissbildungen mit Hämangiomen verwechselt werden. Diese Missbildungen sind aber schon bei Geburt vorhanden und verändern sich mit dem Wachstum des Kindes nicht. Außerdem kann sich

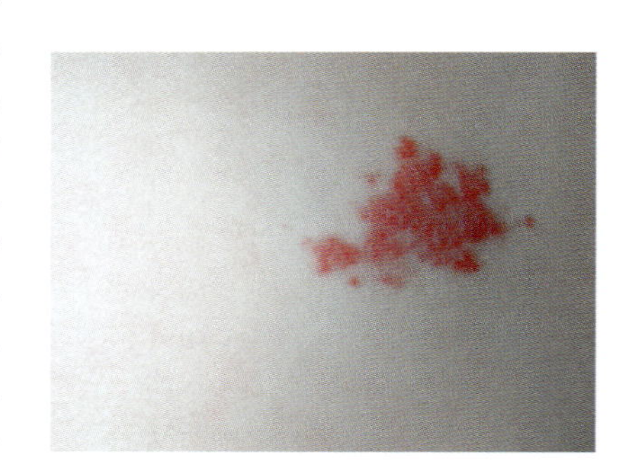

selten ein anderer Tumor wie ein Hämangiom präsentieren.

Komplikationen

Am häufigsten treten lokale Probleme auf. So kann das Hämangiom aufgekratzt werden und bluten. Durch Kompression (Taschentuch darauf drücken) kann eine Blutung aber fast immer gestoppt werden. Außerdem können sich bei offenen Stellen Infektionen entwickeln. Diese Komplikationen sind jedoch kaum gefährlich.

Problematisch können Hämangiome jedoch an bestimmten Körperstellen sein. So kann der Befall der Augenlider zu einer Behinderung des Sehens und damit zu einer Fehlentwicklung des Auges führen (Amblyopie). Bei Befall von Lippen, Genitale oder After kommt es oft zu offenen, schmerzhaften Läsionen. Hämangiome am Hals können mit Hämangiomen in den Luftwegen einhergehen und damit die Atmung behindern.

Insbesondere bei Mädchen mit größeren, flachen Hämangiomen am Kopf kann selten ein PHACES-Syndrom vorliegen. Dazu gehören Gefäß-, Herz-, Augen-, Hirn- und Brustbeinmissbildungen.

Bei vielen Hämangiomen (mehr als fünf) kann es sinnvoll sein, nach inneren Hämangiomen und Missbildungen zu suchen.

Bei großen und/oder am Gesicht lokalisierten Hämangiomen ist auch der kosmetische Aspekt nicht zu vernachlässigen. So können Hämangiome zwar ungefährlich, aber doch entstellend und damit eine große Belastung für die ganze Familie sein.

Einflüsse

Äußere Einflüsse sind nicht bekannt. Sie können den Verlauf durch Ernährung, Salben, spezielle Verhaltensweisen, Bioresonanz, Kügeli, Kraniosakral-Therapie usw. nicht beeinflussen.

Therapie

Die meisten Hämangiome brauchen keine Therapie, da sie sich spontan zurückbilden. Außerdem zeigt die spontane Rückbildung meistens das beste kosmetische Ergebnis. Bei ca. 10 % der Patienten ist eine Therapie angezeigt, da Komplikationen drohen.

In den letzten Jahren hat sich als erste Wahl die Verabreichung eines Betablockers (Propranolol) etabliert. Diese Therapie beginnt im Krankenhaus, da

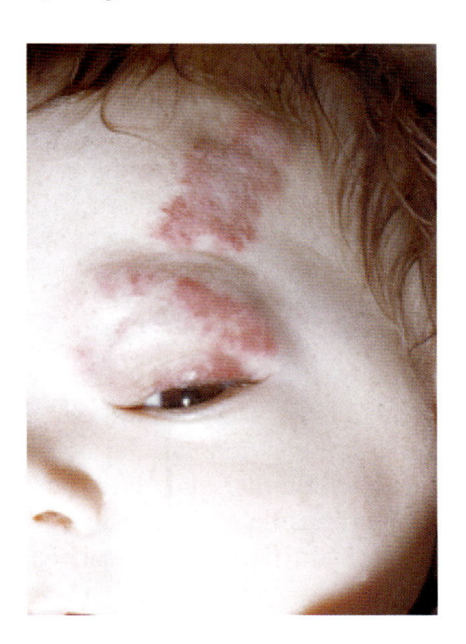

Blutdruckprobleme oder Herzrhythmusstörungen auftreten können. Bei guter Verträglichkeit wird die Therapie dann zu Hause fortgesetzt. Propranolol kann zum Teil sehr eindrückliche Therapieerfolge bewirken. Allerdings darf dieses Medikament nicht immer verabreicht werden. Dann kommt als Alternative vor allem Kortison zur Anwendung. Dieses Medikament hemmt das Wachstum der Hämangiome und verursacht bei korrekter Anwendung keine Spätfolgen. Es muss aber während der Hauptwachstumsphase, also bereits in den ersten Lebensmonaten verabreicht werden. Weitere Therapieoptionen für problematische Hämangiome sind Kältetherapie, Lasertherapie, Operation oder in schweren Fällen aggressive Medikamente. Welche Methode die beste ist, hängt von der jeweiligen Situation ab.

Prognose

Bei den allermeisten Patienten ist die Prognose sehr gut, da sich die Hämangiome praktisch immer vollständig zurückbilden. Bei ca. 30 % der Patienten können jedoch leichte Hautveränderungen (z. B. Gefäßzeichnungen) bestehen bleiben. Oft lassen sich diese mit einem Laser sehr gut entfernen. Im Falle von Komplikationen hängt die Prognose von deren Verlauf ab. Ausgeprägte Fälle mit grotesken Entstellungen sind zum Glück eine Rarität.

Referenz

Dr. Markus Bittel, Kinderchirurgie, Kinderspital Wildermeth, Biel.

Dr. Lisa Weibel, Pädiatrische Dermatologie, Universitätsspital Zürich.

Überreicht durch

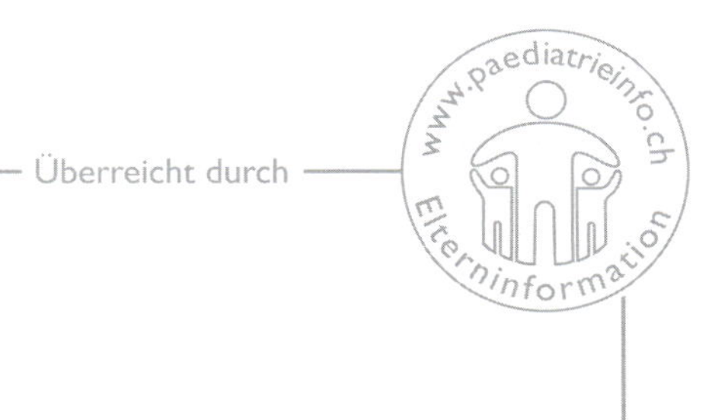

Erythema multiforme

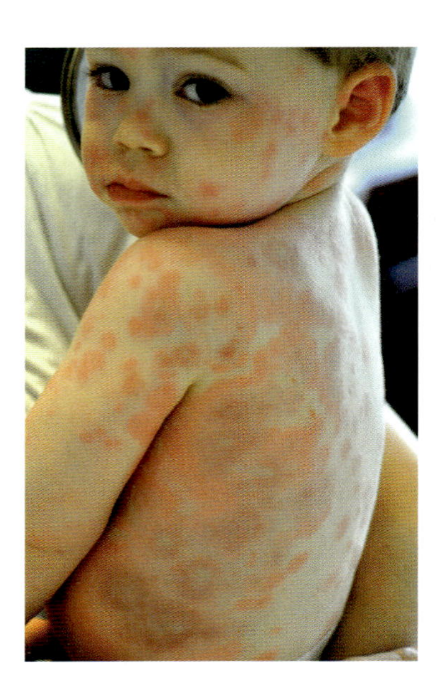

Erythema (exsudativum) multiforme ist eine seltene, akute entzündliche Erkrankung der Haut oder Schleimhaut. Oft tritt diese Hautkrankheit während oder ein bis zwei Wochen nach einer „normalen" Virusinfektion auf. Das deutet auf eine immunologische Reaktion hin. Man unterscheidet zwei Formen: die Minor-Form mit typischen Hautherden meist am Handrücken oder Unterarm und die Major-Form mit typischen Hautherden mit ausgeprägter Blasenbildung (Kokarde). Oft sind dabei auch die Schleimhäute befallen.

Definition/Ursache

Erythema multiforme (EM) wurde ursprünglich von Ferdinand von Hebra 1866 beschrieben. Ursächlich spielt eine Hypersensibilität ein Rolle, die durch verschiedene Trigger (Viren, Baktereien, Pilze, Medikamente usw.) ausgelöst werden kann. Eine neuere Studie hat nachgewiesen, dass die Hauptursache Herpesviren oder Mykoplasmen sind. Unter dem Mikroskop sieht man lymphozytäre Entzündungen rund um die Blutgefäße, Schwellungen und Bläschenbildung. Die Infektion (manchmal grippale Symptome) wird meist nicht als besonders schwerwiegend empfunden, und nach einer gewissen Zeit treten vor allem an den Extremitäten, am Rumpf und unter Umständen auch an den Schleimhäuten im Mund die typischen symmetrischen Ausschläge auf. Es sind Rötungen, die zum Teil zentral abblassen (Kokarden oder „Schießscheiben") oder Bläschen haben und teilweise zusammenfließen. Vor allem die Extremitäten, auch Hand- und Fußsohlen sind betroffen, auch das Gesicht. Der Ausschlag kann brennen aber kaum beißen oder jucken. Der Ausschlag breitet sich vom Stamm zu den Extremitäten aus. Manchmal sind auch die Schleimhäute betroffen (Major-Form). In etwa 10% der Fälle können auch die Bindehäute der Augen betroffen sein. Innerhalb von zwei bis vier Wochen verschwinden die Symptome/der Ausschlag ohne zurückbleibende Narben. Aber es können Rückfälle auftreten.

Vorkommen

Die genaue Häufigkeit des Auftretens ist unbekannt. Man schätzt, dass etwa 0,01 bis 1% der Kinder, Knaben etwas häufiger, davon betroffen sind, Kleinkinder unter drei Jahren praktisch nie. Das EM kann auch bei Erwachsenen auftreten.

Differentialdiagnose

Herpes Simplex, Pityriasis Rosea, Urtikaria und das Stevens-Johnson-Syndrom können ähnliche Symptome hervorrufen. Der Arzt wird die richtige Diagnose stellen.

Labor

Es gibt keine Laboruntersuchung, die die Krankheit beweisen kann. Man kann aber durch einen Abstrich versuchen, aus einem Bläschen das auslösende Agens (Herpes oder Mykoplasmen) zu isolieren. Im Blutbild findet man oft unspezifische Zeichen einer Infektion wie leichte Leuozytenerhöhungen, atypische Lymphozytosen und leichte Anämie. Die Senkungsreaktion kann ebenfalls erhöht sein.

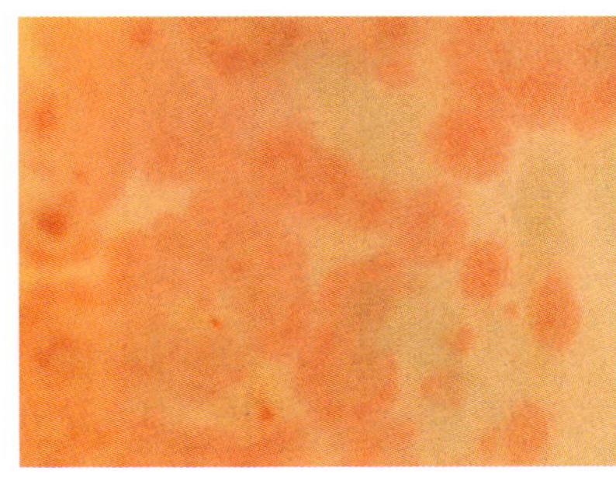

Typischer EM-Hautausschlag

Behandlung

Meist verläuft die Krankheit mild und ohne Komplikationen, und man muss, abgesehen von einer symptomatischen Behandlung, keine Medikamente geben. Kühle, feuchte Kompressen auf die Haut können das Brennen mildern und Schmerzzäpfchen empfehlen sich. Sollte sich der Allgemeinzustand des Kindes verschlechtern, insbesondere wenn durch die betoffenen Schleimhäute im Mund das Trinken und Essen beeinträchtig wird, muss das Kind unter Umständen hospitalisiert werden bzw. Infusionen erhalten, um den Flüssigkeitsbedarf zu decken. Sollte durch den Abstrich klar geworden sein, dass Mykoplasem oder Herpesviren verantwortlich sind, kann eine medikamentöse Behandlung erwogen werden. Die Indikation dazu richtet sich nach der Schwere der Krankheit. So kann Acyclovir (Zovirax) die Krankheitsdauer verkürzen, wenn es in den ersten 48 Stunden nach Beginn des Ausschlages gegeben wird. Dosis: 10 mg/kg intravenös alle acht Stunden. Steroide (Kortison) sollten nicht gegeben werden. Bei Mykoplasmen kann ein Antibiotikum verabreicht werden. Sollten häufig Rückfälle auftreten, ist eine Prophylaxe mit oralem Azyklovir (Zovirax, 20 mg/KG/Tag) unter Umständen sinnvoll.

Einfluss

Starkes Sonnenlicht kann den Ausbruch der Herpesviren begünstigen. Achten Sie auf genügende Flüssigkeitszufuhr, vor allem, wenn die Schleimhäute mitbetroffen sind!

Wichtig

Das Erythema multiforme ist eine, in den allermeisten Fällen, harmlose Überreaktion der Haut auf Herpesviren oder Mykoplasmen. Die Behandlung ist symptomatisch und die Prognose der selbstheilenden Krankheit bestens. Es sieht „viel schlimmer aus", als es in Tat und Wahrheit ist.

Überreicht durch

www.paediatrieinfo.ch Elterninformation

Erythema nodosum

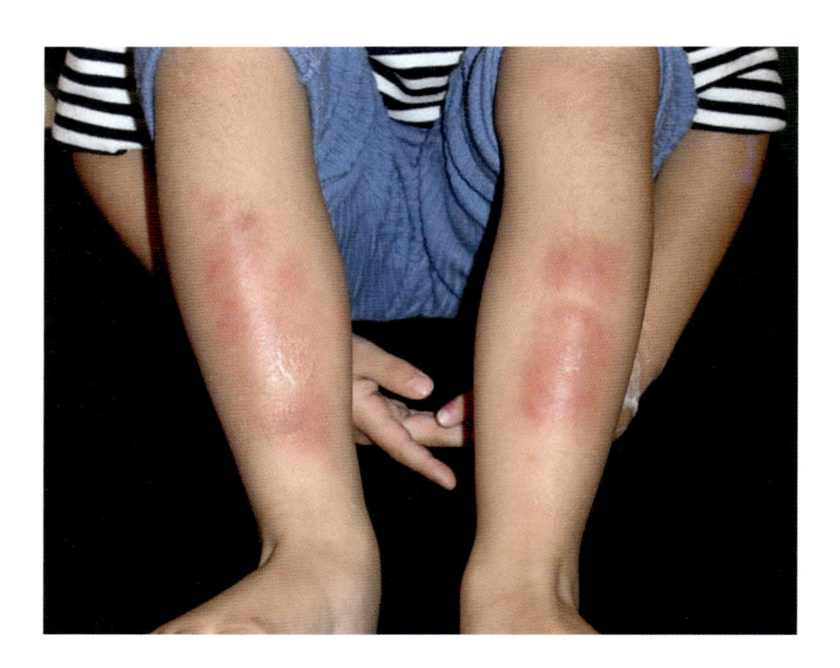

Ein Erythema nodosum (auch Knotenrose genannt) ist eine schmerzhafte Entzündung des Unterhautfettgewebes, auch Panniculitis genannt, mit einer Beteiligung der kleinen Blutgefäße (Kapillaren) und einer Knötchenbildung. Es ist oft die Begleiterscheinung einer zugrunde liegenden Krankheit, also eher ein Symptom. Die Krankheit heilt in der Regel folgenlos ab.

Definition

Typisch für das Erythema nodosum ist die Bildung von mehreren, unscharf begrenzten Flecken bzw. Knötchen unter der Haut. Diese sind leicht erhaben und oft druckempfindlich. Die Rötungen sind unscharf begrenzt und von ca. 1 bis 3 cm Durchmesser. Am häufigsten tritt es an den Unterschenkeln im Bereich des Schienbeins auf, möglich sind aber Knoten beim Knie oder an den Fußgelenken. An anderen Stellen tritt es selten auf, ganz selten an den Armen oder den Gesäßbacken. Die Farbe variiert im Verlauf von einem rötlich-violetten bis hin zu einem gelblich-grünen Farbton, der durch Abbau von Blutfarbstoff entsteht. Begleitet wird das Erythema meistens von einem allgemeinen Krankheitsgefühl und Fieber.

Das Erythema nodosum ist eine meist harmlose, vorübergehende allergische Überreaktion (Typ 3) der Haut, die oft als Folge oder im Zusammenhang mit verschiedenen Infektionen auftritt.
Es kommt bevorzugt im Alter von 18 bis 34 Jahren vor, kann aber auch schon im Kindesalter auftreten. Die Geschlechtsverteilung ist bis zur Pubertät gleich, danach sind die Frauen viermal häufiger als die Männer betroffen. Das Erythema nodosum tritt bei etwa 2,4 Fällen auf 10 000 Personen pro Jahr auf, ist also sehr selten.

Ursachen

Es werden mehr als 100 verschiedene Erkrankungen genannt, die ein Erythema nodosum verursachen können. Dabei handelt es sich sowohl um erregerbedingte Erkrankungen als auch Systemerkrankungen aus dem rheumatischen oder entzündlichen Formenkreis oder andere. Aus den vielen Ursachen heben sich einige hervor, die besonders häufig sind: im Kindesalter besonders Infektionskrankheiten wie Chlamydien, Mononukleose, Mycoplasmen, Coccidioidomycose, Campylobakter, seltener auch die Katzenkratzkrankheit, Toxoplasmose, Tuberkulose oder Yersinien. Weitaus am häufigsten tritt das Erythema nodosum jedoch im Rahmen einer Infektion durch Streptokokken (Angina) auf.
Selten kann es auch als Nebenwirkung von Medikamenten vorkommen, und noch viel seltener als Ursache sind Systemerkrankungen aus dem rheumatischen Formenkreis wie Sarkoidose, eine gutartige Erkrankung des lymphatischen Systems, oder entzündliche Darmerkrankungen wie Morbus Crohn oder Colitis ulcerosa.

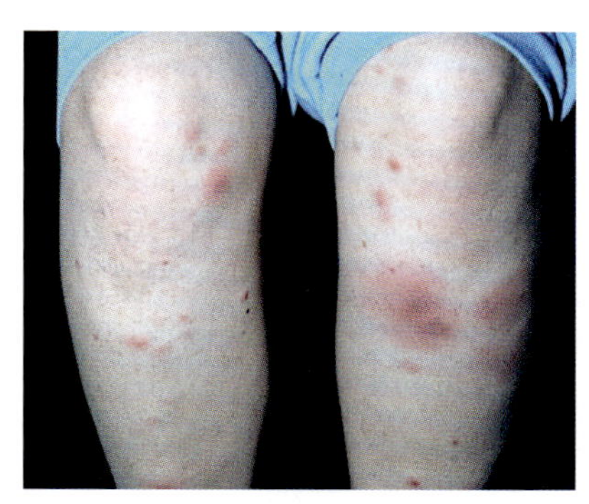

Der typische Befall an den Streckseiten der Unterschenkel.

Verlauf

Die Krankheit beginnt meist mit grippeähnlichen Symptomen wie Fieber, Unwohlsein, manchmal Gelenkschmerzen oder Halsschmerzen. Anschließend treten die typischen Hautveränderungen meist an den Schienbeinen auf.
Die Hauterscheinungen beginnen mit einer oft schmerzhaften Rötung, die sich dann in 2 bis 6 cm Durchmesser messende harte Knötchen verändern kann. Auch die Farbe der betroffenen Hautstellen kann sich im Verlauf ändern. Manchmal schuppt die Haut bei der Abheilung leicht, unter Umständen können auch die regionalen Lymphknoten etwas anschwellen.
Auch nach der Abheilung der Knoten können Schwellungen und Schmerzen an den betroffenen Stellen weiterbestehen. Bei vielen Kindern treten auch Gelenkschmerzen auf.

Diagnose

Die Diagnose ist durch die Hauterscheinung eigentlich klar. Allerdings ist aufgrund der verschiedenartigen Ursachen das Erythema gleichzeitig der Anfang der Suche nach der Ursache. Erschwerend kommt hinzu, dass die Ursache oft nicht gefunden oder nachgewiesen werden kann (idiopathisch). Diese Untersuchungen beinhalten Blutlabor, Senkungsreaktion (oft stark erhöht), Untersuchungen auf die oben erwähnten infektiösen Ursachen, Rachenabstrich, Thorax-Röntgenbild, Ultraschall, Stuhlprobe usw.

Behandlung

Die Therapie besteht zum einen in der lokalen Entzündungshemmung und zum anderen in der Behandlung der Grunderkrankung. Bei sehr schmerzhaften Knoten sind Schmerzmittel angezeigt. Auch Bettruhe und das Hochlagern der Beine mit kühlenden Umschlägen sind sinnvoll. Von einer vorschnellen Einnahme kortisonhaltiger Medikamente oder Anti-Rheuma-Mittel ist abzuraten, solange die Ursache nicht klar ist. Infektionen wie die (heute sehr seltene) Tuberkulose würden sich nach anfänglicher Linderung später deutlich verschlechtern. Natürlich sollte, wenn irgendwie möglich, die Ursache ermittelt und die Grundkrankheit behandelt werden.

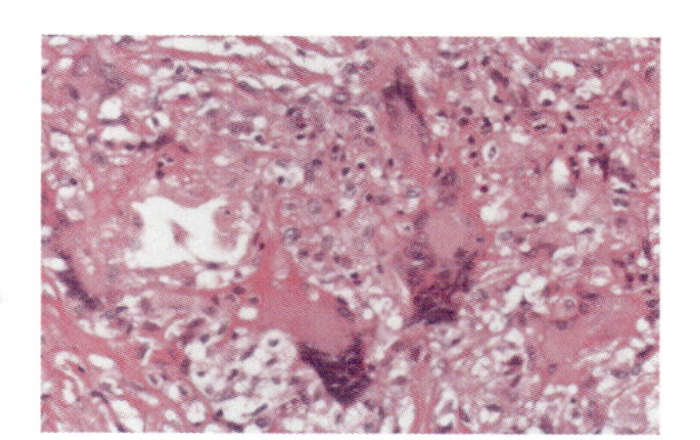

Die Knötchen unter dem Mikroskop.

Prognose

Die Prognose des Erythema nodosum ist in der Regel ausgezeichnet. Rückfälle sind kaum zu erwarten. Die Krankheit kann jedoch bis zur Abheilung in seltenen Fällen mehrere Monate dauern. Ist das Erythem das Zeichen einer anderen zugrunde liegenden Krankheit, muss die Prognose etwas vorsichtiger gestellt werden.

Wichtig

In den allermeisten Fällen ist das Erythema nodosum harmlos und erfordert keine Behandlung. Die Prognose ist in der Regel exzellent!

Überreicht durch

Granuloma anulare

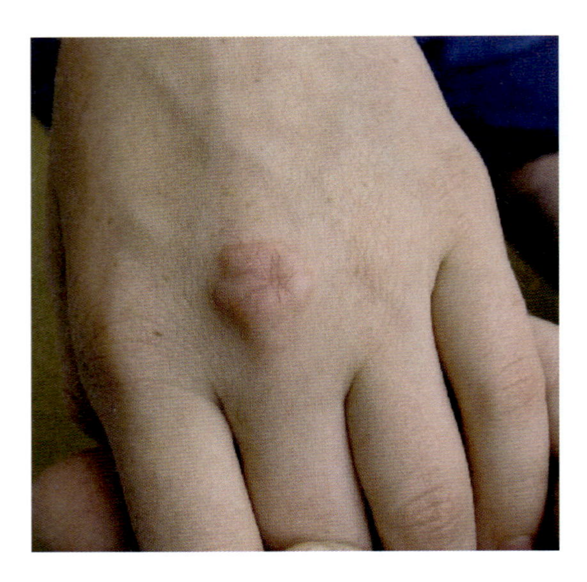

Das Granuloma anulare ist eine relativ häufige Hauterscheinung. Sie ist gutartig und hat einen eher chronischen Verlauf, das heißt, ist sie einmal da, bleibt sie oft für Wochen und Monate unverändert bestehen, bevor sie wieder von alleine verschwindet. Der Altersgipfel (in diesem Alter kommen sie am häufigsten vor) ist zwischen fünf bis neun Jahren. Die Ursache dieser Hauterkrankung ist letztlich unbekannt. Manchmal sind es Auslöser wie mechanische Reizung, Insektenstiche oder Ähnliches, die das Granuloma verursachen. Darum tritt es oft an Stellen auf, an denen viel mechanische Reizung vorhanden ist, wie beispielsweise auf dem Hand- oder Fußrücken.

Definition

Am häufigsten tritt die Erkrankung am Hand- oder Fußrücken und an den Fingern auf. Aber auch über den Gelenken, am Gesäß und im Gesicht können Herde vorkommen. Meist sind sie halbmondförmig oder ringförmig, hautfarben und leicht erhaben, manchmal auch rotbraun und randbetont. Typisch ist, dass der Ausschlag sich sehr langsam über Wochen und Monate ringförmig ausbreitet. Die Hauterscheinungen jucken nicht und beginnen mit kleinsten, meist erst beim Größerwerden beachteten, flachen, scharf begrenzten und gering geröteten Papeln. Die erhabenen Randwülste sind eher hart.

Ursache

Die Ursache ist unbekannt. Bisher gibt es wenige Hinweise für eine infektiöse (durch Krankheitserreger) oder toxische (durch Gifte) Entstehung der Hautveränderungen, die nach Verletzungen wie Insektenstichen, nach Medikamenteneinnahme, nach vermehrter Sonnenbestrahlung oder nach Lichtbehandlungen (PUVA) beobachtet wurden. Häufig tritt das Granuloma anulare bei Erwachsenen mit Diabetes mellitus (Zuckerkrankheit) auf. Dann kann die Hautveränderung auch den ganzen Körper betreffen. Das Granuloma anulare ist kein Grund zur Sorge, denn es handelt sich dabei um eine harmlose, wenn auch hartnäckige Hauterkrankung, die im Allgemeinen keinerlei Beschwerden verursacht. Die Herde beginnen klein und wachsen dann eher langsam zu größeren, bis münzgroßen Herden an. Sie sinken jedoch nach einer gewissen Zeit im Zentrum ohne sichtbare Folgen wieder in das Hautniveau zurück. Die erhabenen Randwülste tasten sich eher hart. Die Entwicklung des Granuloma anulare kann mehrere Jahre dauern. Bei 75 % der Patienten heilen die Hauterscheinungen allerdings innerhalb der ersten zwei Jahre ab. Das Granuloma kann lokal oder generalisiert über den ganzen Körper verteilt auftreten (Granuloma anulare disseminatum).

Behandlung

Bei Kindern kann meist die spontane Rückbildung abgewartet werden, ohne dass man etwas gegen das Granuloma tun muss.

Wenn es störend ist, sich stark vergrößert oder verteilt, kann eine Behandlung versucht werden. Zum Beispiel eine lokale Behandlung mit Abkleben unter einem einfachen Pflaster über mehrere Stunden oder Tage oder eine lokale Behandlung mit Vitamin E (z. B. E-Mulsion forte Emulsion), mittels Folie (z. B. Varihesive extra dünn oder einfache Haushaltsfolie) oder lediglich mit Heftpflaster. Manchmal kann auch eine kleine Verletzung die Abheilung provozieren.

Eine Behandlung mit kortisonhaltigen Salben unter Folie (z. B. Ultralan Salbe) ist möglich. Bei Nichtabheilung ist ein Einfrieren (sog. Kryochirurgie) der einzelnen Herde möglich. Das Einfrieren kann nach zehn bis 14 Tagen ggf. wiederholt werden.

Bei Nichtansprechen kann auch eine kortisonhaltige Lösung unter die Hautveränderung gespritzt werden oder noch einfacher als Okklusivverband unter ei-

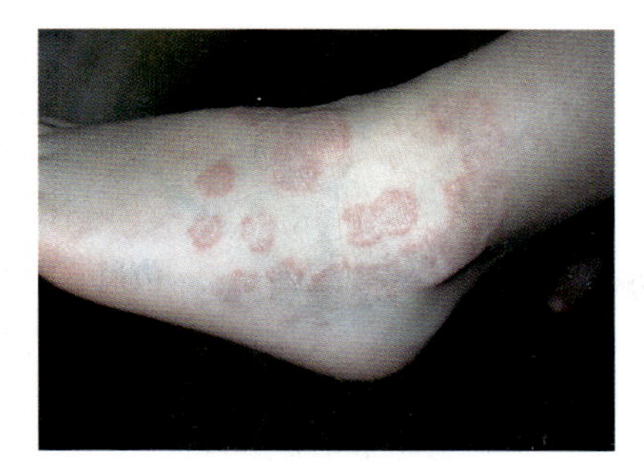

Mehrere disseminierte Ganulomata am Fuß

ner Haushaltsfrischhaltefolie über Nacht angewendet werden! Das kann mehrfach wiederholt werden, aber nicht länger als 14 Tage, bis die Heilung erfolgt.

Bei generalisiertem Hautbefall werden gute Erfolge mit einer Bestrahlungstherapie (UV-A1-Strahlen oder PUVA-Therapie) erzielt, außerdem zeigen in ausgewählten Fällen Fumarsäurepräparate (Fumaderm® Tabl.) eine gute Wirksamkeit.

Da aber der allergrößte Teil der Granulome spontan abheilt, ist eine spezifische Therapie selten wirklich nötig. Eingreifendere Therapien sind in der Regel den Sonderformen vorbehalten.

Wichtig

Da der allergrößte Teil der Granulome über einen Zeitraum von mehr oder weniger als zwei Jahre abheilt, ist eine spezifische Therapie selten wirklich nötig. Haben Sie bzw. Ihr Kind etwas Geduld: Die Hauterscheinung verschwindet von alleine, so wie sie gekommen ist, ohne irgendwelche Schäden zu hinterlassen...

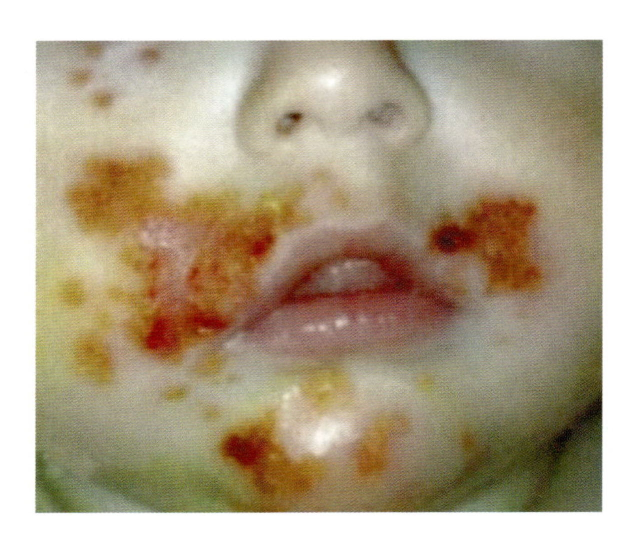

Die von Bakterien verursachte, sehr ansteckende Impetigo contagiosa ist bei Kindern sehr häufig. Sie zeigt sich durch honiggelbe Bläschen, die mit einer hellen Flüssigkeit gefüllt sein können, und durch scharf begrenzte Krusten. Eine rechtzeitige Behandlung ist wichtig, um das Ausbreiten der Bakterien auf andere Körperteile zu verhindern. Durch Hautkontakt werden auch sehr schnell andere Kinder von der lästigen, aber meist ungefährlichen Hautkrankheit befallen.

Definition

Impetigo contagiosa ist eine sehr häufige, ansteckende, durch Bakterien verursachte Hautinfektion. Synonyme sind „Grindflechte", „Grindblase", „Schmutzflechte", „Schleppe" oder „Eiterflechte". Die Hauterscheinung ist gekennzeichnet durch Bläschen und scharfrandige Geschwüre der Hautoberfläche. Am häufigsten sind Zwei- bis Sechsjährige, selten aber auch Neugeborene und Erwachsene davon betroffen. Die sehr ansteckende Erkrankung tritt im Sommer öfter auf als im Winter, und es kann in Schulklassen, Kindergartengruppen, in Zelt- oder Ferienlagern zu regelrechten Impetigo-Epidemien kommen.

Ursachen

Zwei Keime können Impetigo verursachen: Streptokokken der Gruppe A oder Staphylokokkus aureus. Beide Bakterien finden sich bei gesunden Menschen auf der Haut bzw. Schleimhaut, und beide Bakterien können auch andere Krankheiten verursachen. So wird zum Beispiel Scharlach durch die gleichen Streptokokken ausgelöst. Wenn die Bakterien zum Beispiel auf eine kleine Hautverletzung treffen oder das Immunsystem des Menschen aufgrund einer anderen Erkrankung geschwächt ist, vermehren sich die aggressiven Keime. Wenn dann eine kleine, infizierte Hautläsion (Hautverletzung) da ist, breitet sich die Infektion immer weiter aus.

Einflüsse

Menschen mit entzündlichen Hautkrankheiten sind besonders ansteckungsgefährdet. Wenn die Haut durch Fieberbläschen, Ekzeme oder kleinere Verletzungen angegriffen ist, haben die Bakterien leichtes Spiel. Auch nach einem Sonnenbrand, nach Insektenstichen, Abschürfungen, Verbrennungen oder Krätze siedeln sich mitunter Keime an den betroffenen Stellen an. Schlechte hygienische Verhältnisse begünstigen die Infektion ebenfalls.

Komplikationen

Komplikationen sind eher selten. Gelegentlich kann es jedoch zu Blutvergiftungen (Sepsis) oder Abszessen kommen, nur sehr selten zu schweren Komplikationen. Dies können zum Beispiel Nierenentzündungen (Glomerulonephritis), rheumatisches Fieber oder Lyell-Syndrom sein. Auch aus diesem Grund ist eine korrekte Behandlung wichtig. Bei Fragen dazu wenden Sie sich bitte an Ihre Ärztin oder Ihren Arzt.

Vorbeugung

Eine Vorbeugung ist insofern möglich, als besonders bei Kindern auch kleine Verletzungen mit einem Verband oder Pflaster abgedeckt werden sollten, so dass sich die Keime nicht darauf ansiedeln können.
Symptome
Die von Streptokokken verursachte sogenannte kleinblasige Impetigo ist charakterisiert durch kleine, oberflächliche, dünnwandige honiggelbe Bläschen mit einem roten (entzündlichen) Ring herum. Sie platzen schnell auf, und es entleert sich eine helle, eitrige Flüssigkeit. Anschließend entstehen scharf begrenzte honiggelbe Krusten. Diese Hautveränderungen treten meist um den Mund, am Gesäß sowie an den Armen und Beinen auf.
Für die großblasige Form ist der Erreger Staphylococcus aureus verantwortlich. Wenn diese Blasen ausgedehnt sind, spricht man auch von Staphylodermie. Die Erkrankung geht ohne Fieber und ohne Beeinträchtigung des Allgemeinzustandes einher.
Die Hauterkrankung heilt, bei frühzeitiger und korrekter Behandlung, nach wenigen Tagen völlig ab.

Diagnose

Die Bläschen und Krusten sind sehr charakteristisch, deshalb ist die Diagnose meist eindeutig. Bei schwach ausgeprägten Formen besitzen die Läsionen Ähnlichkeit mit einer Herpes-Infektion. Um den Erreger zu identifizieren, kann ein Abstrich vorgenommen werden.

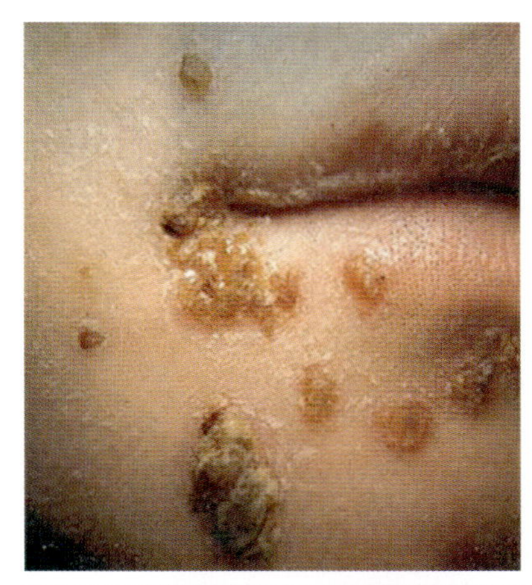

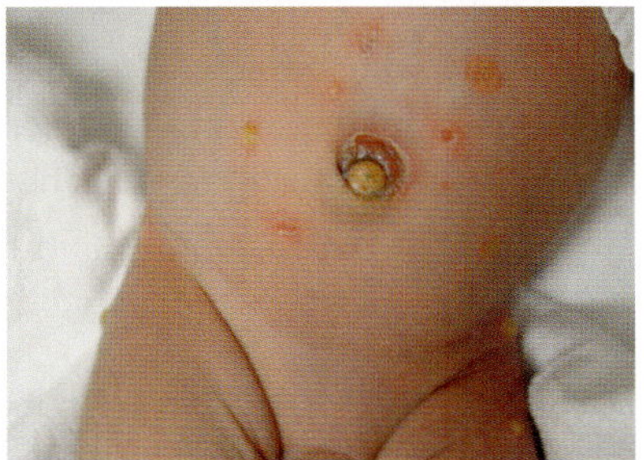

Behandlung

Impetigo sollte mit Antibiotika behandelt werden. Je nach Schwere der Erkrankung sind lokale (antibiotische Cremes) oder systemische Antibiotikagaben (Antibiotikasirup) erforderlich. Die Impetigo heilt auch bei großflächigem Befall ab, ohne Narben zu hinterlassen. Allerdings bleiben für einige Zeit rote oder etwas dunklere Hautflecken zurück.

Wichtig

Bei korrekter Behandlung heilt die Impetigo innerhalb von wenigen Tagen folgenlos ab. Die Haut kann an den Stellen, an denen sich die Blasen gebildet hatten, eine Zeit lang etwas dunkler bleiben. Narben entstehen nur dort, wo die Blasen sehr groß und sehr tief waren.

Überreicht durch

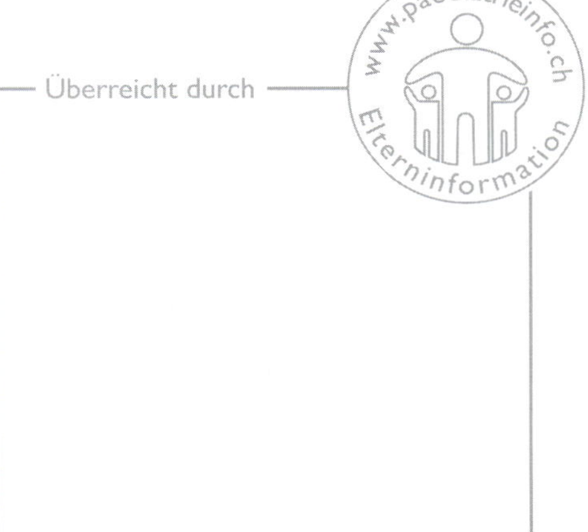

Kopflaus

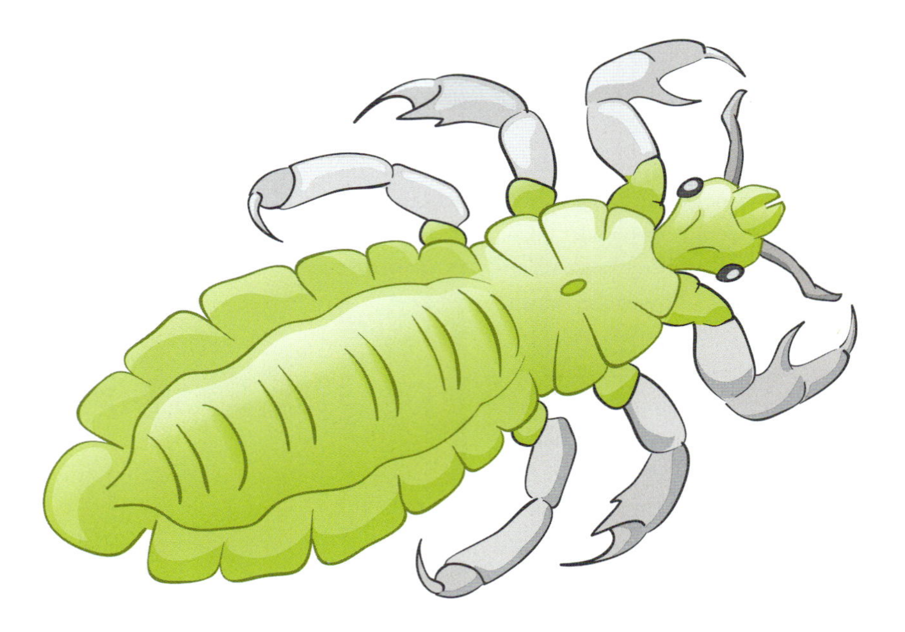

Kopfläuse befallen vor allem Kinder im Schulalter. Sie sind lästig, verbreiten sich schnell in Schulen, Kindergärten und Familien, aber sind eigentlich ungefährlich. Eine erfolgreiche Behandlung ist einfach, und neuere Methoden machen die Behandlung zudem praktisch nebenwirkungsfrei!

Einige Tatsachen

- Jedermann kann Läuse bekommen.
- Die Übertragung erfolgt hauptsächlich durch direkten Kopf-zu-Kopf-Kontakt, in selteneren Fällen durch das Teilen und Austauschen von Kopfbedeckung, Kämmen und anderen persönlichen Gegenständen.
- Eine Laus legt pro Tag fünf bis sechs Eier oder 100 während ihres ganzen Lebens.
- Diese werden nahe dem Haarboden an einen Haarschaft geheftet.
- Nissen nennt man die leeren Eihüllen, nachdem die junge Laus geschlüpft ist.
- Die Eier müssen von einem Lausweibchen an die Haare geklebt werden – man kann nicht einfach „Nissen auflesen".
- Verlassene Eierschalen (Nissen) können mit Schuppen verwechselt werden.
- Eine Laus verlässt nie freiwillig einen Kopf. Sie bleibt in der Nähe des Haarbodens, da sie dort Zugang hat zu Nahrung, Schutz, Wärme und Feuchtigkeit.
- Läuse findet man daher am häufigsten hinter den Ohren und im Nacken.
- Läuse sind ausgewachsen etwa so groß wie ein Sesamsamen (bzw. je nach Stadium 2 bis 6 mm).
- Eine Laus hat sechs Beine und hakenähnliche Klauen, die den Haarschaft fest umfassen und es so schwierig machen, sie zu entfernen.
- Kopfläuse ernähren sich vom Blut des Gastgebers ca. alle drei bis sechs Stunden, was jeweils zu Juckreiz führen kann (immunologische Reaktion).
- Ohne menschliches Blut sterben Läuse nach spätestens zwei Tagen.
- Läuse sind gute Kletterer – springen oder fliegen können sie nicht!
- Kopfläuse werden etwa 30 Tage alt. Ihr ganzes Leben verbringen sie auf dem Kopf eines Menschen.
- Aus einem Lausei schlüpft nach sieben bis zehn Tagen eine junge Laus.
- Nach weiteren sieben bis zehn Tagen ist die Laus geschlechtsreif.

Missverständnisse

- Die Reinigung von Bettwäsche und Kleidern, Behandlung von Kopfhörern, Baseballhelmen und Möbeln mit Insektiziden hat keinen nachgewiesenen Effekt!
- Die Übertragung gelingt nur bei relativ langem Kopf-zu-Kopf-Kontakt. Läuse auf Stühlen, Kissen und Hüten sind tot,

krank, alt oder abgeworfene Häute von Läusen und nicht ansteckend!

- Bevorzugung der Mädchen wahrscheinlich eher, weil sie häufiger enge Kontakte haben beim Spielen und nicht weil sie längere Haare haben.
- Das Schneiden der Haare ist nicht hilfreich und kann den Lausbefall sogar erhöhen (Mobilität der Läuse).
- Benutzen Sie keine Sprays zur Desinfektion von Stofftieren, Polstermöbeln, Teppichen etc.
- Machen Sie keine vorbeugenden Behandlungen mit einem Lausshampoo. Es gilt: Nur wer wirklich Läuse hat, soll mit einem Lausshampoo behandelt werden!

Behandlung

Beginnen Sie keine Behandlung, solange Sie noch keine lebendige Laus gesichtet haben.

Man unterscheidet drei Arten von Behandlung:

1. mit chemischen Produkten
2. Läuse ersticken
3. mechanische Entfernung.

Chemische Produkte

Im Gegensatz zu früher verliert man heute bei der Behandlung von Läusen nicht mehr seine Haare. Moderne Läusemittel töten die Läuse ab. Es gibt unterschiedliche Wirkstoffe, zum Beispiel Malathion (Prioderm), Lindan (Jacutin)' Permethrin (Loxazol). Meistens sind die Wirkstoffe in speziellen Shampoos enthalten.

Schwangere oder stillende Frauen, Säuglinge und Kleinkinder sowie Personen, die an Krankheiten oder Verletzungen der Kopfhaut, Allergien, Asthma, Epilepsie oder anderen Krankheiten leiden, müssen vor einer Anwendung den Arzt konsultieren. Vermeiden Sie wiederholte Behandlungen (mehr als in der Packungsbeilage angegeben sind).

Die Packungsbeilage muss für die Verwendung von Anti-Laus-Mitteln genau befolgt werden. Zum Ausspülen des Produkts muss der Kopf vornüber über den Badewannenrand oder das Lavabo gehalten werden; niemals in der gefüllten Badewanne oder stehend unter der Dusche auswaschen. Die Augen mit einem Lappen abdecken. Nur in gut belüfteten Räumen anwenden. Leider kommt es mit chemischen Behandlungsmethoden manchmal zu Rückfällen. Deshalb müssen die Haare regelmäßig kontrolliert werden!

Die Waschungen müssen nach einigen Tagen wiederholt werden. Oft werden nicht alle Läuse abgetötet. Außerdem können in den Nissen noch Eier überlebt haben. Die Läusemittel sind giftig. Schließlich töten sie ja Lebewesen. Deshalb sollte die Behandlung unbedingt unter ärztlicher Aufsicht erfolgen. Das ist ganz besonders bei Kindern und Säuglingen wichtig. Bei aufgekratzten Hautstellen ist zudem die Gefahr groß, dass das Läusemittel in den Körper eindringt. Dann kann es zu Komplikationen kommen. Aus diesem Grund wird zum Beispiel bei Säuglingen oft eine stationäre Behandlung befürwortet.

Eine Läusebehandlung kann nur erfolgreich sein, wenn die gesamte Wohngemeinschaft behandelt wird. Ist in einer Familie das Kind betroffen, so müssen auch beide Eltern kontrolliert und bei Befall mitbehandelt werden. Nur so kann das Herumreichen der Parasiten verhindert werden.

Erstickungslösung

Die moderne Behandlung mit Erstickungslösungen (z. B. Nyda L, Hedrin, Pedicul Hermal) gleicht oder übersteigt sogar mit einer Heilungsrate von 96 % jene der geläufigen chemischen Produkte. Diese Behandlung erstickt die Läuse, ist äußert erfolgreich und für Kinder ungefährlich, aber etwas umständlich: Bedecken Sie die Schultern des Kindes mit einem trockenen Badetuch, da die Läuse mit der Lotion bedeckt werden müssen. Leeren Sie so viel Lotion auf die Haare wie nur möglich (siehe Abbildungen). Massieren Sie die Lösung in den Fingern auf den Haarboden. Wiederholen Sie dies, bis die Haare voll von Lotion sind und „überlaufen". Warten Sie zwei Minuten. Kämmen Sie aus den Haaren so viel Lotion (mit einem Nissenkamm) wie möglich aus. Föhnen Sie das Haar durch und durch trocken. Belassen Sie die getrocknete Lotion für mindestens acht Stunden auf den Haaren, noch besser über Nacht. Zum Schluss shamponieren Sie das Haar ganz normal und waschen die Haare. Wechseln Sie die Kleider.

Mechanische Behandlung

Die Entfernung der Läuse und Nissen allein durch den Nissenkamm ist ungenügend.

Quellen

Der Nissenkamm kann in Drogerien und Apotheken bezogen werden.

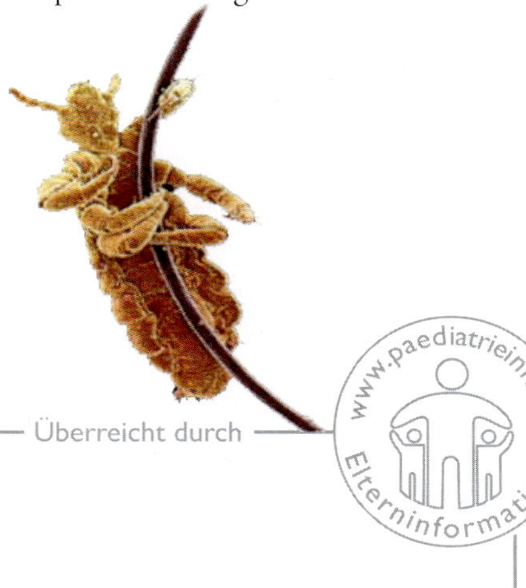

Überreicht durch

Illustration: descience
Layout: Michel Burkhardt

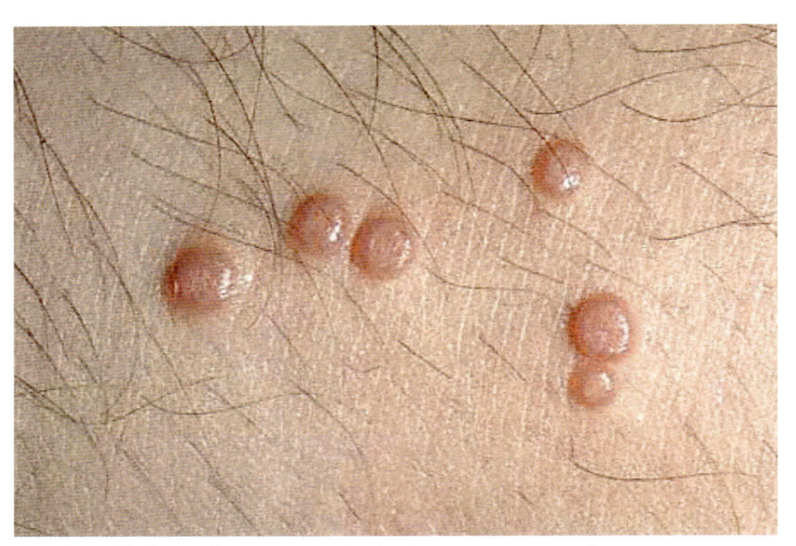

Typische Mollusken (Dellwarzen). Besonders bei der unteren Gruppe rechts im Bild sieht man sehr gut die zentrale Delle.

Mollusken sind sehr häufig, ja kommen oft in der ganzen Familie vor. Ursache ist ein Virusinfekt. Sie sind ungefährlich, aber sehr lästig. Die Infektion ist in der Regel selbstheilend. Eine Behandlung ist unter Umständen aber nötig und erfolgreich.

Definition

Mollusken, auch Dellwarzen oder Schwimmbadwarzen genannt, sind kleine Hautveränderungen („Püggeli") mit gelblichem Inhalt, von einem feinen, leicht glänzenden Häutchen überzogen und mit einer zentralen Delle. Der Inhalt der Mollusken besteht aus abgestorbenen Hautzellen und ist bei direktem Kontakt ansteckend. Sie werden durch Viren (Poxvirus mollusci) verursacht. Wissenschaftlich nennen wir sie Mollusca contagiosa („ansteckende Mollusken") oder Mosaikviruswarzen. Viren sind mikroskopisch kleine Krankheitserreger, die nicht mit Bakterien verwechselt werden dürfen. Erst bei 80 000-facher Vergrößerung kann man sie im Mikroskop sehen. Mollusken treten überall am Körper auf. Man findet sie jedoch bevorzugt auf den Armen, einschließlich der Hände und Finger, und auf dem Oberkörper.

Einflüsse

Wie können Sie sich anstecken?

Die Ansteckung erfolgt in erster Linie durch direkten Körperkontakt, also beispielsweise beim Turnen, Kämpfen oder Raufen auf dem Pausenplatz. Auch die gemeinsame Benutzung von Badetüchern und Seifen stellt möglicherweise einen Ansteckungsweg dar. Eine Übertragung über das Wasser ist praktisch ausgeschlossen. Deshalb ist zum Beispiel eine Befreiung vom Schwimmunterricht nicht angebracht.

Wie können Sie sich vor Mollusken schützen?

- regelmäßige Kontrolle der Haut der Kinder durch die Eltern
- gemeinsame Benutzung von Badetüchern und Seifen unterlassen
- Badetücher nicht auf den Boden legen
- persönliche Badeschuhe benutzen
- allein baden
- Handtücher häufig wechseln
- Fingernägel nach Kratzen säubern/desinfizieren
- Warzen nie mit den Fingernägeln abkratzen
- Kontakt zu Geschwistern und anderen Kindern mit Mollusken begrenzen (Ansteckungsgefahr!).

Kein Einfluss

- naturheilkundliche Verfahren zur innerlichen Immunstärkung, zum Beispiel homöopathische Medikamente, Eigenblutbehandlung, pflanzliche Präparate (Fußblattwurzelstock/Podophylli, Lebensbaumtriebspitzen/Thuja, Teebaumöl/Melaleucae...)
- volkstümliche Behandlungsverfahren: Schneckensaft, Pflanzensäfte, Urin usw.
- Suggestivtherapien (böser Blick...); aber der Glaube kann bekanntlich Berge versetzen – und Warzen vernichten. Funktioniert allerdings bei Dellwarzen noch schlechter als bei anderen Kinderwarzen.

Prognose

Sind Mollusken gefährlich?

Mollusken sind an sich harmlos und bilden sich meist von selbst zurück. Diese Spontanheilung erfolgt in der Regel innerhalb von zwei bis vier Jahren (!!!). Allerdings können sie sich bei einigen Kindern massiv vermehren und stellen dann – trotz der Ungefährlichkeit – ein Problem dar. Besonders betroffen sind Kinder mit Erkrankungen des Immunsystems oder mit Neurodermitis. Aus Erfahrung weiß man, dass manche Kinder sehr anfällig für eine Warzenart sind, andere wiederum stecken sich trotz der gleichen Kontakte nicht an. Gründe für diese Anfälligkeit sind nicht bekannt. Wenn das Kind an den Mollusken kratzt, können Narben entstehen. Glücklicherweise sind die allermeisten Kinder aber nach ein bis zwei Behandlungen geheilt.

Behandlung

Müssen Mollusken behandelt werden?

Wenn bei Ihrem Kind die Mollusken plötzlich rasant zunehmen oder das Kind die Mollusken vermehrt aufkratzt, sollten Sie einen Kinderarzt aufsuchen. Er kann vorschlagen:

1. Die örtliche Behandlung der Dellwarzen mit Cremes, Lösungen usw. Es gibt dazu desinfizierende Cremes, Tretinoin-Lösungen, Salicylsäure-Gel, KOH-Lösungen; in den USA ist Cantharidin-Lack gängig, Imiquimod/Aldara (nicht zugelassen) und andere Behandlungen. Sie führen alle gewollt zu einer Entzündungsreaktion – durch die Entzündung können die Immunzellen des Körpers die Viren besser erkennen und vernichten. Diese Therapien sind in ihrer Wirkung aber nicht gesichert.
2. Vereisung, Kryotherapie: geht mit dem Risiko einer Hautverfärbung einher und sollte unterlassen werden.
3. Operative Entfernung, Kürettage, Ausheben (Pinzette), Laser: alle sehr bewährt; schmerzfrei, wenn vorher Oberflächenbetäubung mit schmerzlindernder Salbe erfolgt. Oft muss man die Behandlung nach einigen Wochen noch einmal wiederholen, um Restwarzen zu entfernen. Selbst nach operativer Entfernung besteht das Risiko, dass noch Viren überlebt haben und die Warzen wiederkommen. Auch ohne Neuinfektion können (selten) noch nach sechs bis acht Monaten neue Dellwarzen entstehen. Eine sorgfältige Beobachtung der Kinder durch die Eltern ist also sinnvoll („watchful waiting"). Denken Sie daran: Je früher das Kind vorgestellt wird, desto weniger Mollusken müssen entfernt werden. Aber auch nach korrekter und konsequenter Behandlung kann das Wiederauftreten der Mollusken nicht ausgeschlossen werden. Sie haben aber in der Zwischenzeit gelernt, diese selbst zu entfernen.

Noch Fragen? Wenden Sie sich an Ihren Kinderarzt!

Überreicht durch

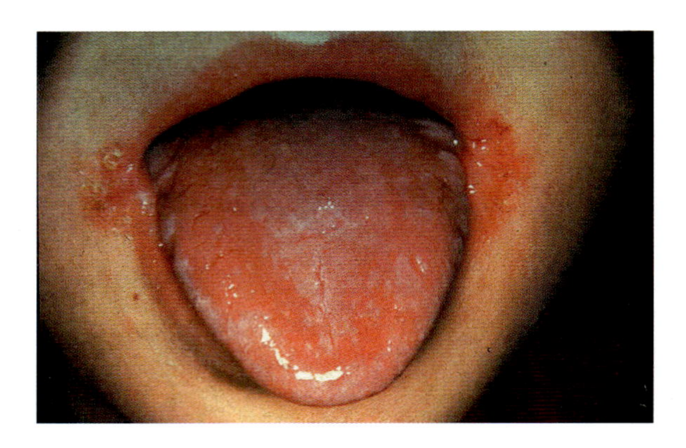

Typisch für diese Erkrankung sind Risse in den Mundwinkeln. Man bezeichnet diese im allgemeinen Sprachgebrauch auch als „Mundwinkelrhagaden“ oder „Faulecken“. Auf Französisch heißen sie Perlèche. Der medizinische Fachbegriff lautet Cheilitis angularis. Es sind meist schmerzhafte, häufig schlecht heilende entzündliche Veränderungen der Mundwinkel, die durch Einrisse und oberflächliche Gewebedefekte (Erosionen) charakterisiert sind und mit Krustenbildung einhergehen können. Die Ursachen und die Behandlung sind unterschiedlich, und die Prognose ist in der Regel gut.

Ursache

Eine Perlèche kann durch unterschiedliche Ursachen hervorgerufen werden. Dazu zählen:

- zu feuchte Mundwinkel (z. B. durch häufiges Lecken der Lippen oder durch vermehrten Speichelfluss oder schlechtem Mundschluss, vor allem bei Säuglingen)
- Infektionen mit Bakterien oder Hefepilzen. Bei Kindern handelt es sich meist um Infektionen mit Streptokokken oder Staphylokokken (Impetigo contagiosa). Werden die Mundwinkelrhagaden durch Hefepilze hervorgerufen, spricht man auch von einem Mundwinkelsoor.
- Ganz selten sind auch andere zugrunde liegende Krankheiten für die Entstehung von Perlèches verantwortlich: Diabetes, Neurodermitis oder chronische Unterernährung, Mangelernährung, Eisenmangel, Vitaminmangel (z. B. Riboflavin-Mangel) oder Autoimmunerkrankungen wie das Sjögren-Syndrom.

Symptome

Zunächst entsteht in einem oder in beiden Mundwinkeln eine Rötung bzw. Entzündung, aus der sich ein Riss (Rhagade) oder eine Erosion entwickeln kann. Die entzündlichen Veränderungen manifestieren sich durch Rötung, Schuppung und Einrisse. Meist gehen diese mit Spannungsgefühl und Berührungsschmerz, seltener auch mit einem Fremdkörpergefühl einher. Während der Abheilung können sich Krusten bilden. Sind die Mundwinkel weißlich belegt, ist an eine Hefepilzinfektion zu denken.

Behandlung

Die richtige Behandlung ergibt sich aus der zugrunde liegenden Ursache. Diese stellt der Arzt, zum Beispiel mithilfe von Blutuntersuchungen, Abstrichen oder auch Allergietests.

In der Regel werden dann trocknende Maßnahmen empfohlen, zum Beispiel die Anwendung sekretaufsaugender Pasten oder Lotionen. Häufig werden auch schon bei Verdacht auf eine Hefepilzinfektion Cremes oder Pasten mit Wirkstoffen gegen Pilze, sogenannte Antimykotika, verordnet. Ein häufig eingesetzter Wirkstoff, der gezielt gegen Hefepilze wirkt, ist Nystatin.

Bei bakteriellen Infektionen sind Antibiotika- und/oder desinfizierende Präparate angezeigt, die mehrmals täglich äußerlich in den Mundwinkeln angewendet werden.

Bei starken Rötungen mit Nässen und ggf. Schmerzen werden manchmal kurzfristig auch Präparate mit Wirkstoffen verordnet, die entzündungshemmend und vom Kortison abgeleitet sind.

Sind die Mundwinkel eher trocken, werden fetthaltige Cremes oder Salben empfohlen.

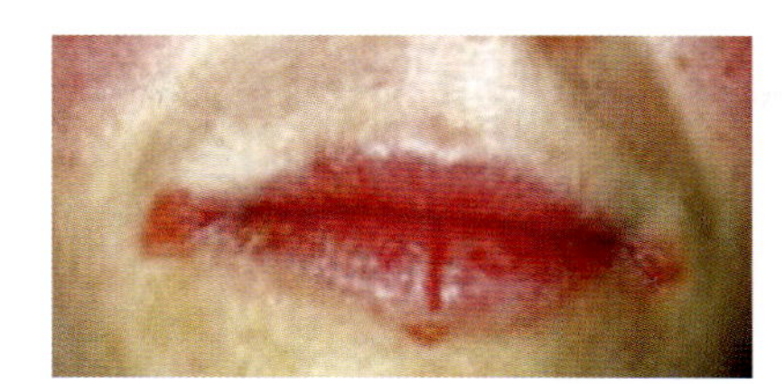

Perlèche und Lippenfurchen können gleichzeitig auftreten!

Was Sie selbst tun können

Wenn Sie die Gewohnheit haben, die Lippen häufig mit der Zunge zu befeuchten, sollten Sie diese Gewohnheit möglichst unterdrücken.

Zu trockene Lippen sollten ebenfalls vermieden werden. Sie können sich mit rückfettender „Lippenpomade" schützen.

Wichtig

Mundwinkelrhagaden sind Symptome einer zugrunde liegenden Ursache, die, wenn sie abgeklärt und richtig behandelt werden, folgenlos abheilen!

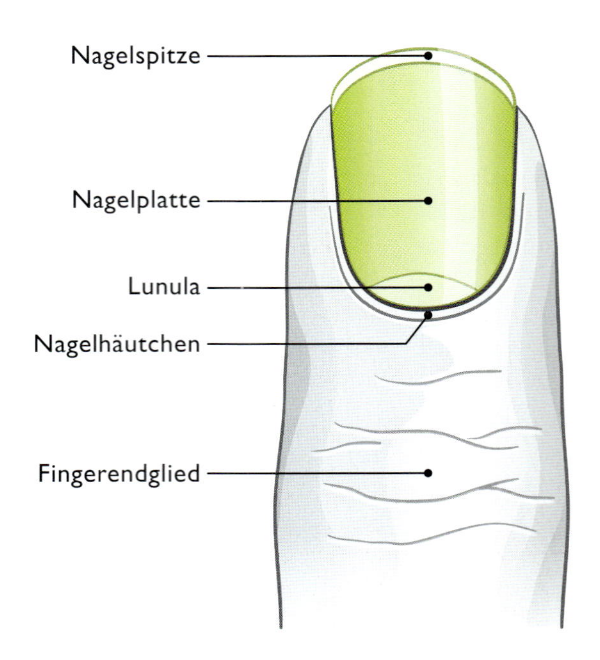

Der Nagel schützt das empfindliche Finger-/Zehenglied und unterstützt die Kuppe von Finger und Zehen bei der Erfassung feinster Berührungsreize. Darüber hinaus dient speziell der Fingernagel dazu, kleine Objekte zu greifen und aufzuheben. Nicht selten zeigt er Verfärbungen, die meist harmlos und nur sehr selten Ursache für ernsthafte Krankheiten sind. Häufig aber zeigen die Nägel Veränderungen im Rahmen von anderen Hauterkrankungen!

Anatomie des Nagels

Wie das Haar, so ist auch der Nagel ein Hautanhangsgebilde, also ein Produkt der Haut. Das Nagelorgan selbst besteht aus verschiedenen Strukturen, die Nagelplatte aus Hornsubstanz (Keratin). Sie wird in der Keimschicht (Nagelmatrix) gebildet und aus der Zone der Keimschicht auf dem Nagelbett nach vorn geschoben. Die pigmentbildenden Zellen (Melanozyten) im Bereich der Keimzone und des Nagelbettes tragen zur Nagelfarbe bei. Die Keimzone enthält die hornbildenden Zellen, die die Basis für die Nagelplattenbildung bilden. Die halbmond- oder sichelförmig ausgebildete hautfreie, weißlich durchscheinende Basis des Nagelbettes ist der sichtbare Teil der Keimzone. An den Stellen, wo der Nagel die Fingerhaut verlässt, wird er vom Nagelwall geschützt. Das Nagelhäutchen versiegelt die Nageltasche und liegt als eine feine dichte Lippe auf dem Nagelrücken auf. Die Verletzung des Nagelhäutchens durch unsachgemäße kosmetische Eingriffe (Zurückschieben, Abschneiden oder Ähnliches), kann zu schweren Nagelwachstumsstörungen (z. B. infolge Infektion mit Bakterien oder Pilzen) führen. Das Sohlenhorn ist eine spezielle verhornte Struktur, die verhindern soll, dass sich der Nagel vom Bett ablöst. Auch wenn ein Nagel nicht so aussieht: Er besteht aus 100 bis 150 unregelmäßig übereinander geschichteten Lagen von Hornzellen.

Wachstum

Für das Nagelwachstum ist die Nagelmatrix zuständig. Sie befindet sich am hinteren Ende des Nagelbettes. Die Zellen der Nagelmatrix teilen sich ständig. Diese Zellen wandern in Richtung Finger- bzw. Zehenspitze und füllen sich mit Kreatin. Diese Hornsubstanz ist sehr widerstandsfähig gegen äußere Einflüsse. Auf ihrem Weg sterben die Zellen langsam ab. So entsteht langsam die Nagelplatte, die sich über das Nagelbett schiebt. Fingernägel wachsen schneller als Fußnägel. Sie verlängern sich um ca. 5 mm im Monat, während Fußnägel nur 1 mm pro Monat wachsen. Am schnellsten wächst im übrigen der Nagel am Mittelfinger, am langsamsten der Daumen.

Neugeborenennägel

Die Fingernägel des Neugeborenen sind meist über die Fingerspitzen hinausgewachsen, die Zehennägel in der Regel noch nicht. Deshalb geschieht es sehr oft, daß der an sich weiche und biegsame

Neugeborenen-Zehennagel in die Haut einwächst und sich dabei entzündet.
Großzehenägel sind oft dellenförmig verformt. Dies wird als Koilonychie bezeichnet und verschwindet im zweiten Lebensjahr. Als Synonym werden Begriffe wie Hohlnägel, Löffelnägel oder Eierschalennägel verwendet.

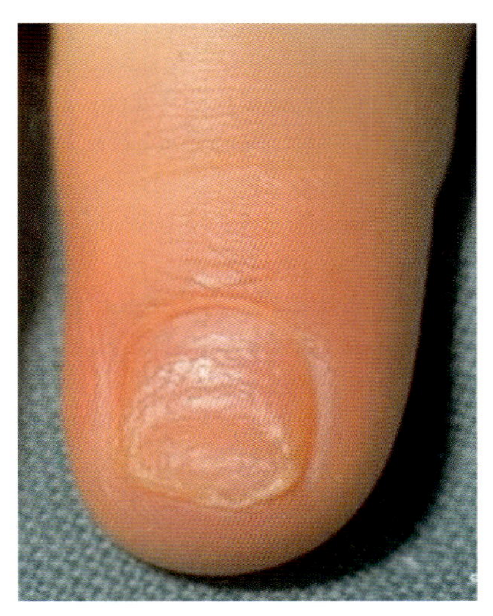

Eierschalennagel

Einzelne Erbkrankheiten zeigen typische Nagelveränderungen. Wenige Kinder zeigen einen angeborenen Schiefstand der Grosszehennägel. Diese Nägel verändern häufig auch die Farbe (gräulich-grünlich) und wachsen übermäßig zur Seite. Sollte sich diese Nagelmissbildung nicht bis zum 2. Geburtstag von selbst heilen, muss operiert werden um das Nagelbett vor irreparablem Schaden zu schützen.

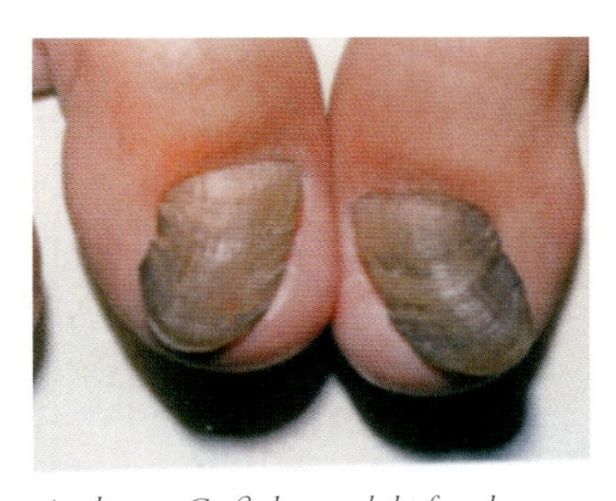

Angeborener Großzehennagelschiefstand.

Eingewachsene Nägel

Der eingewachsene Nagel ist dadurch gekennzeichnet, dass die Weichteile durch entsprechende Reize um den Nagel herum wuchern. Dadurch entsteht eine „Fremdkörpersituation“ zwischen Nagel und Nagelwall, die zu schmerzhafter Entzündung des Nagelwalls führt.
Die häufigste Ursache für das Auftreten eines eingewachsenen Zehennagels ist das übermäßige Wachstum des Nagels beim Säugling und das Tragen von unzweckmäßigem Schuhwerk. Bei zu engem Schuhwerk werden die Nagelwälle gegen die Nagelränder gedrückt.
Die eingewachsenen Nägel des Neugeboren werden konservativ behandelt. Dazu wird, nachdem die Haut und der Nagel in einem Fussbad in stark verdünntem Duschemittel oder Schmier-Seifenbäder, aufgeweicht worden ist, die über den Nagel wachsende Haut seitlich wegmassiert. Diese Behandlung macht man mehrmals täglich. Größere Kinder und Jugendliche können ebenfalls betroffen sein. Bei diesen kommt es auch oft zu zusätzlicher bakterieller Entzündung (Umlauf, Panaritium) Auch da lohnt sich ein konservativer Therapieversuch wie oben beschrieben. Oft muß jedoch eine Operation (Keilexzision) die Probleme beseitigen.

Brüchige Nägel

Diese kommen in der Bevölkerung zu etwa 20% vor. Die Nägel zeigen die Neigung, am freien Nagelrand aufzusplittern, bzw. sich lamellenartig zu zerlegen.
Der normale Wassergehalt der Nagelplatte beträgt etwa 18 %. Sinkt der Wassergehalt unter 16 %, werden die Nägel brüchig. Wenn er dagegen über 25 % steigt, werden die Nägel eher weich. Die häufigste Ursache für brüchige Nägel ist eine Verminderung des Wassergehalts.
Der Gebrauch von dehydrierenden und fettlösenden Substanzen, häufiges Waschen mit Detergenzien, alkalischen Seifen und die Reinigung mit organischen Lösungsmitteln können zu einem Wasserentzug aus der Nagelplatte beitragen. Zu langer Aufenthalt im Wasser führt durch vermehrte Wasseraufnahme der Nagelplatte zu einem Weichwerden der Nägel. So kommt es zur Lockerung der Hornlamellen und schließlich zum brüchig werden des Nagels. Er wird „ausgelaugt‘.

Abgesplitterter Nagelrand

Meist sind dafür äußere Einflüsse verantwortlich: Aufweichung, entfettende Seifen, aggressive Reinigungsmittel oder Nagellack, mechanische Belastungen wie das Spielen eines Instrumentes oder berufliche Beanspruchungen. Selten ist ein Eisenmangel dafür schuld.

Ablösung des Nagels vom Nagelbett

Dies kann auf eine Schuppenflechte hinweisen, kann aber auch bei einer Pilzinfektion des Nagels auftreten. Manchmal findet man eine Ablösung des Nagels auch als Berufserkrankung oder bei Ekzemen.

Furchen

Längsfurchen treten oft erst im Alter auf. Sie haben keinen Krankheitswert. Bei deutlich sichtbaren Querfurchen, die nicht mehr auswachsen, sollte man die Ursache suchen. Sie können bei Infektionen oder Vergiftungen auftreten.

Grübchen

Bei den Grübchen handelt es sich um etwa stecknadelkopfgroße Aussparungen auf ansonsten gesunden Nägeln. Sie entstehen durch die Ablösung von Hornzellen auf der Nageloberfläche. Die Erscheinung ist meistens harmlos (siehe Tüpfelnägel).

Löffelnägel, Hohlnägel (Koilonychie)

Löffelnägel weisen eine muldenförmige Eindellung der Nagelplatte und eine erhöhte Brüchigkeit auf. Ursachen können sein: chronischer Eisen- oder Vitaminmangel, Durchblutungsstörungen. Äußere Einflüsse können sein: feuchte Wärme, chemische Einwirkung, mechanische Verletzungen (man sieht das oft bei Automechanikern).

Ablösen der Nagelplatte

Der Nagel löst sich vom Rand her von der Fingerkuppe ab (Onycholyse,), wobei der abgelöste Bereich weiß erscheint. Äußere Ursachen: langer Kontakt mit Wasser und Seife oder Waschmittellösungen, zu starke Beanspruchung oder zu intensive Nagelreinigung unter dem Rand. Auch Schilddrüsenleiden, Diabetes, verschiedene Hautkrankheiten und -infektionen können Ablösungen verursachen. Auch während der Schwangerschaft kann es zu einer Nagelablösung kommen.

Tüpfelnägel

Tüpfelnägel (Onychia punctata) sind eine typische Nagelveränderung bei Schuppenflechte (Psoriasis). Sie treten auch

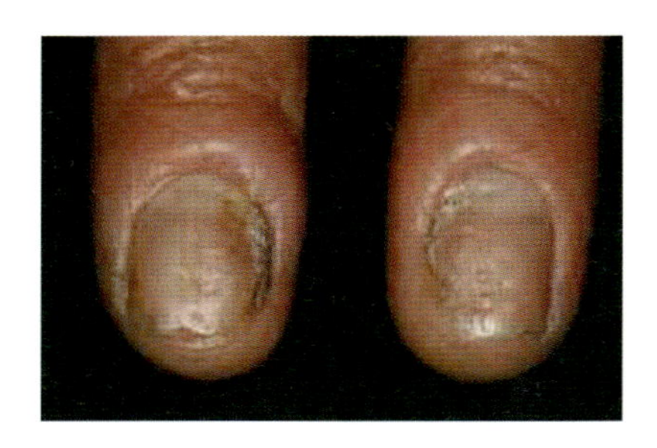

bei Ekzemen auf oder beim kreisrunden Haarausfall (Alopecia areata). Es zeigen sich an beiden Händen zahlreiche Grübchen in der Nagelplatte. Sie können gruppiert oder einzeln auftreten.

Uhrglasnägel

Hier handelt es sich um große, rundlich gewölbte Nägel, die zumeist in Kombination mit den sogenannten Trommelschlegelfingern vorkommen. Trommelschlegelfinger bezeichnen nach allen Seiten rundlich stark vergrößerte Fingerendglieder (wie Trommelschlegel). Uhrglasnägel können Anzeichen sein für: Herz- oder Lungenerkrankungen, neurologische Störungen, Leber- oder Darmerkrankungen.
Die auffälligen Veränderungen von Fingern und Nägeln beruhen auf einer übermäßigen Vermehrung der Zellzahl im Unterhautgewebe und in den Kapillaren.

Verfärbungen

Verfärbungen der Nägel entstehen meist durch äußere Einflüsse, wie zum Beispiel Chemikalien oder Nagellack. Auch Medikamente können zu Nagelverfärbungen führen.
Durch Pilzbefall können sich Nägel gelb oder braun verfärben. Beim Gelbnagelsyndrom wachsen die Nägel auch noch verdickt und sehr langsam und lösen sich vom Rand her leicht ab. Dies kann auf eine chronische Entzündung der Bronchien und Nasennebenhöhlen hinweisen oder eine Begleiterscheinung bei Lymphgefäßerkrankungen sein. Sehr selten verursachen im Nagelbett liegende Hautflecken (Melanonychia longituidinalis) längsgerichtete braune Streifen des Nagel. Eine Behandlung ist nicht unbedingt angezeigt.
Auch farbstoffbildende Bakterien oder physikalische Einflüsse wie z.B. Röntgenstrahlung können ursächlich sein.

Helle Verfärbungen

Vereinzelte punkt- oder streifenförmige weißliche Verfärbungen entstehen durch Verletzungen bei zu heftiger Maniküre.

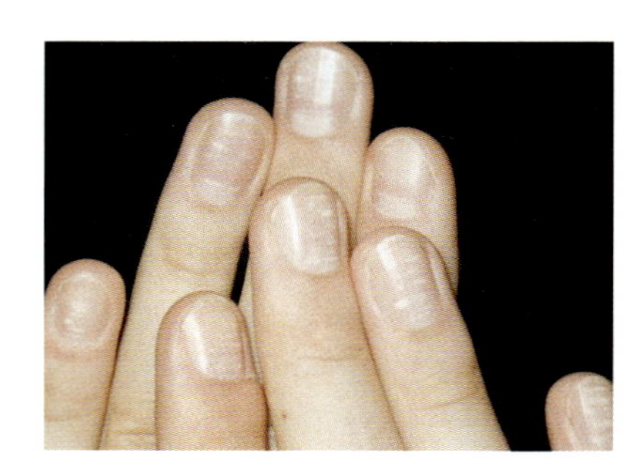

Weiße Flecken unter dem Nagel werden nicht – wie viele glauben – durch Magnesium- oder Kalziummangel ausgelöst. Dieser Schönheitsmakel ist ungefährlich und ist nichts anderes als kleine Luftbläschen. Sie bilden sich unter dem Nagel, wenn die Nagelhaut zu stark oder zu weit zurückgeschoben wird. Kalzium ist im Fingernagel kaum enthalten, es macht nur etwa 0,2 Prozent aus und findet sich nur an der Oberfläche der Nägel. Bei einer Recherche im Internet findet man einige Seiten, auf denen die Flecken auf einen Mangel an Zink zurückgeführt werden - und das entsprechende Präparat, das dem Mangel abhelfen soll, wird gleich mit angeboten. Fragt man jedoch nach harten wissenschaftlichen Fakten, dann bleibt auch von der Zinkgeschichte nicht mehr viel übrig. Meist ist die mechanische Verletzungen des Nagels die Ursache für die weißen Flecken. Die Fußnägel sind meist praktisch fleckenfrei. Die Anfälligkeit für die Verfärbung scheint im Übrigen erblich zu sein.

Dunkle Verfärbungen

Nagelverfärbungen können sehr unterschiedliche Ursachen haben. Insbesondere braune oder schwarze Veränderungen sind sorgfältig zu beachten. Ursache für die Nagelverfärbung kann nicht nur ein harmloses Muttermal oder eine Einblutung sein, sondern es kann auch ein Hinweis auf einen unter der Nagelplatte liegenden schwarzen Hautkrebs (Melanom) sein.
Infektionen mit Hefepilzen oder Fadenpilzen können eine Verfärbung der Nägel (braun bis schwarz) hervorrufen. Auch die Einnahme von Medikamenten (insbesondere Tetracycline) führt zu Verfärbungen.

Pilzerkrankungen

Pilzerkrankungen sind weit verbreitet. In der Regel tritt diese Erkrankung im Erwachsenenalter auf, in seltenen Fällen aber auch beim Kind. In 75% der Fälle sind die Zehennägel befallen. Als Erreger der Infektion kommen Hefepilze, Fadenpilze und Schimmelpilze in Frage. Der Arzt stellt die Diagnose, indem er Nagelmaterial entnimmt und unter dem Mikroskop auf vorhandene Pilze untersucht oder eine Kultur anlegt. Die Pilze dringen über den freien Nagelrand oder auch über den Nagelwall (verletztes

Nagelhäutchen) in den Nagel ein und breiten sich in der Nagelplatte und im Nagelbett aus. Die Erkrankung beginnt meist unauffällig mit einer weißen bis gelblichen Verfärbung am vorderen Nagelrand, die sich im weiteren Verlauf auf die gesamte Nagelplatte ausdehnt. Die Nagelplatte verdickt sich, wird bröckelig und allmählich zerstört.

Eine Nagelpilzerkrankung kann innerlich durch die Einnahme von Tabletten (systemische Behandlung), äußerlich oder mit einer Kombination aus lokaler und systemischer Therapie behandelt werden. Die systemische Nagelpilzbehandlung ist wegen der Gefahr möglicher Nebenwirkungen, die den ganzen Körper belasten, nur den weit fortgeschrittenen Fällen vorbehalten. Die von den Pilzen befallenen Partien müssen mechanisch entfernt werden. Pilzbefallene Nagelpartien liegen immer „hohl". Sie sind nicht mit dem Nagelbett verwachsen. Die Entfernung solcher betroffener Partien erfolgt durch Schneiden, Feilen oder Fräsen der Nägel. Danach wird das Anti-Pilzmittel auf die Nagelplatte aufgetragen. Ein mit Pilz befallener Nagel kann nicht durch eine einmalige Behandlung geheilt werden. Wegen des langsamen Wachstums der Nägel ist oft eine monatelange konsequente Therapie erforderlich.

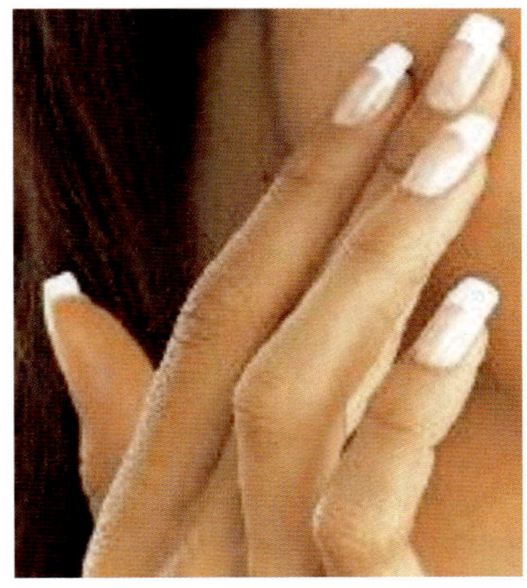

Gepflegte, schöne Nägel sind offensichtlich auch ein Schönheitsattribut...

Seit einiger Zeit ist ein therapeutischer Nagellack (Loceryl®) im Handel, der ein wirksames Antimykotikum (gegen Pilze wirksame Substanz) enthält. Dieser Lack muss bei Befall der Zehennägel nur einmal wöchentlich und bei Fingernägeln zweimal pro Woche aufgetragen werden. Eine Ablösung des Nagels vor Behandlungsbe ginn ist nicht notwendig. Vor dem ersten Auftragen des Lacks werden die befallenen Nagelpartien mit einer Feile mechanisch entfernt. Selbstverständlich muss auch diese Behandlung so lange durchgeführt werden, bis der Nagel gesund nachgewachsen ist.

Bei der Behandlung des Nagelpilzes ist die Mitbehandlung der Zehenzwischenräume und der Fussohle wichtig, damit sie als „Erreger-Reservoir" ausgeschaltet werden. Parallel zur Behandlung des Nagelpilzes soll auch eine Desinfektion des Schuhwerkes und der Strümpfe erfolgen (siehe unten).

Der Fingernagel braucht, um vom Nagelhäutchen bis nach vorne vollständig herauszuwachsen, ungefähr sechs, maximal acht Monate. Der Zehennagel braucht dazu nahezu die doppelte Zeit.

Schuhdesinfektion

Die Schuhe werden in einen Plastiksack gepackt. In diesen Sack wird ein grosser Wattebausch gelegt, der mit 100ml 10 %-iger Formaldehydlösung getränkt ist. Der Sack wird luftdicht verschlossen und in einem dunklen Raum (Garage, Keller, Schuppen) über 24 Stunden aufbewahrt. Danach sind die Schuhe durch die Formaldehyddämpfe vollständig desinfiziert.

Achtung: Direkter Hautkontakt mit Formaldehyd ist zu vermeiden. Nach der Desinfektion sollen die Schuhe mindestens 24 Stunden, besser über drei Tage gut durchgelüftet werden. Formaldehyddämpfe sollen auch nicht eingeatmet werden. Man kann auch zu den im Handel erhältlichen Schuhdesinfektions-Sprays greifen.

Wichtig

Das Nagelwachstum lässt sich durch Ernährung kaum beeinflussen! Weder gibt es eine spezielle, das Nagelwachstum fördernde Ernährung, noch sind „unschöne" Nägel in ungesunder Ernährung begründet. Ob die Ergänzung der Nahrung mit Gelatine und Vitamin H (Biotin) auf das Nagelwachstum förderlich wirkt ist nicht erwiesen.

Auch Medikamente haben kaum einen Einfluss auf die Nägel. Allerdings können einige Medikamente durch Einlagerungen von Farbstoffen die Nägel verändern. Aber Medikamente, die das Nagelwachstum direkt fördern, sind nicht bekannt.

Überreicht durch

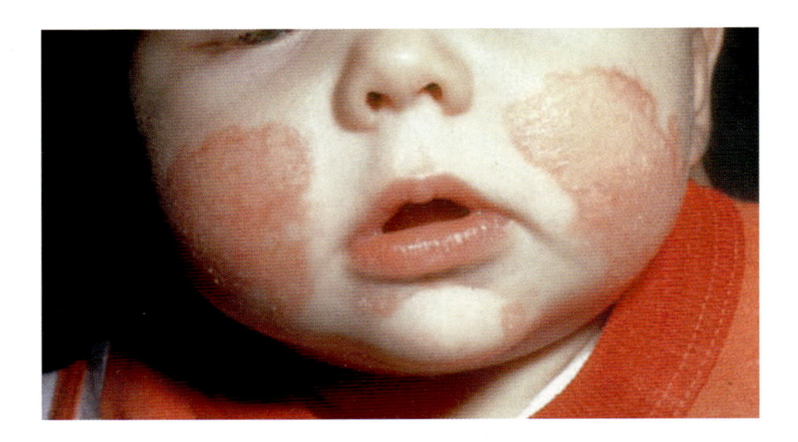

Neurodermitis ist eine Hauterkrankung mit Ekzemen, die vor allem bei Säuglingen und Kleinkindern auftritt. Ursache ist eine angeborene Überempfindlichkeit der Haut. Die Schutzfunktion der Haut ist beeinträchtigt und die Immunabwehr gestört, was zu den typischen Ekzemen führt. Die oft vermuteten Allergien spielen nur eine untergeordnete Rolle. Die Therapie besteht hauptsächlich aus einer konsequenten Hautpflege mit fettenden Produkten und der gelegentlichen Anwendung entzündungshemmender Salben (Kortison oder Calcineurininhibitoren) bei starken Schüben. Langfristig ist die Prognose bei fast allen Kindern sehr gut.

Definition

Neurodermitis ist eine Hauterkrankung, die durch schubweise oder dauernd auftretende, stark juckende Hautentzündungen (Ekzeme) gekennzeichnet ist. Neurodermitis wird auch als endogenes Ekzem, atopisches Ekzem, atopische Dermatitis oder Säuglingsekzem bezeichnet. Die Krankheit tritt in Industrieländern bei 20 % aller Kinder und bei 1 bis 3 % aller Erwachsenen auf. Der Schweregrad kann von leichten, vorübergehenden Ekzemen bis zu großflächigen, schweren Ekzemen mit starkem Juckreiz und Hautverletzungen reichen. In 60 % aller Fälle treten die ersten Symptome im Säuglingsalter auf, bei weiteren 25 % bis zum sechsten Geburtstag. Bei vielen Kindern gehen die Symptome im Laufe der Kindheit zurück oder verschwinden vollständig. Einige Patienten leiden aber bis ins Erwachsenenalter, und in schweren Fällen kann die Lebensqualität massiv beeinträchtigt sein. Folgen wie Schlafstörungen, Ängste, vermindertes Selbstvertrauen und soziale Ausgrenzung kommen dann oft vor.

Ursachen

Die Ursachen der Neurodermitis sind sehr komplex und noch immer nicht in allen Details verstanden. Sicher handelt es sich aber um das Zusammenspiel zweier angeborener Faktoren. Erstens einer **verminderten Barrierefunktion** der Haut und zweitens einer leicht **gestörten Immunabwehr** (sog. Deregulation der T-Zellen).

Die verminderte Hautbarriere zeigt sich durch eine reduzierte Schutzfunktion. Die Haut ist trockener, brüchiger, empfindlicher gegenüber allen Reizen von außen (z. B. Sonne, Kälte, Wolle, Wasser, Bakterien usw.). Die Haut kann sich also nicht so gut gegen die Umwelt schützen, was auch zum vermehrten Eindringen von Allergenen und anderen Substanzen in die Haut führt.

Die Fehlregulation der Immunabwehr äußert sich mit einer übermäßigen Entzündungsreaktion in der Haut bei Reizen von außen. Die gleiche Störung findet man auch bei anderen Krankheiten wie Heuschnupfen oder Asthma. Diese drei Krankheiten (Neurodermitis, Heuschnupfen und Asthma) sind auch eng miteinander verwandt und treten oft beim gleichen Patienten auf. Man spricht von atopischen Erkrankungen resp. Atopie.

Die Atopie ist die Veranlagung zur Fehlregulation des Immunsystems. Diese Veranlagung ist angeboren. Ob sich beim einzelnen Patienten aber wirklich eine atopische Erkrankung entwickelt, und wenn ja, welche und in welchem Schweregrad, ist nicht vorhersehbar. Es ist nicht klar, warum diese Erkrankungen in den letzten Jahrzehnten deutlich zunahmen. Verschiedene Hypothesen wie verbesserte Hygiene (und damit Unterforderung unseres Immunsystems), veränderte Essgewohnheiten oder zunehmende Umweltverschmutzung werden diskutiert.

Diagnose

Die Diagnose ist für den erfahrenen Arzt meist einfach. Charakteristische Merkmale sind trockene, entzündete Hautstellen, Befall von Gesicht und Streckseiten der Arme und Beine beim Kleinkind, chronische, verdickte Ekzeme der Ellenbeugen und Kniekehlen bei älteren Patienten. Daneben gibt es viele feine Zeichen wie doppelte Lidfalte usw.

Einflüsse

Die Neurodermitis ist eine Erkrankung, die grundsätzlich „von innen" kommt. Wie oben beschrieben, ist es die Kombination von angeborenen Faktoren, die entscheidend ist. Trotzdem können äußere Reize eine Rolle spielen. So sind alle Faktoren, die die Haut austrocknen, ungünstig. Dies können Putz- und Desinfektionsmittel, Dusch- und Waschmittel oder häufige Schwimmbadbesuche sein. Auch die Jahreszeit spielt eine Rolle. Im Frühling und Herbst sind die Symptome meist stärker ausgeprägt. Gelegentlich spielen auch Allergien eine Rolle. So sind bei Säuglingen mit schwerer Neurodermitis manchmal Nahrungsmittelallergien (hauptsächlich auf Kuhmilch oder Ei) nachweisbar. Aber Achtung: Die Mehrzahl der Neurodermitiker leidet nicht an Allergien, auch wenn dies mittels Bioresonanz, Handauflegen, Irisdiagnostik usw. „festgestellt" wird.

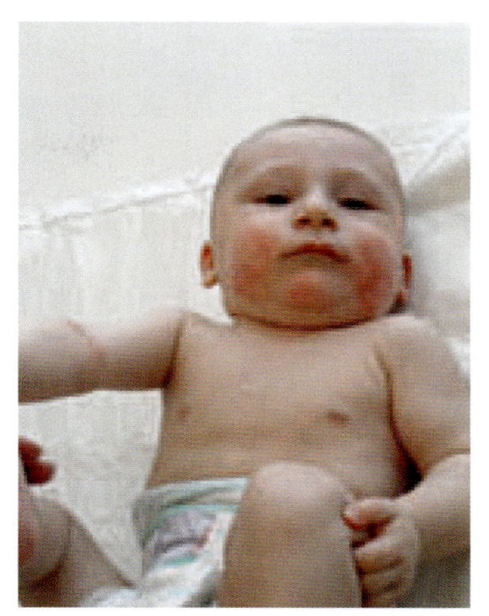

Typischer Befall von Gesicht und Armen

Keine Einflüsse

Keinen Einfluss haben die Routineimpfungen im ersten Lebensjahr. Immer wieder wird behauptet, Impfungen seien für die Zunahme von Neurodermitis in den letzten Jahrzehnten verantwortlich. Dies kommt daher, dass eine Neurodermitis oft in den ersten Lebensmonaten, also nach den ersten Impfungen auftritt. Nur ist dies bei ungeimpften Kindern nicht anders. Es gibt sogar klare Studien, die zeigen, dass geimpfte Kinder nicht häufiger an Neurodermitis (und auch nicht an anderen atopischen Erkrankungen) leiden.

Therapie

Basierend auf den Ursachen der Neurodermitis steht die Therapie auf zwei Pfeilern. Erstens einer Stärkung der Hautbarriere durch eine konsequente Hautpflege und zweitens der Entzündungsbekämpfung mit Medikamenten.

1. Hautpflege

Die gute Hautpflege vermindert die Austrocknung der Haut und damit deren Empfindlichkeit gegenüber verschiedenen Reizen. Dazu gehören hauptsächlich die Vermeidung von heißem Wasser, die Verwendung von milden Reinigungsmitteln und die regelmäßige Anwendung von rückfettenden Hautprodukten.

Wasser

Auch Neurodermitiker dürfen täglich duschen oder sogar baden. Allerdings nicht mit heißem Wasser (also < 37 °C) und nicht länger als zehn Minuten. Nach dem Wasserkontakt soll die Haut gut getrocknet und innerhalb von Minuten wieder eingecremt werden. Ideal sind auch Ölzusätze für die Badewanne.

Hautreinigung

Seife oder Duschmittel sollen nicht verwendet werden. Besser sind synthetische Waschlotionen (sog. Syndets) mit einem pH-Wert zwischen 5 und 7) oder Hautwaschöle.

Rückfettung

Die trockene Haut muss immer wieder gefettet werden. Dazu existiert eine Unmenge von Produkten, die alle ihre Vor- und Nachteile haben. Außerdem sind nicht für jeden Patienten die gleichen Produkte optimal. Probieren geht über Studieren – es lohnt sich!

Grundsätzlich wird unterschieden zwischen Salben (sehr fettig), Cremes (mittel) und Lotionen (dünnflüssig). Je fettiger, desto besser ist der Effekt. Allerdings ist das Auftragen mühsamer und die Haut wird sichtbar fettig, was kosmetisch störend sein kann. Je nach Zustand der Haut muss das optimale Produkt gewählt werden.

2. Entzündungsbekämpfung

Weil bei Neurodermitikern die Immunabwehr der Haut zu einer übermäßigen Entzündungsreaktion neigt, ist eine entsprechende Behandlung nötig und sinnvoll. Ohne diese Maßnahmen kommt es nur zu einer weiteren Verminderung der Hautbarriere und damit zu neuen Reizen und einer Verschlimmerung. Wenn die Haut also entzündet ist (Rötung, Schwellung, Verdickung, Kratzspuren, nässend), sind entzündungshemmende Cremes indiziert. Dabei unterscheidet man zwischen Kortisonpräparaten und Calcineurininhibitoren.

Kortison

Kortison ist ein körpereigenes Hormon, das eine wichtige Rolle in der Entzündungsregulation spielt. Deshalb kann es auch sehr gut zur Entzündungsregulation in der Haut eingesetzt werden. Bei kurzzeitiger, gezielter Anwendung sind keine Nebenwirkungen zu erwarten. Nur wenn kortisonhaltige Salben zu lange, zu oft oder an den falschen Körperstellen (Gesicht) aufgetragen werden, kann die Haut geschädigt werden. Sie wird dann dünner, bildet Streifen, ist leicht verletzbar und zeigt eine verzögerte Wundheilung.

Die Kortisonpräparate werden in vier Stärkegrade eingeteilt und stehen in verschiedenen Formen (Salben, Cremes, Schaum usw.) zur Verfügung. Besprechen Sie die genaue Anwendung mit Ihrem Arzt und halten Sie sich an seine Anweisungen. Weitere Informationen zu Kortisonprodukten finden Sie im Infoblatt „Kortison".

Calcineurininhibitoren

Dabei handelt es sich um eine neue Gruppe von entzündungshemmenden Medikamenten, die kortisonfrei sind. Aktuell gibt es zwei Produkte auf dem Markt (Protopic und Elidel), die in Europa offiziell ab dem Alter von zwei Jahren zugelassen sind. Diese Medikamente wirken hervorragend und können auch im Gesicht angewandt werden. Bei Beginn einer Behandlung kann ein Brennen auftreten.

Allerdings sind noch keine Langzeiterfahrungen vorhanden, und die Verwendung sollte deshalb zurückhaltend und nur nach ungenügendem Ansprechen auf Kortisonprodukte erfolgen. Manchmal kann ein Abwechseln zwischen Kortison und Calcineurininhibitoren sinnvoll sein. Besprechend Sie die genaue Anwendung mit Ihrem Arzt. Nebenbei erwähnt, sind diese Medikamente auch sehr teuer.

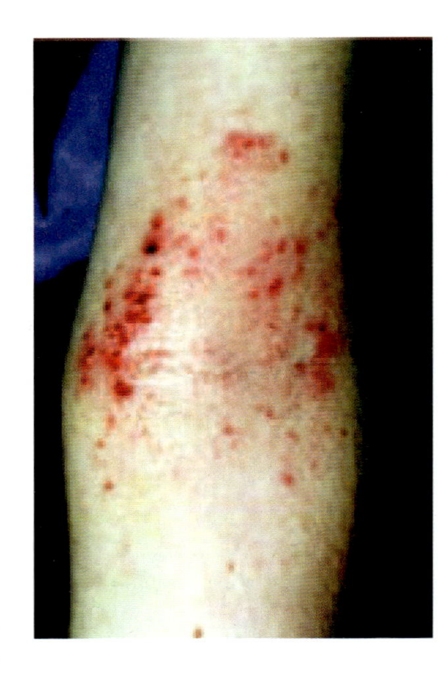

3. Zusatzmaßnahmen

Antibiotika

Auf der verletzten Haut von Neurodermitikern siedeln sich oft Bakterien an, was zusätzlich zu Infektionen führt. Dabei entstehen oft goldgelbe Krusten oder nässende Hautläsionen. In diesen Fällen muss eine Therapie mit Antibiotika (Salben) erfolgen.

Juckreizbehandlung

Zur Behandlung des Juckreizes können Antihistaminika eingesetzt werden. Die älteren Produkte dieser Familie wirken auch etwas beruhigend (z. B. Fenistil , resp, Feniallerg Tropfen) und eignen sich deshalb besonders gut abends und bei kleinen Kindern.

Bewährt hat sich auch seidene Unterwäsche (Dermasilk). Bei kleinen Kindern können vor allem nachts Baumwollhandschuhe das ständige Kratzen verhindern.

Waschmittel

Sie müssen kein spezielles Waschmittel verwenden. Achten Sie jedoch auf ein gründliches, vielleicht doppeltes Ausspülen, und verzichten Sie auf Weichspüler.

Allergien

Wie schon erwähnt, sind Allergien eher die Ausnahme als die Regel. Trotzdem wird Ihr Arzt bei schwerer Neurodermitis danach suchen. Wenn zum Beispiel bei einem Säugling tatsächlich eine Kuhmilchallergie nachweisbar ist, dann ist eine strikte kuhmilchfreie Diät indiziert. Dazu braucht es eine Spezialnahrung, die sehr teuer ist. Eine so genannt hypoallergene Milch (HA-Milch) nützt in diesen Situationen nichts. Die kuhmilchfreie Diät soll allerdings nur für eine gewisse Zeit durchgeführt werden, da die Kuhmilchallergie fast immer wieder verschwindet!!!

Ausdrücklich warnen muss man vor unkontrollierten, übertriebenen und vor allem unnötigen Diäten. Immer wieder müssen Kinder und stillende Mütter Diäten einhalten, weil mit Bioresonanz oder einer anderen Methode angeblich eine Allergie nachgewiesen wurde, die einer seriösen Prüfung nicht standhält. Oft hört man auch das Argument: „Wenn es nichts nützt, dann schadet es wenigstens nicht." Dies ist leider nicht wahr. Kinder und stillende Mütter sind auf eine ausgeglichene, kalzium- und proteinreiche Ernährung angewiesen, und wenn ihnen diese vorenthalten wird, kann dies sehr wohl schädlich sein. Deshalb gilt grundsätzlich: Genau wie bei der Anwendung einer Kortisonsalbe muss bei jeder Therapie eine genaue Abwägung von Vor- und Nachteilen erfolgen.

Anderes

Aufenthalte am Meer oder in den Bergen können eine Verbesserung bringen. Auch psychische Faktoren können eine Rolle spielen und entspannende Therapien (z. B. Yoga, autogenes Training) können einen positiven Effekt haben.

Natürlich wird auch eine breite Palette von komplementären Behandlungsmethoden angeboten, wobei sich keine Methode eindeutig durchgesetzt hat.

Komplikationen

Neben den schon beschriebenen Folgen der Neurodermitis (Schlafstörungen, vermindertes Selbstwertgefühl usw.) können auch akute Komplikationen auftreten, vor allem Infektionen der geschwächten Haut. So treten gehäuft bakterielle Infektionen auf, die einer Antibiotikatherapie bedürfen. Gefürchtet sind auch virale Hautinfektionen. So kann eine Herpesinfektion (Fieberbläschen) eine schwere, allgemeine Hautinfektion verursachen (Ekzema herpeticatum). Auch die normalen Windpocken („wilde Blattern“) können sehr schwer verlaufen. Deshalb wird bei Kindern mit Neurodermitis eine Schutzimpfung gegen Windpocken empfohlen. Sprechen Sie Ihren Arzt darauf an.

Prognose

Der Verlauf einer Neurodermitis kann nicht sicher vorausgesagt werden. Es gibt Patienten, die bis ins Erwachsenenalter an der Krankheit leiden. Die Regel ist dies aber nicht. Am häufigsten ist der Krankheitsbeginn im Säuglingsalter, aber schon im zweiten Lebensjahr gehen die Symptome deutlich zurück. Dafür treten im Kleinkindalter oft ein Asthma und/oder ein Heuschnupfen auf. Diese Entwicklung nennt man auch den „allergischen Marsch“. Eine „empfindliche“ Haut bleibt zwar immer bestehen, aber mit entsprechender Hautpflege sind die meisten Kinder kaum mehr beeinträchtigt. Dass übermäßige Hautreize vermieden werden sollten, versteht sich von selbst. Dies kann bei der Berufswahl eine Rolle spielen. Besprechen Sie dies mit Ihrem Arzt.

Da die Neurodermitis jedoch zu den atopischen Krankheiten gehört, muss mit der Entwicklung eines Heuschnupfens oder Asthmas gerechnet werden.

Wichtiges

Als Eltern eines Babys mit Neurodermitis ist man oft der Verzweiflung nahe. Immer wieder stellt man sich die Fragen: „Warum?“ „Was haben wir falsch gemacht?“ „Welches sind die Auslöser?“ Zweifeln Sie nicht an sich und Ihrem Kind, und suchen Sie nicht nach der Wunderheilung, auch wenn es viele Leute gibt, die Ihnen eine solche präsentieren wollen. Wunder gibt es nur in Erzählungen, selbst erlebt man sie nie. Vielmehr hilft eine konsequente Therapie in vielen kleinen Schritten, viel Geduld und die Gewissheit, dass die Zeit eine Besserung bringen wird. Sehr hilfreich können auch der Erfahrungsaustausch in Selbsthilfegruppen sowie Patienten- resp. Elternschulungen sein. Fragen Sie dazu Ihren Arzt.

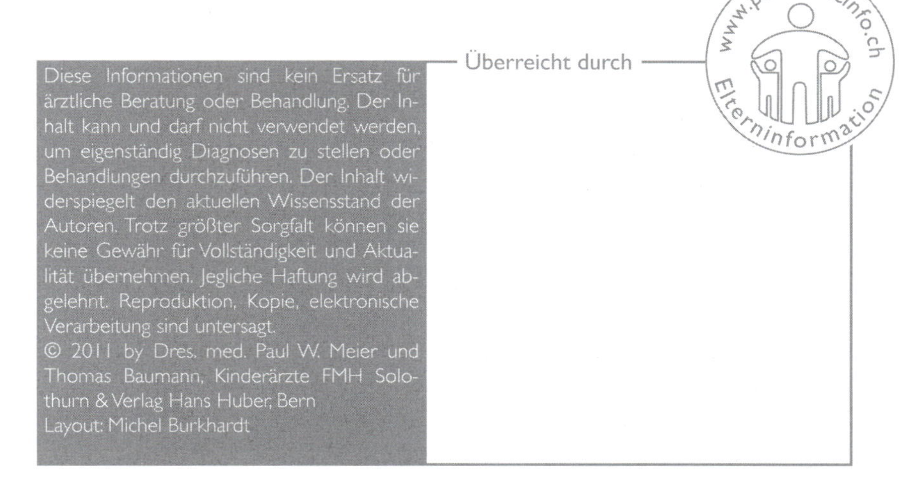

Pityriasis alba

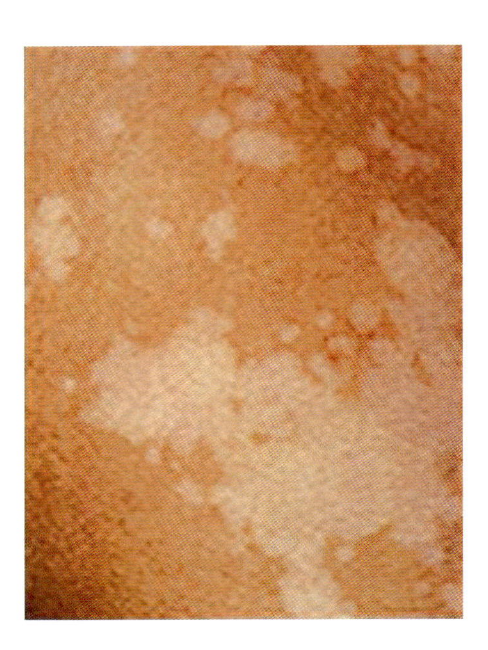

Die Pityriasis alba ist eine häufige, harmlose Hauterkrankung, die vor allem Kinder und Jugendliche befällt. Da sich die „Flecken" häufig im Gesicht befinden und kosmetisch stören, wird meist viel Wirkungsloses unternommen. Die Hautstörung verschwindet aber auch ohne Behandlung – oft genauso unbemerkt, wie sie gekommen ist. Die Prognose ist bestens, die Krankheit völlig harmlos!

Definition

Die Pityriasis ist eine harmlose, selbstheilende Hautstörung, die Kinder und Jugendliche (drei bis 16 Jahre, 90 % < 12 Jahre) und nur sehr selten Erwachsene befällt. Zuerst sieht man eine rötliche, runde bis ovale 1 bis 4 cm Durchmesser große Verfärbung, die dann leicht schuppt, um dann schließlich eine helle Stelle zu hinterlassen. Symptome wie Juckreiz oder Schmerzen sind in der Regel nicht vorhanden. Die Flecken sind schlecht abgrenzbar und nicht aufstehend, flach in der Haut. Vor allem das Gesicht, die Streckseiten der Oberarme, der Nacken und die Schultern sind betroffen. Die nach Abheilung zurückbleibenden weniger pigmentierten Hautstellen (Hypopigmentierungen) sind oft kosmetisch störend. Der Verlauf der Krankheit kann von einem Monat bis zu mehreren Jahren dauern, meist jedoch dauert die Hautstörung etwa ein Jahr. Die Pityriasis alba ist völlig harmlos und heilt von selbst ab. Manchmal kommt sie bei anderen Hauterkrankungen, wie der Neurodermitis (siehe Infoblatt „Neurodermitis") häufiger vor. Es gibt keine jahreszeitliche Häufung, im Winter gibt es jedoch öfter Schuppungen, im Sommer sieht man die hellen Stellen wegen der Sonnenbräune besser. Man kann davon ausgehen, dass etwa jedes dritte Kind davon befallen wird, Jungen häufiger als Mädchen, die Hautfarbe spielt keine Rolle. Die hellen Stellen sind aber bei dunkelhäutigen besser sichtbar.

Ursache

Die Ursache der Erkrankung ist unbekannt. Vielleicht ist ein Stoffwechselprodukt des Erregers Phytosporum ovale verantwortlich. Das Stoffwechselprodukt, die Azelainsäure, hemmt die Bildung von dem Hautpigment Melanin und könnte damit die Abbleichung der Haut erklären. Die „Krankheit" ist nicht ansteckend!

Woran müssen Sie auch denken?

Auch andere Hauterkrankungen können Hypopigmentierungen verursachen. Zum Beispiel Ekzeme (Neurodermitis), die schon erwähnt wurden, aber auch Pilzbefall (Tina vesicolor), Schuppenflechte, Zustand nach Hautentzündungen, Narben und eine Vitiligo müssen ausgeschlossen werden. Alle diese differenzialdiagnostisch in Frage kommenden Störungen können klinisch ohne weitere Laboruntersuchungen meist zuverlässig ausgeschlossen werden. Fragen Sie Ihren Arzt.

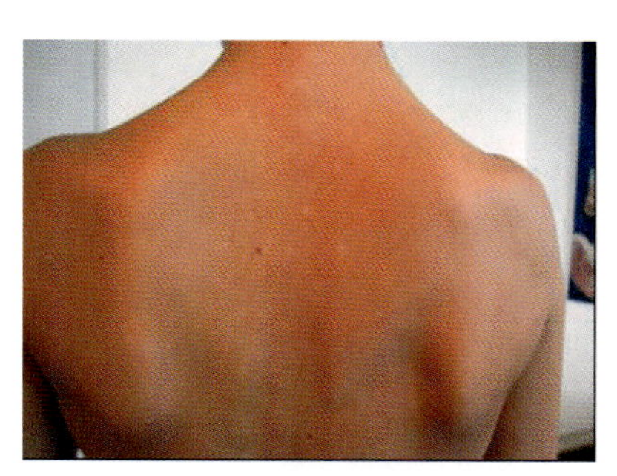

Differenzialdiagnose: Tinea versicolor!

Behandlung

Neben einer gründlichen Hautpflege mir rückfettenden Cremes und Lotionen ohne Wirkstoffe und Sonnenschutzmittel, um die Hypopigmentierungen weniger sichtbar werden zu lassen, sind keine speziellen Behandlungen nötig, sinnvoll oder angezeigt. Nur, wenn der sehr selten vorkommende Juckreiz stört, kann eine schwache Hydrocortisoncreme oder 0,1 %ige Tacrolimus-Lösung (Protopic) eingesetzt werden.

Vorbeugung

Sonnenschutz (Hüte, Cremes usw.) ist auch aus anderen Gründen sinnvoll.

Wichtig

Die Pitryriasis ist eine harmlose, selbstheilende und nicht ansteckende Hautstörung, die in der Regel keine Behandlung erfordert und folgenlos abheilt! Nur etwas Geduld brauchen Sie schon, Sie oder Ihr Kind oder beide!

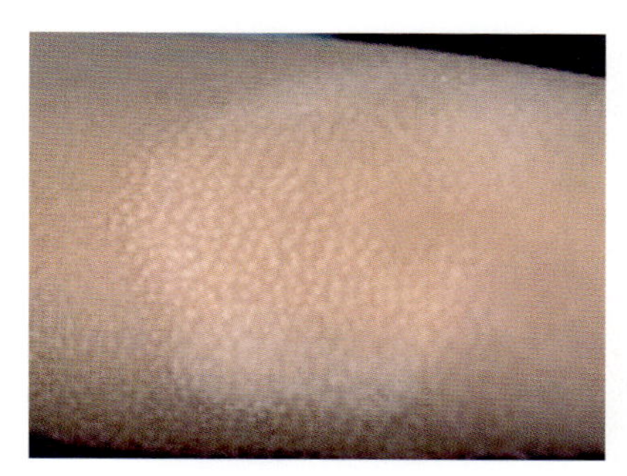

Die Ptyriasis ist unscharf begrenzt!

Überreicht durch

Pityriasis rosea

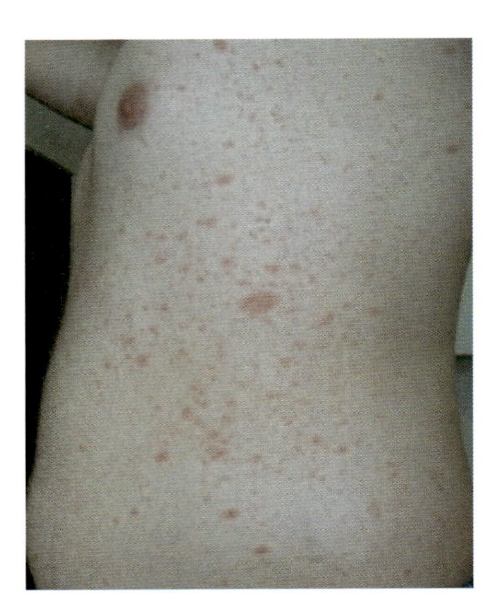

Die Pityriasis rosea (Schuppenrose) ist eine häufige Hautkrankheit, die sich durch meist auf den Rumpf beschränkte Flecken äußert. Als Ursache wird ein Virus angenommen, was allerdings bisher noch nicht bewiesen werden konnte. Besonders ansteckend scheint die Krankheit aber nicht zu sein. Meist erkranken Kinder und Jugendliche, die älter als zehn Jahre sind. Diese Hautkrankheit kommt im Frühjahr und Herbst öfter vor und heilt von selbst ab – allerdings erst nach etlichen Wochen. Die Pityriasis rosea ist nicht behandelbar; wichtig sind aber ergänzende Maßnahmen wie sorgfältige Hautpflege. Man kann nur einmal im Leben an Schuppenrose erkranken.

Definition

Die Ursachen sind noch unbekannt. Angenommen wird ein Virus, da Menschen, die einmal an Schuppenrose erkrankt sind, in der weiteren Folge immun dagegen sind. Möglich ist auch, dass es sich um ein Reaktionsmuster auf verschiedene Erreger handelt. Es werden in der Fachliteratur auch kleine Epidemien beschrieben.

Eine Vorbeugung ist nicht möglich, solange der Erreger nicht feststeht.

Symptome

Die Schuppenrose beginnt meist nach einer gewöhnlichen Erkältung mit geschwollenen Lymphknoten, Halsschmerzen usw. Zuerst präsentiert sich ein kreisrunder bis ovaler, rötlicher Hautfleck am oberen Rumpf (Mutterfleck, Tache mère). Typischerweise schuppt sich dieser Fleck am Rand, was eine entfernte Ähnlichkeit mit einer Halskrause hat, und deshalb „Collerette" genannt wird. Innerhalb der nächsten ein bis zwei Wochen erscheinen jeden Tag mehrere solcher, aber kleinerer, hellroter, leicht erhabener Herde, die Juckreiz verursachen und eine eher ovale Form haben. Sie treten typischerweise da auf, wo die Haut vor Sonne geschützt ist, sowie entlang der Hautlinien am Stamm und den Extremitäten. Ein Befall des Gesichtes oder der Mundschleimhaut (Petechien) ist selten. Die Hautentzündungen werden schlimmer, sobald der Betroffene schwitzt oder ausgiebig badet: Die Entzündungsstellen vermehren sich, schwellen an und nässen, der Juckreiz wird stärker. Nach sechs bis zwölf Wochen heilen die Herde folgenlos ab.

Diagnose

Die Diagnose stellt der Kinderarzt nach eingehender Untersuchung der Haut. Zusammen mit dem typischen Verlauf ist die Diagnose einfach. Laboruntersuchungen sind nicht nötig.

Behandlung

Eine Behandlung ist in der Regel nicht nötig. Eventuell sind gegen den Juckreiz Antihistaminika (z. B. Fenistil Tropfen) angezeigt. Kortisonpräparate haben keine Wirkung und sollten deshalb nicht aufgetragen werden! Bei ausgedehnten und hartnäckigen Fällen kann eine Behandlung mit Antibiotika für zwei bis drei Wochen angezeigt sein (Erythromycin).

Ergänzende Maßnahmen

Solange die Hautentzündungen bestehen, ist es wichtig, alles zu meiden, was die Haut reizen kann: Lange und heiße Bäder, Saunabesuche, körperlich anstrengende und schweißtreibende Arbeiten, Sport, aber auch enge Kleidung können die Krankheit verschlimmern. Die Haut sollte nach der Reinigung sorgfältig mit einer fettenden Feuchtigkeitscreme eingecremt werden.

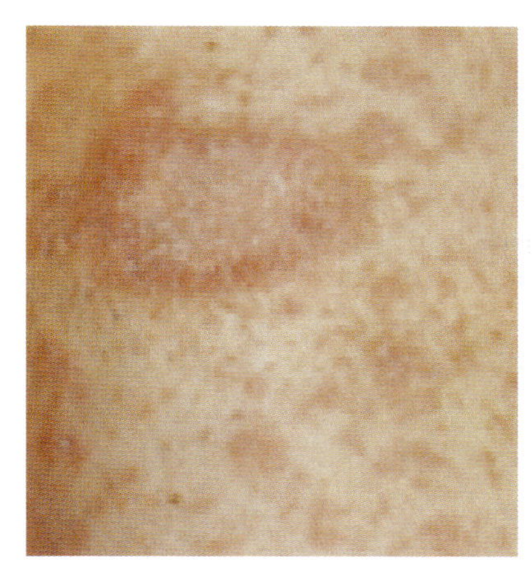

Mutterläsion

Wichtig

Die Pityriasis ist harmlos und geht auch ohne Behandlung fast immer ohne jegliche Spätwirkung vorbei.

Gute Besserung und haben Sie Geduld!

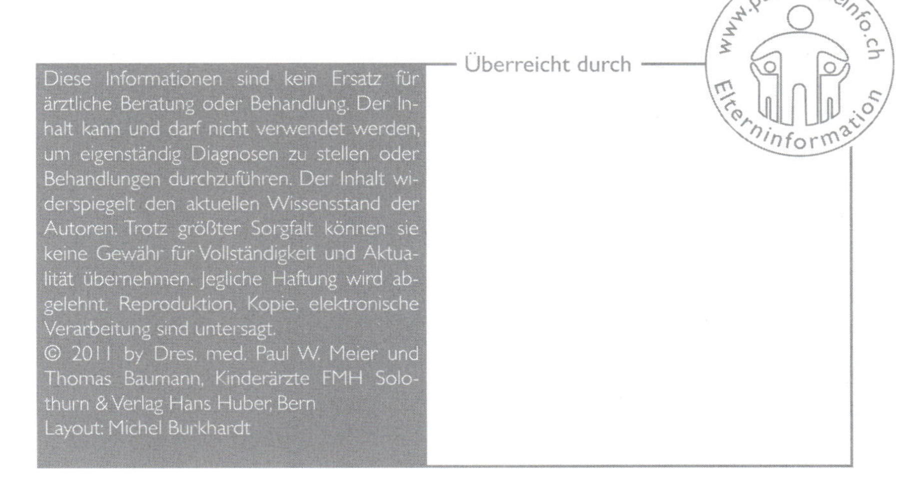

Sandkastendermatitis

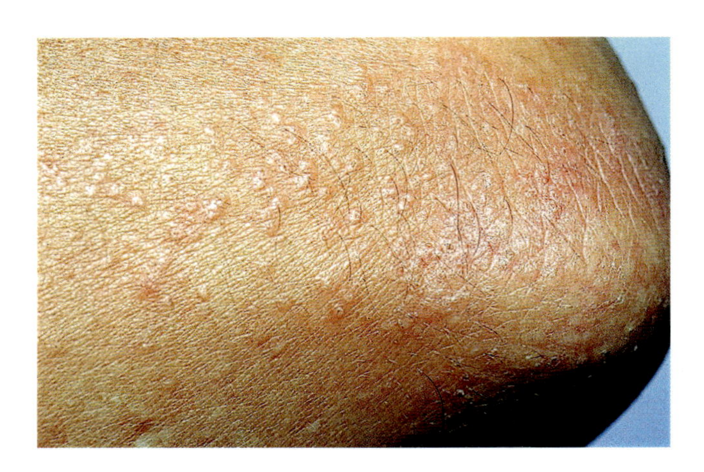

Weiße und hautfarbene Papeln an Ellenbogen und Handrücken bei Kindern sind häufig. Manchmal jucken sie. Nur selten wird die Diagnose richtig gestellt. Die Sandkastendermatitis hat ihren Namen, weil Kinder, die gerne draußen spielen, besonders betroffen sind. Sie heißt auch friktionale lichenoide Dermatitis. Die Krankheit ist eher ein kosmetisches Problem und in der Regel mit Geduld selbstheilend. Die Prognose ist gut.

Definition

Betroffen sind vorzugsweise durch Kleidung unbedeckte Hautstellen wie die Ellenbogen, Knie, Handrücken, manchmal die Streckseiten der Unterarme und die Wangen. Es zeigen sich meist dicht stehende, 1 bis 3 mm große, hautfarbene bis bräunlich-rote, nicht schuppende, lichenoide (lichenoid = flache glänzende, hautfarbene, bräunliche oder livide) Papeln (Papel = von Lat.: papula „Bläschen") oder Knötchen. Gelegentlich besteht leichter, selten starker Juckreiz. Dann finden sich meist auch aufgekratzte und verkrustete Läsionen.

Epidemiologie

Jungen sind häufiger betroffen als Mädchen; der Altersgipfel liegt zwischen dem vierten und zwölften Lebensjahr. Es wurde eine saisonale Häufung im Frühjahr und Sommer beobachtet, oft mit jährlichen Rezidiven, die ein bis vier Monate andauern.

Ursache

Die Ursache ist unbekannt. Das Spielen im Sandkasten (daher der Name) soll die Hauterscheinung provozieren. Auch Gras oder Kontakt mit anderen rauen Oberflächen soll die Erscheinung auslösen können. Reibung und Irritation sind wahrscheinlich nur weitere Kofaktoren, die bei veranlagten Kinder die Papelbildung auslösen. Bei einem Teil der Kinder mit der Sandkastendermatitis (bis zu 60%) bestehen andere Probleme aus dem Bereich der allergischen (atopischen) Erkrankungen wie Neurodermitis.

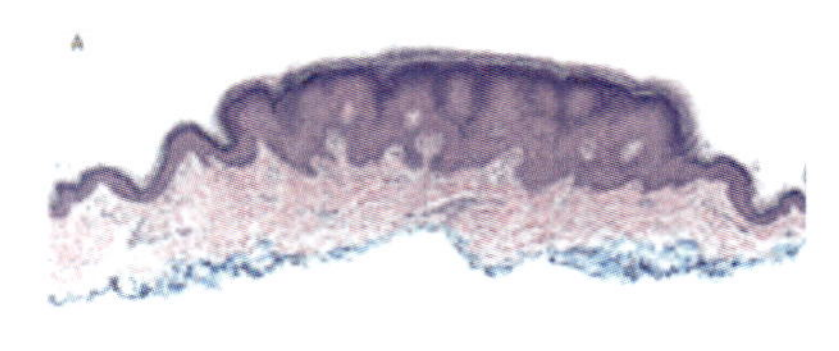

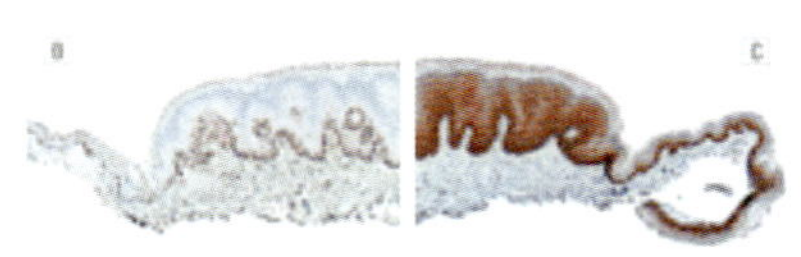

Hautquerschnitte bei der Sandkastendermatitis.

Verlauf

Die Hautkrankheit kann mehrere Wochen bis Monate bestehen und manchmal auch wiederkehrend auftreten.

Therapie

Die beste Behandlung, falls durchführbar, ist die Vorbeugung: Jede Form der Hautirritation an den betroffenen Stellen ist zu vermeiden. Eine Behandlung ist nur dann nötig, falls ein starker Juckreiz vorhanden ist oder die Papeln kosmetisch besonders störend sind. Eingesetzt werden harnstoffhaltige Cremes oder Lotionen (Excipial-U-Lipolotio). Harnstoff (=Urea) unterstützt die Haut in ihrer Fähigkeit, Wasser zu speichern. Durch harnstoffhaltige Cremes und Salben wird der Feuchtigkeitsmangel ausgeglichen, und die Haut kann wieder besser Wasser speichern, wird elastischer und widerstandsfähiger. Außerdem lindert der Wirkstoff den Juckreiz und löst Hautschuppen ab. Pflegende Substanzen können besser eindringen und den Zustand der Haut zusätzlich verbessern.
Helles sulfoniertes Schieferöl wird zur Behandlung von chronisch bestehenden Hautveränderungen eingesetzt. Es wirkt entzündungshemmend und juckreizstillend.

Auch eine kurzzeitige Anwendung topischer Steroide (z. B. Prednitop) kommt in Betracht; die prompte Abheilung bleibt jedoch häufig aus. Meist klingen die Papeln langsam von selbst ab; Rückfälle sind jedoch häufig.

Differenzialdiagnose

Unter Umständen hat Ihr Kind eine Allergie bzw. die Veranlagung dazu, dies sollten Sie weiter abklären. Sonst ähnelt die Hauterscheinung auch dem Giannotti-Crosti-Syndrom, dem Lichen nitidus oder der papulösen Form eines atopischen Ekzems. Auch eine Pityriasis rubra pilaris oder plane juvenile Warzen oder Mollusken kommen in Frage (siehe spezielle Infoblätter).

Prognose

Die Sandkastendermatitis ist zwar hartnäckig, aber harmlos und hat eine sehr gute Prognose.

Überreicht durch

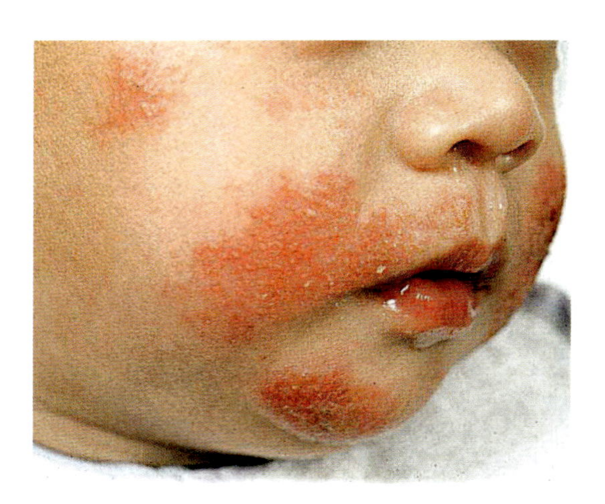

Unter der seborrhoischen Säuglingsdermatitis versteht man häufige, harmlose Hautveränderungen, die in den ersten Lebenswochen auftreten können und spätestens mit zwölf Monaten – oft ohne Therapie – wieder folgenlos ausgeheilt sind. Es kommt in den talgdrüsenreichen Arealen des Körpers (s. u.) zu rötlichen, schuppenden Hautläsionen. Die genaue Ursache ist bis heute unklar.

Definition

Bei der seborrhoischen (lat. sebum = Talg und griech. rheo = fließen) Dermatitis handelt es sich um eine Hautveränderung im Bereich der talgdrüsenreichen Areale des Körpers, also vor allem des behaarten Kopfes, des Gesichts und des Brustkorbs. Eine genaue Ursache ist bis heute nicht bekannt.

Man unterscheidet eine seborrhoische Dermatitis des Säuglings (auch genannt seborrhoisches Säuglingsekzem) von einer seborrhoischen Adoleszenten-Dermatitis. Erstere tritt in der Regel zwischen der zweiten und zehnten Lebenswoche auf und ist meist im Alter von zwölf Monaten wieder abgeheilt.

Beide Formen manifestieren sich durch gerötete, schuppende Hautareale.

Ursache

Die Ursache dieser Hautveränderungen ist noch immer Gegenstand der Forschung. Aufgrund ihrer Lokalisation werden Funktionsstörungen der Talgdrüsen diskutiert. Studien haben zudem einen Zusammenhang mit Malassezia furfur (früher Pityrosporum ovale), einem Hefepilz, der gewöhnlich auf der Haut zu finden ist, gezeigt. Untermauert wird dies durch die Tatsache, dass die seborrhoische Dermatitis in vielen Fällen mit pilzabtötenden Medikamenten (wie z. B. Ketokonazol) erfolgreich therapiert werden kann.

Manche Autoren sehen in der seborrhoischen Säuglingsdermatitis eine Frühform des atopischen Ekzems (Neurodermitis). Dies ist allerdings bis heute nicht bewiesen, sondern eher umstritten.

Wie die Akne beim Adoleszenten kann auch die seborrhoische Säuglingsdermatitis durch die Ernährung weder beeinflusst noch ausgelöst werden.

Symptome

Erste Hautveränderungen zeigen sich bei den Säuglingen meist am Kopf und im Windelbereich. Im Gesicht sind vor allem die Wangen und die Schläfenregion betroffen, am restlichen Körper die sogenannten intertriginösen Areale (Achseln, Halsfalten, hinter dem Ohr), der obere Bereich des Brustkorbs sowie der Nabel. Die Stellen sind lachsrote, scharf begrenzte und zum Teil erhabene, als raue Flächen tastbare Flecken. Diese zeigen eine teilweise mehr, teilweise minder ausgeprägte Schuppung und können nicht selten den Hautveränderungen einer Psoriasis-Erkrankung täuschend ähnlich sehen.

In einigen Fällen ist auch eine Unterscheidung von der atopischen Dermatitis (Neurodermitis) nicht einfach. Im Gegensatz zur seborrhoischen Säuglingsdermatitis beginnt die atopische Dermatitis allerdings kaum vor der sechsten Lebenswoche und präsentiert sich dann meist mit starkem Juckreiz. Dies ist bei der seborrhoischen Säuglingsdermatitis nur selten und weniger ausgeprägt der Fall.

Komplikationen

Die seborrhoische Säuglingsdermatitis weist insgesamt eine günstige Prognose auf (s. u.) und zeigt einen komplikationslosen Verlauf. Selten einmal kann es allerdings zu einer Infektion der Hautläsionen mit Bakterien oder Pilzen (vor allem im Windelbereich) kommen, die entsprechend antibiotisch bzw. antimykotisch therapiert werden muss.

Prognose

Die Prognose ist sehr gut. Es gibt keinen Zusammenhang mit einer Psoriasis-Erkrankung und auch ein späterer Übergang in eine Neurodermitis ist eher unwahrscheinlich.

Ebenfalls keineswegs sicher ist das Auftreten einer seborrhoischen Dermatitis im Jugend-/Erwachsenenalter (der obengenannten seborrhoischen Adoleszenten-Dermatitis).

Bei den meisten Patienten verblassen die Hauterscheinungen – auch ohne Therapie – bereits innerhalb weniger Wochen, und die allermeisten Fälle sind spätestens im Alter von zwölf Monaten ausgeheilt.

Rundherde meist kreisförmig angeordnet, zuweilen schuppend und erhaben.

Therapie

Die Therapie richtet sich nach der Dauer und vor allem nach der Ausprägung der Hauterscheinungen. Bei leichten Formen kann problemlos eine Weile zugewartet und beobachtet werden.

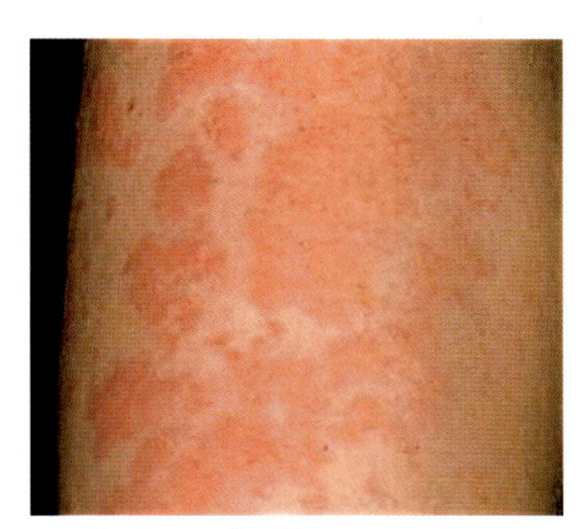

Rundherde meist kreisförmig angeordnet, zuweilen schuppend und erhaben.

Im Vordergrund steht zu Beginn eine gute Hautpflege, wobei keine zu stark fettenden Mittel verwendet werden sollten. Bei Bedarf können die Schuppen und fest anhaftenden Krusten mit leicht angewärmten Ölen (z. B. Olivenöl) über Nacht aufgeweicht und am Morgen mit Babyshampoo ausgewaschen werden.

Für den Körper werden in der akuten Phase Weizenkleie- bzw. Kaliumpermanganat-Bäder empfohlen. Letzteres vor allem zur Verhinderung einer Infektion der Hautläsionen. Gute Resultate erzielt man außerdem mit schwachen Steroid-Cremes (Klasse I/II). In der subakuten Phase können zusätzlich Präparate mit Ichthyol (Schieferölderivat) angewendet werden.

Bei hartnäckigen Fällen empfiehlt sich ein Therapieversuch mit lokalen pilzabtötenden Wirkstoffen wie Ketoconazol oder Clotrimazol.

Wichtig

Die seborrhoische Säuglingsdermatitis ist gutartig und verschwindet, so wie sie aufgetreten ist, meist von alleine.

Literatur

- paediatrieinfo.ch erarbeitet von Nicole Kamber
- Büke, K.: Von Milchschorf bis Akne – Hautpflege bei Kindern und Jugendlichen. Ars medici 2009 (24): 1040–1045.
- Höger, P.H.: Kinderdermatologie. Schattauer Verlag, Stuttgart 2005: 166–168.
- Paller, A.S.; Mancini, A.J.: Hurwitz Clinical Pediatric Dermatology. W.B. Saunders, Philadelphia 1993: 62–63.
- Traupe, H.; Hamm, H.: Pädiatrische Dermatologie. Springer Verlag, Heidelberg 1999: 439–440.
- Weston, W.L.; Lane, A.T.; Morelli, J.G.: Color Textbook of Pediatric Dermatology. Mosby Elsevier, Philadelphia 2007: 55–56.

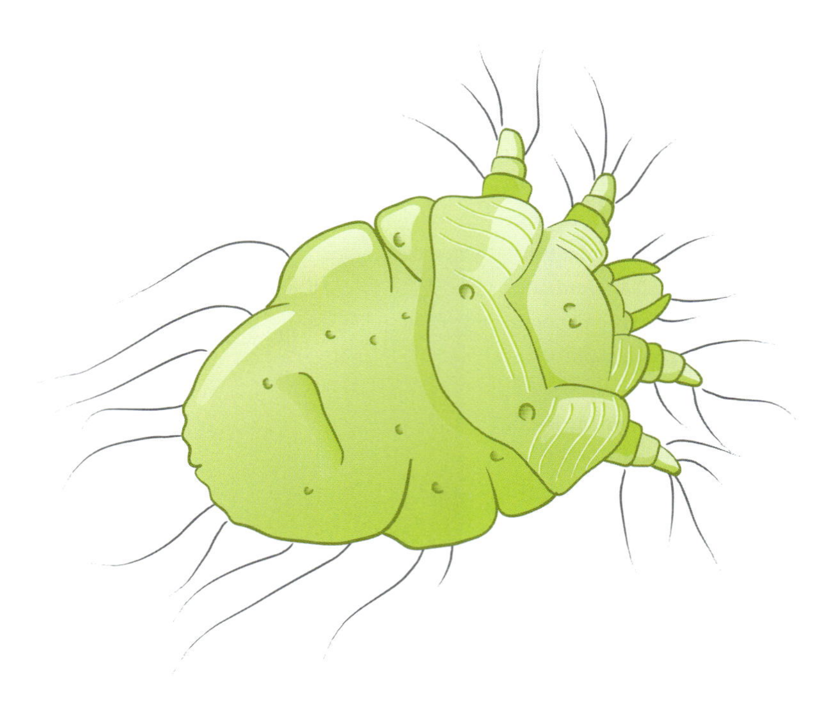

Die juckende Hautkrankheit (auch Krätze oder Skabies genannt), die von Krätzmilben verursacht wird, tritt in letzter Zeit wieder häufiger auf. Hauptsächlich Kinder, junge Erwachsene und alte Menschen sind davon betroffen. Die Krankheit ist extrem ansteckend, und sollte deshalb so früh wie möglich behandelt werden. Die neuen Möglichkeiten der Behandlung helfen, gemeinsam mit ergänzenden Maßnahmen, die Spinnentiere ein für alle Mal los zu werden.

Ursachen

Verursacht wird die Krankheit durch eine auf den Menschen spezialisierte Milbe („Sarcoptes scabiei", Krätzmilbe). Die mit bloßem Auge gerade noch sichtbaren Milbenweibchen legen ihre Eier in tunnelartige Gänge, die sie in die menschliche Hornhaut bohren. Die Männchen hingegen bleiben an der Hautoberfläche. Für eine Infektion reicht schon ein einziges befruchtetes Weibchen. Die Übertragung erfolgt durch engen Hautkontakt, beim Geschlechtsverkehr (deshalb gilt Skabies auch als sexuell übertragbare Krankheit) oder beim Schlafen im gemeinsamen Bett. Fern vom Menschen kann das achtbeinige Spinnentier mit dem durchscheinenden Körper nur wenige Tage überleben: Die Milbe ernährt sich von menschlichen Hautzellen. (Es gibt allerdings auch Milbenarten, die sich wahlweise auf pelztragenden Tieren, Vögeln oder Menschen niederlassen – sie bohren aber keine Tunnel in die Haut, sondern bleiben an der Oberfläche.)
Die Krätzmilbenweibchen graben sich in der menschlichen Haut pro Tag ungefähr einen halben Zentimeter weiter und legen dabei täglich zwei bis drei Eier ab. Nach etwa zehn Tagen sind daraus wieder Milben entstanden.
Die Inkubationszeit – die Zeit vom Befall mit Milben bis zu den ersten Hauterscheinungen – beträgt etwa vier Wochen. Dabei wird die Hautkrankheit nicht durch die Milben selbst hervorgerufen. Sie ist vielmehr eine immunologische Reaktion auf die Milbenextrakte.

Symptome

Die Weibchen werden 0,2 bis 0,5 mm groß, die entstehenden Gänge bis zu 1 cm lang. Am Ende des Ganges wird eine Erhebung sichtbar (auch mit bloßem Auge als dunkles Pünktchen zu erkennen) sichtbar, in der das Weibchen sitzt.
Besonders häufig finden sich die Skabies-Milben-Gänge in Körpereinfaltungen wie Fingerzwischenräumen (Interdigitalräume), Zwischenzehenräumen, Achselfalten, Bauchnabel, Brustwarzen bei Frauen und im Genitalbereich. Der Skabiesbefall kann jedoch besonders bei Kindern an jeglicher Körperstelle auftreten.
Eine Erstmanifestation (= Infektion) verursacht zunächst nur geringe Hautveränderungen. Nach ca. vier Wochen treten durch Zerfalls- und Ausscheidungsprodukte der Milben allergische Reaktionen auf (Typ I- und III-Reaktionen), und

plötzlich kommt es vor allem in der Bettwärme zu quälendem Juckreiz (Pruritus). Die Kratzeffekte führen meist zu Sekundärinfektionen mit Pilzen und Bakterien. Der quälende Juckreiz wird in der Nacht noch stärker: Da werden die Milben aktiv. Die Weibchen kommen an die Hautoberfläche, um sich mit den Männchen zu treffen. Doch nicht das Krabbeln der Milben verursacht den Juckreiz, es ist vielmehr die Antwort des Immunsystems auf den Milbenkot. Deshalb bleibt das Jucken auch noch nach erfolgreicher Behandlung bestehen – so lange, bis alle Milbenreste durch die normale Zellerneuerung der Haut abgestoßen sind.

Vor allem bei Kindern kann es zu 1 bis 2 cm großen entzündeten braunroten Knoten kommen, die besonders an den Genitalien und am Rumpf entstehen und wahrscheinlich dadurch verursacht werden, dass bei heftigem Kratzen Milbenpartikel in tiefere Hautschichten gelangen. Hautärzte bezeichnen dieses Krankheitsbild als „granulomatöse Skabies".

Diagnose

Die Milbengänge können mit einer feinen Kanüle oder einem feinen Skalpell eröffnet werden. Der Ganginhalt wird auf einen Objektträger gebracht und in 10- bis 20-facher Vergrößerung mikroskopiert. Sichtbar werden bei Milbenbefall die weiblichen Milben, die Eier und der Milbenkot. Milbengänge können durch Auftupfen von Farbstoff mit einem Filzschreiber oder Tintenfüller und unter Zusatz von einem Tropfen Alkohol dargestellt oder mittels Auflichtmikroskop nachgewiesen werden.

Therapie

Das Ziel der Behandlung ist es, die Milben auszurotten und gleichzeitig eine neuerliche Infektion zu verhindern. Deshalb müssen nicht nur die Betroffenen selbst, sondern die ganze Familie behandelt werden – auch, wenn die anderen Familienmitglieder (noch) keine Beschwerden haben.

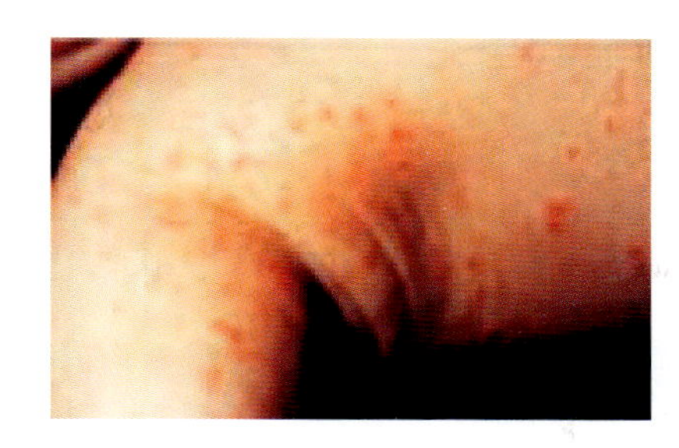

Da die Milben mechanisch (etwa mit der Hand) nicht entfernt werden können, ist die Behandlung mit einem Mittel gegen Krätzmilben (z. B. Loxazol, Jacutin, Eurax) notwendig. Zur Behandlung nimmt man zuerst ein warmes Vollbad oder eine ausgiebige Dusche. Nach dem Abtrocknen wird die Lösung genau nach Anleitung sorgfältig auf dem ganzen Körper

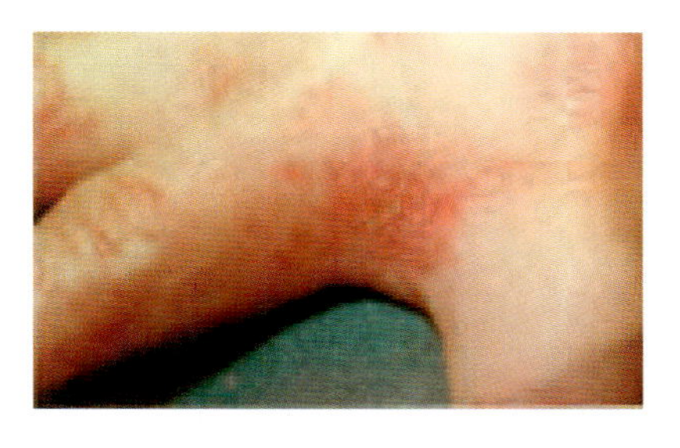

(bei Kleinkindern ohne Kopfhaut und abwechselnd untere, dann obere Körperhälfte) verteilt. Je nach Präparat ist eine Wiederholung nötig.

Da diese Mittel neurotoxisch (nervenschädigend) wirken können und über die Haut resorbierbar sind, muss bei stärker vorgeschädigter resp. entzündeter Haut und bei Kindern besonders vorsichtig therapiert werden. Säuglinge werden in der Regel im Krankenhaus behandelt.

Eine weitere, sehr wirksame Substanz ist Permethrin. Der Vorteil von 5 % Permethrin (Lyclear®) besteht in seiner geringeren Toxizität, der Möglichkeit der Anwendung bei Kleinkindern und während der Schwangerschaft sowie einer einzigen Applikation während acht bis zwölf Stunden (die eventuell nach einer Woche wiederholt werden muss). Das Produkt ist allerdings in der Schweiz und Deutscland nur über die internationale Apotheke erhältlich. In allen Fällen wird das Topikum auf die gesamte Haut verteilt mit Ausnahme von Gesicht und Kopfhaut. Dabei ist es wichtig, dass vorher die Nägel geschnitten werden und dass das Produkt sorgfältig in den Nagelfälzen sowie den Interdigitalräumen aufgetragen wird.

Begleitend zur medikamentösen Therapie gilt: Bett- und Körperwäsche täglich wechseln und bei hohen Temperaturen waschen. Empfehlenswert ist Waschen in der Waschmaschine bei 60 Grad – weder die Milben noch deren Eier können diese Prozedur überleben. Nicht waschbare Kleider werden einige Tage (mind. vier) gelüftet und nicht getragen, dann sterben die Milben ohne Nahrung aus menschlichen Zellen ab. Im Gefrierschrank sterben die Milben bereits nach zwölf Stunden ab.

Im Anschluss an die Skabieskur empfehlen wir zum Wiederaufbau und zum Schutz der angegriffenen Haut Pflegepräparate, sogenannte Basis-Externa (Excipial Fettcreme, Cold Creme usw.), die die Haut geschmeidig machen, sie darin unterstützen, die Feuchtigkeit zu halten und damit ihre Schutzfunktion wieder herzustellen.

Überreicht durch

www.paediatrieinfo.ch Elterninformation

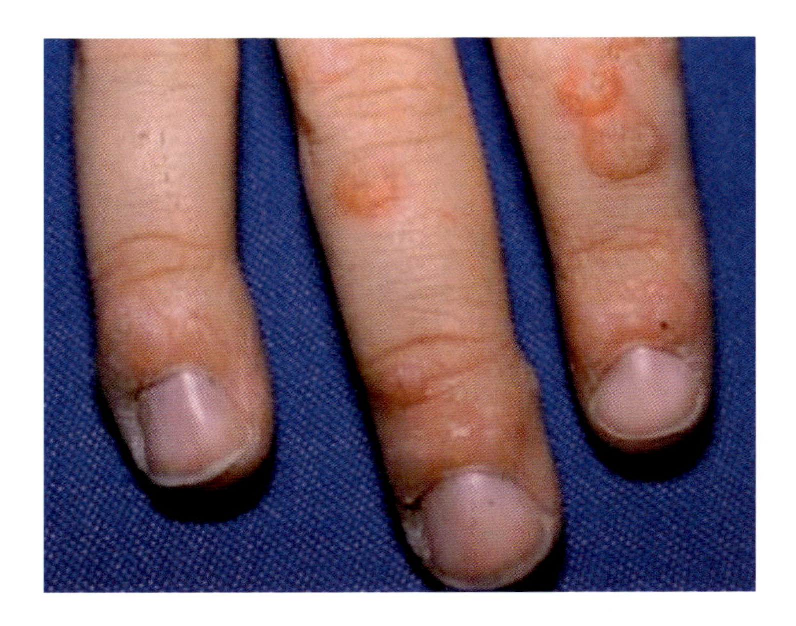

Kindliche Warzen sind sehr häufig, ja, sie kommen oft in der ganzen Familie vor. Die Ursache ist ein Virusinfekt. Warzen sind ungefährlich, aber unter Umständen sehr lästig. Die Behandlung ist, wenn sie konsequent und über längere Zeit durchgeführt wird, erfolgreich.

Definition

Warzen gehören zu den häufigsten von Viren verursachten Hauterkrankungen. Menschen beiderlei Geschlechts können in jedem Alter befallen werden, jedoch ist das Vorkommen von Warzen bei Kindern und Jugendlichen besonders häufig.

Ursachen

Die Warzenviren können durch direkten Kontakt von Person zu Person übertragen werden. Man kann sich aber auch indirekt, zum Beispiel durch Barfußlaufen in Schwimmbädern, Saunen oder Turnhallen infizieren. Verletzungen der Hautoberfläche erleichtern das Eindringen der Warzenviren, vor allem an den Fußsohlen. Wenn die Viren in die Haut eindringen, bewirkt dies ein vermehrtes Zellwachstum an der betroffenen Stelle, was nach Wochen oder Monaten zur Bildung der eigentlichen Warze führt. Bei Verletzungen der Haut breiten sich die Viren auf der Haut aus, so dass neue Warzen entstehen können.

Es gibt verschiedene Arten von Warzen. Am häufigsten treten gewöhnliche Warzen auf. Sie erscheinen vor allem auf den Händen und Fingern und am Nagelbett, seltener an übrigen Körperstellen. Man erkennt sie als kleine Buckel auf der Haut. Anfangs sind sie noch glatt. Danach wird die Warze härter und etwas runzelig. Warzen können in sehr unterschiedlichen Größen auftreten. Dorn- oder Fußsohlenwarzen (Plantarwarzen) entstehen meist an den Fußsohlen und sind sehr schmerzhaft. Durch den Druck des Körpergewichtes wachsen sie nicht nach außen, sondern wie ein Dorn in die Tiefe.

Warzen sind ungefährlich. Es handelt sich um infektiöse, aber gutartige Veränderungen der Haut. Die Warzenviren dringen nur in die oberen Hautschichten ein und gehen nicht ins Blut über.

Einflüsse

Einige einfache Maßnahmen können die Verbreitung von Warzen hemmen:

- Kontrollieren Sie regelmäßig die Haut Ihrer Kinder.
- Benutzen Sie Badetücher und Seifen nicht gemeinsam.
- Legen Sie die Badetücher nicht auf den Boden.
- Nehmen Sie eigene Badeschuhe.

- Trocknen Sie die Füße und Zehenzwischenräume nach dem Baden oder Duschen gründlich ab (beugt einer Infektion mit Dornwarzen und Fußpilz vor).
- Kratzen Sie Warzen nie mit den Fingernägeln ab.
- Vermeiden Sie engen körperlichen Kontakt mit „Warzenstellen".

Kein Einfluss haben...

- naturheilkundliche Verfahren zur innerlichen Immunstärkung, zum Beispiel homöopathische Medikamente, Eigenblutbehandlung, pflanzliche Präparate
- volkstümliche Behandlungsverfahren: Schneckensaft, Pflanzensäfte, Urin usw.
- Suggestivtherapien (böser Blick...); aber der Glaube kann bekanntlich Berge versetzen – und Warzen vernichten.

Behandlung

Bei zwei Dritteln der Betroffenen, vor allem bei Kindern und Jugendlichen, heilen Warzen von selbst ab. Es kommt also nur darauf an, zur rechten Zeit, wenn die Warzen sowieso abheilen, „das Richtige zu tun": Die Warzen verschwinden. Bei Erwachsenen oder Patienten mit langer Infektionsdauer oder mit geschwächtem Immunsystem ist dagegen nur selten mit einer spontanen Heilung zu rechnen. Wenn Sie längere Zeit Warzen haben oder wenn diese sehr stören, zum Beispiel unter dem Nagelbett, sollten diese behandelt werden.

Untersuchungen haben gezeigt, dass Warzenmittel allein nicht besser wirken als normales Heftpflaster, operative oder kryochirurgische Maßnahmen (vereisen) allein auch nicht. Deshalb ist eine Kombinationsbehandlung zu empfehlen. Wichtig ist vor allem das Abtragen der Hornschicht (egal, mit welcher Methode) und die Abtötung der Warzenviren mit einem Warzenmittel. Ein mögliches Vorgehen sieht so aus:

Vorbehandlung mit Vereisung/chirurgische Entfernung in der ärztlichen Praxis.

Alternierende Nachbehandlung zu Hause:

1. und 2. Tag (48 Stunden): Abdeckung mit hornlösendem Pflaster (z. B. Guttaplast), dann Entfernung der weichgewordenen Warzen/Hautbestandteile (am besten nach ausgedehntem Bad mittels Bimsstein).

Ab 3. Tag: Behandlung zwei- bis dreimal pro Tag mit einem gängigen Warzenmittel (Glutarol, Verrumal etc.).

5. Tag: bei viel Horn Wiederholung von Tag 1.

Ihre Ärztin/Ihr Arzt hat vielleicht ein anderes Schema. Entscheidend ist vor allem die konsequente und genügend lange Therapie.

Prognose

In der Regel sind die Warzen nach zwei bis drei Wochen konsequenter Behandlung verschwunden. Sie können aber durch Neuinfektionen das ganze Leben lang wieder auftreten!

Bienen- und Wespenallergie

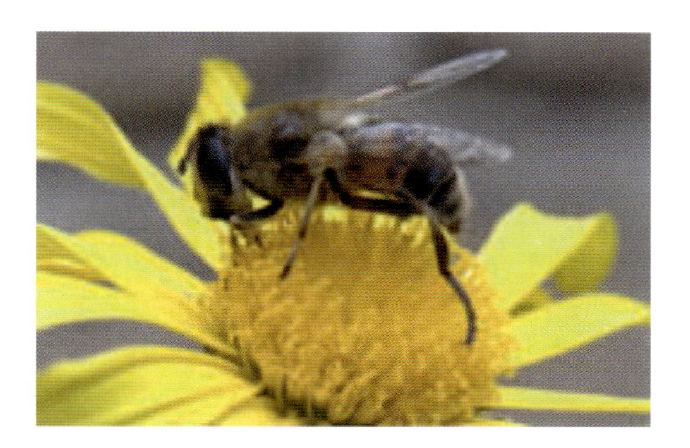

Allergien auf Bienen, Wespen und Hornissen (Familie der Hymenopteren oder Hautflügler) betreffen etwa 1 bis 5 % der Allgemeinbevölkerung und 0,4 bis 0,8 % der Kinder zwischen vier und 16 Jahren. Sie können sich als starke Schwellung an der Stichstelle (alleinige Lokalreaktion) manifestieren, die keiner weiteren Abklärung bedürfen. Diese Reaktionen sind zwar beeindruckend, jedoch harmlos. Hymenopterengiftallergien können aber auch schwere, allergische Allgemeinreaktionen auslösen, die anschließend eine sorgfältige Diagnostik nötig machen. Deren Ziel ist es, den Schweregrad der jeweiligen allergischen Reaktion und das dafür verantwortliche Insekt (Biene, Wespe, Hornisse) zu bestimmen. Die entsprechenden Maßnahmen müssen aber den spezifischen Bedürfnissen der Kinder angepasst sein.

Allergien auf Bienen, Wespen und Hornissen (Familie der Hymenopteren oder Hautflügler) betreffen etwa 1 bis 5 % der Allgemeinbevölkerung und 0,4 bis 0,8 % der Kinder zwischen vier und 16 Jahren. Sie können sich als starke Schwellung an der Stichstelle (alleinige Lokalreaktion) manifestieren, die keiner weiteren Abklärung bedürfen. Diese Reaktionen sind zwar beeindruckend, jedoch harmlos. Hymenopterengiftallergien können aber auch schwere, allergische Allgemeinreaktionen auslösen, die anschließend eine sorgfältige Diagnostik nötig machen. Deren Ziel ist es, den Schweregrad der jeweiligen allergischen Reaktion und das dafür verantwortliche Insekt (Biene, Wespe, Hornisse) zu bestimmen. Die entsprechenden Maßnahmen müssen aber den spezifischen Bedürfnissen der Kinder angepasst sein.

Definition

Allergische Reaktionen sind Überreaktionen des Immunsystems gegenüber einem fremden Protein. Dafür muss der Körper schon früher mit der entsprechenden Substanz in Kontakt gekommen und „sensibilisiert" worden sein. Das heißt, der Körper bildet Antikörper des Typs IgE gegen diese Fremdsubstanz. Wenn die fremden Proteine nun mit diesen IgE erneut in Kontakt kommen, lösen diese eine rasche Immunreaktion (allergische Reaktion) aus, die sich auf verschiedene Arten präsentieren kann.

Grundsätzlich wird zwischen Lokalreaktion und Allgemeinresp. Systemreaktionen unterschieden. Bei den sogenannten schweren Lokalreaktionen tritt an der Einstichstelle eine übermäßige Schwellung (mind. 10 cm Durchmesser) auf, die nach ein bis zwei Tagen maximal ist und dann innerhalb einer Woche wieder verschwindet. Diese Reaktionen können zwar dramatisch aussehen, sind jedoch nicht gefährlich. Die allergischen Allgemeinreaktionen sind hingegen bedrohlich. Diese treten innerhalb von Minuten (max. 30 min.) nach dem Stich auf und betreffen den ganzen Körper. In der Fachsprache wird auch von anaphylaktischen Reaktionen gesprochen. Die verschiedenen Symptome und die Einteilung in Schweregrade sind aus der Tabelle ersichtlich.

Therapie bei schwerer Lokalreaktion

Schwere Lokalreaktionen sind grundsätzlich nicht gefährlich und treten erst innerhalb von Stunden auf. Wichtig sind das konsequente Kühlen und allenfalls ein Antihistaminikum (z. B. Zyrtec, Tel-

Stadium	Zeichen	Notfalltherapie	Behandlung
I	Nesselfieber (Hautausschlag wie durch Brennessel), Juckreiz, Unwohlsein, Angst	Antihistaminika oral	Notfallset mit: Epipen (Adrenalinfertigspritze), Antihistaminika, Kortison
II	eines oder mehrere Symptome des Stadiums I und mindestens zwei der folgenden Symptome: Angiooedem (Schwellung an Gesicht oder Händen; allein schon Stad. II), Bauchschmerzen, Brechreiz, Erbrechen, Durchfall, Schwindel, Druckgefühl in der Brust	Antihistaminika oral oder intravenös	Notfallset mit: Epipen (Adrenalinfertigspritze), Antihistaminika, Kortison
III	eines oder mehrere Symptome des Stadiums I oder II und mindestens zwei der folgenden Symptome: Atemnot (allein schon Stad. III), Stridor, pfeifende Atmung, Schluckstörung, Sprechstörung, Verwirrtheit, Todesangst	• Sauerstoff • Adrenalin intramuskulär • Antihistaminika intravenös • Kortison intravenös • bei Asthma: Ventolinspray • bei Larynxödem: Adrenalinspray	• Notfallset mit: Epipen (Adrenalinfertigspritze), Antihistaminika, Kortison • Desensibilisierung
IV	eines oder mehrere Symptome des Stadiums I bis III und mindestens zwei der folgenden Symptome: Zyanose (Blauverfärbung der Haut), Blutdruckabfall, Kollaps, Bewusstseinsverlust, Stuhl- oder Urinabgang	wie Stadium III Beine hochlagern	• Notfallset mit: Epipen (Adrenalinfertigspritze), Antihistaminika, Kortison • Desensibilisierung

Tabelle: Einteilung der allergischen Allgemeinreaktionen nach H. L. Mueller

fast usw.), um den Juckreiz zu lindern. In schweren Fällen können auch Kortisonpräparate eingesetzt werden, um die Abheilung etwas zu beschleunigen.

Da die Schwellungen wirklich enorm sein können, gelegentlich auch die Körpertemperatur steigt und blaue Striche entlang der Lymphbahnen Richtung Herz auftreten können, wird oft eine „Blutvergiftung" vermutet, und es werden Antibiotikatherapien eingeleitet. Dies ist jedoch praktisch nie nötig, denn das Bienenoder Wespengift tötet wie ein Desinfektionsmittel alle Bakterien ab. Bei blutsaugenden Insekten wie Mücken treten jedoch Blutvergiftungen auf.

Betreuung des Kindes mit allergischer Allgemeinreaktion

1. Notfallmaßnahmen

Alle Patienten, die einmal eine allergische Allgemeinreaktion nach einem Hympenopterenstich erlitten haben, sollten ein Notfallset mit einer Adrenalinfertigspritze (< 25 kg Epipen junior, > 25 kg Epipen), einem Antihistaminikum (Tropfen oder Tabletten) und einem Kortisonpräparat (Tropfen oder Tabletten) bei sich tragen. Bei einem Stich sollen das Antihistaminikum und das Kortisonpräparat sofort eingenommen werden, da diese Medikamente ca. 30 Minuten bis zum Wirkungseintritt brauchen. Die Adrenalinspritze wird verabreicht, sobald Smyptome wie Atemnot, Schwindel, Kollaps usw. auftreten.

2. Immuntherapie

In mehreren kontrollierten Studien ließ sich die Wirksamkeit der Immuntherapie durch Hymenopterengifte aufzeigen. Es wurde eine Schutzwirkung nach einem erneuten Stich für 78 bis 100 % der Patienten erreicht; besonders wirksam ist diese Therapie bei Patienten, die mit Wespengift behandelt wurden (91 bis 100 %). Die Indikation zu dieser Therapie stützt sich auf den Schweregrad der Symptome (Stadium III und IV), die Beeinträchtigung der Lebensqualität des Patienten durch diese Allergie (Stadium II von Fall zu Fall zu entscheiden) und das Alter des Patienten (fünfjährig oder älter; in einzelnen Fällen können jüngere Kinder bei sehr schwer verlaufenden allergischen Systemreaktionen auch – stationär durchgeführt – davon profitieren). Spätreaktionen oder ungewöhnliche Manifestationen (vgl. Tabelle) stellen

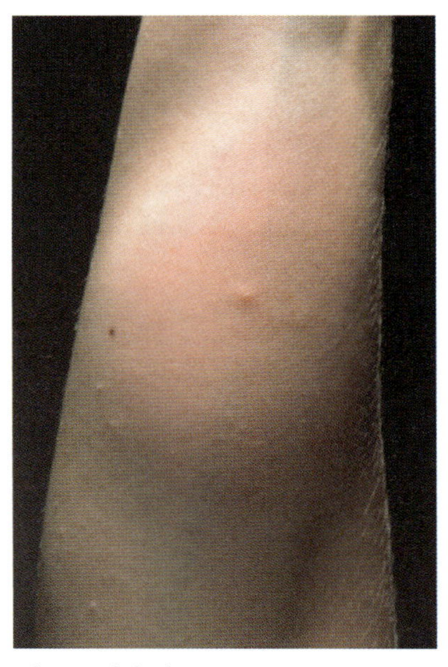

Schwere Lokalreaktion

prinzipiell keine Indikation zur spezifischen Immuntherapie dar.
Zwei Therapievarianten stehen zur Auswahl: Ein konventionelles Schema (wöchentliche Injektionen über einige Monate) oder ein Ultrarush-Protokoll (rasche Dosissteigerung innerhalb eines halben Tages); diese zweite Variante der Immuntherapie verlangt aber eine Intensivpflegestation und die Supervision durch einen mit dieser Therapie beim Kinde vertrauten Spezialisten. Anschließend an diese Einleitungsphase wird das Injektionsintervall mit einer Dosierung von 100 mcg des entsprechenden Hymenopterengiftes bis auf einen Monat ausgedehnt. Die weitere Therapie kann in monatlichen Abständen ambulant und für eine Dauer von drei bis fünf Jahren durch einen Arzt, der die Reanimation eines Kindes gewährleisten kann, übernommen werden. Anaphylaktische Nebenwirkungen können während der ganzen Therapiedauer auftreten. Sie sind besonders häufig beim Bienengift und während der Einleitungsphase. Es kann eine prophylaktische Therapie mit Antihistaminika ein bis zwei Stunden vor der Injektion empfohlen werden, um die lokalen Nebenwirkungen am Injektionsort zu minimieren und die Effizienz der Therapie zu optimieren.

3. Empfehlungen für den Patienten

Jedem Patienten wird nach einer anaphylaktischen Reaktion ein Notfallset verschrieben. Es ist von großer Wichtigkeit, dass Kinder und Eltern eine klare Anleitung zu dessen Handhabung und den Indikationen der darin enthaltenen Medikamente erhalten. Außerdem:

- Vermeiden Sie rasche Bewegungen, denn Insekten stechen vor allem, wenn sie sich bedroht fühlen.
- Gehen Sie nicht barfuß (Schwimmbad). Wespen und Bienen können im Gras versteckt sein.
- Starkes Schwitzen zieht Insekten an – deshalb bei körperlichen Anstrengungen im Freien vermehrte Vorsicht.
- Vermeiden Sie stark duftende Parfums und Kosmetika.
- Bedecken Sie sich möglichst gut, wenn Sie in offenen Fahrzeugen bei hoher Geschwindigkeit fahren (Motorrad oder offene Autos).
- Vermeiden Sie weite Kleider, unter die ein Insekt leicht schlüpfen kann.
- Lebensmittel müssen im Freien bedeckt sein, ebenso Abfälle bzw. Essensreste.
- Trinken Sie nicht direkt aus einer Flasche, ohne dass Sie sich vergewissern, dass kein Insekt hinein gelangt ist.

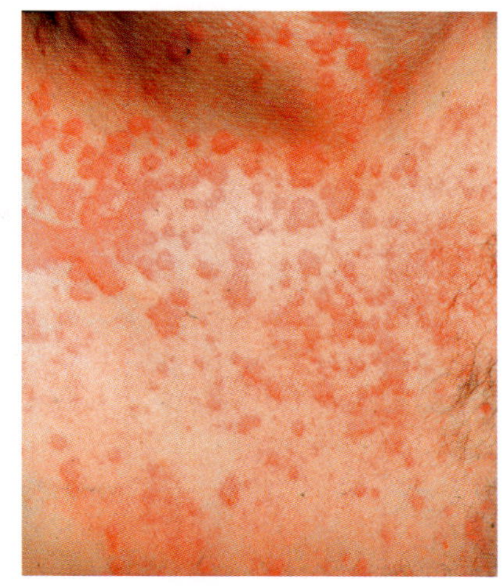

Nesselfieber oder Urtikaria (siehe Tabelle)

- Bleiben Sie unter allen Umständen Bienen und Wespennestern fern; falls erforderlich, werden diese von einem spezialisierten Dienst der Gemeinde entfernt.

Quelle

Wassenberg, J.; Lauener, Künzli, M., Eigenmann, Ph.; Eng, P.; Hofer, M.: Empfehlungen zur Betreuung von Kindern mit Hymenopterengiftallergien. Gruppe der pädiatrischen Immunologen und Allergologen der Schweiz (PIA-CH).

Überreicht durch

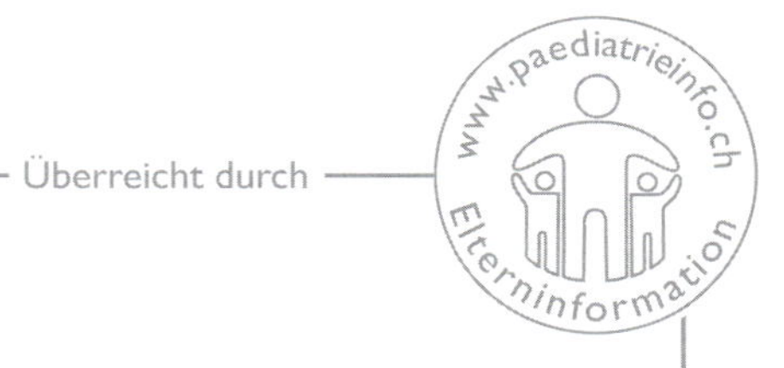

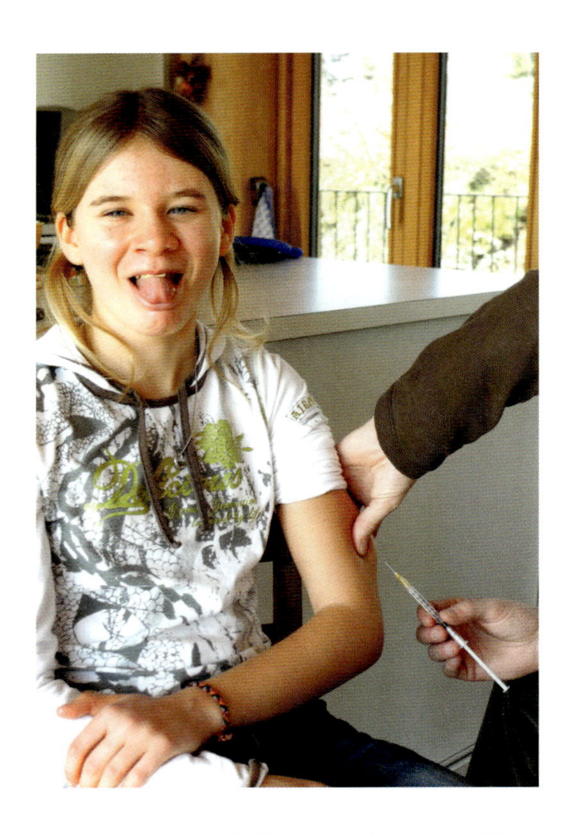

Die Desensibilisierung (besser spezifische Immuntherapie SIT genannt) ist eine Therapie gegen Allergien. Dabei werden dem Patienten die auslösenden Allergene absichtlich und kontrolliert zugeführt. Man beginnt mit kleinen Dosen und steigert dann, um das Immunsystem sozusagen zu überlisten. Eine SIT dauert drei bis fünf Jahre und bewirkt eine langfristige Reduktion der Symptome. Je klarer das auslösende Allergen, desto besser die Erfolgschancen. Bei Kindern können spezifische Immuntherapien ab dem Alter von ca. sechs Jahren gut durchgeführt werden.

Definition

Eine Allergie oder allergische Reaktion ist eine Überempfindlichkeitsreaktion des Abwehrsystems (Immunsystems) gegen normalerweise harmlose Substanzen. Diese Stoffe werden als Allergene bezeichnet und sind fast immer Eiweiße, z. B. aus Pollen, Hausstaub, Tierhaaren, Nahrungsmitteln oder Medikamenten. Im Falle einer Allergie führt der Kontakt mit diesen Allergenen zu verschiedenen Symptomen wie laufender Nasen, Atemnot, Hautausschlag, Durchfall usw.

Der im Volksmund häufige Begriff Desensibilisierung ist fachlich eigentlich nicht korrekt. Man spricht besser von einer spezifischen Immuntherapie (SIT) oder Hyposensibilisierungstherapie. Dabei handelt es sich um eine Therapie gegen Allergien, bei der der betroffene Patient dem auslösenden Allergen in ansteigender Dosis ausgesetzt wird. Dies bewirkt eine Reduktion der überschießenden Immunreaktion (Allergie). Einfach gesagt, will man das Immunsystem an das Allergen gewöhnen.

Wirkungsweise

Wie und warum eine SIT genau wirkt, beginnt man erst zu verstehen. Wir wissen zwar sehr genau, wie eine allergische Reaktion abläuft, wir wissen jedoch wenig darüber, warum unser Körper viele fremde Proteine (z. B. Nahrungsmittel, Pollen) normalerweise toleriert. Es ist auch bekannt, dass man eine Allergie „verwachsen" kann, also eine Toleranzentwicklung stattfindet. In diesem Bereich wird viel geforscht, und diese Toleranzentwicklung wird mit der SIT gefördert, die Mechanismen bleiben jedoch noch unklar.

Indikation

Grundsätzlich gilt, je einfacher und klarer die Allergie, desto besser die Therapie. Wenn man gegen sehr viele Allergene therapiert, wird der Effekt „verwässert". Am besten ist dies bei Bienen- und Wespengiftallergien der Fall, hier ist der Therapieerfolg denn auch am größten.

Bei Heuschnupfen oder Pollenasthma sind die Erfolge ebenfalls gut. Allerdings muss anhand von Allergietesten und dem genauen Verlauf der Symptome (am besten mit einem Symptomkalender) genau eruiert werden, welches die entscheidenden Pollen sind. Dies ist nicht immer ganz einfach, da verschiedene Pollen stark miteinander verwandt sind (Kreuzallergien). Dies kann z. B. zu positiven Allergietesten gegen alle Baumpollen führen, obschon eigentlich nur die Birke das Problem ist. Man muss also die Resultate der Allergieteste kritisch bewerten und beurteilen, ob diese auch wirklich für die Symptome (vgl. Pollenkalender) verantwortlich sind. Sinnvoll ist eine SIT bei Heuschnupfen, wenn der Leidensdruck beim Patienten groß ist, und er trotz Medikamenten in seiner Lebensqualität deutlich eingeschränkt ist. Bei Kindern ist auch daran zu denken, dass sich der Heuschnupfen in den ersten Jahren nach dem ersten Auftreten meistens verschlimmert und oft auch zur Asthmaentstehung führt. Diese Entwicklung kann man mit einer SIT blockieren. Auch bei Hausstaubmilbenallergie ist der Erfolg der SIT gut belegt. Bei anderen Allergien (z. B. Nahrungsmitteln) ist die SIT noch nicht etabliert.

Methoden

Standard bei der SIT ist die subkutane Allergenverabreichung (meist am Oberarm). Dabei wird das Allergen als Flüssigkeit unter die Haut gespritzt. Da nicht in den Muskel, sondern nur ins Fettgewebe injiziert wird, ist der Stich kaum schmerzhaft. Zu Beginn werden extrem kleine Allergendosen verwendet und dann gesteigert. Dies geschieht üblicherweise in wöchentlichen Abständen, es gibt jedoch Schemata mit mehreren Injektionen pro Tag (vor allem bei Bienen/Wespen). Wenn die Maximaldosis erreicht ist (ca. 7 bis 10 Injektionen), wird in grösseren Abständen (4 bis 6 Wochen) weitergefahren. Eine SIT für Pollen wird in der Regel drei Jahre, für Insektengift 5 Jahre durchgeführt. Die Steigerungsphase muss außerhalb der Allergenzeit (bei Pollenallergie also im Winter) durchgeführt werden.

Eine Spezialform ist die so genannt präsaisonale SIT (Allergovit). Sie ist speziell bei Kindern beliebt und erfolgreich. Dabei wird nur die Steigerungsphase (7 Spritzen im Wochenabstand) durchgeführt, die Erhaltungsphase fällt weg. Allerdings muss im zweiten und dritten Jahr wieder die ganze Steigerungsphase durchgeführt werden.

Die oralen (zum Schlucken) und sublingualen (unter der Zunge) Immuntherapien werden zwar intensiv entwickelt, können wegen schlechteren Resultaten jedoch noch nicht empfohlen werden.

Resultate

Bei rund 80 bis 90% der Patienten mit Heuschnupfen kann eine deutliche Verbesserung der Beschwerden erreicht werden. Allerdings ist dies nicht immer gut messbar. Wie oben beschrieben, hängt der Erfolg sehr stark von einer guten Identifikation der auslösenden Allergene ab. Ziel ist nicht die Heilung der Allergie, sondern die Symptomreduktion und vor allem bei Kindern die Verhinderung der Asthmaentwicklung.

Risiken

In den ersten 30 Minuten nach der Spritze kann eine schwere allergische Reaktion (Hautausschlag, Schwellungen, Atemnot, Kollaps) auftreten. Dies ist zwar bei korrekter Anwendung extrem selten, jedoch nicht ausgeschlossen. Deshalb muss der Patient die ersten 30 Minuten nach jeder Injektion in der Praxis bleiben, damit rasch ein Gegenmittel (Adrenalin) verabreicht werden kann. Außerdem müssen solche Reaktionen (auch wenn nur leicht) gemeldet werden, damit der Arzt die nächste Spritze anpassen kann.

In den Stunden und Tagen nach der Injektion kann an der Stichstelle eine Schwellung (gelegentlich der ganze Arm) auftreten. Man nennt dies eine schwere Lokalreaktion (SLR). Diese Schwellungen sind unangenehm, jedoch nicht gefährlich und kein Grund, die weitere Steigerung der Allergendosis auszusetzen.

Tipps und Tricks

Für die Patienten lästig sind die schweren Lokalreaktionen an der Stichstelle. Durch frühzeitiges und großzügiges Kühlen können diese reduziert werden. Allenfalls kann ein Antiallergikum (Antihistaminikum) verabreicht werden. Bei wiederholten starken Reaktionen kann die Verabreichung eines Antihistaminikums 30 Minuten vor der Injektion sinnvoll sein.

Achtung bei vielen Allergien: Wer gegen sehr viele Allergene reagiert, muss mit dem Arzt genau besprechen, welches die Hauptallergene sind. Möglicherweise sind spezielle Bluttests auf rekombinante Allergene sinnvoll. Besprechen Sie dies mit Ihrem Arzt.

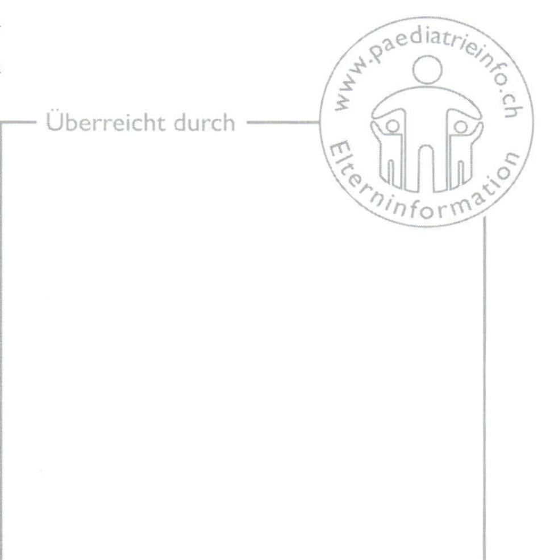

Hausstauballergie

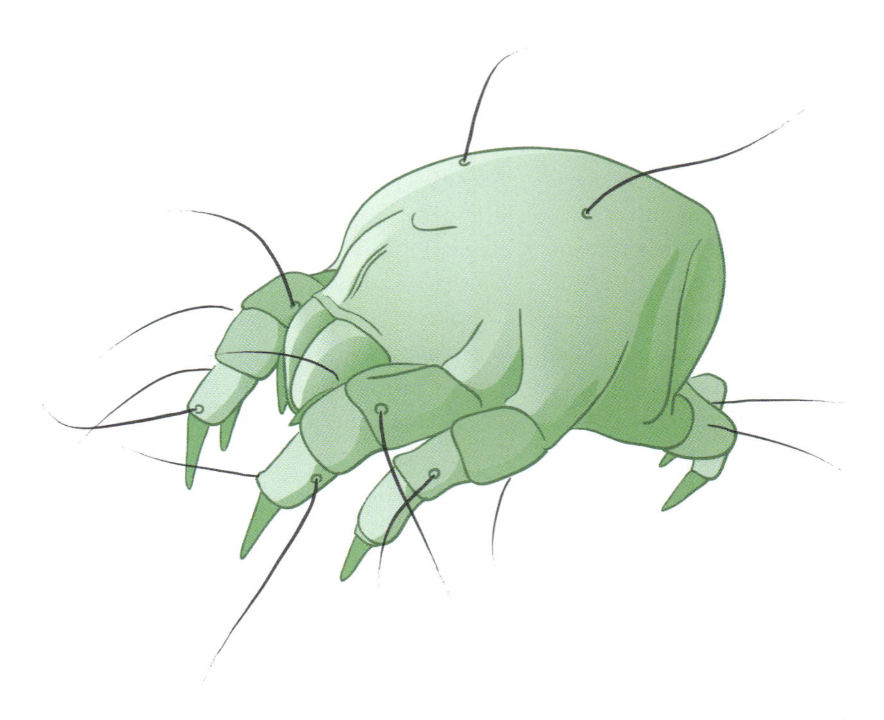

Die Hausstauballergie ist meistens eine Hausstaubmilbenallergie. Diese Milben sind kleine Spinnentierchen, die mit uns Menschen leben. Das Vorkommen von Hausstaubmilben ist kein Zeichen von mangelnder Sauberkeit. Bei Allergikern kann der Kot der Milben chronischen Schnupfen, Asthma oder Ekzeme verursachen. Mit verschiedenen Sanierungsmaßnahmen lässt sich die Milbenbelastung deutlich senken, und die Symptome können verringert werden.

Definition

Hausstaub ist ein Gemisch aus verschiedenen Bestandteilen wie Haaren, Hautschuppen, Bakterien, Pilzsporen, Fasern, getrockneten Sekreten von Pflanzen, Hausstaubmilben und vieles mehr. Hausstaubmilben sind kleine, harmlose Spinnentierchen, die mit bloßem Auge nicht sichtbar sind. Sie brauchen eine feuchte und warme Umgebung und ernähren sich von menschlichen und tierischen Hautschuppen. Die Besiedlung mit Hausstaubmilben ist kein Zeichen mangelnder Sauberkeit.

Der getrocknete Kot der Hausstaubmilben wird im Staub aufgewirbelt und kann bei Allergikern Probleme verursachen. Er ist, neben Tierhaaren, das wichtigste Allergen in Wohnungen und Häusern.

Symptome

Hausstaubmilbenallergiker können an chronischem Schnupfen, Asthma oder Ekzemen leiden. Meistens sind die Symptome in der kälteren Jahreszeit (Heizperiode) stärker ausgeprägt. Heimtückisch ist, dass die Patienten die Symptome nicht unbedingt beim Staubkontakt spüren, sondern zum Beispiel einen Hustenanfall beim Schulturnen bekommen. Dies macht die Diagnosestellung oft schwierig, und vor allem ist es für die Patienten schwierig nachzuvollziehen, dass die Milben die Verursacher ihrer Beschwerden sind.

Diagnose

Die Hausstaubmilbenallergie wird durch genaue Befragung, unter Umständen mithilfe eines Symptomkalenders und durch Allergietests (Hauttests oder Blutentna-me) diagnostiziert.

Behandlung

Die Behandlung basiert auf zwei Bausteinen:

- Reduktion der Milbenbelastung
- Medikamentöse Bekämpfung der Symptome.

Hausstaubsanierungsmaßnahmen

Die Milben lassen sich nie vollständig aus unserer Umgebung entfernen. Durch die Schaffung eines ungünstigen Klimas für die Milben kann die Häufigkeit der Milben jedoch deutlich reduziert werden. Wichtigster Ansatzpunkt ist immer das Bett des Patienten.

1. Bett

- milbenallergendichter Matratzenüberzug
- Kissen und Bettdecke regelmäßig bei 60 °C waschen und gut trocknen. Falls dies nicht möglich ist, milbendichte Überzüge verwenden.

2. Wohnung

- während der Heizperiode Luftfeuchtigkeit nicht über 50 %
- Raumtemperatur im Schlafzimmer < 19 °C, im Wohnzimmer 19 bis 21 °C
- regelmäßig kurz lüften
- keine Grünpflanzen im Schlafzimmer
- keine Haustiere.

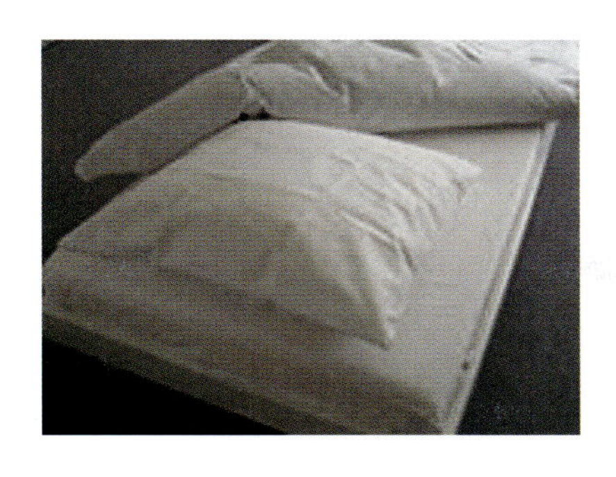

3. Putzen

- Staubfänger (Wandbehänge, schwere Gardinen, nicht waschbare Stofftiere etc.) entfernen
- Stofftiere regelmäßig bei 60 °C waschen und gut trocknen
- Optimal sind Böden, die man feucht reinigen kann (Parkett, Linoleum).

4. Ferien

Orte über 1200 m ü. Meer sind wegen der trockenen, kalten Luft milbenarm.

Milbendichte Matratzenüberzüge sind in verschiedenen Qualitäten und Preiskategorien erhältlich – fragen Sie Ihren Arzt.

Neben den erwähnten Maßnahmen steht eine ganze Reihe von Spezialgeräten und chemischen Hilfsmitteln zur Verfügung. So gibt es Spezialstaubsauger mit milbenallergendichten Filtern oder Milbengifte zur Reinigung von Teppichen oder als Waschmittel für Stofftiere. Diese Maßnahmen funktionieren zwar, sind aber nie so effizient wie zum Beispiel die Entfernung eines Teppichs. Sie sind deshalb eher als Zusatzmaßnahmen zu verwenden.

Medikamentöse Bekämpfung der Symptome

Wenn die Milbensanierung optimal durchgeführt werden kann, ist eine zusätzliche medikamentöse Therapie hoffentlich nicht mehr nötig. Falls doch, richtet sich die Therapie nach den Symptomen. Ihr Arzt wird Sie beraten.

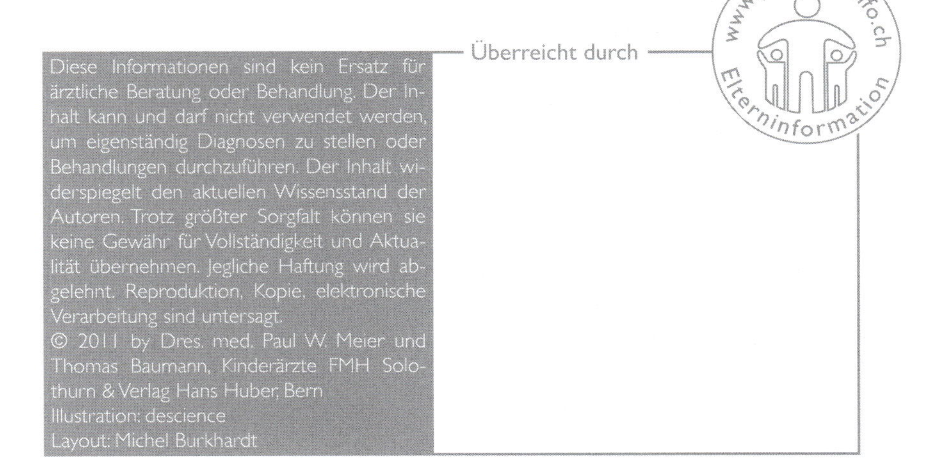

Heuschnupfen

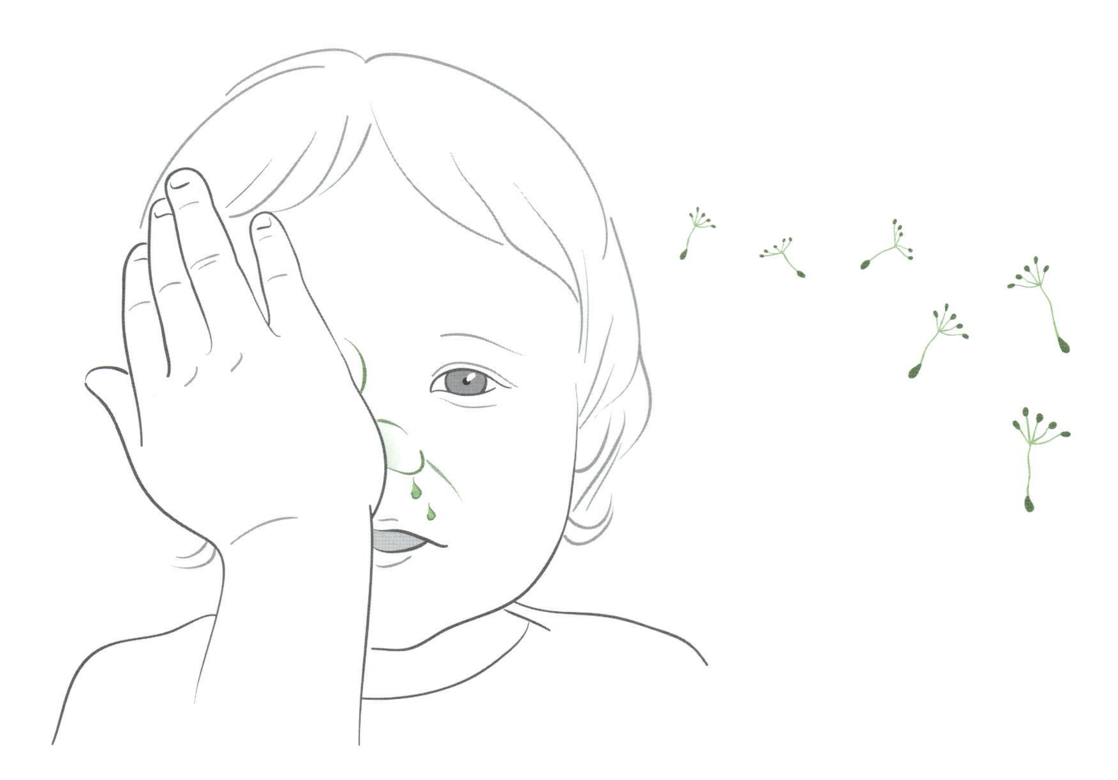

Heuschnupfen ist eine allergische Erkrankung, bei der das Immunsystem auf eigentlich harmlose Blütenpollen reagiert. Die Hauptsymptome sind: laufende Nase sowie juckende und tränende Augen. Etwa 15 % der Westeuropäer leiden an dieser Erkrankung. Mit den heutigen Therapiemöglichkeiten lässt sich der Heuschnupfen gut kontrollieren. Eine korrekte Anwendung der Medikamente ist allerdings Voraussetzung dafür. Bei schwereren und vor allem deutlich zunehmenden Symptomen über einige Jahre, sollte – speziell bei Kindern – die Möglichkeit einer Immuntherapie diskutiert werden. Diese kann nicht nur die Symptome lindern, sondern auch die Entstehung eines allergischen Asthmas verhindern.

Definition

Die Pollenallergie wird in der Umgangssprache oft als „Heuschnupfen" bezeichnet. Es handelt sich um eine allergische Erkrankung, bei der das Immunsystem auf eigentlich harmlose Blütenpollen reagiert. Dies äußert sich durch rote, juckende Augen, Fließnase, Niesreiz und Atemnot. In den letzten Jahrzehnten haben Pollenallergien in ganz Europa deutlich zugenommen. Zurzeit sind 15 bis 20 % der Bevölkerung davon betroffen.

Ursachen

Die Veranlagung zur Pollenallergie wird meist vererbt. Das heißt, die Voraussetzung dafür, überhaupt allergisch reagieren zu können, hat man schon bei Geburt oder eben nicht. Ob dann später wirklich eine Allergie auftritt, ist jedoch eine andere Frage. Die dafür verantwortlichen Faktoren sind weiterhin nicht bekannt. So weiß man zwar, dass Kinder auf Bauernhöfen, die sehr viel Pollenkontakt haben, weniger an Pollenallergie leiden als Kinder aus der Stadt. Außerdem wurde schon oft ein Zusammenhang mit der Luftverschmutzung und neuerdings mit unserem (zu) hygienischen Lebensstil vermutet. Die wirklichen Ursachen sind jedoch weiterhin unklar, und all die genannten Hypothesen können die beobachtete Zunahme von Pollenallergien in den letzten Jahrzehnten nicht erklären.

Symptome

Wie oben erwähnt, besteht bei Geburt höchstens die Veranlagung zur Pollenallergie. Die eigentliche Allergie tritt jedoch erst im Lauf des Lebens, typischerweise im Kindesalter ab ca. fünf bis sechs Jahren auf. Die Symptome können sich jedoch in jedem Alter entwickeln.

Durch das Einatmen oder den direkten Kontakt mit den in der Luft vorhandenen Pollen schwellen die Bindehaut der Augen und die Schleimhaut der Nase an. Die häufigsten Symptome sind Niesattacken, Fließschnupfen (Rhinitis), verstopfte Nase, juckende und tränende Augen, Juckreiz in Gaumen, Nase und Ohren. Angestauter Schleim in den Nasennebenhöhlen kann zu Kiefer- und Kopfschmerzen führen. Viele Patienten entwickeln im Lauf der Jahre auch ein allergisches Asthma mit Husten und Atemnot.

Patienten mit Pollenallergie zeigen oft zusätzlich so genannte Kreuzreaktionen. Meist handelt es sich dabei um ein unangenehmes Jucken und Kratzen in Mund und Rachen beim Essen gewisser Nahrungsmittel. So reagieren Baumpollenallergiker (vor allem Birke) oft auf Äpfel oder Nüsse, Beifußpollenallergiker hingegen auf Sellerie, Karotten und Gewürze. Es ist noch eine ganze Reihe weiterer Kombinationen bekannt.

Einflüsse

Die Pollenallergie hängt hauptsächlich von der Konzentration der jeweiligen Pollen in der Luft ab. Von den rund 3500 Pflanzen in der Schweiz haben nur etwa 20 für Allergiker eine gewisse Bedeutung. Von diesen 20 sind wiederum einige wenige Leitpollen für 95 % aller Heuschnupfensymptome verantwortlich.

Leitpollen in Mitteleuropa

Januar: Hasel- und Erlenpollen
Februar: Hasel- und Erlenpollen
März: Eschen- und Birkenpollen
April: Birken- und Eschenpollen
Mai: (Birken- und) Gräserpollen
Juni: Gräserpollen
Juli: Gräser- und Beifußpollen
August: Beifuß- (und Gräserpollen).

Die Konzentration der Pollen in der Luft hängt wiederum stark vom Wetter ab: Regnet es, geht die Pollenkonzentration stark zurück und die Patienten fühlen sich besser. Leider folgt auf eine Regenperiode oft ein besonders ausgeprägter Pollenflug.

Untersuchung

Die Diagnose kann gut aus den oben geschilderten typischen Zeichen gestellt werden. Um die verantwortlichen Pollen genau zu eruieren, sind präzise Angaben über den zeitlichen Ablauf der Symptome äußerst nützlich. Am besten bewährt sich ein Beschwerdekalender, bei dem täglich der Schweregrad der Symptome und die eingenommenen Medikamente notiert werden.
Mit Haut- oder Bluttests (spezifische IgE) kann man gezielt untersuchen, ob der Körper auf bestimmte Pollen oder andere Allergene (z. B. Tierhaare, Hausstaubmilben) sensibilisiert ist. Diese Informationen können für die Therapie wichtig sein.

Therapie

Prävention

Der Patient oder seine Eltern können sich selber über den Pollenflug erkundigen. Informationen findet man im Internet, in Zeitungen oder im Radio. Neuerdings kann man sich auch per SMS über die Pollenbelastungen informieren. Aufgrund dieser Informationen können Medikamente gezielt eingenommen und Freizeitaktivitäten besser geplant werden. Bei der Wahl eines Ferienziels sollten Sie die voraussichtliche Pollenbelastung berücksichtigen. Sportliche Aktivitäten müssen entsprechend auf das Befinden angepasst werden. Im Sommer, speziell bei sonnigem, windigem Wetter, sollten Sie Sportarten wie Fußball oder Joggen vermeiden. Wassersport ist eine gute Alternative. Das abendliche Abduschen der Haare verhindert, dass Pollen den Schlaf stören. Die Fenster sollten während der Pollenflugzeit geschlossen bleiben, oder Sie können auch ein Pollenschutzgitter anbringen. Bei Autoreisen sollten Sie die Fenster geschlossen lassen. Trotz all dieser Maßnahmen kann man den Pollen aber nie vollständig entfliehen. Deshalb sind oft auch medikamentöse Therapien nötig.

Medikamente

Antihistaminika

Die Medikamente dieser Gruppe blockieren die Wirkung von Histamin. Diese Substanz ist der Verursacher der typischen Heuschnupfensymptome wie juckende Augen und laufende Nase. Sie wird bei Allergikern übermäßig produziert, wenn sie in Kontakt mit Allergenen kommen.
Antihistaminika existieren als Präparate zum Schlucken (Tabletten, Tropfen oder Sirup; z. B. Xyzal, Zyrtec, Aerius, Telfast, und viele Generika), aber auch als Nasenspray (z. B. Livostin) oder als Augentropfen (z. B. Zaditen, Emadine etc.).
Bei leichtem bis mittelschwerem Heuschnupfen sind diese Medikamente ideal. Die beste Wirkung wird erzielt, wenn sie bereits vor dem Allergenkontakt eingenommen werden (also bevor das Histamin produziert wird). Deshalb lohnt es sich, die Pollenprognosen zu studieren. Patienten, die sowohl unter Nasen- als auch Augensymptomen leiden, nehmen mit Vorteil ein Präparat zum Schlucken ein. Falls vor allem die Augen oder die Nase betroffen sind, können auch Augentropfen oder ein Nasenspray genügen.
Speziell bei den älteren Medikamenten dieser Klasse (z. B. Fenistil, Tavegyl) wird als Nebenwirkung oft Müdigkeit beobachtet. Bei kleineren Kindern kann dieser Effekt jedoch durchaus Vorteile haben. Die neueren, oben erwähnten Antihistaminika verursachen diese Nebenwirkung viel seltener. Falls trotzdem Probleme auftreten, sollten Sie ein Präparat mit einem anderen Wirkstoff (also nicht ein Generika) versuchen.

Steroide

Dies sind kortisonhaltige Produkte. Kortison hat zwar einen sehr schlechten Ruf, kann jedoch ein hervorragendes Medikament sein (siehe Infoblatt „Kortison"). Kortison ist ein lebenswichtiges, körpereigenes Hormon und wird landläufig auch als Stresshormon bezeichnet. Eine Hauptaufgabe unseres natürlichen Kortisons ist die Dämpfung bzw. Normalisierung unseres Immunsystems nach einer starken Abwehrreaktion, beispielsweise nach einer Infektion. Wie so oft im Leben liegt die Kunst im goldenen Mittelweg. Ideal ist nicht zu viel, aber auch nicht zu wenig Abwehrreaktion. Genau dieses Gleichgewicht geht bei Allergikern verloren. Ihr Immunsystem reagiert übermäßig auf eigentlich harmlose Substanzen, und hier kann Kortison ein hervorragendes Medikament sein. Da die modernen Kortisonpräparate zudem als Nasenspray (Nasonex, Flutinase, Rhinocort usw.) oder auch zum Inhalieren verwendet werden und kaum mehr als Tabletten, treten nur selten Nebenwirkungen auf. Wenn Kortisonpräparate angewendet werden, sollten diese über mehrere Wochen regelmäßig gegeben werden. Nur so kann

die übermäßige, allergische Immunreaktion effektiv reguliert werden.
Bei starkem Heuschnupfen mit verstopfter Nase sind Kortisonpräparate eindeutig die beste Wahl. Allenfalls kann zusätzlich ein Antihistaminikum verwendet werden. Außerdem sind Kortisonpräparate sehr wichtige Medikamente bei einem allergischen Asthma.

Verschiedene

Daneben bestehen verschiedene weitere Medikamente. Für leichten Heuschnupfen sind dies zum Beispiel Präparate wie Opticrom Augentropfen oder Lomusol Nasenspray. Dies sind so genannte Mastzellstabilisatoren. Ihre Wirkung ist jedoch deutlich schwächer als diejenige von Antihistaminika. Außerdem gibt es die bekannten Similasan-Produkte, die bei leichten Symptomen genügen können.
Eine neue Kategorie sind die Leukotrienantagonisten (z. B. Singulair). Diese Medikamente werden geschluckt und können vor allem zusammen mit Antihistaminika sehr gut wirken.
Immuntherapie
Für viele Patienten besteht zudem die Möglichkeit einer so genannten Immuntherapie. Diese wird auch als Desensibilisierung oder als Spritzentherapie bezeichnet. Bei dieser Therapieform wird dem Patienten das Allergen, auf das er allergisch ist, verabreicht, damit der Körper eine Toleranz oder Gewöhnung entwickelt. Man beginnt dabei mit sehr kleinen Mengen und steigert diese über einige Wochen. Die besten Resultate werden erzielt, wenn der Patient nur auf wenige Allergene allergisch ist und diese unter die Haut gespritzt werden. Solche Injektionen sind kaum schmerzhaft und können auch bei Kindern ab ca. sechs Jahren verabreicht werden. Die genaue Anzahl Injektionen und die Zeitabstände dazwischen sind vom Produkt und von der Symptomatik abhängig. Immuntherapien mit Allergenen zum Schlucken sind weniger effektiv, aber einfacher anzuwenden.
Um einen Langzeiteffekt zu erhalten, muss eine Immuntherapie mindestens drei Jahre lang durchgeführt werden. Nach dieser Therapiedauer sind die Resultate auch über zehn Jahre später noch sehr gut. Obschon nicht alle Symptome zum Verschwinden gebracht werden können, haben immuntherapierte Kinder im Verlauf viel weniger Probleme mit zusätzlichen Allergien und vor allem mit neu auftretendem Asthma. Aus diesem Grund soll bei Kindern mit ausgeprägtem Heuschnupfen unbedingt die Möglichkeit einer Immuntherapie diskutiert werden. Lassen Sie sich von Ihrem Kinderarzt über die verschiedenen Möglichkeiten informieren.
Immuntherapien sind allerdings vorbeugende Therapien und können nicht während der Pollensaison begonnen werden.

Prognose

Bei vielen Kindern mit Heuschnupfen beginnen die Symptome im Schulalter und nehmen danach über einige Jahre an Intensität zu. Oft verschwinden sie dann aber wieder, nicht selten in der Pubertät. Bei anderen Patienten nehmen die Symptome hingegen deutlich zu, und sie entwickeln auch Allergien gegen zusätzliche Allergene. Außerdem entwickeln viele Patienten ein allergisches Asthma. Grundsätzlich kann Heuschnupfen in jedem Alter neu auftreten, aber auch wieder verschwinden. Es gibt leider keine Möglichkeit, den Verlauf beim einzelnen Patienten vorherzusagen.
Andererseits kann Heuschnupfen mit den heutigen therapeutischen Möglichkeiten gut kontrolliert werden, und bei einer korrekten Therapie können die Patienten ein weitgehend normales Leben führen.

Informationen

- http://prognose.bulletin.ch
- http://pollen.bulletin.ch
- http://www.wetter.net
- für Europa: www.polleninfo.org

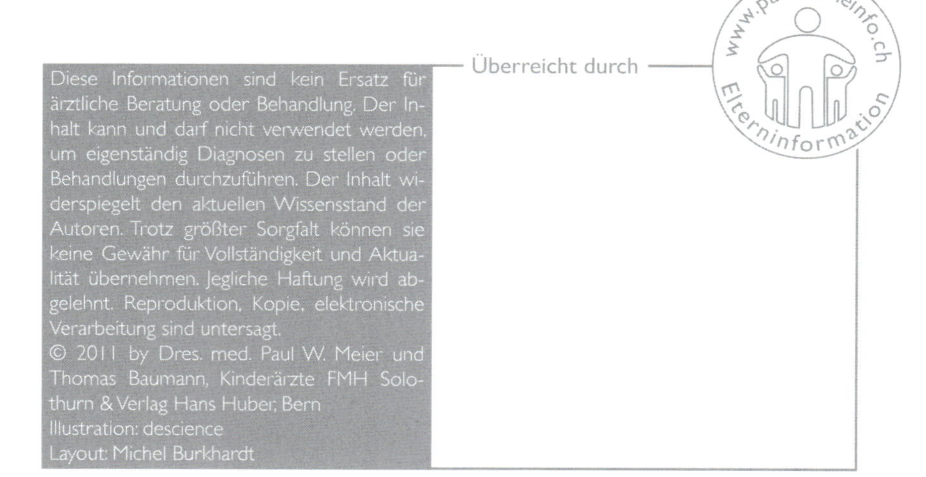

Illustration: descience
Layout: Michel Burkhardt

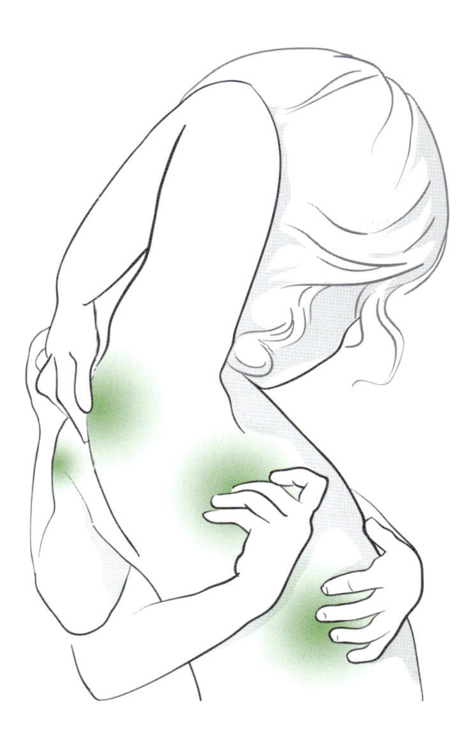

„Kortison" ist für viele Eltern ein Schreckenswort. Es gilt als sehr starkes Medikament mit schweren Nebenwirkungen. Eigentlich handelt es sich jedoch um ein körpereigenes Hormon, das wir zum Leben brauchen. Es ist wichtig für die Regulation von Immunreaktionen und ist deshalb ein sehr nützliches Medikament zur Kontrolle von übermäßigen Entzündungen verschiedener Ursachen. Kortison ist also nicht einfach „schlecht". Nur ein „zu viel und zu lange" führt zu Nebenwirkungen. Viele Krankheiten können nur dank des Kortisons kontrolliert werden – damit kann vielen Patienten großes Leiden erspart werden. Die Nebenwirkungen stehen dabei im Vergleich zu den Wirkungen in keinem Verhältnis.

Was ist Kortison?

Kortison ist ein lebensnotwendiges Hormon und gehört zur Familie der Steroide. Es wird in der Nebennierenrinde produziert. Das Hormon steuert neben dem Zucker-, Fett- und Eiweißstoffwechsel auch das Immunsystem. So wird das Hormon vermehrt produziert, wenn eine Entzündungs- oder Abwehrreaktion wieder gebremst werden soll. Wegen dieser kontrollierenden Wirkung auf das Immunsystem wird es auch als Stresshormon bezeichnet. Kortison sorgt also entscheidend dafür, dass unser Immunsystem nicht übermäßig, aber auch nicht zu schwach arbeitet. Daher können Kortisonpräparate als Medikamente hervorragend zur Kontrolle übermäßiger Entzündungsreaktionen beitragen.

Kortison als Medikament

Kortisonpräparate stehen seit den vierziger Jahren als Medikamente zur Verfügung. Die stark entzündungshemmende Wirkung des Hormons verblüffte damals die Fachwelt und erzielte phänomenale Erfolge. Kortison wurde in sehr hohen Dosen und über lange Zeiten verabreicht. Da dadurch das Immunsystem zu stark unterdrückt wird, folgten schon bald schwere Nebenwirkungen. Begründet auf diesen Erfahrungen besteht noch immer eine breite Skepsis gegenüber dem Kortison.

Heute sind wir jedoch viel weiter. Die Nebenwirkungen sind nach jahrelangen Erfahrungen sehr gut bekannt und treten bei korrektem Einsatz kaum auf.

Nüchtern betrachtet, ist Kortison also weder ein Wundermittel noch eine Katastrophe. Vielmehr ist es bei gezieltem Einsatz in der richtigen Dosis (nicht zu viel, aber auch nicht zu wenig), ein hervorragendes Medikament.

Indikationen

Kortison kann als Medikament überall dort eingesetzt werden, wo eine Entzündung (also eine Immunreaktion) gebremst werden soll. Es gibt eine ganze Reihe solcher Zustände.

Die häufigste Indikation wird bei Allergien gestellt. Bei einer Allergie reagiert das Immunsystem übermäßig auf eine eigentlich harmlose Fremdsubstanz, was zu verschiedenen Symptomen führen kann (z. B. Asthma, Heuschnupfen, Ekzeme, Nesselfieber). Wenn das auslösende Allergen nicht eruiert und ausgeschaltet werden kann, sind Kortisonpräparate ein wichtiger Baustein der Therapie.

Eine seltenere, aber schwerwiegende Gruppe von Indikationen sind die so genannten Autoimmunerkrankungen wie zum Beispiel Rheuma, Arthritis, entzündliche Darmerkrankungen und viele mehr. Bei diesen Erkrankungen arbeitet das Immunsystem aus ungeklärten Gründen gegen den eigenen Körper; das ist für die Betroffenen extrem belastend. Solche Erkrankungen kommen auch bei Kindern schon vor und können zum Teil nur mithilfe von Kortison unter Kontrolle gebracht werden.

Ein häufiger Grund für die Verabreichung von Kortisonpräparaten bei Kindern ist auch der berühmte Pseudokrupp. Es handelt sich dabei um eine übermäßige Entzündung und Schwellung der Halsweichteile, die bei einigen Kleinkindern durch eine „gewöhnliche" Erkältung ausgelöst wird. In diesen Situationen führt Kortison rasch zu einer Abschwellung der Halsweichteile und damit zur Beruhigung.

Daneben gibt es noch eine Vielzahl seltenerer Indikationen.

Um je nach Indikation eine möglichst gezielte Therapie anbieten zu können, stehen Kortisonpräparate heute in verschiedenen Formen zur Verfügung. So gibt es „systemisch" wirksame Formen (Injektionen, Tabletten, Tropfen) aber auch „lokal" wirksame Präparate (Nasensprays, Inhalationssprays/-pulver, Salben oder Cremes, Augentropfen usw.). Die lokal wirksamen Präparate sind heute zudem so hergestellt, dass sie vom Körper kaum mehr aufgenommen werden. Dies ist wichtig, um Nebenwirkungen zu vermeiden. Die Hautremes mit Kortison werden in vier Stärkeklassen eingeteilt. Im Kindesalter genügen meist diejenigen der Klassen 1 oder 2.

Nebenwirkungen

Bei jedem wirksamen Medikament können auch Nebenwirkungen auftreten. Man unterscheidet zwischen „systemischen" – fern vom Einwirkungsort – und „lokalen" Nebenwirkungen. Lokale Nebenwirkungen sind zum Beispiel die Verdünnung der Haut bei der langfristigen Anwendung von Salben oder das Auftreten von Heiserkeit und Pilzen im Mund bei der Inhalation von Kortison. Systemische Nebenwirkungen treten praktisch nur bei langdauernden und hochdosierten, systemischen Therapien (also mit Injektionen, Tabletten oder Tropfen) auf: Gewichtszunahme, Begünstigung von Diabetes, Osteoporose, Wachstumsverzögerung bei Kindern (was wieder aufgeholt wird) und Schwächung der Infektionsabwehr. Außerdem können schwerwiegende Probleme auftreten, wenn eine Therapie plötzlich abgesetzt wird. Setzen Sie eine Kortisontherapie deshalb nie plötzlich ohne Rücksprache mit Ihrem Arzt ab.

Bei der gezielten und möglichst kurz dauernden Verabreichung von Kortison treten Nebenwirkungen jedoch praktisch nicht auf. Halten Sie sich bitte genau an die Anweisungen Ihres Arztes und fragen Sie ihn, wenn Sie den Eindruck haben, das Medikament habe nicht den gewünschten Effekt oder verursache Nebenwirkungen. Bei korrekter Anwendung ist Kortison für viele Patienten nach wie vor ein sehr erfolgreiches Medikament.

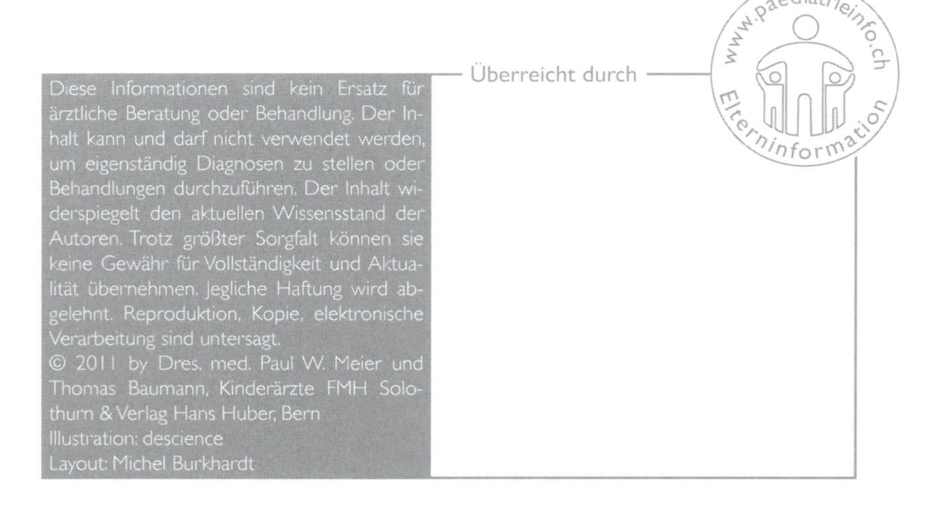

Kuhmilchallergie

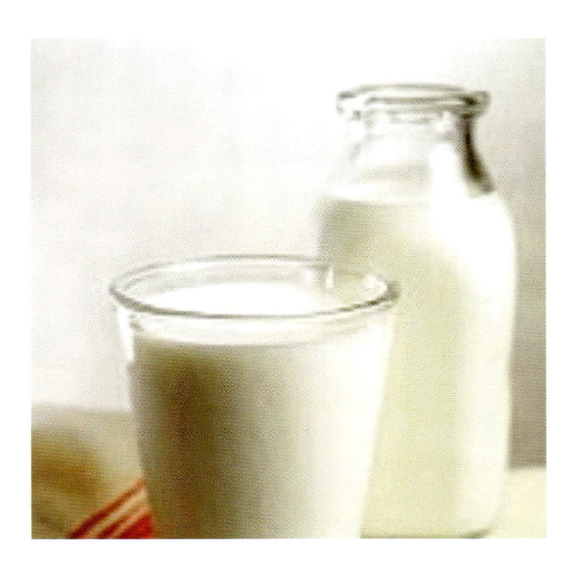

Oft hört man von der „Kuhmilchunverträglichkeit". Sehr viele Eltern vermuten ein solches Problem bei ihrem Kind, was nicht selten zu sehr fragwürdigen Diäten führt. Eine nachweisbare Kuhmilchallergie ist jedoch selten, und nur in diesen Fällen ist eine Diät mit einer Spezialmilch sinnvoll. Fast immer betrifft die Kuhmilchallergie Säuglinge, und die Symptome verlieren sich in den ersten Lebensjahren, so dass die meisten Patienten sich später wieder normal ernähren können.

Definition

Bei der Kuhmilchallergie lösen gewisse Eiweiße (beta-Lactoglobulin, Kasein, alpha-Lactalbumin), selten auch alle Kuhmilcheiweiße in der Ernährung eine allergische Reaktion aus.

Krankheitsbild

Die Kuhmilchallergie äußert sich meist bei Säuglingen. Am häufigsten sind Ekzeme, seltener werden Durchfälle (auch blutig), Erbrechen, mangelnde Gewichtszunahme und Nesselfieber beobachtet. Aber Achtung: Bei den meisten Kindern mit Ekzemen findet sich keine Kuhmilchallergie als Ursache. Bei älteren Kindern ist eine wirkliche Kuhmilchallergie extrem selten.

Kuhmilcheiweiße finden sich nicht nur in allen Kuhmilchprodukten, sondern auch in den kommerziellen Babymilchen. Diese sind aus Vollmilch hergestellt. In sehr kleinen Mengen finden sich die Kuhmilchproteine auch in Muttermilch, außer die Mutter führt eine strikte kuhmilchfreie Diät durch.

Diagnose

Wenn eine Kuhmilchallergie vermutet wird, kann ein Hauttest oder Allergietest aus dem Blut durchgeführt werden. Dabei werden Allergieantikörper (sog. IgE) gesucht. Allerdings können diese Antikörper nicht bei allen Allergikern nachgewiesen werden. Deshalb ist der definitive Beweis nur im „Provokationstest" zu erbringen. Dabei wird dem Kind nach einer kuhmilchfreien Ernährung für mindestens eine Woche Kuhmilch verabreicht und die Reaktion beobachtet. Dieser Test ist allerdings aufwändig und kann bei schweren Allergikern auch gefährlich sein.

Bei sehr vielen Kindern mit angeblicher Kuhmilchallergie wurde jedoch nie einer dieser Teste durchgeführt. Vielmehr wurde die Diagnose mit Bioresonanz, Osteopathie usw. gestellt. Diese Untersuchungsmethoden stimmen allerdings meist nicht mit den Resultaten der Provokationsteste überein und sind damit höchst fragwürdig.

Behandlung

Bei nachgewiesener Kuhmilchallergie ist eine kuhmilchfreie Ernährung notwendig. Diese kann mit einer Spezialmilch (hochhydrolysierte Milch wie Pregomin, Damira oder Alfaré) erfolgen. Wichtig: Eine so genannte HA-Milch (hypoallergene Milch) reicht nicht. Eine Ernährung mit einer alternativen Milch wie Sojamilch ist ebenfalls möglich, führt jedoch nicht selten selbst zu einer Allergie. Bei Kindern, die bereits Beikost erhalten, ist eine Ernährungsberatung sinnvoll, da eine kuhmilchfreie Ernährung schnell zu einer ungenügenden Zufuhr von Eiweißen, Kalzium und anderen Stoffen führen kann. Aus diesem Grund sollte eine solche Diät auch nur durchgeführt werden, wenn die Diagnose wirklich klar ist. Der häufig gehörte Spruch: „Nützt es nicht, so schadet es nicht", ist in dieser Situation eben oft falsch.

Wenn eine entsprechende Diät einmal angefangen wurde, muss in regelmäßigen Abständen überprüft werden, ob diese wirklich noch nötig ist. Sehr viele Kinder mit Kuhmilchallergie vertragen diese ab dem zweiten Lebensjahr wieder problemlos. Die erneute Provokation mit Kuhmilch muss jedoch unter allen Umständen unter ärztlicher Kontrolle durchgeführt werden.

Die unten stehenden Listen sollen Ihnen helfen, Ihr Kind optimal zu ernähren.

Prognose

Die Prognose der Kuhmilchallergie ist gut. In den allermeisten Fällen verschwindet die Krankheit (und damit auch die Diät) im zweiten bis vierten Lebensjahr des Kindes.

Erlaubte Nahrungsmittel

Milchersatzprodukte: z. B. Muttermilch, Alfaré, Damira, Pregomin, Soyamilch.

Fette: Margarine ohne Butter und Milchzusatz, alle Öle.

Käse: Ziegen- oder Schafkäse, sofern sie ohne Kuhmilchzusatz hergestellt worden sind.

Getränke: jede Art: Tee, Obst und Gemüsesäfte, Mineralwasser. Kakaoprodukte wie Nesquick, Suchard express enthalten keine Kuhmilch. Sie können mit Pregomin/Alfaré verabreicht werden.

Suppen: Bouillon, klare Gemüsesuppen, klare Teigwarensuppen.

Eier: Wenn die Zubereitung der Eierspeisen keine Milch erfordert.

Fleisch: Alles (Kuh, Rind und Kalb ungünstig), sofern vom Arzt nicht speziell verboten, Geflügel.

Fisch: alle Frischfische.

Gemüse: Alles, sofern nicht mit Saucen usw. zubereitetun nicht in Butter gedünstet. Kartoffelstock mit Pregomin/Alfaré angerührt.

Teigwaren: Ohne Käse. Kartoffeln in allen Formen, die ohne Milch zubereitet werden.

Brot und Backwaren: Alle, die ohne Milch zubereitet worden sind.

Früchte: Alle.

Verschiedenes: Konfitüren, Gelées, Honig, Melasse, Zucker, Fruchtbonbon, Kakaopulver.

Verbotene Nahrungsmittel

Kuhmilch in jeder Art: Vollmilch, Magermilch, Diätmilch, Kondensmilch usw.

Säuglingsernährung: Alle Schoppen, sofern nicht ausdrücklich feststeht, dass sie nicht aus Kuhmilch hergestellt oder hochhydrolysiert sind.

Kuhmilchprodukte: Butter, Rahm, Kaffeerahm, Quark, Joghurt, Käse (alle Arten aus Kuhmilch).

Brot und Backwaren: Alle, die mit Milch oder Butter hergestellt werden: Zöpfe, Brötchen, Zwieback, Patisserie, Torten, Kuchen, Biskuits. Fragen Sie Ihren Bäcker!

Fleisch: Alle Fertigprodukte wie Frikadellen, Hackbraten, Wurstwaren wie Kalbsbratwurst, Fleischkäse (Kuh, Rind und Kalbfleisch) usw.

Fisch: Alle Fertigprodukte.

Eierspeisen: Alle, die mit Milch hergestellt sind (Omelettes...).

Gemüse: Alle, wenn sie mit Butter, Rahm o. Ä. zubereitet worden sind. Kartoffelstock, Milchreis, Breie, Kartoffelauflauf usw.

Fette: Butter, Margarine mit Butter.

Süßigkeiten: Karamelbonbons, Schokolade, Pralinees, Crèmes, Puddings, Biskuits, Milch- und Rahmeis.

Getränke: Frühstücksgetränke: Ovomaltine, Einmalzin, Rivella, Milchshake.

Suppen: Crèmesuppen, Tütensuppen.

Fertigprodukte: Alle. Die mangelhafte Deklarationspflicht auf den Packungen ist als Informationsquelle ungenügend. Verlassen Sie sich nicht auf diese.

Überreicht durch

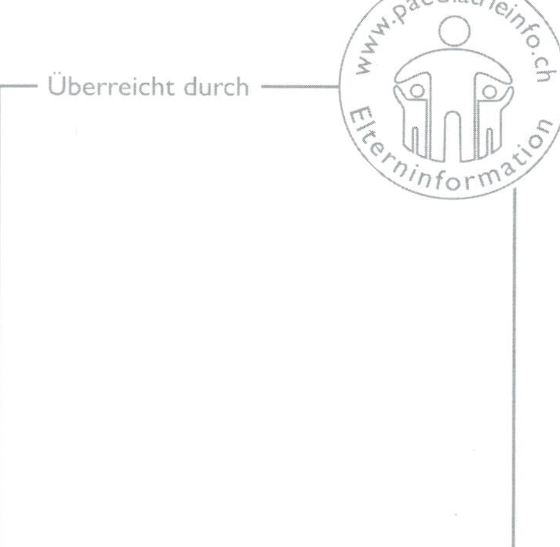

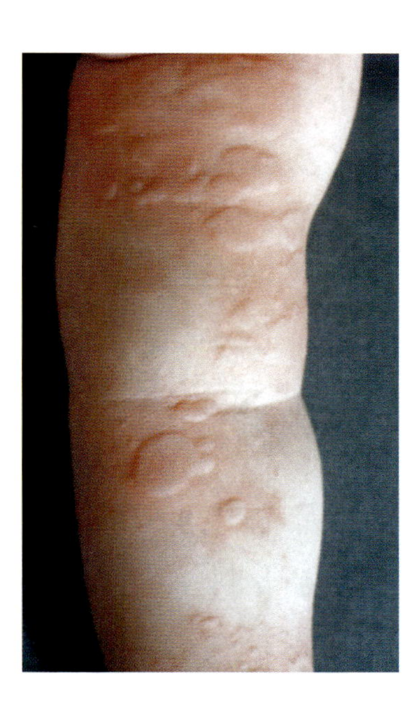

Nesselfieber (auch Nesselsucht oder Urtikaria genannt) ist eine plötzlich auftretende, stark juckende Hautveränderung. Sie kommt und geht in kurzer Zeit an allen Körperstellen. Kinder sind sehr häufig davon betroffen. Hauptursache sind „normale" Virusinfektionen. Allergien sind bei Kindern selten. Die Therapie richtet sich nach dem Schweregrad der Symptome und umfasst vor allem die Anwendung von Antiallergika. In aller Regel verschwindet die Urtikaria spontan nach einigen Tagen. Weitergehende Abklärungen sind nur bei wiederholten Symptomen oder chronischen Verläufen sinnvoll.

Definition

Der Begriff Urtikaria beschreibt eine Hauterscheinung mit weißen „Buckeln" und umgebender Rötung, die stark juckt. Die typischen Einzelläsionen werden auch als Quaddeln bezeichnet. Da der Kontakt mit Brennnesseln genau gleiche Hautveränderungen hervorruft, wird die Krankheit auch Nesselsucht oder Nesselfieber genannt. Eine Urtikaria kann nur einzelne Läsionen umfassen oder den ganzen Körper betreffen, und sie kann akut und einmalig oder aber chronisch auftreten. Die akute, einmalige Urtikaria kommt bei Kindern sehr häufig vor, wird aber oft nicht erkannt und verschwindet von selbst.

Ursachen

Der Mechanismus, der zum Auftreten einer Urtikaria führt, ist komplex. Grob gesagt, werden von den Immunzellen in der Haut (speziell Mastzellen) vermehrt Entzündungssubstanzen (z. B. Histamin) ausgeschüttet. Übrigens bildet auch die Brennnessel Histamin, deshalb führt der Kontakt damit zu den gleichen Hauterscheinungen. Mögliche Auslöser für diese Überreaktion des Immunsystems gibt es viele. So kann zum Beispiel eine Nahrungsmittelallergie, eine Bienengiftallergie oder ein Medikament dazu führen. Bei Kindern sind diese Faktoren jedoch sehr selten. Viel häufiger ist eine „normale" Virusinfektion (infektbedingte Urtikaria). Typischerweise findet sich also ein leichter Schnupfen, wenig Fieber oder etwas Durchfall gleichzeitig oder ein bis zwei Wochen vor der Urtikaria. Diese „normalen" Infekte stimulieren das Immunsystem, und dieses reagiert überempfindlich, „schießt" sozusagen über das Ziel hinaus. Nun führt jeder zusätzliche Stimulus zur Quaddelbildung, so zum Beispiel Kälte, Wärme, Druck, Kratzen, Anstrengung usw. Dieser Zustand kann einige Tage anhalten und die Hautveränderungen kommen und gehen in dieser Zeit ständig.

Im Falle von chronischer Urtikaria (> 30 Tage) liegt meistens eine Autoimmunerkrankung vor, die zur andauernden Überempfindlichkeit der Haut führt. Diese ist jedoch kaum nachzuweisen.

Symptome

Bei Kindern tritt die Urtikaria meist akut auf. Wie erwähnt, geht oft eine kleine Erkältung voraus, und plötzlich klagt das Kind über Juckreiz und Hautausschlag. Kinder unter drei Jahren sind oft nur unruhig und weinerlich. Den Eltern fallen die Hautveränderungen dann zum Beispiel beim Wickeln auf. Im Frühstadium kann man nur eine Hautrötung sehen, bei stärkerem Befall dann die Quaddeln (siehe Abbildung) und, falls noch ausgeprägter, eine großflächige Schwellung und Rötung. Jeder Körperteil kann betroffen sein. Wenn Augen und Mund befallen sind, ist dies besonders eindrücklich und wirkt bedrohlich für die Eltern. Sehr selten können auch innere Organe (Halsweichteile oder Atemwege) anschwellen.

Dies kommt vor allem bei allergischen Reaktionen, zum Beispiel Bienen- oder Wespengiftallergien, vor. Zeichen dafür sind Atemnot und Husten.

Im Verlauf ist der Ausschlag sehr stark wechselnd. Häufig sieht der Arzt bei der Notfallkonsultation schon nichts mehr oder nur an einem anderen Körperteil.

Ohne Therapie verschwindet die Urtikaria meistens innerhalb weniger Tage.

Diagnose

Die Diagnose ist für den erfahrenen Kinderarzt anhand des Ausschlags problemlos zu stellen. Da die akute Urtikaria harmlos und vorübergehend ist, lohnt sich die Suche nach der genauen Ursache nicht. Sie ist ohnehin meist erfolglos, teuer und schmerzhaft (Hauttests oder Blutentnahme). Eine genauere Abklärung ist nur dann sinnvoll, wenn die Symptome über Wochen immer wieder auftreten oder chronisch (> 30 Tage) vorkommen.

Behandlung

Da die Ursache in der Akutphase unbekannt ist, konzentriert sich die Behandlung darauf, den Juckreiz und die Schwellung zu lindern. Dabei helfen beispielsweise kühle Kompressen (jedoch nicht bei kältebedingtem Nesselausschlag).

Nesselsucht lässt sich medikamentös vor allem mit Antiallergika, sogenannten Antihistaminika (z. B. Fenistil® Tropfen, Zyrtec usw.) behandeln. Sie vermindern den Juckreiz und reduzieren die Schwellung. Lokale Medikamente wie zum Beispiel Fenistil Gel eignen sich nur bei sehr leichtem Befall, da die Hautveränderungen sonst einfach an einem anderen Körperteil auftreten. Bei sehr hartnäckigem Befall kann auch der Einsatz von Kortisonpräparaten sinnvoll sein.

Wenn sich die Quaddeln auf Augen, Lippen oder die oberen Luftwege ausdehnen, oder wenn Ihr Kind zum Zeitpunkt der Urtikaria-Entstehung Medikamente einnimmt, sollten Sie auf jeden Fall einen Arzt hinzuziehen.

Prognose

Bei Kindern hält die Nesselsucht meist nur wenige Tage an und verschwindet spontan wieder. Falls allergieauslösende Substanzen bekannt sind, sollten Ihre Kinder diese unbedingt meiden.

Überreicht durch

www.paediatrieinfo.ch Elterninformation

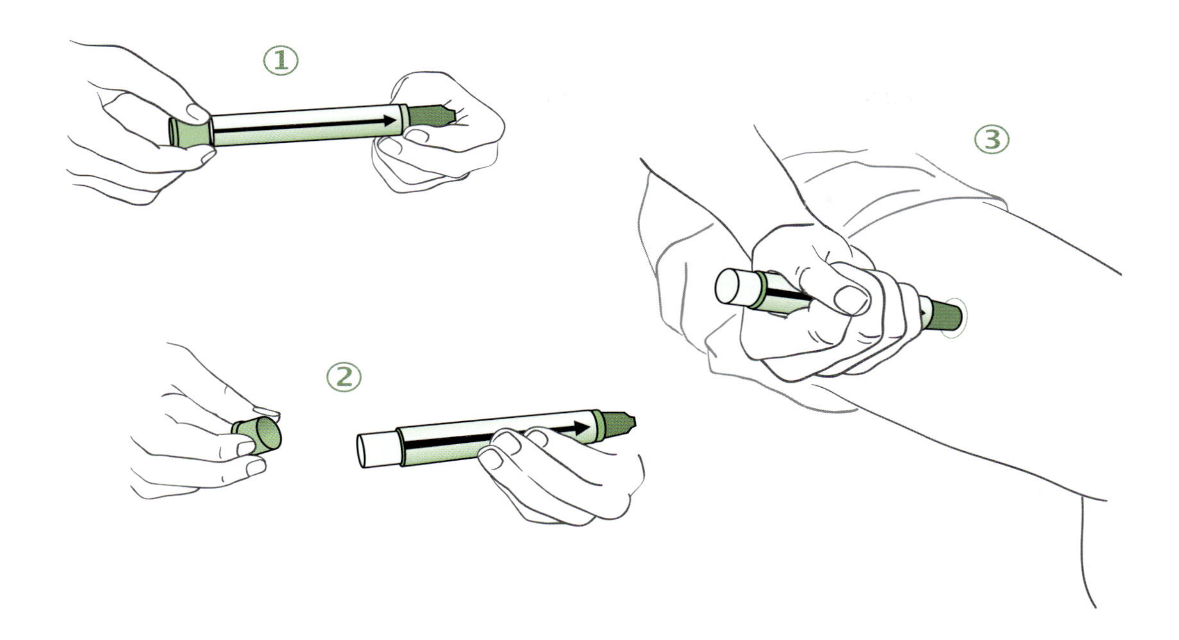

Patienten, die ein erhöhtes Risiko für schwere allergische Reaktionen haben, müssen immer entsprechende Notfallmedikamente bei sich tragen. Zwar sind lebensgefährliche allergische Reaktionen bei Kindern sehr selten, wenn es aber passiert, ist die schnelle Behandlung entscheidend. Sorgen Sie deshalb dafür, dass Ihr Kind und seine Betreuungspersonen im Umgang mit den Notfallmedikamenten Bescheid wissen und diese stets zur Verfügung haben.

Einleitung

Häufigste Auslöser akuter allergischer Reaktionen sind Bienen- oder Wespenstiche sowie Nahrungsmittel (speziell Nüsse, Fisch, Krustentiere, Sellerie). Auch der Kontakt mit Latex oder anderen Substanzen kann Probleme bereiten. Allergische Allgemeinreaktionen werden in vier Schweregrade eingeteilt (siehe Tabelle). Davon abzugrenzen sind so genannte Lokalreaktionen (z. B. starke Schwellungen nach Insektenstichen). Lokalreaktionen sind zwar unangenehm, aber nicht gefährlich, und die betroffenen Patienten haben kein erhöhtes Risiko für allergische Allgemeinreaktionen.

Wer einmal eine allergische Allgemeinreaktion erlitt, kann, muss jedoch nicht, in einer entsprechenden Situation wieder gleich, leichter oder aber schwerer reagieren. Die korrekt angewandten Notfallmedikamente können hier entscheidend sein. Leider zeigt die Erfahrung, dass die entsprechenden Medikamente bei vielen Patienten zwar vorhanden wären, in der Notsituation jedoch oft nicht korrekt angewandt werden (z. B. Medikamente

Stadium	Zeichen
I	Nesselfieber (Hautausschlag wie durch Brennessel), Juckreiz, Unwohlsein, Angst
II	Eines oder mehrere Symptome des Stadiums I und mindestens zwei der folgenden Symptome: Angiooedem (Schwellung an Gesicht oder Händen; allein schon St. II), Bauchschmerzen, Brechreiz, Erbrechen, Durchfall, Schwindel, Druckgefühl in der Brust
III	Eines oder mehrere Symptome des Stadiums I oder II und mindestens 2 der folgenden Symptome: Atemnot (allein schon St. III), Stridor, pfeifende Atmung, Schluckstörung, Sprechstörung, Verwirrtheit, Todesangst
IV	Eines oder mehrere Symptome des Stadiums I bis III und mindestens 2 der folgenden Symptome: Zyanose (Blauverfärbung der Haut), Blutdruckabfall, Kollaps, Bewusstseinsverlust, Stuhl- oder Urinabgang

abgelaufen, zu spät verabreicht, nicht bei sich getragen usw.). Dem möchten wir hier entgegen wirken.

Prophylaxe

Wichtigste Maßnahme ist die Prophylaxe. Wenn also eine Allergie bekannt ist, sollten Sie die entsprechende Substanz konsequent meiden. Leider ist dies nicht immer möglich, da sich allergene Nahrungsmittel (z. B. Nüsse) oft versteckt in Nahrungsmitteln finden. Auch bei Insektenstichallergien ist die Vermeidung von Stichen nicht immer einfach (siehe auch Infoblatt „Bienen- und Wespenallergie").

Notfallmedikamente

Die Notfallmedikamente bestehen aus drei Komponenten:
Antihistaminikum (z. B. Fenistil, Zyrtec, Aerius, Claritine, Xyzal usw.): Diese Medikamente existieren als Tabletten, Tropfen, Sirup oder Injektionen. Sie wirken vor allem gegen Hautreaktionen wie Nesselfieber, Schwellungen und Juckreiz. Gegen die wirklich gefährlichen Symptome wie Atemnot und Blutdruckabfall ist die Wirkung ungenügend.
Steroid (Kortisonpräparate wie Prednison, Prednisolon, Betnesol usw.): Kortison wird auch als Stresshormon bezeichnet und ist ein sehr effektives Medikament bei Allergien. Es bekämpft alle Symptome der Allergie, also auch Blutdruckabfall und Atemnot. Allerdings tritt die Wirkung frühestens eine Stunde nach Einnahme auf.
Adrenalinfertigspritze (z. B. Epipen resp. Epipen junior bei Kindern < 30 kg): Adrenalin wirkt als Injektion sofort und gegen alle Symptome. In wirklich gefährlichen Situationen ist es das einzige Mittel, das lebensrettend sein kann.

Anwendung

Am besten werden alle Notfallmedikamente in einer kleinen Tasche (z. B. Bauchtasche) mit dieser Anleitung (siehe unten) beim Patienten getragen. Wichtig ist die frühzeitige Anwendung der Medikamente, da diese immer etwas Zeit (30 bis 60 min.) bis zur vollen Wirkungsentfaltung brauchen.

Beim plötzlichen Auftreten einer allergischen Reaktion sollen das

Antihistaminikum

Name: ______________________
Dosis: ______________________

und das

Steroid

Name: ______________________
Dosis: ______________________

unverzüglich eingenommen werden. Bei Bienen- und Wespengiftallergikern soll die Einnahme sofort nach einem Stich und nicht erst beim Auftritt von Symptomen erfolgen.
Wenn schwerere allergische Symptome wie Atemnot oder Kollaps auftreten, soll unverzüglich die Adrenalinspritze am Oberschenkel angewandt werden. Anschließend muss Hilfe organisiert werden.
Nach einer allergischen Allgemeinreaktion sollten Sie den nächsten Arzt aufsuchen.

Überreicht durch

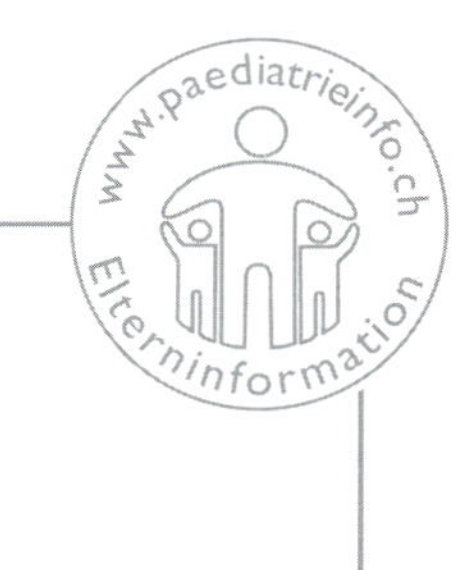

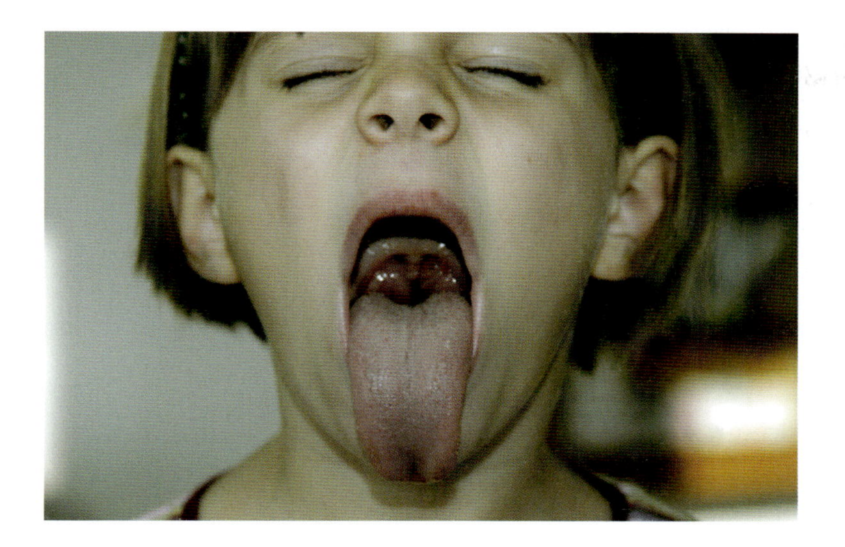

Kinder und Erwachsene haben, um nicht allen Ansteckungskrankheiten wehrlos ausgeliefert zu sein, im Rachenraum ein Abwehrdispositiv: Die Rachenmandeln (Adenoide) und Gaumen- oder Halsmandeln (Tonsillen) sorgen dafür, dass Infektionen abgefangen und gar nicht erst weiter in den Körper vordringen können. Was sich gut anhört, funktioniert bei den meisten Kindern auch klaglos. Bei einigen schießen die Abwehrreaktionen aber über das Ziel hinaus: Es entwickelt sich eine Adenoid- resp. Tonsillenhypertrophie, also eine starke Vergrößerung der Mandeln. Dies führt zu verschiedenen Problemen und kann eine Operation nötig machen.

Definition

Die Tonsillen (Hals- oder Gaumenmandeln) sind ovale, je nach Zustand verschieden große Gewebe im Rachen. Hinter und oberhalb von dem Gaumensegel (über dem Halszäpfchen) befinden sich die Adenoide, also die Rachenmandeln. Sie sind ohne spezielle Geräte nicht sichtbar. Bei Infektionen mit Viren oder Bakterien (z. B. Angina) schwellen diese Gewebe an und erschweren unter anderem die Atmung. Die regionalen Lymphknoten schwellen ebenfalls an – alles Zeichen der korrekt funktionierenden Abwehr. Drei typische Erkrankungen sind mit vergrößerten Mandeln assoziiert.

Krankheitsbilder

Tonsillitis

Auch Mandelentzündung oder Angina genannt. Vor allem durch Viren, seltener auch durch Bakterien ausgelöste Tröpfcheninfektionen von anderen Menschen führen zu einer Infektion der Tonsillen, einer Tonsillitis. Die Lymphknoten im Kieferwinkel, aber auch an anderen Stellen am Hals können anschwellen. Symptome sind Hals- und Schluckbeschwerden sowie Fieber. Gelegentlich tritt auch Erbrechen auf. Mit einem Rachenabstrich kann der Arzt feststellen ob es sich um eine harmlose, vorübergehende virale Infektion oder eine bakterielle Infektion durch Streptokokken handelt. Wenn bei einer Streptokokkeninfektion zusätzlich ein Hautausschlag auftritt, wird dies als Scharlach bezeichnet. Letztere muss unbedingt konsequent antibiotisch behandelt werden, um Spätschäden an Herz oder Nieren zu vermeiden.

Adenoidhyperplasie

Geht eine Erkältung nicht schnell vorüber bzw. folgt eine Infektion nach der anderen (was für das Kindesalter typisch ist), können die Mandeln zwischen den Infektionen nicht mehr genügend auf Normalgröße schrumpfen. Es entwickeln sich übergroße Mandeln, also eine Tonsillen- und/oder Adenoidhyperplasie. Speziell die Adenoidhyperplasie führt zu einer Verstopfung des Nasenrachenraumes, was die Nasenatmung erschwert oder verunmöglicht. Das Kind spricht näselnd und hält den Mund zum Atmen ständig offen. Die Mittelohren füllen sich mir Sekret, das wegen der Schwellung nicht mehr durch die Eusta-

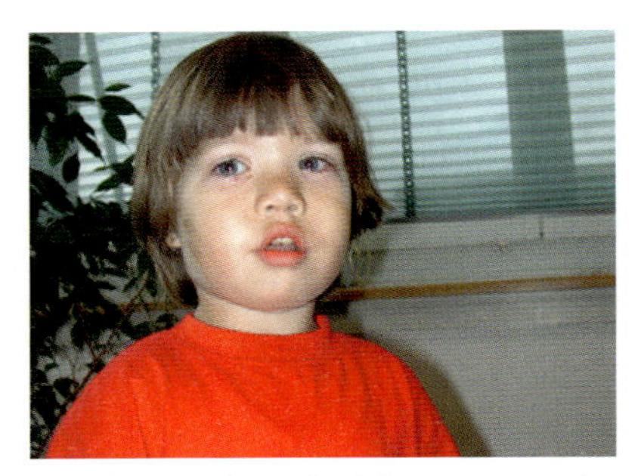

Typischer Gesichtsausdruck bei einem mundatmenden Kind mit Adenoidhyperplasie

chische Tube (Ohrtrompete) abfließen kann. Dies nennt man Mittelohrerguss, was zu Gehöreinschränkungen führt (siehe Infoblatt „Mittelohrerguss").

Nächtliche Hypoxien

Normalerweise erschlaffen unsere Atemwege im Schlaf etwas, was zu einer Verengung führt. Wenn nun zusätzliche Faktoren unsere Atemwege behindern, kann dies am nächtlichen Schnarchen erkannt werden. So zum Beispiel im Rahmen einer Erkältung. Wenn nun eine chronische Vergrößerung der Mandeln vorliegt, kann dies nicht nur zu regelmäßigem Schnarchen führen, sondern auch zu Sauerstoffmangel nachts. Solche Episoden führen wiederum zu häufigem Erwachen und verhindern damit den Tiefschlaf. Das ist für die kindliche Entwicklung definitiv ungünstig! Typische Symptome dafür sind: Schnarchen, Mühe mit der Atmung in der Nacht (Atempausen länger als 20 Sekunden), unruhiger Schlaf, große Müdigkeit am Morgen („wacht müde auf"), zunehmende Leistungseinbußen und Aufmerksamkeitsprobleme in der Schule. Die Diagnose stellt man klinisch durch eine Untersuchung und unter Umständen durch eine nächtliche Pulsoxymetrie, die den Blutsauerstoff in der Nacht registriert. Besonders gefährdet sind Kinder mit Trisomie 21 (Down-Syndrom), übergewichtige Kinder und CP-Kinder (zerebrale Parese).

Einflüsse

Die Entwicklung einer Mandelvergrößerung ist von außen kaum zu beeinflussen. Kalte Getränke, Zug und ungenügender Schlaf führen nicht zu Mandelentzündungen. Die Erklärung: „auch der Vater schnarcht ja", ist eine ungenügende Erklärung. Hier muss dringend abgeklärt werden!

Behandlung

Tonsillitis

Die bakterielle Infektion mit Streptokokken wird mit Antibiotika behandelt. Bei viralen Infektionen gibt es keine direkt heilende Therapie. Die Schmerzen können mit Lutschtabletten oder Halsspray gelindert werden. In der Regel heilt die Tonsillitis ohne weitere Folgen ab.

Adenoidhyperplasie

Dauert die Beeinträchtigung der Nasenatmung an und entwickelt sich ein Mittelohrerguss, muss eine operative Entfernung der Rachenmandel diskutiert werden. Da die Rachenmandeln eine große Tendenz haben, sich nach einer Operation wieder zu entwickeln und sich andererseits Mandelvergrößerungen mit zunehmenden Alter spontan zurückbilden können, muss der Operationszeitpunkt gut überlegt sein. Oft müssen die Mittelohrergüsse auch nach außen abgeleitet werden. Dazu werden kleine Röhrchen in die Ohren eingelegt (Paukenröhrchen), die nach einigen Monaten von selbst wieder herausfallen. Früher wurden die Adenoide sehr großzügig entfernt, heute ist man etwas zurückhaltender geworden. Ist die Indikation aber richtig gestellt worden, sind die Kinder nach der Operation wie „neugeboren" und haben „den Knopf aufgemacht". Die Leistungseinbußen sind verschwunden.

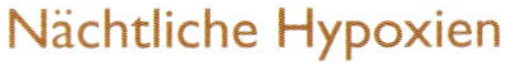

Nächtliche Hypoxien

Nächtliche Hypoxien sind eine absolute Indikation für eine Adenotomie (operative Entfernung der Rachenmandeln). Je nach Situation müssen auch die Halsmandeln (Tonsillen) entfernt werden.

Wichtig

Guter und gesunder nächtlicher Schlaf sind für die kindliche Entwicklung entscheidend. Ist dieser gestört, muss gehandelt werden: abklären! Halsweh hingegen gehört zum Leben und kann, wenn Streptokokken ausgeschlossen worden sind, mit Hausmitteln behandelt werden.

Überreicht durch

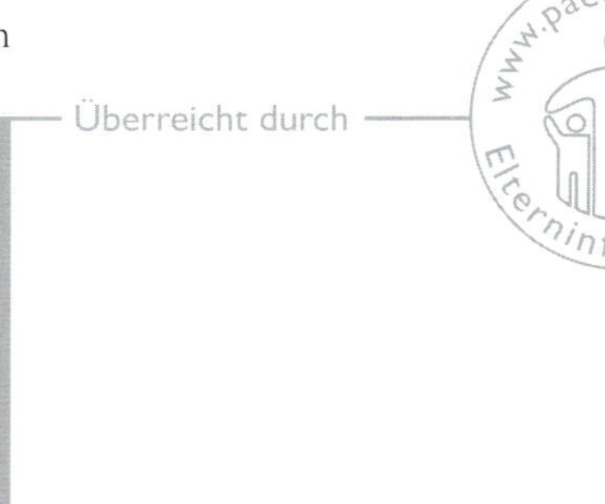

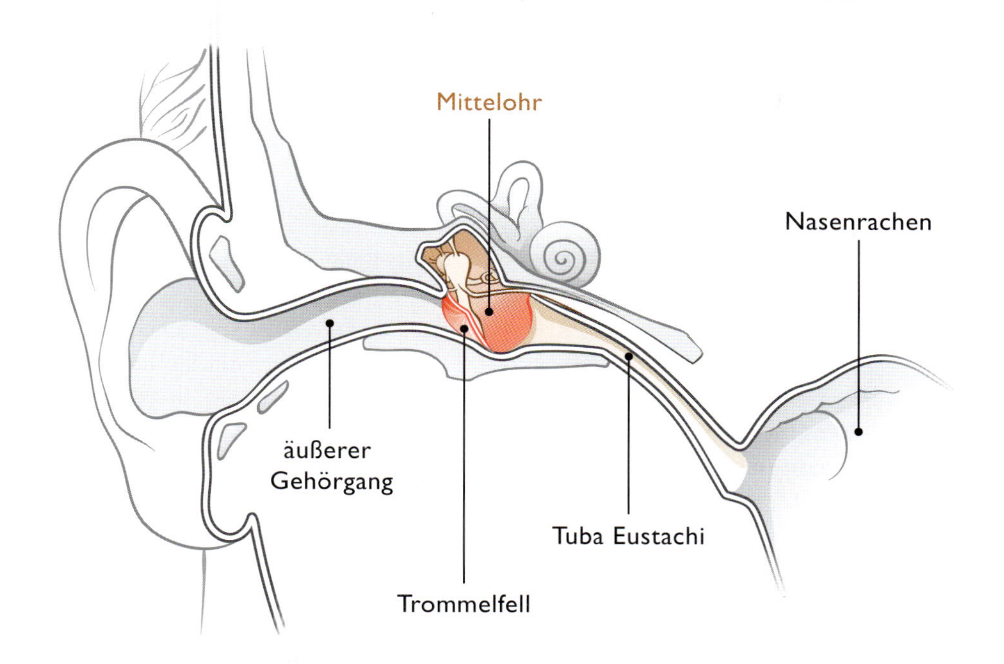

Die akute Mittelohrentzündung (Otitis media) ist eine Infektion des Mittelohrs, eines geschlossenen Hohlraums, der hinter dem Trommelfell liegt und vom Trommelfell und den Schädelknochen begrenzt wird (siehe Abbildung). Sie kommt beim Kleinkind sehr häufig vor. Die Schmerzen sind meist unerträglich und die Schmerzbehandlung dringend. Eine Antibiotikatherapie ist nicht immer notwendig.

Definition und Ursachen

Es handelt sich um eine akute Infektion des Mittelohres durch Bakterien oder Viren. Mittelohrentzündungen sind sehr häufig. Praktisch alle Kinder erleiden bis ins Alter von drei Jahren mindestens eine Mittelohrentzündung. Meistens heilen Mittelohrentzündungen vollständig ab. Nur wenn sie sehr oft auftreten oder nicht korrekt behandelt werden, treten Probleme wie zum Beispiel Hörverlust oder andere Komplikationen auf.

In der Regel geht der Mittelohrentzündung eine normale Erkältung voraus, die zur Schwellung der Schleimhäute im Nasen-Rachen-Raum und damit zur Verstopfung des Verbindungsganges ins Mittelohr (Tuba eustachi) führt. Als Folge davon sammelt sich Schleim im Mittelohr, der einen idealen Nährboden für Viren und Bakterien darstellt. Durch die Infektion mit diesen Erregern entsteht eine Entzündung des Trommelfelles, was zu starken Schmerzen führt.

Nicht die Mittelohrentzündung ist ansteckend, sondern die sie verursachende Erkältung (viraler Infekt).

Symptome

Die typische Präsentation der akuten Mittelohrentzündung sind plötzliche, extrem starke Schmerzen. Bei Säuglingen und Kleinkindern äußert sich dies durch unstillbares Schreien und Schlafverweigerung ohne ersichtlichen Grund. Größere Kinder klagen über Ohrenschmerzen. Nicht selten erwachen sie deswegen mitten in der Nacht. Der Griff ans Ohr ist häufig, aber nicht immer vorhanden. Als Begleiterscheinung tritt vor allem bei kleineren Kindern oft Fieber auf. Bei ca. einer von zehn Mittelohrentzündungen kommt es zudem zum „Platzen" des Trommelfells, was zu eitrigem Ausfluss aus dem Ohr führt.

Aber Achtung: Nicht hinter jedem Ohrschmerz steckt eine Mittelohrentzündung.

Um eine Mittelohrentzündung festzustellen, untersucht der Arzt das Ohr mithilfe eines kleinen Geräts, das Otoskop genannt wird. Das Otoskop wirft einen hellen Lichtstrahl ins Ohr. Wenn das Ohr infiziert ist, sieht das Trommelfell knallrot, verdickt und vorgewölbt aus. Das gesunde Trommelfell ist silbergrau und reflektiert den Lichtstrahl des Otoskops. Ohrinfektionen können einseitig, aber auch beidseitig auftreten.

Einflüsse

Da das Mittelohr durch das Trommelfell nach außen vollständig abgeschlossen ist, sind die Einflüsse von außen minimal. Nasse Haare oder die fehlende Mütze sind also nicht schuld. Faktoren, die zu einer verlegten Nasenatmung führen, sind wichtiger. Dies können Tabakrauch in der Umgebung, Allergien oder unkorrektes „Schneuzen" sein.

Behandlung

In erster Linie muss der Schmerz gelindert werden. Man kann ein Heizkissen oder eine Wärmflasche gegen das Ohr halten. Häufig lässt der Schmerz nach, wenn man einen Tropfen warmes Öl ins Ohr träufelt oder eine aufgeschnittene Zwiebel auflegt. Bei starken Schmerzen sind diese Maßnahmen aber ungenügend. Darum sollte auch ein einfaches Fieber- und Schmerzzäpfchen mit Paracetamol (z. B. Pandol, Dafalgan, Ben-u-ron, Influbene, Tylenol, Acetalgin usw.) verabreicht werden. Auch stärkere Schmerzmittel (z. B. Algifor, Ponstan, Voltaren usw.) eignen sich gut.

Da es sich bei Mittelohrentzündungen meistens um bakterielle Infektionen handelt, ist eine Behandlung mit Antibiotika möglich. Diese töten die verursachenden Bakterien rasch ab, wirken jedoch nicht direkt gegen die Schmerzen. Unter Antibiotika gehen die Symptome in der Regel rasch zurück und Komplikationen können verhindert werden. Andererseits ist bekannt, dass ein Teil der Mittelohrentzündungen auch ohne Antibiotikatherapie vollständig abheilt. Aus diesen Gründen gibt es keine einheitliche Therapie. Wenn ein Kind in gutem Allgemeinzustand ist, die Symptome erst kurz dauern und in den nächsten Tagen eine Ohrkontrolle möglich ist, kann der Einsatz von Antibiotika durchaus noch hinausgezögert und eine reine Schmerztherapie eingeleitet werden. Falls sich der Befund nicht bessert, kann immer noch mit einer Antibiotikatherapie begonnen werden. Bei kleinen Kindern, schon länger dauernden Symptomen, schlechtem Allgemeinzustand oder anderen Gründen, ist jedoch ein rascher Therapiebeginn indiziert.

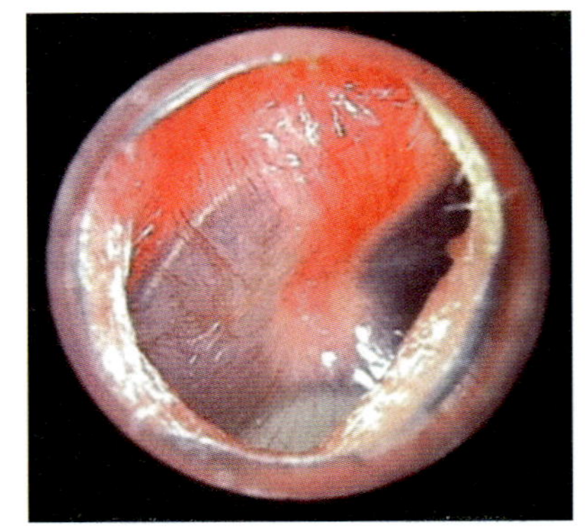

Akute Mittelohrentzündung im Otoskop.

Falls die Symptome unter Antibiotikatherapie nicht innerhalb von 48 Stunden verschwinden, sollten Sie die Ärztin/den Arzt kontaktieren. Gelegentlich wirken die üblichen Antibiotika ungenügend und die Therapie muss angepasst werden. Außerdem muss die Therapie unbedingt zu Ende geführt werden. Ansonsten besteht das Risiko von Rückfällen.

Prognose

Der Krankheitsverlauf ist in der Regel gutartig. Kinder mit Mittelohrentzündung fühlen sich im Allgemeinen bereits zwölf Stunden nach Beginn der Antibiotika-Behandlung bedeutend besser, können nach einem bis zwei Tagen wieder am Schulunterricht teilnehmen und ihren gewohnten Aktivitäten nachgehen.

Oft bleibt jedoch die Flüssigkeit im Mittelohr längere Zeit bestehen, was eine Hörbeeinträchtigung zur Folge haben kann. Wenn nur ein Ohr betroffen ist, kann dies lange Zeit unentdeckt bleiben. Vor allem bei kleineren Kindern und Kindern mit wiederholten Mittelohrentzündungen empfiehlt sich deshalb eine Nachkontrolle des betroffenen Ohres. Mithilfe einer schmerzlosen Tympanometrie kann festgestellt werden, ob sich im Mittelohr noch Flüssigkeit befindet. Wann und ob diese Untersuchung nötig ist, wird Ihre Kinderärztin/Ihr Kinderarzt mit Ihnen besprechen.

Manche Kinder sind besonders anfällig für Mittelohrentzündungen und erleiden mehrere Infektionen pro Jahr. Sie sollten lernen, die Nase vorsichtig und ohne viel Druck zu schneuzen, damit kein Schleim ins Mittelohr gepresst wird. Sie sollten den Kopf beim Schlafen hoch betten, damit die Flüssigkeit aus dem Mittelohr leichter ablaufen kann. Ältere Kinder sollten auch regelmäßig Kaugummi kauen. Die Kaubewegung hilft, den Schleim aus dem Mittelohr ablaufen zu lassen; geben Sie kleineren Kindern den (ungezuckerten) Kaugummi nur, wenn sie diesen nicht schlucken. Bei gehäuften Mittelohrentzündungen muss auch nach speziellen Ursachen wie zum Beispiel eine Rachenmandelvergrößerung oder eine Allergie gesucht und diese allenfalls behandelt werden.

Überreicht durch

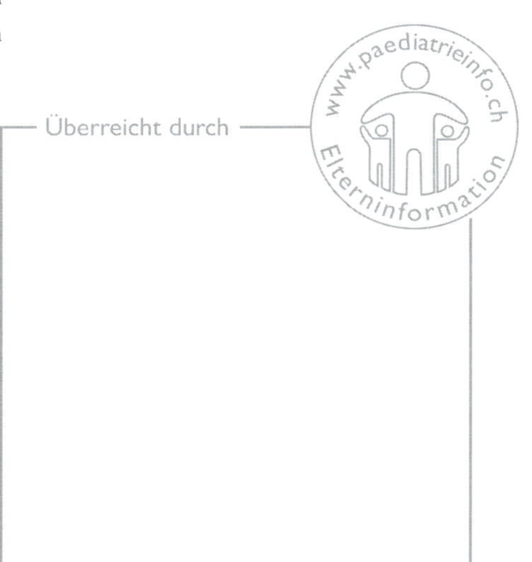

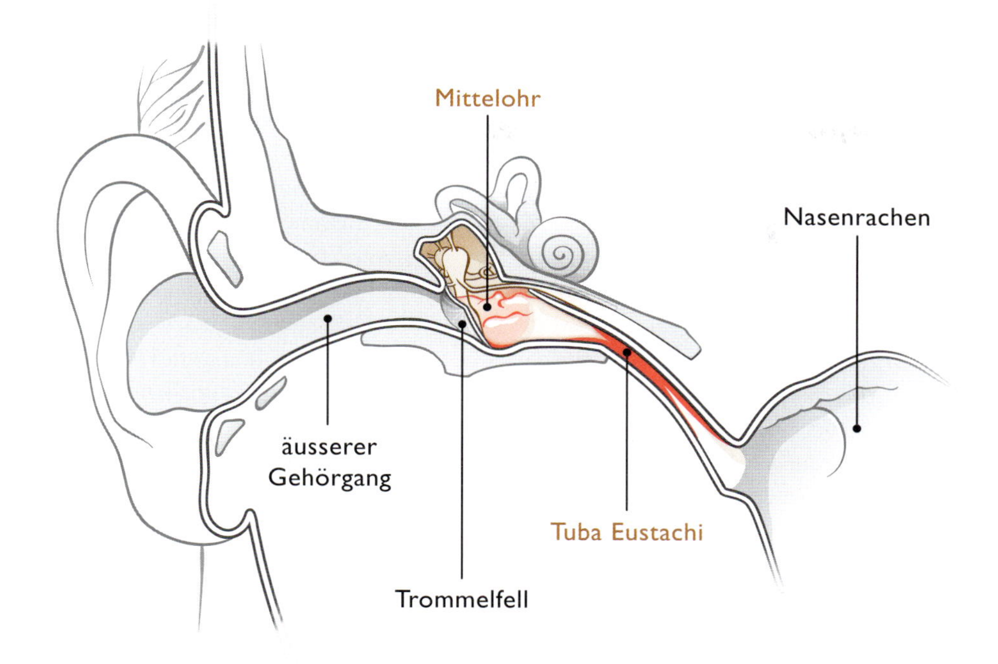

Eine häufige Folge von Mittelohrentzündungen, aber auch von zu großen Rachenmandeln, ist der chronische Mittelohrerguss (auch „Leimohr" oder Tubenmittelohrkatarrh genannt). Dabei füllt sich das Mittelohr mit Flüssigkeit, so dass das Kind schlecht hört. Ist nur ein Ohr betroffen, merkt man das nur schlecht. Die Abklärung und Behandlung sind aber sehr wichtig, um die Hörfähigkeit und damit die Sprachentwicklung und die Lernfähigkeit des Kindes nicht zu gefährden.

Definition

Beim Tubenmittelohrkatarrh ist das Mittelohr (der Hohlraum hinter dem Trommelfell) ständig mit Flüssigkeit gefüllt, da der Verbindungskanal zum Nasenraum (Eustachische Tube) verstopft ist. Dadurch kann der normale Schleim nicht mehr abfließen und sammelt sich im Mittelohr an. Diese Flüssigkeit erschwert das Schwingen des Trommelfells und damit die Übertragung von Tönen aufs Innenohr. Man hat daher bei einem Tubenmittelohrkatarrh das Gefühl, alle Geräusche wie unter Wasser zu hören. Der Tubenmittelohrkatarrh kann einseitig oder beidseitig auftreten. Die Gehörfähigkeit ist stark eingeschränkt, etwa wie mit Ohropax.

Ursachen

Hauptursache sind wiederholte akute Mittelohrentzündungen. Schon nach einer einzigen akuten Mittelohrentzündung kann es drei Monate dauern, bis das Mittelohr wieder normal belüftet ist. Bei wiederholten Entzündungen kann es sein, dass Schleim und Eiter überhaupt nicht mehr abfließen. Kleinkinder sind besonders häufig betroffen, da bei ihnen der Verbindungskanal zwischen dem Mittelohr und dem Nasenraum (Eustachische Tube) sehr eng ist.

Einflüsse

Alle Faktoren, die zu einer Reizung der Nasenschleimhäute und damit zur Verstopfung der Eustachischen Tube führen, können zur Entstehung von Tubenmittelohrkatarrh beitragen. Dies sind zum Beispiel die Exposition mit Zigarettenrauch oder das Flaschentrinken im Liegen. Außerdem können vergrößerte Rachenmandeln oder Allergien eine Rolle spielen. Keinen Einfluss haben die oft angeschuldigte fehlende Mütze oder die nicht gut getrockneten Haare.

Untersuchung

Beim Tubenmittelohrkatarrh erscheint das Trommelfell im Otoskop blass und glanzlos, und manchmal kann der Arzt sogar schattenhaft die hinter dem Trommelfell angestaute Flüssigkeit erkennen. Der Arzt kann auch das Hörvermögen überprüfen, da schlechteres Hören ebenfalls darauf schließen lässt, dass sich Flüssigkeit statt Luft im Mittelohr befindet. Die endgültige Diagnose ermöglicht aber das Tympanometer. Dieses Gerät zeigt die Beweglichkeit des Trommelfells auf.

Selbsthilfe

Jedes Kind, das unter Tubenmittelohrkatarrh leidet, sollte lernen, wie es seine Ohren zum „Knacken" bringen kann, wodurch die Eustachischen Röhren meist mit sanfter Gewalt durchlässig gemacht werden können. Hierfür gibt es verschiedene Methoden. Man kann sich die Nase zuhalten, den Mund schließen, die Wangen kräftig aufblasen und dann die Nase plötzlich loslassen und gleichzeitig schlucken. Es hört sich komplizierter an, als es ist, wenn man sich einmal daran gewöhnt hat. Eine eher lustige Methode, die Ohren zum Knacken zu bringen, besteht darin, sich die Nase zuzuhalten und einen Luftballon aufzublasen. Eine Möglichkeit ist auch ein spezieller Ballon (Otoventballon), der mit der Nase aufgeblasen wird. In vielen Fällen hilft es, mehrmals hintereinander zu schlucken, Kaugummi zu kauen oder mit der Hand auf die Ohrmuschel zu drücken. Allerdings sind diese Maßnahmen bei Kleinkindern noch kaum durchführbar.

Therapie

Eine Therapie des Tubenmittelohrkatarrhs ist vor allem dann nötig, wenn eine deutliche Höreinschränkung vorliegt. Es spielt auch eine Rolle, ob ein oder beide Ohren betroffen sind, wie lange die Symptomatik schon dauert, ob schon Störungen der Sprachentwicklung vorliegen und ob wiederholte akute Mittelohrentzündungen vorkommen. Wenn die Höreinschränkung nur gering ist, kann einige Monate abgewartet werden. Allerdings sind dann regelmäßige Kontrollen nötig. Bei deutlicher Höreinschränkung ist die Behandlung des Tubenmittelohrkatarrhs jedoch dringend zu empfehlen, um Schulschwierigkeiten und Verhaltensstörungen vorzubeugen. Kinder, die wegen eines Tubenmittelohrkatarrhs schlecht hören, werden oft für unwillig, verträumt oder schlicht für dumm gehalten.

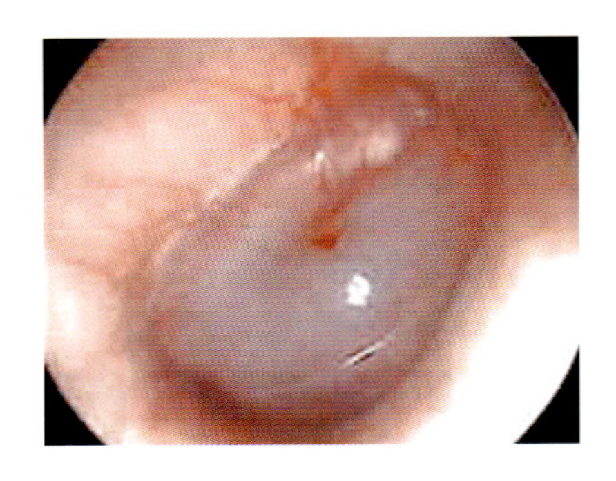

Das Ziel der Therapie ist, das Mittelohr wieder zu belüften. Neben den einfachen, unter Selbsthilfe beschriebenen Maßnahmen kann eine länger dauernde Antibiotikatherapie versucht werden. Meistens wird jedoch die Überweisung zum Hals-Nasen-Ohren-Spezialisten nötig. Dieser kann das Trommelfell eröffnen (Paracentese); die kleine Operation wird im Krankenhaus vorgenommen. Nachdem der Arzt ein kleines Loch ins Trommelfell gemacht hat, saugt er die Flüssigkeit ab. Oft wird dann ein kleines Plastikröhrchen in die Öffnung des Trommelfells eingeführt (so genanntes Paukenröhrchen). Es soll verhindern, dass sich die Öffnung schließt, damit neu entstehende Flüssigkeit ablaufen kann. Ein solches Paukenröhrchen bleibt normalerweise einige Wochen bis Monate im Ohr, und es kann bei Bedarf erneut eingeführt werden. Solange es im Ohr bleibt, ist das Trommelfell weniger beweglich als normal, weshalb man in dieser Zeit weniger gut hört. Sobald der kleine Plastikschlauch entfernt wird oder von selbst rausfällt, heilt das Trommelfell innerhalb von ein paar Wochen von alleine zu.
Da vergrößerte Rachenmandeln häufig zur Verstopfung der Eustachischen Röhre beitragen, ist deren Entfernung gleichzeitig mit der Paukenröhrcheneinlage oft sinnvoll. Ihre Ärzte werden Sie informieren.

Prognose

Durch korrekte Behandlung ist die Prognose gut. Mit zunehmendem Alter wird die Eustachische Röhre größer und der Tubenmittelohrkatarrh verschwindet. Bleibende Gehörschädigungen sind selten. Wichtig ist also eine vorübergehende Hilfe, um die Hörfähigkeit sicher zu stellen und damit die Entwicklung des Kindes optimal zu unterstützen.

Wichtiges

Achten Sie auf die Hörfähigkeit Ihres Kindes und lassen Sie diese bei Unsicherheit vom Kinderarzt untersuchen. Es ist wichtig, dass Ihr Kind gut hört!

Illustration: descience
Layout: Michel Burkhardt

Überreicht durch

www.paediatrieinfo.ch Elterninformation

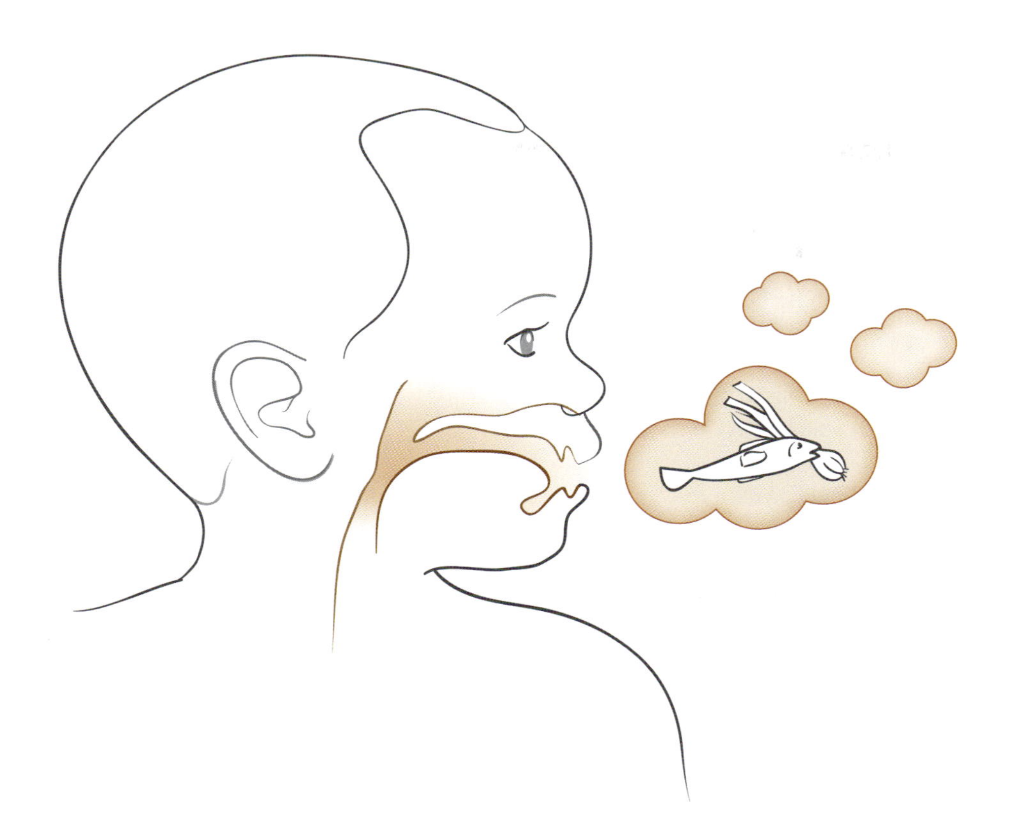

Mundgeruch oder schlechter Atem ist eine weit verbreitete Erscheinung. Zumindest glauben sehr viele Menschen, unter Mundgeruch zu leiden. Da der eigene Geruchssinn Mundgeruch nicht wahrnimmt, stimmt diese Einschätzung oft nicht. Mundgeruch, oder in der medizinischen Fachsprache Halitosis bzw. Foetor ex ore genannt, kann mit Hilfe von Messgeräten objektiviert werden. 85% der Ursachen liegen im Mund und nicht, wie oft vermutet, im Magen-Darm-Bereich!

Definition und Ursachen

Mundgeruch entsteht durch flüchtige Schwefelverbindungen (VSC = volatile sulphur compounds). Diese Stoffe entstehen z. B. durch die bakterielle Zersetzung von Nahrungsmittelresten oder totem Gewebematerial im Mund, zwischen den Zähnen, auf der Zunge oder den Mandeln. In 80 bis 90 % der Fälle liegen lokale Ursachen vor: Mangelnde Mundhygiene oder Zungenhygiene bei

- schlechtem Zahnstatus (Karies, Wurzelreste)
- Essensrückständen im Rachen oder auf der Zunge
- nach Genuss von Alkohol (selbst bei alkoholhaltigen Mundwassern)
- Rauchen
- bei Entzündungen der Mundschleimhaut und/oder des Zahnfleisches
- bei trockenem Mund
- bei Entzündungen des Zahnhalteapparats (Parodontitis, parodontale Taschen)
- als Folge anderer Infektionen der Mundhöhle oder im Nasen-Rachenraum (Sinusitis, Tonsillitis, Pharyngitis, Rhinitis, Pfeiffer-Drüsenfieber).

Der Mundgeruch ist beim Kind nie und bei Erwachsenen nur selten die Folge einer Allgemeinerkrankung. Dazu gehören Diabetes, Lebererkrankungen, Hiatushernien (Zwerchfellbruch) und gewisse Medikamente.

Symptome

Mundgeruch-Patienten können den Geruch des eigenen Atems selbst (Gott sei dank, oder leider!) nicht wahrnehmen, da der Geruchssinn nur auf Veränderungen der Konzentration eines Duftstoffes anspricht. Meist merken dies die Eltern. Durch Ablecken des Handrückens, trocknen lassen des Speichels und daran riechen kann man den Mundgeruch jedoch riechen. Man kann auch mit Atemmessgeräten den Schwefelgehalt der Ausatmungsluft bestimmen und den Mundgeruch somit „objektivieren".

Die Halitophobie ist die übertriebene Angst, andere Menschen mit seinem Mundgeruch zu belästigen. Objektiv ist aber kein Mundgeruch feststellbar. Die Behandlung gehört in die Hände eines erfahrenen Psychotherapeuten.

Behandlung

Mundgeruch ist vor allem für den Gegenüber unangenehm und lästig. Leidet das Kind darunter, wird es zum Beispiel deswegen gemobbt, dann besteht Handlungsbedarf.

Als Erstes ist der Gang zum Kinderarzt angezeigt, damit er die Mundhöhle untersucht. Dann kann der Zahnarzt oder die Zahnhygienikerin aufgesucht werden, um die Ursachen im Zahnbereich auszuschließen, bzw. zu behandeln.
Außerdem können einfache Mittel hilfreich sein:

- Viel und häufig trinken, insbesondere Schwarztee. Die in ihm enthaltenen Polyphenole behindern das Wachstum der Plaquebakterien auf den Zähnen.
- Gute Mundhygiene (Zahnbürste, Zahnseide, Zungenschaber) lohnt sich. Besonders wichtig ist die Reinigung der Zahnzwischenräume, der vorstehenden Kronenränder und anderen Nischen, in denen sich gerne geruchsbildende Bakterien ansiedeln. Auch die Zungenreinigung ist wichtig, weil sehr häufig bakterielle Beläge auf dem hinteren Zungenbereich die Ursache für den Mundgeruch sind. Für die mechanische Zungenreinigung gibt es Bürsten und Schaber. Zur Reinigung wird die ausgestreckte Zunge an der Spitze mit einem Tüchlein festgehalten und der Schaber mehrere Male vom hinteren Zungenbereich nach vorne gezogen. Gegen dem Würgereiz hilft es dabei, die Augen zu schließen.
- Mundspülungen mit Salbeitee, desodorierenden und antibakterielle Mundspüllösungen wie (Chlorhexidin, Cetylpyridiniumchlorit) töten die Bakterien im Mund ab. Diese Mundspüllösungen haben aber den Nachteil, dass sie keinen Langzeit-Effekt haben. Zudem können sie die schützende Mundflora zerstören.
- Man kann auch mit einer 3%ige Wasserstoffperoxidlösung den Mund regelmäßig spülen. Die Lösung sollte dabei nicht getrunken werden.
- Das Überdecken des Geruchs durch den Dauerkonsum von Pfefferminzbonbons, Kaugummi oder Mentholpastillen hilft nur vorübergehend. Und, zuckerhaltige Süßigkeiten fördern Zahnkaries und wirken in großen Mengen eingenommen abführend!

Prognose

Durch einfache Mundhygiene, nachdem die Ursachen behandelt worden sind, kann der Mundgeruch gut kontrolliert werden.

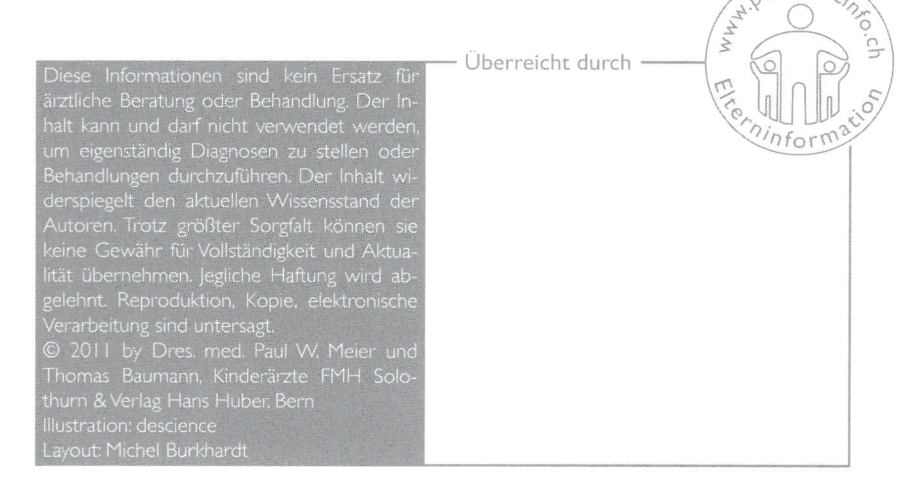

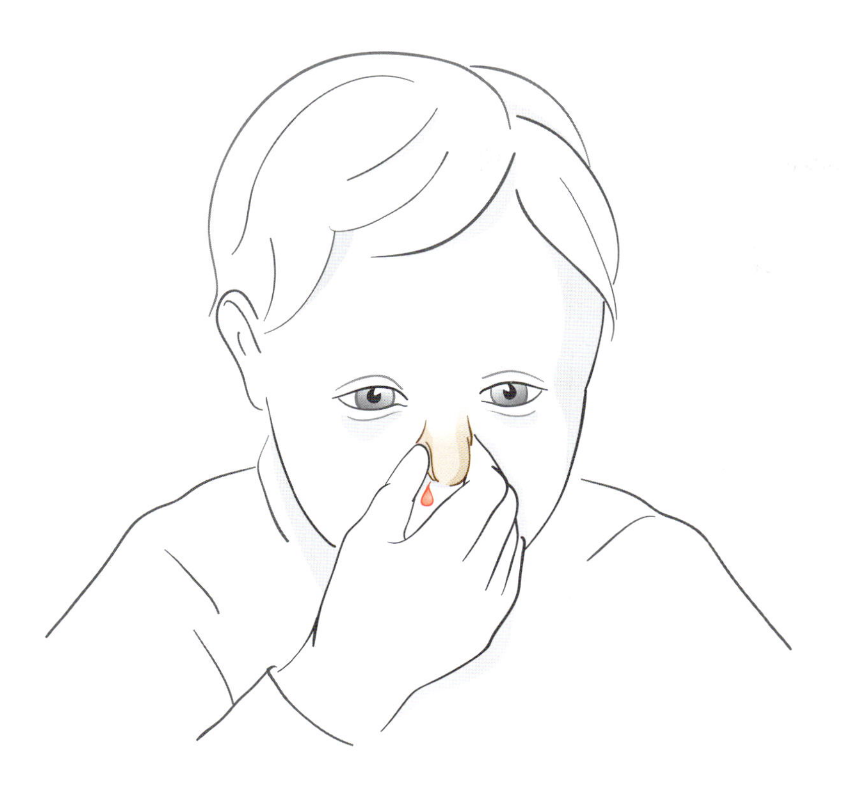

Nasenbluten (Epistaxis, griech.: „Daraufträpfeln") kommt im Kindesalter sehr häufig vor und ist fast immer harmlos. Die Ursachen sind meist oberflächliche Verletzungen der Nasengefäße und nur sehr, sehr selten, ja nur in ganz seltenen Ausnahmefällen sind andere Ursachen dafür verantwortlich. Diese werden auf diesem Infolatt beschrieben, und natürlich erfahren Sie auch, was Sie gegen das Nasenbluten tun können!

Definition

Kleine Kinder unter zwei Jahren haben nur ganz selten Nasenbluten, hingegen erleiden etwa 56% der Kinder zwischen sechs bis zehn Jahren mindestens eine Episode. Säuglinge und Kleinkinder mit Nasenbluten müssen näher abgeklärt werden. Bei älteren Kindern ist das nur selten angezeigt.

Nasenbluten kommt in der kalten Jahreszeit sowie bei trockener Umgebungsluft gehäuft vor und ist oft mit Schnupfen verbunden. Die trockene Luft (Heizung) trocknet die Nasenschleimhäute aus und das Schnäuzen oder Nasereiben führt dann zur Schleimhautverletzung und Blutung. Die Nasenschleimhaut hat die Aufgabe, die Luft anzufeuchten, zu filtrieren und aufzuwärmen. Zu diesem Zweck wird sie sehr stark durchblutet. Ein besonders empfindlicher Ort ist dabei der Locus Kisselbachi. Wird er verletzt, blutet es stark.

Ursachen

Wie oben erwähnt ist eine ausgetrocknete oder gereizte Nasenschleimhaut im Zusammenhang mit einem Schnupfen die häufigste Ursache von Nasenbluten im Kindesalter. Selten können Traumen (Unfall oder Nasengrübeln), Fremdkörper (Legoteile) oder eine Allergie die Ursache sein. Nur in absoluten Ausnahmefällen ist ein Tumor (meist ein Blutschwamm) oder eine Nebenwirkung von zu lange gebrauchten Nasentropfen verantwortlich. Bei häufigem Nasenbluten wird manchmal eine Blutgerinnungsstörung entdeckt. Auch als Nebenwirkung von Medikamenten (Aspirin, Ibuprofen, Valproinsäure, Cocain) kann Nasenbluten auftreten.

Man unterscheidet vorderes Nasenbluten aus den äußeren Nasenabschnitten vom hinteren, das vor allem beim Erwachsenen auftritt.

Diagnose

Handelt es sich um einmaliges oder seltenes Nasenbluten bei Kindern zwischen drei bis zehn Jahren, in Zusammenhang mit einer grippalen Erkrankung, sind keine weiteren Untersuchungen nötig. Bei Kleinkindern und Jugendlichen, oder bei häufiger auftretenden Nasenbluten ist eine ärztliche Abklärung angezeigt. Der Arzt wird das Kind untersuchen, d. h. allgemein untersuchen, auch in die Nase schauen und möglicherweise Blut entnehmen.

Behandlung

Als Erstes bleiben Sie ruhig, lassen Sie das Kind aufsitzen und sich nach vorne neigen. Damit läuft das Blut aus der Nase und nicht in den Rachen. Halten Sie mit schwachem Druck die Nase vorne zu, dort, wo sie weich ist, da ist auch der Locus Kisselbachi. Dies mindestens fünf Minuten und lassen Sie die Nase dann langsam wieder los. Falls es immer noch blutet, drücken Sie wieder zu. Es klappt sicher beim zweiten Mal. Bei starken Blutungen kann auch ein Tampon (halbiert, mit Vaseline eingerieben) oder ein zusammengerolltes Taschentuch in die Nase eingeführt werden. Wichtig ist auch hier ein gewisser Druck, um die Blutung zu stillen. Medikamentös kann der Arzt die Blutstillung mit verdünnter Oxymertazolin-Lösung oder anderen blutstillenden Produkten unterstützen. Dazu wird ein Wattebausch mit dem Medikament versetzt und dann für fünf Minuten in die Nase gelegt. Nur selten ist die Blutung so stark, dass die Nase vom Arzt tamponiert werden muss. Dabei wird blutstillende Watte in großer Menge und mit Druck tief in die Nase eingeführt und für Stunden belassen.

Die Nasenschleimhaut sollte nach einer Blutung angefeuchtet werden, dazu wird eine Nasensalbe helfen. Fragen Sie Ihren Arzt.

Andere Methoden

Bei wiederholtem Nasenbluten ist meistens ein verletztes Blutgefäß im Locus Kisselbachi verantwortlich. Diese können immer wieder aufreißen und bluten. Um dies zu stoppen, kann das verletzte Gefäß verätzt werden. Dies wird bevorzugt mit einem Kauter beim Hals-Nasen-Ohrenarzt durchgeführt, kann aber auch mit Silbernitratstäbchen in der Praxis durchgeführt werden. Auch mit Floseal oder Fibrin-Leim können die Gefäße versiegelt werden.

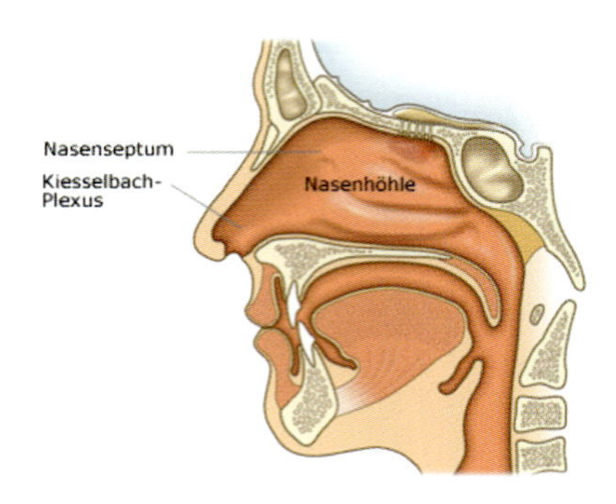

Unwirksames

Kalte Lappen in den Nacken oder auf der Stirn und Nase sind nutzlos. Nasentropfen sind mehr als eine Woche angewandt gefährlich, da sie die Nasenschleimhaut noch mehr schädigen können!

Den Arzt aufsuchen

- Wenn es nicht vorne, sondern hinten in der Nase blutet und in den Rachen läuft.
- Wenn das Kind Mühe bekundet, zu atmen.
- Wenn das Kind weniger als drei Jahre alt ist und Nasenbluten hat.
- Wenn die Blutungen häufig werden.
- Wenn die Blutung nicht nach zehn Minuten gestoppt werden kann.
- Wenn die Ursache ein Unfall ist.
- Wenn das Kind plötzlich Schmerzen im Brustbereich bekommt.

Prognose

Die Prognose der vorderen Nasenblutung ist in der Regel hervorragend, sofern das Nasenbluten nicht durch eine zugrunde liegende Krankheit verursacht wird.

Überreicht durch

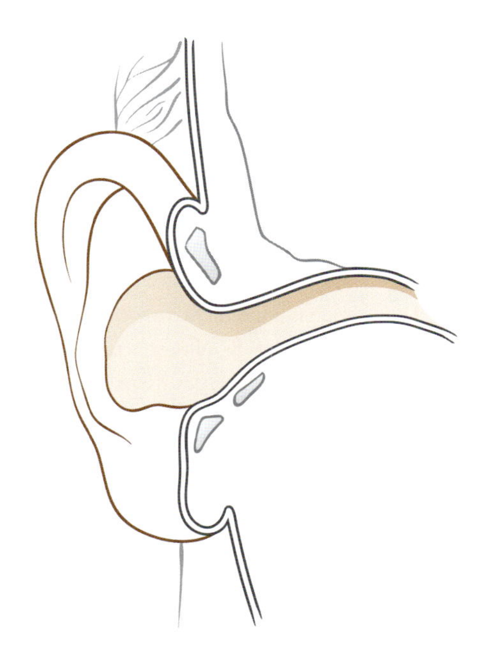

Angeborene Anomalien des äußeren Ohres sind das Resultat von Fehlern in der Embryogenese (Missbildungen) oder Folge von Ereignissen, die das intrauterine embryonale und fetale Wachstum beeinflussen (Deformationen). Die Bildung des Ohrs ist ein hochkomplexer Vorgang. Es entsteht aus verschiedenen Keimblättern, dem Ektoderm, dem Entoderm und dem Mesoderm. Deshalb sind Missbildungen nicht so selten. Handlungsbedarf besteht nicht in allen Fällen und muss mit dem Kinderarzt besprochen werden.

Embryologie

Die Ohrmuschel entsteht aus sechs angehobenen Weichteilschwellungen (Hügel) auf der Oberfläche des Embryos. Drei von diesen Hügeln sind aus dem ersten Kiemenbogen (Meckel) und drei aus dem zweiten Kiemenbogen (Reichert) in der fünften und sechsten Woche intrauterinen Lebens entstanden. Daraus entstehen die Bestandteile des äußeren Ohrs, die Helix, die Anthelix und der Tragus.

Der Gehörgang wird aus einer Einstülpung des Oberflächenepithels in der fünften Woche des intrauterinen Lebens gebildet. Die Fusion (Verschmelzung) dieser Zellen an der Kreuzung führt zur Bildung der drei Schichten des Trommelfells. In der Mitte der Schwangerschaft (zweites Trimester) kommt es zur Rekanalisation des äußeren Gehörgangs.

Mikrotie

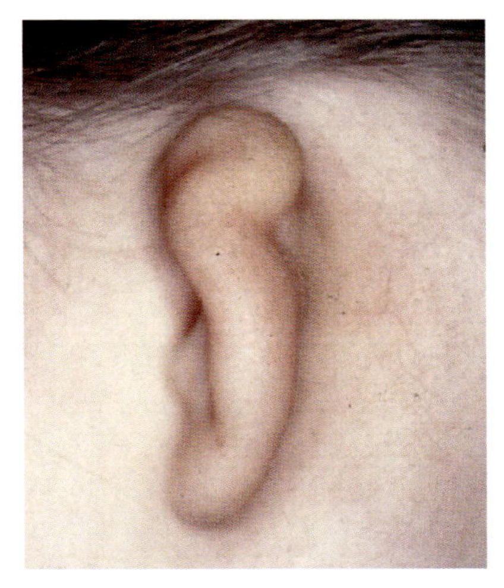

Eine unvollständige Entwicklung der Ohrmuschel führt zu einer kleinen, deformierten (Mikrotie) oder fehlenden Ohrmuschel (Anotie). Sie tritt bei etwa 2,6 auf 10'000 Geburten auf und ist häufiger bei Jungen. Mikrotie ist gehäuft bei Geburten in großer Höhe, mit zunehmender Kinderzahl, bei Säuglingen diabetischer Mütter, nach pränataler Exposition mit gewissen Medikamenten (Isotretinoin [Aknemittel], Thalidomid, Alkohol oder Mycophenolat). Die Mikrotie und Anotie kann allein oder in Verbindung mit anderen Fehlbildungen, einschließlich Gesichtsspalten, Herzfehlern und Nierenmissbildungen auftreten.

Bei Kindern mit Mikrotie und Anotie sollte deshalb eine sorgfältige Untersuchung erfolgen, um die assoziierten Missbildungen zu entdecken.

Einseitige Missbildungen des Innenohrs müssen erst mit vier bis sechs Jahren korrigiert werden. Das äußere Ohr kann durch eine komplizierte operative Rekonstruktion kosmetisch wiederhergestellt werden. Im Kindergartenalter hat die Ohrgröße etwa 80% der Erwachsenengrösse erreicht, und das ist ein guter

Zeitpunkt für eine Sanierung. Die kosmetischen Ergebnisse sind aber sehr unterschiedlich.

Abstehende Ohren

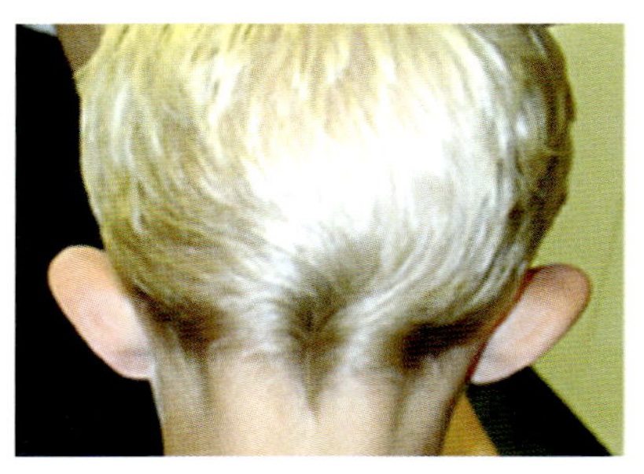

Abstehende Ohren entstehen meist durch unvollständige Ausbildung der Anthelixfalte. Diese Anomalie hat keine funktionelle Bedeutung. Da Kinder mit abstehenden Ohren manchmal von ihren Kollegen gehänselt werden, kann eine Otoplastik im Alter von ca. sechs Jahren durchgeführt werden.

Grübchen

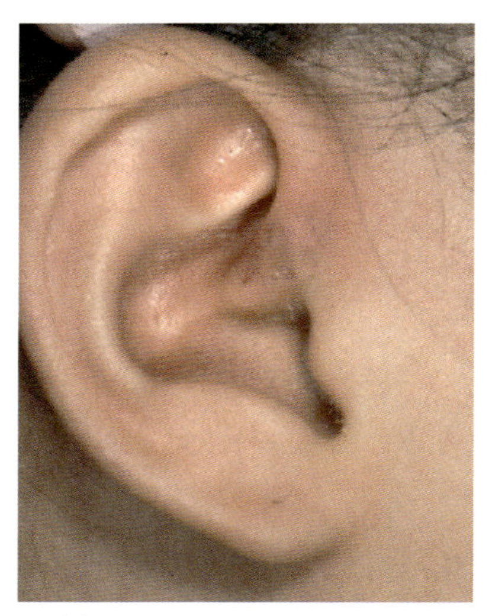

Grübchen

Kleine Vertiefungen vor der Ohrmuschel (bilateral in 25 bis 50 Prozent der Fälle) sind die häufigste Anomalie am Ohr. Sie treten in 1% der weißen, 5% der schwarzen und 10% der Kinder in Asien auf. Assoziiert sind fünfmal häufiger dauerhafte Hörschäden als bei der „normalen" Bevölkerung. Das Gehör von Säuglingen mit präaurikulären Gruben muss deshalb abgeklärt werden. Präaurikuläre Grübchen sind zudem oft der erste Hinweis auf ein Branchio-oto-renales Syndrom (BOR), die Ursache für den häufigsten erblichen Hörverlust. Präaurikulären Gruben müssen nicht operiert werden, wenn sie nicht wiederholt infiziert sind.

Anhängsel

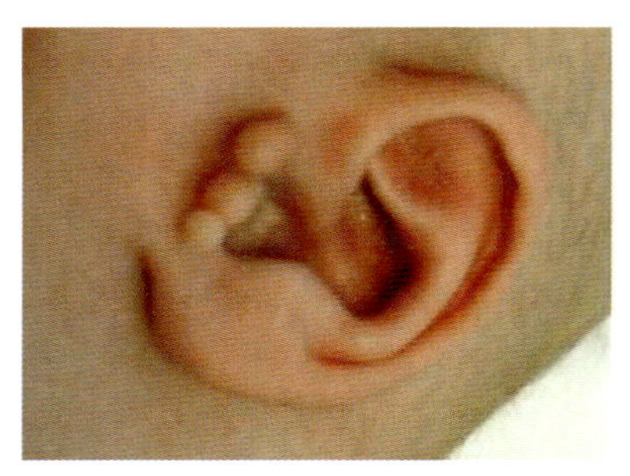

Die zusätzlichen Hügel, die meist aus Haut, subkutanem Fettgewebe und/oder Knorpel bestehen, können in der Nähe der Ohrmuschel oder irgendwo entlang des vorderen Randes des Halsdrehermuskels (M. Sternocleidomastoideus) auftreten. Sie sind völlig harmlos, jedoch optisch störend. Solche Anhängsel werden meist schon in der Kindheit aus kosmetischen Gründen entfernt. Auch Kinder mit präaurikulären Anhängseln haben ein größeres Risiko einer Gehörbeeinträchtigung und deshalb sollte diese ausgeschlossen werden. Gelegentlich treten die Ohranhängsel zusammen mit anderen Missbildungen auf (z. B. okulo-auriculo-vertebralen Syndroms = Goldenhar Syndrom). Die routinemäßige Suche nach anderen Missbildungen ist, bei sonst unauffälligen Kindern, jedoch nicht sinnvoll.

Gehörgangsatresie

Damit wird ein fehlender oder stenotischer (verengter) Gehörgang und die fehlerhafte Bildung des Trommelfells bezeichnet. Auch eine ungenügende Rekanalisation kann dazu führen. Da die Bildung der Gehörknöchelchen zur gleichen Zeit wie die Einstülpung der ersten Kiemenspalte auftritt, sind assoziierte Anomalien der Gehörknöchelchen häufig. Kinder mit einer einseitigen Gehörgangsatresie brauchen kaum eine Operation, wenn die Ohrmuschel gut ausgebildet ist und das gegenüberliegende Ohr normal hört. Solche Kinder profitieren auch nicht von einem Hörgerät, das auf der Kopfknochenleitung basiert, da sie ein normales Mittelohr haben. Sie können jedoch trotz der Missbildung an einer Mittelohrentzündung erkranken. Außerdem besteht ein erhöhtes Risiko für die Entwicklung eines Mittelohr-Cholesteatoms (chronische Mittelohrentzündung mit Wucherung). Anhaltende Ohrenschmerzen oder Fieber sind die einzigen Symptome: Die Diagnose wird durch eine Computertomographie (CT) gestellt.

Eine beidseitige Gehörgangsatresie ist mit einer Schwerhörigkeit verbunden und erfordert eine frühzeitige Intervention. Die betroffenen Kinder sollten in den ersten Lebenswochen ein Hörgerät erhalten, um den Spracherwerb nicht zu gefährden. Eine operative Sanierung wird gegen den zehnten Geburtstag empfohlen. Eines der größten Risiken dieser Operation ist eine Schädigung der Gesichtsnerven (einseitige Gesichtslähmung) oder der Hirnhaut der mittleren Schädelgrube. Die neuen Gehörgänge erfordern oft Reinigungs- und Pflegemittel für den Rest des Lebens.

Überreicht durch

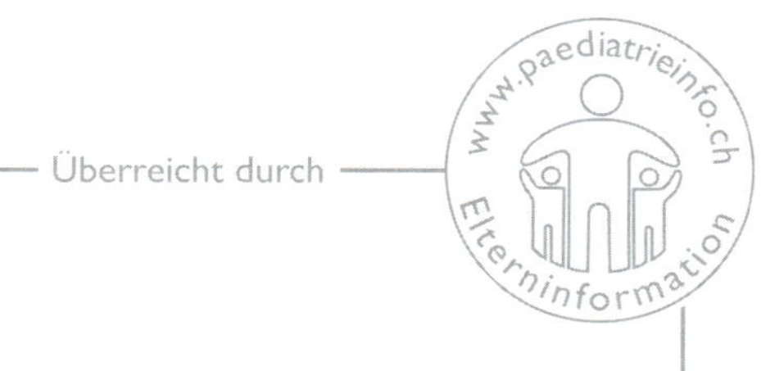

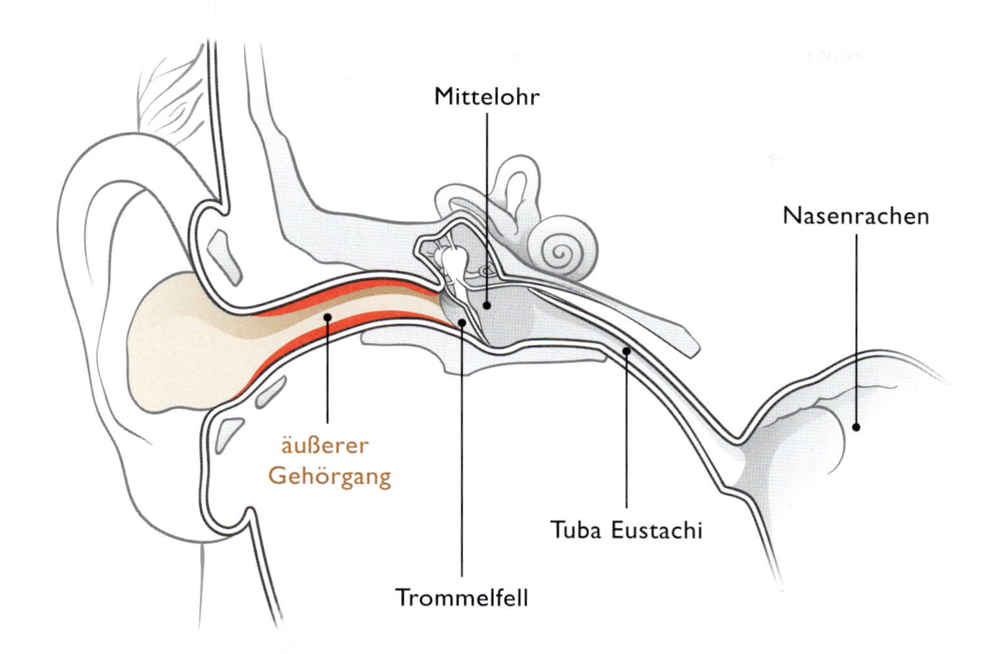

Die Entzündung des äußeren Gehörganges (Otitis externa), auch Schwimmerohr genannt, ist sehr häufig. Am häufigsten sind diese Beschwerden im Sommer bei Leuten, die regelmäßig im Schwimmbecken schwimmen. Beim Schwimmerohr ist die Haut im äußeren Gehörgang gerötet, geschwollen und sehr schmerzhaft. Eine Behandlung ist nötig und einfach. Auch eine Vorbeugung ist sinnvoll.

Definition und Ursache

Man spricht auch von Otitis externa, Außenohrentzündung oder Gehörgangs-ent-zündung. Es handelt sich um eine Entzün-dung im Gehörgang, die äußerst schmerz-haft ist. Das Schwimmerohr kann durch das Kratzen beim Putzen des Ohres mit einem Wattestäbchen entstehen. Es wird aber in den meisten Fällen dadurch verur-sacht, dass Wasser über lange Zeit im äu-ßeren Gehörgang verbleibt. Das Wasser vermindert den normalen Säuregehalt der Haut und löst die obere Zellschicht ab.

Das Chlor im Wasser, das schädliche Bak-terien abtöten soll, vernichtet gleichzeitig nützliche Bakterien im Gehörgang. Die Haut im Gehörgang ist nicht mehr so gut geschützt wie sonst. Sie rötet sich und wird wund, wodurch es zu Schmerzen und Jucken im äußeren Gehörgang kommt. Oft entwickeln sich dann auch Infektionen mit Bakterien (z. B. Pseudomonas).

Selbsthilfe

Leichtere Fälle von Gehörgangsentzündung können Sie auch zu Hause ausheilen. Sie sollten sich nicht am Ohr kratzen, den Gehörgang nicht reinigen und auch nicht schwimmen gehen. Es ist gut, das Ohr mit einer warmen Lösung aus einem Esslöffel hellem Essig und einem Esslöffel Wasser oder mit einer entsprechenden Lösung aus der Apotheke zu spülen. Dadurch werden Ohrenschmalz und abgestorbene Haut-zellen entfernt und das Ohr kann abtrock-nen. Solche Spülungen helfen der Haut außerdem, ihren normalen Säuregehalt aufrechtzuerhalten.

Ärztliche Hilfe

Wenn die Beschwerden nach einigen Tagen immer noch nicht nachlassen oder sehr schmerzhaft werden, suchen Sie den Arzt auf. Er wird Ohrentropfen oder Salben verordnen. Solche Tropfen sind im Allgemeinen über fünf bis sechs Tage drei- bis viermal täglich anzuwenden. Sie enthalten ein Antibiotikum gegen die bakterielle Infektion und bei starkem Befall lokal wirkende schwache Kortisonanteile, die ein Abschwellen der Haut bewirken und auf diese Weise den Schmerz und den Juckreiz lindern. Ohrentropfen werden oft als angenehmer empfunden, wenn man sie ein wenig anwärmt, ehe man sie ins Ohr träufelt. Dazu halten Sie das Fläschchen eine Weile in der Hand oder legen es einige Minuten lang in warmes Wasser. Dann legen Sie das Kind auf das gesunde Ohr, tröpfeln die Ohrentropfen in das kranke Ohr und ziehen mehrmals an der Ohrmuschel. Danach unbedingt einige Minuten liegen bleiben! Nur so gelangt das Medikament tief genug in den Gehörgang. Bei schwereren Fällen ist die Einlage von speziell behandelten Gazen in den Gehörgang sinnvoll. Diese müssen unter Umständen täglich durch den Arzt gewechselt werden.

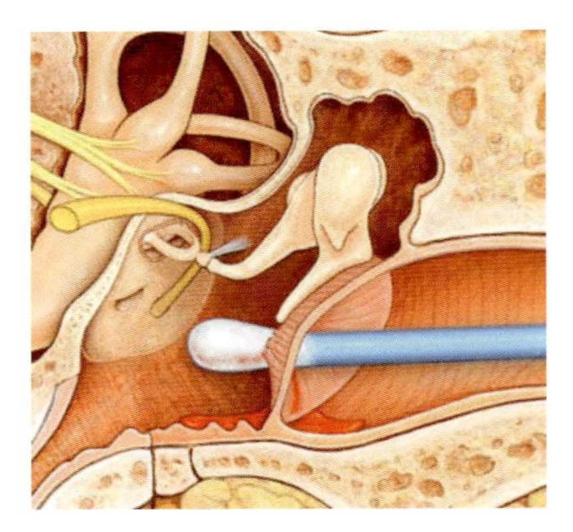

Wattestäbchen können das Ohr gefährden!

Vorbeugung

Die Ohren stets sehr behutsam reinigen und dazu nie spitze Gegenstände (z. B. Wattestäbchen) benutzen, der Ohrenschmalz kommt von selbst aus dem Gehörgang heraus. Es genügt, sich die Ohren mit einem Waschlappen zu waschen. Beim Schwimmen stets darauf achten, dass alles Wasser aus den Ohren abläuft, sobald das Wasser verlassen wird. Wenn in einem Ohr noch Wasser ist, am Ohrläppchen ziehen oder den Kopf zur betreffenden Seite hin neigen und auf dem entsprechenden Fuß auf und ab hüpfen. Man spürt dann, wie das Wasser herausfließt.

Kindern, die häufig an einer Entzündung des äußeren Gehörgangs leiden, können vor und nach dem Schwimmen zwei bis drei Tropfen einer zu gleichen Teilen aus Essig und siebzigprozentigem Alkohol bestehenden Lösung in die Ohren geträu-felt werden. Außerdem warnen wir davor, sich Watte oder nicht einwandfrei sitzen-des Ohropax in die Ohren zu stopfen. Es gibt speziell für Schwimmer hergestellt Ohrstöpsel. Bitte erkundigen Sie sich in Sportgeschäften, Schwimmclubs, Droge-rien und Apotheken.

Prognose

Die Heilung der Erkrankung ist einfach und die Prognose gut.

Überreicht durch

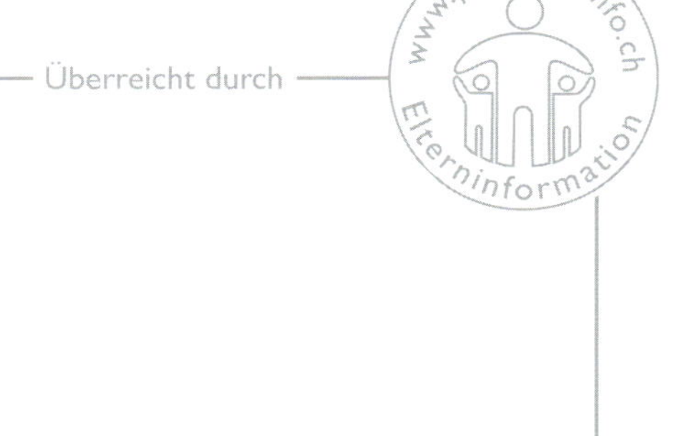

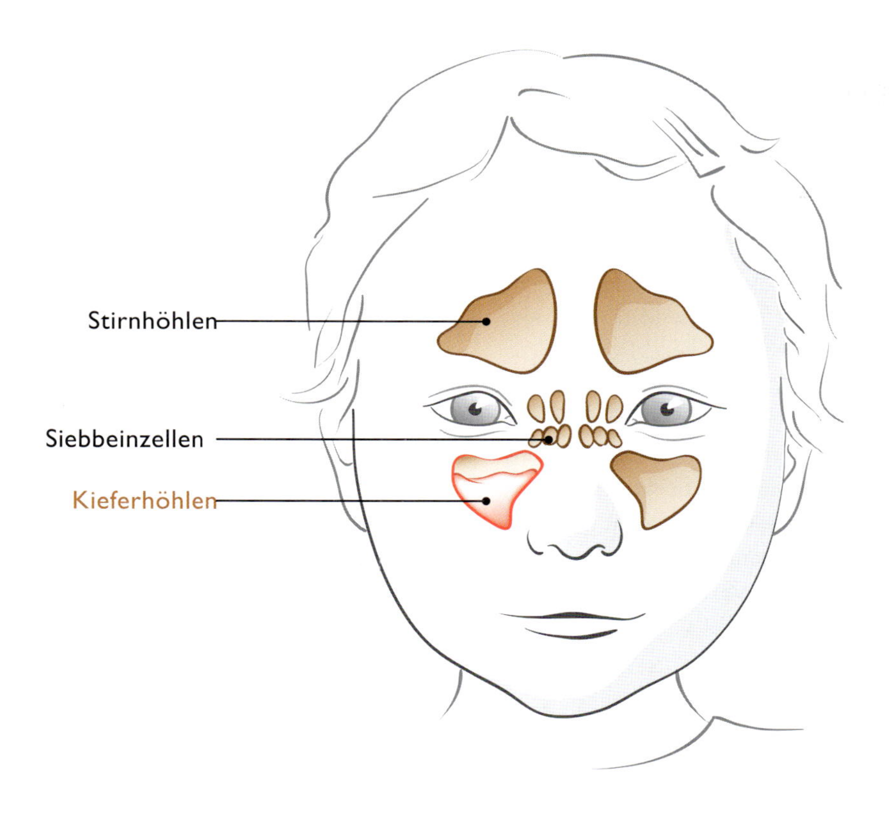

Stirnhöhlenkatarrh auch Nasennebenhöhlenvereiterung oder Sinusitis genannt, ist eine häufige Gesundheitsstörung beim Kind, vor allem aber beim Jugendlichen. Die Sinusitis ist ein häufiges Begleitsymptom, aber manchmal auch eine Komplikation bei Erkältungen. Sie kann auch bei Menschen mit Heuschnuppen auftreten.

Definition

Bei der Sinusitis handelt es sich um eine bakterielle Infektion der Nasennebenhöhlen. Meist ist der Auslöser eine normale (virale) Erkältung oder auch einmal ein Heuschnupfen. In diesen Situationen schwellen die Schleimhäute im Nasen-Rachenraum an. Dadurch können die Zu- und Abflüsse der Nasennebenhöhlen (Kieferhöhle, Stirnhöhle und Nasennebenhöhle) blockiert werden, was die Entleerung des normalen Sekrets behindert. Zusätzlich wird bei einem Virusinfekt vermehrt Sekret gebildet: Die Nebenhöhlen füllen sich. Das ist eine ideale Brutstätte für Bakterien – die Sinusitis beginnt. Die Nase zu putzen, hilft da kaum, sondern durch den dabei erzeugten Überdruck werden zusätzlich noch Bakterien aus der Nase in die Nebenhöhlen transportiert. Ob die Nebenhöhlen nur mit Schleim gefüllt oder tatsächlich mit Bakterien besiedelt worden sind, ist nicht immer einfach herauszufinden.

Da sich die Nasennebenhöhlen in den ersten Lebensjahren erst bilden, sind Vorschulkinder in der Regel kaum von einer Sinusitis betroffen.

Symptome

Für eine normale Erkältung spricht:

- Die Erkältung dauert weniger als acht Tage.
- Aus der Nase fließt wässrigglasiges Sekret.
- Für virale Erkältungen ist der Tageshusten, der sich in der Nacht verschlimmert, typisch.
- Leichtes Fieber tritt vor allem in den ersten ein bis zwei Tagen auf.

Für einen bakteriellen Infekt spricht:

- Die Zeichen der Erkältung (Schnupfen, Tageshusten) dauern mehr als zehn Tage.
- dickes, gelbes Nasensekret und über drei bis vier Tage anhaltendes Fieber
- Starke Kopfschmerzen hinter und um die Augen, die sich beim Bücken verschlimmern.
- Schwellungen, dunkle Ringe um die Augen, vor allem morgens
- Mundgeruch
- Wichtig: Anhand der Farbe des Nasensekretes allein kann die Diagnose nicht gestellt werden.

Komplikationen

In seltenen Fällen kann die Sinusitis in den Schädel übergreifen und dort eine Hirnhautentzündung oder einen Abszess auslösen. Das ist ein Notfall und muss sofort ärztlich abgeklärt werde. Die folgenden Zeichen sind für diese schlimme Komplikation hinweisend: Schwellungen um die Augen, über den ganzen Tag, massive Kopfschmerzen, wiederholtes Erbrechen, Lichtempfindlichkeit und Irritabilität.

Diagnose

Die Diagnose ist nicht ganz einfach und berücksichtigt neben den obigen Hinweisen auch die Untersuchung durch den Arzt. Eine Schleimspur im Rachen, Druckschmerzen über den Nebenhöhlen und andere Zeichen sprechen dafür. Unter Umständen ist eine „Durchleuchtung" mit Kaltlicht oder ein Röntgenbild hilfreich. Blutuntersuchungen geben weitere Indizien.

Behandlung

Bei einer bakteriellen Sinusitis sind Antibiotika unumgänglich, insbesondere auch, um die oben beschriebenen Komplikationen zu vermeiden. Die Therapie wird über zehn Tage gegeben. Nach ein bis zwei Tagen sollte sich dann der Schnupfen entfärben und das Allgemeinbefinden deutlich verbessern. Sollte dies nicht der Fall sein, müssen Sie den Kinderarzt wieder aufsuchen. Unter Umständen muss das Medikament gewechselt werden.

Rotlicht zweimal am Tag fünf bis zehn Minuten lang oder Dämpfen im Bett mit warmem Kamillentee sind hilfreich. Unter Umständen sind Schmerzmittel und Fiebermittel unumgänglich. Bei dickflüssigem Schnupfen helfen Nasentropfen auf Kochsalzbasis (NaCl) und/oder eine befeuchtende Nasensalbe. Abschwellende Nasentropfen können helfen. Sie dürfen aber niemals länger als eine Wochen gegeben werden, weil sonst die Nasenschleimhaut geschädigt werden kann. Ein Luftbefeuchter, wenn möglich hygrometrisch gesteuert, der die Luftfeuchtigkeit auf 50 bis maximal 55 % Luftfeuchtigkeit einstellt, hilft.

Wichtig

Eine bakterielle Sinusitis muss korrekt behandelt werden. Dann kann von einer völligen Genesung ausgegangen werden.

Überreicht durch

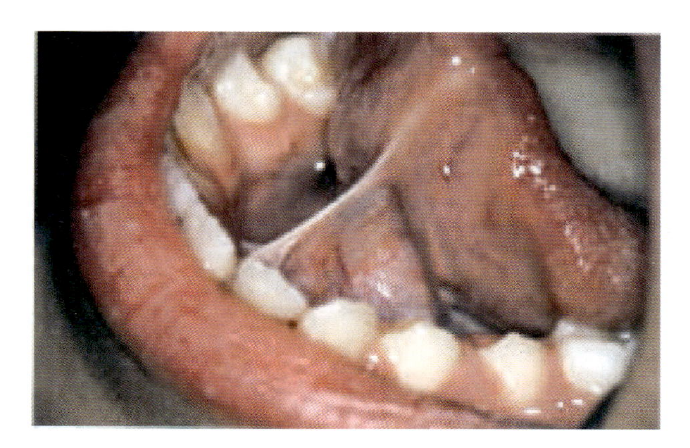

Das zu kurze Zungenband ist eine angeborene „Störung" oder Anomalie. Die Beweglichkeit der Zunge wird dadurch eingeschränkt, dass die Zunge zu eng am Mundboden befestigt ist. Ob eine Therapie (Durchtrennung) sinnvoll und nötig ist, richtet sich nach den Beschwerden.

Definition

Ankyloglossie (zu Deutsch: gekrümmte Zunge) oder das zu kurze Zungenbändchen ist eine angeborene Anomalie, bei der ein kurzes Zungenband oder eine hoch ansetzender Zungenmuskel die Zungenbeweglichkeit einschränkt. Die Definition von Ankyloglossie ist nicht standardisiert, und es gibt große Meinungsverschiedenheiten über die Bedeutung und die optimale Behandlung unter Fachleuten.

Vorkommen

Bei Säuglingen tritt die Störung, je nach Studie, unter 1 Prozent bis 10,7 Prozent der Kinder auf. Mehrere Autoren haben versucht, standardisierte Messverfahren und Normen zu entwickeln, ein Konsens besteht jedoch nicht.

Klinische Merkmale

Ungewöhnlich kurzes Zungenband (Frenulum), Eindellung der Zugenspitze und Schwierigkeiten zum Anheben der Zunge. Unfähigkeit, die Zunge mehr als 1 bis 2 mm über die unteren Schneidezähne herauszustrecken. Auch die Seitwärtsbewegung der Zuge ist eingeschränkt.

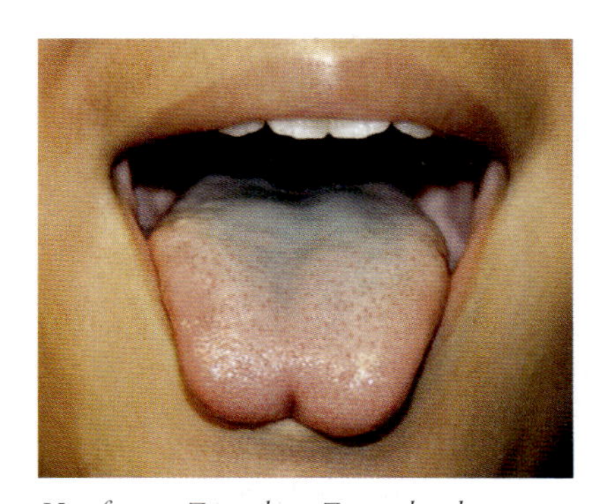

Herzförmige Zunge beim Zungenband.

Natürlicher Verlauf

Der natürliche Verlauf ist nicht bekannt. Einige Fachleute postulieren, dass das andauernde Herausstrecken der Zunge, das Zungenband zu dehnen vermag. Dies konnte bisher jedoch nicht nachgewiesen werden.

Mögliche Folgen

Die beeinträchtigte Zungenbeweglichkeit kann beim Stillen Schwierigkeiten bereiten (z.B. schlechteres Saugen, mütterliche Schmerzen an der Brustwarze). Später kann die Sprache beeinträchtigt sein. Das Ausmaß, bei dem ein zu kurzes Zungenbändchen Symptome machen kann, ist aber äußerst umstritten. Es gibt keine qualitativ hochwertigen Studien über Störungen und die Meinungen unter Kinderärzten, Logopäden, Stillberaterinnen und HNO-Ärzten gehen weit auseinander!

Stillprobleme

Die Mehrheit der Kinder mit Zungenbändchen ist in der Lage, ohne Schwie-

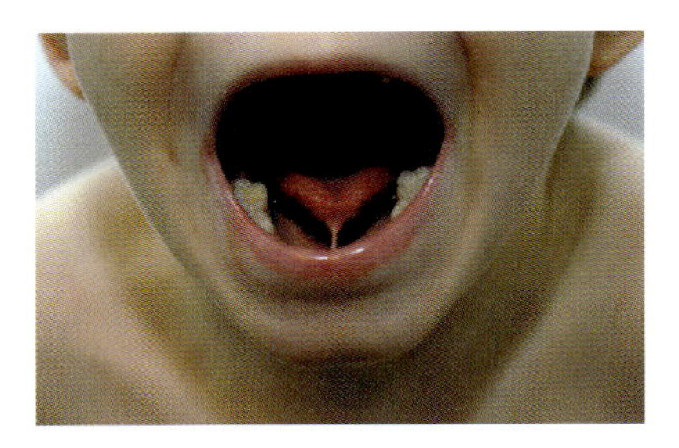

rigkeiten gestillt zu werden. Bei Kindern mit deutlicher Ankyloglossie treten Stillprobleme jedoch bei ca. 25% (nur 3% bei normaler Zunge) auf. Eine Behandlung mittels Durchtrennung des Zugenbändchens (Frenotomie) kann in diesen Fällen sinnvoll sein.

Artikulationsprobleme

Die Auswirkung eines kurzen Zugenbändchens auf die Sprache ist nicht eindeutig. Da die Spitze der Zunge die obere Zahnreihe nicht erreichen kann, sind vor allem die Phoneme „t", „d", „z", „s", „th", „n", „l" betroffen, aber auch Zischlaute können beeinträchtigt sein. Logopädische Therapie kann Artikulationsprobleme jedoch auch bei Kindern mit einer Ankyloglossie verbessern. Die Meinungen gehen hier allerdings auseinander. Zwar verbessert die Operation in diesen Situationen die Zungenbeweglichkeit, doch die meisten Kinder benötigen anschließend trotzdem Logopädie, um die „neuen" Zungenbewegungen zu lernen und die Sprachschwierigkeiten zu überwinden!

Andere Probleme

Selten kann es zu einem vermehrten Abstand zwischen den unteren Schneidezähnen kommen (Diasthema). Es kann Probleme geben, ein Eis zu lecken, gewisse Blasinstrumente zu spielen oder zu küssen.

Behandlung

Wird das kurze Zungenband nach der Geburt vom Kinderarzt entdeckt, besteht nur dann Handlungsbedarf, wenn das Kind wirklich Schwierigkeiten hat, gestillt zu werden. Oder umgekehrt, hat ein Kind bzw. die Mutter Stillprobleme, muss ein kurzes Zungenband ausgeschlossen werden.
Es besteht allerdings wenig Konsens zwischen verschiedenen Klinikern, zu welchem Zeitpunkt die Durchtrennung des Zungenbandes optimal erfolgen sollte! Einige plädieren dafür, mit der Operation zuzuwarten, bis das Kind mindestens vier Jahre alt ist, da eine gewisse Chance besteht, dass sich das Zungenband von

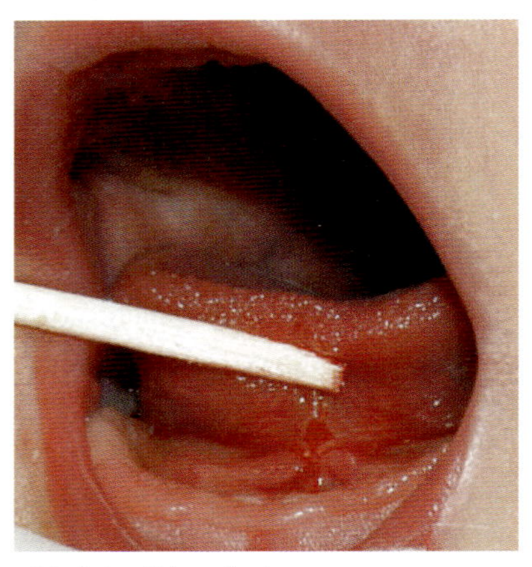

...Nach dem Schnittchen!

alleine „streckt" und damit eine Operation unnötig macht. Andererseits ist der Eingriff beim Säugling besonders einfach und schnell durchzuführen. Entscheidungen über eine Operation müssen durch den Arzt und die Eltern des Kindes erfolgen, nachdem die potenziellen Vorteile und die Risiken des Verfahrens besprochen worden sind.
Indikationen zur Operation können also sein: Stillschwierigkeiten, Artikulationsprobleme und allenfalls sekundäre psychologische Probleme. Ein verzögerter Spracherwerb ist keine Indikation für eine Operation des Zungenbandes!

Die Durchtrennung des Zungenbandes kann ohne Narkose durchgeführt werden. Dazu wird die Zunge angehoben und das Band rasch mit einer Schere durchtrennt. Meistens ist das Zungenband nur sehr dünn und wenig durchblutet, weshalb das Kind praktisch keine Schmerzen spürt, und es kaum blutet. Bei „dickeren" Zungenbändern und älteren Kindern ist selten eine Narkose nötig. Die Hauptgefahr besteht in möglichen Verletzungen durch die Schere, wenn Kinder sich stark bewegen.

Wichtig

Ein kurzes Zungenband ist noch nicht unbedingt „zu kurz". Bevor ein Eingriff erfolgt, muss klar sein, dass das Kind wirklich darunter leidet oder einen Nachteil haben wird. Sollte dies der Fall sein, ist der Schnitt durch das Zungenband einfach und ohne Komplikationen durch den Kinderarzt durchführbar.

Überreicht durch

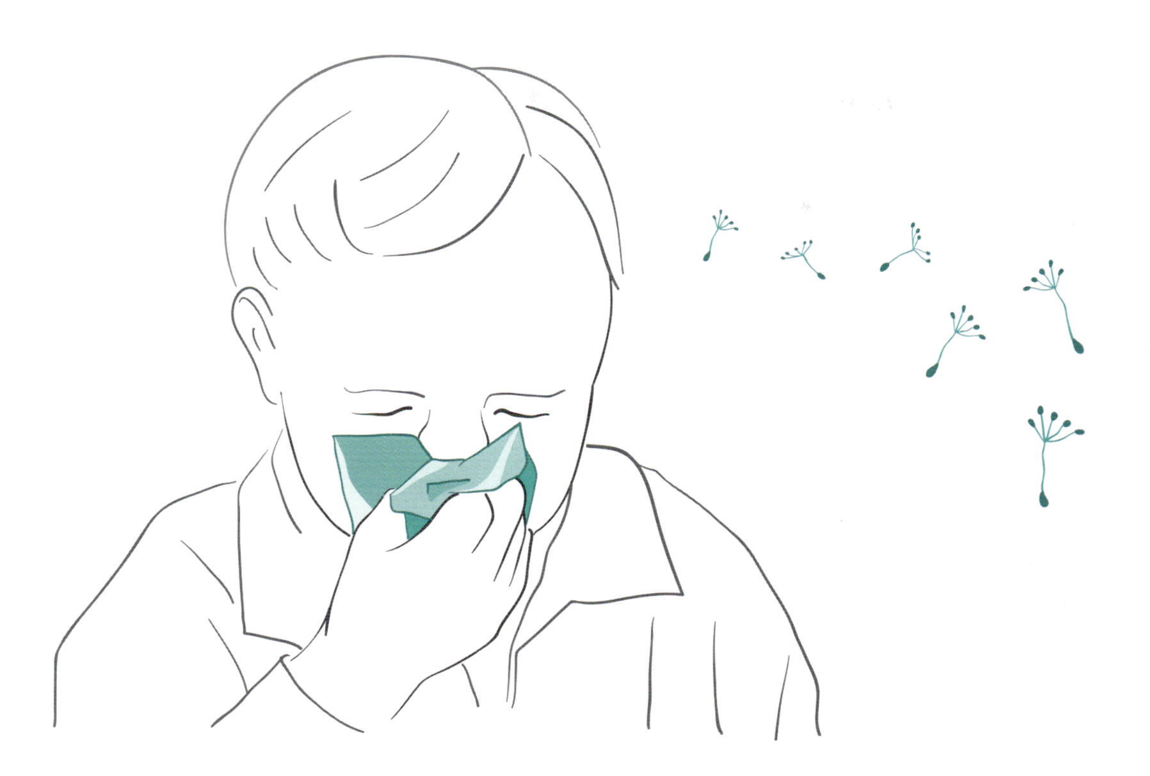

Eine Allergie ist eine Überempfindlichkeitsreaktion des Immunsystems auf fremde Stoffe. Etwa ein Drittel aller Kinder hat bei Geburt die genetische Veranlagung, später Allergien zu entwickeln. Besonders gefährdet sind Kinder, deren Eltern oder Geschwister schon an Allergien leiden. Ob sich im Verlauf des Lebens jedoch wirklich eine Allergie entwickelt, wird von verschiedenen äußeren Faktoren beeinflusst. Einige dieser Faktoren sind bekannt und können beeinflusst werden. Vieles ist jedoch noch unklar.

Definition

Eine Allergie oder allergische Reaktion ist eine Überempfindlichkeitsreaktion des menschlichen Abwehrsystems (Immunsystems) gegen normalerweise harmlose Substanzen. Diese Stoffe werden als Allergene bezeichnet und sind fast immer Eiweiße, zum Beispiel aus Pollen, Hausstaub, Tierhaaren, Nahrungsmitteln oder Medikamenten. Im Falle einer Allergie führt der Kontakt mit diesen Allergenen, zum Beispiel durch Einatmung oder Nahrungseinnahme, zu verschiedenen Symptomen wie laufender Nasen, Atemnot, Hautausschlag, Durchfall usw. Die wichtigsten allergischen Krankheitsbilder sind: Heuschnupfen, allergisches Asthma, atopisches Ekzem (Neurodermitis) oder Nahrungsmittelallergien. Im Volksmund wird unter dem Begriff „Allergie" noch eine Reihe weiterer Erscheinungen zusammengefasst, die jedoch keine „richtigen" Allergien sind, sondern besser als Unverträglichkeitsreaktionen bezeichnet werden. Beispiele dafür sind „Sonnenallergie", „Waschmittelallergie" oder „Erdbeerallergie". Diese Reaktionen sind zwar lästig, aber nie gefährlich.

Grundsätzlich kann jeder Mensch allergisch reagieren. Eine Allergie besteht jedoch nie bei Geburt, sondern entwickelt sich erst im Laufe des Lebens. Hingegen ist die Neigung oder Veranlagung dazu, allergisch zu reagieren, angeboren und wird Atopie genannt. Beim Atopiker neigt das Immunsystem also vermehrt dazu, allergisch auf ein Allergen zu reagieren. Eine Atopie ist heute bei ca. einem Drittel aller Kinder vorhanden, allerdings sind Kinder mit einer familiären Belastung noch viel häufiger betroffen. So liegt die Wahrscheinlichkeit einer Atopie bei 80 %, wenn beide Eltern an einer Allergie leiden. Leider gibt es bis heute keinen einfachen Test, um diese Allergieneigung festzustellen. Vielmehr muss die Wahrscheinlichkeit unter Berücksichtigung der familiären Belastung, allfälliger Symptome (z. B. Milchschorf im Säuglingsalter) und eventuell auch spezieller Blutuntersuchungen (Antikörper gegen wichtige Allergene) geschätzt werden. Ungefähr zwei Drittel dieser „Risikokinder" (Atopiker) entwickeln im Laufe des weiteren Lebens tatsächlich eine Allergie.

Einflüsse

Die Allergieneigung (Atopie) ist also angeboren. Ob sich dann aber tatsächlich eine Allergie entwickelt, hängt von äußeren Faktoren ab. Nur ist es leider so, dass wir noch nicht sehr viel über diese Faktoren wissen. Es wird zwar sehr viel vermutet, wirklich klar ist die Sache jedoch nicht. Am Beispiel der Säuglingsernährung soll dies kurz aufgezeigt werden. Nachdem in den 80er und 90er Jahren des letzten Jahrhunderts Allergien bei Kindern massiv zugenommen hatten, wurden verschiedene Ursachen dafür gesucht. Ein Faktor schien die Ernährung zu sein. So hatten Studien in den 80er Jahren gezeigt, dass Babys, die in den ersten Monaten gestillt werden, weniger Allergien entwickeln. Vielerorts wurde deshalb empfohlen, so lange wie möglich ausschließlich zu stillen, vor allem Kinder mit einer Allergiebelastung in der Familie. Große Forschungsbemühungen in den letzten Jahren haben nun jedoch gezeigt, dass dies falsch ist. Selbstverständlich ist das Stillen die ideale Ernährung für ein Baby. Die Muttermilch enthält alle wichtigen Nährstoffe in idealer Zusammensetzung. Die Darmflora wird positiv beeinflusst, und gestillte Kinder haben etwas weniger Infektionskrankheiten als „Schoppenkinder". Allerdings scheint es in Bezug auf die Allergieentwicklung sogar schädlich zu sein, wenn man zu lange mit Beikost wartet. Einfach gesagt, heißt dies: Kinder, die neun Monate ausschließlich gestillt werden, entwickeln häufiger Allergien als Kinder, die nur vier Monate gestillt werden. Dies wird damit erklärt, dass wir unser Kind nicht vor der Umwelt bzw. fremden Allergenen (z. B. Nahrungsmitteln) schützen können. Früher oder später kommen wir damit in Kontakt und unser Immunsystem muss lernen, diese fremden Allergene zu tolerieren. Nun zeigen die neuesten Resultate, dass ein sehr früher Kontakt mit diesen Fremdallergenen in der Nahrung (vor vier Monaten) vermehrt zu Allergien führt. Ein sehr später Kontakt (nach sechs Monaten) bewirkt jedoch das Gleiche. Mit anderen Worten: Es gibt für unser Immunsystem ein ideales Zeitfenster, in dem mit Beikost begonnen werden soll. Dieses beginnt nach dem vollendeten vierten Monat und dauert wohl bis gut sechs Monate. In diese Überlegungen passt auch die Beobachtung, dass Kinder auf Bauernhöfen mit vielen Tierkontakten deutlich weniger Tierallergien entwickeln als Kinder aus der Stadt. Sie sehen, die Angelegenheit ist äußerst komplex.

Ohne Einfluss

Leider werden viele Eltern allergischer Kinder mit sehr belastenden Behauptungen konfrontiert. So werden unbewältigte Konflikte, falsche Ernährungsgewohnheiten der Mütter, nicht entfernte Amalgamfüllungen und vieles mehr dafür verantwortlich gemacht. Diese Behauptungen sind jedoch nicht nur unseriös, sondern eine Gemeinheit gegenüber den Eltern, weil damit immer auch ungerechtfertigte Vorwürfe verbunden sind.

Empfehlungen

Wichtig ist vor allem eine „normale" Umgebung. Alle Extreme (z. B. superhygienisch oder sehr schmutzig) sind vermutlich schlecht, und nur wenige Maßnahmen sind nachweislich nützlich.

- Rauchfreie Umgebung: Idealerweise sollte die Mutter auch während der Schwangerschaft nicht rauchen.
- Haustiere gehören nicht ins Kinderzimmer und schon gar nicht ins Kinderbett.
- Die Wohnräume sollten sauber und trocken sein (keine Schimmelpilze).
- Stillen Sie Ihr Kind, wenn möglich.
- Bei „allergiebelasteten" Kindern (dies gilt, wenn Eltern oder Geschwister Allergien haben) soll in den ersten sechs Monaten eine hypoallergene Säuglingsmilch (sog. H.A.-Milch) verwendet werden, falls das Stillen nicht geht.
- Beginnen Sie bei allen Kindern zwischen vier und sechs Monaten mit Beikost.
- Es gibt auch bei allergiebelasteten Kindern keine Nahrungsmittel, die vermieden werden sollten!!

Wichtig

Die Entwicklung von Allergien kann mit diesen Maßnahmen nur beschränkt beeinflusst werden. Es treten manchmal auch Allergien auf, obwohl die Eltern alles richtig gemacht haben. Lassen Sie sich also nicht einreden, Sie seien schuld, wenn Ihr Kind eine Allergie entwickeln sollte, und denken Sie daran, meistens werden Allergien mit der Zeit auch wieder schwächer.

Illustration: descience
Layout: Michel Burkhardt

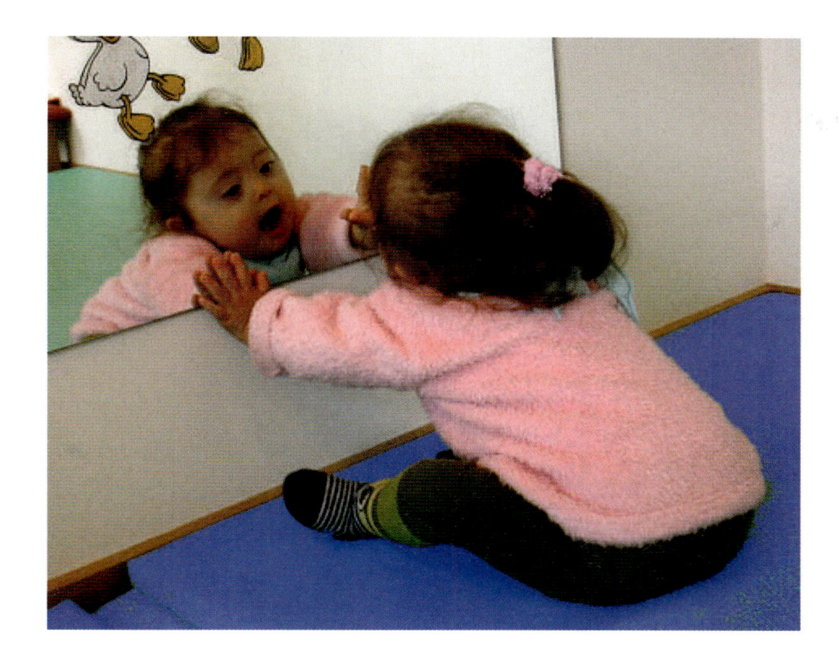

Eine enge Zusammenarbeit zwischen Eltern und Kinderarzt ist erwünscht, um die bestehenden und kommenden Probleme, die bei einem Kind mit einem Down-Syndrom auftreten, frühzeitig zu erkennen und optimal zu behandeln. Dazu gehören regelmäßige Vorsorgeuntersuchungen, bei denen Probleme angesprochen werden können und sollen. Die Checkliste soll Ihnen und Ihrem Arzt helfen, dabei nichts zu vergessen. Die Vorschläge verstehen sich als Ergänzung, nicht als Ersatz der empfohlenen regelmäßigen Vorsorgeuntersuchungen. Die Einzelheiten zu den Stichworten entnehmen Sie bitte dem Merkblatt zum Down-Syndrom.

Neugeborenes

- Genetische Untersuchung
- Genetische Beratung
- Oxymetrie (Sauerstoffsättigung)
- Kinderkardiologische Untersuchung
- Katarakte (Hornhauttrübung)
- Hüftsonographie
- Gehörprüfung (OAE)
- Ernährung
- Verstopfung
- Ikterus
- Stuhlverhalten

1 Monat

- Ernährung
- Verstopfung
- Gastroösophagealer Reflux
- Größe/ Gewichtsentwicklung
- Katarakte
- Blepharitis (Augenlidentzündung)
- Strabismus (Schielen), Nystagmus
- Hüftsonographie (falls nicht schon durchgeführt)
- Hodenlage

2 Monate

- Ernährung
- Verstopfung
- Gastro-oesophagealer Reflux
- Größe/ Gewichtsentwicklung
- Katarakte
- Blepharitis
- Strabismus, Nystagmus

4 Monate

- Ernährung
- Verstopfung
- Gastroösophagealer Reflux
- Größe/ Gewichtsentwicklung
- Katarakte
- Blepharitis
- Gehör/Tympanometrie
- Otitis
- Strabismus, Nystagmus
- Motorik/Hypotonie (verminderte Muskelspannung)/Physiotherapie

6 Monate

- Ernährung
- Gastroösophagealer Reflux
- Größe/ Gewichtsentwicklung

- Katarakte
- Blepharitis
- Gehör/Tympanometrie
- Hämoglobin, Blutbild
- Otitis (Ohrenentzündung)
- Strabismus, Nystagmus
- Motorik/Hypotonie/Physiotherapie

9 Monate

- Ernährung
- Größe/Gewichtsentwicklung
- Gastroösophagealer Reflux
- Katarakte
- Blepharitis
- Gehör/Tympanometrie
- Hämoglobin (Blutwerte), Blutbild
- Otitis
- Strabismus, Nystagmus
- Motorik/Hypotonie/Physiotherapie

12 Monate

- Ernährung /Übergewicht
- Größe/Gewichtsentwicklung
- Stuhlverhalten
- Blepharitis
- Gehör/Tympanometrie
- Otitis
- Gehör
- Strabismus, Nystagmus
- Schilddrüsenfunktion
- Entwicklung, Frühförderung
- Motorik/Hypotonie/Physiotherapie

18 Monate

- Ernährung /Übergewicht
- Größe/Gewichtsentwicklung
- Stuhlverhalten
- Zöliakie (Weizenunverträglichkeit)
- Blepharitis
- Gehör/Tympanometrie
- Chronische Otitis
- Gehör
- Strabismus, Nystagmus
- Entwicklung, Frühförderung
- Motorik/Hypotonie/Physiotherapie

2 Jahre

- Ernährung /Übergewicht
- Größe/Gewichtsentwicklung
- Stuhlverhalten
- Gehör/Tympanometrie
- Otitis
- Gehör, Mittelohrerguss
- Schlafapnoe
- Strabismus, Nystagmus
- Hämoglobin, Blutbild
- Schilddrüsenfunktion
- Entwicklung, Frühförderung
- Zahnentwicklung
- Zahnfleischerkrankungen

3 Jahre

- Ernährung /Übergewicht
- Größe/Gewichtsentwicklung
- Stuhlverhalten
- Blepharitis
- Otitis
- Gehör/Tympanometrie
- Schlafapnoe
- Visusprüfung (Sehschärfe)
- Strabismus, Nystagmus
- Hämoglobin, Blutbild
- Schilddrüsenfunktion
- Sprachentwicklung, Logopädie
- Praxie (Bewegungsabläufe), Ergotherapie
- Zahnentwicklung
- Zahnfleischerkrankungen

4 Jahre

- Ernährung /Übergewicht
- Größe/Gewichtsentwicklung
- Stuhlverhalten
- Chronische Otitis
- Gehör/Tympanometrie
- Schlafapnoe
- Strabismus, Nystagmus
- Visusprüfung
- Hämoglobin, Blutbild
- Schilddrüsenfunktion
- Sprachentwicklung, Logopädie
- Praxie, Ergotherapie
- Zahnentwicklung
- Zahnfleischerkrankungen
- Verhalten

6 Jahre

- Ernährung /Übergewicht
- Größe/Gewichtsentwicklung
- Stuhlverhalten
- Otitis
- Gehör/Tympanometrie
- Schlafapnoe
- Visusprüfung
- Strabismus, Nystagmus
- Hämoglobin, Blutbild
- Schilddrüsenfunktion
- Bindung/Ablösung
- Schulbereitschaft, Sonderschulung, Integration
- Praxie, Ergotherapie
- Zahnentwicklung
- Zahnfleischerkrankungen
- Verhalten

10 Jahre

- Ernährung /Übergewicht
- Größe/Gewichtsentwicklung
- Chronische Otitis
- Gehör/Tympanometrie
- Schlafapnoe
- Strabismus, Nystagmus
- Hämoglobin, Blutbild
- Schilddrüsenfunktion
- Bindung/Ablösung
- Teilleistungsstörungen
- Sport
- Praxie, Ergotherapie
- Zahnentwicklung; Stellung
- Zahnfleischerkrankungen
- Verhalten

12 Jahre

- Ernährung/Übergewicht
- Größe/Gewichtsentwicklung
- Chronische Otitis
- Gehör, Mittelohrerguss

- Schlafapnoe
- Strabismus, Nystagmus
- Hämoglobin, Blutbild
- Schilddrüsenfunktion
- Teilleistungsstörungen
- Sport
- Praxie, Ergotherapie
- Autonomieentwicklung/Ablösung
- Zahnentwicklung; Stellung
- Zahnfleischerkrankungen
- Verhalten
- RX Halswirbelsäule

14 Jahre

- Ernährung/Übergewicht
- Größe/Gewichtsentwicklung
- Chronische Otitis
- Gehör, Mittelohrerguss
- Schlafapnoe
- Strabismus, Nystagmus
- Hämoglobin, Blutbild
- Schilddrüsenfunktion
- Teilleistungsstörungen
- Sport
- Praxie, Ergotherapie
- Autonomieentwicklung/Ablösung
- Zahnentwicklung; Stellung
- Verhalten
- Verhütung
- RX Halswirbelsäule
- Beruf/Integration/Institution

Überreicht durch

www.paediatrieinfo.ch Elterninformation

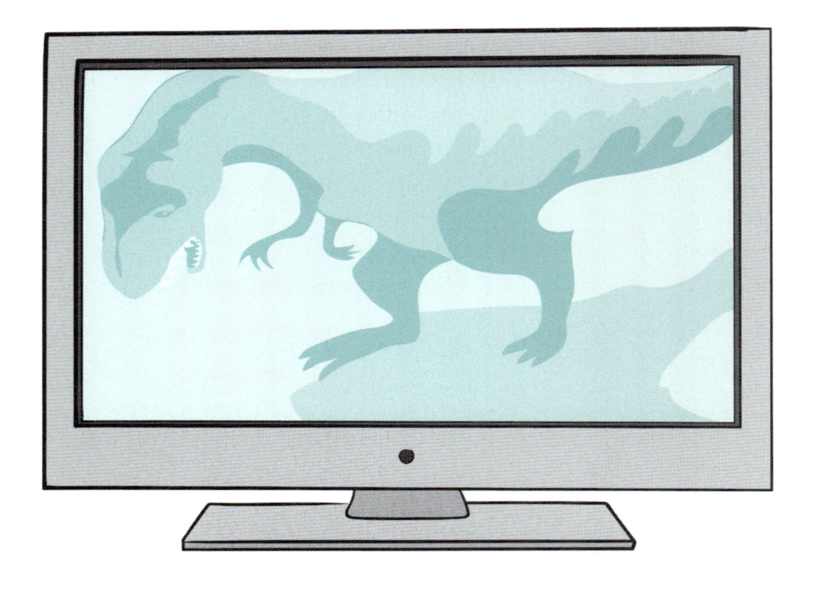

Medien (Fernsehen, Video-Spiele, Computer, Game-Box usw.) haben einen riesigen Einfluss auf die Art und Weise, wie Kinder (und Erwachsene) die Welt erleben. Viele haben Mühe, die Fiktion von der Realität zu unterscheiden, und viele Kinder verbringen heute mehr Zeit vor dem Fernseher als in der Schule. Der Fernseher bietet ein „gewaltiges" Programm: Auf Bildschirmen sind pro Woche rund 4000 Morde zu sehen. Insgesamt ist mehr als die Hälfte der Brutalszenen in der Kategorie „Spielfilm und Serie" zu sehen, zehn Prozent in den „Nachrichten". Rücksicht auf Kinder sucht man vergeblich, und auch die Trickfilme locken nicht nur mit „Kindereien": Allein auf Comicfilme entfällt ein rundes Viertel der Schlägereien.

Die Faszination des Fernsehens ist wie bei kaum einem anderen Medium an die jeweilige Lebenssituation gebunden. Je intensiver jemand sein soziales Leben nach außen, je aktiver sie oder er Sport-, Politik- oder Kulturinteressen lebt, desto „reizloser" ist der Fernseher – für Kinder wie für Erwachsene. Es soll aber nicht verschwiegen werden, dass das Fernsehen auch gute Seiten hat. Kinder lernen damit andere Lebensarten, Kulturen, Natur, Tiere usw. kennen. Kinder haben heute bei Schuleintritt oft ein breiteres Allgemeinwissen als wir Eltern zu diesem Zeitpunkt. Obwohl dabei die Menschen kaum miteinander sprechen, vermittelt der Fernseher vielen eine emotionale Geborgenheit und Nähe.

Grenzen der Wahrnehmung

Fernsehbilder sind nie wirkungslos, und je nach Alter der Kinder wirken sie unterschiedlich. Je jünger die Kinder sind, desto weniger durchschauen sie filmische Tricks, desto eher erschrecken sie über dramatische Szenen, Gewalt und Bedrohungen. Vorschulkinder erliegen besonders leicht dem Sog von Geräuschen und Musik. Sie erleben die akustische Dramaturgie auf einer schmalen Grenze zwischen Freiwilligkeit und Überwältigtwerden. Diese Techniken können Ängste wecken – unter Umständen sogar bei einfachen Tierfilmen, in denen eine Großaufnahme Ameisen zu Horrorwesen und Käfer zu Außerirdischen macht. Bis zum sechsten Lebensjahr, und oft darüber hinaus, sind Kinder nicht in der Lage, zwischen Wirklichkeit und Fiktion zu unterscheiden. Für sie entsprechen die Gestalten auf dem Bildschirm ihren Spielkameraden. Vorschulkinder sind vor allem dann emotional verunsichert, wenn sie sehen, wie geliebte Personen bedroht oder verletzt und verlassen werden, oder wenn Nachrichtensendungen, Spielfilme und Krimis ihnen nahelegen: „Das könnte auch mir oder meinen Eltern passieren". Die schnell aufeinander folgenden Bilder strengen zudem an und erschöpfen.

Erst im Alter von etwa fünf Jahren können sich Kinder in andere Personen und deren Gefühls- und Gedankenwelt hineinversetzen. Erst mit etwa sieben Jahren stellen sie den Zusammenhang zwischen einzelnen Szenen und der Gesamthandlung her und begreifen den Handlungsstrang. Und erst um das zwölfte Lebensjahr verfolgen Kinder filmische Handlungen ähnlich wie Erwachsene.

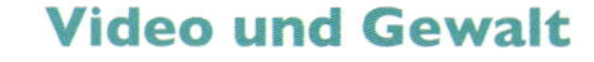

Die vier Hauptfehler

Fernsehverbot: Viele Eltern setzen den Fernseher als Erziehungsinstrument ein. Dadurch fixiert das Kind seine Bedürfnisse jedoch noch intensiver auf den Bildschirm. Der eigenverantwortliche Umgang mit dem Medium wird erschwert.

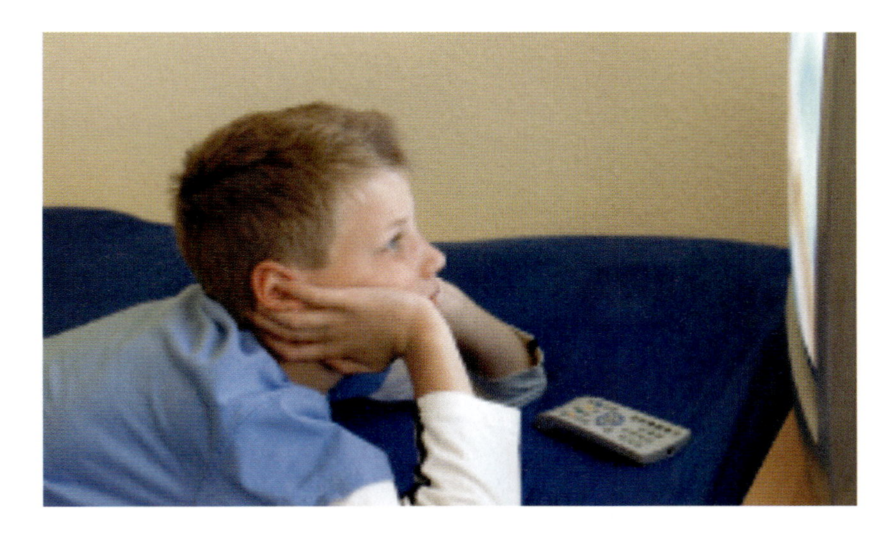

Fernseher als Babysitter: Wie kaum ein anderes Medium entlastet der Fernseher die Eltern – endlich herrscht Ruhe, die Kinder sind beschäftigt. Doch der wahl- und planlose Einsatz des Mediums stört die Entwicklung. Kinder brauchen Erlebnisse aus „erster Hand", mit Freundinnen und Erwachsenen Bewegung und Sport, mit Materialien und Elementen aus dem Alltagsleben.

Fernseher als Ersatz: Oft versuchen Kinder, mangelnde emotionale Geborgenheit mittels Fernsehen auszugleichen. Die „laufenden Bilder" vertreiben Langeweile und Unlustgefühle. Sie brauchen sich nicht mehr mit ihren Problemen oder anderen Menschen auseinanderzusetzen. Dieser Rückzug kann gefährlich werden.

Fernseher als Droge: Der Übergang vom „normalen" zum „süchtigen" Fernsehen ist fließend und kaum zu definieren. Als Vielseher gelten Vorschulkinder, die mehr als eine Stunde täglich, und Schulkinder, die mehr als zweieinhalb Stunden täglich schauen. Für die Eltern können solche Angaben nur eine grobe Orientierung sein. Wichtig ist das eigene Verhalten: Wie viele Stunden täglich sehen Sie selbst fern?

Video und Gewalt

In fast allen kommerziellen Videotheken lagern Gewaltvideos. Die dürre Handlung dieser Streifen dient ausschließlich dazu, Folterungen, Massakern, Misshandlungen, Hinrichtungen, Vergewaltigungen, Zerstückelungen, Horror- und Schock-Effekten einen Hintergrund zu bieten. Egal, welches Genre aus dem Brutalo-Bereich angeboten wird – fast alle Western, Eastern, Kriegs- oder Sexfilme arbeiten mit der Zur-Schau-Stellung von Mord und menschlichem Leid. Die so genannten Horror- und Zombiefilme haben den qualvollen Tod zum eigentlichen Programm erhoben. Obwohl das Gros dieser Filme für Kinder und Jugendliche verboten ist, gelingt es dennoch vielen, die Ware anzuschauen. Der besondere Reiz liegt im Verbotenen und im Wunsch, gemeinsam mit der Clique die außergewöhnliche „Mutprobe" zu bestehen, psychische und physische Gewalt auszuhalten. Die Toleranzschwelle steigt dabei mit der Dauer des Konsums. Um genügend Nervenkitzel zu haben, müssen die Kids immer grausamere Filme sehen (siehe auch: Die Wirkung von Gewalt).

Eltern, die dieses Tun zwar kopfschüttelnd, aber kommentarlos hinnehmen, vermitteln ihren Kindern ein Bild der Zustimmung. Wer Gewalt ablehnt, sie sich selbst nicht anschaut und sein gewaltfreies Verhalten glaubwürdig vorlebt, sollte seinen Kindern zunächst im Gespräch 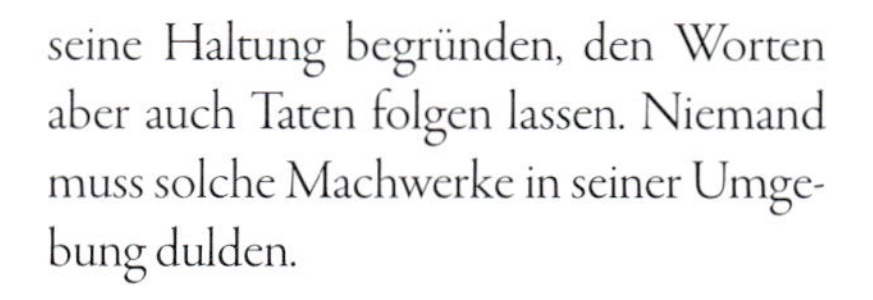seine Haltung begründen, den Worten aber auch Taten folgen lassen. Niemand muss solche Machwerke in seiner Umgebung dulden.

Die 11 Nachteile des Fernsehens

1. Fernsehen macht dick! Je mehr Kinder fernsehen, desto dicker werden sie. Das Übergewicht der Kinder entwickelt sich dramatisch.
2. Fernsehen verhindert aktives Spiel mit Gleichaltrigen/Eltern. Während des Glotzens spielen Kinder nicht miteinander. Die Kinder haben dadurch weniger Zeit zur Teilnahme an sportlichen, musischen, sozialen und anderen Beschäftigungen.
3. Fernsehen zerstört die Kommunikation. Für die soziale Kommunikation (Sprechen, Zuhören, Phantasieren usw.) mit anderen fehlt die Zeit.
4. Fernsehen verhindert das Lesen. Lesen braucht viel mehr Nachdenken und fördert dies auch. Der Wortschatz eines Kindes, das viel liest, ist viel größer als der anderer Kinder. Die Phantasie wird vielmehr angeregt.
5. Fernsehen im Übermaß (mehr als vier Stunden pro Tag) führt zu Schulschwierigkeiten. Durch das viele Fernsehen bleibt wenig, zu wenig Zeit für Hausaufgaben, Lesen, Nachdenken und Verarbeiten des Schulstoffes. Unter Umständen kommt es zu Schlafmangel. Übermüdung führt zu schlechterer Leistungsfähigkeit am nächsten Schultag.
6. Fernsehen verhindert sportliche Betätigung. Sport ist im Kindesalter sehr wichtig. Wenn die Zeit dazu wegen des Fernsehens fehlt, kann die Gesundheit leiden.
7. Fernsehen führt zu unnötigen materiellen Wünschen. Die Überflutung der Kinder mit Werbung löst bei diesen einen Konsumrausch aus. Die Eltern werden gedrängt, irgendwelchen Schrott einzukaufen.
8. Fernsehen führt zu größerer Gewaltbereitschaft des Kindes. Die Serienhelden lösen ihre Konflikte kaum nach differenzierten Überlegungen.

Sie suchen nicht nach Kompromissen und bieten wenig praktisch anwendbare Verhaltensweisen, an denen sich die Kinder orientieren könnten. Zusätzlich wird der Schein erweckt, als gäbe es für jedes Problem eine einfache Lösung.

9. Fernsehen kann die Konzentrationsfähigkeit deutlich schmälern. Das bei ungeplanter Fernsehschauerei um sich greifende Zappen führt zu Oberflächlichkeit, Beliebigkeit und mangelhafter gründlicher Auseinandersetzung mit einem Thema.
10. Fernsehen führt zum „Montagssyndrom". Vor allem Kindergärtnerinnen und LehrerInnen klagen, dass die Kleinen montags kaum zu beruhigen und ohne Konzentration sind, und sie führen das auf ein allzu opulentes Fernsehwochenende zurück.
11. Das Fernsehen übermittelt ein falsches Bild der Geschlechterrollen. Ein Großteil der Fernsehfilme, vor allem auch aus amerikanischer Provenienz, vermittelt eine typische Rollenverteilung der Geschlechter. Auf der einen Seite die etwas dümmliche, sich unterordnende Frau, auf der anderen Seite der kluge, kräftige und dominante Mann. Dieses idiotische Bild wollen wir unseren Kindern nicht aufdrängen, oder?

Fernseh-/Videoregeln

In der heftigen Kontroverse um das Für und Wider des Fernsehschauens von Kindern wird immer wieder für ein totales Fernsehverbot plädiert. Glaubwürdig ist ein solches Verbot aber nur dann, wenn sich die Eltern selbst abstinent verhalten und den Fernseher aus der Wohnung verbannen. Wer dies nicht schafft und selbst gerne fernsieht, kann das auch zusammen mit dem Kind tun: nach bestimmten Regeln, an die sich beide Seiten halten.

Der Fernsehwochenplan

Lesen Sie mit den Kindern das Fernsehprogramm und entscheiden Sie, welche Filme Sie sehen wollen.

Fördern Sie das Anschauen pädagogisch wertvoller Filme.

Es sollte klar festgelegt werden, wann der Fernseher für die Kinder ein- und abgeschaltet wird und wann das Fernsehprogramm für die Eltern beginnt.

Wichtig ist, dass nicht mehrere Sendungen hintereinander konsumiert werden, und dass es je nach Alter einen oder zwei fernsehfreie Tage in der Woche gibt.

Kinder und Eltern sollten jeweils begründen, weshalb sie welche Sendung sehen wollen. Lehnen die Eltern einen Beitrag aus inhaltlichen Gründen für ihren Sprössling ab, sollten sie das erklären. Dadurch üben sie gemeinsam kritisches Fernsehschauen.

Der Wochenplan darf nicht zum Zwang werden. Wenn das Kind stattdessen spielen will, so soll es das tun.

Bei beliebten Kindersendungen, Natur- und Tierfilmen kann der Videorecorder/ Video-Festplattenspieler mitlaufen. Mit einer eigenen Videothek bleiben die Kinder vom aktuellen Fernsehprogramm unabhängig und können Lieblingssendungen mehrmals anschauen.

Lesen Sie Ihren Kindern vor.

Bei Schulschwierigkeiten muss der Fernsehkonsum reduziert werden.

Das Kind muss lernen, am Ende eines Filmes den Apparat selbständig auszuschalten. Kein Zappen!

Besprechen Sie Werbefilme und deren Folgen mit dem Kind.

Sprechen Sie den Unterschied zwischen Fiktion und Realität an.

Fördern Sie aktive Betätigungen Ihres Kindes: Es bleibt dann weniger Zeit für die Glotze.

Spielen Sie mit Ihrem Kind. Machen Sie Ausflüge.

Die Fernsehdauer

Kinder unter drei Jahren sollten gar nicht fernsehen.

Zwischen dem vierten und fünften Lebensjahr sollten es höchstens 35 Minuten täglich sein.

Ab dem sechsten Lebensjahr sollte es nicht mehr als höchstens eine Stunde täglich sein.

Vorschulkinder sollten mindestens zwei fernsehfreie Tage pro Woche einhalten.

Zwischen dem siebten und neunten Lebensjahr sollten es täglich höchstens anderthalb bis ein dreiviertel Stunden sein.

Ab elf Jahren täglich höchstens zwei Stunden.

Zwischen dem 13. und 14. Lebensjahr täglich höchstens zweieinhalb Stunden.

Mindestens ein fernsehfreier Tag pro Woche sollte bei Schulkindern eingehalten werden.

Die Programmauswahl

Dominiert der Spaß, oder bleibt das Kind verängstigt zurück?

Ist das Thema altersgemäß begrenzt und überschaubar?

Liefert die Geschichte Anknüpfungspunkte im täglichen Leben des Kindes?

Werden ausschließlich Schwarzweiß-Stereotypen gezeigt, Frauen-Männer-

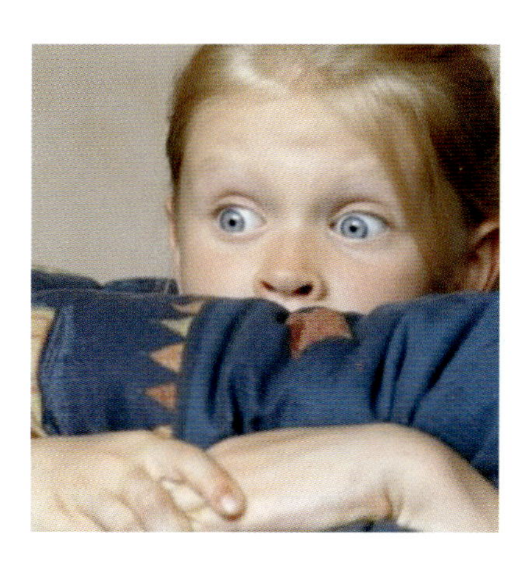

Klischees vermittelt oder Menschen, die sich durch Schwierigkeiten verändern und an Erfahrungen wachsen?

Werden Vorurteile gegen Ausländer oder andere Gruppen vermittelt?

Dominieren menschenverachtende Gewalthandlungen?

Vorschulkinder schätzen ihr spezielles Kinderprogramm mit der „Sesamstraße", den „Kindern von Bullerbü" oder „Die Sendung mit der Maus". Die Inhalte sind altersgemäß aufbereitet und kommen den Interessen der Kinder entgegen.

Ab dem sechsten Lebensjahr suchen die Kleinen vor allem Zeichentrickfilme und aktionsgeladene Vorabendserien.

Die Kritik der Erwachsenen an Sendungen wie „Knight Rider“ oder „Airwolf“ akzeptieren die Kinder nur selten. In den Vorabendserien begegnen sie ihren Stars, sie sind fasziniert von den Geschichten, und sie wollen in der Schule „mitreden“ können.
Entscheiden Sie zusammen mit dem Kind, wie viele dieser Stories in den Fernsehwochenplan aufgenommen werden.

Das Umfeld beim Fernsehen

Vorschulkinder sollten nie alleine vor der „Kiste“ sitzen. Erwachsene AnsprechpartnerInnen, ältere Geschwister oder Freundinnen sind wichtig, um bei ängstigenden Szenen auf einen rettenden Schoß klettern zu können.
Die Kinder wollen während einer Sendung Kommentare abgeben, Fragen stellen, herumlaufen oder auch kurz spielen. Dabei schützen sich die Kinder mit ihren Distanzierungstechniken vor unangenehmen Empfindungen und allzu großer Betroffenheit.
Um das Kind vor Zahnschäden und Übergewicht zu schützen, sollte das Knabbern von Süßigkeiten oder Salzgebäck vor dem Fernseher vermieden werden: ja, es ist absolut verboten!
Und, keinen Fernsehapparat im Kinderzimmer!

Das Gespräch rund ums Fernsehen

Über das Gesehene sollte gesprochen werden. Für viele Eltern ist das eine Gratwanderung. Sie drängen das Kind und wollen wissen, ob es auch alles „richtig verstanden“ hat: eine sinnlose Prüfung. Für Kinder ist nicht der rote Faden einer Fernsehgeschichte wichtig, sondern Einzelheiten, an denen sie ihre Phantasie und Gefühlswelt entzünden.
Einzelne witzige, komische, aufregende oder spannende Szenen können – wenn das Kind von sich aus dazu bereit ist – in einem Gespräch verarbeitet oder sogar nachgespielt werden. Dem Kind ist nur geholfen, wenn die Eltern es dabei ernst nehmen und wirklich zuhören.

Die Pause vom Fernsehen

Wichtige familiäre Ereignisse sollten nicht vor dem laufenden Apparat stattfinden. Frühstück, Mittag- und Abendessen können zum Beispiel zur fernsehfreien Zeit erklärt werden. Zwischen Fernsehen und Schlafengehen brauchen alle Kinder eine „Verdauungspause“. Mit unverarbeiteten Handlungsfetzen und Bildern im Gedächtnis schlafen sie schlecht (Schlafschwierigkeiten).
Bis ins Grundschulalter hilft die Gute-Nacht-Geschichte, um einen sanften Tagesabschluss zu finden. Auch mit den älteren Kindern sollten die Eltern noch über das Gesehene und den vergangenen Tag sprechen.

Der Abstand zum Fernseher

Je größer der Bildschirm ist, desto größer sollte der Abstand zum Gerät sein, um die Augen zu schonen. Minimalabstand 3 Meter.
Der Apparat steht am besten in Augenhöhe. Eine zusätzliche Beleuchtung hinter dem Gerät hilft, Augen- und Kopfschmerzen zu vermeiden.

Das Kino – eine Alternative

In Kinos laufen immer wieder anspruchsvolle Kinderfilme. Ein Besuch lohnt sich, denn ein gemeinsamer Kinobesuch vermittelt eine andere soziale und emotionale Atmosphäre als ein Fernsehnachmittag zu Hause. Die Dunkelheit und Größe des Raumes haben eine eigene Qualität, das gemeinsame Erlebnis mit Fremden erhöht die Spannung.

Video

Es kann sich lohnen, Natur-und Tierfilme, Kinderfilme wie „Pippi Langstrumpf“, „Pumuckl“, „Die Kinder von Bullerbü“ oder „Der verrückte Käfer“ aufzuzeichnen oder auszuleihen. Das macht unabhängig vom Terminplan des Fernsehens. Aus der bewussten Programmwahl kann sich nach und nach eine Heim-Videothek entwickeln. Mit dem Alter des Kindes und seinen sich ändernden Interessen wächst und ändert sich dann die Videosammlung. Es lohnt sich auch, Videofilme selbst zu machen: Das gemeinsame Arbeiten an einem Drehbuch, die Verteilung der Rollen und die organisatorischen Vorbereitungen sind dabei ein Abenteuer für sich. Daneben eignen sich Straßen- und Familienfeste, der Alltag des Hundes, Nachbars Gartenparty oder die Badezimmerschlacht des Bruders als Kurzfilmthemen. Kinder und Jugendliche sind begeistert, wenn sie „ihren“ Film nach eigenen Vorstellungen gestalten können, sobald die nötigen Grundbegriffe wie Kamerabedienung, Kameraführung und die Anzahl der zu drehenden Videokassetten geklärt sind.

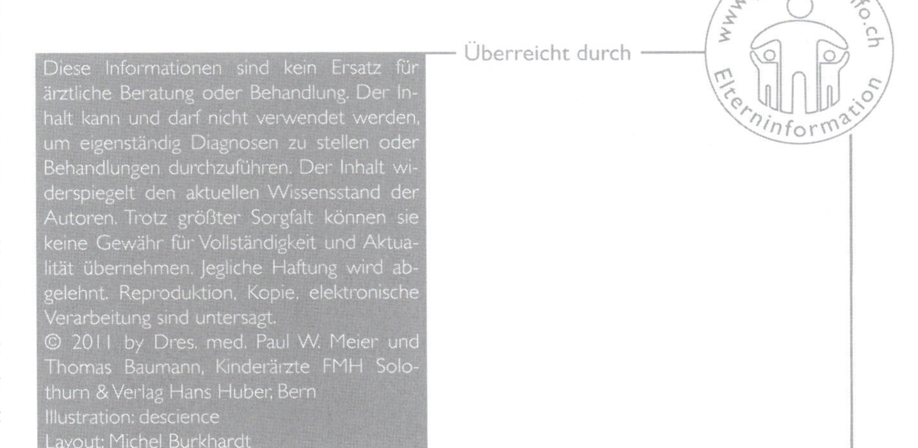

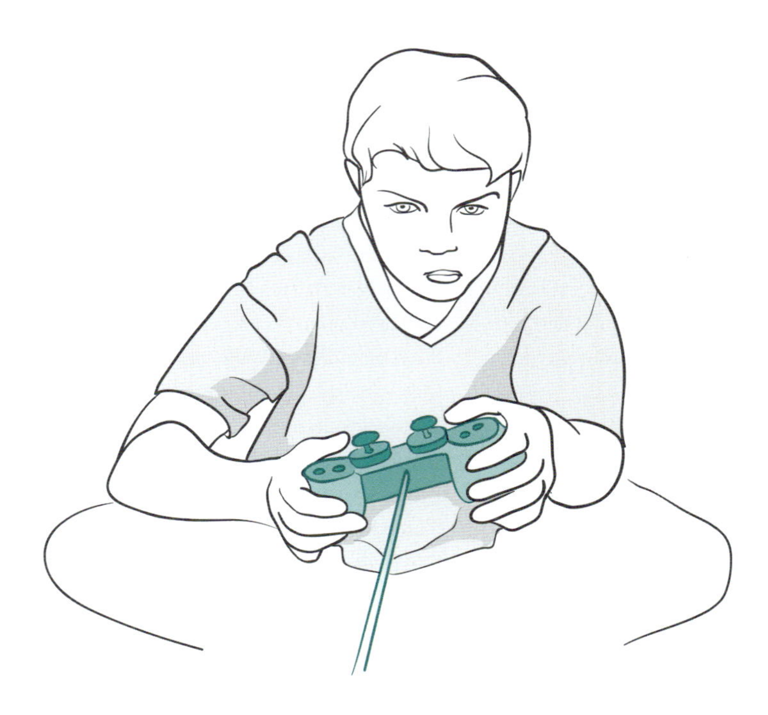

Vor allem Jungen verbringen heutzutage viele Stunden beim Gamen. Studien zeigen, dass große Teile der Jungen schon weit vor dem eigentlich erlaubten Alter Spiele mit massiven Gewaltdarstellungen spielen. Selbstverständlich haben die Eltern oft keine Ahnung was Ihr Kind am Computer so spielt. Zwar scheint für sonst gesunde und stabile Kinder kein Zusammenhang zwischen brutalen Games und Straffälligkeit zu bestehen. Jedoch neigen Jugendliche mit Problemen (sozial, schulisch, psychisch) besonders zum exzessiven Spielen. Das Gamen ist dabei eine Art von Flucht in eine andere Welt, was sicher nicht zur Lösung von Problemen beiträgt. Hier einige Überlegungen wie man/frau damit umgehen kann.

Ausgangslage

Szenen aus derzeit sehr verbreiteten Computerspielen: Du schleichst dich von hinten an die Frau heran, greifst sie dir und ziehst das Messer durch die Kehle. Es macht ein schmatzendes Geräusch, sie fällt vornüber. Eine Blutlache zeigt, dass du erfolgreich warst. Auf die nächste gehst du mit einer Schaufel los. Sie flieht, du erwischst sie mit einem kräftigen Hieb. Sie fällt, der Rasen färbt sich rot von ihrem Blut. Beim Weggehen trittst du auf ihre blutige Leiche. Deine Sohlen hinterlassen Blutflecken, während du deine Mission fortsetzt. Dann verbrennst du mehrere Passanten mit einem Flammenwerfer. Zwei Frauen zerlegst du mit einer Kettensäge. Das Blut spritzt auf den Bürgersteig. Ein Polizist will dich stoppen. Du zersägst auch ihn. Schließlich liegt ein Polizist verblutend vor dir, an seinen Einsatzwagen gelehnt. „Du bist ein Arschloch", rufst du ihm zu, bevor du ihn mit einem Tritt auf den Kopf tötest. Mission erfüllt! Du hast Respektpunkte erhalten im Spiel Grand Theft Auto: San Andreas. Dies sind nur kleine Ausschnitte aus der Gewaltroutine populärer Computerspiele.

Ein Jugendschutz, der solche Zustände hinnimmt, ist ein Witz

Das Spiel Grand Theft Auto hat, genau wie viele andere, von der Unterhaltungssoftware Selbstkontrolle (USK), die Computerspiele im Auftrag der Jugendminister nach Altersgruppen einstuft, eine Freigabe ab 16 Jahren erhalten. Alle Spiele dürfen beworben werden und sind in Deutschland völlig legal erhältlich. Man fragt sich, was ein Spiel noch bieten muss, um auf dem Index zu landen.

Trotz der Altersbeschränkung werden all diese Spiele auch an jüngere Kinder weitergegeben. Weil Killerspiele als cool gelten, setzen Jungs viel Ehrgeiz und Energie daran, an sie heranzukommen. Wie verbreitet die Spiele sind, untersuchte das Kriminologische Forschungsinstitut Niedersachsen (KFN) in einer bundesweiten Umfrage unter 6000 Viertklässlern und 17 000 Neuntklässlern. Das Team fand heraus, dass nahezu jeder zweite Junge im Alter von zehn Jahren bereits über eigene Erfahrungen mit Computerspielen verfügt, die erst ab 16 freigegeben sind. Jeder fünfte dieser Viertklässler spielt so ein Spiel. Bei den 14- bis 15-Jährigen zeigt sich ein noch extremerer Befund: vier Fünftel von ihnen spielen zumindest gelegentlich und jeder Dritte spielt sogar häufig Computerspiele, die erst für Erwachsene erlaubt sind. Ein Jugendschutz, der solche Zustände achselzuckend hinnimmt, ist ein Witz.

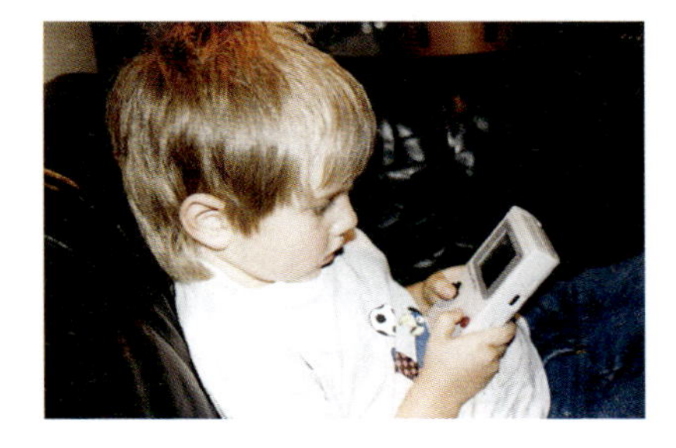

Die Unterhaltungssoftware Selbstkontrolle, die für die Freigaben zuständig ist, weiß entweder nicht, was sie da eigentlich bewertet – oder sie besorgt zynisch das Geschäft der Industrie. Spiele, in denen der Ehrgeiz von Jugendlichen auf das möglichst grausame Töten, Foltern, Erpressen gerichtet wird, gehören auf den Index, damit sie nicht mehr offen verkauft werden können und für sie nicht mehr geworben werden darf. Damit wäre die Industrie, die an solchen Widerlichkeiten verdient, empfindlich zu treffen. Doch das derzeitige System des deutschen Jugendschutzes verhindert dies. Hat ein Spiel erst einmal den Stempel der USK, so kommt es, dass heute jede Zigarettenpackung drastische Hinweise trägt, dass Rauchen krank macht und tötet – während Jugendliche Spiele, die als Lehrgänge für Massenmörder aufgebaut sind, unbehelligt erwerben können.

Altersbeschränkungen wirken wie Reklame

Wir wissen, dass Killer- und Folterspiele Nachahmungstaten anregen. Im Jahr 2006 hat der 25-jährige Kimveer Gill in Montreal eine junge Frau getötet und 19 weitere Studenten schwer verletzt. Sein Lieblingsspiel, schrieb er in einem Internet-Forum, sei Super Columbine Massacre RPG – ein Videospiel, das das 1999 verübte Massaker in der Columbine High School glorifiziert. 2002 ermordete der Erfurter Schüler Robert Steinhäuser, der seine Nachmittage mit Ego-Shooter-Spielen verdaddelte, 16 Menschen an seiner Schule, genau wie er es spielend gelernt hatte. Nach dem Erfurt-Schock wurde die Kennzeichnungspflicht für Computerspiele eingeführt, um Eltern und Lehrern eine Orientierung zu bieten, welche Spiele für ihre Kinder geeignet sein könnten.

Ein 16er- oder 18er-Siegel der USK wirkt auf die Verbreitung nicht hemmend, wie schon der abermals gestiegene Spieleumsatz zeigt – 469 Millionen Euro setzte die Unterhaltungs-Software-Branche allein im ersten Halbjahr 2006 in Deutschland um, bei den Videospielen waren es 8 Prozent mehr als im Vorjahr. Die Altersbeschränkungen wirken im Gegenteil offenbar wie Reklame. Spiele, die sie nicht tragen, gelten unter Jungs als Kinderkram, mit dem sich nur Mädchen abgeben.

Beim Prüfverfahren der USK – die im europäischen Vergleich sogar zu den striktesten Spielekontrolleuren gehört – ist es eigentlich kein Wunder, wenn Gewaltverherrlichung und Menschenverachtung immer wieder durchschlüpfen. Die Spiele werden von Spielern vorgetestet, die den Prüfern einen Bericht vorlegen und Ausschnitte vorstellen, aufgrund deren abschließend beurteilt wird. Von den möglichen 20 bis manchmal über 200 Spielstunden mancher Games kennen die Gutachter – darunter Pädagogen, Sozialarbeiter, Medienwissenschaftler – meist nur einen winzigen, vorselektierten Ausschnitt. Die Kriterien, nach denen die USK bewertet, sind dubios. Eine Freigabe ab zwölf Jahren kann nach den Grundsätzen der USK für Spiele erfolgen, bei denen „die Gewalt nicht in alltagsrelevante Szenarien eingebunden ist". Ist kontextfreie Gewalt in Ordnung für Kinder ab zwölf? Spiele werden von der USK formalistisch danach bewertet, ob Extremitäten abgetrennt werden, wie weit das Blut spritzt, das heißt, ob es so genannte Splatter-Effekte in ihnen gibt. Die Ethik des Spiels – ob in ihm zur Gewalt gegen Wehrlose animiert wird, ob es Frauenhass als cool darstellt, ob es Folter und Mord als ganz normale Problemlösungen propagiert – ist bei der Bewertung offenbar nicht entscheidend, wie die oben genannten Beispiele zeigen.

Die USK ist ein Mittel zum Zweck, um „neuen Medien die nötige Akzeptanz" zu verschaffen: Sie tritt neuerdings immer offener als Lobbyistin des Mediums auf, das sie eigentlich überwachen soll. Im vergangenen Jahr wurde eine aufwändige Kampagne mit 16 000 Plakaten für Klassenräume und Jugendclubs gestartet, die unter der Überschrift „Gerade Pisa" Folgendes propagiert: „Liebe Lehrende, wer am Computer spielt, lernt aus Fehlern, kontrolliert sich selbst, findet eigene Lösungen, denkt komplex, unterbietet vorgegebene Zeiten, vergisst das Ende der Stunde, recherchiert zu Hause, arbeitet im Team – sogar am Wochenende. Man könnte auch sagen: Er lernt das Lernen." Es mag Spiele geben, auf die das zutrifft – Computerschach zum Beispiel –, aber von denen ist hier nicht die Rede. Angesichts der Erkenntnisse des Forscherteams von Christian Pfeiffer klingt der Plakattext wie blanker Hohn. Die Leistungskrise, insbesondere von Jungen in Schulstatistiken und Pisa-Studien dokumentiert, führte Pfeiffer zu

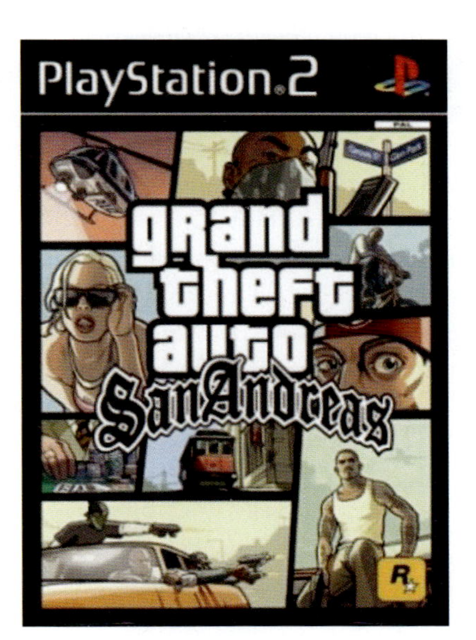

der Frage: Könnte es sein, dass zwischen Schulergebnissen und Mediennutzung ein Zusammenhang besteht? Die Ergebnisse der Umfrage sind schlagend. Die zunehmende Geschlechterdifferenz in den Schulleistungen korreliert auffällig mit der unterschiedlichen Nutzung von Computer und Fernsehen durch Mädchen und Jungen.

Der durchschnittliche zehnjährige Junge in Dortmund verbringt pro Jahr der Studie zufolge sage und schreibe 1430 Stunden vor dem Fernseher und an der Playstation – das ist fast ein Drittel mehr Zeit als im Schulunterricht, der mit 1140 Stunden jährlich zu Buche schlägt. 64 Prozent der Zehnjährigen in Dortmund haben in ihrem Zimmer einen eigenen Fernseher, 56 Prozent eine eigene Spie-

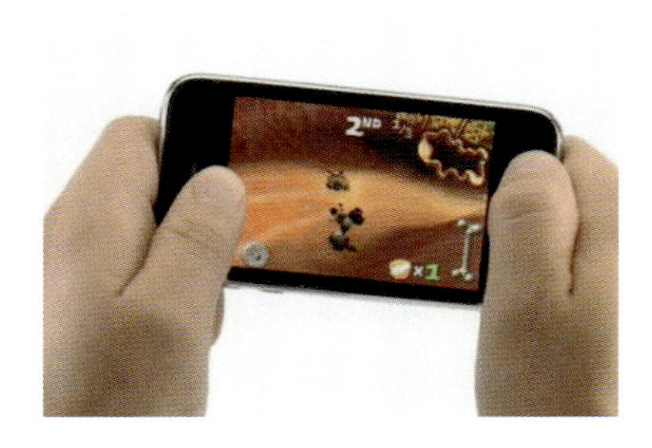

lekonsole.Bei den Viertklässlern gibt es eine genau bezifferbare Beziehung zwischen Computerspielnutzung und Schulnoten in Deutsch, Sachkunde und Mathematik: Wer eine eigene Konsole im Zimmer hat, liegt in diesen Fächern eine halbe Note unter dem Durchschnitt. Unterscheidet man noch zusätzlich, wie häufig verbotene Spiele genutzt werden, so zeigt sich, dass die Noten umso mehr sinken, je häufiger Spiele mit Freigaben ab 16 und 18 genutzt werden. Zehnjährige Jungen, die Spiele ab 18 noch nie genutzt haben, liegen in Deutsch über dem Klassendurchschnitt, wer sie häufig nutzt, wird im Durchschnitt fast um eine ganze Note abgehängt. Schüler, die über eine eigene Spielekonsole verfügen, haben signifikant schlechtere Schulergebnisse als diejenigen, die solche Geräte nicht besitzen.

Lernerfolge werden durch das Geballere am Nachmittag gelöscht.

Die Daueraufgewühltheit der Spieler am Nachmittag löscht eventuelle Bildungsfortschritte des Vormittags. Es ergibt sich ein Teufelskreis: Vor allem Eltern mit niedrigem Einkommen erlauben ihren Kindern den unkontrollierten Konsum von Gewaltmedien. Dieser Konsum wiederum macht dumm, dick und aggressiv – und verhindert den Ausbruch aus der Bildungsmisere.

Knaben haben keine Chance!

Zwischen den Geschlechtern tut sich eine Schere auf: Mehr Jungen als Mädchen gehen auf Hauptschulen, bleiben sitzen, brechen die Schule ab. Mädchen bekommen mehr Gymnasialempfehlungen, schließen besser ab, steigen häufiger zwischen den Schultypen auf. Mädchen haben seltener Fernseher und Spielekonsolen in ihren Zimmern, und sie nutzen Computerspiele, zumal solche ohne Jugendfreigabe, wesentlich weniger häufig als Jungen. Nur 3 Prozent der zehnjährigen Mädchen spielten zum Zeitpunkt der Befragung nicht altersgemäße Computerspiele, bei den Jungen waren es 21 Prozent.

Die Medienverwahrlosung so vieler Jungen ist ein Skandal. Bei der Suche nach Lösungen darf es nicht darum gehen, männliche Aggressivität unter Verdacht zu stellen und zu tabuisieren. Im Gegenteil: Jungs brauchen reale Möglichkeiten, ihre ganz normale männliche Aggressivität einzusetzen und sie lernend, spielend abzubauen. Der Games-spielende Junge, der narzisstisch-depressiv in seinem Zimmer hockt und ganze Nachmittage damit verbringt, verbotene Gewalt- und Kontrollfantasien auszuleben, ist das Inbild misslingender, weil unerwünschter Männlichkeit. Er sollte daher nicht dämonisiert werden, sondern Verständnis und Zuwendung erfahren. Jungen brauchen Auswege in eine produktivere Männerrolle, als die Spiele sie anbieten. Wir können es uns nicht leisten, sie in den virtuellen Horrorwelten verkommen zu lassen, mit denen die Computerspieleindustrie ihre Fantasie vergiftet.

Literatur

Lau, J. (2006): Die Zeit, Nr. 45, 2. November 2006

Überreicht durch

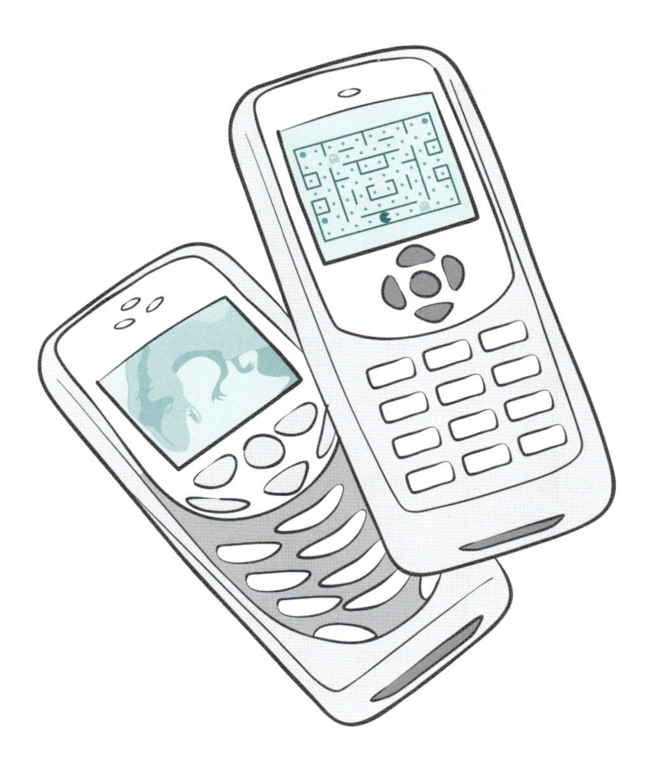

Handys sind ein wichtiger Teil der Lebenswelt von Kindern und Jugendlichen. Gerade das Handy ist für die Mehrheit unserer Gesellschaft ein unverzichtbarer Bestandteil der Kommunikationskultur, und für Kinder und Jugendliche ein praktisches und in vielen Fällen nützliches Gerät. Nebst vielen unbestrittenen Vorteilen birgt die Nutzung der neuen Medien aber auch Gefahren.

Gefahren

Die vielfältigen Möglichkeiten zur Beschäftigung stellen eine ständige Versuchung dar, sich mit dem Handy statt mit dem Schulstoff zu beschäftigen: **Handy als Ablenkung**.
Die Anschaffung- und Verbindungskosten sowie die Nutzung von kostenpflichtigen Klingeltönen, Logos oder Spielen summieren sich rasch zu großen Beträgen. Die Kosten sind oft wenig transparent und nur schwer zu kontrollieren: **Handy als Schuldenfalle**.

Durch die ausgeprägte emotionale Bedeutung für Kinder und Jugendliche haben Handys ein gewisses Potenzial, abhängig zu machen. Die Symptome gleichen denen anderer Süchte: Veränderung von Persönlichkeit und Lebenswandel, Fixierung auf das Suchtmittel, Entzugserscheinungen, Negierung der Abhängigkeit: **Handy als Suchtmittel**.
Texte, Bilder und Videos, die andere Personen beleidigen, bedrohen und verletzen, lassen sich mit Handys einfach erstellen und rasch verbreiten. Sie bieten den Jugendlichen einen privaten Raum, der von den Erwachsenen kaum eingesehen wird. Ein spezielles Phänomen stellt das Happy Slapping dar, bei dem gewalttätige Übergriffe mit dem Handy gefilmt und die Videoclips anschließend als Trophäe herumgezeigt und versandt werden: **Handys als Werkzeuge für Belästigung und Gewalt**.

Die relativ einfache Verfügbarkeit verleitet Jugendliche dazu, Bilder und Videoclips mit harter Pornographie und extremen Gewaltdarstellungen auf ihr Handy zu laden, herumzuzeigen und weiterzuleiten. Schlimmstenfalls handelt es dabei um illegale Inhalte: **Handys als Medium für jugendgefährdende oder gar illegale Bilder und Videos**.

Strafgesetzbuch (Schweiz)

Verboten sind:

Gewaltdarstellungen

Besitz und Weitergabe von Gewaltdarstellungen gegen Mensch und Tier sind verboten und gelten als Offizialdelikt (Art. 135 StGB).

Pornographie

Die Verbreitung von weicher Pornographie an unter 16-Jährige ist ein Offizialdelikt, der Besitz alleine ist jedoch nicht strafbar. Hingegen ist bereits der Besitz von harter Pornographie (sexuelle Handlungen mit Kindern oder Tieren,

menschlichen Ausscheidungen oder sexuelle Gewalttätigkeiten) ohne Altersbeschränkung (Art. 197 StGB). Die Gegenstände (Handys, PCs) werden jeweils eingezogen.
Wenn also Jugendliche Gewaltdarstellungen oder harte Pornographie vom Internet herunterladen, untereinander weitergeben oder solche Bilder herstellen, machen sie sich strafbar. Verboten ist somit bereits der bloße Besitz.
Bei weicher Pornographie steht die Weitergabe an Jugendliche unter 16 Jahren unter Strafe und muss von Amtes wegen verfolgt werden. Die Lehrpersonen sind berechtigt, ein Handy zur Beweissicherung einzuziehen und der Polizei zu übergeben.

Was können Sie als Eltern tun?

Sprechen Sie Ihre Kinder/Jugendlichen gezielt auf das Thema an. Sagen Sie zum Beispiel, dass Sie sich aufgrund der geschilderten Vorkommnisse und der Meldungen in der Presse Sorgen machen.
Fragen Sie hin und wieder nach, ob Ihr Kind derartiges Video- und Bildmaterial gesehen hat, und was es dabei empfunden hat.

- Machen Sie sich mit den Funktionen moderner Handygeräte vertraut.
- Prüfen Sie, welches Handy für Ihr Kind geeignet ist, und welche Funktionen wirklich sinnvoll sind.
- Sprechen Sie mit Ihrem Kind über die sinnvolle Nutzung des Handys, thematisieren Sie mögliche Gefahren und treffen Sie klare Abmachungen über erlaubte und nicht erlaubte Funktionen und Inhalte des Handys: Zum Beispiel keine fremden SMS beantworten und auch keine unbekannten Telefonnummern zurückrufen.
- Machen Sie Ihrem Kind klar, dass der Besitz und die Weitergabe von Bildern und Videos mit Gewaltdarstellungen strafrechtliche Konsequenzen nach sich zieht.

Fragen, die sich Eltern stellen müssen

- Wie bezahlen Jugendliche ihr Handy und dessen Gebrauch? Bezahlen die Eltern einen Beitrag daran? Wer bezahlt, wenn das Handy defekt ist? Prepaid-Karten zu benutzen, erlaubt eine bessere Selbstkontrolle.
- Wann ist ein Festnetzanruf sinnvoller, da billiger?
- In welchen Fällen darf etwas aufs Handy heruntergeladen werden?
- Wann darf in der Familie das Handy benutzt werden? Wann ist der Handygebrauch tabu? Zum Beispiel während des Essens, in der Nacht, während der Hausaufgaben?
- Ab welchem Alter soll mein Kind ein Handy haben?

Handys in der Schule

Die Benutzung des Handys ist während des Unterrichts verboten, auf dem Schulareal können sie je nach Schulordnung teilweise genutzt werden. In der letzten Zeit sind viele Schulhäuser dazu übergegangen, die Handys zu verbieten! Verstoßen die SchülerInnen gegen die Regel, kann das Handy eingezogen werden, und die Eltern müssen es abholen.
Die Schule thematisiert den Umgang der Kinder und Jugendlichen mit dem Handy im Unterricht.

Links und Quellen

www.handywissen.info/
www.handysektor.de
www.schau-hin.info

Überreicht durch

www.paediatrieinfo.ch Elterninformation

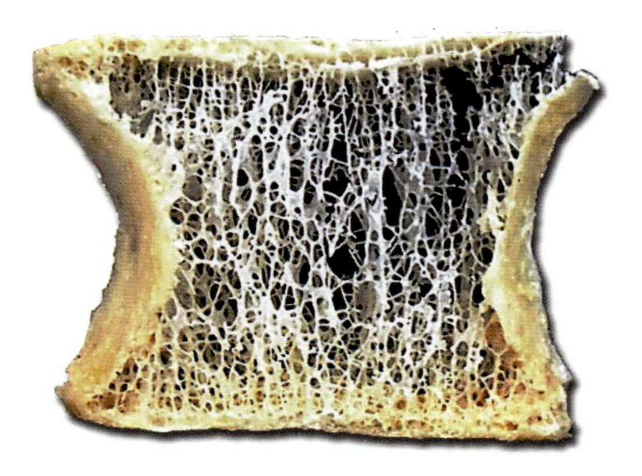

Die Kindheit ist für die Knochenentwicklung von besonderer Bedeutung. Lesen Sie, wie Sie auf eine optimale Knochenbildung Ihres Kindes einwirken können. Die Osteoporosevorbeugung beginnt im Säuglingsalter mit den Vitamin-D-Tropfen und sollte auch nachher fortgesetzt werden.

Einleitung

Die Knochen unseres Körpers werden kontinuierlich umgebaut. Besonders an Stellen mit starker mechanischer Beanspruchung entstehen mikroskopisch kleine Risse; dort wird der Knochen durch spezielle Zellen (Osteoklasten) abgebaut und hinterher durch andere Zellen (Osteoblasten) neu wieder aufgebaut. Das heißt, alter Knochen wird laufend durch neuen Knochen ersetzt. Dieser Prozess des kontinuierlichen Knochenumbaus wird als Remodeling bezeichnet und kommt in jedem Alter vor.
In Kindheit und Jugend wachsen die Knochen in die Länge und Breite und nehmen, besonders in der Pubertät auch an Dicke zu. Das Knochenwachstum beginnt bereits in der Fetalzeit, während der besonders viel Kalzium und Phosphat (der „Mörtel" des Knochens) in die knorpeligen Knochenanlagen eingelagert werden, und erreicht seinen Gipfel während der Pubertät. Nach Abschluss des Längenwachstums hat der Organismus etwa 95 % seiner maximalen Knochenmasse erreicht. Die Knochenmasse nimmt bis zum 25. Altersjahr weiter zu; danach beginnt die Knochenmasse langsam, aber stetig abzunehmen.

Einflussfaktoren

Die Knochenentwicklung wird zu 80 % genetisch bestimmt, und kann mithin nicht beeinflusst werden. Um das volle genetische Potenzial für die maximale Knochenmasse auszuschöpfen, muss sich das Kind gesund ernähren, es braucht normale Blutspiegel bestimmter Hormone, und es muss sich altersentsprechend bewegen.
Eine ausgewogene Ernährung mit genügend hochwertigem Eiweiß, Vitaminen und Spurenelementen ist von großer Bedeutung. Insbesondere Kinder und Jugendliche müssen genügend Kalzium zu sich nehmen, da Kalzium ein wichtiger Grundbestandteil des „Mörtels" im Knochen darstellt (s. Tabelle). Damit Kalzium und Phosphat im Darm aufgenommen werden und anschließend in den Knochen eingelagert werden können, braucht es Vitamin D. Ungenügende Vitamin-D-Versorgung ist in Mitteleuropa häufig. Besonders anfällig dafür sind voll gestillte Säuglinge, Menschen dunkler Hautfarbe und Kinder, die sich wenig draußen zum Spielen aufhalten. Daher wird empfohlen, dass Säuglinge während des ganzen ersten Lebensjahrs 400 Einheiten Vitamin D pro Tag bekommen. Auch Wachstumshormon ist für die normale Knochenentwicklung von der Geburt bis zum Abschluss des Längenwachstums wich-

tig. Zusätzlich ist während der Pubertät bei Jungen Testosteron, bei Mädchen Östrogen für eine altersentsprechende Zunahme der Knochenmasse von großer Wichtigkeit. So haben magersüchtige Mädchen, deren Östrogenspiegel tief sind, eine niedrigere Knochenmasse als gleichaltrige gesunde Mädchen. Mechanische Belastung ist für die Knochenentwicklung wichtig, so dass Kinder und Jugendliche, die in vernünftigem Ausmaß Sport treiben, kräftigere Knochen und später eine größere maximale Knochenmasse erreichen. Übermäßig intensive sportliche Tätigkeit kann allerdings die gegenteilige Wirkung haben: Mädchen, die intensiv trainieren, bekommen ihre Periode nicht mehr oder kommen gar nicht in die Pubertät; sie haben tiefe Östrogenspiegel und dementsprechend oft auch eine niedrigere Knochenmasse.

Alter	Kalzium in mg/Tag
0–6 Monate	200
7–12 Monate	270
1–3 Jahre	500
4–8 Jahre	800
9–18 Jahre	1000–1300

Kalorienbedarf

Risikofaktoren

Osteoporose (Knochenschwund) ist bei Kindern und Jugendlichen selten. Dennoch sollte man daran denken, wenn ein Kind häufige Knochenbrüche hat. Es gibt angeborene Formen von Osteoporose (z. B. Osteogenesis imperfecta = Glasknochenkrankheit) und erworbene Formen. Wenn bestimmte Risikofaktoren vorhanden sind (z. B.: Kortisonbehandlung, Antiepileptika, Mangel an Testosteron oder Östrogen, Magersucht, entzündliche Gelenks- und Darmerkrankungen, Muskelkrankheiten), sollte an die Gefahr einer Osteoporose gedacht werden. Es gibt eine einfache Röntgenuntersuchung (Knochendichtemessung), die es ermöglicht, festzustellen, ob Ihr Kind eine Osteoporose hat.

Was kann ich tun, damit mein Kind gesunde, kräftige Knochen bekommt?

Auf eine genügende Vitaminzufuhr achten: Säuglinge bis zum ersten Geburtstag sollten täglich 400 E #((Einheiten?)) Vitamin D als Tropfen erhalten (ViD3:4 Tropfen/Tag, Oleovit® 1 Tropfen/Tag, Vitamin D3 Wild® 1 Tropfen/Tag). Besonders bei voll gestillten Säuglingen ist die Vitamin-D-Prophylaxe wichtig, da Muttermilch nur wenig Vitamin D enthält. Der Vitamin-D-Bedarf bleibt nach dem ersten Lebensjahr gleich. Das Kind deckt seinen Bedarf einerseits durch Eigenproduktion (in der Haut durch UV-Strahlen des Sonnenlichts), andererseits durch die Nahrung (Vitamin-D-reiche Nahrungsmittel sind: Eigelb, fettige Fische wie Makrelen, Kabeljau, Dorsch, Heilbutt und Sardinen). Da es schwierig ist, abzuschätzen, ob ein bestimmtes Kind genügend Vitamin D bekommt, kann man bei Kindern, die ein hohes Risiko für einen Vitamin-D-Mangel haben, mit einem einfachen Bluttest feststellen, ob der Vitamin-D-Spiegel normal ist.

Das Kind zu genügend altersentsprechender Bewegung anhalten.

Auf eine genügende Kalziumzufuhr achten. Der tägliche Kalziumbedarf ist altersabhängig: Am meisten Kalzium ist in Milchprodukten enthalten. Andere Nahrungsmittel enthalten vergleichsweise deutlich weniger Kalzium, das zudem oft auch schlechter im Darm aufgenommen werden kann. Kinder mit einer Laktoseintoleranz können laktosefreie Milch trinken; außerdem haben Hartkäse einen hohen Kalziumgehalt, aber keine Laktose. Kinder, die an anderen Formen von Kuhmilchunverträglichkeit leiden, müssen auf andere Kalziumquellen zurückgreifen oder einen Kalziumzusatz als Pulver, Brause- oder Lutschtabletten einnehmen. Lassen Sie sich von Ihrem Arzt beraten!

Knochenräuber meiden! Verschiedene verbreitete Genussmittel sind für den Knochen ungesund und sollten deshalb möglichst gemieden werden: Alkohol, Nikotin, Ice-Tea, Koffein (Kaffee, Tee, Red Bull, Cola).

Nahrungsmittel	Kalzium in mg
Milch 1 dl	120
Joghurt 180 g	220
Hartkäse 40 g	480
Halbhartkäse 40 g	280
Weichkäse 40 g	200
Mandeln 100 g	250
Haselnüsse 100 g	225
Sojabohnen 100 g	255
Dörrfeigen 100 g	190
Grünkohl 100 g	212

Kalziumgehalt einiger Nahrungsmittel

Autor: Dr. med. Marco Janner, Kinderarzt und Endokrinologe FMH, Bern.

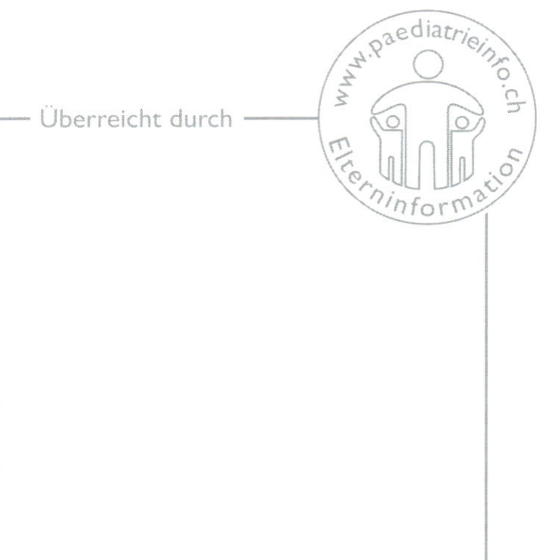

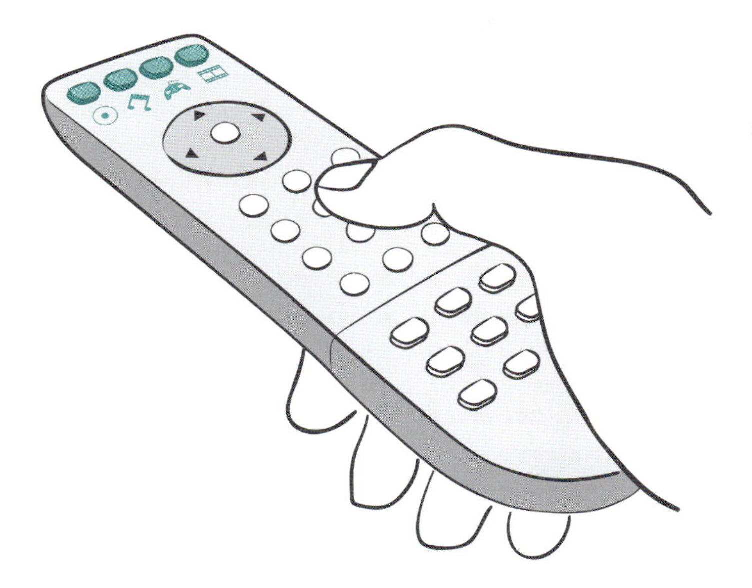

Fernseher, Computer, Gameboys und Hi-Fi-Anlagen sind aus unserem Alltag nicht mehr weg zu denken. Elektronische Medien bestimmen den Familienalltag. Das große Medienangebot eröffnet Chancen: Informationen sind für alle zugänglich und machen uns unabhängig. Medien üben eine Faszination aus: Ein guter Film oder ein unterhaltendes Game können ein gutes Erlebnis sein, das unser Leben bereichert. Wer erinnert sich nicht an eine Fernsehsendung aus der eigenen Jugendzeit, an die man gerne zurückdenkt? Filme können zum Nachdenken anregen, Emotionen auslösen oder uns Dinge bewusst machen – bei Kindern und Jugendlichen nicht anders als bei Erwachsenen. Richtig mit Medien verbrachte Zeit ist nicht nur verlorene Zeit. Aber man sollte wissen wie!

Wasser trinken aus einem Hydranten?

„Die Nutzung des Internets ähnelt dem Versuch, aus einem Hydranten Wasser zu trinken". Das Angebot der elektronischen Medien ist riesig und unübersichtlich. Dies stellt Erziehende vor große Aufgaben im Familienalltag: Wie lang sollen unsere Kinder vor dem Bildschirm sitzen? Welche Games sind sinnvoll, welche sollen wir verbieten? Wie lernen meine Kinder, mit dem Internet umzugehen? Kinder müssen lernen, mit dem vielfältigen Medienangebot unserer Zeit klarzukommen. Erziehende können sie dabei unterstützen, indem sie ihnen helfen, die Spreu vom Weizen zu trennen.

Fernsehen

Durchschnittlich werden heute in der Schweiz rund 2,5 Stunden pro Tag vor dem Fernseher verbracht – Tendenz steigend. Übers Jahr gerechnet, ergibt dies rund 2,5 Monate (à 12 Stunden täglich) und auf die durchschnittliche Lebenserwartung von 80 Jahren hochgerechnet rund 15 Jahre. Das lange Verweilen vor dem Bildschirm hat verschiedene Auswirkungen. So gilt zum Beispiel heute die Beziehung zwischen hohem Fernsehkonsum und Übergewicht als erwiesen. Eine Studie zeigt: Kinder, die ihren täglichen Fernsehkonsum um eine Stunde reduzierten, verloren in einem Jahr durchschnittlich 2,5 kg Körpergewicht. Zudem steigt das Risiko für Aufmerksamkeitsstörungen mit jeder TV-Stunde pro Tag. Siebenjährige, die bereits als Kleinkinder drei Stunden vor dem Fernseher saßen, zeigen um 30 % häufiger Verhaltensauffälligkeiten als andere Kinder. Hinzu kommt, dass bei Vielsehern generell die Schulleistungen schlechter sind. Es scheint auch einen Zusammenhang zwischen der vor dem Fernseher verbrachten Zeit und aggressivem Verhalten zu geben – und zwar unabhängig davon, was geschaut wird. Bei einer Verringerung des Medienkonsums nimmt auch das aggressive Verhalten bei Kindern deutlich ab.

Spielkonsolen, Gameboy und PC-Games

Rund 12 % der Schweizer Kinder verbringen mindestens einmal täglich Zeit mit elektronischen Spielen. Im Schnitt wird dann 50 Minuten lang gespielt. In 66,8 % der Schweizer Haushalte stand 2004 ein PC, Spielkonsolen waren in 17,5 %

der Haushalte vorhanden. Der Stress, der beim Gamen entstehen kann, wirkt direkt auf den Hormonhaushalt: Hormone erzeugen künstliche Glücksgefühle, die abhängig machen können. Der Zusammenhang zwischen Computer und Videospielen mit gewalttätigem Inhalt und aggressivem Verhalten ist heute gesichert.

Internet

Die Internetnutzung ist in der Schweiz in den letzten Jahren stark angestiegen. Während 1997 erst 7 % der Bevölkerung täglich oder mehrmals wöchentlich im Internet surften, lag dieser Wert 2004 schon über 50 %. Rund 6 % der NutzerInnen gelten als abhängig oder gefährdet. Sie verbringen mehr als 20 Stunden pro Woche im Internet. Bei den Süchtigen (rund 2,3 % der InternetnutzerInnen) steigt dieser Wert auf rund 35 Stunden pro Woche. Jugendliche gehören zur Risikogruppe: Die Mehrheit der Abhängigen ist unter 20 Jahre alt, männlich und ohne feste Beziehung. Die Auswirkungen dieser Sucht sind beträchtlich: Das Internet wird zum Lebensmittelpunkt, Freunde und Familie werden vernachlässigt. Der häufige nächtliche Konsum führt zu Schlafmangel und Konzentrationsschwäche und in der Folge zu einem Leistungsabfall in Schule und Beruf.

Vorbeugung

„Aber du schaust doch auch!"

Kinder orientieren sich stark an ihren Eltern. Leben Sie Ihren Kindern einen sinnvollen Medienkonsum vor. Zappen Sie sich am Fernseher selbst wahllos durch das Programm? Läuft das Radio die ganze Zeit? Verlieren Sie sich manchmal im Internet?
Versuchen Sie, auch medienfreie Zeiten einzurichten. Lassen Sie die Geräte nicht laufen, wenn die Familie am Essen ist. Selbstverständlich kann es auch einmal begründete Ausnahmen geben. Und selbst wenn Ihnen der eigene Medienkonsum manchmal aus dem Ruder läuft, können Sie ein gutes Vorbild für Ihre Kinder sein. Sprechen Sie ehrlich mit den Kindern, und stehen Sie zu den eigenen Schwächen. Eltern müssen nicht immer perfekt sein – aber ein ehrliches Gegenüber.

„Geht fernsehen, ich will meine Ruhe..."

Medien sind schlechte Babysitter. Kinder dürfen nicht mit Medien ruhig gestellt werden. Es gibt allerdings Situationen, in denen man froh ist um ein paar ruhige Minuten. Aber weshalb nicht mal die Kinder zum Spielen nach draußen schicken anstatt vor den Fernseher oder vor den Computer?

„Das gibt Fernsehverbot!"

Medien sind ein schlechtes Erziehungsmittel. „Wenn du heute brav bist, darfst du noch fernsehen!" „Wenn du den Teller nicht leer isst, gibt es Gameverbot!" – Wer Medien als Belohnung oder Bestrafung einsetzt, betont ihre Wichtigkeit noch zusätzlich. Ein Medienverbot soll nur als Konsequenz eingesetzt werden, wenn die Regeln rund um den Medienkonsum verletzt werden. So ist zum Beispiel ein Fernsehverbot dann sinnvoll, wenn tags zuvor die abgemachte Zeit nicht eingehalten wurde.

„Wo stehen die Geräte?"

Der Standort der Geräte muss gut überlegt sein. Wo stören sie das Familienleben am wenigsten? Generell wird empfohlen, dass Kinder unter 14 Jahren keine elektronischen Geräte im Zimmer haben sollten. Studien zeigen, dass sich der tägliche Medienkonsum um rund zwei Stunden erhöht, wenn Kinder TV, Game-Konsole, Computer oder DVD-Recorder im Zimmer haben.

„Welche Inhalte sind geeignet?"

Gewaltdarstellungen sind nicht gut für Kinder – das ist unumstritten. Auch vor sexistischen oder rassistischen Medieninhalten müssen Kinder geschützt werden. Generell ist aber die Frage danach, was sinnvoll ist, gar nicht so einfach zu beantworten. Zur Beurteilung helfen folgende Fragen: Welche Werte werden vermittelt? Welche Altersbegrenzungen wären sinnvoll oder werden erwähnt? Welche Themen beschäftigen das Kind nachträglich zu sehr? Wovor muss es geschützt werden?
Es ist wichtig zu wissen, dass Gefahren speziell auch von realitätsnahen Sendungen ausgehen. Dokumentarfilme, Tagesschau und Katastrophenberichte können traumatisierender wirken als ein brutaler Trickfilm. Legen Sie im Gespräch mit Ihren Kindern Regeln fest, welche Inhalte konsumiert werden dürfen.

Machen Sie sich schlau...

Spielen, schauen, surfen Sie mit! Interessieren Sie sich für den Medienkonsum Ihrer Kinder: Sehen Sie mit ihnen fern, surfen Sie mit ihnen durchs Internet und machen Sie auch mal ein Game mit Ihren Kindern. Wenn Sie von Jugendlichen ernst genommen werden wollen, kommen Sie nicht darum herum, auch etwas vom Internet oder von Games zu verstehen. Nutzen Sie das Internet, Datenbanken, Listen, Bibliotheken und Ludotheken.

... und diskutieren Sie über Ihre Eindrücke!

Ermuntern Sie Ihr Kind, zu erzählen, weshalb ihm etwas gefällt. Wenn Kinder über Medien sprechen, geben sie immer auch etwas von sich preis. Nutzen Sie diese Chance, mit Ihrem Kind in Kontakt zu kommen und zu sehen, was es beschäftigt. Sagen Sie ihm, was Sie gut oder schlecht finden und weshalb. Dabei empfiehlt es sich, Moralpredigten und Verurteilungen zu vermeiden. Das Kind muss kein schlechtes Gewissen haben, weil ihm Medieninhalte gefallen, die die Eltern missbilligen. Aber Sie dürfen Ihre Bedenken benennen: Begründen Sie Ihre Kritik, sprechen Sie von sich selbst.

„Aber alle andern dürfen auch!"

Diesen Ausspruch haben wohl alle Eltern schon gehört. Machen Sie Ihrem Kind klar, dass in Ihrer Familie eigene Regeln gelten. Grund für den Konsum eines Medieninhaltes soll das eigene Interesse sein und nicht, was die anderen machen. Es kann hilfreich sein, bei anderen Eltern nachzufragen oder mit der Schule Kontakt aufzunehmen. Das kann Druck reduzieren. Andere Eltern sehen die Dinge oft ähnlich – vielleicht gibt's sogar eine gemeinsame Regelung?

„Immer wenn es am spannendsten ist!"

Viele Eltern kennen es: Die abgemachte Zeit fürs Gamen ist vorbei, und der Nachwuchs regt sich auf, weil das Game gerade in der spannendsten Phase ist. Es gibt eine gute Lösung für dieses Problem: Legen Sie gemeinsam mit den Kindern eine Wochenmedienzeit (z. B. 5 Std. wöchentlich) fest. Die Aufteilung auf die Tage macht das Kind selbständig. Vorteil: Ihr Kind erhält Spielraum und lernt selber Verantwortung für seinen Medienkonsum zu übernehmen. Besprechen Sie mit ihm auch, wann im Tagesablauf Medienkonsum sinnvoll ist: Werden Medien kurz vor dem Zubettgehen konsumiert, kann der Schlaf gestört werden. Auch die Konsequenzen bei Regelverletzungen müssen thematisiert werden. Über die bezogene Medienzeit soll Buch geführt werden und die Eltern müssen sie im Auge behalten.

„Mir ist so langweilig!"

Langeweile ist der am häufigsten genannte Grund für Medienkonsum. Wenn gleich die Kiste eingeschaltet wird, verpassen die Kinder eine wichtige Chance: sich selbst etwas einfallen zu lassen und aktiv zu werden. Manchmal braucht dies etwas Zeit! Kinder, die Langeweile aushalten und selbst überwinden können, kommen später eher mit den Anforderungen des Lebens zurecht. Untersuchungen zeigen, dass gemeinsame Aktivitäten mit Freunden oder der Familie immer attraktiver sind, als alleine vor dem Fernseher oder dem PC „abzuhängen". Ermuntern Sie Ihre Kinder zu einer aktiven Freizeitgestaltung. Kinder, die herumtoben, tanzen, Musik machen, sich mit Freunden treffen, Sport treiben und Spaß haben, sind weniger suchtgefährdet. Eltern können diese Tätigkeiten unterstützen, indem sie geeignete Räume und Kleider, die auch mal schmutzig werden dürfen, zur Verfügung stellen.

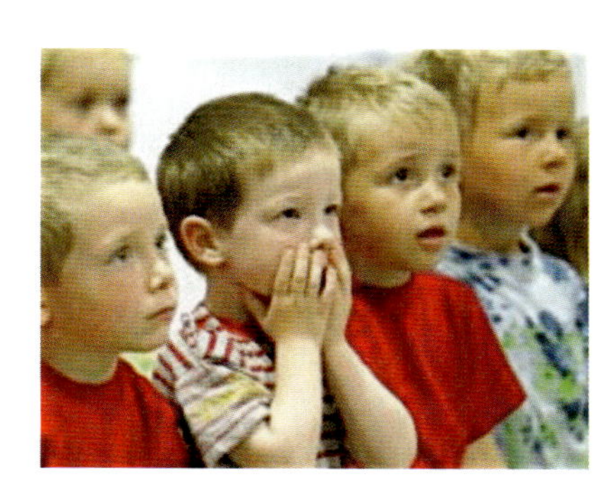

Umgang mit TV

Zum Fernsehen gehört eine Programmzeitschrift

Idealerweise werden die Sendungen im Voraus ausgewählt, und es wird nur eine Sendung aufs Mal konsumiert. Je älter die Kinder, desto mehr Selbstbestimmung können sie bei den Inhalten übernehmen – natürlich innerhalb der vorgegebenen Regeln! Zappen soll möglichst vermieden werden. Lassen Sie sich den Tagesablauf nicht vom Fernseher diktieren. Die Nutzung von Video- und DVD-Recorder ist hilfreich.

Wie viel Fernsehkonsum wird empfohlen?

Klein- und Vorschulkinder sollten beim Fernsehen nicht allein gelassen werden. Frage: Gibt es überhaupt gute Gründe, bereits Zweijährige fernsehen zu lassen? Auch bei Schulkindern sollte man noch ein Auge darauf haben, was sie sehen. Faustregel für die maximale Fernsehzeit pro Tag:

- Kleinkinder: 5 bis 10 Minuten am Stück
- Vorschulkinder: 30 Minuten
- 6- bis 9-Jährige: 1 Stunde
- 10- bis 13-Jährige: 1,5 Stunden.

Fernsehen erzeugt Spannungen. Es gibt keine einflusslosen Fernsehsendungen: Manchmal haben auch Sendungen, die Erwachsene als harmlos einschätzen, eine unberechenbare Wirkung. Für kleinere Kinder gilt deshalb: Fragen, reden, sich bewegen, ist erlaubt.

Kinder beim Fernsehkonsum im Auge behalten. Angst machende Szenen nicht einfach abstellen: besser dasitzen und zuschauen, bis die Spannung im Film wieder abgebaut ist.

Nachspielen von Fernsehszenen mag Eltern manchmal nerven, aber es dient den Kindern zur Verarbeitung des Gesehenen.

Falls Sie Kinder unterschiedlichen Alters haben, muss bei jeder Sendung auch an das jüngste Kind gedacht werden. Es ist aber kaum zu vermeiden, dass Kinder auch einmal eine Sendung sehen, die nicht für Kinder gedacht ist, oder eine Szene mitverfolgen, die ihnen nicht gut tut. Für größere und kleinere Kinder gilt in diesem Fall dasselbe: Sprechen Sie mit ihnen über das Gesehene und die Gefühle, die das ausgelöst hat.

Umgang mit Internet

Neben Interessantem gibt es im Internet auch zweifelhafte und jugendgefährdende Inhalte. Die Gutgläubigkeit von Kindern kann ausgenützt werden. Pädophilie, Sexangebote, Werbung und Geschäftemacherei machen vor Kindern nicht Halt. Sobald die Kinder selbständig ins Netz gehen, müssen diese Gefahren mit ihnen thematisiert werden.

Welche Regeln müssen Kinder lernen?

- Seiten mit Jugendschutz sind tabu.
- Bei komischen Fragen oder Angeboten: Internet verlassen und Eltern benachrichtigen.
- Persönliche Informationen sind geheim: Name, Adresse, Passwörter und Nummern von Telefon, Handy, Kreditkarten und Bankkonten nicht weitergeben.

- Keine digitalen Fotos von sich verschicken.
- Chat-Bekanntschaften – wenn überhaupt – nur in Begleitung und an öffentlichen Orten treffen.
- Nicknames und E-Mail-Adressen dürfen keinen Rückschluss auf wirkliche Identität zulassen.
- E-Mails unbekannter Herkunft nicht öffnen (Virengefahr).

Und was können Eltern tun?

Richten Sie Ihrem Kind zwei E-Mail-Adressen ein: eine für persönliche Bekannte und eine für fremde Personen. Die erste bewirtschaftet das Kind selber, die zweite wird bei jüngeren Kindern von den Eltern kontrolliert. Falls Ihre Kinder gerne chatten: Empfehlen Sie ihnen so genannte „moderierte Chatrooms" – dort werden alle Beiträge gegengelesen, bevor sie aufgeschaltet werden (z. B. moderierter Chat für unter 14-Jährige auf www.seitenstark.de). Bringen Filterprogramme etwas? Im E-Mail-Programm (z. B. Outlook, Outlook-Express) und im Browser (etwa Internet-Explorer, Netscape Navigator) und mit speziellen Filterprogrammen (siehe www.internet-abc.de) können kinder- und jugendgefährdende Inhalte gesperrt werden. Aber: Jugendliche sind im Umgehen solcher technischer Lösungen sehr geschickt, und ein Filter kann auch dazu herausfordern, diesen auszutricksen. Viel besser ist es, mit den Jugendlichen im Gespräch zu sein und ihnen auch ab und zu über die Schulter zu schauen.

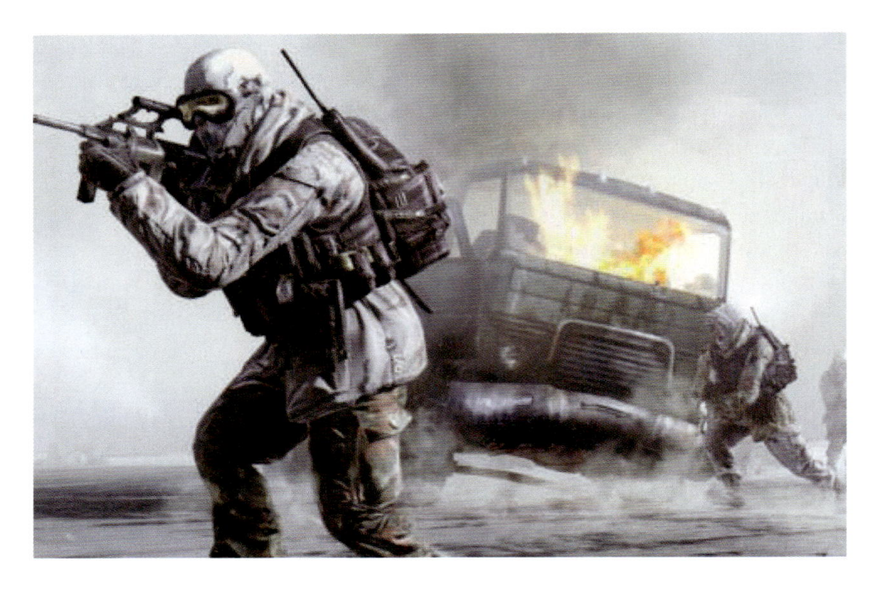

Umgang mit Games

Gute Games, schlechte Games?

Spiele mit Gameboys, am PC oder auf der Spielkonsole gehören heute zu den Freizeitbeschäftigungen vieler Jugendlicher. Die Möglichkeit, selbst ins Geschehen einzugreifen, ist faszinierend. Das Spielen mit PC-Games oder mit Konsolen ermöglicht Grenzerfahrungen, das Ausprobieren neuer Rollen und Erfolgserlebnisse. Gerade Jugendliche, die daran sind, ihre eigene Identität zu entwickeln, suchen das. Die Games sollten aber sorgfältig ausgewählt werden. Entsprechende Datenbanken (siehe „Links zum Thema") und die folgenden Fragen können Ihnen dabei helfen:

- Ist das Game einfach zu bedienen?
- Sind die Aufgaben vielfältig (Strategie, Taktik, Denken, Kombinationsfähigkeit, Reaktion, Geschicklichkeit, Sprache, Fantasie) oder geht es nur um Zerstörung?
- Ist die Geschichte interessant, sind die Szenen gut?
- Können mehrere Spielende teilnehmen?
- Hat das Spiel aktivierende und entspannende Elemente?
- Stehen den Spielenden verschiedene Rollen zur Auswahl? Bietet das Spiel Identifikationsfiguren?
- Hat das Spiel eine gute Grafik, einen guten Ton?
- Entsprechen Symbolik, Bilder und Inhalte dem Alter?
- Passt sich die Software dem Niveau der Spielenden an?
- Welche Wertvorstellungen vermittelt das Spiel?
- Ist es sexistisch, rassistisch?

Statt zuschauen, mitspielen! Wenn Sie mit Jugendlichen über Games ins Gespräch kommen möchten, kommen Sie nicht darum herum, auch einmal mitzuspielen. So erleben Sie auch die Gefühle, die beim Spielen entstehen. Die Spielenden sind einer wahren „Dopamin-Dusche" ausgesetzt – der Körper schüttet Glückshormone aus, die eine Euphorie bewirken können. Im Gespräch mit Jugendlichen sollen nicht nur die Inhalte der Spiele im Zentrum stehen, sondern auch die Faszination, die die Spiele ausüben. Thematisieren Sie aber auch die Gefahren dieser Faszination.

Wann wird's kritisch?

Der Reiz der Medien…

Der Faszination von Medien ist wohl jeder schon erlegen. Sich im Internet neue Welten zu erobern, tief in einen Film einzutauchen oder die Zeit mit einem Game zu vergessen – das sind Erfahrungen, die wir alle kennen. Vor allem, wenn wir neu mit einem Medium in Kontakt kommen, ist diese Faszination völlig normal. Sie verliert sich mit der Zeit wieder.

… und die Gefahren

Es gibt aber auch Menschen, die nicht mehr von den elektronischen Medien loskommen. Insbesondere von Medien, bei denen der Mensch mit dem Gerät in eine Interaktion tritt – wie bei Internet-Chat oder bei einem PC-Game –, gehen Gefahren aus. Kinder und Jugendliche können in eine Internetsucht geraten oder haben Mühe, mit dem Gamen aufzuhören.

Wie erkennen?

Medien werden von Kindern und Jugendlichen häufig genutzt – viele können damit umgehen. Eine Sucht entwickelt sich schleichend. Je früher Eltern auf auffälligen Medienkonsum ihrer Kinder reagieren desto besser. Wenn mehrere der folgenden Signale auftreten, sollten Eltern wachsam sein und Maßnahmen ergreifen:

- Beschäftigt sich Ihr Kind sehr häufig (über 20 bis 30 Std. pro Woche) mit elektronischen Medien?
- Vergisst es die Zeit, wenn es vor dem PC oder der Game-Konsole sitzt?
- Kann es die Medienzeit nicht begrenzen?
- Dauert dieser Zustand schon längere Zeit?
- Reagiert Ihr Kind unruhig, launisch, deprimiert, gereizt oder aggressiv, wenn seine Mediennutzung eingeschränkt wird?
- Vernachlässigt es seine Freundschaften, oder hat es bereits wichtige Beziehungen aufgegeben?
- Lässt das Interesse an Hobbys nach?
- Schläft es zu wenig, pflegt und ernährt sich nicht mehr richtig?
- Hat es zunehmend Probleme in der Schule?
- Verharmlost es seinen Medienkonsum, oder spielt es das wahre Ausmaß herunter?
- Ist das Internet für Ihr Kind eine Möglichkeit, Problemen aus dem Weg zu gehen oder seine gedrückte Stimmung aufzuheitern? Fühlt es sich einsam?

Warum der Medienkonsum?

Um zu entscheiden, ob Ihr Kind Hilfe braucht, ist vor allem die Frage nach dem Grund des häufigen Medienkonsums wichtig. Will es sich entspannen? Etwas dazulernen? Ist es in einer schwierigen Situation? Hat es keine Freunde? Ein Kind, das sich einsam, deprimiert oder nicht angenommen fühlt, ist durch Medien gefährdeter als eines, das gut integriert ist.

Hinschauen…

Wenn Eltern vermuten, dass ihr Kind ein Problem mit seinem Medienkonsum hat, ist es nicht einfach, sich das einzugestehen. Oft stellen betroffene Eltern sich und die bisherige Erziehung völlig in Frage. Dies bringt niemandem etwas. Mit Widerstand und schwierigen Auseinandersetzungen muss gerechnet werden. Trotzdem ist es wichtig, das Gespräch aufzunehmen. Schimpfen Sie nicht, drohen Sie auch nicht einfach Strafen an – interessieren Sie sich dafür, was das Kind mit den Medien macht und was ihm daran gefällt. Nur so können Sie herausfinden, weshalb Ihr Kind gehäuft Medien konsumiert. Es hilft Ihnen abzuschätzen, wie gravierend das Problem ist, und es hilft Ihnen zu handeln!

- Einigen Sie sich als Eltern auf gemeinsame Ziele.
- Suchen Sie das Gespräch.

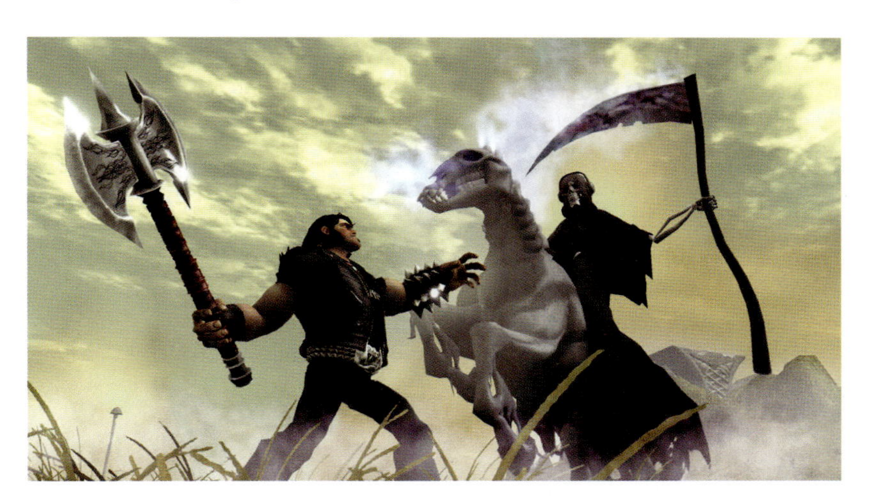

- Vergessen Sie nicht, Herzlichkeit und Zuwendung zu zeigen.
- Erarbeiten Sie mit Ihrem Kind Regeln zum Medienkonsum.
- Legen Sie Konsequenzen fest, wenn die Regeln verletzt werden.
- Überdenken Sie den Standort der Geräte, nehmen Sie sie aus dem Kinderzimmer.
- Ermuntern Sie Ihr Kind zu anderen Aktivitäten, unternehmen Sie etwas mit ihm.
- Vertuschen Sie nichts und erfinden Sie keine Ausreden für Ihr Kind, wenn es seine Aufgaben nicht erledigt oder Termine nicht einhält – es ist gut, wenn das Kind die Konsequenzen seiner Mediennutzung spürt.
- Denken Sie auch an sich selbst – es bringt nichts, wenn Sie nur noch um das Problem des Kindes kreisen und dabei sich selbst vergessen.

Links

Medienerziehung

- www.bildschirmfreie-woche.ch
  Website zum Projekt „Bildschirmfreie Woche" der Suchtpräventionsstelle Freiburg mit Infos und Ideen.
- www.schau-hin.info
  Umfassende Infos zur Medienpädagogik.
- www.mediaculture-online.de
  Sehr umfassende Infos zur Medienpädagogik. Forum und Datenbank mit Fachartikeln.

Games

- www.pegi.info
  Klassifikation von Computerspielen mit Inhalts- und Altersangabe.
- www.feibel.de
  Witzige und treffende Beschreibungen von Kindersoftware.
- www.lernsoftware.com
  Ausführliche und nach Themen gegliederte Beschreibungen von Lernsoftware.
- www.medienpaedagogik-online.de
  Fachartikel zu PC-Games und Spielkonsolen und zur Medienerziehung.

- www.usk.de
  Datenbank mit Alterslimiten für Computerspiele.

Internet

- www.seitenstark.de
  Netzwerk verschiedener Kinderseiten. Moderierter Chat für Kinder bis 14 Jahre.
- www.blinde-kuh.de
  Internet-Suchmaschine für Kinder mit Links zu verschiedenen Kinderseiten und Sicherheitstipps für Kinder und Eltern.
- www.internet-seepferdchen.de
  Links zu Kinder-Internetseiten, Sicherheitstipps.
- www.trampeltier.de
  Internet-Suchmaschine für Kinder.
- www.kidsville.de
  Infos zum Internet für Kinder.
- www.kids-an-die-maus.de
- Infos zum Internet für Kinder, mit Links und Internet-Surfkurs.
- www.internet-abc.de
  Sehr gut strukturierte Einführung in die Welt des Internets mit Eltern- und Kinderseite. Umfassende Infos zu Filtersoftware.
- www.dji.de/www-kinderseiten/default.htm
  Beschreibung und Bewertung von Internetseiten für Kinder.
- www.swisscom.com/sai
  Im Rahmen des Projektes „Schulen ans Internet" bietet swisscom kostenlose Broschüren (auch als PDF) für den Umgang mit dem Internet (School-NetGuides) an.
- www.virtuellewelt.de
  Jugend chat-Community. Virtuelle Welt von Jugendlichen für Jugendliche mit Chat
- www.schau-hin.info
  Download der Broschüre „Ein Netz für Kinder – Surfen ohne Risiko?", die eine Bewertung zahlreicher Websites für Kinder enthält.
- www.onlinesucht.de
  Infos, Onlineberatung und Internetforum zum Thema Internetsucht.
- www.cybercrime.admin.ch
  Homepage der Schweizerischen Koordinationsstelle Internet-Kriminalität KOBIK. Infos zu Internet-Kriminalität und Meldeformular für entsprechende Vorfälle.
- www.zzzebra.de
  Webmagazin für Kinderfernsehen
- www.flimmo.ch
  Bewertung von Kinderfernsehsendungen, Tipps zum Umgang mit dem Fernseher. Spielideen für drinnen und draußen.

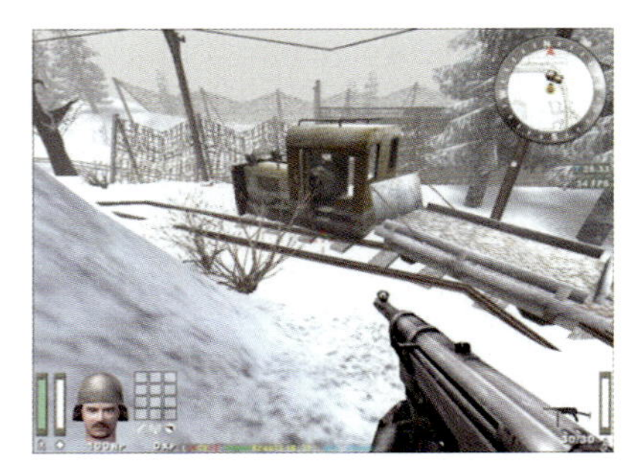

Quelle

2005 Fachstelle für Suchtprävention DFI Luzern.

Überreicht durch

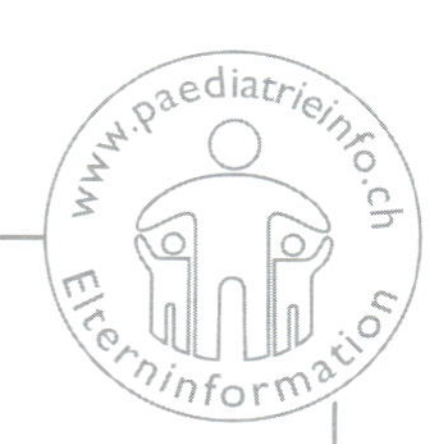

Schon mit wenigen Zügen an einer
Zigarette entzieht eine schwangere Frau
ihrem Kind lebenswichtigen Sauerstoff.
Rauchen schadet..

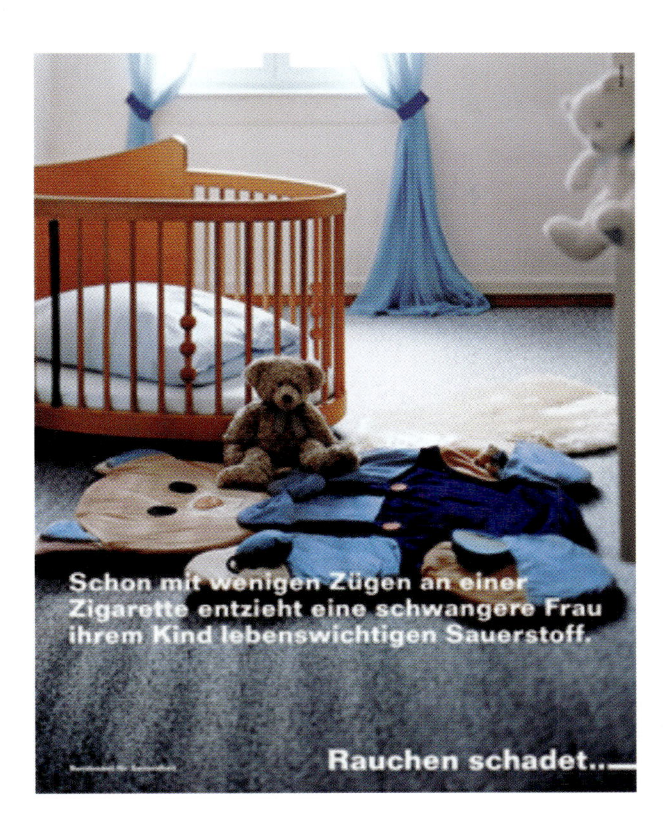

Tabakrauch ist der bedeutendste und gefährlichste Schadstoff in Innenräumen. Er enthält mehrere tausend Stoffe, von denen einige die Atemwege reizen (z. B. Formaldehyd und Ammoniak). Insgesamt 40 Substanzen im Tabakrauch gelten als krebserzeugend. Hierzu zählen Nitrosamine, Benzol und Benzpyrene und viele mehr. Diese Stoffe gelangen über den Tabakrauch, den der Glutkegel der Zigarettenspitze abgibt, in die Raumluft.

Einleitung

Die Konzentration der gefährlichen Substanzen ist in diesem so genannten Nebenstromrauch teilweise deutlich höher als in dem Rauch, den der Raucher inhaliert. In Deutschland wachsen ungefähr 50 % aller Kinder in Haushalten auf, in denen geraucht wird. Das sind etwa 7,5 Millionen Kinder bis zum Alter von 15 Jahren. Leider rauchen immer mehr junge Frauen und sogar 20 % aller Mütter, was vor allem für Babys und Kleinkinder ein großes Gesundheitsrisiko bedeutet. Diese halten sich in der Regel zu über 90 % in Innenräumen auf und haben keine Möglichkeit, dem Passivrauchen zu entgehen, wenn dort geraucht wird.

Risiken für Ungeborene und kleine Kinder

Kinder werden durch unfreiwilliges Mitrauchen schon in der Schwangerschaft stark belastet. Für Ungeborene steigen die Risiken für niedriges Geburtsgewicht, Frühgeburt, späteres Asthma, plötzlichen Kindstod und sogar Totgeburt. Im Mutterleib können die Lungenreifung und die Entwicklung des Weckzentrums im Gehirn des Kindes beeinträchtigt werden. Das Risiko für den plötzlichen Kindstod steigt um das Dreifache im Vergleich zu Babys, die nicht mitrauchen müssen. Kleine Kinder nehmen mehr Schadstoffe durch die Atemluft auf, denn sie atmen im Vergleich zu Größeren etwa zwei- bis dreimal so viel ein und aus. Akut kann Passivrauchen bei ihnen zu Bindehautreizungen, Kopfschmerzen und Übelkeit führen. Gefährlicher noch sind aber die langfristigen Folgen. So sind bei Kindern, die in ihren Familien mitrauchen müssen, folgende Erkrankungen besonders häufig:
Erkrankungen der unteren Atemwege wie Bronchitis und Lungenentzündung, chronische Mittelohrentzündungen und Mittelohrergüsse, Bronchialasthma, Verstärkung von allergischen Hautsymptomen, Schädigung der Innenwand von Blutgefäßen (Begünstigung von Arteriosklerose).

Passivrauch und die Tabaklobby

Immer wieder versuchen Lobbyisten, die Bedeutung und die Gefahr des Passivrauchens herunterzuspielen – mit Propaganda, mit gekauften „wissenschaftlichen Studien" und indem sie ihre Interessen von Verbänden (z. B. dem Wirteverband „Gastro-Suisse") vertreten lässt. In den letzten Jahren sind diese Versuche jedoch an die Öffentlichkeit gelangt, die den Verbreitungen dieser Interessengruppen jetzt mit der nötigen Vorsicht begegnet.

Passivrauch und Recht

Raucherinnen und Raucher tragen eine große Verantwortung für ihre Mitmenschen: Während sich Raucher „freiwillig" für den Tabakkonsum entscheiden, sind Passivraucher gezwungen, die von anderen verrauchte Luft einzuatmen. Grundsätzlich gibt es kein „Recht auf Tabakkonsum", wenn Dritte betroffen sind. Hingegen gibt es ein Recht auf körperliche Unversehrtheit. In bestimmten Situationen lässt sich die rauchfreie Umgebung durchsetzen – etwa am Arbeitsplatz oder in der eigenen Wohnung gegenüber Emissionen aus Nachbarwohnungen. Auch Kinder und Ehepartner haben ein Recht auf körperliche Unversehrtheit.

Wie schütze ich mein Kind am besten?

Überlegen Sie in der Familie gemeinsam, wie Sie die Wohnung und auch das Auto rauchfrei machen können. Stehen weder Balkon noch Terrasse zur Verfügung, wird es schwierig. Wenn Sie Küche oder Wohnzimmer als „Raucherzimmer" nutzen wollen, während Ihr Kind schläft, müssen Sie in jedem Fall für eine gute Lüftung sorgen. Leider lässt sich der Rauch kaum ganz beseitigen – und er „verirrt" sich auch immer wieder in andere Räume.

Woran sollte ich noch denken?

Weisen Sie auch Besucher darauf hin, dass in Ihrer Wohnung nicht geraucht werden soll. Rauchfrei sollten auch andere mögliche Aufenthaltsorte Ihres Kindes sein, wie Hort, Wohnung der Tagesmutter, Kindergarten, Schule und Sportvereine. Leider ist es noch nicht selbstverständlich, bei Familienfeiern und anderen Veranstaltungen nicht zu rauchen, wenn Kinder anwesend sind. Die Gesundheitspolitik ist aufgefordert,

Feinstaub	**Reizpartikel, gelangt bis in die feinsten Lungenbläschen; Träger von radioaktiven Stoffen und von Schwermetallen**
Polonium 210	Radioaktives Schwermetall, Krebs erregend
Dioxine	Reizgas
Kohlenmonoxid	Atemgift, verdrängt den lebensnotwendigen Sauerstoff
Stickoxid	Reizgas
Ammoniak	Reizgas
Trockenkondensat	«Teer», Krebs erregend
Acrolein	Krebs erregend
Formaldehyd	Schleimhautreizend, Krebs erregend, 50-mal mehr als im Rauch, den der Raucher inhaliert
Anilin	Krebs erregend
Cadmium	Krebs erregend, bis 7-mal mehr als im Rauch, den der Raucher inhaliert
Nitrosamine	Krebs erregend, 400-mal mehr als im Rauch, den der Raucher inhaliert
Freie Radikale	Beschleunigen den Alterungsprozess, zerstören lebenswichtige Substanzen im Körper
Nikotin	Nervengift

den Nichtraucherschutz auf alle Verkehrsmittel, öffentlichen Gebäude und Einrichtungen, auch Spielplätze, zu erstrecken, damit Kinder hier nicht länger mitrauchen müssen.

Wie schaffe ich den Schritt in die Rauchfreiheit?

Rauchen ist für viele junge Eltern eine Sucht. Es fällt ihnen sehr schwer, vom Rauchen zu lassen, selbst wenn sie eigentlich – auch ihrem Kind zuliebe – aufhören wollen. Die Vorteile des Rauchstopps liegen zwar auf der Hand, dennoch ist die Überwindung einer Abhängigkeit oft nicht ohne Hilfe möglich. Sprechen Sie mit Ihrem Arzt oder rufen Sie bei einer Raucherberatung an!

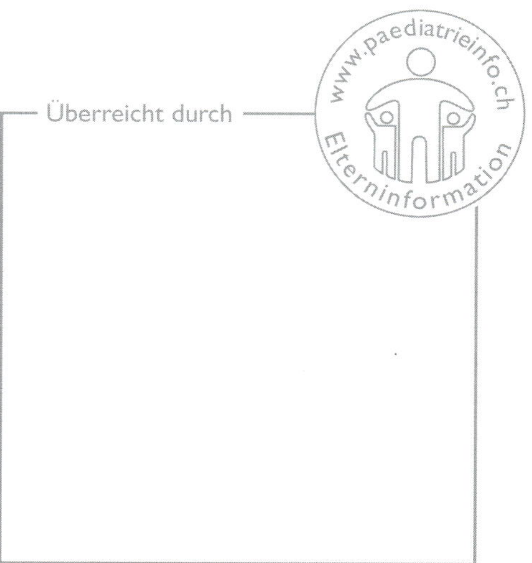

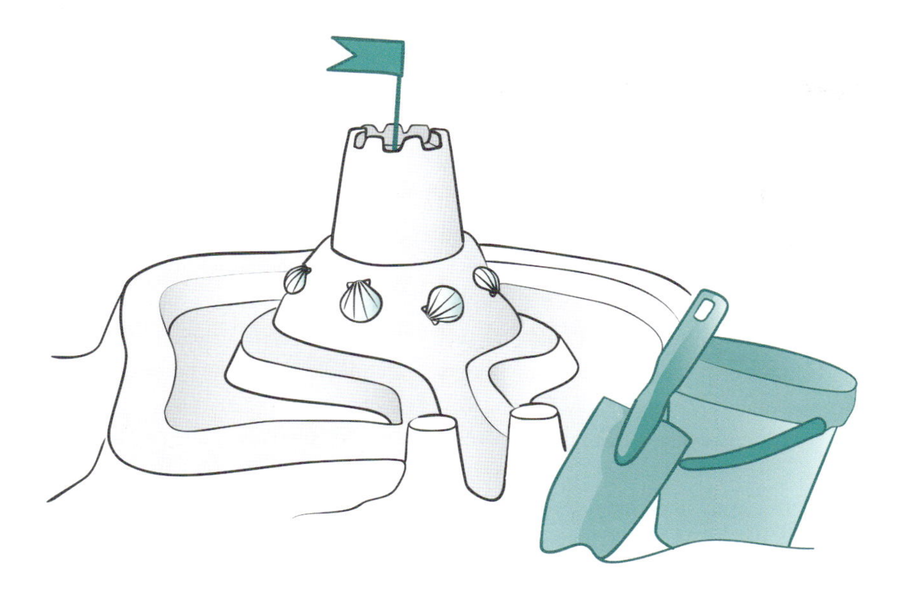

Nicht alle Kinder – und vor allem auch nicht in jedem Alter – haben etwas von Reisen. Fragen Sie sich genau: Mache ich die Reise für mich, für meinen Partner, das Kind oder für alle? Im letzteren Fall machen Sie sich auf die Socken. Andernfalls lassen Sie es doch besser bleiben. Ihr Kind wird Ihnen dankbar sein. Allerdings bieten Reisen, gerade auch für Kinder, eine ausgezeichnete Gelegenheit, fremde Länder und Kulturen zu entdecken. Die größte Gefahr besteht in Unfällen, speziell Bade- und Verkehrsunfällen, an zweiter Stelle stehen Infektionskrankheiten, besonders Magendarmprobleme. Außerdem brauchen Sie für einige Länder eine Malariaprophylaxe. Da die ärztliche Versorgung in fremden Ländern häufig nicht unserem Standard entspricht, lohnt es sich, vor der Reise die nötigen Vorkehrungen zu treffen, damit der Aufenthalt für alle ein Erfolg wird.

Vor der Reise

Kinder, besonders die ganz kleinen, leiden unter langen Anfahrten. Bewegungsmangel, Hitze oder auch unregelmäßige Schlaf- und Essenszeiten während der Anreise machen den Kleinen zu schaffen. Dies bedeutet:

- Flugreisen möglichst ohne Zwischenstopps oder lange Wartezeiten planen (Airlines vergleichen/Flugrouten prüfen). Kurze Flüge sind oft unproblematischer als lange Autofahrten!
- Zeitumstellungen bringen den Rhythmus durcheinander.
- An- und Abfahrten nach Möglichkeit dem Schlafrhythmus anpassen (Abflüge um 2 Uhr nachts sind eine Höllenqual für Eltern und Kinder!).
- Autofahrten so kalkulieren, dass mindestens alle zwei Stunden eine lange und bewegungsreiche Pause möglich ist, Babys an den Raststätten ruhig ausziehen und richtig strampeln lassen!
- Der Weg ist das Ziel – genießen Sie auch die Anfahrt, suchen Sie Ausflugsziele auf dem Weg nach ihrer Kinderfreundlichkeit aus, planen Sie getrost eine Zwischenübernachtung und diverse Highlights für die Mitreisenden ein. Sind die Kinder entspannt, sind es auch die Eltern!
- Bei Bahnfahrten frühzeitig Platzreservierungen vornehmen. Spezielle Familien-Abteile anfragen. Suchen Sie Verbindungen, bei denen man selten oder gar nicht umsteigen muss!

Klima und Luft vor Ort

Extreme klimatische Schwankungen verlangen dem Körper sehr viel ab. Nicht selten bedingen solche Umstellungen Durchfallerkrankungen oder Erkältungen. Klimaanlagen sind die Krankheitsursache Nr. 1, also lieber langsam akklimatisieren als unterkühlen und immer auf genug Flüssigkeitszufuhr achten (keimfrei und ohne Eiswürfel!).

Reiseroute/-Ziel

Je jünger ein Kind, desto schneller können einige Infektionskrankheiten gefährlich verlaufen. Reisen Sie mit sehr kleinen Kindern, stellen Sie also sicher, dass Sie in relativ kurzer Zeit eine gute medizinische Versorgung erhalten können. Und je kürzer die Reise desto besser für das Kleinkind. Nehmen Sie genug Nahrung und Flüssigkeit mit.

Formalitäten

Klären Sie vorher ab, ob für die zu besuchenden Länder Visa nötig sind und ob die Reisepässe gültig sind. Außerdem ist es ratsam, jedem Kind (beispielsweise in einem Brustbeutel) ein Dokument mit seinem Namen, dem Namen der Eltern und einer Kontaktadresse und Telefonnummer umzuhängen, für den Fall, dass es verloren geht. Nehmen Sie auch eine Kopie der Impfausweise mit. Günstig ist ein kurzer (englischer) Bericht/Zeugnis des Kinderarztes, der eventuell nötige Medikamente sowie Erkrankungen des Kindes auflistet. Dieses Zeugnis ist besonders wichtig, wenn Sie Medikamente über die Grenze einführen möchten.

Versicherungen

Stellen Sie sicher, dass Ihre Kranken- und Unfallversicherungen die ganze Familie abdecken und für die Kosten einer Repatriierung (Rückführung ins Heimatland bei Krankheit) aufkommen. Vielleicht lohnt es sich, einmal über den Beitritt zur Rettungsflugwacht oder dem ADAC nachzudenken. Falls nötig, schließen Sie entsprechende Versicherungen ab. Oft geschieht es, dass die Kinder vor oder während der Reise erkranken. Eine Annulationskosten- und/oder Reiseausfallsversicherung kann dann sehr nützlich sein.

Impfungen

Die Basisimpfungen sollten überprüft und, wenn nötig, aufgefrischt werden (s. Infoblatt „Impfungen"). Je nach Reiseziel und geplanter Aufenthaltsdauer können auch andere Impfungen empfehlenswert sein (z. B. Hepatitis A, Gelbfieber, Typhus, Tollwut). Einige Länder schreiben zur Einreise gewisse Impfungen vor. Informieren Sie sich frühzeitig, denn das Immunsystem braucht einige Wochen Zeit, um nach einer Impfung einen sicheren Schutz aufzubauen. Eine nützliche Internetseite ist www.safetravel.ch.

Reiseapotheke

Eigentlich brauchen Sie nicht viel. Am wichtigsten sind die Medikamente, die das Kind regelmäßig braucht. Im Ausland sind Sie oft kaum zu bekommen. Bei gewissen Medikamenten (z. B. Ritalin) gehört auch ein ärztliches Zeugnis dazu, das die Einfuhr ermöglicht!
Häufigstes akutes medizinisches Problem auf Reisen sind Magendarmsymptome mit Erbrechen und Durchfall. Meistens handelt es sich um harmlose Infektionserreger oder Lebensmittelvergiftungen, die spontan abheilen. Allerdings trocknen Kinder besonders schnell aus, insbesondere, wenn sie starken Durchfall und Fieber haben, oder es heiß ist. Je jünger ein Kind, desto größer die Gefahr, dass große Flüssigkeitsverluste nicht kompensiert werden können. Es ist ausgesprochen wichtig, dass man sie dazu anhält, so häufig wie möglich etwas zu trinken, wenn nötig kleine (gekühlte) Mengen (beispielsweise mit einem Löffel) einer **Rehydratationslösung** (z. B. Oralpädon, Normolytoral). Eine solche Lösung können Sie auch selber herstellen, indem Sie einen Liter Wasser mit einem gestrichenen Teelöffel Salz und acht gestrichenen Teelöffeln Zucker mischen. Andere Medikamente gegen Erbrechen und Durchfall sollte man bei Kindern nicht geben.
Außerdem brauchen Sie ein **Fieber-/Schmerzmittel wie Paracetamol** (z. B. Dafalgan, Acetalgin, Ben-u-Ron, Tylenol, Panadol).
Weitere Medikamente empfehlen wir eigentlich nicht. Denken sollten Sie aber an etwas Verbandmaterial, Desinfektionsmittel, Sonnenschutz und Mückenspray. In einigen Ländern ist auch eine Malariaprophylaxe notwendig (siehe separates Infoblatt).

Während der Reise

Im Auto

Besonders wichtig sind die Pausen: Planen Sie genügend Zwischenhalte ein und wählen Sie Orte, an denen sich die Kinder austoben können. Fordern Sie die Kinder körperlich, anstatt mit Ihnen nur ins Restaurant zu sitzen.
Um die Langeweile für die Kinder zu überbrücken nehmen Sie Vorlesebücher, Spielzeug, Malbuch/Stifte, kleine Taschenbücher, iPod oder Gameboy mit (zugehörige Batterien vor Abfahrt prüfen!).
Essen und Trinken hält Leib und Seele zusammen. Auf langen Fahrten sollte man aber auf schwere Kost verzichten und lieber möglichst bunte Snackboxen packen, die Augen und Magen ansprechen. Ein paar Süßigkeiten gehören in die Lunchbox jedes Kindes, damit es keinen Streit gibt und man sich die Fahrtzeit ein wenig versüßen kann. Lutschbonbons und Kaugummi sind eine geschickte Wahl, denn sie halten länger an als das kurze Schokoladenvergnügen und schmelzen nicht schon vor dem Verzehr auf Sitzen und Polstern weg. Getränke sollten in Reichweite jedes Mitreisenden gelagert werden.

Spieltipps für die lange Reise

- Nummernschilder raten – dafür brauchen Sie nur einen Reiseatlas, in dem Sie unbekannte Buchstabenkombinationen nachgelesen können.
- Ich packe meinen Koffer – klassisches Aneinanderreihen von Gegenständen. Reihum wählt jeder etwas aus und ergänzt den Inhalt. „Ich packe meinen Koffer mit einem Pulli." „Ich packe meinen Koffer mit einem Pulli und einem Bilderrahmen." – Mal schauen, wer die meisten Gegenstände im Kopf behalten kann...
- Ich sehe was, was du nicht siehst – innerhalb des Autos ganz gut zu spielen, da sich auf kleiner Fläche trotzdem viel entdecken lässt.
- Traumauto: das 50. Auto ab jetzt wünsche ich mir...
- Lügenportrait: Jedes Familienmitglied erzählt eine Episode aus seinem Leben, die gelogen oder auch wahr sein darf.
- Familie einmal anders: Jeder im Auto übernimmt die Rolle eines anderen Familienmitglieds und sagt/tut etwas Typisches. Die anderen müssen raten, wen derjenige verkörpert. Dabei entspinnen sich manchmal recht aufschlussreiche Gespräche über die Familiensituation – erkenntnisreich und ein guter Start für etwas mehr Nähe im Urlaub!

- Das Tier in dir – einem Mitreisenden oder Bekannten/Verwandten, die alle kennen, ein Tier und dessen Eigenschaften zuordnen. Abstimmen, ob und warum das Gewählte wohl passt.
- Musik raten: Bekannte Lieder werden von einem Mitspieler vorgesummt, die anderen raten. Schwierigkeitsgrad kann durch die Länge des Liedausschnitts variiert werden. Punkte zählen, Gewinner bekommt an der Raststätte ein Eis extra.
- ABC-Spiel: Wer findet am meisten Wörter, die mit A beginnen? Die Rechtschreibung ist egal, interessant ist einzig die Anzahl Wörter. Ein Spielmeister misst die Zeit. Für jeden einzelnen Buchstaben dürfen zwei Minuten verwendet werden, dann folgt der nächste Buchstabe. Nach jeder Runde streichen die Spieler die Begriffe durch, die alle genannt haben – bei A werden Wörter wie Auto mehrmals genannt. Wer ein Wort gefunden hat, das niemand gesagt hat, kann einen Punkt notieren.
- Farben sammeln: Eine Person verteilt im Auto Zettel und Bleistifte und lässt die Kinder eine Farbe auswählen. Dann verrät sie, dass die gewählte Farbe einer Autofarbe entspricht. Bei jedem überholenden Auto macht der „Farbbesitzer" einen Strich für seine Farbe auf seinen Zettel. Wer zum Beispiel als erster 50 Autos gezählt hat, ist Sieger und erhält eine kleine Belohnung.
- Lippenbekenntnis: Wenn's unterwegs zu laut hergeht, sorgt dieses Spiel für Ruhe: Von den Lippen lesen. Einer spricht Worte oder kurze Sätze tonlos, aber extrem deutlich. Der andere versucht zu verstehen.
- Silbenspaß: Suchen Sie Wörter, die Zahlen beinhalten. Zum Beispiel: L(eins)amen, ver(zwei)feln, er(drei)sten, Kla(vier), durch(sieben), ver(acht)en usw. Das Gleiche lässt sich mit Personalpronomen spielen: erp(ich)t, unge(du)ldig, K(er)ze, Poe(sie), B(es)tellung, (wir)klich, usw.
- Personen zeichnen: Der erste Spieler erhält ein Stück Papier und zeichnet oben einen Kopf. Der Fantasie sind keine Grenzen gesetzt: Mensch, Tier, Außerirdischer. Danach wird das Papier mit dem Kopf nach hinten geklappt, so dass nur noch der Hals sichtbar ist. Das Papier wird an den nächsten Spieler weitergereicht. Dieser zeichnet heimlich einen Rumpf, falzt das Papier und gibt es an den nächsten Spieler weiter. So geht es weiter mit dem Unterkörper, Beinen, Füßen. Zuletzt wird das Papier aufgefaltet und die Fantasiegestalt bewundert.
- Kritzelkunst: der Erste macht eine Kritzelzeichnung, der Nächste daraus ein Bild, ein Kunstwerk oder was auch immer!
- Kofferpacken: Dieses Spiel drängt sich beim Thema Ferien fast auf. Einer im Auto beginnt: „Ich packe meine Koffer und lege eine Zahnbürste hinein." Der Nächste wiederholt und ergänzt mit einem weiteren Gegenstand. Wer die immer länger werdende Aufzählung nicht mehr zusammenkriegt, scheidet aus.
- Berufe-Quiz: Jemand im Auto denkt sich einen Beruf aus. Die anderen müssen herausfinden, um welchen Beruf es sich handelt. Verraten wird nur der erste und letzte Buchstabe, Fragen werden nur mit „ja" und „nein" beantwortet. Wer den Beruf errät, kann sich den nächsten ausdenken.
- Autobingo: Lassen Sie die Kinder auf ein Blatt Papier sechs bis neun Dinge zeichnen oder schreiben, die einem unterwegs begegnen können: Lastwagen, Flugzeug, Brücke, Feuerwehrauto, Kuh, Schaf, Boot zum Beispiel. Nun geht es darum, diese Dinge zu entdecken und auf dem Blatt abzustreichen. Wer zuerst fertig ist, hat gewonnen.

Im Flugzeug

Die Unterschiede im Kabinendruck können insbesondere beim Sinkflug zu Druckausgleichsproblemen in den Ohren und zu Ohrenschmerzen führen. Um diesem Problem vorzubeugen, geben Sie Ihrem Baby den Schnuller, einen Kaugummi oder etwas zu trinken (eine Flasche oder stillen Sie es). Falls das Kind eine Mittelohrentzündung oder starken Schnupfen hat, sollten Sie ärztlichen Rat suchen, denn dann könnte eine lokal abschwellende Therapie mit Nasentropfen nützlich sein. Gesunde Neugeborene können ab der zweiten Lebenswoche fliegen (oder vorher mit ärztlichem Zeugnis). Viele Fluglinien haben ein Kinderbett für lange Flugreisen an Bord. Sie können in der Regel auch einen Autokindersitz mitnehmen, wenn Sie dies vorher ankündigen. Melatonin oder Schlafmittel zur Beruhigung sind nicht geeignet.
Bestimmte Lieblingsspielsachen der Kinder gehören ins Handgepäck. Achten Sie außerdem darauf, dass die Kinder vor dem Flug etwas essen und trinken, und packen Sie auch eine Notration für unterwegs ein. Und nicht zuletzt: Halten Sie genug Kleider bereit – im klimatisierten Flugzeug verkühlen sich Kinder leicht.
Buchen Sie rechtzeitig einen eigenen Sitzplatz für Ihr Kleinkind zu dem jeweils anwendbaren Kindertarif. Ihren Kinderwagen können Sie bis zu einem Gewicht von 10 kg bis vor das Flugzeug mitnehmen.

Im Ferienland

Hygiene

Waschen Sie die Hände Ihrer Kinder vor dem Essen und nach dem Toilettengang gründlich. In Ländern mit unzureichenden sanitären Einrichtungen vermeiden Sie Leitungswasser, ungekochte Nahrungsmittel, Milchprodukte, Eiswürfel, Speiseeis, Salate und Früchte, die Sie nicht selber schälen können. Trinken Sie nur abgekochtes Wasser oder Wasser aus versiegelten Flaschen. Medikamente gegen Durchfall wie Loperamid (Imodium®) dürfen bei Kindern nicht angewandt werden.

Sonnenschutz und Sonnenstich

Die Haut von Kindern ist besonders empfindlich gegen Sonnenlicht und anfällig für Sonnenbrände, die das Risiko, im Erwachsenenalter an Hautkrebs zu erkranken, deutlich erhöhen. Der Sonnenschutz mit einer Sonnencreme mit hohem Lichtschutzfaktor (mindestens 15, gegen UVA und UVB Strahlen), einer Sonnenbrille und einem Sonnenhut ist unverzichtbar. Vermeiden Sie die Sonnenexposition zwischen 10 und 15

Uhr. Kinder unter einem Jahr sollten der direkten Sonneneinstrahlung gar nicht ausgesetzt werden. Nehmen Sie auch auf kurzen Ausflügen oder Wegstrecken Wasser mit und ermuntern Sie Kinder immer wieder, viel zu trinken. Lassen Sie nie ein Kind alleine im Auto.

Tiere

Die Tollwut wird durch Haustiere und Säugetiere wie Hunde, Affen, Katzen oder Fledermäuse übertragen. Die Erkrankung ist auf der ganzen Welt verbreitet, auch in Städten. Falls Sie oder Ihr Kind gekratzt, gebissen oder über verletzter Haut abgeleckt werden, waschen Sie die Haut sofort gründlich mit Wasser und Seife und desinfizieren Sie sie. Stellen Sie sich innerhalb von 24 Stunden bei einem Arzt vor, um das Kind impfen zu lassen, denn wenn die Tollwut ausbricht, ist sie auf jeden Fall tödlich – es gibt keine Behandlungsmöglichkeiten. Die Impfungen können aber auch nach einem Kontakt die Krankheit wirksam verhindern. Eine Impfung im Voraus sollte insbesondere bei längeren Aufenthalten in Betracht gezogen werden.
Auch sollten Sie Ihre Kinder vor Schlangen und Meerestieren schützen. Festes Schuhwerk schützt gegen viele Unfälle, auch am Meer sind Sandalen ein guter Schutz gegen Tierverletzungen und Verletzungen durch umherliegende Scherben oder anderen Müll.

Unfälle

Hotels verfügen häufig nicht über Sicherungen für Kleinkinder. Besondere Vorsicht ist geboten im Hinblick auf Steckdosen, elektrische Anlagen, Treppen, Balkons, Fenster und Schwimmbäder. Falls Ihr Zimmer direkten Zugang zu einem Swimming-Pool oder einer Straße bietet, verriegeln Sie sorgfältig Türen und Fenster. Markieren Sie durchsichtige Glastüren (beispielsweise mit farbigem Tesafilm oder Lippenstift). Verkehrsunfälle kommen auf Reisen häufig vor und können aufgrund des Fehlens von schnellen und adäquaten Rettungsmaßnahmen und einer gesicherten medizinischen Versorgung wesentlich schwerwiegendere Konsequenzen haben. Falls Sie ein Auto mieten, stellen Sie einen einwandfreien Zustand des Wagens sicher, (Sicherheitsgurte usw.) und setzen Sie Ihre Kinder immer angeschnallt nach hinten. Kindersitze sind unter Umständen nicht vorhanden, insofern ist es gegebenenfalls sinnvoll, Ihre eigenen mitzunehmen.

Vergiftungen

Bewahren Sie Ihre Medikamente in einer Reiseapotheke außerhalb der Reichweite von Kindern auf. Nützlich ist die Telefonnummer des Vergiftungszentrums Zürich: 145 (im Internet Seite: www.toxi.ch). Tragen Sie im Ausland die entsprechenden Notfallnummern Ihres Urlaubslandes bei sich.

Baden

Beaufsichtigen Sie die Kinder während der gesamten Zeit im Wasser. Eine Schwimmweste ist für Bootsfahrten unverzichtbar. Kinder, die nicht schwimmen können, sollten auch außerhalb des Schwimmbads immer Schwimmflügel tragen. In den Tropen wird vom Baden in Flüssen oder Seen dringend abgeraten, denn abgesehen von parasitären Erkrankungen wie der Bilharziose, gibt es unter Umständen gefährliche Wildtiere.

Malaria

Alle Reisen in Gebiete, in denen es Malaria gibt, erfordern Schutzmaßnahmen gegen Mückenstiche sowie, je nach Reiseziel, die prophylaktische Medikamenteneinnahme oder die Mitnahme eines Notfallmedikaments für den Fall, dass bei Fieber kein Arzt konsultiert werden kann. Die Medikamentenwahl und Dosierung hängen von Alter und Gewicht des Kindes ab. Es gibt Moskitonetze für Wiegen und Kinderbetten. Kleiden Sie Ihr Kind ab der Abenddämmerung in langärmlige Kleidung, die möglichst viel Haut bedeckt. Benutzen Sie auf unbedeckter Haut Mückenschutzspray, das weniger als 10 % DEET enthält (achten Sie auf die Altersbeschränkung durch den Hersteller). Die Einnahme von gegen Malaria wirksamen Medikamenten durch eine stillende Mutter schützt das Kind nicht. Im Falle von Fieber während oder nach der Reise, suchen Sie sofort einen Arzt auf (s. Infoblatt „Malaria").

Nach der Reise

Sollte nach der Reise Ihr Kind oder Sie selbst unerklärlich krank werden, sollten Sie einen Arzt aufsuchen.

Überreicht durch

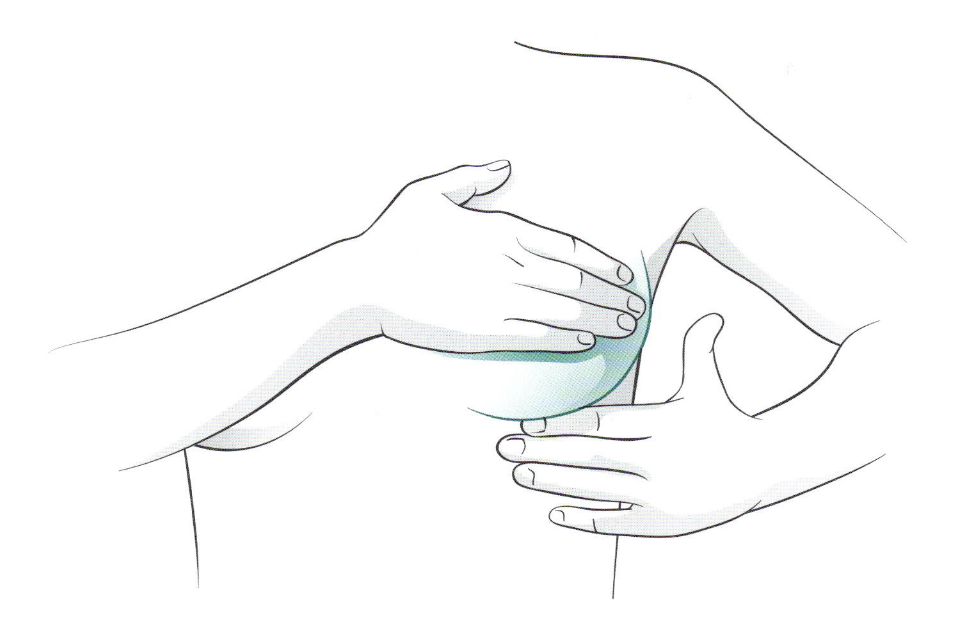

Brustkrebs kommt in den ersten drei Lebensjahrzehnten kaum vor. Die Meinungen über die Notwendigkeit der Instruktion zur Selbstuntersuchung der Brust in diesem Alter gehen deshalb auseinander. Die Technik der Brustkrebsfrüherkennung kann aber bei Mädchen mithelfen, die Brust in das normale Körperbewusstsein einzubeziehen.

Untersuchung

Die Untersuchung soll regelmäßig eine Woche nach der Menstruation durch die Jugendliche selbst durchgeführt werden. Zuerst wird im Stehen vor einem Spiegel inspiziert, die Hände zuerst in den Hüften, dann über den Kopf gehalten. Man achtet auf Asymmetrien, Knoten, Einziehungen der Brusthaut und der Brustwarzen. Dann wird im Liegen jede Brust mit der Hand der Gegenseite gründlich in allen vier Quadranten abgetastet, während die gleichseitige Hand im Nacken liegt.

Anleitung zur Selbstuntersuchung der Brüste

Um beurteilen zu können, ob sich tatsächlich etwas verändert hat, musst du deine Brüste gut kennen und genau wissen, wie sie sich anfühlen. Da sich das Brustgewebe mit dem Zyklus verändert, empfiehlt es sich, die Selbstuntersuchung der Brust einmal im Monat durchzuführen – am besten in den Tagen nach der Monatsblutung. Dann sind mögliche Veränderungen am besten zu tasten und die Brust ist wenig empfindlich. Das Einseifen der Haut oder das Benutzen einer Lotion erleichtert die Untersuchung.

Zunächst stellst du dich vor einen Spiegel und schaust dir deine Brüste lediglich an. Sind sie gleich groß oder gibt es eine Asymmetrie?

Dann hebst du die Arme und schaust, wie sich die Brust bewegt. Achte vor allen auf die Brustwarzen, ziehen sie sich nach innen? Dies ist aber nur von Bedeutung, wenn die Warzen sich ungleichmäßig einziehen. Zieht sich die Haut an anderen Stellen ein? Achte auch auf den Unterrand der Brust, die sog. Umschlagsfalte.

Taste dann mit einer Hand die eine Brust ab. Du kannst dich dazu auch hinlegen (siehe Abbildung). Streiche mit der Hand und den Fingerspitzen über die Brust. Das Brustgewebe hat eine körnige oder knotige Struktur. Besonders jüngere Frauen haben knotige Brüste, die allermeisten Knoten sind aber gutartig. Nicht die Knoten an sich sind das Problem, sondern deren Veränderung. Wie weit in den Achselhöhlen kannst du noch Brustgewebe fühlen? Wie fühlt es sich unter der Brustwarze an? Unter der Brustwarze sind leere Milchgänge, dort findest du vielleicht eine Vertiefung im Gewebe, das ist normal.

In den Achselhöhlen befinden sich Lymphknoten, die nach einer Infektion größer und fühlbar sein können. Hinter dem Brustgewebe kannst du die Rippen und das Brustbein ertasten.

Suche nicht nach krankhaften Auffälligkeiten, nehme einfach nur deinen Körper wahr, so wie er ist. Lerne deine Brüste kennen. Wenn sich tatsächlich etwas verändert, wirst du das schon merken.

Eine Tastuntersuchung wird auch von deiner Frauenärztin/deinem Frauenarzt durchgeführt. Es ist jedoch von Vorteil, wenn du deine Brust gut kennst. Nur du selbst weißt, ob ein Knoten, den die Ärztin findet, neu ist oder nicht.

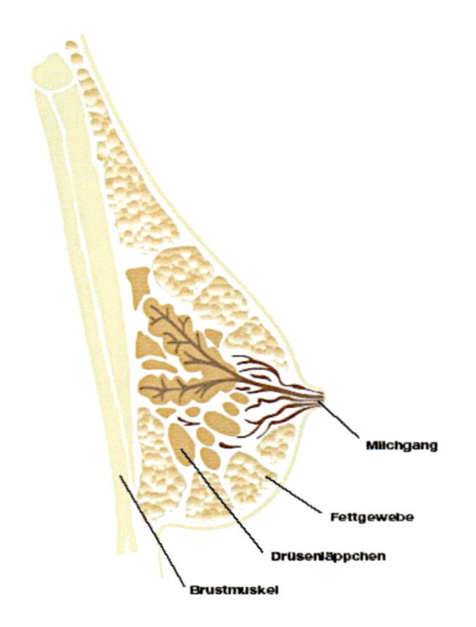

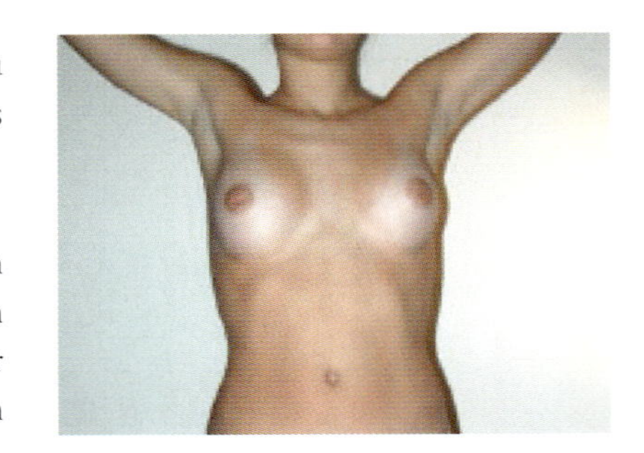

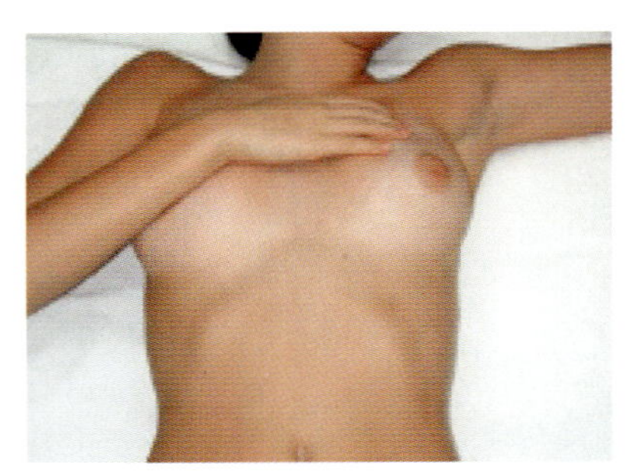

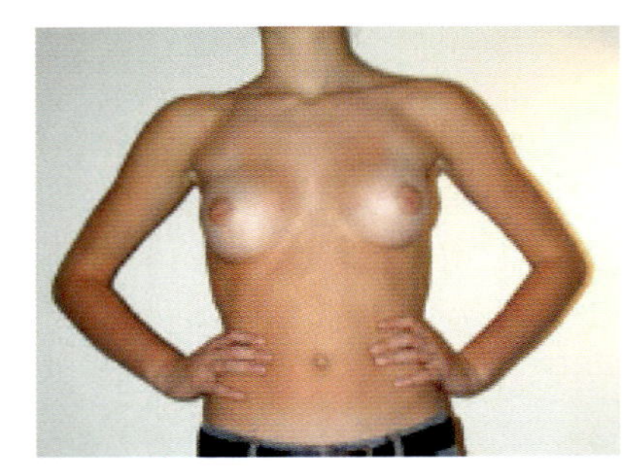

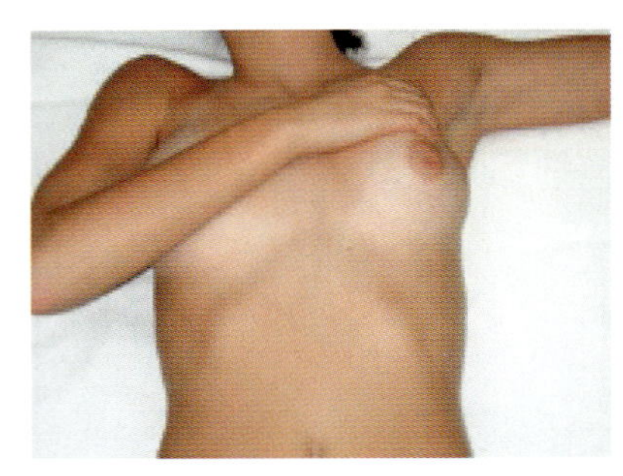

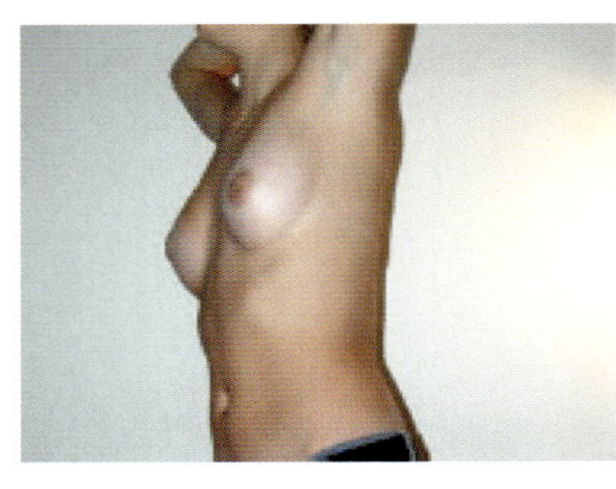

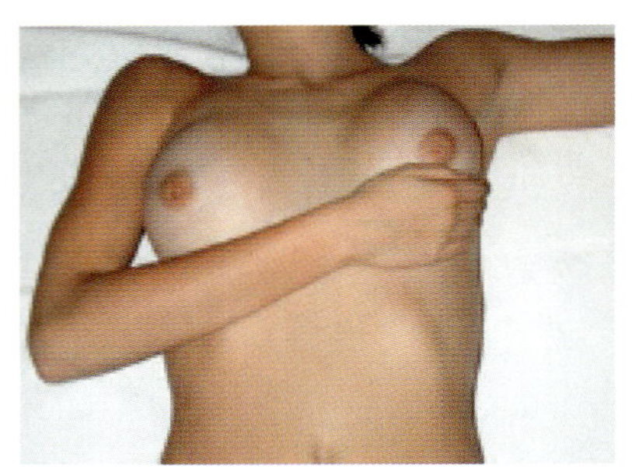

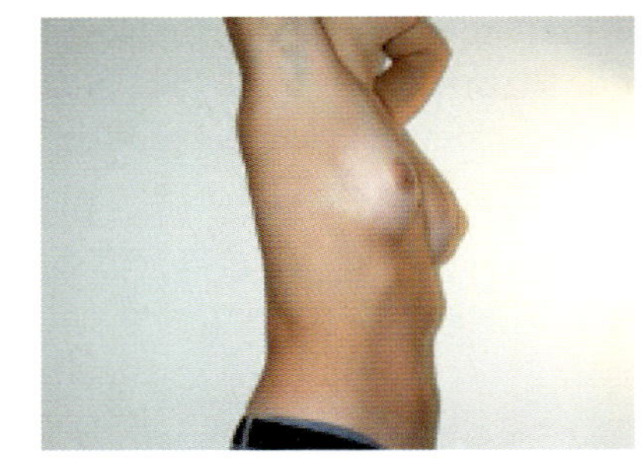

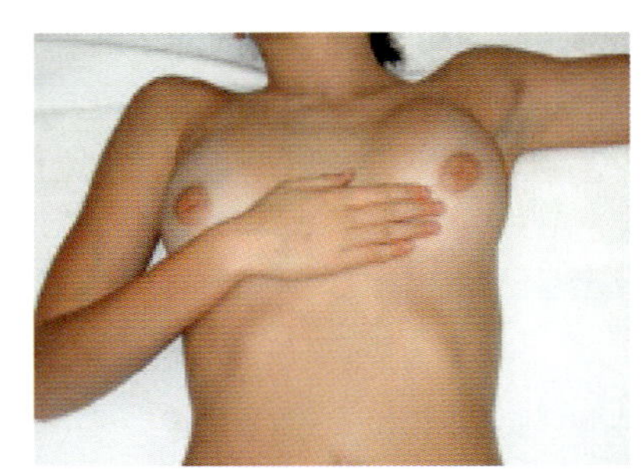

Illustration: descience
Layout: Michel Burkhardt

Überreicht durch

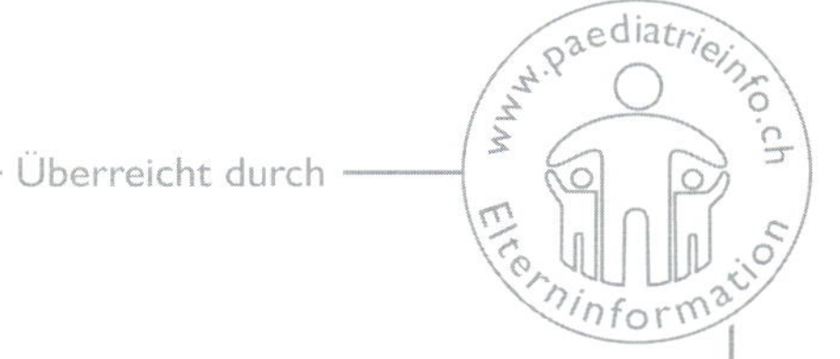

Selbstuntersuch Hoden

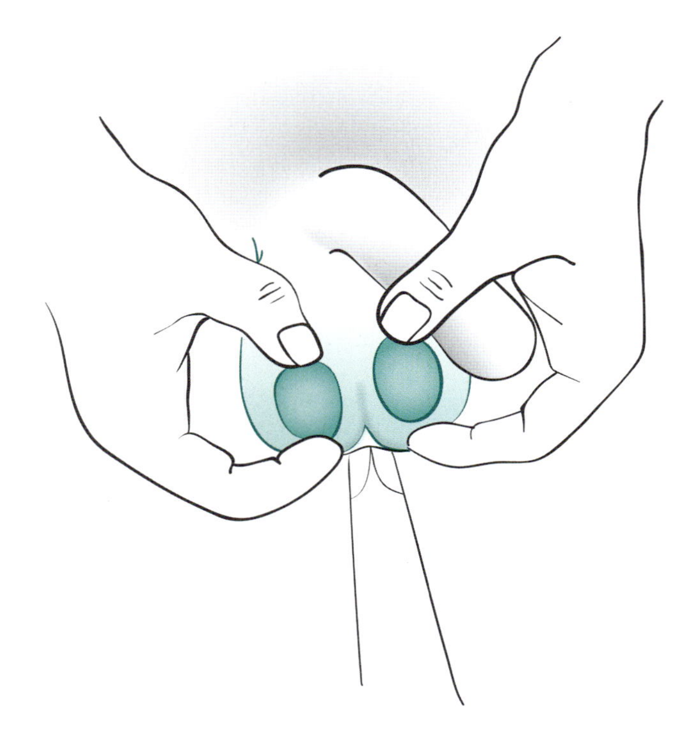

Krankhafte Veränderungen des Hodens sind gerade bei jungen Männern häufiger als später im Leben. Es kann sich deshalb als sinnvoll erweisen, diese regelmäßig selbst zu untersuchen. Wir geben eine kurze Anleitung dazu.

Definition

Die Selbstuntersuchung der Hoden ist eine manuelle Methode, bei der ein Mann seine Hoden auf Veränderungen inspiziert und abtastet.

Ziel dieser Untersuchung ist die Früherkennung von bösartigen Hodentumoren, dem Hodenkrebs. Obwohl Hodenkrebs nur ein Prozent aller bösartigen Tumoren beim Mann ausmacht, ist es doch der häufigste bösartige Tumor in der Altersgruppe der 20- bis 40-Jährigen. Aus diesem Grund sollte jeder Mann wissen, wie sich die Hoden normalerweise anfühlen und wie sie aussehen. Dadurch können Veränderungen schneller auffallen und vom Hausarzt oder Urologen abgeklärt werden.

Selbstuntersuchung der Hoden

- Führe die Untersuchung regelmäßig durch, zum Beispiel einmal im Monat. Gehe dabei folgendermaßen vor:
- Nehme ein warmes Bad oder eine ausgiebige Dusche. Dadurch wird die Haut des Hodensacks weicher. Das erleichtert das Abtasten der Hoden.
- Inspiziere die Hoden auf sichtbare Veränderungen wie Schwellung oder knotige Erhabenheiten.
- Nehme jeden Hoden abwechselnd in die Hand und vergleichen dabei die Größe der Hoden. Meist ist der eine Hoden von Natur aus etwas größer und tiefer gelegen als der andere (links). Das ist völlig normal und kein Grund zur Besorgnis.
- Benutze bei der Untersuchung beide Hände. Halte mit der einen Hand den Penis etwas hoch, um mit der anderen Hand besser die Hoden abtasten zu können. Dabei rollst du jeden Hoden sanft zwischen Daumen und den anderen Fingern umher.

Befunde

Achte auf folgende Veränderungen:

- schmerzlose Vergrößerung eines Hodens
- tastbarer Knoten in einem der beiden Hoden
- Schweregefühl oder ziehender Schmerz im Hoden
- Berührungsempfindlichkeit eines Hodens
- Flüssigkeitsansammlung im Hodensack
- Ausfluss aus dem Penis
- Blut im Samenerguss
- Auch eine Vergrößerung der Brustdrüsen sollte für dich Anlass sein, einen Arzt aufzusuchen.

Diese Selbstuntersuchung der Hoden birgt keine Risiken. Ganz im Gegenteil! Zu wissen, wie sich die Hoden normalerweise anfühlen und aussehen, hilft Erkrankungen rechtzeitig zu entdecken und macht dich ganz nebenbei besser mit deinem Körper vertraut.

Weitere Maßnahmen

Hast du Veränderungen bei der Selbstuntersuchung bemerkt, so solltest du umgehend deinen Hausarzt aufsuchen. Der Arzt kann dann ergänzend eine Ultraschall-Untersuchung der Hoden durchführen. Auch eine Blutuntersuchung mit Bestimmung des Tumormarkers AFP und beta-HCG kann die Diagnose eines Hodentumors erhärten.

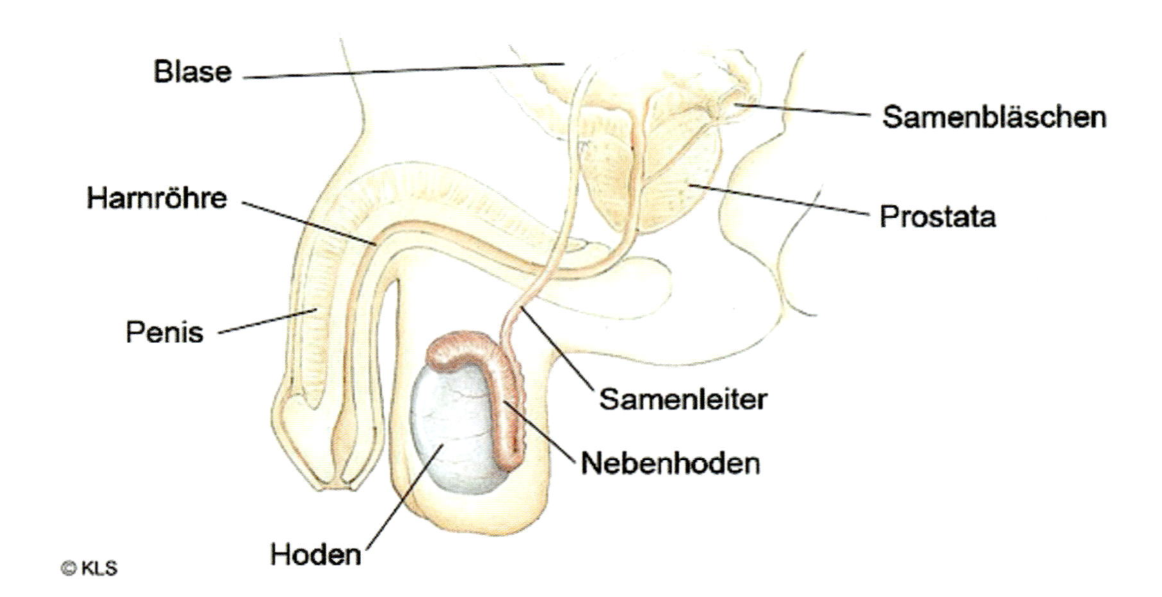

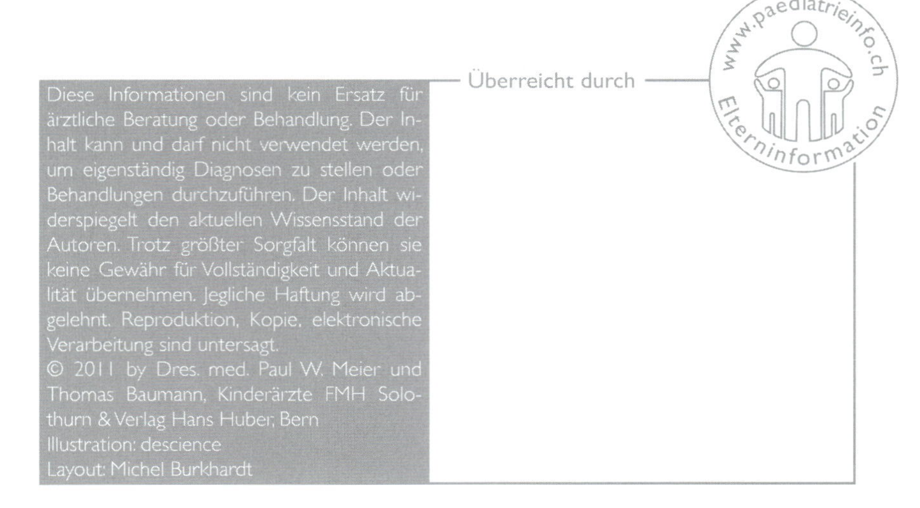

Illustration: descience
Layout: Michel Burkhardt

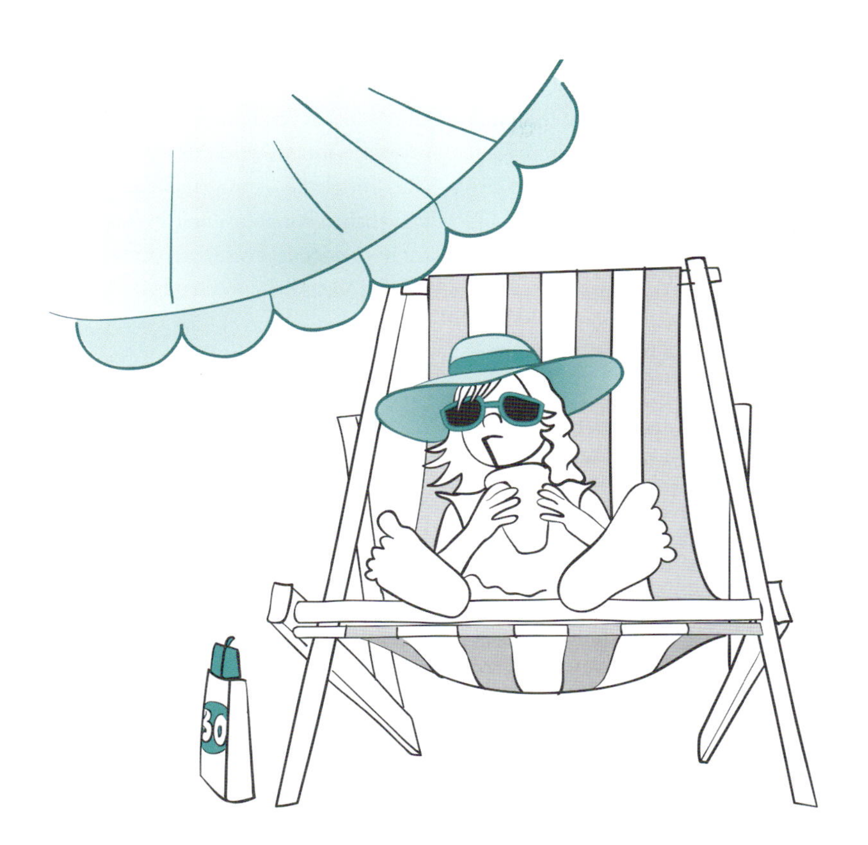

Die langersehnten, warmen sonnigen Sommertage sind schön, aber gefährlich. Kinder, vor allem Säuglinge, sind keine Grillwürste! Sie gehören nicht an die pralle Sonne und gewinnen keine Attraktivität mit brauner Haut, sondern können dadurch ernsthaft gefährdet werden. Was Sie im Umgang mit Sonnenstrahlen wissen müssen, lesen Sie hier.

Definition

Sonnenstrahlen, vor allem ultraviolette (UV-)Strahlung, sind für die Induktion verschiedener Formen von Hautkrebs und für die Hautalterung verantwortlich. Die von der Sonne ausgehende elektromagnetische Strahlung umfasst unter anderem die Infrarotstrahlung (800–3000 nm, ca. 44 %), das sichtbare Licht (800–400 nm, ca. 52 %) und die ultraviolette Strahlung (200–400 nm, ca. 4 %). Die Intensität der UV-Strahlung ändert sich je nach geografischer Lage, Ozonschicht, Bewölkung und der Jahres- und Tageszeit. So steigt die UV-Intensität alle 1000 Höhenmeter um ca. 20 %. Streustrahlen, zum Beispiel an Wasseroberflächen oder im Schnee, steigern die Intensität der UV-Strahlung ebenfalls. Die Einwirkung von UV-Strahlen auf die Haut führt dosisabhängig zu:

- sofortiger, nur kurzanhaltender Bräunung (photochemische Reaktion)
- Förderung der Hautalterung
- Photodermatosen (z. B. polymorphe Lichtdermatose auch „Sonnenallergie" genannt)
- Induktion von Hautkrebs
- langsam eintretender, aber länger anhaltender Bräune (Melaninbildung)
- Sonnenbrand (Dermatitis solaris), mit einem Maximum von 18 bis 24 Stunden nach Bestrahlung. Leider kommen die für den Schmerz verantwortlichen Prostaglandine erst nach mehreren Stunden. Der Schmerz kommt erst danach.
- Vitamin-D-Synthese (der Rachitis vorbeugend)
- Ausbildung der Lichtschwiele: Verdickung der Hornschicht
- Erythemreaktion (Rötung) braucht zwei bis vier Tage, um wieder abzuklingen. Ödematöse Begleitreaktion oder Bläschenbildung können bei höheren UVB-Dosen auftreten.

Kinder verbringen von vornherein mehr Zeit an der Sonne als Erwachsene und müssen darum besonders gut vor zu viel Sonnenstrahlen geschützt werden. Deren Eigenschutzmechanismen sind noch nicht vollständig ausgebildet.

Vorbeugung

Unsere Haut ist in der Lage, sich gegenüber den Wirkungen von UV-Strahlen zu schützen. Insbesondere die Bildung von Melanin (Pigment) schützt durch Absorption, Reflexion und Streuung des UV-Lichtes. Es ist ihr damit möglich, eine bestimmte Zeit an der Sonne zu sein, ohne sich zu röten. Die Dauer dieser Eigenschutzzeit ist je nach Hauttyp unterschiedlich. Kinderhaut und Kinderaugen sind durchwegs empfindlicher als Erwachsenenhaut/-Augen und müssen grundsätzlich mit zusätzlichen Sonnenschutzmitteln geschützt werden. Deshalb sind bei jedem Aufenthalt im Freien, zu jeder Jahreszeit, Sonnenschutzmaßnahmen für die Kinderhaut und Kinderaugen sinnvoll, bei Kleinkindern gar unumgänglich.

Der Nutzen der Anwendung von Sonnenschutzmitteln als Präventionsmaßnahme ist erwiesen. Insgesamt sind Sonnenschutzmittel als alleiniger Sonnenschutz wahrscheinlich ungenügend, das Tragen von Kleidung und Meiden von starker Sonnenexposition durch Aufenthalt im Schatten oder in Gebäuden zu Zeiten stärkster Sonneneinstrahlung, zwischen 11 und 15 Uhr, stellen nach wie vor die wichtigsten Maßnahmen dar. Insbesondere Säuglinge sollten konsequent vor direkter Sonneneinstrahlung geschützt werden. Auf zusätzliche Begleitmaßnahmen wie genügend Flüssigkeitszufuhr, insbesondere bei Kindern, muss geachtet werden.

Textiler Sonnenschutz

Das Tragen von geeigneter Kleidung ist die wichtigste Maßnahme für einen guten Sonnenschutz. Eine Kopfbedeckung, möglichst mit breiter Krempe, ist dabei essenziell. Je dichter ein Stoff gewebt ist und je dunkler seine Farbe, desto besser ist der UV-Schutz eines Kleidungsstückes. Durch ein helles Baumwoll-T-Shirt gelangen ca. 10 bis 20 % der UV-Strahlen direkt auf die Haut, im feuchten Zustand sogar 50 % oder mehr. Spezielle UV-Schutz-Kleidung stellt insbesondere für Kleinkinder eine sinnvolle Maßnahme dar. Achtung, die Zertifizierung von textilem Lichtschutz ist nicht einheitlich. Weichspüler mit UV-Schutz erhöhen den UV-Schutz der behandelten Kleidungsstücke und können eingesetzt werden. Achten Sie beim Kauf einer Brille auf das CE-Zeichen „100 % UV-Schutz bis 400 nm".

Lichtschutzmittel

Bei kommerziell erhältlichen Lichtschutzpräparaten unterscheidet man grundsätzlich zwei Arten von UV-Filtern: physikalische und chemische UV-Filter. Diese Schutzfilter bieten in der Regel keine über den gesamten UV-Bereich einheitliche protektive Wirkung, weswegen üblicherweise mehrere in einem Präparat kombiniert werden.

Physikalische Filter sind mineralische Pigmente, die durch Reflexion und Streuung die Wirkung der UV-Strahlen abschwächen. Diese Reflexion des Lichtes führte früher zu einem oft kosmetisch unbefriedigenden weißlichen Glanz auf den behandelten Hautarealen. Durch Verwendung von Mikropigmentpartikeln kann dies heute umgangen werden. Physikalische Filter penetrieren nicht in die Haut, Unverträglichkeitsreaktionen sind dementsprechend selten. Für Kleinkinder gibt es spezielle Produkte dieser Art, so zum Beispiel Spirig Microsun Baby oder Pelsano sun Micro-Lotion, usw.

Chemische Filter können anhand ihres Wirkspektrums in UVA-Filter, UVB-Filter und UVA-/UVB-Filter unterteilt werden. Sie absorbieren die UV-Strahlen und wandeln kurzwellige, energiereiche Strahlung in langwellige energiearme Strahlung um. Sie verteilen sich teilweise in der oberen Epidermis und müssen 30 Minuten vor dem Aufenthalt an der Sonne aufgetragen werden, um einen wirksamen Schutz zu gewährleisten. Unverträglichkeitsreaktionen sind auf die Haut limitiert in Form von (photo-) allergischer, phototoxischer oder irritativer Kontaktdermatitis. Allergische Reaktionen können dabei auf die eigentlichen UV-Filter, aber auch auf Zusatzstoffe auftreten. Daneben wurden in den letzten Jahren tierexperimentelle Daten kontrovers diskutiert, worin einige UV-Filter eine mögliche östrogenähnliche Wirkung haben könnten. Diese Befunde sind nach heutigem Forschungsstand nicht auf den Menschen übertragbar.

Diese Diskussionen haben aber dazu geführt, dass für Kleinkinder Produkte mit physikalischen Filtern vorzuziehen sind, wobei Kleidung nach wie vor die wichtigste Sonnenschutzmaßnahme ist. Die US Food and Drug Administration empfiehlt die Anwendung von Sonnenschutzmitteln frühestens im Alter von sechs bis zwölf Monaten aufgrund der postulierten erhöhten Absorption im Vergleich zu älteren Kindern. Wissenschaftliche Untersuchungen in dieser Altersgruppe stehen noch aus.

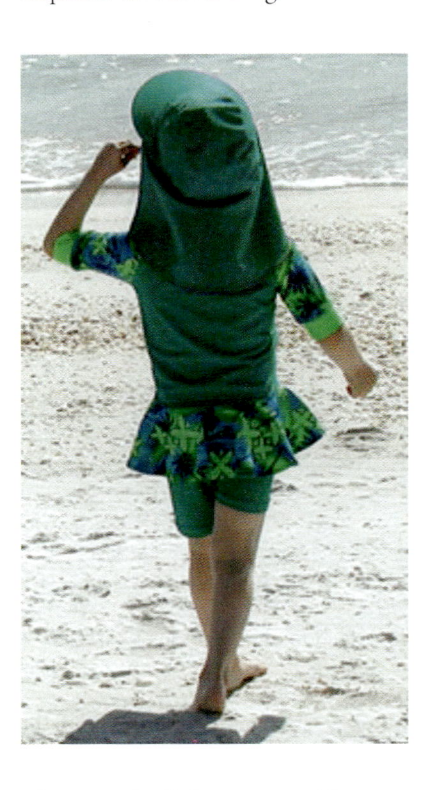

Der Lichtschutzfaktor

Ein gutes Sonnenschutzpräparat schützt vor UVA- und vor UVB-Strahlung. Der auf der Verpackung von Sonnenschutzmitteln angegebene Lichtschutzfaktor (LSF) ist der Faktor, um den sich die Zeit in der Sonne verlängert, bevor eine

Rötung (LSF für UVB) oder eine Pigmentierung (LSF für UVA) der Haut auftritt. Mit einem LSF 15 werden bereits 93 % aller UVB-Strahlen absorbiert, mit einem LSF 30 sind es 96 %. Dabei wird von einer Applikation von 2 mg/cm2 Sonnenschutzmittel ausgegangen. Dies entspricht einer Menge von 30 bis 40 g bei einem erwachsenen Menschen. In der praktischen Anwendung wird diese Menge so gut wie nie erreicht. Die Lichtschutzwirkung reduziert sich bereits dadurch um mindestens einen Faktor 2 bis 4. Zudem erhalten sonnenexponierte Körperareale wie Stirn, Nasenrücken, Ohren, Lippen, Schultern und Fußrücken oft durch mangelndes Auftragen keinen ausreichenden Schutz. Eine wiederholte Applikation des Sonnenschutzmittels ist sinnvoll, falls dieses durch mechanische Faktoren wie Bewegung, Wasser oder Reibung vor Ausschöpfung des Lichtschutzes entfernt wird. Die gleichzeitige Verwendung mehrerer Präparate führt hingegen nicht zu einer besseren Wirkung.

Der UV-Index ist ein Maß für den Tageshöchstwert an sonnenbrandwirksamer UV-Strahlung. Je höher der UV-Index, desto mehr Sonnenschutzmaßnahmen sind erforderlich. Der UV-Index wird dabei in Form einer Zahl von 1 bis 12 angegeben. In Mitteleuropa wird der Wert von 8 selten überschritten. Es ist sinnvoll, wenn sich Kinder bei UV-Werten über 8 überhaupt nicht mehr an der prallen Sonne aufhalten.

Was ist zu tun?

- Säuglinge gehören nicht in die pralle Sonne.
- Verwenden Sie Sonnenschutzcremes erst ab dem sechsten Lebensmonat, möglichst mit physikalischem Filter.
- Nehmen Sie Cremes, wenn möglich, ohne Duft- und Konservierungsstoffe.
- Sonnenschutzcremes sollten mindestens Sonnenschutzfaktor 15 aufweisen.
- Bei Kleinkindern sind Hüte und Sonnenbrillen obligatorisch.
- Zwischen 11 bis 15 Uhr im Sommer sollten die Kinder nur im Schatten spielen (Siesta), besser im Haus.
- Die Kinder sollten deckende engmaschige, möglichst lockere Kleidung tragen und genügend Flüssigkeit trinken.

Behandlung

Die äußerliche Behandlung der zu starken Sonnenexposition (z. B. Sonnenbrand) erfolgt durch kühlende hydrierende Lotionen sowie Kortisonschaum. Schwere Sonnenbrände erfordern eine Systembehandlung mit Kortison und Entzündungshemmern.

Prognose

Die Häufigkeit von Hautkrebs ist auch in der Schweiz nach wie vor steigend. Sonnenbrände im Kindesalter erhöhen das Risiko für die spätere Entwicklung von Spinaliomen und Basaliomen. Für diese Tumore scheint in erster Linie die totale Lebenszeitstrahlendosis entscheidend zu sein. Dies untermauert die Wichtigkeit eines konsequenten Sonnenschutzes auch im Kindesalter. Zahlreiche Publikationen belegen zudem den Zusammenhang zwischen der Anzahl kindlicher Sonnenbrände und dem Auftreten eines Melanoms im Verlauf des Lebens.

Ressourcen

Dr. med. Kristin Kernland Lang, Bern

Meteo-Schweiz errechnet und veröffentlicht den UV-Index in den Frühlings- und Sommermonaten:

- www.uv.index.ch
- www.meteoschweiz.ch

Sonnenschutztipps

- www.hauttyp.ch

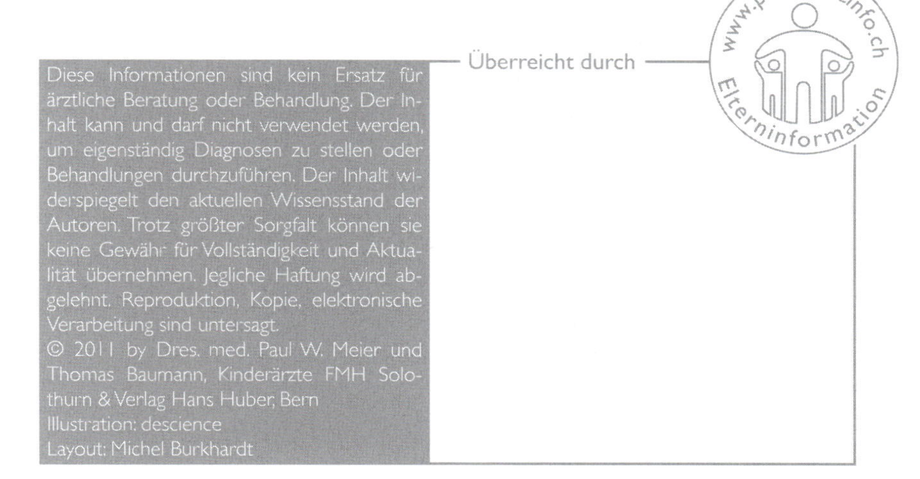

Vorsorgeuntersuchungen

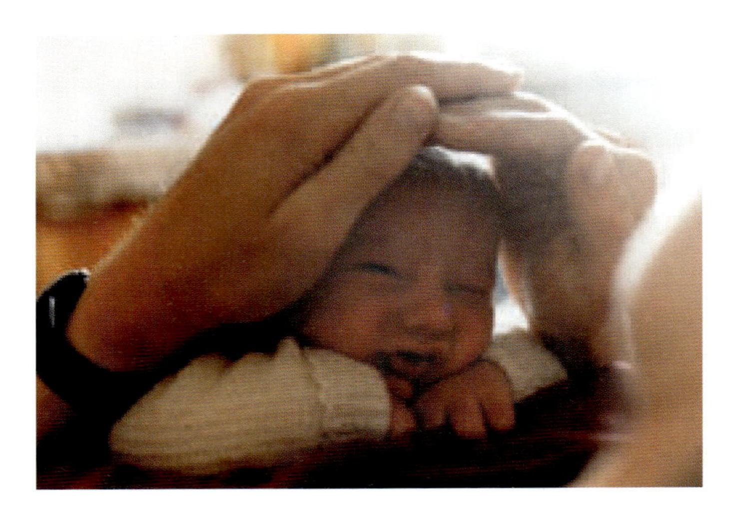

Das Ziel der regelmäßigen Vorsorgeuntersuchungen von der Geburt bis ins Jugendlichenalter ist das frühe Erfassen von Gesundheitsstörungen. Auch geben diese Untersuchungen der Kinderärztin/dem Kinderarzt die dankbare Möglichkeit, das Kind in seiner Entwicklung zu begleiten, seine Familie kennen zu lernen und die Lebenswelten seiner Klienten zu erfassen. Untersuchungen bei bester Gesundheit, so genannte „well baby visits", sind eine sehr gute Voraussetzung, um das Kind bei Krankheit auf einer Vertrauensbasis objektiver beurteilen zu können.

Die Gesundheitsförderung wird der ganzen Familie offeriert. Ein Grundstein dazu ist die Information und Ausbildung der Eltern in Gesundheitsfragen. Eltern sollen dabei nicht passive Informationsempfänger sein. Dank des erworbenen Wissens soll die Basis für ein partnerschaftliches Verhältnis mit dem Arzt aufgebaut werden. In diesem Zusammenhang nimmt die „antizipatorische Beratung" eine eminent wichtige Stellung ein.

Es versteht sich von selbst, dass sich der Kinderarzt aus diesen Gründen auch Entwicklungen in der Gesellschaft, die das Wohlbefinden und die Gesundheit der Kinder gefährden können, entgegenstellen wird.

Ziele der Vorsorgeuntersuchungen

- Die optimale Gesundheit und Entwicklung des Kindes fördern.
- Abnormitäten möglichst früh erfassen.
- Krankheiten, Unfälle und Misshandlungen im weitesten Sinne präventiv angehen.
- Die Chancen auf eine gesunde kindliche Entwicklung durch die Gesundheitserziehung und präventive Beratung der Eltern verbessern.
- Ernährungsberatung
- Faktoren, die die Entwicklung, das Verhalten und die Schulbildung des Kindes negativ beeinflussen, erkennen und, falls möglich, eliminieren.
- Die Interaktion zwischen Kind und Eltern/Bezugspersonen, soweit möglich, verstehen und optimieren.
- Bei der Erziehung eine Orientierungshilfe sein.
- Stress und Belastungssituationen in der Familie, die sich negativ auf die Entwicklung auswirken könnten, frühzeitig erfassen und abbauen.
- Genetische (familiäre) und umweltbedingte Risikofaktoren erfassen.
- Kinder vor Krankheiten durch Impfungen schützen.
- Verständnis für den sozio-ökonomischen und kulturellen Hintergrund der Kinder erhalten und damit auch den Umgang („Coping") mit einer allfälligen Krankheit.
- Keine „non disease" diagnostizieren und damit unnötige Behandlungen, Kontrollen, Verunsicherungen usw. auslösen.
- Kompetente Hilfe bei Problemen frühzeitig vermitteln.

Im Einzelnen

Bei allen Vorsorgeuntersuchungen wird die körperliche und psychische Entwicklung untersucht. Die Sinnesorgane werden wiederholt geprüft. Mit den Eltern werden z.B. Erziehungsfragen, Ernährungs- und andere Probleme im Zusammenhang mit dem Kind besprochen. Impfungen sind notwendig, aber im Rahmen der Vorsorgeuntersuchungen eher nebensächlich. Ziel ist es, Ihnen möglichst viel Wissen und damit Selbstverantwortung in der Erziehung mit auf den Weg zu geben und Ihnen zu ermöglichen, ihr Kind bei auftretenden Krankheiten angemessen pflegen zu können. Die Untersuchungen erlauben dem Kinderarzt, Ihr Kind bei guter Gesundheit kennen zu lernen. Diese Vertrauensbasis ermöglicht später auch eine gründliche Untersuchung, wenn Ihr Kind krank werden sollte.

Neugeborene

Die erste Untersuchung wird in den ersten Lebenstagen vorgenommen. Das Kind wird gründlich auf seine Anpassung ans Leben außerhalb der Gebärmutter überprüft. Erste Fragen im Zusammenhang mit dem Stillen und dem allgemeinen Verhalten des Neugeborenen usw. werden besprochen. Ein Hörtest wird oft schon in der Gebärklinik durchgeführt.

Ein Monat

Im Alter von einem Monat geht es darum, die normale Entwicklung zu überprüfen. Der Arzt führt eine Ultraschalluntersuchung der Hüfte und eine gründliche körperliche Untersuchung durch und erörtert Ernährungsfragen und Fragen rund um die anstehenden Impfungen mit Ihnen.

Zwei Monate

Untersuchung der körperlichen und psychomotorischen Entwicklung. Das Kind erhält die erste Impfung (Diphtherie, Wundstarrkrampf, Kinderlähmung, Keuchhusten, Hämophilus influenzae Typ B und eventuell Hepatitis B sowie Pneumokokken).

Vier Monate

Untersuchung und Wiederholung der ersten Impfung. Untersuchung der psychomotorischen Entwicklung.

Sechs Monate

Untersuchung und zweite Wiederholung der Impfung. Körperliche und psychomotorische Entwicklungsuntersuchung. Eventuell wird Blut und Urin untersucht.

Ein Jahr

Bei der Jahreskontrolle wird die körperliche Untersuchung mit einem Test über die psychomotorische Entwicklung des Kindes ergänzt. Prüfung der Sinnesorgane, erste Masern-Mumps-Rötelnimpfung, eventuell auch gegen Pneumokokken und Meningokokken.

Achtzehn Monate

Körperliche Untersuchung. Wachstumskontrolle. Untersuchung der Sprachentwicklung. Auffrischimpfungen.

Zwei Jahre

Körperliche und psychomotorische Entwicklungskontrolle, Untersuchung der Sinnesorgane. Auffrischimpfungen.

Drei Jahre

Neben der erneuten körperlichen Untersuchung auf Wachstum und Entwicklung steht die Erfassung der Sprache (des Gehörs) im Vordergrund.

Vier und sechs Jahre

Körperliche Untersuchung und Entwicklungskontrolle. Sehen und Hören und Sprachentwicklung wird getestet. Prüfung der psychomotorischen Entwicklung. Wenn nötig, werden Impfungen aufgefrischt. Erörterung der Fragen zur Einschulung.

Zehn Jahre

Untersuchung der körperlichen Entwicklung. Genaue Erfassung des Bewegungsapparates und dessen Störungen. Sportärztliche Beratung. Erfassen von Schulschwierigkeiten und Verhaltensstörungen.

Zwölf Jahre

In der Zeit vor der Pubertät bzw. in deren Verlauf ist es von großer Bedeutung, die normale Entwicklung zu überprüfen, zu begleiten und allenfalls aufzuklären, um den damit verbundenen Ängsten zu begegnen.

Pubertät (14–16 Jahre)

Die/der Jugendliche wird auf die normale Reifung aller körperlichen und seelischen Funktionen geprüft. Untersuchung der normalen psychosozialen und sexuellen Entwicklung. Erörterung spezieller Fragebogen. Gesprächsthemen im Zusammenhang mit der Pubertät, Aufklärung, Schwangerschaftsverhütung, Ablösung, Drogen, Berufswahl usw. Auffrisch- und Nachholimpfungen.

Wichtig

Die Vorsorgeuntersuchungen sollen vorsorgen! Das tun sie auch, wenn sie regelmäßig durchgeführt werden. Sie werden sehen!

Überreicht durch

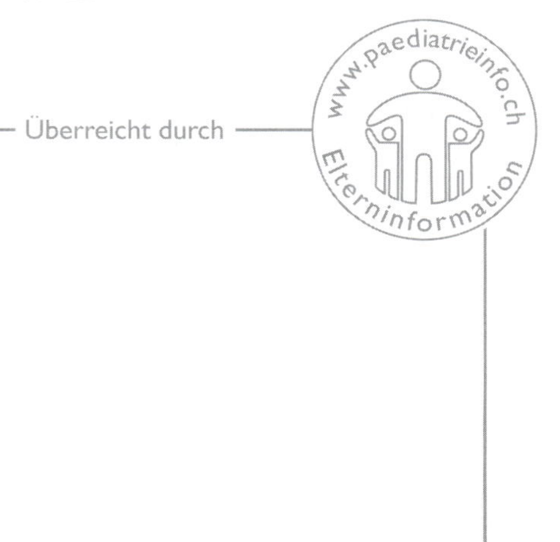

Wiederbelebung

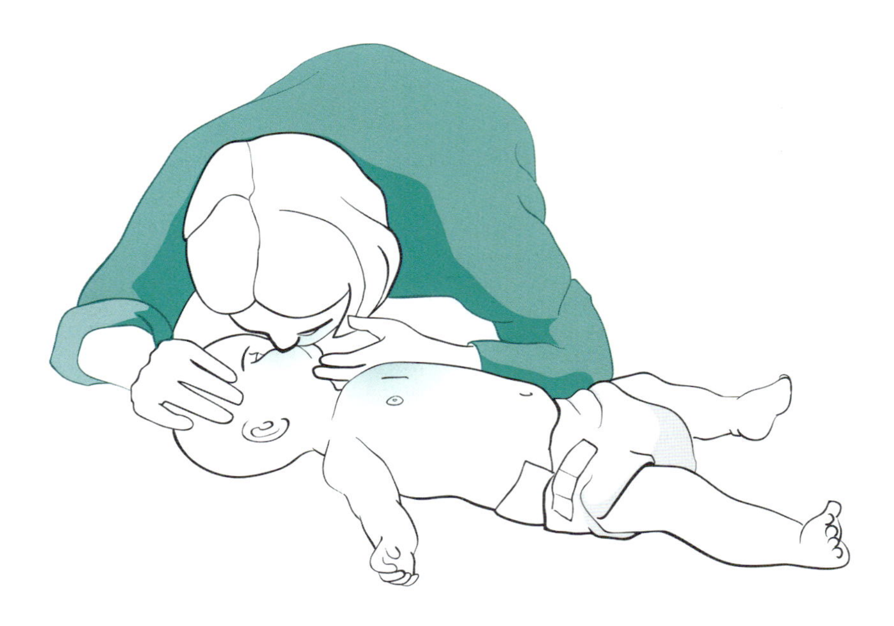

Leider gibt es Kinder, bei denen ein erhöhtes Risiko für Atemstillstände besteht. Diese Kinder werden mit speziellen Monitoren überwacht. Ob bei Ihrem Kind ein Monitor nötig ist, entscheidet Ihr Kinderarzt. Falls ja, gehört eine Instruktion in Wiederbelebung dazu. Diese kurze Anleitung soll als Erinnerungshilfe an den Unterricht in Wiederbelebung dienen. Wir gehen davon aus, dass nur eine Person mit dem Kind zu Hause ist. Falls mehrere Personen anwesend sind, können die Aufgaben aufgeteilt und die Ambulanzdienste oder der Kinderarzt schnell benachrichtigt werden.

Einleitung

Eine Wiederbelebungssituation bei einem Kind ist eine absolute Ausnahme. Es gibt jedoch Kinder, die wegen chronischer Krankheiten (vor allem schwere Lungen- und Herzerkrankungen) ein erhöhtes Risiko für Atemstillstände haben und deshalb mittels Apnoemonitor überwacht werden müssen. Leider sind diese Monitore nicht perfekt und Fehlalarme sind relativ häufig. Ein ruhiges und effizientes Vorgehen ist deshalb wichtig. Es soll keine unnötige Angst entstehen, eine echte Notsituation muss jedoch rasch und korrekt behandelt werden.

Der Apnoe-Monitor gibt Alarm an

Man geht zum Kind und kontrolliert, ob es nicht mehr atmet. Sind Atembewegungen sichtbar? Hört man Atemgeräusche? Spürt man ausgeatmete Luft? Ist das Kind bläulich verfärbt, vor allem an Lippen und Fingernagelbetten oder/und Ohrläppchen?

Ist dies der Fall, nimmt man das Kind auf und stimuliert es, das heißt, man regt die Atemtätigkeit durch leichte Reize an. Zum Beispiel kann man das Kind am Rücken reiben oder anblasen.

Genügt das Stimulieren nicht, muss mit der Beatmung begonnen werden.

Falls diese Maßnahme nichts nützt, muss der Puls kontrolliert werden. Bei Bewusstlosigkeit und Atemstillstand muss unbedingt die Funktion von Herz und Kreislauf überprüft werden. Den Puls am Handgelenk zu suchen, ist bei Kindern nicht sinnvoll. Selbst wenn der Kreislauf noch funktioniert, fällt der Blutdruck normalerweise so sehr ab, dass die Durchblutung in der Außenregion des Körpers zusammenbricht. Bei Säuglingen spürt man den Puls am besten durch Tasten des Herzspitzenstoßes. Dazu legt man die Hand über die linke Brustwarze des nackten Kindes.

Wenn das Kind nicht atmet, aber der Puls spürbar ist: Beatmen

In Beatmungsstellung bringen:

Legen Sie das Kind flach auf den Rücken. Wenn sich Fremdkörper im Mund- und Rachenraum befinden, drehen Sie den Kopf des Kindes leicht zur Seite, und entfernen Sie Erbrochenes, Blut oder Schleim durch Absaugen (Absaugebehelf beim Kinderarzt erhältlich).

Halten Sie die Atemwege des Kindes frei, indem Sie das Kinn des Kindes anheben und den Kopf leicht in den Nacken beugen. Bei ganz kleinen Kindern sollte der Kopf nicht zu weit nach hinten gebeugt

werden. Bei Säuglingen bleibt der Kopf in seiner normalen Position, das heißt in Mittelstellung. Lediglich das Kinn wird mit zwei Fingern leicht angehoben.
Kontrollieren Sie erneut die Atmung. Beginnt das Kind auch jetzt nicht klar erkennbar zu atmen, müssen Sie unverzüglich mit der Beatmung beginnen.
Beatmen:
Umschließen Sie Mund und Nase des Kindes mit dem Mund. Blasen Sie dem Kind 20-mal regelmäßig und „portionsweise" Ihre Atemluft ein. Bei Säuglingen reicht jene Menge Luft, die Sie mit leicht geblähten Wangen im Mund behalten können. Neugeborene sollten etwa 40 Beatmungen pro Minute, Säuglinge 30 Beatmungen pro Minute bekommen.
Kontrollieren Sie nach zwei Beatmungen noch einmal den Puls des Kindes. Falls er nicht mehr spürbar ist, müssen Sie unverzüglich mit der Herz-Lungen-Wiederbelebung beginnen.
Beobachtungspause: Nach einer ersten Serie mit 20 Atemstößen wird das Kind während 10 bis 15 Sekunden nur beobachtet.
Atmet das Kind immer noch nicht, muss wieder beatmet werden. Es werden erneut 20 Atemstöße in regelmäßigem Abstand gegeben mit steter Beobachtung der Brustkorbbewegungen.

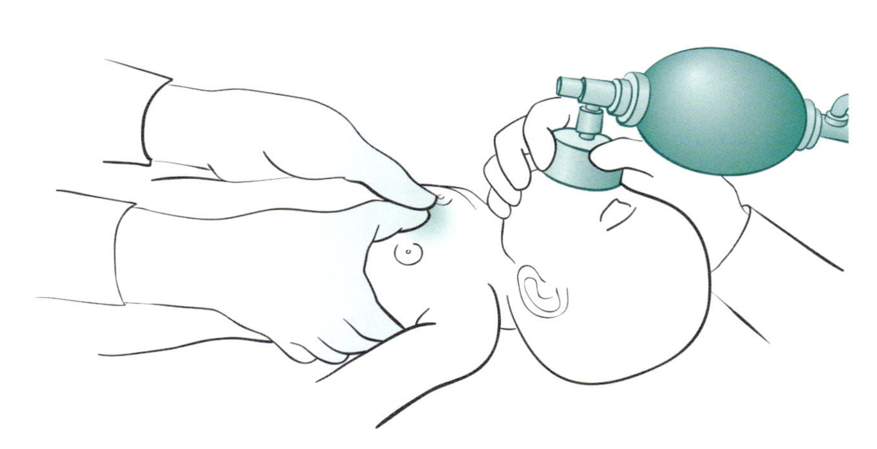

Probleme beim Beatmen

Bei richtiger Beatmung hebt sich der Brustkorb des Kindes während des Einblasens der Luft, die Ausatmung erfolgt selbständig.
Wenn das nicht der Fall ist, wird das Kind nicht ausreichend mit Luft versorgt. Steigern Sie leicht die abgegebene Luftmenge und kontrollieren Sie noch einmal, ob die Atemwege des Kindes wirklich frei sind.
Falls auch eine gesteigerte Luftdosis nicht den gewünschten Erfolg bringt, beugen Sie den Kopf des Kindes versuchsweise etwas mehr oder weniger in den Nacken. Vermeiden Sie, die Luft stoßweise abzugeben, da bei zu großem Beatmungsdruck die Luft über die Speiseröhre in den Magen gelangt (Gefahr des Erbrechens!).
Wenn die Atmung wieder einsetzt, bringen Sie das Kind in die stabile Seitenlage und kontrollieren die Atmung bis zum Eintreffen des Rettungsdienstes.

Wenn das Kind nicht atmet, und der Puls nicht spürbar ist

Herz-Lungen-Wiederbelebung:
Legen Sie das Kind auf eine ebene, harte Fläche (nicht aufs Bett oder eine Matratze).
Machen Sie den Brustkorb des Kindes frei.
Das Kind wird mit beiden Händen um den Brustkorb gehalten. Die beiden Daumen werden auf Mitte Brustbein aufgesetzt. Jetzt wird kräftig mit den Daumen eingedrückt (ca. 2 cm), nach der Eindrückphase muss eine ebenso lange Ruhephase erfolgen. Die Herzmassage hat nur einen Sinn, wenn sie zusammen mit der Beatmung stattfindet. Auf 15 Herzmassagestöße erfolgen drei Atemstöße (wenn zwei Helfer anwesend: Verhältnis 5:1). Dieses Wechselspiel muss bis zum Eintreffen des Hausarztes oder des Notarztes weitergeführt werden.

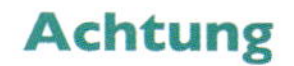

Achtung

Der Brustkorb eines kleinen Kindes ist überraschend leicht verformbar. Beginnen Sie die Druckmassage daher vorsichtig, und steigern Sie bei Bedarf den angewandten Druck.

Hilfe holen

Ist auch die zweite Serie ohne Erfolg, muss Hilfe angefordert werden. Fordern Sie die Hilfe des Hausarztes oder des zuständigen Ambulanzdienstes an. Die Meldung soll schnell, aber klar erfolgen.
Folgende Angaben sind nötig:
Name
genaue Adresse
Stockwerk
Meldung: Säugling wird beatmet.
Nach dem Telefonat geht man zum Kind zurück, um die Beatmung fortsetzen.
Treffen diese Personen ein, übernehmen sie die weitere Betreuung. Sie haben das Bestmögliche für Ihr Kind getan.
Beginnt das Kind unter Ihren Wiederbelebungsmaßnahmen zu atmen, ergeben sich zwei mögliche Situationen:
a) Das Kind ist völlig unauffällig: Kinderarzt avisieren.
b) Das Kind ist auffällig (ungewohntes Verhalten, erschwerte Atmung, ungewöhnliche Hautfarbe, Fieber, Schläfrigkeit, Schlaffheit, Versteifung): Je nach vorangegangener Absprache den Kinderarzt benachrichtigen und/oder das Kind in das Krankenhaus bringen oder durch den Krankenwagen abholen lassen.

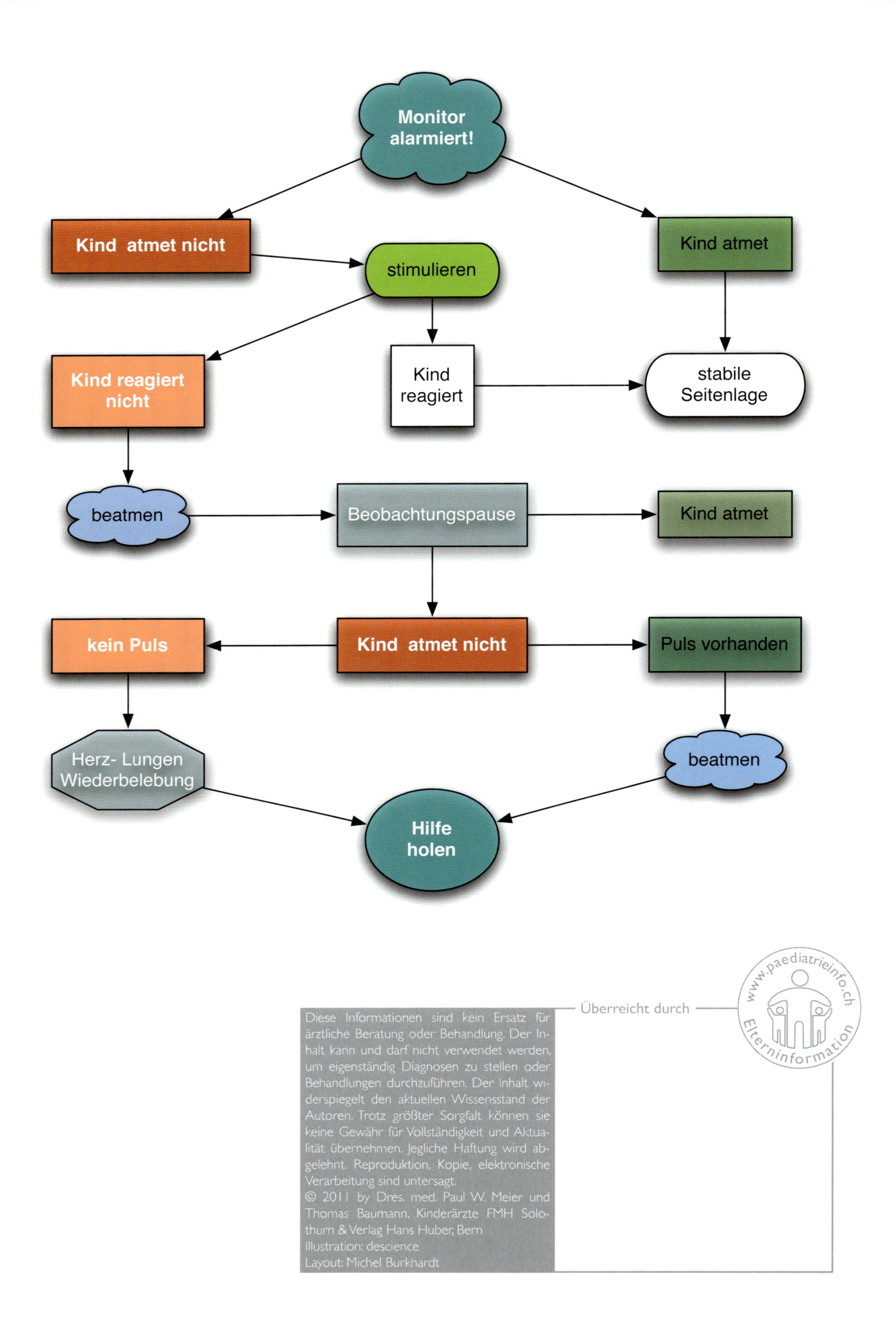
Monitor alarmiert!
Kind atmet nicht
stimulieren
Kind atmet
Kind reagiert nicht
Kind reagiert
stabile Seitenlage
beatmen
Beobachtungspause
Kind atmet
kein Puls
Kind atmet nicht
Puls vorhanden
Herz- Lungen Wiederbelebung
beatmen
Hilfe holen
Überreicht durch
www.paediatrieinfo.ch
Elterninformation

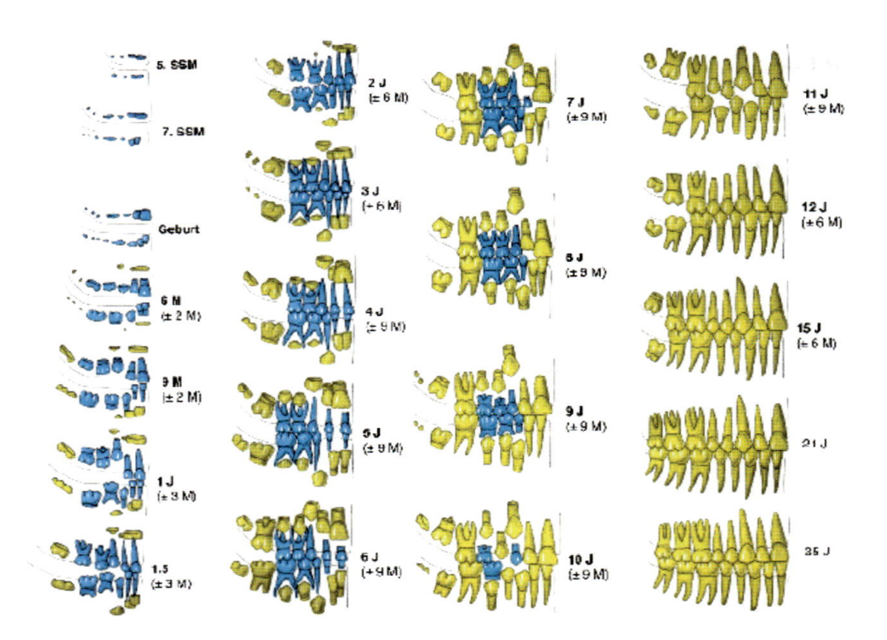

Die Meinung, die Milchzähne könnten vernachlässigt werden, weil sie später ja ohnehin durch das bleibende Gebiss ersetzt würden, ist falsch. Nur ein vollständiges, gesundes Milchgebiss erlaubt es dem Kind, richtig zu kauen und damit auch alles essen zu können. Wissenschaftliche und praktische Erkenntnisse der letzten Jahre haben gezeigt, dass die Vererbung auf Zahnfäulnis keinen Einfluss hat. Wenn Eltern schlechte Zähne haben, so muss das Kind nicht auch schlechte Zähne bekommen, denn jeder Zahn, der in die Mundhöhle durchbricht, ist gesund und frei von Karies.

Zahndurchbruch

Der Durchbruch der ersten Zähne erfolgt meist mit fünf bis 13 Monaten. Mit zweieinhalb bis drei Jahren ist das Milchgebiss komplett. Das Milchgebiss besteht aus 20 Zähnen: je fünf auf jeder Seite oben und unten. Mit ca. sechs Jahren bricht der erste bleibende Zahn durch – der erste Backenzahn, der von den Eltern oft übersehen wird, da ungefähr gleichzeitig die Milchzähne auszufallen beginnen und durch bleibende ersetzt werden. Das komplette, bleibende Gebiss besteht aus 32 Zähnen, wobei ein Teil davon erst im Erwachsenenalter oder gar nie durchbricht (Weisheitszähne).

„Zahnen"

Leichte Symptome beim Zahndurchbruch wie Beiß- und Kaulust, Reiben der Mundschleimhaut, Unruhe und Appetitstörung werden bei einem kleinen Teil der Kinder beobachtet. Diese Symptome können, falls nötig, mit einem Beißring aus Plastik, der gekühlt werden kann, oder mit Zahngel, das die Schleimhaut etwas unempfindlich macht und die Entzündung hemmt, behandelt werden. Die Gels wirken allerdings nur kurze Zeit und sind somit meist entbehrlich. Husten, Fieber, Ohrenschmerzen, Durchfall usw. haben nichts mit dem Zahnen zu tun. Im Alter, in dem die Kinder ihre Zähne bekommen, sind Infektionskrankheiten sehr häufig, es handelt sich also eher um ein zufälliges Zusammentreffen von „Zahnen" und Infektionskrankheit.

Ernährung

Es ist wichtig, von Anfang an auf gute Essgewohnheiten zu achten. Kindern Süßes zu verbieten, ist sinnlos, bieten Sie zahnfreundliche Alternativen an. Frisches Obst und Gemüse, Milchprodukte und Vollkornbrot sind lecker und abwechslungsreich. Wasser löscht den Durst am besten. Meiden Sie zusätzlichen Zucker wie gezuckerte Getränke, Biskuits etc. Am schädlichsten sind der Konsum von Süßem zwischen den Mahlzeiten und sonstiger dauernder Kontakt der Zähne mit Zucker. Schlimmstes Beispiel ist das „Nuckelflaschen-Syndrom". Achtung: Auch Fruchtsäfte sind stark zuckerhaltig und enthalten Zahnschmelz zerstörende Säure! Wer Kindern zwischendurch etwas zum Schlecken geben möchte, kann auf zahnfreundliche Süßigkeiten zurückgreifen, die mit dem „Zahnmännchen" gekennzeichnet sind. Diese können unbedenklich gegessen werden. Zahnfreundliche Süßigkeiten können aber abführend wirken. Daher empfehlen wir, Kindern über drei Jahren höchstens drei Bonbon/Kaugummis am Tag zu geben.

Zähneputzen

Sobald die ersten Zähne durchbrechen, sollte mit der Reinigung der Zähne begonnen werden. Machen Sie die Mundhygiene zu einem festen Bestandteil der täglichen Körperpflege. Die Zahnpflege im frühen Kindesalter ist natürlich mit Schwierigkeiten verbunden, die möglichst spielerisch überwunden werden sollten. Zu Beginn können weiche „Lernzahnbürstchen" aus Gummi, auf denen das Kind auch lutschen und herumbeißen darf, verwendet werden. Ideal ist eine Reinigung der Zähne nach jeder Hauptmahlzeit. Die Hauptwirkung des Zähneputzens ist, auch ohne Zahnpasta, die Entfernung der Plaque. Verwenden Sie bis zum Alter von fünf bis sieben Jahren wegen des speziellen Fluorgehaltes eine Kinderzahnpasta (0,025 % Fluoridgehalt). Die Zähne sollten nach den Hauptmahlzeiten zweimal täglich gereinigt werden, bis zum achten Lebensjahr einmal am Tag durch die Eltern. Die Zahnbürste müssen Sie nach ein bis zwei Monaten ersetzen.

Fluor

Fluorid-Produkte haben die Eigenschaft, die Resistenz der Zähne gegen Säure im Mund zu erhöhen, die sich hauptsächlich in der Zahnplaque bildet. In Mitteleuropa ist Fluor meistens im Speisesalz oder im Trinkwasser zugesetzt. Dies reicht für die Fluorzufuhr durchaus, vorausgesetzt, dass das Kind nach dem ersten Geburtstag vom Tisch isst. Eine zusätzliche Fluorgabe ist dann nicht notwendig. Zu viel Fluor kann im Extremfall auch schädlich sein, indem es zu Verfärbungen der Zähne kommt.

Karies

Karies ist eine der häufigsten Krankheiten im Kindesalter. Es ist eine Erkrankung des Zahnhartgewebes, die zur Zerstörung des Zahnes führt. Verschiedene Ursachen fördern die Karies. Hauptgrund ist die Plaque, die von Bakterien besiedelt ist, und die durch Zucker gefördert wird. Karies ist nicht angeboren: Alle 20 Milchzähne sind beim Durchbruch kariesfrei. Die Verantwortung, dass dies so bleibt, tragen die Eltern. Ursache Nummer eins sind schlechte Essgewohnheiten, verbunden mit ungenügender Mundhygiene.
Die in den Lebensmitteln enthaltene Stärke, vor allem Zucker, dient den im Mund angesiedelten Bakterien als Nahrung. Daraus stellen sie in kürzester Zeit Säuren her, die den Zahnschmelz angreifen und entkalken. Werden die Milchzähne nicht regelmäßig gereinigt, führt dieser Säureangriff über längere Zeit hinweg zu Karies.
Dabei ist nicht die Menge des konsumierten Zuckers ausschlaggebend, sondern wie oft das Kind zucker- und stärkehaltige Lebensmittel und Getränke zu sich nimmt. Häufige Zwischenmahlzeiten oder Dauernuckeln von gesüßter Milch und Getränken erhöhen das Kariesrisiko erheblich.
Daraus ergeben sich die Maßnahmen zur Vorbeugung der Karies: Mundhygiene, „zahngesunde" Ernährung, Fluoridanwendung, regelmäßige Kontrollen, niemals Zucker oder Honig an den „Nuggi" streichen, kein „Bettmümpfeli", keine gezuckerten Zwischenmahlzeiten, keine zuckerhaltigen Getränke im Bett (Nuckelflasche). Beim Auftreten von Karies muss ein Zahnarzt konsultiert werden.

Zahnfehlstellungen

Die Ursache von Zahnfehlstellungen können erbliche oder angeborene Kieferanomalien, Störungen der Nasenatmung, Zahnverlust während der Gebissentwicklung, Zahnunfälle und anderes mehr sein. Die Milchzähne, vor allem die Milchmolaren (Backenzähne), sind wichtige Platzhalter für die bleibenden Zähne. Lücken im Milchgebiss können zu Zahnfehlstellungen führen. Es ist somit sehr wichtig, auch die Milchzähne gut zu pflegen und eine allfällige Karies der Milchzähne zahnerhaltend zu behandeln. Ein sehr wichtiger Grund für Zahnfehlstellungen sind Lutschgewohnheiten. Lutschen am Daumen oder am Schnuller (auch angeblich zahnstellungsfreundlicher) führt mit der Zeit unweigerlich zu Kiefer- und Zahnfehlstellungen wie offenem Biss oder „Vorsteherzähnen". Falls es gelingt, dem Kind seine Lutschgewohnheiten bis zum vierten Lebensjahr abzugewöhnen, bestehen noch Chancen zur Selbstheilung. Die sich daraus ergebenden Möglichkeiten der Vorbeugung sind deshalb: Kariesprophylaxe, Lutschgewohnheiten vermeiden oder beseitigen und dauernde Mundatmung abklären und behandeln lassen! Die meisten kieferorthopädischen Behandlungen werden im Alter von neun bis 14 Jahren durchgeführt. In gewissen Fällen ist eine Behandlung im Vorschulalter angezeigt. Es ist also sinnvoll, Zahnfehlstellungen frühzeitig mit dem Zahnarzt zu besprechen.

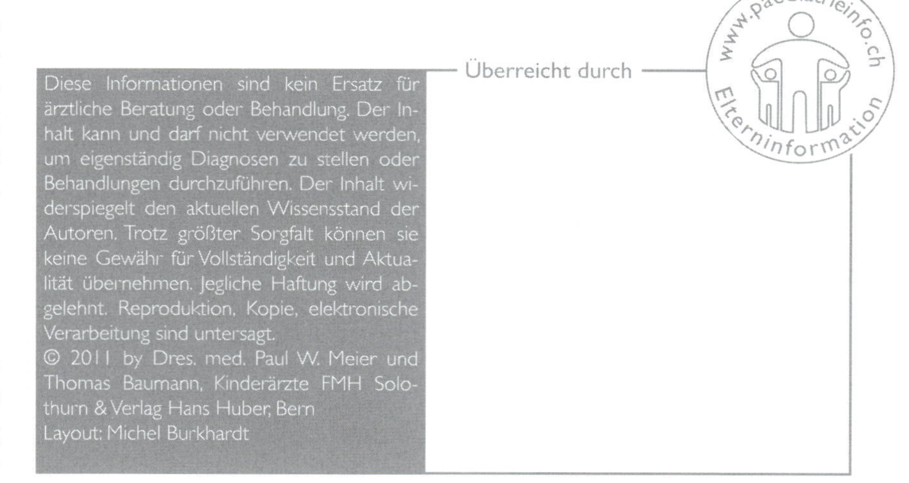

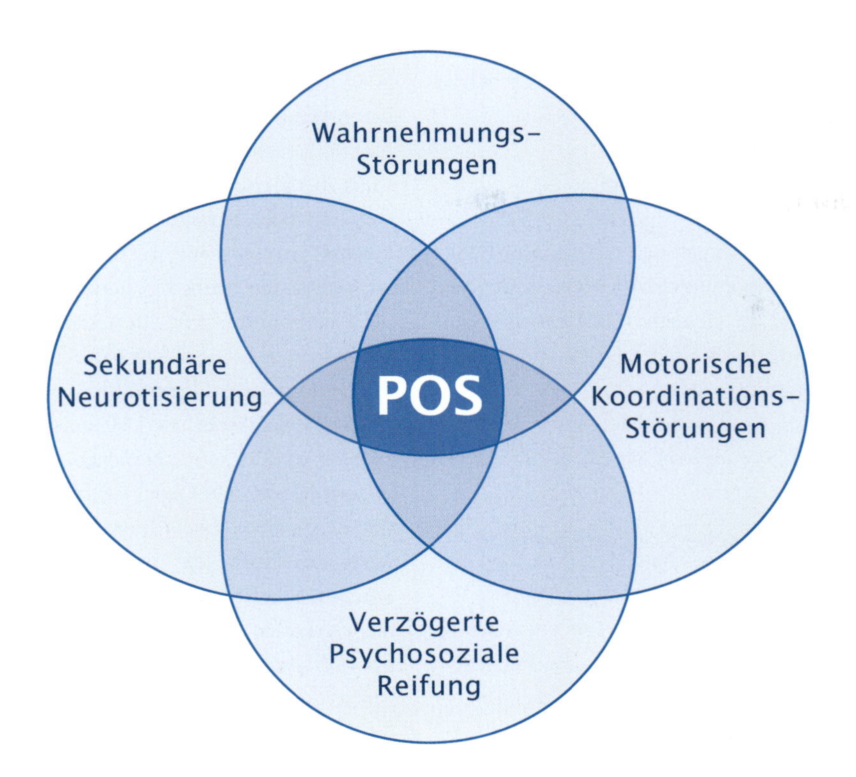

Schwierige Kinder gab es immer schon. In früheren Zeiten versuchte man, ihnen mit strengen Erziehungsmethoden beizukommen. Das half und hilft aber nur begrenzt. Durch die Psychoanalyse begann man schwieriges Verhalten zu hinterfragen und damit auch die Mechanismen aufzudecken, die ein Kind durch sein Verhalten in seiner freien Entfaltung hindern und beeinträchtigen können. Wir erläutern nun einige wichtige Ursachen für schwieriges Verhalten, deren Behandlung und Prognose.

Definition

Das Verhalten und die Leistung eines Kindes sind nicht nur von seinem Elternhaus und dessen Erziehungsmethoden, sondern zu einem wesentlichen Teil auch von der altersgerechten Reifung aller seiner Hirnfunktionen abhängig. Rund 10 % aller normal intelligenten und auf ihre Umgebung nicht behindert wirkenden Kinder leiden an einer folgenschweren Normvariante der kindlichen Entwicklung, die man unter dem Sammelbegriff „frühkindliches psychoorganisches Syndrom" (POS) zusammenfasst: Einzelne Hirnstrukturen dieser Kinder reifen langsamer und etwas mangelhafter als bei der Durchschnittsbevölkerung. Die Ursache dafür kann angeboren (von den Eltern vererbt) sein, oder durch eine leichte Hirnschädigung während der Schwangerschaft oder Geburt hervorgerufen werden. Die Folge davon ist eine unausgeglichene Entwicklung: Neben unauffälligen Bereichen gibt es „unerklärliches" Versagen. Beim Kleinkind ist zum Beispiel das Spielverhalten auffällig, und/oder die Sprachentwicklung verläuft verzögert. Die Kinder benehmen sich teilweise völlig „daneben". In der Schule erbringen sie dann nicht die ihrer Intelligenz angemessenen Leistungen, haben oft Lese-/Rechtschreib- und Rechenprobleme, gelten als konzentrationsgestört und motorisch ungeschickt. Die Umgebung ist ratlos, oft wird ein Fehlverhalten der Eltern als Erklärung herangezogen, und sowohl Kind wie Eltern geraten unter einen zunehmenden Leidensdruck.

Das Kind verliert immer mehr sein Selbstwertgefühl, weil es spürt, dass es die Erwartungen der Umwelt nicht erfüllt; ja, Mütter können depressiv werden, Ehen wegen des „unmöglichen" Kindes auseinander gehen, Lehrer wären froh, wenn sie dieses schwierige, lernbehinderte Kind los wären. Dies alles bleibt nicht folgenlos. Es gibt viele Hinweise darauf, dass es zu einem namhaften Anteil die unerkannten POS-Kinder sind, die später im Leben unter die Räder unserer Leistungsgesellschaft geraten, mit ihren psychosomatischen Leiden die Arztpraxen bevölkern oder gar auf die schiefe Bahn geraten. Es ist dies nicht nur ein ethisches, sondern auch ein politisch volkswirtschaftlich relevantes Problem. Bei rund 10 % der Bevölkerung muss also in der Kindheit mit diesen Schwierigkeiten gerechnet werden, und selten machen es Eltern und Lehrer intuitiv so gut, dass die Kinder diese Entwicklungsstörung unbeschadet überstehen.

Das wäre zu verhüten! Eltern und Lehrer schädigen diese Kinder nicht absichtlich, aber sie können nicht anders, weil sie diese Kinder, in Unkenntnis der biologischen Hirnunreife, mit Erziehungsmaßnahmen normalisieren wollen. Durch Erklären eben dieser biologischen Ursachen der Probleme des Kindes gelingt sehr oft eine ganz erstaunliche Einstellungsänderung der Umgebung des Kindes, so dass die Umwelt den Kindern viel eher gerecht werden kann. Mit einer Abklärung lässt sich diese partielle Hirnunreife feststellen. Mit einfachen, nicht apparativen Tests lässt sich aufzeigen, dass die POS-Kinder im Bereich der Motorik, der Wahrnehmung und der psychosozialen Reifung erhebliche Entwicklungsrückstände und Normabweichungen haben, die viele ihrer Verhaltens- und Leistungsstörungen in Schule und Alltag erklären. POS-Kinder haben also nie nur ein einziges Problem, sondern immer in mehreren Teilbereichen Entwicklungsauffälligkeiten. Das hängt damit zusammen, dass sich Hirnfunktionen in ihrer Entwicklung gegenseitig beeinflussen. Neben den Rückständen hat das Kind aber auch völlig normale Fähigkeiten wie logische Denkfähigkeit, Wissbegierigkeit, ein gutes Wissen, es kann vieles und hat ein gutes Gedächtnis. Aber eben, diese absolut normalen Fähigkeiten führen dazu, dass die Umgebung glaubt, das Kind könnte auch andere Dinge, wenn es nur wollte. Was für ein Irrtum!

In der Medizingeschichte sind diese Kinder schon seit über 150 Jahren bekannt. Denken Sie an den Zappelphilipp, eine Kinderbuch aus der Feder eines Arztes. Medizingeschichtlich ist auch bemerkenswert, dass es für diese Kinder über 40 verschiedene Diagnosen und Namen gibt. Jede Zeit hat so ihre Erklärungsversuche und Theorien. Lassen Sie sich deshalb auch nicht verunsichern, wenn Sie hören, man sage heute nicht mehr POS, sondern ADS (Aufmerksamkeitsdefizitsyndrom) oder ADHD (Aufmerksamkeitsdefizit-/Hyperaktivitäts-Disorder). Das sind allerdings nur Etiketten. Die Definitionen sind leicht unterschiedlich, für die betroffenen Kinder ändert sich dadurch jedoch wenig.

Krankheitsbild

Zum POS gehören verschiedene Symptomenkomplexe. Allerdings leidet kein Kind an all diesen Problemen gleichzeitig. Jedes Kind zeigt ein individuelles Muster.

Wir werden die wichtigsten Gruppen von Störungen beschreiben.

Motorische Koordinationsstörungen

Beim POS-Kind werden entweder reflexartige Bewegungen, die bei jedem Säugling vorkommen, nicht altersgerecht von der sich entwickelnden Willkürmotorik unterdrückt, sondern behindern noch im Kindergarten- und Grundschulalter alle seine Bewegungen; und/oder es entwickeln sich Haltungs- und Gleichgewichtsreaktionen nicht zeitgerecht, was ebenfalls auf die Harmonie der Bewegungsabläufe einen Einfluss hat. Die Bewegungen des Kindes sind deswegen ungeschickt, plump, unharmonisch und steif, hastig oder verlangsamt und gehorchen nicht in allen Feinheiten seiner Steuerung. Die Schwierigkeiten beginnen manchmal gleich nach der Geburt, indem das Kind Trinkschwierigkeiten hat, weil ihm eine gestörte Mundmotorik kein korrektes Saugen erlaubt. Als Säugling lernt es vielleicht verspätet sitzen, krabbeln und gehen. Oder es lernt dies zeitgerecht oder vielleicht sogar verfrüht, aber in einer Art, die erkennen lässt, dass alle diese Bewegungen nicht ganz korrekt gesteuert sind. Es fällt deshalb auch besonders häufig hin, und was es in die Hand nimmt, geht öfters kaputt als bei anderen Kindern. Meist hat es Mühe mit dem Erlernen differenzierter koordinierter Bewegungen wie Dreiradfahren, Hüpfen, Ankleiden, Schuhebinden, Essen mit Messer und Gabel, Einschenken und dergleichen. Eine schöne Schrift ist nicht seine Stärke, die Buchstaben sind unterschiedlich groß und halten sich nicht an Linien und Abstände. Im Turnen hat es Mühe mit gymnastischen Übungen, mit gegenläufigen Bewegungen von

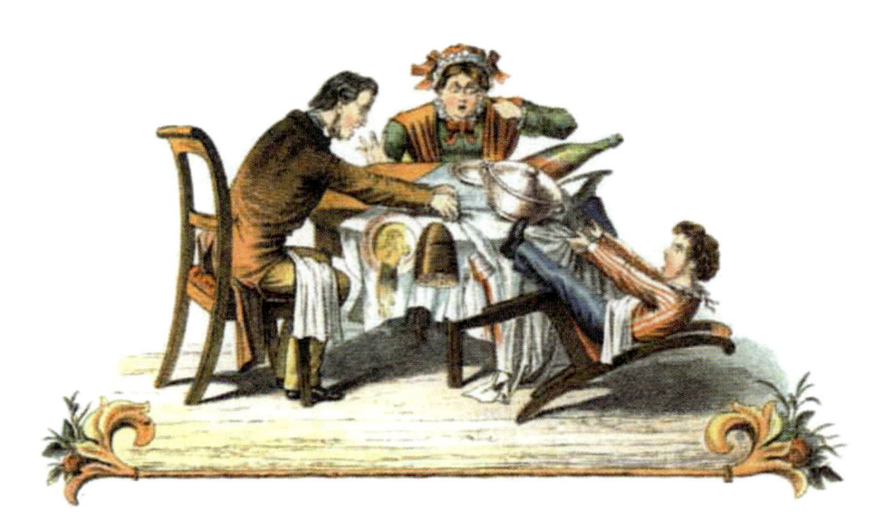

Armen und Beinen, es kann den Rhythmus des Tamburins schlecht auf seine Schrittlänge übertragen und nicht im Takt zu einem Lied klatschen. Manchmal ist das Sprechen gestört, indem die Stimme des Kindes zu laut oder zu leise ist, der Sprachfluss ist abgehackt oder monoton, das Singen tönt unrein – nicht weil das Kind unmusikalisch wäre, sondern weil es seine Stimmbänder nicht richtig steuern kann. Oft wird der Mund dauernd offen gehalten, und als Kleinkind geifert es übermäßig stark. Manche dieser Kinder zeigen eine ausgesprochene Bewegungsunruhe, können nicht lange ruhig sitzen und drehen dauernd etwas in den Fingern herum. Sie sind, wie der entsprechende Ausdruck heißt, hyperaktiv. Andere sind ausgesprochen bewegungsarm (hypoaktiv).

Wahrnehmungsstörungen

Alles, was wir mit unserem Körper spüren, sehen und hören, wird mit den Sinnesorganen aufgenommen, über die Nerven ins Gehirn geleitet und dort verarbeitet. Diese Aufnahme und Verarbeitung nennt man Wahrnehmung. Es gibt verschiedene Wahrnehmungsbereiche. Bei POS-Kindern sind hauptsächlich der Tast- und Bewegungssinn (= taktilkinästhetischer Wahrnehmungsbereich), die Verarbeitung gehörter (= auditive Wahrnehmung) und/oder gesehener Reize (= visuelle Wahrnehmung) betroffen.
In diesen Wahrnehmungsbereichen sind unterschiedliche Funktionsstörungen möglich. So ist bei vielen POS-Kindern die Erfassungsspanne kleiner als bei normal entwickelten Kindern. Wenn man einem zweijährigen Kind in einem Satz sagen würde: „Jetzt gehst du in die Küche und holst drei Gläser, zwei Gabeln und den Senf", so kann das ein zweijähriges Kind nicht alles auf einmal behalten; ein neunjähriges Kind jedoch sollte dies können. Wenn jetzt aber bei einem POS-Schulkind die auditive Erfassungsspanne erst wie bei einem jüngeren Kind entwickelt ist, weil eben die entsprechenden Hirnstrukturen langsamer reifen, dann kann es längere und komplexe Informationen nicht behalten. Die Folge davon ist, dass das Kind oft nicht zuzuhören scheint, vieles überhört, in der Schule manche Erklärungen nicht mitbekommt und fälschlicherweise als unaufmerksam oder vergesslich bezeichnet wird. Auch die visuelle Erfassungsspanne kann zu klein sein. Bilderbücher für ältere Säuglinge zeigen einen Ball, einen Teddybären, ein Haus. Niemals könnte ein einjähriges Kind mit seiner noch kleinen visuellen Erfassungsspanne all die vielen Einzelheiten erfassen, die beispielsweise in einem Micky-Maus-Heft dargestellt sind, und es interessiert sich deshalb auch noch nicht für Derartiges. Je älter ein Kind wird, desto mehr kann es normalerweise auf einen Blick erfassen. Nicht so das POS-Kind mit einer unreifen visuellen Erfassungsspanne. Es wird in der Schule durch komplexe Arbeitsblätter verwirrt, übersieht beim Lesen Endungen und lässt Buchstaben aus, kann sich entsprechend die Rechtschreibung schlecht einprägen, macht Fehler beim Abschreiben und übersieht allgemein vieles, was seine Altersgenossen beiläufig aufnehmen. Es neigt zum Träumen und wird durch größere Menschengruppen verwirrt.
Im taktilkinästhetischen Bereich äußert sich eine zu kleine Erfassungsspanne darin, dass Kinder einfache Bewegungsabläufe gut steuern können, aber bei komplexen die Kraft mangelhaft dosieren, so dass sie beispielsweise beim Rennen zu trampeln beginnen und beim raschen Türöffnen fast die Türfalle abreißen.

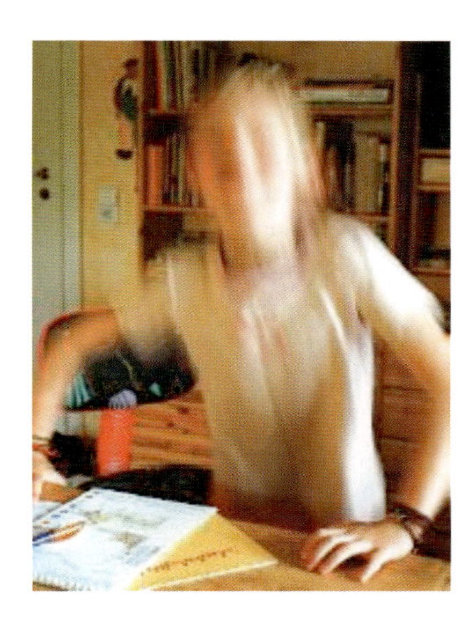

Unsere Wahrnehmung ist ja selten nur auf eine einzige Sinnesart ausgerichtet. Meist hören, sehen, fühlen und denken wir gleichzeitig und bewegen uns noch dazu. Man kann sich vorstellen, dass alle diese Sinnesempfindungen wie ein Kanal auf uns zukommen und von unserem Bewusstsein aufgenommen und verarbeitet werden. Dieser Kanal hat bei jedem Menschen eine bestimmte Breite, und wir haben es alle schon erlebt, dass wir überfordert waren, wenn wir allzu viele Dinge gleichzeitig bewältigen sollten. Es hat nicht immer alles Platz in unserem Kanal, manchmal ist die so genannte Kanalkapazität einfach überfordert. Diese Kanalkapazität ist bei einem Säugling noch klein – er kann nur schlecht mehrere Dinge auf einmal machen. Mit der Reifung des Gehirns wird dieser Kanal breiter und mit neun oder zehn Jahren ist die Kanalkapazität bereits so groß wie bei einem Erwachsenen. Bei sehr vielen POS-Kindern ist diese Kanalkapazität nicht altersentsprechend. Das hat folgende verwirrende Konsequenz: Wenn das Kind beim Rechnen seine ganze Kanalkapazität auf die zu lösende Aufgabe richtet, kann es sie problemlos lösen. Wenn aber sein Kanal teilweise voll ist, beispielsweise mit Gedanken an Fußballspielen nach der Schule plus Angst vor den Rechnungen, dann reicht der Rest des Kanals nicht mehr aus fürs Rechnen. Dies erklärt, warum das POS-Kind Rechnungen an einem Tag gut lösen kann und am nächsten Tag ein „Brett vor dem Kopf" hat. Auch andere Kinder füllen ihren Kanal teilweise mit Fußball und mit Angst, aber der Rest ist eben breiter und reicht aus fürs aktuell geforderte Rechnen.
Sehr viele Schwierigkeiten der POS-Kinder beruhen auf dieser zu kleinen Kanalkapazität. Viele gleichzeitige Eindrücke verwirren sie, sie können nicht mehrere Dinge gleichzeitig bewältigen, und bei Angst und Stress dekompensieren sie rasch. Dies ist die vielzitierte Leistungs- und Verhaltensinkonstanz der POS-Kinder. Aufgrund einer zu kleinen Kanalkapazität zeigen POS-Kinder grundsätzlich eine langsamere Entwicklung und haben im kognitiven und im seelischen Bereich weniger Reserven.
Eine andere Wahrnehmungsfunktion, die nicht altersentsprechend entwickelt sein kann, ist die Reizschwelle. Im menschlichen Gehirn ist eine Art Filter eingebaut, der leichte Reize aus der Umwelt abfängt und gar nicht ins Bewusstsein dringen lässt, und der vieles, was uns durch den Kopf geht, abfängt, bevor es zu einer Handlung führt. Bei manchen POS-Kindern arbeitet dieser Filter nicht altersentsprechend. Die Reizschwelle kann zu tief sein, so dass Reize, die normalentwickelte Kinder gar nicht wahrnehmen, ins Bewusstsein dringen, sei dies nun über das Hören oder über das Sehen oder über den Tast- und Bewegungssinn. Die Folge davon ist, dass das Kind nicht

an einer Arbeit bleiben kann, dass es jedes Geräusch im Schulzimmer und jede Bewegung der Mitschüler registriert, betrachten muss und sich ablenken lässt. Da die Umgebung eines Schulkindes selten ruhig ist, wird das POS-Kind mit der erniedrigten Reizschwelle im wahrsten Sinne des Wortes im Laufe des Tages bald einmal überreizt, wird dadurch müde und reagiert entsprechend gereizt. Schon im Säuglingsalter kann diese erniedrigte Reizschwelle zu Schwierigkeiten führen. Das Kind ist schreckhaft, wird durch jedes Geräusch geweckt respektive erschreckt und kann als Folge dieser Ermüdung und Überreizung zu einem missmutigen Schreibaby werden.
Anders das POS-Kind mit der erhöhten Reizschwelle. Es wirkt apathisch, schreit nie, schläft viel und lässt sich auch später nicht aus der Ruhe bringen. Denn ein Reiz muss eine rechte Stärke haben, bis er bei ihm ins Bewusstsein dringt.
Für die Eltern und Lehrer kann dies ebenfalls mühsam werden, denn von sich aus macht dieses POS-Kind wenig, es braucht immer jemanden, der antreibt.

Verzögerte psychosoziale Reifung

Die verzögerte Reifung gewisser psychischer Funktionen erschwert dem Kind die Bewältigung aller Probleme, die ihm aus seinen motorischen Koordinationsstörungen und seinen Wahrnehmungsstörungen erwachsen. In manchem verhält sich das POS-Kind wie ein jüngeres Kind, wirkt deshalb oft naiv und ist in viel größerem Maß als seine Altersgenossen von seiner Mutter abhängig.
Zu den psychischen Teilfunktionen, die später reifen, gehört zum Beispiel das „Fremdeln". Oft beginnt das POS-Kind später als normal zu fremdeln und bleibt viel länger in dieser Entwicklungsphase, „fremdelt" vielleicht noch beim Kindergarteneintritt, was ihm – und seiner Mutter – diesen Eintritt zur Qual macht. Oder das Kind bleibt gar in der Phase vor dem Fremdeln stecken, zeigt überhaupt keine Scheu vor fremden Menschen, nimmt wie ein Säugling mit jedermann Kontakt auf, bleibt aber in seiner Kontaktfreudigkeit etwas oberflächlich in den Beziehungen.
Weiter spielt sich oft die Trotzphase nicht altersgerecht ab, indem sie ebenfalls viel länger und heftiger verlaufen kann und es noch viele Jahre lang zu Ausflippen wegen Bagatellen kommen kann.
Weiter ist die Fähigkeit zur Selbststeuerung sehr häufig nicht altersgerecht entwickelt. Kein Mensch erwartet von einem Säugling, dass er sich zusammennimmt. Wenn einem Säugling etwas nicht passt, schreit er und wenn er sich freut, fällt er vor lauter Zappeln fast aus dem Wagen. Je älter ein Kind wird, desto eher kann es seine Gefühle unter Kontrolle halten und der sozialen Situation anpassen. Das diesbezüglich unreife POS-Kind wird noch im Schulalter von seinen Gefühlen überrollt, reagiert explosiv, kann nicht warten und hat keine Geduld. Es kann sich wie ein Kleinkind nur dann längere Zeit konzentrieren, wenn es sich für etwas interessiert (Fußballspielen, Fernsehen, Computerspiele), nicht aber auf Kommando einen ganzen Schulmorgen lang, vor allem dann nicht, wenn es mit dem Schulstoff infolge seiner Wahrnehmungsprobleme Mühe hat. Weil es sich nicht altersentsprechend benimmt, hat es auch oft Mühe mit gleichaltrigen Kindern und kann sich schlecht in Gruppen einfügen (Kindergarteneintritt). Je nachdem fällt es ihm schwer, sich selber sinnvoll zu beschäftigen, alles ist ihm bald verleidet, und es kann darum eine rechte Nervensäge werden.

Sekundäre Neurotisierung

POS-Kinder haben es nicht leicht. So vieles, was sie möchten, gelingt ihnen nicht so gut wie anderen Kindern und so vieles, was sie machen, findet nicht die Anerkennung der Umgebung, weil es nicht altersgerecht ist. Weil man ihnen nicht ansieht, dass sie dies nicht absichtlich tun, laufen sie Gefahr, dass sie zusätzlich noch dauernd kritisiert werden: „Lass das sein!" „Pass auf!" „Sitz jetzt einmal still!" „Schwatze nicht immer!" „Mache jetzt weiter mit deinen Hausaufgaben!" „Die andern Kinder tun auch nicht so blöd!" Wem vieles misslingt, und wer dazu dauernd noch kritisiert wird, kommt zwangsläufig auf die Idee, er sei nicht recht, so wie er sei, und er bekommt Minderwertigkeitsgefühle. Außerdem gibt es täglich so viele Situationen, in denen das POS-Kind wegen seiner Wahrnehmungsprobleme verwirrt wird – und zwar seit dem Säuglingsalter –, dass sich eine innerliche Unsicherheit entwickelt.
Unsicherheit und Minderwertigkeitsgefühle machen deshalb allen POS-Kindern zu schaffen. Als Folge davon können sie aggressiv werden oder bluffen oder den Clown spielen oder große Ängste haben, unter Kopfweh, Bauchweh oder Bettnässen leiden oder als schlimmste Möglichkeit depressiv werden und resignieren. Jedes POS-Kind reagiert auf seine Schwierigkeiten in irgend einer Art; je besser sich das Kind akzeptiert fühlt, desto weniger hat es nötig, solche zusätzlichen Verhaltensstörungen zu entwickeln. Diese Akzeptanz gelingt in der Regel besser, wenn Eltern und Lehrer um die biologischen Hintergründe der Auffälligkeiten wissen. Andernfalls ist die Gefahr groß, dass versucht wird, diesen Auffälligkeiten mit erzieherischen Maßnahmen zu begegnen – Maßnahmen, deren Spannweite von eisernem Training bis zu resigniertem „dem Kind den Willen lassen" reichen. Da diese nicht in nützlicher Frist zu einer Normalisierung des Kindes führen, wird die Bedrängnis von Kind und Eltern immer größer. Die verunsicherten Eltern versuchen einmal diese Erziehungsmethode, einmal jene, einmal mehr Liebe, einmal mehr Strenge. Dies bringt eine zusätzliche Verunsicherung ins Leben des Kindes, weil es nun überhaupt nicht mehr weiß, woran es sich halten soll. Die Eltern suchen mit all ihren Möglichkeiten, vermeintliche Ursachen der Verhaltensauffälligkeiten des Kindes zu beheben, sehen aber keinen dauerhaften Erfolg ihrer Bemühungen und können deswegen in große Verzweiflung geraten und ablehnende Gefühle dem Kind gegenüber entwickeln, die sie noch zusätzlich mit Schuldgefühlen belasten.

Erfreuliche Eigenschaften des POS-Kindes

POS-Kinder haben nicht nur belastende, sondern auch ganz erfreuliche Eigenschaften, die über die individuelle Veranlagung hinausgehen. So sind sie außerordentlich feinfühlig und sensibel: Es ist, als ob ihre Seele ungeschützt den Stimmungen der Mitmenschen ausgesetzt wäre, als ob ihnen ein Filter fehlen würde, der sie vor überstarken Eindrücken schützt, gleich wie auch ihre eigenen Stimmungen ungebremst und ungefiltert in die Außenwelt gelangen. Dieses Einfühlungsvermögen hindert sie allerdings nicht daran, ihre Nächsten zu verletzen, wenn sie selber verletzt sind. Weiter sind sie enorm begeisterungsfähig und können in ihrer Freude die ganze Umgebung mitreißen. Dann sind sie nicht nachtragend. Auch wenn sie den größten Familienstreit heraufbeschworen haben, leiden sie nicht lange darunter, haben bald alles vergessen und erwarten dasselbe von ihrer Umgebung. Und schließlich können sie ein Ziel, das sie sich einmal in den Kopf gesetzt haben – jedoch leider nicht Ziele, die ihnen die Eltern gesetzt haben – sehr unbeirrt verfolgen. Sie haben deshalb nicht selten Hobbys, in denen sie kleine Meister sind. Und da sie seit frühester Kindheit lernen mussten, ihre Wahrnehmungsstörungen zu kompensieren, werden sie später oft originelle Problemlöser.

Therapie

Es gibt keine Möglichkeit, das Gehirn zu einer schnelleren Reifung zu zwingen. Eine „Heilung" eines frühkindlichen POS ist deshalb nicht möglich. Das heißt jedoch keineswegs, dass Therapien sinnlos wären. Um irgendetwas zu können, braucht man erstens einmal altersgerecht gereifte Hirnstrukturen und zweitens muss man diese Funktionen auch üben. Wenn jemand von seinem Gehirnaufbau her fähig wäre, Klavier zu spielen, jedoch nie Klavier übt, kann er auch nicht Klavier spielen. POS-Kinder mit teilweise unreifen Hirnfunktionen haben die Tendenz, dort zu üben, wo sie altersentsprechend entwickelt sind, also beispielsweise stundenlang mit dem Velo zu fahren oder Fußball zu spielen, in ewig gleichbleibender Weise mit Autos zu spielen und dergleichen mehr und überall dort dem Üben möglichst aus dem Wege zu gehen (z. B. Lesen), wo unreife Hirnfunktionen beteiligt sind. Die Folge davon sind nicht nur unreife Hirnfunktionen, wie beispielsweise eine zu kleine Kanalkapazität, sondern auch ein gewaltiges Übungsdefizit. Und dieses Übungsdefizit kann man therapeutisch angehen. Der Sinn einer Therapie besteht also darin, das Kind zum Üben unreifer Funktionen zu verhelfen.
Es wird damit seine Gesamtleistung in diesem Teilbereich verbessern, nicht aber zur so genannten Normalität aufholen, da es ja weiterhin eine zu kleine Kanalkapazität hat.
Zusätzlich kommt bei einem Teil der POS-Kinder eine Ritalin-Therapie in Frage, und zwar bei denjenigen, die geistig rasch ermüden und Mühe mit der Selbststeuerung bekunden. Ritalin, ein Medikament, das in den Übertragungsmechanismus zwischen Hirnnervenzellen eingreift, verbessert diese Funktionen (nach der Medikamentengabe jeweils während drei bis vier Stunden) und bewirkt dadurch sowohl im schulischen wie im sozialen Bereich eine bessere Leistungsfähigkeit. Es führt bei Kindern nie zu einer Sucht und begünstigt auch nicht einen späteren Einstieg in Drogen, wie umfangreiche Untersuchungen gezeigt haben.

Prognose

Vernünftige Eltern würden oft sehr gut mit den gegenwärtigen Schwierigkeiten ihres Kindes zu Rande kommen, wenn sie sich nicht um die Zukunft des Kindes sorgten. Man kann sie beruhigen. Im Laufe der Jahre, insbesondere während der Pubertät, wird das Kind nachreifen, und im Erwachsenenalter werden die Hirnfunktionsstörungen in einem Maß kompensiert sein, dass sie nicht mehr ins Gewicht fallen. Die Bewegungen werden vielleicht immer etwas ungelenk, hastig oder unpräzis bleiben und die Schrift wird immer etwas unregelmäßig sein (was zu unverdient negativen graphologischen Gutachten führen kann). Das Kind hat aber alles erlernen können, was es wollte, sei es nun Skifahren, Geigenspielen oder Stricken. Auch im Bereich der Wahrnehmungsstörungen werden die Ausfälle einigermaßen kompensiert. Allerdings lässt sich oft noch im Erwachsenenalter die Schwierigkeit nachweisen, das Wesentliche vom Unwesentlichen zu unterscheiden und sich die Übersicht über vielfältige gleichzeitige optische oder akustische Informationen zu verschaffen, wenn auch in gemilderter Form (Typ des zerstreuten Professors). Desgleichen die Mühe mit Umstellungen, eine gewisse psychische Unreife mit Geschwätzigkeit, eine Tendenz zu sprunghaftem Denken und unüberlegtem Handeln, eine unkritische Haltung den eigenen Leistungen gegenüber, eine erhöhte Erregbarkeit mit Dekompensation in Stresssituationen. Auch eine gewisse Ruhelosigkeit kann im Erwachsenenalter noch vorhanden sein und sich im Bewältigen eines übermäßigen Arbeitspensums respektive in häufigem Stellenwechsel niederschlagen. Das alles schließt Spitzenleistungen in Teilgebieten nicht aus, manchmal auf intuitiver Basis. Trotz oder gerade wegen dieser bleibenden Auffälligkeiten sind es oft hirnfunktionsgestörte Menschen, die unserer Welt Farbe geben und ihre Probleme erfrischend unkonventionell bewältigen. Und wenn das POS-Kind in seiner Jugend mit seinen Schwierigkeiten nicht allein gelassen wurde, hat es als Erwachsener oft ein besonderes Verständnis für schwierige Menschen und wählt nicht selten einen entsprechenden Beruf. Schließlich sind ehemalige POS-Kinder im Erwachsenenalter ihren Mitmenschen in einem wesentlichen Punkt überlegen: Sie sind in ihren Forderungen dem Leben gegenüber oft bescheidener, sie sind demütiger und mit weniger Glück zufrieden.
Nachuntersuchungen von Erwachsenen, bei denen im Kindesalter die Diagnose POS gestellt worden war, zeigen ein erfreuliches Bild. Die soziale Integration gelingt mit zunehmendem Alter recht gut, wenn auch in der Regel der soziale Status von Familienangehörigen nicht

ganz erreicht wird. Spätere Straffälligkeit ist selten. Allerdings ist zu bedenken, dass es sich hier immer um Menschen handelt, deren Schwierigkeiten rechtzeitig diagnostiziert wurden und denen beigestanden wurde. POS-Kinder, die in ihrem Leben nur auf Unverständnis gestoßen sind, haben wahrscheinlich eine viel schlechtere Prognose, wie das aufmerksame Lesen der Lebensgeschichte von „schwererziehbaren" Jugendlichen zeigt. Es ist vor allem das mangelnde Selbstwertgefühl, das zusammen mit der gewissen Instabilität der psychischen Struktur im Erwachsenenalter verheerende Folgen haben kann. Wieweit jedoch das Selbstwertgefühl beeinträchtigt ist, hängt ganz entscheidend davon ab, wie die Umgebung auf die Schwierigkeiten des Kindes reagiert hat.

Eltern und Lehrer reagieren in der Regel adäquater auf die Schwierigkeiten des Kindes, wenn sie wissen, dass und welche Hirnfunktionen nicht altersgerecht entwickelt sind. Es lohnt sich deshalb, eine entsprechende Abklärung durchzuführen. Denn nur mit diesem Wissen läuft man nicht Gefahr, das Kind falsch zu fordern. Überall dort, wo die Hirnfunktionen altersgerecht sind, können an das Kind altersgerechte Forderungen gestellt werden; in allen Bereichen, in denen Hirnfunktionen in der Entwicklung zurückgeblieben sind, muss das Kind wie ein entsprechend jüngeres Kind erzogen werden.

Auch das Kind ist in der Regel erleichtert, wenn es erfährt, warum es mehr Schwierigkeiten als andere Kinder hat. Sicher sollte dem Kind gegenüber das Wort POS respektive Gehirn nicht gebraucht werden, sondern es sollte ihm beispielsweise mittels Vergleich mit einem Apfelbaum, an dem einzelne Äpfel langsamer reifen, die Vorstellung nahegebracht werden, dass es weder böse noch krank noch abnormal, sondern schlicht in Teilbereichen ein „Spätzünder" ist.

Ein frühkindliches psychoorganisches Syndrom ist, obwohl die Hirnfunktionsstörungen im Vergleich zu den Störungen bei deutlich hirngeschädigten Kindern leicht sind, keine „leichte Sache". Es behindert das Kind, seine Eltern und Geschwister empfindlich. Es hat aber auch einen unschätzbaren positiven Wert für die Menschheit. POS-Kinder sind der notwendige Sand im Getriebe unserer Gesellschaft. Sie sind es, die mit ihrem Verhalten zu verstehen geben, wenn Menschlichkeit und gegenseitige Toleranz zu kurz kommen, wenn nur noch Leistung zählt, wenn die Liebe nicht zu ihrem Recht kommt. Sie sind es, die mit allem Nachdruck zu verstehen geben, dass der Mensch und die Welt nicht machbar sind. Wo sich POS-Kinder wohl fühlen, können alle Menschen gedeihen.

Weiterführende Literatur

Russel A. Barkley und Matthias Wengenroth: Das große ADHS Handbuch für Eltern: Verantwortung übernehmen für Kinder mit Aufmerksamkeitsdefizit und Hyperaktivität. Huber, Bern 2005.

Manfred Döpfner: Therapieprogramm für Kinder mit hyperkinetischem und oppositionellem Problemverhalten THOP. Beltz Psychologie Verlags Union, 2007.

Kontaktadressen

- www.elpos.ch
  Elternorganisation in der Schweiz
- www.ads-ev.de
  Elternverband in Deutschland
- www.adapt.at
  Elternverband in Österreich

Ressourcen

Dieses Infoblatt basiert auf einem Text von Dr. med. Lislott Ruf-Bächtiger, Ärztin für Entwicklungsneurologie, Zentrum für Entwicklungspädiatrie Solothurn.

Überreicht durch

www.paediatrieinfo.ch Elterninformation

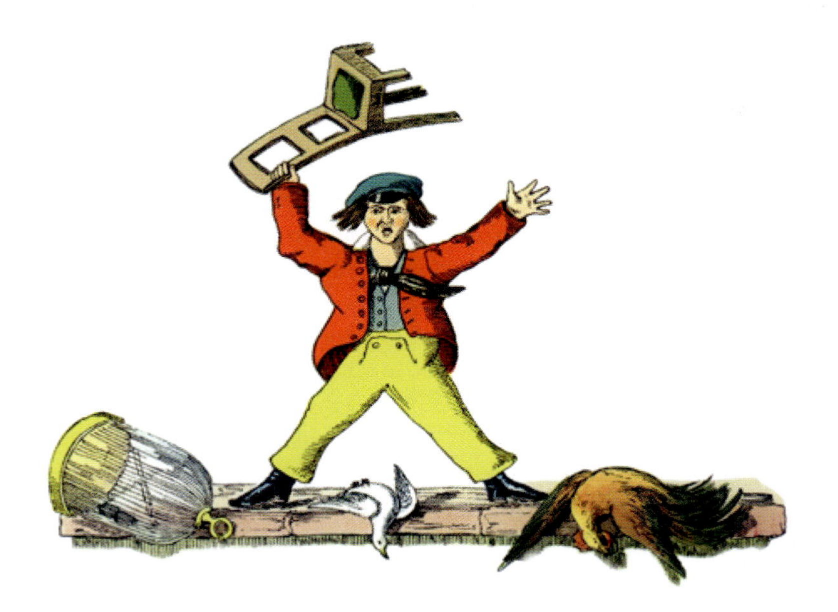

Für den Lehrer stellt sich die Frage, wie er einem ADS-ADHD-POS-Kind in seiner Schulklasse am besten gerecht werden kann. Im Allgemeinen gilt: Einige ganz einfache Maßnahmen können viel zu einer Verbesserung der Situation beitragen. Merke: Beim einzelnen ADS-ADHD-POS-Kind zeigen sich nicht sämtliche hier erwähnten Störungen, aber mit einzelnen oder vielen der hier geschilderten Lern- und Verhaltensstörungen wird jeder Lehrer einmal zu tun haben.

Unsere Erfahrung: Die meisten ADS-ADHD-POS-Kinder sind in einer Schulklasse tragbar, wenn die Lehrkraft über die ADS-ADHD-POS-Symptome informiert ist, den Schüler, so wie er ist, akzeptiert und respektiert und seine Symptome als Schwäche, nicht als Faulheit und Böswilligkeit interpretiert und eine gute persönliche, pädagogische und menschliche Beziehung aufzubauen weiß. Und, noch wichtiger, nicht vergisst, vor lauter Schwierigkeiten die (überdurchschnittlichen) Leistungen des Kindes auch anzuerkennen! Es versteht sich von selbst, dass mit „Lehrer“ auch die Lehrerin, Kindergärtnerin, Gymnasiallehrerin usw. gemeint ist.

Ablenkbarkeit und Konzentrationsunfähigkeit

Die Aufmerksamkeit des ADS-ADHD-POS-Kindes wird durch jede Veränderung in seiner Umwelt (taktil, akustisch, optisch) angezogen: Ein Bleistift, der zu Boden fällt, ein Tuscheln zweier Schüler, ein Husten oder Niesen, Stimmen im Korridor, Vorgänge auf dem Schulhof sind für das betroffene Kind oft interessanter als das Reden des Lehrers mit der Klasse. Es kann sich also nicht lange konzentrieren und nimmt vieles, was der Lehrer mit der Klasse erarbeitet, gar nicht auf.

Falls sich der Lehrer bereit erklärt, täglich zehn Minuten lang mit dem Kind im Einzelunterricht das Wichtigste noch einmal zu repetieren, wird es im Unterricht eher mithalten können. Manche Lehrer sind bereit, bei den Aufgaben in und nach der Schule für das ADS-ADHD-POS-Kind mehr auf die Qualität der geleisteten Arbeit als auf das erbrachte Resultat zu achten.

Rasche geistige Ermüdung

Die geistige Anspannung des ADS-ADHD-POS-Kindes lässt oft schon nach wenigen Minuten nach. Die Leistungsfähigkeit sinkt rasch. Dadurch entstehen schnell sich kumulierende Informationslücken. Hirnfunktionsgestörte Kinder lernen langsamer, aber qualitativ nicht schlechter. Oft brauchen sie mehrere Anläufe. Wenn sie aber dann etwas begriffen haben, können sie damit ebenso gut umgehen wie andere Kinder. Neuer Schulstoff wird besser bewältigt, wenn er in einzelne, klar übersichtliche, kleinere Denkschritte aufgegliedert und oft wiederholt wird.

Motorische Unruhe

Die muskulären, statischen Haltefunktionen ermüden ebenfalls sehr rasch. Das Kind wird dadurch zur Einnahme immer neuer Körperhaltungen und -stellungen gezwungen. Durch das Gebot des Still- und Geradesitzens gerät es bald in eine Stresssituation und nervöse Spannung.

Austoben auf dem Schulhof muss gefördert, nicht unterbunden werden. Manchmal kann es angezeigt sein, dem Kind auch in der Stunde gewisse körperliche Bewegungen zu erlauben, um den ununterdrückbaren Bewegungsdrang zu entlasten.

Gestörte Fein- und Graphomotorik

Die unwillkürlichen Mitbewegungen der nicht dominanten Hand bei gezielten Bewegungen der dominanten Seite und Koordinationsschwierigkeiten führen oft zu einer unschönen Schreibschrift. Dazu kommen unwillkürliche mimische Grimassen und Zungenbewegungen. Die Zielunsicherheit und das allgemein schlechte Körpergleichgewicht verstärken zudem die verkrampfte Graphomotorik. Das Blatt wird dadurch unter Umständen auch verschmutzt, verknäuelt und fleckig. Das Kind hat kein Gefühl für den meist zu starken Schreibdruck und das verkrampfte Halten des Schreibgerätes. Die ausfahrenden Bewegungsabläufe führen zu einer zittrigen und ungesteuerten Schrift. Die visuomotorische Koordinationsschwäche resultiert im scheinbaren (willentlichen) Nichtbeachten der Heftlinien.

Beim Schönschreiben, Zeichnen und Turnen sollte sich das Kind zwar Mühe geben; dem Lehrer muss aber bewusst sein, dass stundenlanges Üben nicht zu einer Verbesserung dieser Funktionen führt, und dass er sich deshalb mit der redlichen Anstrengung des Kindes zufrieden geben muss.

Insbesondere sollte es nicht soweit kommen, dass das Kind täglich zu Hause fertigschreiben muss, was es wegen seiner Langsamkeit in der Schule nicht bewältigen konnte. Den Klassenkameraden gegenüber kann dies mit den graphomotorischen Schwierigkeiten des Kindes begründet werden. Und, das Ergebnis der Schreibversuche ist oft besser und wichtiger als die Art und Weise, wie das Kind das erreicht.

Kleinkindliches figurales Zeichnen

Die „Männchenzeichnung" ist oft unproportioniert, unvollständig, zuweilen noch im Kopffüßler-Stadium. Je nach dem Ausmaß der visuomotorischen Koordi-

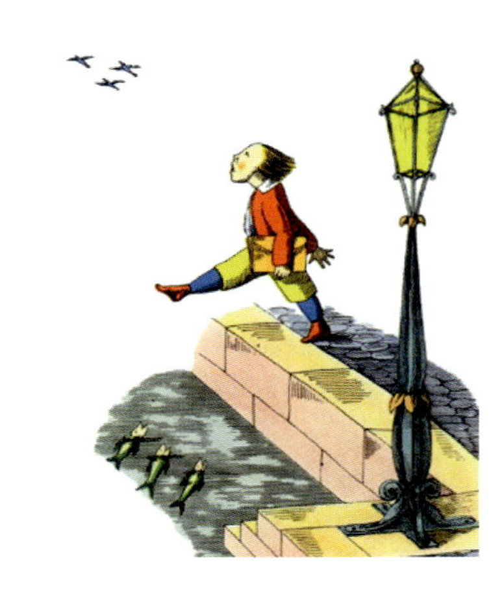

nationsstörung ist das Kind unfähig, Formen zu kopieren (Fehler im Abschreiben, schlechtes Abzeichnen). Verstehen Sie die Schwächen des Kindes. Zu einem späteren Zeitpunkt sind diese Aufgaben oft besser lösbar.v

Ungenügendes „Körperbe wusstsein" (mangelhaftes Körperschema)

Infolge der Unreife der Rückmeldesysteme von der Peripherie zum Zentralnervensystem spürt das Kind seinen eigenen Körper nur unvollständig, merkt Beschmutzungen der Haut nicht, bemerkt seine unvollständige Bekleidung nicht, hat kein exaktes Gespür für seine Körperstellungen und -bewegungen, stößt deshalb oft an Hindernisse, gefährdet sich selbst und Mitschüler durch seine ungesteuerten Bewegungen. Es kann mit empfindlichem Material schlecht umgehen, verdirbt viel, wird dadurch entmutigt und im Selbstvertrauen geschwächt.

Gezieltes Lob richtet hier tausendmal mehr aus als dauernde Zurechtweisung oder der gut gemeinte Ratschlag: „Das kannst du ja sowieso nicht".

Reizüberempfindlichkeit

ADS-ADHD-POS-Kinder sind meist überempfindlich auf starke sensorische Reize – taktil, akustisch, visuell, besonders auf eine Vielheit verschiedener, gleichzeitig wahrgenommener Reize (Reizüberflutung): Es wird verwirrt, verliert die Übersicht und Orientierung, gerät in Panik, wenn verschiedene Vorgänge gleichzeitig ablaufen, wenn viele durcheinander sprechen, im Menschengewimmel oder vor einem scheinbaren Gewirr von graphischen Zeichen – einem Übermaß von Sinneseindrücken.

Mehrere Tätigkeiten gleichzeitig kann das Kind nicht bewältigen. Die Organisation einer reizarmen Umgebung ist hier sehr hilfreich.

Leistungsinkonstanz

Die Inkonstanz der (Schul-)Leistungen ist beim ADS-ADHD-POS-Kind geradezu typisch. Gute und schlechte Tage und Zeiten wechseln sich ab. Dies ist nicht schlechter Wille, sondern Unvermögen! Mögliche Ursachen sind verschiedene Stress-Zustände: Körper-Stress bei Überbeanspruchung, Übermüdung, Schlafmangel, Krankheiten, Rekonvaleszenz, psychischer Stress: Angst, Sorgen, Spannungen, Heimweh, Eifersucht, Minderwertigkeitsgefühle und Klima- und Wetter-Stress: bei Klimawechsel, Föhn, Gewitter, Wetterfrontwechsel usw.

Auch der Leistungsinkonstanz muss Rechnung getragen werden und schlechtere Leistungen an unausgeglichenen Tagen sollen durch gute Leistungen an anderen Tagen aufgewogen werden dürfen.

Auffälligkeiten im Sozialverhalten

Die „soziale Distanzlosigkeit", „Hemmungslosigkeit" dem Erwachsenen gegenüber, der unter Umständen noch geduzt wird, ist keine Ungezogenheit oder – noch schlimmer – Böswilligkeit des ADS-ADHD-POS-Kindes. Es hat im Allgemeinen sehr wenig Gefühl für soziale Grenzen. Dies gehört zur Unfähigkeit der Steuerung des eigenen sozialen Impulsivverhaltens: Es überbordet in Freude und Leid, in Zorn und Verzweiflung. Es neigt zu Panikreaktionen oder zum Weglaufen. Oft erlebt es nur oberflächliche Freundschaften oder ein „Anklammern" an einen einzigen Kameraden. Dies alles führt oft zu aggressivem Verhalten infolge des latenten sozialen Unsicherheitsgefühls. Es fühlt sich schnell „in Feindesland", ist verunsichert und schützt sich durch Aggressivität als primitive Form der Angstbewältigung.

Das Umfeld des Kindes so zu gestalten, dass möglichst wenig Konflikte entstehen, hilft entscheidend.

Frustrations-Intoleranz

Das ADS-ADHD-POS-Kind zeigt oft eine typische Unmöglichkeit, sich mit einem Verbot, einem Gebot, einer Versagung oder Enttäuschung abzufinden. Es hat eine niedrige Toleranzschwelle für (psychische) Belastungen und reagiert dann mit Wutzuständen (Frustrations-Aggressions-Mechanismus) oder mit depressiver Verstimmung, auch auf eigenes Versagen. Hier besteht die Möglichkeit der Selbstgefährdung!

Wenn Sie Ihrem Kind mit einer kurzen Besprechung zu verstehen geben, was gerade abläuft, ist das sehr hilfreich.

Diskrepanz zwischen (reifem) Intelligenz- und (unreifem) Emotionalverhalten

Bei meist gutem bis überdurchschnittlichem Intelligenzniveau hat das Kind vielseitige Interessen und gute Ansprechbarkeit im freien Gespräch, oft mit einem erstaunlich selbständigen Urteil. Daneben zeigt es aber absolut kleinkindliche emotionale Bedürfnisse und Verhaltensweisen: Anlehnung, Aufmerksamkeitserregung, Angewiesensein auf ständige Beachtung und Anerkennung und oft auch noch ein ganz kleinkindliches Spielbedürfnis („emotionaler Infantilismus"). Infolge der Hirnreifungsverzögerung entwickelt sich das Abstraktionsvermögen wie auch das Reifen der emotionalen Steuerung später als normal. Dessen Fehlen sollte nicht fälschlicherweise als Dummheit interpretiert werden.

Diskrepanz zwischen (altersgemäßem) Dualverhalten und (unreifem) Gruppenverhalten

Das ADS-ADHD-POS-Kind ist meistens mehr oder weniger gruppenunreif. In der Gruppe meistens überkonform, beeinflussbar, verführbar, leistet es keinen

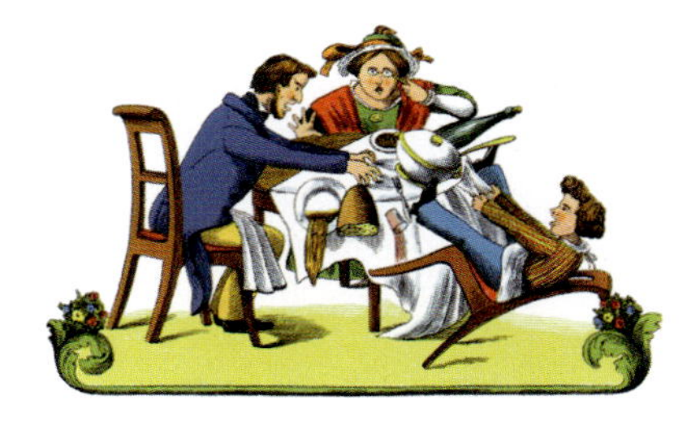

Widerstand. Die Schulleistungen unterscheiden sich meist stark, ob sie in einer dualen (1:1-Lern-)Situation oder in der Gruppe (Klasse) erfolgen. Leistungsgenügen in der Dualsituation, Leistungsversagen in der Klasse. (Ein Pensum kann mit der Mutter, dem Nachhilfelehrer, der Logopädin oder Legasthenietherapeutin bis zur Fehlerfreiheit geübt werden: In der nachfolgenden Klassenarbeit versagt das ADS-ADHD-POS-Kind infolge der bestehenden psychischen Gruppen-Stress-Situation.) Der Einzelunterricht vermag darum in verzweifelten Fällen geradezu Wunder zu bewirken. ADS-ADHD-POS-Kinder sind deshalb als körperlich (neuronal-hirnfunktionell) Behinderte zu betrachten.

Also: Große Gruppen sind oft schlechter als Zweiergruppen – der Lehrer sollte dies ausnutzen!

Zeichen zentraler Sprachschwäche (fakultativ)

Ein schlechtes Sprachgefühl kennzeichnet diese Kinder. Es hat eine dysgrammatische Sprache, eine schlechte Wort-Merkfähigkeit und Wortfindungsschwierigkeiten. Es hat Mühe, einem Erlebnis oder einem Gedanken sprachlichen Ausdruck zu geben. Dabei treten eventuell auch noch Sprachfehler (z. B. Stammeln) auf.

In diesen Fällen ist eine logopädische Betreuung notwendig. Intelligente mündliche Antworten sollten die schriftliche Leistung, die wegen der zentralen Sprachschwäche und der mangelhaften Orthographie oft schlecht ist, etwas kompensieren helfen.

Zeichen zentraler (zerebraler) visueller Verarbeitungsstörung (fakultativ)

ADS-ADHD-POS-Kinder können ein gestörtes optisches Formwahrnehmen, ein schlechtes Formgedächtnis, ein unvollkommenes Raumgefühl, ein schlechtes Distanzen-Einschätzen und ein mangelhaftes perspektivisches Sehen zeigen. Sie haben auch ein fehlendes Gefühl für Geschwindigkeiten und eine Orientierungsschwäche. Dies kann unter anderem auch zu einer erhöhten Unfallgefahr der ADS-ADHD-POS-Kinder führen.

Zeichen zentraler Merkfähigkeitsstörung für Reihen (fakultativ)

Bei manchen POS-Kindern kann eine Merkfähigkeitsschwäche für sequenzielle Reize oder Wahrnehmungen, das heißt, für zeitliche Abläufe gefunden werden. Solche Kinder sind (oft noch im Oberstufenalter) unsicher über die Reihenfolge der Monate, der Buchstaben im Alphabet und im Einmaleins. Das Synonym dafür: „Serialstörung".

Da seriale Leistungen oft vermindert sind, sollte nicht an der mangelnden Fähigkeit, das Einmaleins zu erlernen, der ganze Erfolg im Rechenunterricht scheitern.

Lese-Rechtschreib- und Rechenschwäche

Die erwähnten hirnfunktionellen Störungen können eine Legasthenie, Dysorthographie und/oder Dyskalkulie bewirken. Die frühzeitige Erkennung dieser Funktionsstörungen im Kindergartenalter und ein entsprechendes Training sind von hohem prophylaktischem Wert und Nutzen.

Allgemein gilt

Sowohl zu Hause wie in der Schule ist das mangelnde Selbstwertgefühl des hirnfunktionsgestörten Kindes die folgenschwerste Beeinträchtigung. Hier hilft nur eines: Das Kind muss spüren, dass Eltern und Lehrer es trotz seiner Schwierigkeiten akzeptieren. Lob und Aufmunterung zu einem Tun, das dem Kind gelingt und ihm Freude bereitet, wird es vor dem Abgleiten in die Aggressivität oder in die Depression bewahren. Je mehr es der Umgebung gelingt, dem Kind zu Erfolgserlebnissen zu verhelfen, desto besser kann es seine Schwierigkeiten bewältigen. Das Kind spürt sehr feinfühlig, welche Einstellung ihm entgegen gebracht wird und übernimmt mit der Zeit die Meinung der Umgebung. Eltern (Lehrer), die daran glauben, dass das Kind schließlich seine Schwierigkeiten überwinden wird, brauchen sich um seine Zukunft keine Sorgen zu machen. Wenn hingegen die Eltern (Lehrer) versuchen, die Schwierigkeiten des Kindes zu verleugnen, indem sie etwa vor den Ohren des Kindes erzählen, es sei gut im Sport, habe viele Freunde usw., obwohl dies alles doch gar nicht wahr ist, wird auch das Kind zur Überzeugung kommen, dass es zu seinen Schwierigkeiten nicht stehen darf, und in eine neurotische Entwicklung hineinkommen.

Ressource

Dieses Infoblatt basiert auf einem Artikel von Dr. med. Ch. Wolfensberger, Facharzt für Kinder und Jugendliche FMH.

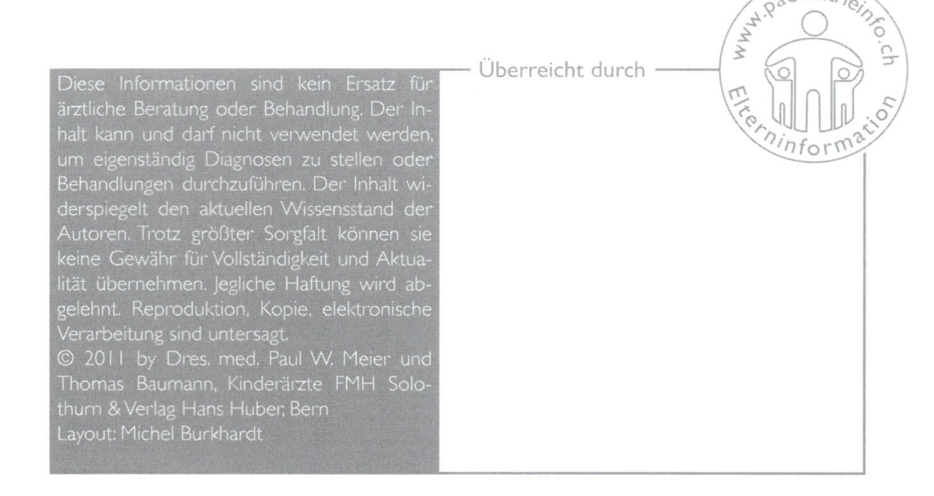

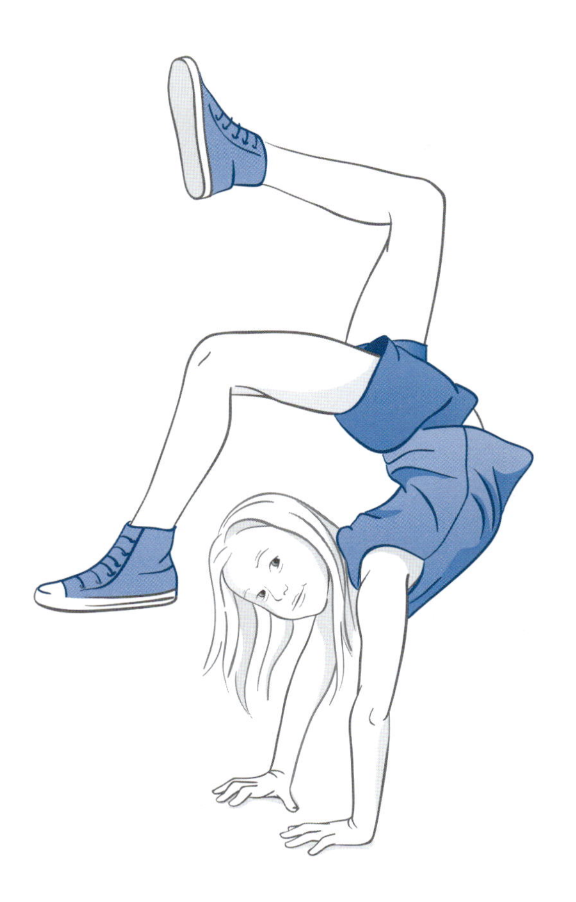

Die Aufmerksamkeitsdefizit-/Hyperaktivitätsstörung (ADHS) ist bei Kindern und Erwachsenen sehr häufig. Man kann davon ausgehen, dass etwa 5 % der Bevölkerung davon betroffen sind. Die Ursachen sind angeboren, aber die Symptome können heute erfolgreich und ohne nennenswerte Nebenwirkungen behandelt werden!

Definition

Die Biografien bedeutender Persönlichkeiten enthalten oft Verhaltensweisen, die an die Schwierigkeiten von Kindern mit ADHS erinnern. Am Beispiel von Heinrich Pestalozzi lässt sich dies gut aufzeigen. Trotz der vielen Verdienste von Pestalozzi war dessen Lebensweg durch viele Misserfolge und Rückschläge gekennzeichnet, die nicht nur durch äußere Umstände zu erklären sind. Sein ungepflegtes Äußeres, seine sprunghaften Ideen, seine Unfähigkeit, sich zu organisieren und seine Schwierigkeiten, mit Geld umzugehen, haben seine Zeitgenossen immer wieder verwundert. Wahrscheinlich konnte Pestalozzi seine Pläne und pädagogischen Ideen nur dank der beständigen Unterstützung und Liebe durch seine Frau Anna einigermaßen erfolgreich umsetzen – ein Vorgehen, das heute als „Coaching" bezeichnet wird. In seinem Tagebuch beschreibt sich Pestalozzi wie folgt: „Ich zeigte mich schon sehr früh und gar oft unverzeihlich unaufmerksam, zerstreut und gedankenlos. Ich stieß mit meinem Kopf in hundert und hundert Kleinigkeiten an die Wand. Was hinter mir war, war bald, wie wenn es nicht geschehen wäre." Sein „Schulmeister" soll gesagt haben, dass aus ihm nie etwas Rechtes werden könne. Die Mitschüler spotteten über seine Nachlässigkeit und Unreinlichkeit. Trotz seiner „Gedankenzerstreuung" hat sich Pestalozzi aber – aufgrund seines guten Potenzials – in der Schule doch durchsetzen können, auch wenn seine Orthografie immer mangelhaft war, und er im Verhalten auffällig blieb. Man sprach von einem, der im Kopf nicht ganz recht sei. Seine Studien brach er vorzeitig ab, sein chaotischer Lebensstil begleitete ihn sein ganzes Leben lang. Diese Symptome nennt man eine Aufmerksamkeitsdefizit-/Hyperaktivitätsstörung (ADHS). Die Kriterien für eine solche Störung sind im Anhang detailliert dargestellt.

Die Symptome der Unaufmerksamkeit, der Hyperaktivität und Impulsivität können in ganz unterschiedlichen Kombinationen und Ausprägungen auftreten.

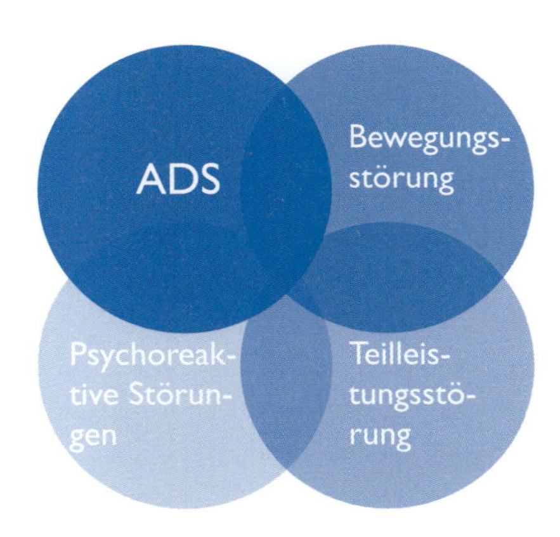

Entsprechend vielfältig sind auch die klinischen Bilder, die wir aus dem Alltag kennen. Vom wilden „Zappel-Philipp" bis zum ruhigen „Hans Guck-in-die-Luft". Entscheidend ist in jedem Fall die Persistenz, das heißt das Andauern der Symptome über Monate und Jahre und der Beginn einiger Symptome vor dem siebten Altersjahr. Die Störung ist oft mit Teilleistungsstörungen (z. B. Lese-Rechtschreib- oder Rechenstörung) kombiniert. Es können motorische Probleme (eine leichte zerebrale Bewegungsstörung) vorliegen. Sowohl die „leichte zerebrale Bewegungsstörung" wie auch Teilleistungsstörungen können aber auch isoliert vorkommen und haben dann nichts mit einer ADHS zu tun. Unter dem in der Schweiz verwendeten Begriff „POS" (psychoorganisches Syndrom) wird die Kombination einer Aufmerksamkeitsstörung, Antriebstörung, Störung der Merkfähigkeit und einer Wahrnehmungsstörung verstanden.

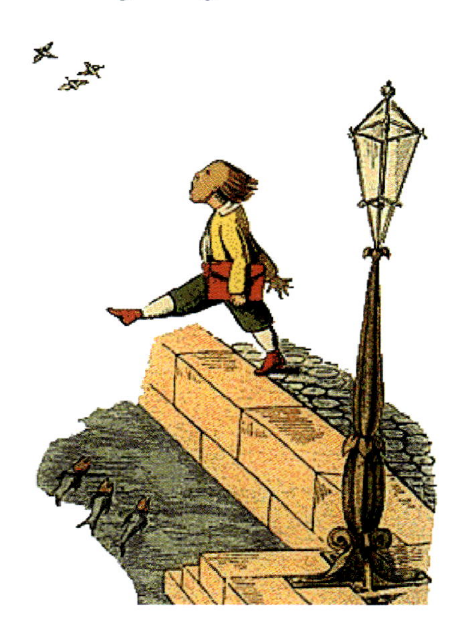

Ursachen

Die Störungen haben eine biologisch bedingte Ursache mit typischen Folgen: Probleme der Selbst- und Eigensteuerung, eine beeinträchtigte Aufmerksamkeitsleistung (Vigilanz), eine Störung von Lernprozessen und Gedächtnisleistungen sowie – vorwiegend im Kindesalter – das häufig auffallende Bewegungsverhalten (Hyperaktivität). Verschiedene Modelle versuchen, diese gestörten Basisfunktionen zu erklären: Man stellt sich vor, dass ein ADHS-Betroffener nicht imstande ist, aus den ständig vielfältig angebotenen Informationsreizen, die vorerst im sogenannten Kurzzeit- oder Arbeitsgedächtnis aufgenommen werden, diejenigen auszuwählen und mit bereits abgespeicherten Informationen aus dem Langzeitgedächtnis zu vergleichen, die der vorgegebenen Situation angepasst sind. Es kommt so zu einer Störung der Informationsverarbeitung. Dies führt nachfolgend zu einer unverständlichen, unüberlegten Handlung. Es fehlt oft die Zeit zum „Überlegen" oder das „Überlegen" dauert viel zu lange. Ein anderes Modell besagt, dass das Gehirn durch zu viele Wahrnehmungseindrücke überflutet wird, indem die notwendige Filter- oder Auswahlfunktion nicht richtig oder anders abläuft. Der Betroffene sieht sich so gleichzeitig mit mehreren Fernseh- oder Radioprogrammen konfrontiert, er kann sich nicht auf ein einziges Programm konzentrieren. Viele Handlungen werden überdies reflexartig, das heißt, impulsiv ausgeführt, ohne vorher allfällige Konsequenzen zu überdenken, diverse Hemmungsmechanismen im Frontalhirn sind offenbar nur zum Teil in Funktion. Um verstehen zu können, welche biologischen Funktionen bei der ADHS anders ablaufen, ist es notwendig, einige Grundlagen über Aufbau und Funktion unseres Gehirns zu kennen. All unsere menschlichen Fähigkeiten und Leistungen, wahrscheinlich auch die „Seele", lassen sich heute zum großen Teil aufgrund von biochemischen Stoffwechselvorgängen erklären. Man spricht von der „Chemie der Seele". Unser Denken, Empfinden, Erinnern, Fühlen, Lernen, ja, das Bewusste und auch Unbewusste sind in unserem Gehirn nach physiologischen Gesetzmäßigkeiten programmiert, codiert und biochemisch abgespeichert. Anatomisch gesehen ist das Gehirn ein komplexes Netzwerk aus schätzungsweise 100 Milliarden Hirnzellen, die wiederum unter sich ca. 1000-mal durch spezielle Übertragungsstellen (den sog. Synapsen) verbunden sind. Obwohl das Gehirn nur ca. 1,5 Kilo wiegt, benötigt es praktisch konstant 20 % unserer Körperenergie (in Form von Sauerstoff und Blutzucker) und ist auf eine ununterbrochene Blutzufuhr angewiesen. Dieses unvorstellbar riesige Netzwerk von Gehirnzellen ist anatomisch und funktionell in verschiedene Areale aufgeteilt, das heißt, in einzelnen Abschnitten werden spezifische Steuerungsaufgaben übernommen (z. B. Sehzentrum, Sprachzentrum etc.).

Der dazu notwendige Informationsaustausch erfolgt in komplizierten Regelkreisen, wobei die einzelnen Informationen von einer Zelle zur anderen im Bereich der Synapsen durch Überträgerstoffe (den sog. Neurotransmittern) vermittelt werden. Das komplexe System wird dadurch noch differenzierter und leistungsfähiger, indem nicht nur ein, sondern mehrere Dutzend verschiedene Neurotransmittersysteme zur Verfügung stehen. Noch sind deren Funktionen lange nicht alle erforscht. Es kann aber vereinfacht gesagt werden, dass letztlich all unser Denken und Handeln primär von intakt funktionierenden Neurotransmittersystemen abhängt. Durch neue bildgebende Verfahren (z. B. PET, SPECT oder fMRI) kann die Aktivität bestimmter Hirnareale sichtbar gemacht werden. Wir erhalten „Bilder des Geistes": So zeigen neueste SPECT-Untersuchungen bei vielen psychischen Störungen, aber auch bei Teilleistungsstörungen, weniger durchblutete Hirnareale als Zeichen einer lokal verminderten oder anders ablaufenden Hirnaktivität. Damit konnte gezeigt werden, dass Menschen mit einer ADHS-Problematik im Bereich der so genannten Stammganglien im Frontal-(Stirn-)Hirn und Kleinhirn eine geringere Hirnaktivität zeigen als Leute ohne dieses Handicap. In diesen Regionen sind vorwiegend die Neurotransmitter Dopamin und Noradrenalin vorhanden. Diese Neurotransmitter wirken bei der ADHS wahrscheinlich im Synapsenspalt zu kurz und erklären somit die registrierte Unterfunktion dieser Regionen. Man konnte zeigen, dass sich mit Methylphenidat (z. B. Concerta, Medikinet und Ritalin), dem bei der ADHS meist verwendeten Medikament, die Durchblutung in den

Stammganglien und im Frontalhirn verbessert. Offenbar wird die Neurotransmitterfunktion aktiviert, das heißt, stimuliert, indem durch Methylphenidat der zu rasche Abbau der Neurotransmitter verhindert wird (Beeinflussung der Dopamintransportersysteme). Entsprechend dieser Funktion werden deshalb solche Medikamente auch als Stimulanzien bezeichnet. Bei der ADHS handelt es sich also wahrscheinlich primär um eine Funktionsstörung im Bereich derjenigen Neurotransmittersysteme, die die komplexen Aufmerksamkeits- und Gedächtnisleistungen steuern. Vereinfacht könnte man auch von einer Stoffwechselstörung im Bereich dieser Synapsen sprechen. Als Ursache dieser Fehlfunktion sind genetische, das heißt vererbte Faktoren weitaus wahrscheinlicher als ein angeblich falsches Erziehungsverhalten der Eltern. Viele Stammbäume betroffener Familien zeigen eine signifikante Häufung von ADHS-Patienten in mehreren Generationen. Auch Zwillingsstudien weisen auf die große Bedeutung der Vererbung hin. Eine Untersuchung konnte zudem zeigen, dass sich das häufig problematische Erziehungsverhalten von Eltern mit ADHS-Kindern nach deren erfolgreicher medikamentöser Therapie rasch völlig normalisiert.

Folgen

Diese andere Hirnfunktion von Menschen mit einer ADHS hat jedoch nicht nur negative Aspekte: Sie ist nicht selten die Voraussetzung für innovative, spontane und sehr kreative Menschen, die häufig als Künstler, Freischaffende oder als große Reformer wie Pestalozzi sehr erfolgreich sein können. Voraussetzung dafür sind aber in der Regel günstige äußere Umstände, wobei vor allem ein gut gewählter Beruf und der richtige Lebenspartner entscheidend sind. Es ist wahrscheinlich, dass zu Beginn unserer Menschheitsgeschichte viele ADHS-Verhaltensweisen zum Überleben lebensnotwendig waren. Leider haben aber viele betroffene Menschen mit dieser „anderen Hirnfunktion" auch große Probleme. Sind es im Kindesalter häufig vor allem die Eltern oder das ganze Familiensystem, die unter der ADHS leiden, so wird der Leidensdruck mit zunehmendem Alter auch für die betroffenen Kinder und Jugendlichen selbst immer größer. Gerade wenn diese intelligent sind, bemerken sie rasch, dass sie trotz großer Anstrengungen und guten Willens nie die gewünschte Leistung erbringen können. Sie verlieren so ihr Selbstwertgefühl, werden frustriert und entwickeln eventuell sekundär reaktive Störungen. Besonders schwer haben es die motorisch nicht hyperaktiven Kinder – es sind vor allem Mädchen –, die als stille ruhige und „brave", vielleicht gar als etwas „dumme" Kinder verkannt werden. Als Erwachsene sind sie häufig weder beruflich noch gesellschaftlich ihren wahren Fähigkeiten gemäß integriert. Sie spüren, dass etwas einfach nicht stimmt, und dass sie ihr gutes Potenzial nicht realisieren können. Die zu optimistische Prognose, dass der Zappel-Philipp spätestens in der Pubertät „ruhig und vernünftig" wird, stimmt leider für viele Betroffene nicht. Die Problematik der gestörten Aufmerksamkeit mit all ihren Folgeerscheinungen kann das ganze Leben anhalten.

Behandlung

Seit mehr als 75 Jahren wissen wir, dass wir die ADHS zwar nicht heilen, aber in vielen Fällen durch eine medikamentöse Behandlung mit Stimulanzien wesentlich verbessern können. Dennoch ist der Einsatz dieser Behandlung hierzulande weiterhin umstritten, und er wird immer noch mehr emotional als sachlich diskutiert. Durch die millionenfache und langjährige Anwendung gibt es aber heute genügend Fakten über die gute Verträglichkeit, die harmlosen Nebenwirkungen und vor allem über die deutliche Hilfe, die eine Behandlung mit Stimulanzien erzielen kann. Es geht nie darum, aus einem schwierigen Kind nun ein „braves" oder „leistungsfähigeres" Kind zu machen, sondern das Ziel der Behandlung ist es, eine biologisch gestörte Steuerungsfunktion zu stabilisieren und dem Kind die gleichen Ausgangschancen zu geben. Ziel ist auch, den Eltern zu helfen, einen besseren Kontakt zu ihrem „beziehungsschwierigen" Kind aufzubauen. Keine medikamentöse Intervention ist in der Psychiatrie – wenn korrekt angewendet – so erfolgreich wie diejenige bei ADHS-Patienten. Es ist nicht richtig, wenn Fachleute diesen Kindern viele Jahre lang zum Teil wenig effektive Therapien verschreiben, um ja nur keine Medikamente geben zu müssen. Es ist nicht richtig, wenn ihnen mit falscher Argumentation eine medikamentöse Behandlung vorenthalten wird oder nur als letztmöglicher Ausweg, wenn dann alles andere versagt hat, angeboten wird. Es ist aber richtig, wenn bei großem Leidensdruck primär die bestmögliche Behandlung eingesetzt wird. Auch heute noch ist es oft erstaunlich, welche Odysseen manche Familien hinter sich haben, bis sie eine sachliche Information und Therapie erhalten. Unter dem Schlagwort „bio-psycho-soziale Medizin" wird heute zu Recht eine gesamtheitliche Betrachtungsweise in den Vordergrund gestellt. Gerade bei der ADHS besteht nun aber das Problem, dass die biologisch bedingten Ursachen immer noch häufig zu wenig bekannt sind oder verkannt werden und deshalb hauptsächlich von den psychischen und sozialen (sprich erzieherischen) Komponenten gesprochen wird.

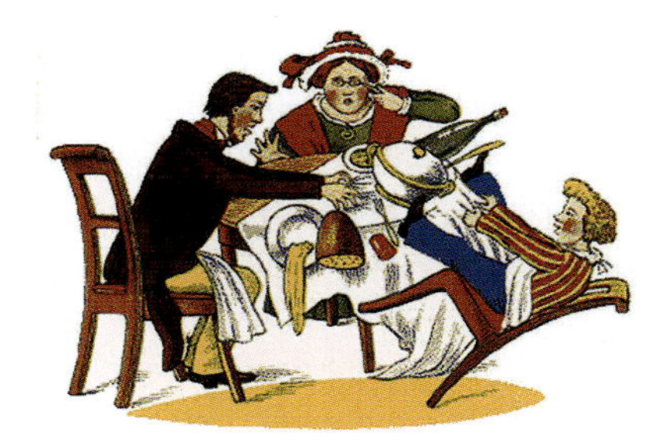

Nach der Diagnosestellung muss ein Therapieplan aufgestellt werden. Natürlich ist es ein Unterschied, ob bei einem Kindergartenkind eine Verdachtsdiagnose gestellt wird, oder ob in der vierten Klasse nach vielen erfolglosen Behandlungsversuchen ein großer Leidensdruck besteht, weil eine Versetzung in die Hilfsklasse oder gar ein Schulausschluss droht. Entscheidend ist neben dem Ausmaß der Symptomatik immer der Leidensdruck des Kindes, der von vielen Faktoren abhängig sein kann (Familien- bzw.

Lehrerpersönlichkeit, soziale Integration, Selbstwertproblematik usw.). Kinder mit einem guten Potenzial können ihr Handicap manchmal sogar bis ins Gymnasium oder in die Universität kompensieren. Leider ist dies jedoch nicht die Regel, sondern mit zunehmendem Alter steigt der Leidensdruck.

Es ist durch eine medikamentöse Behandlung natürlich kein unmittelbares Wunder zu erwarten. Aber erst die Medikation ermöglicht den Aufbau üblicher Verhaltensweisen. Das eigentliche Lernen, die eigene Anstrengung bleibt jedoch unerlässlich!

Unter den Stimulanzien ist das Methylphenidat (Handelsnamen Concerta, Medikinet und Ritalin) am bekanntesten, weniger häufig werden hierzulande Amphetaminpräparate (d-Amphetamin oder Adderall) verwendet. Alle Stimulanzien müssen individuell dosiert werden: Sowohl die Menge wie auch die Dauer der medikamentösen Wirkung sind von Patient zu Patient unterschiedlich. Es gibt keine Standarddosierung in dem Sinne, dass z. B. ein 30 kg schwerer Junge 2x1 Tablette braucht, er benötigt vielleicht nur 1x1/4 Tablette oder 4x2 Tabletten pro Tag! So ist die sehr individuelle Dosierung vergleichbar mit dem ebenfalls sehr variablen Insulinbedarf eines Zuckerkranken. Bei Nichtbeachten dieser großen Unterschiede gibt es viele „falsche" Therapieversager, sonst ist das positive Ansprechen in der Regel überraschend hoch (je nach Studie bis zu 90 %!). Praktisch wird so vorgegangen, dass mit einer kleinen Dosis (2,5 mg) begonnen und alle vier bis sechs Tage gesteigert wird, bis ein eindeutig positiver Effekt oder eine der bekannten Nebenwirkungen auftritt. Als Nebenwirkungen sind vor allem Appetitverlust und die Verstärkung schon bestehender Einschlafprobleme bekannt. Eventuelle Bauchschmerzen verschwinden in der Regel, wenn das Medikament nach dem Essen eingenommen wird. Andere Nebenwirkungen sind selten, das Längenwachstum, aber auch die Gewichtsentwicklung (Methylphenidat hat auch eine Appetit hemmende Wirkung) wird zum Teil geringgradig beeinflusst. Die positive Wirkung können größere Kinder meist selbst sofort beurteilen („Ich kann mich nun besser konzentrieren." „Die Schule ist plötzlich interessanter." „Der Nebel ist weg." „Es läuft besser." Oder: „Die anderen stören mich."), das bisher „unmögliche Verhalten" bessert sich, die ständige Unruhe ist weg, das Schriftbild ist weniger chaotisch, plötzlich gelingen Zeichnungen und vor allem: Die Beziehungsfähigkeit zum Kind wird möglich. Häufige Rücksprachen mit Lehrern und anderen Bezugspersonen sind in dieser Phase unumgänglich. Sobald eine positive Wirkung auftritt, muss die Wirkungsdauer beurteilt werden. Diese kann minimal zwei bis maximal zehn Stunden betragen. Bei der in der Regel doch recht kurzen Wirkungsdauer von drei bis vier Stunden ist

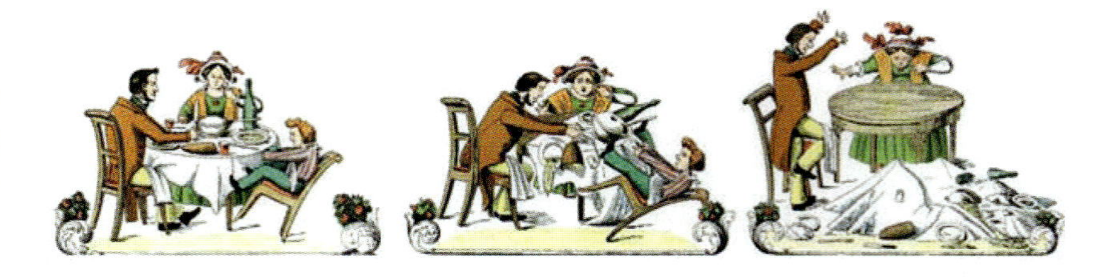

es für Eltern mittags manchmal schwierig zu beurteilen, ob eine Wirkung eingetreten ist. Auch kann es in dieser Phase zu einer Verstärkung der Symptomatik kommen (sog. Rebound-Phänomene), das heißt, das Kind kommt viel unruhiger und aggressiver nach Hause, so dass die Eltern glauben, das Medikament nütze überhaupt nichts. Entsprechend sind bei einzelnen Kindern mehrere Gaben pro Tag notwendig, oder es wird auf ein Langzeitpräparat umgestellt (Concerta, Medikinet MR oder Ritalin LA resp. SR). Sobald bei der Einstellung eine zu hohe Einzeldosis erreicht ist, erscheint das Kind „zu brav", fast depressiv oder sonst verändert, in einigen Fällen auch vermehrt aggressiv und reizbar, so dass die Dosis reduziert werden muss. Ältere Kinder und Erwachsene berichten, dass es ihnen bei zu hoher Dosierung nicht „wohl in ihrer Haut" ist, sie erscheinen dysphorisch und irritabel. Dank der kurzen Wirkungsdauer kann diese Überdosierung rasch erkannt und reduziert werden. Richtig informierte Eltern oder ältere Kinder bzw. Jugendliche sollen und können die optimale Einstellung mithilfe des Arztes weitgehend selbst vornehmen. Eine einmal als richtig eingestellte Dosis kann bei vielen Betroffenen in der Regel während der ganzen Behandlungsdauer eingehalten werden, andere wiederum benötigen immer wieder eine Dosisanpassung nach unten oder oben.

In Ergänzung steht mit Atomoxetin (Strattera) seit kurzer Zeit auch in Europa ein zusätzliches ADHS-Medikament zur Verfügung, das eine zum Teil etwas andere Wirkung als die Stimulanzien zeigt.
Für die Kinder ist es sehr wichtig, über das „Handicap" einer ADHS informiert zu werden, und darüber, warum sie ein Medikament einnehmen müssen. Neben guten Büchern steht auch im Internet eine große Anzahl von teilweise sehr guten Informationen zur Verfügung.

Nach einigen Monaten kann dann meist entschieden werden, welche Wirkung die medikamentöse Behandlung nun auch objektiv bringt und welche Zusatzmaßnahmen weiter oder neu notwendig sind. Vor allem dann, wenn sich im Lauf der Jahre ungünstige Verhaltensmuster eingespielt oder substanzielles Wissen vorher nie abgespeichert werden konnte, ist durch eine medikamentöse Behandlung kein unmittelbares Wunder zu erwarten. Erst die Medikation ermöglicht den Aufbau üblicher Verhaltensweisen – das eigentliche Lernen, die eigene Anstrengung bleibt aber unerlässlich. Als Zusatzmaßnahmen sind vor allem verhaltenstherapeutisch orientierte und pädagogische Hilfen sinnvoll. Nicht selten wird die Erfahrung gemacht, dass mit Aufnahme einer medikamentösen

Behandlung bereits eingeleitete Zusatztherapien nun „endlich greifen". Häufig braucht das Kind einfach einmal eine „Therapiepause", vor allem dann, wenn während der Jahre wenig wirksam „therapiert" wurde und die medikamentöse Behandlung nun eine deutliche Verbesserung bringt. Zusätzlich bestehende Teilleistungsstörungen oder abnorme motorische Symptome sollten aber nach Möglichkeit weiterbehandelt werden, da hier die Stimulanzien keine spezifische Wirkung zeigen. Die individuelle Verknüpfung verschiedener Therapiemethoden mit einer medikamentösen Basisbehandlung (sog. multimodales Vorgehen) erscheint langfristig am erfolgreichsten. Die Dauer der medikamentösen Behandlung ist unterschiedlich. Häufig ist die medikamentöse Unterstützung während der Schulzeit mit Pausen an Wochenenden und in den Ferien angezeigt. Aber vor allem dann, wenn starke Verhaltensauffälligkeiten im Vordergrund stehen, ist eine kontinuierlichere Behandlung vorzuziehen, das heißt möglichst die ganze Woche und in den Ferien. Es ist vernünftig, eine normalisierte Hirnfunktion während des ganzen Tages zur Verfügung zu haben, man lebt ja nicht für die Schule oder den Beruf allein! Soziale Verhaltensmuster müssen den ganzen Tag eingeübt werden können.

In einer Studie hat man festgestellt, dass bei Hunderten von behandelten Patienten nach Ablauf einiger Jahre die Medikation nicht mehr notwendig war bzw. die Dosierung reduziert werden konnte! In der Regel wird ab Schulalter mit einer medikamentösen Behandlung begonnen, in Fällen mit schweren Verhaltensproblemen auch schon früher, das heißt im Alter ab ca. drei bis vier Jahren. Bei gutem Ansprechen vermindert diese frühzeitige Behandlung viele sekundär entstehende Probleme. Nicht selten können Kinder so auch normal eingeschult werden, und die Chance, dass sich die ADHS-Problematik „verwächst", ist größer. In diesem Sinne ist die frühzeitige medikamentöse Behandlung auch als vorbeugende Maßnahme zu sehen. Die Behandlung im Jugend- und Erwachsenenalter wurde früher kontrovers beurteilt: Im Vordergrund stand dabei die Befürchtung, dass die Stimulanzien zu Abhängigkeit führen könnten. Zahlreiche Studien und millionenfache Behandlungen in dieser Altersstufe zeigen aber das Gegenteil! Es ist unbestritten, dass Stimulanzien bei Personen ohne ADHS zu Abhängigkeit führen können. Deshalb gilt Methylphenidat zu Recht auch als Betäubungsmittel und unterliegt einer verschärften Rezeptpflicht. Doch liegt der entscheidende Punkt eben darin, dass bei der ADHS eine andere „Hirnchemie" vorliegt. So ist wiederholt gezeigt worden, dass nicht erkannte und damit unbehandelte ADHS-Jugendliche häufiger ein Suchtproblem mit Alkohol oder Drogen entwickeln als ADHS-Patienten unter einer Stimulanzientherapie. Besonders heimtückisch scheint sich dabei der Cannabiskonsum zu erweisen, indem bei ADHS-Patienten für kurze Zeit die Konzentration und das Wahrnehmungsvermögen verbessert wird, die stark fettlöslichen Substanzen hingegen bei wiederholtem Genuss wochenlang im Gehirn gespeichert werden und die primäre ADHS-Problematik so verstärken können.

Wichtig

Wir wissen von Heinrich Pestalozzi und vielen anderen Beispielen, dass die ADHS einen erfolgreichen Lebensweg nicht ausschließt und in gewissen Fällen sogar ermöglicht. Wir wissen, dass wir heute mit gutem Gewissen und erfolgreich mit einer Behandlung mit Stimulanzien viel Leid und Kummer betroffener Familien vermeiden können. Diese Medikation ist ein wichtiger Baustein im ganzen Behandlungskonzept, bei dem die Eltern, Erzieher, Lehrer, Psychologen und der Arzt in einem gemeinsamen Team zusammenarbeiten sollten. Auf diese Weise können bei vielen Kindern mit ADHS im Sinne von Pestalozzi möglichst umfassend die geistigen, seelischen und körperlichen Fähigkeiten (d. h. „Kopf, Herz und Hand") gefördert und weiterentwickelt werden.

Ressource

Dieser Text basiert auf einem Vortrag von Dr.med. Meinrad H. Ryffel bei ELPOS Schweiz.vv

Illustration: descience
Layout: Michel Burkhardt

Überreicht durch

www.paediatrieinfo.ch Elterninformation

Affektkrampf

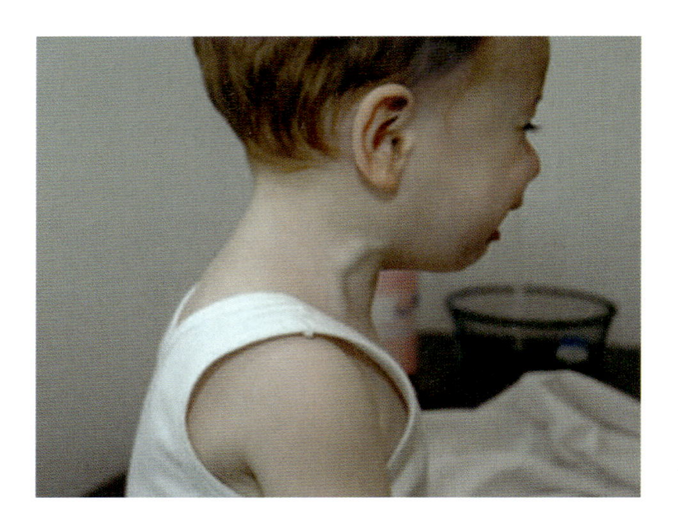

Etwa 5 % aller Kinder entwickeln sogenannte Affektkrämpfe (andere Bezeichnungen: respiratorische Affektanfälle, breath-holding spells, Schreikrämpfe, Wegbleiben, Wegschreien, Wutkrämpfe). Dabei handelt es sich um anfallartige Episoden mit Bewusstseinsverlust – gelegentlich mit krampfartigen Erscheinungen –, die durch Gefühle (Affekte) ausgelöst werden. Das Kind wird quasi von seinen Gefühlen überrollt. Ursachen solcher Affektausbrüche können zum Beispiel Schmerzen, Enttäuschung oder Wut sein. Affektkrämpfe sind ungefährlich, und die Kinder erholen sich vollständig.

Definition

Affektkrämpfe kommen bei Kindern im Alter von sechs Monaten bis fünf Jahren vor, bevorzugt zwischen dem 6. und 18. Lebensmonat. Sie sind häufig, und etwa 5 % aller Kinder erleiden diese Anfälle – manche nur wenige im Jahr, andere mehrere am Tag.

Besonders die lebhaften, empfindsamen, vermehrt reizbaren Kleinkinder, Jungen häufiger als Mädchen, neigen zu Affektkrämpfen. Oft besteht eine familiäre Veranlagung zu übermäßiger Erregbarkeit, zu Jähzorn und Angstzuständen. Bei etwa einem Viertel der betroffenen Kinder kommen Affektkrämpfe auch bei Geschwistern vor oder wurden in der Kindheit bei den Eltern gesehen.

Den Beginn des Anfalls erkennt man oft schon am erschreckten oder wütenden Gesichtsausdruck des Kindes. Es folgt meist ein sich steigerndes Schreien über einige Sekunden, das dann plötzlich abbricht. Bei manchen Kindern bleibt das Schreien auch aus, oder es kommt nur zu einem Ansatz von Schreien. Nach einer Ausatmung hält das Kind den Atem an, versteift sich meist anfangs, wird blass, die Lippen sind oft bläulich (zyanotisch), dann wird es bewusstlos und fällt schlaff hin. Nach einigen Sekunden bis Minuten kommt es wieder zu sich, ist dann meist erschöpft, gelegentlich schlafbedürftig. Bei längerer und tieferer Bewusstlosigkeit können auch Verkrampfungen – oft kurze tonische Streckkrämpfe und gelegentlich auch Zuckungen (Kloni) – vorkommen.

Außer diesen oft sehr dramatisch verlaufenden „blauen Affektkrämpfen“ kommen (seltener) auch „blasse Affektanfälle“ vor („Reflexsynkopen“, weitgehend beschränkt auf das zweite Lebensjahr), veranlasst durch Schmerzen etwa bei einem Stoß des Kopfes gegen eine Tischkante oder auch nur durch Angst oder einen Schreck. Dabei bleibt das Schreien meist aus, und die Kinder sacken blass und bewusstlos auf den Boden.

Ursache

Die abnorme Erregung des Kindes bewirkt einen krampfartigen Verschluss der Stimmritze mit Atemstillstand. Die Erregung bewirkt außerdem – über das vegetative Nervensystem – eine Kreislaufstörung mit Abfall des Blutdrucks und eine Verlangsamung des Herzschlags. Alles zusammen führt zu einer verminderten Sauerstoffversorgung der Haut (deshalb die blaue Farbe) und des Gehirns (deshalb die Bewusstlosigkeit). Die gelegentlich auftretenden Krämpfe oder Kloni

(Zuckungen) sind durch den Sauerstoffmangel bedingt und keine epileptischen Anfälle.

Gefahren

Der oft dramatische Ablauf kann die Eltern, besonders beim ersten Mal, sehr ängstigen. Glücklicherweise sind die Anfälle, auch bei häufigerem Auftreten und längerer Dauer, ungefährlich.

Diagnose

Der typische Anfallsablauf lässt in der Regel an der Diagnose keinen Zweifel entstehen. Wenn die typischen Gefühlsausbrüche als Auslöser fehlen, muss im Zweifelsfall eine Epilepsie ausgeschlossen werden. Dazu wird ein Hirnstrombild (EEG) abgeleitet.
Sehr selten ist auch eine Herzrhythmusstörung Ursache von solchen Anfällen. Auslöser sind hier jedoch meist Anstrengungen und nicht Emotionen. In diesen Fällen muss ein EKG abgeleitet werden.
Einige Forscher weisen auf einen Eisenmangel bei Affektanfällen hin. Deshalb kann eine Blutuntersuchung sinnvoll sein.

Einfluss

Angehörige und Betreuer sollten darauf achten, welche Affekte die Anfälle verursachen. Gelegentliche Schmerzreize werden sie kaum verhindern können. Andere Auslöser, etwa abrupte Verweigerungen, brüske Gebote und Bestrafungen mit Worten oder Taten, lassen sich durch eine einfühlsame erzieherische Haltung vermeiden oder mildern. In affektgeladenen Situationen kann man oft entspannend reagieren durch Ablenkung oder liebevolle Zuwendung. Trotzdem müssen Sie unangemessenen Wünschen des Kindes konsequente Grenzen setzen. Falls Sie, aus Angst einen Anfall zu provozieren, alles erlauben, kann Ihnen eine Erziehungsberatung (z. B. beim Kinderarzt) helfen. Gerade Kinder mit Affektkrämpfen profitieren von klaren Grenzen: Sie lernen dadurch, dass ihnen ein Anfall nicht hilft, Ziele zu erreichen.

Behandlung

Im Anfall sollten Sie das Kind so lagern, dass es sich nicht verletzen kann. Schauen Sie auf die Uhr: Wie lange dauert es, bis das Kind wieder zu sich kommt? Machen Sie keine Anstalten, das Kind zu beatmen, denn die Anfälle sind harmlos und gehen so rasch vorbei, wie sie gekommen sind.
Nach dem Anfall sollten Sie Ihrem Kind zeigen, dass Sie für es da sind und sich so entspannt wie möglich geben. Diskutieren Sie den Anfall nicht, und auch eine Bestrafung ist sinnlos. Das Kind wird nicht absichtlich bewusstlos, sondern kann sich einfach schlecht kontrollieren. Es wird von seinen Gefühlen quasi überrollt. Mit zunehmendem Alter wird es seine Gefühle besser in den Griff bekommen. Dies muss allerdings auch gelernt werden. Deshalb ist es wichtig, dass das Kind von den Anfällen auch nicht profitiert. Belohnen Sie das „arme Kind“ also nicht, und geben Sie nicht nach, falls der Auslöser ein NEIN von Ihnen war. Ansonsten ist die Motivation zur Gefühlskontrolle gleich null.
Am besten ist es also, die eigenen Gefühle zu kontrollieren, und die Sache möglichst gelassen zu nehmen. Es passiert ja schließlich nichts.

Arzt rufen/Praxis aufsuchen wenn,

- der Anfall länger als eine Minute dauert.
- das Kind eher blass als blau wird.
- Muskelzuckungen auftreten.
- der Anfall öfter als einmal pro Woche auftritt.
- das Kind gleichzeitig Fieber hat.
- Sie Fragen haben.

Wichtig

Die Anfälle hören nach einigen Monaten oder Jahren spontan auf, bei 50 % bis ins fünfte, bei 90 % bis spätestens ins sechste Lebensjahr. Langzeitfolgen treten nicht auf. Die Anfälle sind nie lebensgefährlich! Die Gefahr liegt also weniger in den Affektkrämpfen als in der Veränderung des Erziehungsstils. Hüten Sie sich davor, dem Kind alles zu erlauben!

Überreicht durch

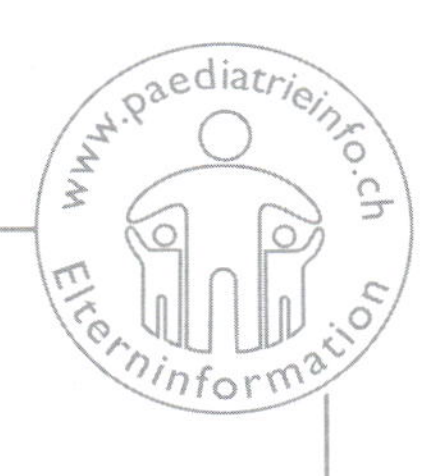

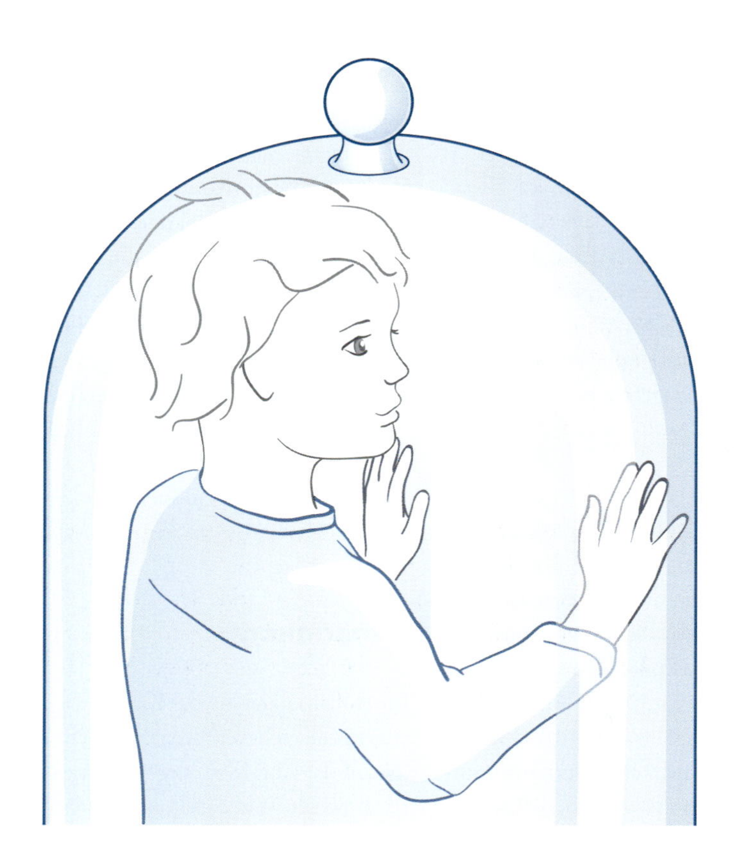

Autistische Störungen kommen nicht so selten vor, wie man früher annahm, und sie sollten früh entdeckt und einer Behandlung zugeführt werden. Die Störung ist kein psychiatrisches Leiden, sondern wahrscheinlich angeboren.

Definition

Der Begriff „Autismus" kommt aus dem Griechischen und bedeutet „sehr auf sich bezogen sein". Manche Menschen sind Einzelgänger, die sich nur für ein Spezialgebiet interessieren, sich nur mit Mühe in andere Menschen einfühlen und mit ihnen adäquat kommunizieren können und Kontakte eher vermeiden.

Sind diese autistischen Merkmale so ausgeprägt, dass sie die Entwicklung eines Kindes behindern, spricht man von „Autismus" als einer tiefgreifenden Entwicklungsstörung. Für diese Diagnose müssen Störungen in drei Bereichen vorhanden sein:

- Auffälligkeiten der Sprache und der Kommunikation, zum Beispiel verspätete oder fehlende Sprachentwicklung oder Verlust von vorhandener Sprache repetitive Verwendung von Wörtern oder Sätzen.
- Auffälligkeiten der gegenseitigen sozialen Interaktion, zum Beispiel Besonderheiten im Blickkontakt, in der Mimik und Gestik. Wenig Interesse an anderen Kindern oder ungeeignete Formen der Kontaktaufnahme, fehlendes Verständnis für Abläufe in Gruppen.
- Eingeengte und repetitive Spielweisen, Interessen und Aktivitäten, zum Beispiel Drehen an Rädern von Spielzeugautos, auffällige, sich wiederholende Hand- oder Körperbewegungen. Zwanghafte Faszination für Themen oder Gegenstände, repetitives Aufreihen von Gegenständen.

Menschen mit einer autistischen Störung nehmen ihre Umwelt „anders" wahr. Oft orientieren sie sich an Details und haben Mühe, eine Situation ganzheitlich zu erfassen. Sie suchen selten den Blickkontakt und können die Stimmung ihres Gegenübers aus dessen Gesicht kaum erkennen.

Über- oder Unterempfindlichkeiten auf Licht, Geruch, Geräusche oder Berührungen sind häufig. Sie zeigen sich beispielsweise als Faszination für Licht oder glänzende Oberflächen, Angstreaktionen bei speziellen Geräuschen, als Vorliebe für kräftige Körperkontakte oder als auffälliges Beriechen von Oberflächen oder Ertasten von Gegenständen. Diese Probleme werden oft als Wahrnehmungsstörungen bezeichnet.

Alle diese Schwierigkeiten führen dazu, dass Kinder oder Erwachsene mit Autismus große Probleme haben, ihre Umwelt als sinnvolles Ganzes zu verstehen.

In den meisten Fällen treten die Symptome bereits in den ersten drei Lebensjahren auf. Autistische Störungen können von geistiger Behinderung begleitet sein.

Die Symptome der autistischen Störung sind sehr unterschiedlich und verändern sich in ihrer Ausprägung im Laufe der kindlichen Entwicklung. Durch die richtige Förderung können beeinträchtigte Fähigkeiten verbessert und autistische Verhaltensweisen vermindert werden.

Autistische Störungen unterscheiden sich bezüglich des Beginns und der Ausprägung der Symptome. Von Fachleuten werden zudem oft unterschiedliche Begriffe verwendet, was für die Eltern sehr verwirrend sein kann.

Beim klassischen oder frühkindlichen Autismus müssen alle Hauptbereiche deutlich betroffen sein. Er wird nach seinem Erstbeschreiber auch Kanner-Syndrom genannt. Beim atypischen Autismus ist die Störung weniger ausgeprägt. Zeigt das Kind mit Autismus gute kognitive Funktionen, spricht man von highfunctioning Autismus oder vom Asperger-Syndrom. Beim late-onset Autismus treten die autistischen Symptome erst nach dem dritten Lebensjahr auf, ähnlich auch bei der desintegrativen Störung des Kindesalters, die früher als Hellersche Demenz oder desintegrative Psychose bezeichnet wurde.

Verschiedene genetisch verursachte Krankheiten (z. B. Rett- und fragiles X-Syndrom oder die tuberöse Sklerose) gehen gehäuft mit Autismus einher.

Seit über 20 Jahren gilt der Autismus laut WHO-Klassifikation als Behinderung im Sinne einer schweren Entwicklungsstörung und nicht mehr als Geisteskrankheit – eine Änderung, die sich noch immer nicht allgemein durchgesetzt hat.

Ursache

Die Ursachen des Autismus sind bis heute nicht vollständig geklärt. Bei der Entstehung spielen mit Sicherheit mehrere Faktoren eine Rolle. Genetische Einflüsse und wahrscheinlich biologische Abläufe vor, während und nach der Geburt können die Entwicklung des Gehirns beeinträchtigen und die autistische Störung auslösen. Autismus entsteht bestimmt nicht durch familiäre Konflikte oder Erziehungsfehler und ist kein seelisches Leiden.

Häufigkeit

Jahrzehntelang haben viele Studien gezeigt, dass von 10 000 Kindern 45 die Symptome des klassischen Autismus zeigen und etwa gleich viele an anderen Störungen des autistischen Spektrums leiden.

Untersuchungen der letzten Jahre haben deutlich höhere Werte ergeben. Die neuen Werte liegen bei rund 1 % aller Kinder, die unter Störungen aus dem autistischen Spektrum leiden. Auch in Bezug auf die Häufigkeit des Asperger-Syndroms besteht eine große Unsicherheit. Der Hauptgrund liegt darin, dass sich die wenigen bisher vorliegenden Untersuchungen auf unterschiedliche Definitionen stützen und die Zahlenangaben deshalb uneinheitlich sind. Aufgrund neuer Studien kann man davon ausgehen, dass 0,2 bis 0,5 % der Kinder vom Asperger-Syndrom betroffen sind. Knaben sind drei- bis viermal so oft von autistischen Störungen betroffen wie Mädchen.

Bei vielen betroffenen Menschen, vor allem mit Mehrfachbehinderungen oder mit nur leicht ausgeprägtem autistischem Verhalten, wird es leider verpasst, die Diagnose „Autismus" zu stellen.

Schwierigkeiten der Diagnosestellung

Was macht es so schwierig, die Diagnose „Autismus" zu stellen?

Dr. med. Ronnie Gundelfinger, Zentrum für Kinder und Jugendpsychiatrie Poliklinik, Zürich: „Es gibt zwei Arten von Schwierigkeiten mit der Diagnose. Fachliche Seite: Bei einem Teil der Kinder, die alle klassische Symptome zeigen, ist die Diagnosestellung nicht schwierig. Bei einem größeren Teil der betroffenen Kinder sind aber nicht alle Symptome ausgeprägt vorhanden (evtl. Diagnose atypischer Autismus). Besonders schwierig wird es, wenn ein schwerer Entwicklungsrückstand oder zusätzliche neurologische Auffälligkeiten bestehen. Menschliche Seite: Da auch viele Ärzte mit der Diagnose Autismus die Vorstellung einer chronischen, kaum beeinflussbaren schwersten Behinderung verbinden, zögern sie, die Eltern damit zu konfrontieren. Da sie vielleicht wegen der Diagnose auch unsicher sind (vgl. fachliche Seite), nehmen sie eine abwartende Haltung ein und vertrösten die Eltern. Nach der Diagnose scheint mir das Wichtigste zu sein, dass die Eltern einen kompetenten Ansprechpartner haben, mit dem sie ihre Anliegen diskutieren können. Die Eltern müssen rasch wichtige Entscheidungen treffen bezüglich diagnostischer, therapeutischer oder schulischer Maßnahmen. Sie werden mit unterschiedlichen Ansichten konfrontiert und müssen sich selbst eine Meinung bilden. Die Entscheidungen kann ihnen niemand abnehmen, aber die Fachperson sollte sie dabei begleiten, ihr Wissen und ihre Erfahrung einbringen, aber gleichzeitig auch ihre Grenzen erkennen. Sie muss den Eltern helfen, entscheidungs- und handlungsfähig zu bleiben oder zu werden. Dazu gehört auch eine realistisch optimistische Haltung. In der Regel sind mehrere Fachleute an der Betreuung und Förderung eines autistischen Kindes beteiligt. Eine von den Eltern gewählte Fachperson sollte koordinierend wirken und, falls nötig, die Anliegen der Familie auch gegenüber Ämtern und Behörden vertreten. Für viele Eltern kann es auch von großer Bedeutung sein, andere betroffene Familien kennen zu lernen. Hier ist ein Austausch möglich, den keine Fachperson bieten kann."

Dr. med. Vincent da Silva, Leitender Arzt Neuropädiatrie, Kantonsspital Aarau: „Nur wenige Krankheiten mit

Verhaltensstörungen sind verwirrender als der Autismus. Der frühkindliche Autismus im klassischen Sinne gehört zum Spektrum tiefgreifender Entwicklungsstörungen infolge Hirnfunktionsstörungen uneinheitlicher und schließlich unbekannter Ursache. Das Spektrum der tiefgreifenden Entwicklungsstörungen ist jedoch sehr breit und vielschichtig, so dass das klassische Bild oft sehr schwer zu unterscheiden ist von Entwicklungen mit autistischem Einschlag.

My kid's Autistic!
What the hell's wrong with yours?
DiseaseDuds.com

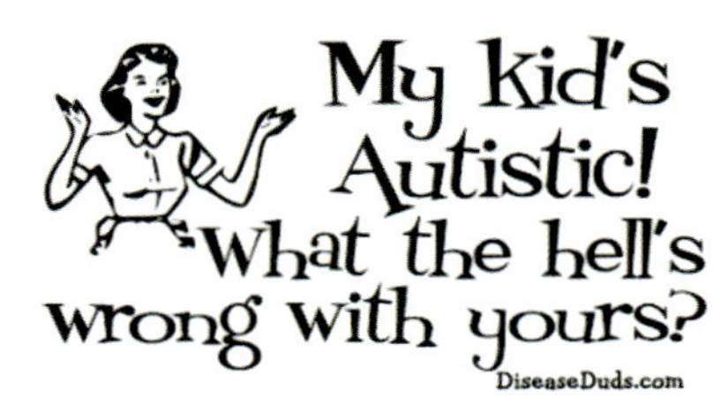

Mein Kind ist autistisch. Was, zu Teufel, fehlt denn Ihrem?

Daher kommt es, dass verschiedene Leute infolge unterschiedlicher Sichtweise den Ausdruck Autismus für unterschiedliche Zustände mit ähnlichen, aber nicht identischen oder sich überschneidenden, jedoch nicht deckungsgleichen Erscheinungsbildern verwenden. Es gibt ja keine beweisenden oder bekannten Laboruntersuchungen zur Diagnose des Autismus. Dadurch kommt es vor, dass einerseits die Diagnose Autismus wegen ungenauer Kenntnisse des Krankheitsbildes nicht richtig, oder aber allzu vorschnell gestellt wird, und andererseits zum Teil aus völliger Verkennung der Symptome die Diagnose erst gar nicht gestellt wird. Bei Verdacht auf frühkindlichen Autismus werden zur Diagnosebestätigung ergänzende medizinische Untersuchungen zur Erfassung oder zum Ausschluss anders zu behandelnder Erkrankungen notwendig sein. Zu den erweiterten Abklärungen gehören die genauen Analysen des Entwicklungsstandes und individueller Verhaltensmuster. Von zentraler Bedeutung für das Kind und die Eltern sind die nach Diagnosestellung genaue Aufklärung und Information zum Wesen des Autismus-Syndroms. In erster Linie gilt es, Verzweiflung, Überforderung und allfällige Schuldgefühle abzubauen. Die Betreuung autistischer Kinder stellt Eltern und Fachleute vor oft kaum lösbare Schwierigkeiten. Die spezifischen Probleme des Autismus sind häufig so vielschichtig, dass von Anfang an das Zusammenwirken von verschiedenen Fachkräften anzustreben ist. Bei der interdisziplinären Betreuung werden gemeinsam die Schwerpunkte der zu ergreifenden Maßnahmen gesetzt. Unter Einbezug der Eltern wird zu den erzieherischen, pädagogischen und im weitesten Sinne erforderlichen medizinischen Maßnahmen für das Kind gleichzeitig auch die Betreuung der Eltern im Sinne von kontinuierlicher Unterstützung und Beratung übernommen. Die langfristige Betreuung und Zielsetzungen werden auf dem sogenannten „Normalisierungsprinzip" basieren. Dieses geht davon aus, nach Möglichkeit dem autistischen Kind gemäß seinen Voraussetzungen eine Integration in unsere Gesellschaft zu ermöglichen. Da die spezifischen Verhaltensprobleme und Behinderungen ein individualisiertes und strukturiertes Lernumfeld erfordern, ist es von Wichtigkeit, dass Eltern und alle betreuenden Fachpersonen sich der realistischen Schwierigkeiten in der Umsetzung von Anfang an bewusst sind."

Symptome nach Altersstufen

Die auffälligen Verhaltensweisen können, aber müssen sich nicht zeigen. Beim Asperger-Syndrom gibt es zudem große Unterschiede im Schweregrad der Störung. Die genannten Symptome können deshalb zu unterschiedlichen Zeiten deutlich werden.

Im ersten Lebensjahr

- fehlender oder seltener Blickkontakt
- auffälliges Verhalten bei Körperkontakt (Schmusen, Streicheln...)
- Schlafstörungen
- wenig Interesse an Interaktions- oder Bewegungsspielen wie „Gugusdada" oder „Hoppe Reiter"-Spielen
- keine Reaktion, wenn das Kind beim Namen gerufen wird

Im zweiten Lebensjahr

- fehlende Sprachentwicklung oder Verlust bereits benutzter Worte
- kein gemeinsames Betrachten von Dingen und Bildern
- kein Zeigen auf Objekte (außer, wenn das Kind sie haben will)

Kleinkinder

- vermindertes Interesse an anderen Kindern oder
- ungeschicktes Verhalten im sozialen Umgang
- Mühe mit Neuem und Veränderungen
- motorische Ungeschicklichkeit
- Sprache fehlt oder ist auffällig, wird kaum zur Kommunikation eingesetzt
- auffälliges Spielverhalten mit eingeschränkten Interessen und sich wiederholenden stereotypen Abläufen
- kaum Interesse an Bilderbüchern oder Geschichtenerzählen
- Faszination an sich drehenden Gegenständen
- auffällige Hand und Körperbewegungen

Schulkinder

- auffällige, z. B. altkluge Sprache
- Außenseiter- oder Opferrolle
- Schwierigkeiten, soziale Abläufe in der Gruppe zu verstehen
- ausgeprägte Spezialinteressen
- oft zusätzliche Probleme wie Hyperaktivität oder Aufmerksamkeitsstörung

Jugendliche und Erwachsene

- Probleme mit Gruppendruck („In-Sein") und neuen Beziehungsformen (Freundschaften, Sexualität)
- Schwierigkeiten, die zunehmend komplizierteren sozialen Interaktionen zu verstehen
- Schwierigkeiten im Berufsleben und in der Gestaltung befriedigender Beziehungen

... hat nichts zu tun mit

- „fehlender Motivation", sondern mit dem Zwang, alles auf ein Mal machen zu müssen.
- „Arroganz", sondern mit der mangelnden Fähigkeit, auf normalem Weg Kontakte anzubahnen.
- „Trotz", sondern mit Zwanghaftigkeit.
- „Egoismus und Boshaftigkeit", sondern mit der mangelnden Fähigkeit, sich in den anderen Menschen hinein zu fühlen.
- „schlechter Erziehung", sondern mit den Ängsten des Kindes vor Neuem.

Das Asperger-Syndrom

Das Asperger-Syndrom umschreibt eine ausgeprägte Kontakt- und Kommunikationsstörung, die häufig im Vorschulalter zum Ausdruck kommt und durch folgende Merkmale gekennzeichnet ist:

- Beeinträchtigung des sozialen Verhaltens, zum Beispiel fehlendes Interesse an Gleichaltrigen oder ungeschickter Umgang mit ihnen
- Sprach und Sprechauffälligkeiten, zum Beispiel eine altkluge, pedantische Ausdrucksweise oder eine besondere Sprechmelodie; Auffälligkeiten in der nonverbalen Kommunikation, zum Beispiel im Blickkontakt oder im Einsatz von Mimik und Gestik
- eingeschränkte Interessen, die viel Zeit beanspruchen, repetitiv ausgeübt werden und oft einen technischen und sachbezogenen Charakter haben, zum Beispiel Vorliebe für Formeln, Fahrpläne, technische Details, historische Daten u. Ä.
- Schwierigkeiten, sich auf Neues einzustellen und ein Hang zu ritualisiertem Verhalten.

In vielen Fällen sind die Kinder in ihren Bewegungen ungeschickt. Über- und Unterempfindlichkeiten auf Licht, Geräusche oder Berührungen können häufig beobachtet werden. Das Asperger-Syndrom ist wie der frühkindliche Autismus eine tiefgreifende Entwicklungsstörung mit dem Unterschied, dass keine nennenswerten Einschränkungen der sprachlichen und kognitiven Entwicklung festzustellen sind.

Seinen Namen hat das Asperger-Syndrom vom Wiener Kinderarzt Hans Asperger, der in seiner Habilitationsschrift 1943 erstmals über Kinder mit den erwähnten Auffälligkeiten berichtete.

Vielleicht bin ich ja
ein Aspie, na und?
Was wirklich zählt ist das:
E = mc^2

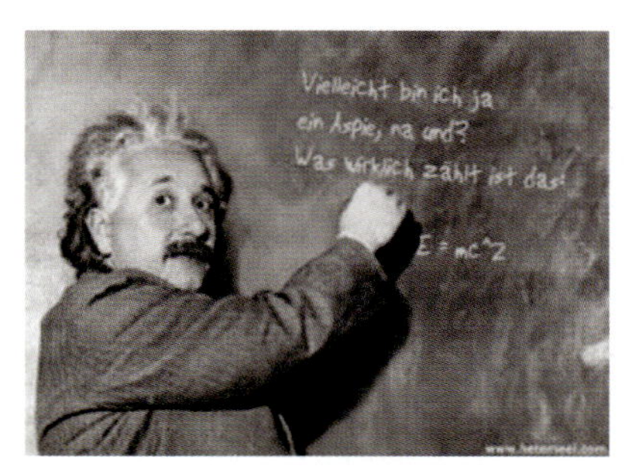

Auch berühmte Zeitgenossen hatten wahrscheinlich ein Aspergersyndrom.

Abgrenzung zu anderen Störungen

Obwohl sich die diagnostischen Kriterien des Asperger-Syndroms genau umschreiben lassen, kann die Abgrenzung sowohl zu „normalen Einzelgängern" als auch zu anderen psychiatrischen Störungsbildern schwierig sein.

Es ist von Bedeutung, dass Menschen mit Asperger-Syndrom häufig auch an anderen Störungen wie einer Aktivitäts- und Aufmerksamkeitsstörung, an Zwangssymptomen oder an einer Depression leiden. Die Symptome der autistischen Störung sind dann eher verdeckt, was die Diagnosestellung erschwert. Bei Jugendlichen und Erwachsenen mit Asperger-Syndrom kann die Abgrenzung zu schizophrenen Störungen manchmal schwierig sein.

Von den anderen autistischen Störungen unterscheidet sich das Asperger-Syndrom vor allem durch das geringere Ausmaß der sozialen und kommunikativen Störung. Aufgrund der guten kognitiven Fähigkeiten sind die Betroffenen oft in der Lage, den Alltag weitgehend selbständig zu bewältigen.

Der highfunctioning Autismus ist eine Variante des frühkindlichen Autismus, bei dem die kognitiven Funktionen wenig eingeschränkt sind. Es besteht aber eine tiefgreifende Kommunikationsstörung. Es ist unter Fachleuten umstritten, ob highfunctioning Autismus und Asperger-Syndrom klar voneinander abgegrenzt werden können.

Behandlung und Förderung

Im Zentrum aller Bemühungen stehen aber eine frühe Diagnose und daran anschließend eine frühe intensive Förderung. Leider sind solche Angebote jedoch erst am Entstehen und deshalb nicht flächendeckend verfügbar. Auch die Finanzierung ist oft nicht klar geregelt. Trotzdem haben betroffene Familien begonnen, für ihre Kinder solche Programme durchzuführen. Zurzeit noch umstritten ist, ob und wie diese Fördermaßnahmen durch weitere, meist biologische Therapien, ergänzt werden können. Auf der einen Seite stehen die Erfolgsberichte vieler betroffener Familien, auf der anderen Seite fehlen wissenschaftliche Beweise der Wirksamkeit. Sorgfältige Therapieforschung muss den Nachweis des mittel- und langfristigen Erfolges dieser Methoden noch liefern.

Folgende Bereiche werden im Moment intensiv diskutiert und erforscht:

- Ernährung: Gestörte Darmfunktion und ihre Auswirkung auf das Gehirn und Verhalten. Hier stehen zur Behandlung Diät-Maßnahmen wie eine kasein- und glutenfreie Ernährung im Vordergrund.
- Stoffwechselstörungen, die zu einem Mangel an wichtigen Substanzen führen können. Eine erhöhte Zufuhr von Vitaminen, Fettsäuren und Ähnlichem könnte hier hilfreich sein.
- Wahrnehmung: Anwendung von spezifischen Trainingsprogrammen sowie Hilfsmitteln (z. B. Brillen) bei Störungen der akustischen oder der visuellen Wahrnehmung.

- Immunsystem: Genetisch beeinflusste Störungen der Infektabwehr.

Vorläufig gibt es sicher mehr offene Fragen als klare Antworten. Die Forschung muss sich noch stärker als bisher um neue Erkenntnisse bemühen. Dies ist nicht durch die Gelegenheitsforschung einzelner Wissenschaftler zu bewältigen, sondern bedarf einer institutionellen Verankerung auf nationaler und internationaler Ebene sowie einer angemessenen finanziellen Unterstützung.

Gegenwärtig gibt es keine wirksamen Therapiemethoden, mit denen die Ursachen des Asperger-Syndroms behandelt werden können. Deshalb ist die Behandlung vorwiegend symptomorientiert und dient in erster Linie zur Unterstützung der Betroffenen in verschiedenen Lebensbereichen.

Voraussetzung jeder therapeutischen Intervention und Förderung ist eine differenzierte diagnostische Beurteilung, in der soziale, kognitive, emotionale und motorische Fähigkeiten und Verhaltensmuster untersucht werden. Sowohl der Betroffene als auch seine Umwelt (Familie, Schule, Arbeitsplatz, Freizeit) müssen die störungsbedingten Schwierigkeiten verstehen und die damit verbundenen Grenzen und Einschränkungen kennen und akzeptieren lernen.

Fördermaßnahmen und therapeutische Interventionen können helfen,

- kognitive Prozesse zu verbessern und Kommunikationsschwierigkeiten abzubauen.
- Strategien zur Bewältigung schwieriger sozialer Situationen zu entwickeln.
- Spezialinteressen sinnvoll in der Schule oder im Beruf zu integrieren.
- sensorische Überempfindlichkeiten und motorische Ungeschicklichkeiten zu vermindern.

Eine pharmakologische Behandlung der autistischen Kernsymptome ist zurzeit noch nicht möglich. Jedoch können Teilaspekte wie Hyperaktivität und Konzentrationsstörungen, Zwangssymptome, soziale Ängste oder depressive Verstimmungen medikamentös behandelt werden.

Schule

Viele Untersuchungen zeigen, dass Kinder mit autistischen Störungen häufig in Schulen unterrichtet werden, die nicht ihrem kognitiven Niveau entsprechen.

Die meisten Kinder werden in heilpädagogischen Sonderschulen gefördert. Nur wenige Schulen sind speziell für autistische Kinder konzipiert. Kinder mit Asperger-Syndrom können meist den normalen Schulstoff bewältigen. Sie brauchen dazu aber häufig eine spezifische Unterstützung oder Unterricht in kleinen Klassen.

Nachdem an vielen Orten Kinder mit speziellen Bedürfnissen nicht mehr in Sonderklassen, sondern integriert in Regelklassen unterrichtet werden, wurden in letzter Zeit auch bei Kindern mit autistischen Störungen integrative Schulversuche begonnen, wobei die dafür notwendige intensive Begleitung noch nicht überall umgesetzt werden kann.

Der gemeinsame Unterricht mit neurotypischen („normal" entwickelten) Schülern kann Kindern mit einer autistischen Störung wichtige soziale Impulse liefern und ihre Lernmöglichkeiten sehr verbessern.

Quelle

Autismus Schweiz: www. autismus.ch

Das gemeinsame Ziel aller Maßnahmen ist es, die schulische, berufliche und gesellschaftliche Integration der Betroffenen zu verbessern.

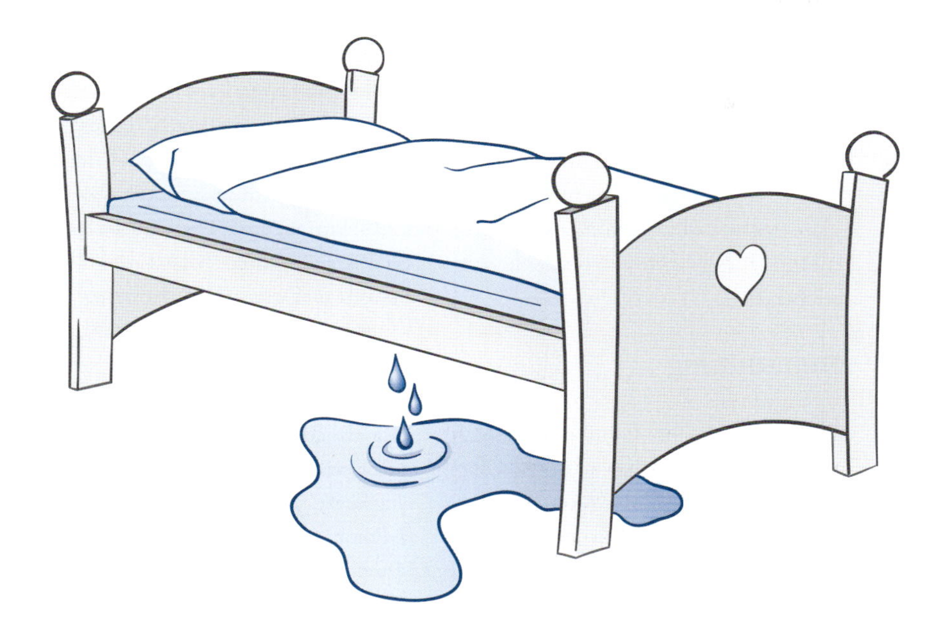

Bettnässen (Enuresis) ist eine häufige, meist familiäre „Entwicklungsstörung" oder besser: Reifungsverzögerung. Die Kinder schlafen zu tief, spüren ihre Blase nicht und entleeren diese in ihr Bett. Die Gründe dafür sind vielfältig, und nicht selten waren auch schon die Eltern oder ältere Geschwister davon betroffen. Die Behandlung ist einfach, unter Umständen aber langwierig. Wenn das Kind auch tagsüber einnässt, muss an eine Blasenfunktionsstörung gedacht werden. Diese ist anders abzuklären und zu behandeln.

Definition

Von Bettnässen (Enuresis) spricht man, wenn ein Kind in einem Alter von sechs Jahren und älter noch regelmäßig einnässt. Es ist eine der häufigsten Entwicklungsstörungen im Kindesalter.
Man unterscheidet:

- Enuresis nocturna: Einnässen nachts
- Enuresis diurna: Einnässen tagsüber und auch evtl. nachts
- primäre Enuresis: nie länger als sechs Monate trocken
- sekundäre Enuresis: Wiedereinnässen, nachdem das Kind sechs Monate trocken war
- Rückfall: mehr als zweimal nachts Einnässen in zwei Wochen
- initialer Erfolg: 14 aufeinander folgende trockene Nächte während einer 16-wöchigen Behandlung
- ganzer Erfolg: kein Rückfall innerhalb von zwei Jahren nach einem initialen Erfolg.

Ursachen

Bei der Enuresis nocturna handelt es sich um eine Entwicklungsverzögerung, die mindestens zum Teil genetisch bedingt ist. So sind bei einigen Kindern Chromosomendefekte nachweisbar. Außerdem können eine verminderte Blasenkapazität, eine verminderte Produktion von ADH (Hormon, das die nächtliche Urinproduktion hemmt) und ein besonders tiefer Schlaf zum Problem beitragen. Diese Entwicklungsverzögerung äußert sich vor allem darin, dass das Kind schwer zu wecken ist und die Blasenfüllung im Schlaf nicht wahrnimmt.

Außerdem zeigen die Kinder eine vermehrte Anfälligkeit gegenüber Stressfaktoren und reagieren mit dem Symptom „Einnässen". Eine Blasenfunktionsstörung liegt dagegen nicht vor.

Epidemiologie

Bettnässen ist sehr häufig, wird allerdings selten zugegeben. Häufigkeit: 25 bis 33 % der vierjährigen Kinder, 15 % der fünf- bis sechsjährigen Kindern, 5 bis 7 % der siebenjährigen Kinder und 1 bis 2 % der 15-Jährigen. Untersuchungen zufolge hat sogar etwa 1 % der Erwachsenen die Blase nachts nicht unter Kontrolle. An dem Krankheitsbild leiden demnach zum Beispiel in Deutschland rund 800 000 Menschen.

Wenn die Eltern als Kind ebenfalls Bettnässer waren, erhöht das die Wahrscheinlichkeit, dass ihr Kind Bettnässer wird, enorm:

- 75 % Chance, eine Enuresis zu entwickeln, wenn beide Eltern betroffen waren.
- 40 %, wenn ein Elternteil betroffen war.
- Knaben leiden häufiger als Mädchen an Enuresis nocturna.
- Mädchen leiden dafür häufiger als Knaben an Enuresis diurna.

Untersuchung

Falls das Einnässen nur nachts passiert, sind nicht immer weitere Untersuchungen nötig. Bei Problemen tagsüber sieht dies anders aus. Besonders der Bauch (Verstopfung?), aber auch das Genitale und die Analregion müssen genau untersucht werden. Sind alle dortigen Reflexe normal? Manchmal begutachtet der Arzt den Harnstrahl des Kindes, und der Urin wird untersucht (latente Blasenentzündung?). Unter Umständen wird, um die Frequenz und die Art der Blasenentleerung zu überprüfen, ein so genanntes Miktionsprotokoll erstellt. Ein Ultraschall der Blase und der Nieren zum Ausschluss von Missbildungen oder Blasenentleerungsstörungen ist eventuell angezeigt. Der Restharn (der Harn, der nach der Entleerung der Blase zurückbleibt) wird dabei bestimmt.

Tipps

Es ist wichtig, dass Sie die Haltung des Kindes zum Einnässen erfragen oder spüren: Leidet mein Kind? Dann sollten Sie in erster Linie das Kind entlasten. Druck und moralische Erziehungsmethoden heilen das Bettnässen nie! Erklären Sie vielmehr Ihrem Kind, dass es am Bettnässen nicht schuld ist. Wenn Sie ihm dazu noch gestehen, dass vielleicht auch Sie darunter gelitten haben, können Sie das Kind sehr entlasten! Erklären Sie ihm, dass es früher oder später auch trocken sein wird. Vergessen Sie nicht: Ihrem Kind fehlt die nächtliche Kontrolle über die Blase. Das muss es zuerst lernen.

Schützen Sie das Bett mit einer wasserdichten Einlage. Wenn das Kind Ihnen beim Neubeziehen des Bettes helfen darf (ohne Vorwürfe bitte!), kann es Verantwortung lernen. Bettnässen ist kein Thema für den Familienrat. Schützen Sie die Privatsphäre Ihres Kindes! Unterbinden Sie ebenso Hänseleien, denn sie sind Gift für die Lösung des Problems. Vor dem Zubettgehen sollte Ihr Kind nichts mehr trinken (zum Nachtessen ist absolut ausreichend).

Behandlung

Die Behandlung der Enuresis richtet sich natürlich nach der Ursache der Störung. Die meisten Fälle können mit einer ausführlichen Beratung (Suggestion, mentales Training s. u.) und Verhaltensmodifikation, seltener mit einer apparativen Verhaltenstherapie erfolgreich behandelt werden. Nur selten ist eine medikamentöse Therapie (antidiuretisches Hormon) angezeigt.
Ihr Kind sollte vor dem Einschlafen die Blase entleeren und den Satz (mentales Training) sagen: „Nachts, wenn ich schlafe, spüre ich meine Blase (Tasten), wache auf, wenn ich Pipi machen muss, gehe auf die Toilette, dann wieder ins Bett (Wer schläft schon gerne auf der Toilette?) und schlafe wieder ein."
Führen Sie ein Belohnungssystem ein. Dabei können Sie zum Beispiel für jede trockene Nacht einen Kleber auf ein Blatt aufkleben, und wenn das Kind eine Woche trocken ist, veranstalten Sie als Familie ein gemeinsames Abenteuer. Ihr Kind hat zu Recht eine Belohnung verdient!

Sollten diese Maßnahmen nicht genügen, wird eine verhaltenstherapeutische Maßnahme eingeleitet: Die Weckmatratze oder der Weckapparat weckt das Kind durch einen Alarm, wenn es Urinabgang hat. Damit lernt es, aufzuwachen und auf die Toilette zu gehen. Achtung: Es sollte danach den Alarm wieder einstellen bzw. nicht ausschalten! So lernt das Gehirn auch im Schlaf, auf die Signale der Blase zu achten. Bald wird das Kind trocken sein, etwa 70 % der betroffenen Kinder werden durch diese Maßnahmen trocken. Falls nicht, lohnt es sich, ein halbes Jahr Pause zu machen, das Kind reifen zu lassen und nochmals zu beginnen.
Gelegentlich werden auch Medikamente eingesetzt. So kann das Hormon ADH (Minirin oder Nocutil) die nächtliche Urinproduktion verringern und damit helfen, trocken zu werden. Allerdings ist die Therapie teuer und nach dem Absetzen der Medikamente kommt es bei ca. 70 % der Kinder zum Rückfall. Andere Medikamente wie zum Beispiel Tofranil zeigen eine gewisse blasenstabilisierende Wirkung und können beispielsweise für den Besuch eines Ferienlagers angezeigt sein. Eine kinderpsychiatrische Behandlung ist in kaum einem Fall angezeigt.

Wichtig

Ihr Kind wird früher oder später trocken. Vermeiden Sie es, das Kind mit unnötigen Behandlungsmethoden zu traumatisieren, deren falsche Versprechungen Schaden anrichten können.

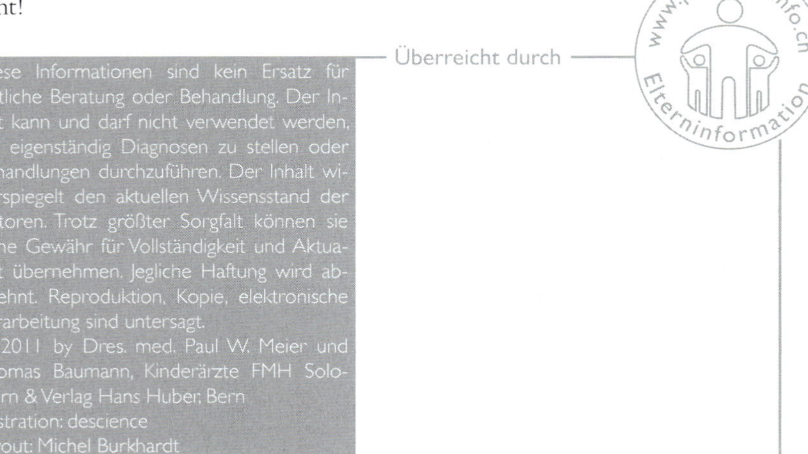

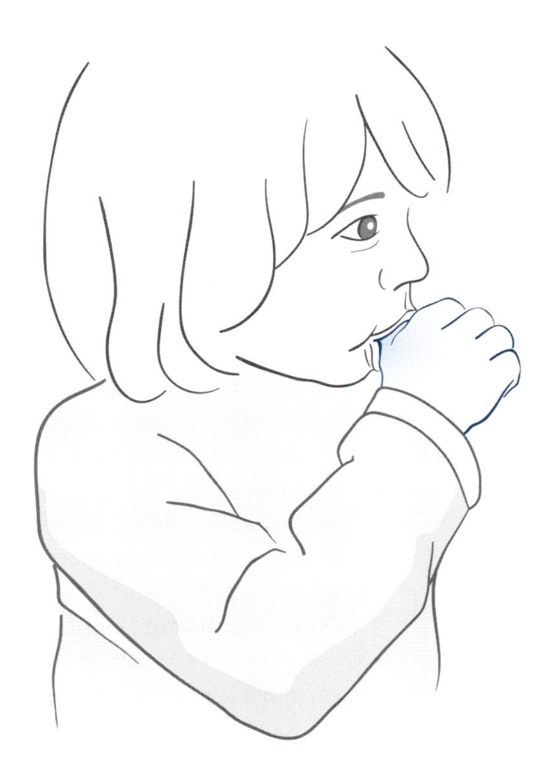

Daumenlutschen ist ein Verhalten, das bei Kindern häufig, sehr häufig vorkommt und eher die Regel ist als die Ausnahme. Nur wenn die Kinder nicht damit aufhören, muss von einem Verhaltensproblem gesprochen werden, weil es zu sekundären, durch das Daumenlutschen ausgelösten und für das Kind schädlichen Folgen kommen kann. Oft wird dem Kind ein Schnuller aufgedrängt, in der falschen Hoffnung, das sei zum einen weniger schlimm als Daumenlutschen und zum anderen leichter abzugewöhnen! Beides ist leider falsch.

Definition

Erste Versuche des Kindes, den Daumen in den Mund zu stecken, können schon ab der 18. Schwangerschaftswoche intrauterin beobachtet werden.
Offensichtlich ist es für das Kind eine sehr erfolgreiche Methode, sich selbst zu beruhigen. Je früher der Säugling zu lutschen beginnt, das heißt vor dem achten Monat, desto größer ist die Wahrscheinlichkeit, dass das Kind „das Mödeli" nicht so schnell wieder aufgibt und die nächsten Jahre Daumenlutschen wird. Etwa 80 % der Säuglinge saugen zu irgendeinem Zeitpunkt an ihrem Daumen, ihren Fingern oder den Zehen! Und auch noch im Kleinkindesalter tun dies an die 40 bis 45 % der Kinder. Im Schulalter sind es dann noch etwa 10 bis 15 %. Mädchen neigen eher dazu als Knaben, und Kinder sozial höherer Schichten sind mehr gefährdet. Kinder, die Daumen lutschen, brauchen auch überdurchschnittlich oft ein Übergangsobjekt wie ein Schmusetuch, einen Teddybären oder sonst eine Kuschelfigur. Und sehr viele dieser Kinder spielen auch andauernd mit ihrem eigenen oder dem mütterlichen Haar. Kinder, die einen Schnuller haben oder brauchen, lutschen nur deshalb seltener am Daumen, weil sie eben schon einen Schnuller im Mund haben. Die Folgen für das Kind sind in beiden Fällen vergleichbar!

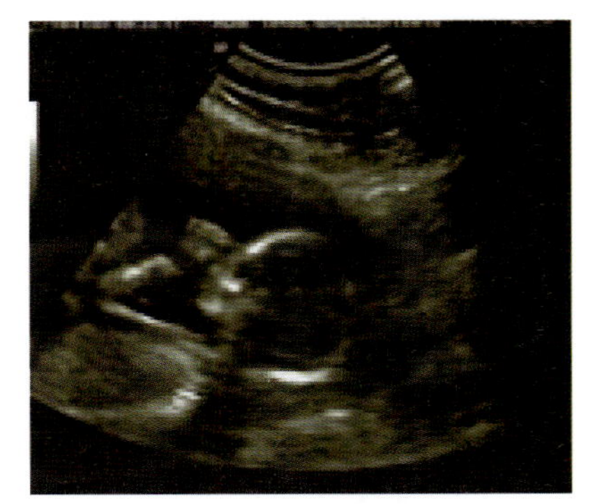

Schon im Ultraschall ist das Daumenlutschen zu sehen.

Ursache

Es gibt Theorien, die behaupten, dass Daumenlutschen eine anerzogene, erlernte Angewohnheit ist. Eine andere Theorie behauptet, Daumenlutschen sei ein Ausdruck von kindlichem Stress. Wieder andere behaupten, es sei ein natürliches angeborenes Verhalten. Letztere fügen an, es handle sich um eine erfolgreiche Methode der Selbstberuhigung, und deshalb sei es nicht zu unterbinden. Wie dem auch sei, Daumenlutschen tritt vor allem bei Langeweile, Unsicherheit,

Ängstlichkeit, Traurigkeit und als Mittel zum Einschlafen gehäuft auf.

Folgen

Bei häufigem, über viele Monate und Jahre andauerndem Daumenlutschen ist mit Komplikationen zu rechnen. Diese Komplikationen treten genau so häufig auch bei längerdauerndem Schnullernuckeln auf. Schnuller schützen nicht vor Daumenlutschen und seinen negativen Folgen!

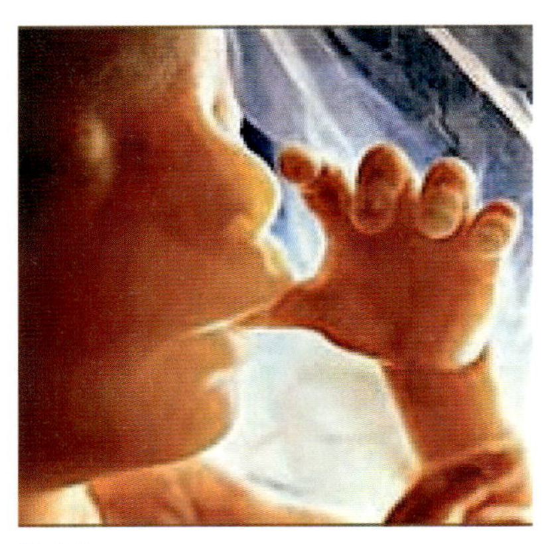

Früh beginnt, was...

Zahnfehlstellungen: Durch den Druck auf die Schneidezähne werden diese, wie auch der darunterliegende Oberkiefer, verformt. Es bildet sich ein sogenannter offener Biss. Daran sind Lutscher schon von weitem erkennbar. Ein richtiges Abbeißen ist dann nicht mehr möglich, man spricht von einer Malokklusion. Es werden auch Zusammenhänge der Oberkieferverformung (gotischer Gaumen) mit den verschiedenen Kreuzbissdeformationen beschrieben, Okklusionsstörungen eher schweren Grades, die nur durch langjährige Spangenbehandlung behoben werden können. Diese ernsthaften Kieferverformungen treten dann auf, wenn das Kind lange über den vierten Geburtstag hinaus regelmäßig nuckelt.

Daumendeformitäten: Das ständige Saugen am Finger und die Feuchtigkeit haben Folgen für den Daumen. Er kann sich deformieren (Kallus bilden), überstreckbar werden, Nagelbettentzündungen provozieren und ekzematische Geschwüre entwickeln. Unter Umständen und je nach Ausmaß müssen diese Veränderungen sogar operativ behandelt werden.

Psychische Folgen: Ständiges Nuckeln verhindert das Sprechen und kann damit den sozialen Kontakt unter Kindern, aber auch zwischen Kind und Eltern nachhaltig beeinträchtigen. Die Umgebung reagiert oft negativ, stichelt, lacht aus, hänselt, bestraft und äfft nach. Das ist für das Kind alles andere als erfreulich, und kann es in seinem Selbstwertgefühl ernsthaft gefährden. Da es sich nicht anders

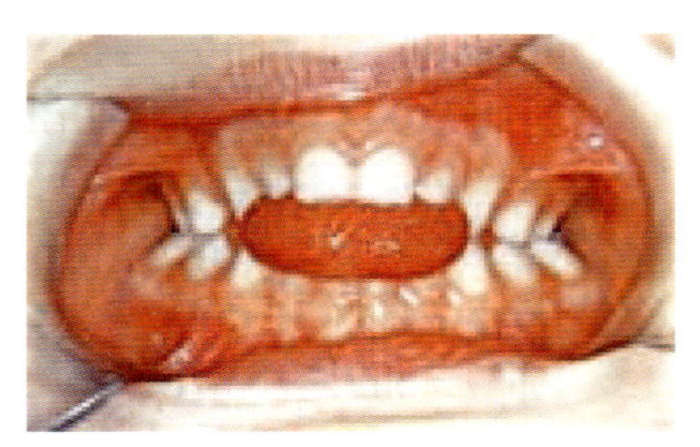

... ein offener Biss vom Lutschen werden kann.

zu helfen weiß, als sich wiederum durch das Daumenlutschen zu beruhigen, wird dadurch eine typische Negativspirale in Gang gesetzt.

Vergiftungsgefahr: Aus der Literatur ist bekannt, dass daumenlutschende Kinder eine größere Gefahr laufen, sich selbst unbeabsichtigt zu vergiften. Normalerweise verlieren Kinder im zweiten Lebensjahr den Wunsch, alles in den Mund zu nehmen, um es zu explorieren und zu erforschen (orale Phase) und gehen dazu über, die Dinge mit den Augen (visuell) und den Fingern (taktil) zu erforschen. Es kann sein, dass daumenlutschende Kinder länger als entwicklungspsychologisch normal und sinnvoll in der oralen Phase verbleiben und so versuchen, sich auch später noch oral zufriedenzustellen; damit laufen sie Gefahr, auch Gifte zu sich nehmen!

Diagnose

Die Diagnose ist selbstredend mehr als einfach. Die Eltern stellen sie, und der Arzt wird dazu befragt, inwiefern das kindliche Verhalten normal sei. Sobald das Nuckeln (Daumen wie auch Schnuller) die normale Entwicklung zu beeinträchtigen droht beziehungsweise beginnt, erhebliche Folgen (Gebissfehlstellungen usw., s. o.) zu zeigen, muss es als pathologisch und damit behandlungsbedürftig angesehen werden.

Untersuchung

Neben der körperlichen Untersuchung des Gaumens und des Daumens ist eine Exploration der psychomotorischen Entwicklung des Kindes angezeigt, um die Ursache, aber auch die Folgen des Daumenlutschens aufzuzeigen.

Behandlung

- Zielvereinbarung: Es muss allen Beteiligten klar sein, dass man dem Kind durch die Entwöhnung nichts wegnimmt, sondern die nötige Autonomie zurückgibt! Und, weg vom Daumenlutschen zu kommen, ist in erster Linie eine Leistung des Kindes und nicht seiner Eltern!

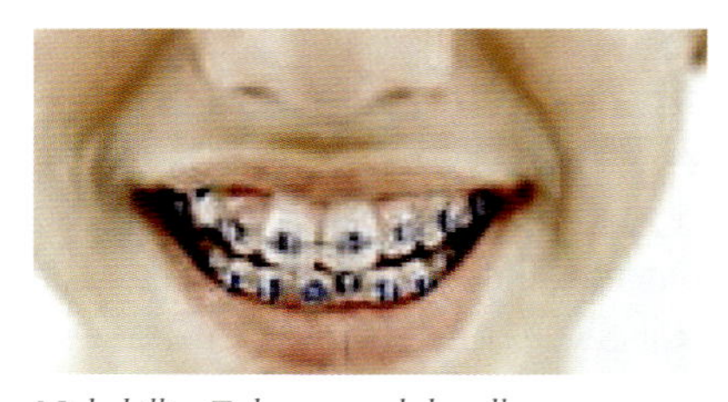

Nicht billige Zahnspangenbehandlung

- „Nuckeln" bzw. das „Nichtnuckeln" darf den Alltag nicht so bestimmen, dass Sie nur noch davon reden und ständig versuchen, es zu beeinflussen. Kinder können sehr resilient sein, und das Klima in der Familie könnte dauerhaften Schaden erleiden!

- Wie bei jeder Gewohnheit/Sucht gilt: Je früher mit der Entwöhnung begonnen wird, desto einfacher und kürzer ist die Behandlung!
- Vor dem vierten Geburtstag besteht relativer, nach diesem Alter absoluter Behandlungsbedarf, um die zum Teil ernsthaften gesundheitlichen und finanziellen Folgen für das Kind und die Familie zu vermeiden (Eine Zahnspangenbehandlung kostet eine Menge Geld und wird von den Kassen gar nicht oder nur teilweise übernommen!). Vor dem vierten Geburtstag können/dürfen Sie das Nuckeln also getrost ignorieren, solange das Kind nicht schon dadurch eine Beeinträchtigung seiner Entwicklung erfahren hat.
- Auslöser und Verstärker identifizieren: Bei welchen Gelegenheiten, zu welcher Tageszeit tritt das Daumenlutschen gehäuft auf? Was kann es auslösen? Was kann es verstärken? Bekommt das Kind besondere Aufmerksamkeit durch das Lutschen und wird diese dadurch verstärkt? Hat es damit einen sekundären Krankheitsgewinn?
- Verhaltensmodifikation: Es gilt, die Selbstberuhigung des Kindes durch andere Mittel als durch Daumenlutschen zu ermöglichen. Suchen Sie Alternativen: Büchlein anschauen, singen, Geschichten erzählen, ablenken usw.
- Positives Verhalten bestärken: Zeigt das Kind andere Selbstberuhigungsstrategien oder kann es schlicht und einfach bei gewissen Gelegenheiten das Lutschen sein lassen, dann muss es über die Maßen für sein Verhalten gelobt werden. Positivlisten mit Geschenkversprechungen helfen da gut mit!
- Selbstvertrauen des Kindes aufbauen: Je sicherer das Kind seiner selbst ist, desto weniger hat es Grund zu nuckeln. Tun Sie alles, dieses beschädigte Selbstvertrauen zu stärken. Wie, wissen Sie am besten: Lob, Unterstützung, körperliche Nähe usw. Loben Sie seine Stärken und lassen Sie das Rumkritisieren sein!
- Ablenkung: Je mehr läuft, je mehr das Kind abgelenkt wird, desto eher kann „es vergessen zu nuckeln". Kinderpartys, Einladungen und viele (nicht-nuckelnde) gleichaltrige Kinder können hier helfen!
- Bestrafung und Drohungen verschlimmern das Daumenlutschen: Damit es klar gesagt ist: Jegliche Drohung und Bestrafung führt unweigerlich zu einer Verschlimmerung und Verlängerung des Daumenlutschens. Lassen Sie es bleiben!
- Liebevolle Erinnerungen an das nuckelnde Kind, um es seiner Gewohnheit bewusst werden zu lassen, sind sinnvoll. Vielleicht nehmen Sie dazu ein Stellvertreterwort, damit das Kind in seiner Umgebung nicht bloßgestellt wird. Sagen Sie zum Beispiel „Känguru" statt „du bist wieder am Nuckeln...".
- Einschlafritual ändern: Wenn das Kind beim Einschlafen glaubt, wieder nuckeln zu müssen, ändern Sie das Einschlafritual. Ein Übergangsobjekt anzubieten, ist keine gute Idee!
- Zwangsnuckeln: Sie können dem Kind eine gewisse Zeit am Tag reservieren, in der es nuckeln muss! Diese „paradoxe" Intervention kann dazu führen, dass Nuckeln kein Vergnügen mehr ist, sondern eine Pflicht: Wer erfüllt schon gerne Pflichten!
- Ersatzhandlung: Manchmal kann es helfen, statt zu nuckeln, einen Ball zu quetschen oder den Daumen mit der anderen Hand zu drücken oder, wenn es schon kann, Kaugummi zu kauen.
- Bitteres: Salben und Lösungen, die bitter schmecken, können das Kind daran erinnern, dass es nuckelt und unter Umständen helfen, diese Angewohnheit aufzugeben. Applizieren Sie diese Flüssigkeiten zum Beispiel nur am Morgen, bis es aufgibt, am Morgen zu nuckeln, dann erst am Nachmittag/Abend, damit Sie nicht andauernd draufschmieren müssen. Auch Bitternagellacke schrecken ab. Ein altes Hausmittel ist Wermuttinktur, das als Fertigpräparat in der Apotheke erhältlich ist.
- Verband: Nächtlichen Nuckelkindern, die im Schlaf nuckeln, kann man einen Verband an den Daumen machen oder festsitzende Handschuhe zum Schlafen anziehen, damit sie nicht nuckeln.

Komplikationen

Wie gesagt, sollte der Oberkiefer verformt worden sein, ist ein Zahnarzt/Kieferorthopäde gefragt, wenn das Kind unter Beziehungsstörungen und Rückzug leidet, ein Kinderpsychiater.

Wichtig

Bis zum vierten Geburtstag müssen Sie sich eher weniger Sorgen wegen des Nuckelns machen. Umso mehr aber nach diesem Geburtstag. Sie haben nun viele Tipps erhalten, wie Sie der Angewohnheit den Garaus machen können. Was das Beste ist, werden Sie herausfinden! Viel Glück.

Illustration: descience
Layout: Michel Burkhardt

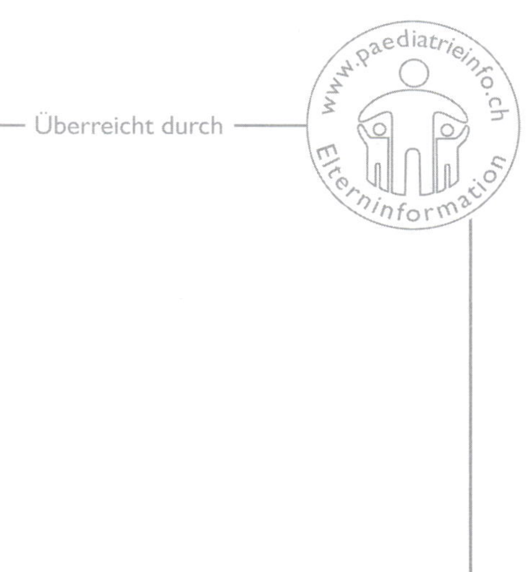

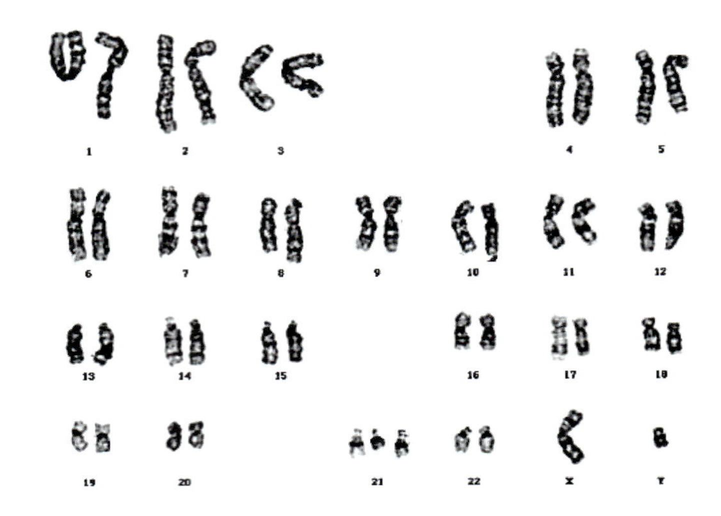

Das Down-Syndrom ist die häufigste chromosomale Störung des Menschen. Ungefähr eines von 800 Neugeborenen hat ein Chromosom 21 zu viel, eine Trisomie 21. Kinder und Jugendliche mit dieser „Störung" zeigen typische Merkmale und typische Komplikationen der Entwicklung, die betroffene Eltern kennen sollten. Dazu gehört auch, das Kind vom ersten Lebenstag an regelmäßig untersuchen zu lassen, um die nötigen Abklärungs- und Behandlungsschritte möglichst frühzeitig zu veranlassen.

Definition

Das Down-Syndrom ist gekennzeichnet durch typische äußere Kennzeichen auf der Basis eines genetischen Defektes. Bei Menschen mit Down-Syndrom kommt das Chromosom 21 dreifach anstatt doppelt vor, deshalb wird auch von Trisomie 21 gesprochen. Der Name der Störung kommt daher, weil sie erstmals 1866 von Dr. John L.H. Down, einem britischen Arzt, beschrieben wurde. Aber erst 1959 konnte Lejeune das zusätzliche Chromosom Nummer 21 in Karyotypen (Chromosomenstudien) von Kindern nachweisen. Die früher verwendete Bezeichnung „Mongolismus" sollte aus nahe liegenden Gründen nicht mehr verwendet werden. Durch Verbesserungen in der Herzchirurgie, den Impfungen, der Behandlung häufiger Schilddrüsenunterfunktionen usw. sind die Aussichten auf verbesserte Schulung, Lebensqualität und verlängerte Lebensdauer deutlich gestiegen. Um dies zu ermöglichen, ist ein optimales Umfeld mit frühzeitiger Diagnose und Unterstützung erforderlich.

Ursache

Ob Mann oder Frau, groß oder klein, blond oder schwarz – artspezifische Merkmale werden durch unsere Chromosomen bestimmt. Die eine Hälfte dieser Chromosomen stammt von der Mutter, die andere vom Vater. Aus komplettem, doppeltem (diploidem) Chromosomensatz werden die Chromosomensätze zur Bildung der Eizellen (im Eierstock) und der Samen (im Hoden) halbiert. Bei der Befruchtung kommen ein halber mütterlicher und ein halber väterlicher Chromosomensatz zusammen und werden so wieder zu einem doppelten Chromosomensatz. Bei diesen Prozessen können Fehler auftreten, entweder bei der Teilung oder beim Zusammenführen. Ist die Halbierung unvollständig („Nondisjunction"), hat das werdende Kind dann eine zusätzliche Kopie des Chromosoms 21, eine sogenannte freie Trisomie 21. Oder ein freies Chromosom verbindet sich beim Zusammenführen (durch „Translokation") mit einem anderen Chromosom. Auch so hat das Kind ein Chromosom 21 zu viel.

Selbstverständlich passieren solche Fehler auch bei anderen Chromosomen. Allerdings führt dies zu so schweren Missbildungen, dass die Kinder praktisch immer schon während der Schwangerschaft sterben, und es zu einem Abort kommt. Deshalb kennen die meisten Leute nur die Trisomie 21 resp. das Down-Syndrom.

Auftreten

Die Inzidenz (Häufigkeit) des Down-Syndroms ist 1/650 bis 1/1000 Lebendgeburten und zeigt wenig Unterschiede in verschiedenen ethnischen Gruppen. Das Alter der Mutter ist aber ein signifikanter Risikofaktor. So ist das Risiko einer 20-jährigen Mutter bei 1 auf 2000 Geburten, im Alter der Mutter von 40 Jahren aber 1 auf 50 Geburten. Das hat damit zu tun, dass die Eizellen bei der Frau schon bei der Geburt angelegt sind und das Auftreten des Down-Syndroms ein Ausdruck der Alterung ist. Am häufigsten ist die freie Trisomie (96 %). Nur bei ca. 3 % handelt es sich um eine Translokations-Trisomie. Dabei ist das Chromosom 21 mit einem anderen Chromosom „verklebt". Diese Möglichkeit muss abgeklärt werden, um das Wiederholungsrisiko bei einer weiteren Schwangerschaft zu beurteilen. Selten (< 1 %) treten auch Mosaike auf. Dabei ist nur ein Teil der Körperzellen von der Trisomie betroffen. In diesem Fall kann die Ausprägung der Symptome diskret sein.

Das Risiko eines erneuten Down-Syndroms bei einer nächsten Schwangerschaft liegt (je nach Vererbungsmodus) bei 1 %, wenn die Mutter jünger als 35 Jahre ist, nimmt dann aber zu. Falls eine Translokation die Ursache ist, beträgt die Wiederholungsrate aber zwischen 5 bis 100 %, je nachdem, wer von den Eltern die Translokation trägt. Diabetische Mütter und solche, die nur einen Eierstock besitzen, haben ein leicht erhöhtes Risiko, Kinder mit einer Trisomie zu bekommen. Screening-Untersuchungen in der Schwangerschaft mittels Blutuntersuchungen (alpha-Foetoprotein, unkonjugiertes Östriol, freies humanes choriongonadotropin, PAPP-A, Inhibin-A), Ultraschall (Nackentransparenz, siehe spezielles Infoblatt) und Amniozentese zur Chromosomenbestimmung, sind heute möglich. Diese sind aber nur dann sinnvoll, wenn die Eltern die daraus ermittelten Konsequenzen (Schwangerschaftsabbruch) auch mittragen wollen und können.

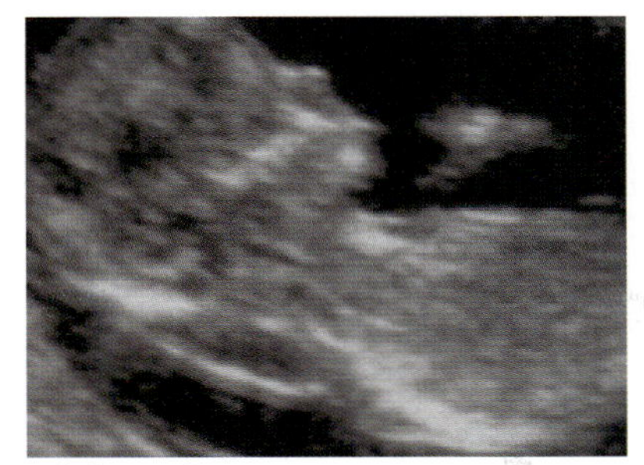

Erhöhte Nackentransparenz

Diagnose

Kinder mit einer Trisomie sind sehr verschieden, und doch haben sie einige Merkmale (mehr oder weniger ausgeprägt), die sie kennzeichnen. Die **Neugeborenen** mit Down-Syndrom fallen wegen ihres ungewöhnlichen Gesichtsausdrucks und des niedrigen Muskeltonus (Schlappheit) auf.

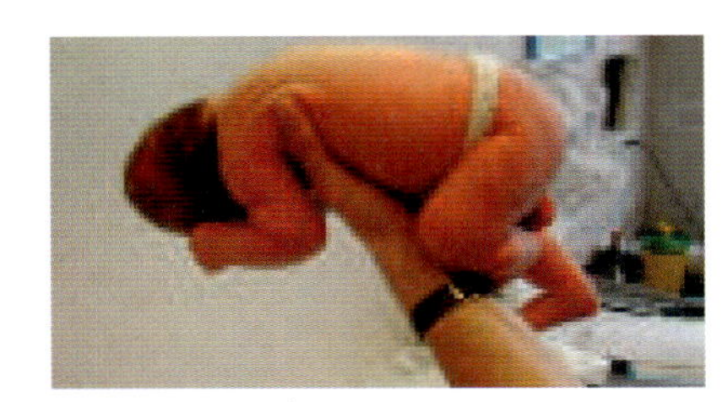

Hypotones Neugeborenes

Charakteristisch sind auch kleinere Anomalien, die vorkommen können, jedoch nicht müssen. Dies sind zum Beispiel ein zentraler Haarwirbel, eine klaffende Schädelnaht, ein flacher Hinterkopf, die typische Stellung der Augen, typische

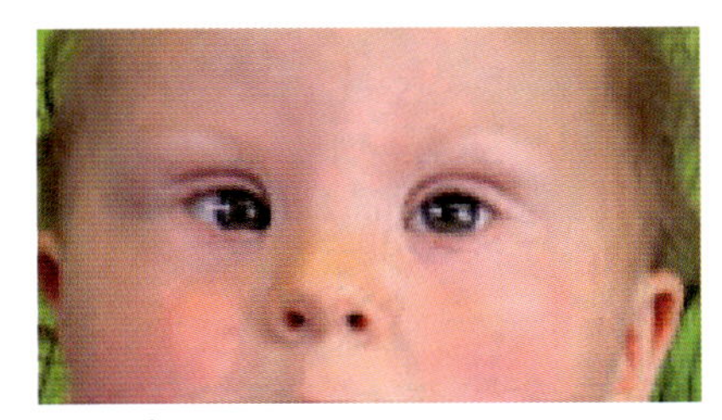

Epicanthus

Falten um die Augenwinkel (Epicanthus), weiße Flecken in der Iris des Auges (Brushfield-Spots), Stupsnase, lose Haut um den Hals, typische Falten auf der Handinnenfläche (Vierfingerfurche), gebogene und verkürzte fünfte Finger (Brachyclinodaktylie), eine breite Lücke zwischen den ersten und zweiten Zehen.

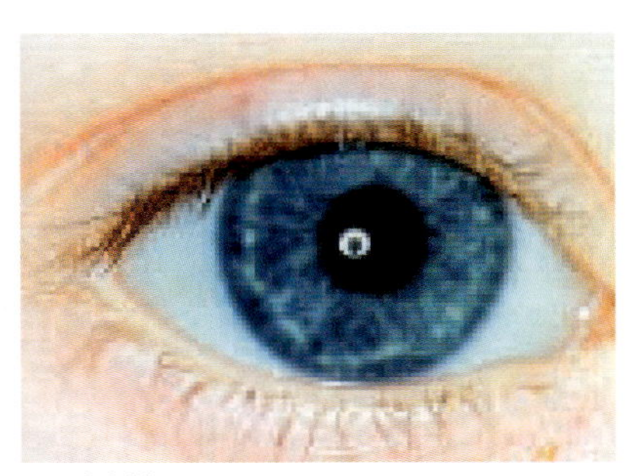

Brushfield-Spots

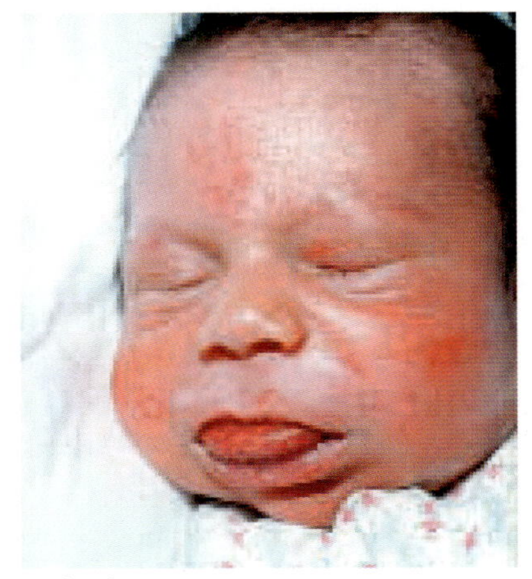

Makroglossie

In der Tabelle sind die häufigsten Zeichen aufgezählt.

Die Zunge erscheint oft groß (Makroglossie), aber mehr wegen des niedrigen Muskeltonus, als dass sie an sich vergrößert wäre.

Klinische Zeichen	%
offene Sutura sagitalis (Schädelnaht)	98
„mongoloide" Augenachse	98
Zehenlücke	96
„dritte" Fontanelle am Hinterkopf	95
Hautfalte zwischen Großzehen und zweiten Zehen	94
dicke Nackenfalte	87
abnormaler Gaumen	85
kleine Nase	83
Brushfield-Spots	75
dauernd offener Mund	65
vorstehende Zunge	58

Klinische Zeichen	%
Epicanthus	57
Vierfingerfurche	53
Brachyclinodactylie	51

Komplikationen

Da 40 bis 50 % der Kinder mit einem Down-Syndrom auch an einem Herzfehler leiden (meist AV-Kanal, VSD, Fallotsche Tetralogie, persistierender Ductus und Vorhofseptumdefekt), ist eine neonatale Sauerstoffsättigungsprüfung obligat. Im Zweifelsfall muss eine kinderkardiologische Untersuchung inklusive Ultraschall frühzeitig erfolgen. Ebenso sind Missbildungen im Magen-Darm-Trakt nicht selten. Bei 5 bis 12 % der Kinder finden sich tracheoösophageale Fisteln, Pylerusstenose, Duodenalatresien und Stenosen, Pancreas anulare, Megacolon, Volvolus, unperforierter Anus. Die meisten dieser Störungen müssen sofort chirurgisch behandelt werden. Bei etwa 3 % der Neugeborenen treten auch Katarakte (grauer Star) der Augen auf. Auch eine Dysplasie der Hüftgelenke kommt leicht gehäuft vor.

Beim **Kleinkind** mit einer Trisomie sind folgende Störungen gehäuft: Ernährungsschwierigkeiten, die zwischen zu wenig bis deutlich zu viel Gewichtszunahme schwanken können. Deshalb muss, um frühzeitig reagieren zu können, die Gewichtsentwicklung regelmäßig und genau vom Kinderarzt kontrolliert werden. Infektionen, vor allem im Bereich von Nase, Ohren, Hals, aber auch der Lungen, treten gehäuft auf. Dies hat möglicherweise damit zu tun, dass diese Körperstrukturen „anders" gebaut sind. So sind Mittelohrentzündungen, vor allem aber auch chronische Mittelohrergüsse (siehe spezielles Infoblatt), viel häufiger. Die Folge davon ist, dass viele Kinder oft über Monate (und Jahre) schlecht hören und damit die Sprachentwicklung zusätzlich gefährdet werden kann.

Apnoen (Atempausen) im Schlaf sind gehäuft. Diese führen zu einem gestörten Schlaf und damit zu allgemeiner Müdigkeit sowie Missmutigkeit tagsüber. Eine Untersuchung mittels einer nächtlichen Pulsoxymetrie ist in diesen Fällen angezeigt. Viele Trisomie-Kinder haben auch Zahnprobleme: später Zahndurchbruch, Anomalien in der Zahl und Form der Zähne sowie Karies. Der Zahnhygiene muss besondere Beachtung geschenkt werden. Schielen ist häufiger, auch ein Nystagmus (ruckartige, unwillkürliche Augenbewegungen). Mit einem Sehfehler, vor allem einer Kurzsichtigkeit (Myopie) ist bei etwa 40 % der Kinder zu rechnen: Wiederholt kontrollieren! Jedes fünfte Kind mit einer Trisomie, leidet an einer Dysfunktion der Schilddrüse, meistens einer Unterfunktion (Hypothyreose). Deshalb sind jährliche Kontrollen der Schilddrüsenfunktion angezeigt. Oft ist das Verhalten der Trisomiekinder, wenn sie das „süße" Kleinkindesalter verlassen, auffällig. Sie können primär oder auch sekundär aufgrund erfahrenen Leides aggressiv, distanzlos „klebrig", unsensibel und außerordentlich stur sein, da sie oft Mühe haben, sich in ihr Gegenüber einzufühlen. In solchen Fällen ist eine systemische Familienintervention angezeigt.

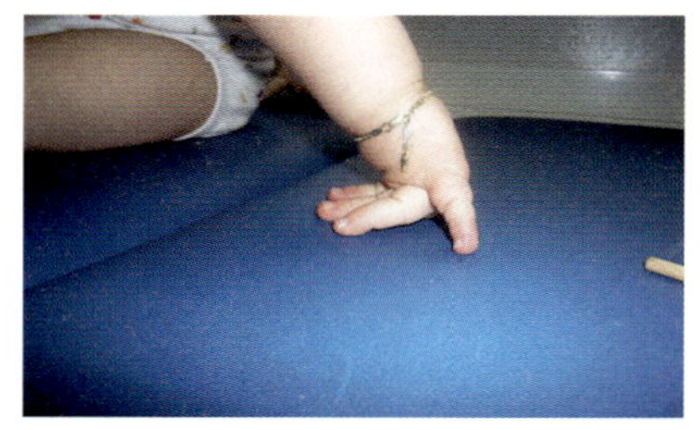

Gelenkbeweglichkeit

Bei **größeren Kindern** stellt sich die Frage, ob aufgrund der größeren atlantooccipitalen Beweglichkeit (Übergang von Schädel zu erstem Halswirbel) eine Gefährdung im Sport (der bei Trisomie-Kindern, auch aus Gründen der Integration und Gewichtsentwicklung sehr begrüßt wird) besteht. Allerdings ist die durch eine Röntgenaufnahme zu diagnostizierende Anomalität dann letztlich nur bei weniger als 1 % der Kinder wirklich chirurgisch behandlungswürdig. Präventiv sollten aber keine Sportarten ausgeübt werden, bei denen die Halswirbelsäule irgendwie gefährdet sein könnte.

Jugendliche mit Down-Syndrom haben oft Hautabszesse, vor allem im Gesäßbereich und perigenital. Typisch in diesem Alter ist das Auftreten einer Herzklappenstörung (Mitralklappenprolaps), nach der gesucht werden sollte.

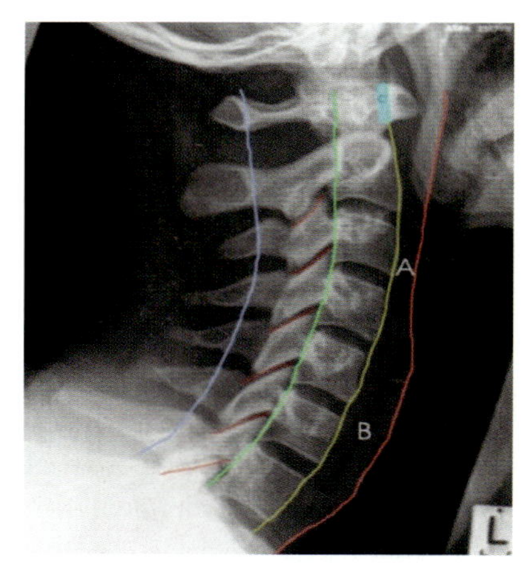

Die typische (instabile) Halswirbelsäule beim Down-Syndrom.

Im **Erwachsenenalter** treten Leukämien unter Umständen etwas gehäufter auf, so auch Alzheimer-Symptome. Die Lebenserwartung ist in der Regel herabgesetzt.

Entwicklung

Kinder mit Down-Syndrom entwickeln sich anders als „normale" Kinder. Ihr Wachstum ist langsamer, ihre Endgröße kleiner, als es die Körpergröße der Eltern erwarten lassen würde. Für Down-Kinder gibt es besondere Perzentilenkurven (Wachstumskurven). Die psychomotorische Entwicklung ist verzögert und eingeschränkt. Kinder mit Down-Syndrom lernen später kriechen, gehen und rennen. Oft bewegen sie sich monatelang sitzrutschend vorwärts, bevor sie erste Schritte machen. Die Sprachentwicklung ist verzögert und kann auch ernsthaft beeinträchtigt sein. Die kognitiven Fähigkeiten sind beeinträchtigt, was bedeutet, dass sie das Niveau ihrer Eltern nicht erreichen werden. Wenn Kinder sich nicht so entwickeln, wie die Eltern es sich wünschen, entwickelt sich notgedrungen ein Misfit zwischen den Wünschen dieser und den Möglichkeiten des Kindes. Und das Kind bemerkt wahrscheinlich, dass es den Ansprüchen nicht genügen kann. In diesem Spannungsfeld tummeln sich dann die meisten „Therapien", die mit Heilsversprechungen glauben machen, dass mit ihnen, und nur mit ihnen, der „Rückstand" des Kindes behoben werden kann. Leider sind allesamt den Beweis schuldig geblieben, dass sie ihre Versprechungen erfüllen können. Besser ist es, das Kind als Mensch in seinen Qualitäten so zu akzeptieren, wie es ist, es möglichst gleich wie ein „normales Kind" zu behandeln und sich über seine Fortschritte zu freuen, ohne es ständig mit „normalen"

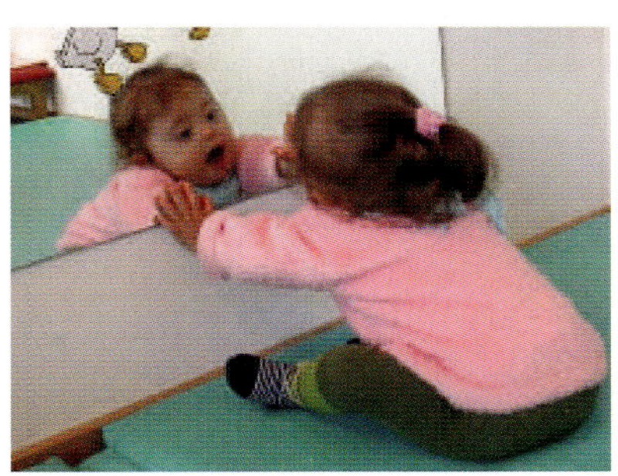

Ein Trisomie-Kind erkennt sich selbst im Spiegel!

Kindern zu vergleichen; so können Sie den Misfit möglichst klein halten. Zudem sind die Unterschiede in der individuellen Entwicklung von Kindern mit Down-Syndrom sehr groß, ähnlich wie bei den „Normalen". Einige Kinder werden ihr Leben lang auf Hilfe angewiesen sein, andere werden ein mehr oder weniger selbständiges Leben führen können.

Da Kinder mit Down-Syndrom vermehrt Unterstützung und Beobachtung verlangen, sind die Eltern besonders gefordert. Aus der begründeten Fürsorglichkeit Letzterer zu entkommen, ist für die Menschen mit einem Down-Syndrom besonders schwierig. So ist die „normale" Autonomieentwicklung und Ablösung für beide Seiten erschwert und muss oft von Dritten (z. B. dem Arzt) aktiv unterstützt werden.

Etablierte Behandlungsmethoden sind Physiotherapie bis zum freien Gehen, um falsche Bewegungsmuster zu hemmen und „richtige" zu erleichtern und zu fördern. Weiter ist eine heilpädagogische Frühförderung indiziert, auch um das Umfeld des Kindes zu unterstützen. Eine Sprachtherapie/Logopädie ist dann angezeigt, wenn das Kind in der allgemeinen Entwicklung den Stand erreicht hat, bei dem die Sprachentwicklung eigentlich beginnen sollte (Individuationsentwicklung). Nahrungszusätze (Vitamine, Magnesium, Zink usw.), Spezialernährungen sind nicht wirksam und deshalb unnötig.

Wenn eine Integration in der öffentlichen Schule nicht möglich ist, sind Sonderschulen angezeigt. Sehr hilfreich sind Elternvereinigungen (siehe unten), in denen sich Eltern gegenseitig unterstützen und wichtige Informationen austauschen können.

Vorsorgeuntersuchungen

Eine enge Zusammenarbeit zwischen den Eltern und dem Kinderarzt ist erwünscht, um die bestehenden und kommenden Probleme frühzeitig zu erkennen und optimal zu behandeln. Dazu gehören regelmäßige Vorsorgeuntersuchungen, bei denen auch anderweitig anstehende Probleme angesprochen werden können und sollen. Die Vorschläge verstehen sich als Ergänzung, nicht als Ersatz für die regelmäßigen Vorsorgeuntersuchungen. Die Vorsorgeuntersuchungen kommen Ihrem Kinde, aber letztlich auch Ihnen zugute!

Empfehlenswerte Bücher und Links

Links

- Vereinigung der Eltern von Kindern mit Down Syndrom http://www.insieme21.ch/
- Insieme Vereinigung für Kinder mit Down-Syndrom http://www.downsyndrom.ch/
- Schweizer-Down-Syndrom-Mailingliste http://www.insieme21.ch/
- Down-Syndrom Netzwerk Deutschland e.V. http://www.down-syndrom-netzwerk.de/
- Arbeitskreis Down-Syndrom e.V. http://www.down-syndrom.org/

Bücher

- Tolksdorf, M. (1994): Das Downsyndrom. Urban & Fischer Verlag, München.
- Schwinger, E. (2007): Menschen mit Down-Syndrom: Genetik, Klinik, therapeutische Hilfe. Urban & Vogel, München.
- Wenk, C. (2008): Außergewöhnlich: Väterglück: Kinder mit Down-Syndrom und ihre Väter. Paranus Verlag, Neumünster.
- Wenk, C. (2007): Schmetterlingszauber, Paranus Verlag, Neumünster.

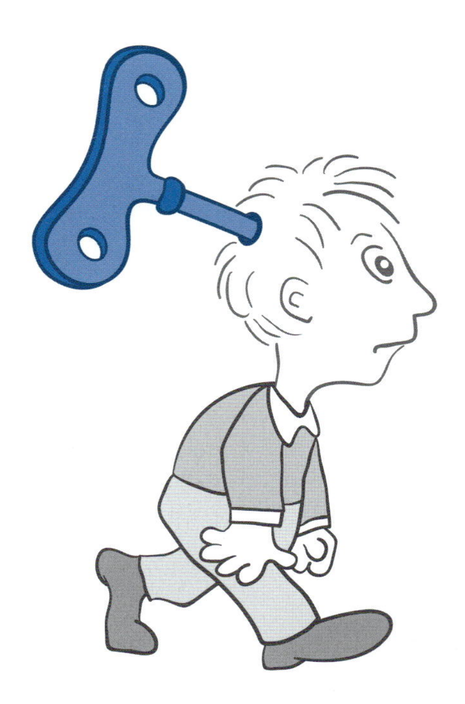

Haben Sie schon einmal von einer „Fit-Entwicklung" gehört? Ziel ist dabei, eine möglichst große Übereinstimmung zwischen den Bedürfnissen des Kindes und seiner Bezugspersonen herzustellen. Manchmal geht das einfach, manchmal muss man etwas nachhelfen. Hier nun eine Reihe von verschiedenen Möglichkeiten wie Sie das Verhalten Ihres Kindes beeinflussen können. Sie merken es, ich spreche nicht von Erziehung, sondern von Beeinflussung. Das Kind soll ja nicht erzogen werden, sondern aktiv an der Veränderung teilnehmen, nicht wahr? Und: Es ist wahrscheinlich immer besser, Sie tun das, was Sie für richtig halten mit Überzeugung (Sie dürfen sich auch ab und zu hinterfragen), als dass Sie angelesene Tipps, wie die unten stehenden, ohne Überzeugung durchexerzieren!

Tricks, um gutes Benehmen zu lehren und zu verstärken

Auch wenn das Kind nicht gerade hervorragende Leistungen und Verhaltensweisen zeigt, verdient es Lob: Dazu gibt man zum Beispiel ohne Worte durch Berührungen, Blicke usw. zu verstehen, dass man das, was das Kind gerade macht, beachtet und unterstützt. Diese Technik nennt man „**Time-in**", sie gibt dem Kind das gute Gefühl, dass nicht nur Höchstleistungen zählen. Man kann die Tätigkeiten natürlich auch mit Worten unterstützen. Dabei ist es klug, sich auf die Tätigkeiten des Kindes zu beziehen: „Schön, wie du gerade zeichnest!" Lob und Time-in können dem Kind helfen, eine begonnene Handlung fortzuführen und dran zu bleiben.

Beim „**Gelegenheitslernen**" handelt es sich darum, dass Kinder ganz automatisch das Verhalten ihrer Bezugspersonen nachmachen. Wenn Eltern also zum Beispiel rauchen, laufen ihre Kinder Gefahr, später im Leben ebenfalls zu rauchen. Seien Sie sich also Ihrer Vorbildfunktion bewusst (das betrifft auch die Sprache, die Kleidung, die Selbstkontrolle, die Gesten und den Umgang mit Emotionen usw.), und verhalten Sie sich so, wie Sie es sich von Ihren Kindern wünschen!

Kinder lernen am leichtesten und am liebsten von anderen Kindern. Wenn sie also Verhaltensweisen von anderen Kindern abschauen und nachmachen, nennt man das „**Modeling**". Natürlich können Sie das ausnützen und sofort nur noch „wohlerzogene" Kinder nach Hause einladen! Allerdings besteht dabei auch ein nicht unerhebliches Risiko, dass Ihr Kind von „Wohlerzogenen" auch „Nicht-Wohlerzogenes" übernimmt.

Mit der **Verstärkung** unterstützen wir gutes Benehmen und (in unseren Augen) richtige Handlungen. Sie kennen diese Technik aus dem Tierpark: Wenn der Seehund den Ball jongliert, erhält er vom Trainer eine Sardine. Nun sind Kinder bekanntlich keine Seehunde und Ihr Repertoire an Verstärkungen ist sicherlich größer. Kinder werden eine Tätigkeit nicht nur davon abhängig machen, ob sie dafür eine Süßigkeit bekommen, sondern auch davon, ob sie ihnen Spaß macht.

Es ist immer besser, häufig kleine Verstärkungen zu geben als (zu) selten große! Wiederholte Verstärkung wirkt besser, und Übung macht den Meister. So kann es sinnvoll sein, das Kind frühzeitig in die

Tätigkeiten des Haushaltes einzuführen, die sowieso fast täglich wiederholt werden müssen. So gewöhnt sich das Kind ganz nebenbei schon frühzeitig daran, dass dies zum Leben gehört. Unter Stress lernt das Kind schlechter. Verstärken Sie also auch „relaxtes" Verhalten, und vermeiden Sie erwartungsvolles, prüfungsartiges Verhalten Ihrerseits. So sind Warnungen stresserhöhend: „Achtung, du wirst das Glas wohl doch nicht jetzt ausschütten!" Jede Handlung, jedes Benehmen muss vom Kind schon richtig gut gemacht werden können, bevor man es „verstärken" kann. Geben Sie ihm Gelegenheit dazu, es zu zeigen. Verstärkungen können auch kontraproduktiv sein: Wenn Sie zum Beispiel ein Kind, das im Bett nach Ihnen schreit, aufnehmen, belohnen (verstärken) Sie sein „Fehlverhalten" und können es damit „chronifizieren". Auch kann eine durch Verstärkung erlernte Fähigkeit verschwinden, wenn die Verstärkung ausbleibt. Schlaue Kinder können den Preis einer Leistung auch erhöhen, indem sie nach besserer „Verstärkung" verlangen. Nicht nur materielle Dinge sind Verstärker, sondern auch Blicke, Berührungen, die bei Angst aufgehende Kinderzimmertüre nachts... Und zu guter Letzt vergessen Sie nicht: Nicht jede unserer Tätigkeiten schreit nach positiver Verstärkung, oder? Sie tun ja auch viele Dinge ohne Belohnung.

Neben den **konditionellen Verstärkungen** können auch symbolische Tauschgeschäfte den Zweck erfüllen: „Wenn du dies oder jenes tust, bekommst du ein Bonbon." Oder: „Ich gebe dir etwas, das mir besonders gefällt." Man kann bei größeren Kindern auch Listen aufhängen, auf denen man Positives, aber auch Negatives aufschreibt und mit einem Belohnungssystem quantifiziert, sogenannte **Positiv- und Negativlisten**.

Durch Abschwächung können Sie Änderungen auch sanft durchsetzen. So können Sie, anstatt dem Kind die lästige Nuckelflasche abrupt zu entreißen, dieses Ziel auch langsam und subtil erreichen: Verdünnen Sie den Inhalt (z. B. 10 % pro Tag) immer mehr mit Wasser, reduzieren Sie die Menge und offerieren Sie gleichzeitig den vollwertigen Inhalt in einer anderen Form, zum Beispiel in einem Glas. Bald wird sich das Kind für den wahren Inhalt entscheiden, aus dem Glas trinken und das „Wassernuckeln" aufgeben! So können auch Einschlafzeiten über Tage und Wochen langsam, nach vorne oder

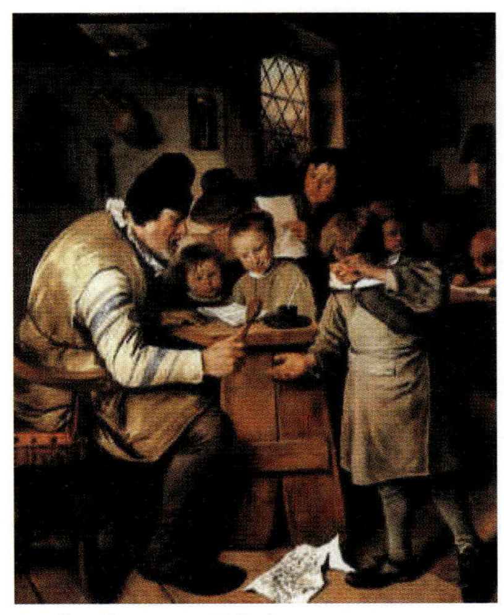

Strafe ist keine neue Erfindung!

hinten verschoben werden (siehe Infoblatt „Schlaf"). Mit diesen Tricks kann man sehr gut unnötige Konfrontationen vermeiden. Gerade bei trotzenden Kindern hilft dies sehr!

Ganz elegant ist auch die **Ablenkung**, die in den ersten Lebensjahren oft bestens funktioniert. Zum Beispiel: „Ah, du möchtest diese Süßigkeit – schau mal, das Kind da drüben, was es gerade macht."

Ein **Tagesrückblick**, zum Beispiel vor dem Zubettgehen, bei dem alle guten Verhaltensweisen und Leistungen des Kindes nochmals positiv erwähnt werden, kann ihm helfen, am nächsten Tag Gleiches zu tun. Das ist keine Bilanz, und schlechtes Verhalten sollte da nicht unbedingt zur Sprache kommen.

Tricks, um schlechtes Benehmen zu stoppen

Nein, ein Kind zu schlagen, dazu gibt es nie einen Grund! Wenn man Kinder schlägt, schlägt man sich selbst, weil man es nicht geschafft hat, ihm auf anderem Wege klar zu machen, was man von ihm will bzw. nicht will. Auch Anschreien, Fuchteln, Kreischen, Drohen und Schütteln erfüllen den Tatbestand eines Erziehungsnotstandes und müssen um alles in der Welt vermieden werden. Hier einige Tricks.

Für anstößiges, unkorrektes Verhalten kann ein zuvor klar befristetes **Time-out** helfen. Das Kind erhält eine Auszeit von Verstärkung und anderen Formen von Belohnung. Das kann örtlich (es muss für einige Minuten an einen anderen Ort), aber auch durch Hinwendung bzw. emotionale Abwendung (völlig ignoriert werden) geschehen. Die Kriterien müssen allerdings klar und möglichst emotionslos bekannt gegeben werden und sich ausschließlich auf die Tätigkeit, die eben gerade erfolgt ist, beziehen, nie auf die Person des Kindes. Diese Methode kann ab dem ersten Geburtstag bis ins Adoleszentenalter funktionieren. Während der „Auszeit" kann sich das Kind beruhigen und eventuell über sein Tun nachdenken (oder auch auf Rache sinnen ...). Man darf nicht mit Time-outs drohen, sondern man muss sie durchziehen, sonst können sie wirkungslos werden. Besonders wirkungsvoll sind Auszeiten, wenn das nachfolgende **Time-in** besonders warm und fürs Kind emotional gut erlebt wird. Das nachfolgende Time-in ist keine Zeit für elterliche Rache und Vorwürfe!! Die Strafe ist erfolgt und – wenn sich das Kind beruhigt hat – abgegolten. Das Kind kann so erfolgreich lernen, sich selbst zu beruhigen. Ein weiterer Vorteil ist, dass sich während des Time-outs auch die Bezugsperson entspannen kann.

Die (Aus-)**Löschtechnik** können Sie anwenden, wenn Ihr Kind zum Beispiel partout nicht ins Bett gehen will. Dann ziehen Sie von ihm (nach Vorwarnung) alle Aufmerksamkeit ab. Sie ignorieren es, und behandeln es wie Luft. Dies kann dazu führen, dass das Kind erst recht „aufdreht", um sich bemerkbar zu machen. Bleiben Sie aber dabei, kann das Kind lernen, das „Fehlverhalten" aufzugeben, da es zwecklos geworden ist. Viele Eltern brauchen aber Unterstützung und Anlei-

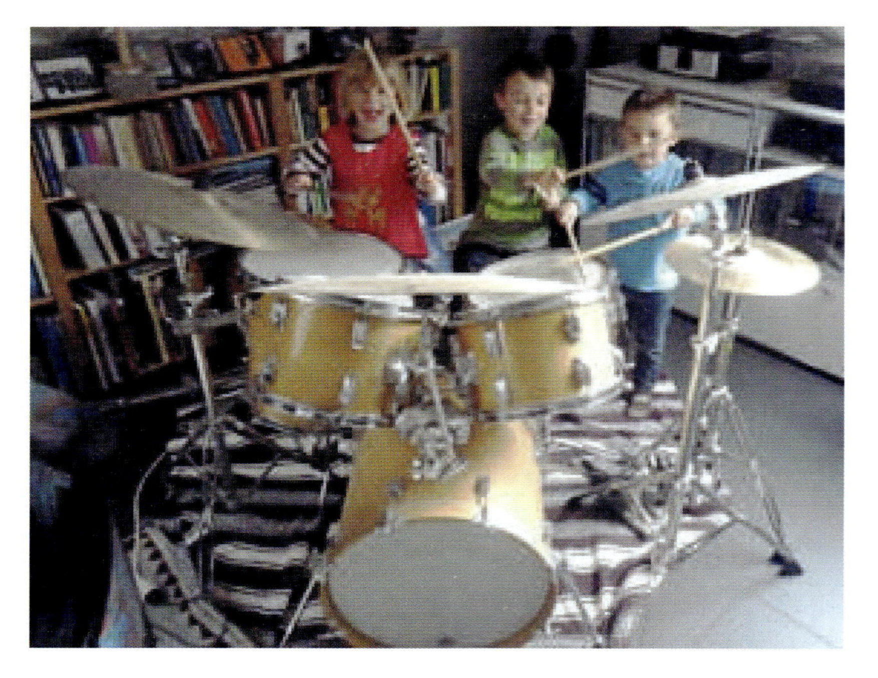

tung, um konsequent zu bleiben. Denn nur dann ist die Methode erfolgreich. Ansonsten wird das Kind mit seinem Verhalten zunehmend die Hierarchie auf den Kopf stellen. Dann haben nicht nur die Eltern das Nachsehen, sondern vor allem das Kind selbst! Bitten Sie bei Bedarf Ihren Kinderarzt um Rat.

Man kann die Auslöschtechnik auch graduell durchführen: Man ignoriert das „Fehlverhalten" des Kindes von Tag zu Tag mehr. Dies nennt man geplante oder **graduelle Auslöschtechnik**. Mit dieser sind die initialen Ausbrüche des Kindes schwächer, die Methode braucht aber viel mehr Zeit zum Erfolg.

Wenn Sie ein Kind **schlagen**, wir haben es bereits gesagt, schlagen Sie nicht nur sich selbst, sondern vermitteln dem Kind klar und deutlich, dass Gewalt eine Methode ist, um Auseinandersetzungen zu führen. Das glauben Sie doch nicht im Ernst! Also lassen Sie es bleiben. Falls Ihnen „die Hand ausrutscht", besprechen Sie den Anlass unbedingt mit einer Fachperson (Erziehungsberatung, Arzt, Psychologin), die Ihnen hilft, nicht mehr so weit zu kommen!

Natürlich dürfen Sie für „Missetaten" **schelten**. Die Schelte hat aber adäquat, dem Vergehen entsprechend und nicht prinzipiell zu erfolgen. Spielen Sie auf den Ball, nicht auf den Mann: „Was hast du da getan?", und nicht: „Was bist du für ein mieser Kerl!" Schelten kann inflationär werden, das Alltagsklima vergiften und somit die sichere Wirkung allmählich verlieren. Schimpfen Sie über Ereignisse, die wichtig, gefährlich oder unfair sind, nicht wegen Kleinigkeiten. Ein Alltag, der nur noch aus „**Nörgeleien**" besteht, ist für alle Beteiligten eine Qual. Vergessen Sie nicht: Forscher, und das sind Kinder nun mal, brauchen Platz und Ermunterung, nicht Zensur und ein dauerndes „In-die-Schranken-Weisen"! Beachten Sie auch die Entwicklung Ihres Kindes. Auf die bohrende Frage: „Warum hast du das und das getan?", können Kinder oft erst ab dem vierten Geburtstag eine einigermaßen einleuchtende Erklärung liefern. Also lassen Sie inquisitorische Fragen, und stellen Sie den Sachverhalt nüchtern fest; erklären Sie möglichst unaufgeregt die sich dem Kind daraus ergebenden Konsequenzen.

Wichtig

„Erziehung" ist eine Kunst. Wenn Sie es schaffen, sich auch selbst zu erziehen, damit der „Fit" des Kindes möglichst in allen Bereichen groß wird, haben Sie eine riesige Leistung vollbracht, deren „Früchte" an Ihnen nicht vorbeigehen werden: eine lebenslange, gute Beziehung zu Ihren Kindern.

Überreicht durch

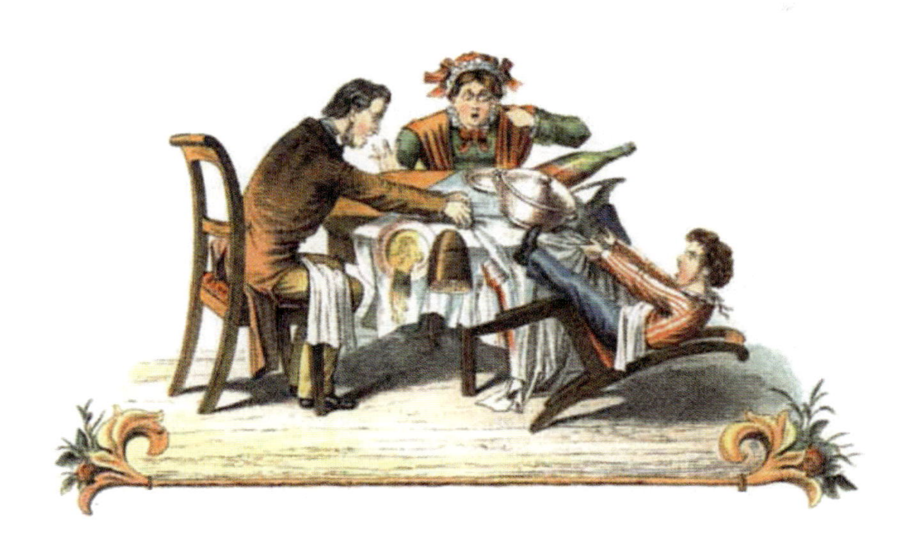

Ein Kind kann nicht warten, bis es dran ist und schlingt alles in Sekundenschnelle hinunter. Ein anderes isst gar nichts, aber rein gar nichts. Ein drittes liest gleichzeitig ein Comic-Heft, ein viertes kann weder rechtzeitig zum Essen kommen noch genügend lange bleiben, und andere Tischsitten sind ebenfalls am Verschwinden. Ja, es gibt einige Probleme rund ums Essen und den Familientisch!

Früher...

... galten zum Teil drastische Tischregeln, die heute glücklicherweise ihre Bedeutung verloren haben. So zum Beispiel:

- „Kinder sind bei Tisch so stumm wie ein Fisch."
- Der Vater erhält besseres Essen als der Rest der Familie.
- Der Teller muss leer gegessen werden, weil man ihn sonst bei der nächsten Mahlzeit wieder vorgesetzt bekommt.
- Das Kind muss von allem etwas essen.
- Wer keine Suppe isst, bekommt keine Nachspeise usw.
- Freitags gibt's immer Fisch und am Sonntag ein Hähnchen!

Essenszeiten sind oft Konfliktzeiten und von den Kindern gefürchtet: Manchmal herrscht offene Konfrontation oder als Pädagogik getarnte Aggression, manchmal Demütigung und Machtkampf.

Heute...

... gibt es weniger Essenstraditionen als früher. Nur noch selten signalisieren Dankgebete den Essensanfang und das Ende einer Mahlzeit. Das gegenseitige „Guten Appetit"-Wünschen ist eher der Startschuss. Gemeinsame Essenszeiten können für alle Familienmitglieder Erholungspausen in der Alltagshektik sein, gemeinsame heitere Zeiten und geteilte Sinnesfreuden. Kinder lernen ihr Essverhalten von den Erwachsenen, am Familientisch.

Üblicherweise trifft man sich dreimal „bei Tisch": zum Frühstück, zum Mittagessen und zum Abendessen. Zwischenmahlzeiten erhöhen die tägliche Nahrungszufuhr auf fünf Mahlzeiten. Dadurch werden die einzelnen Mahlzeiten weniger voluminös und mehrere Mahlzeiten verkürzen den Zeitraum zwischen den einzelnen Essen und verhindern dadurch ernährungsbedingte Leistungstiefs. Dass die ganze Familie mehrmals täglich zum Essen zusammenkommt, ist aber selten geworden: Zahlen zeigen, dass mehr als 12 % der Kinder zwischen neun und 14 Jahren überhaupt keine Mahlzeit am Tag zusammen mit Eltern und Geschwistern einnehmen.

Das hat verschiedene Gründe und Konsequenzen. Durch die Industrialisierung wurden Familienwohnung und Arbeitsplatz getrennt, und mindestens eine Mahlzeit wird bei der Arbeitsstätte eingenommen. Ein schnelles Frühstück, vorausgesetzt die verschiedenen Arbeitszeiten erlauben dies, und das Abendessen sind in den meisten Haushalten mit Kindern die verbleibenden gemeinsamen Familienmahlzeiten. Tragen Sie zu diesem Sozial-Event Sorge!

Mahlzeiten werden so gut wie möglich in den Tagesablauf eingebaut. Sie unterliegen aber einem sozialen Wandel: weg von festen Mahlzeiten mit Ritualcharakter zum kauenden Nebenher während einer anderen Tätigkeit. Soziologen bezeichnen den Prozess als einen Übergang von der patriarchalischen Familienmahlzeit zur pluralistischen Knabbergesellschaft. Das hat Folgen!

Auch die Sitzordnung wackelt, oft sitzt nicht das Familienoberhaupt am Kopfende, sondern praktischerweise das jüngste Kind, das dann, falls nötig, von Mutter und Vater gemeinsam versorgt werden kann.

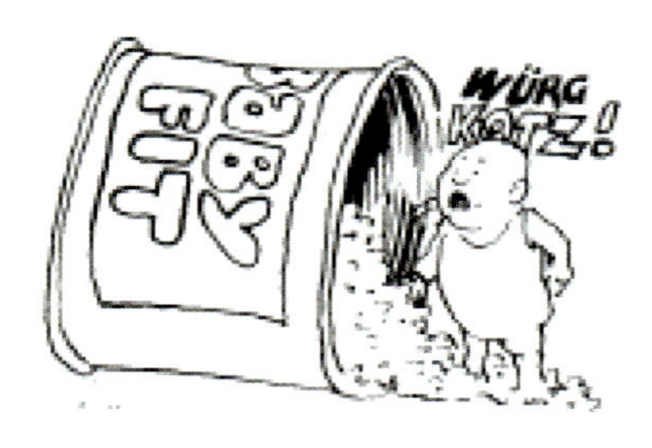

Entwicklungstypische Störungen des Essverhaltens

Frühe Regulationsstörung

Ausgangspunkt ist eine Störung des emotionalen Gleichgewichts des Kindes in den ersten drei Lebensmonaten. Empfindlichen und leicht irritablen Kindern gelingt die Koordination von Atmen, Saugen und Schlucken schlecht. Die Essstörung entsteht dadurch, dass Eltern in dieser Situation unter erheblichen Fütterdruck geraten: Das Kind nimmt zu wenig zu! Eine Essberatung kann helfen, entspannter mit der Situation umzugehen – dann wird das Kind auch zunehmen. Fragen Sie Ihren Arzt!

Störung der oralen Bindung

Wenn die Eltern die Unlustsignale des Kindes (ab dem dritten Lebensmonat) nicht gut entschlüsseln können und immer als Hunger interpretieren, und wenn das Kind bei jeder Bedürfnisspannung Nahrung erhält, dann kommt es zu Verhaltensstörungen. Ursache kann auch, aus der Sicht des Kindes, unberechenbares Füttern durch überforderte Eltern sein. In dieser kritischen Situation brauchen Eltern intensive Familienhilfe oder Betreuung bei der Ernährung des Kindes.

Frühe Essverweigerung

Diese Verweigerung entsteht im Stadium der Selbständigkeitsentwicklung (ab sechs Monaten bis ins dritte Lebensjahr), wenn das Kind gegenüber dem angebotenen Essen erstmals eigenen Einfluss und eigene Macht erprobt: Das Kind verweigert teilweise die Nahrung: „Das habe ich nicht gerne!"

Extrem wählerisches Essverhalten

Viele Kinder zeigen diese Verhaltensstörung gegen Ende des zweiten Lebensjahres, also in der Phase der psychischen Wiederannäherung. In diesem Stadium entwickeln Kinder einen auffälligen Bedarf nach allem, was vertraut ist, und eine bislang ungewohnte Angst vor allem Neuen. Dies wirkt sich auf Appetit, Geschmackserleben und Essverlangen aus. Manchmal ist auch das exzessive Trinken von gesüßten Wässerchen und großzügige (Selbst-)Versorgung mit Süßigkeiten Ursache für einen Appetitverlust: Gesundes wird nicht mehr gegessen. Das wählerische Essverhalten irritiert und provoziert die Eltern. So entsteht Essensdruck, der zum Fokus einer Beratung der Eltern gemacht werden muss. Das Ziel ist eine Defokussierung.

An dieser Stelle sei das wohl bekannteste Experiment von Clara Davis (1928) erwähnt. Sie untersuchte mehrere Kleinkinder, die genau protokolliert aus einem reichhaltigen Angebot sich ihre Speisen selbst auswählen durften. Das Ergebnis war einigermaßen verblüffend: Alle Kinder hatten sich jeweils für ihre Bedürfnisse die idealen Speisen gewählt. So belegt das Experiment, dass eine biologische Disposition vorhanden ist, eine bedarfsgerechte Ernährung zu sichern, die nicht von Lernprozessen (Erziehung) abhängt. Damit kann umgekehrt aber auch geschlossen werden: Falschernährung hängt mit dem Einfluss der Umgebung zusammen. Die Eltern tun also gut daran, dem Kind die Kontrolle zu überlassen: den Teller hinstellen und essen lassen. Kommentare wie „das ist gesund", oder „du musst von allem probieren" usw. sind sinnlos. Eltern müssen vom Problem „Essen" ablenken, defokussieren!

Phobische Essverweigerung

Meistens hat sie akute krankheitsbedingte Auslöser, die das Kind verstören. Magische Phantasien über Körper, Nahrung und Essen, die in diesem Entwicklungsstadium (drei bis sechs Jahre) normal sind, verstärken die Angstabwehr gegenüber dem Essen. Diese Essstörung ist durch Spieltherapie mit verhaltenstherapeutischer Anleitung der Eltern gut zu behandeln.

Oppositionelle Essverweigerung

Hier wird der alterstypische Machtkampf um die Autonomie über das Essen ausgetragen. Kind und Eltern scheinen nach der Devise zu handeln: „Kämpfen statt Essen". Das Aufgreifen der zentralen Spielregel und der Rollenteilung in einer klar strukturierten Beratung kann anleiten, den familialen Stresstisch wieder abzuräumen.

Psychogener Appetitverlust

Er ist eine Reaktion des Kindes auf eine gravierende psychische Belastung oder Traumatisierung, wobei neben dem gestörten Essen immer auch anderes Symptomverhalten zu beobachten ist.

Esssucht des dicken Kindes

Diese tritt häufig auf der Basis einer genetisch bedingen familialen Adipositas auf. Durch Selbstisolierung befreit sich das

Kind vom sozialen Druck der Gleichaltrigen. Das in sich befriedigende, süchtige Essen hat Ersatzfunktion, die das Kind auch mit allen Mitteln gegenüber der Familie verteidigt.

Kindliche Anorexie (Magersucht)

Diese betrifft überwiegend Mädchen im Grundschulalter. Sie unterwerfen sich dem sozialen Druck der Gleichaltrigen und sind überzeugt: Man muss ganz dünn sein, um von anderen geliebt zu werden. Zwei Merkmale fördern den direkten Weg in die anorektische Essstörung: eine unnachsichtig perfektionistische Einstellung zu sich selbst und die Identifikation mit der eigenen Mutter, die Schlankheitsideal, restriktives Essen und Diäterfahrung vorlebt und dieses Muster an die Tochter weitergibt.

Rumination

Die Rumination tritt meist nur bei geistig behinderten Kindern mit Verhaltensstörungen auf. Der Nahrungsbrei wird geschluckt und dann durch eine spezielle Technik, eben der Rumination, wieder in den Mund zurückgeholt. Dabei kann dieser dann ausgespuckt oder von neuem verschluckt werden. Typisch sind Zahnschmelzprobleme wegen der Magensäure. Kinderpsychiatrische Behandlung und Verhaltenstherapie sind hilfreich.

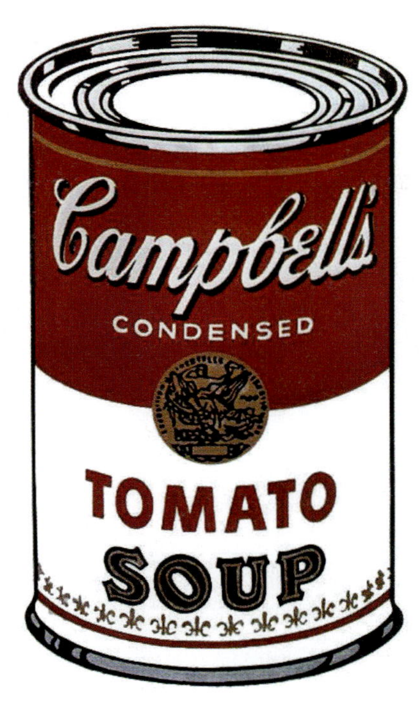

Andy Warhol

Gastroösophagealer Reflux

(Siehe Infoblatt „Reflux")

Wichtig

Essen ist kein Erziehungsmittel und darf als solches nicht instrumentalisiert werden! Also belohnen oder trösten Sie Ihre Kinder nicht mit Essen. Die Versuchung, einem weinenden Kind schnell eine kleine Süßigkeit in den Mund zu stopfen, ist groß, aber damit lernt das Kind nur, sich selbst mit Essen zu trösten. Zuwendung und Nähe sind wesentlich effektiver! Versuchen Sie auch umgekehrt nicht, Ihr Kind mit Zwang zum Essen zu bringen.

Aussprüche wie: „Wenn du nicht aufisst, darfst du nicht fernsehen", (oder: „Wenn du aufisst, darfst du fernsehen!"...) führen sehr leicht dorthin, wo Ihr Kind verlernt, entsprechend seiner eigenen Bedürfnisse und inneren Impulse zu handeln. Das Gleiche gilt, wenn Ihr Kind bereits an einer Essstörung leidet. Weder Überfürsorglichkeit noch Gewalt führen zum Ziel. Suchen Sie beim Kinderarzt Hilfe und versuchen Sie, gemeinsam mit allen Familienmitgliedern Essen zu dem werden zu lassen, was es ist: Ein Ritual des Zusammenlebens, bei dem die grundlegendsten Bedürfnisse gestillt werden. Zuwendung, Nähe, Zeit und Zärtlichkeit sind ein ganz wichtiger Schlüssel zum Glück!

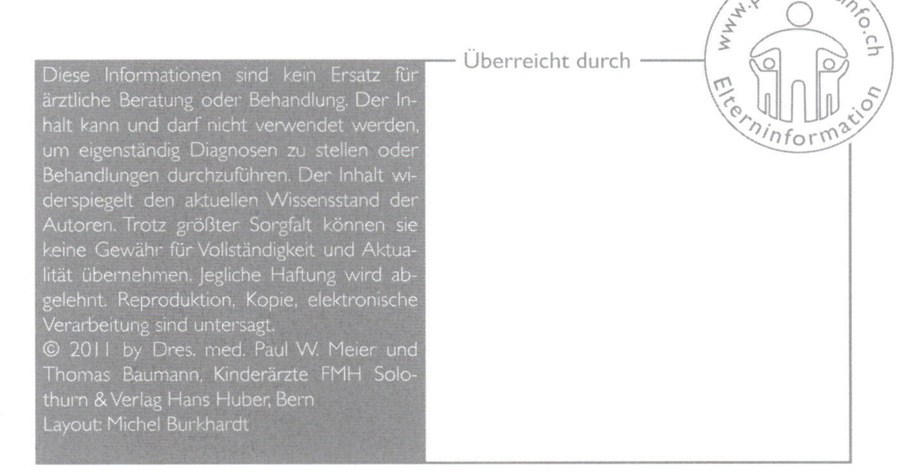

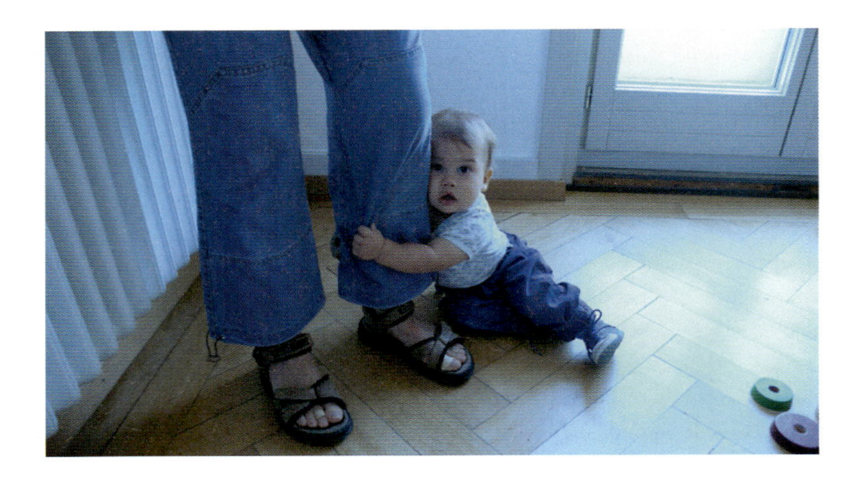

Das „Fremdeln" ist für die Eltern ein ungewohntes neues Verhalten, das aus dem angepassten Säugling plötzlich einen kritischen, Distanz wahrenden Mitmenschen macht. Das Kind lernt, zu unterscheiden: bekannt und unbekannt. Es ist ein unumgänglicher und absolut nötiger Entwicklungsschritt für das Kind und nicht wirklich erzieherisch zu beeinflussen.

Das Kind lernt, zu unterscheiden

Das Fremdeln, früher auch als „Acht-Monats-Angst" bezeichnet, ist nicht nur normal, sondern ein ganz wichtiger Entwicklungsschritt des Kindes, den die Eltern vorbehaltlos unterstützen sollten. Zwischen dem fünften und siebten Lebensmonat lernt das Kind etwas ganz Entscheidendes: Es lernt zwischen vertrauten und nicht vertrauten Personen zu unterscheiden. Während sich das Baby zuvor noch von „jedermann" trösten ließ, fordert es jetzt die Nähe und Sicherheit von den Bezugspersonen ein.

Manchmal reicht schon der Anblick einer fremden Person, um eine heftige emotionale Reaktion auszulösen. Gerade, wenn das Kind gegenüber Verwandten oder lieben Freunden Fremdel-Reaktionen zeigt, sind diese, aber auch die Eltern, oft verunsichert. Die zögerlichen Reaktionen des Kindes auf Fremde sind aber ein wichtiger Schutzmechanismus. Das Kind sollte in jedem Fall in seiner Angst ernst genommen werden, und die Eltern sollten ihm die Angst nicht auszureden versuchen. Während Eltern die Ängstlichkeit ihrer Kleinen gegenüber Fremden verstehen können, sind sie oft erstaunt, wenn sie ähnliche Reaktionen dem anderen Elternteil gegenüber zeigen. Auch das ist ein ganz normales Verhalten. Die Kinder suchen sich immer mal wieder ihren Liebling, dies ändert sich im Laufe der Entwicklung und legt sich auch wieder. Wenn Kinder mal ihre Mutter, mal ihren Vater favorisieren, hat das nichts mit Fremdeln zu tun, sondern mit einer normalen, sich entwickelnden Beziehungsstruktur. Eher gefährdet sind Kinder, die keinerlei Fremdel-Reaktionen zeigen und distanzlos auf jeden zugehen.

Wie stark ein Kind fremdelt, hängt zum einen mit der bisherigen Intensität des Bindungsverhaltens des Kindes zusammen, zum anderen ist es aber auch kontextabhängig. Ein Kind reagiert anders, wenn es zu Hause spielt und ein Fremder kommt zu Besuch, als wenn es zusammen mit seiner Mutter in einer fremden Umgebung auf Unbekannte trifft. Es ist aber unerheblich, ob das Kind bis dahin in einer Großfamilie oder in einem viel kleineren Setting aufgewachsen ist. Eine wichtige Rolle spielt jedoch die Reaktion der Mutter. Wenn sie bei der Begrüßung des Fremden selbst entspannt ist, wirkt sich das auf das Kind aus. Das Kind kann nun auch aktiv Bezug zur vertrauten Person aufnehmen: Es überwindet nach einer gewissen Zeit, auf dem sicheren Schoß der Mutter, seine Angst und nimmt mit der fremden Person meist über Blicke erste Kontakte auf. Diese Rückversicherung braucht es auch im Spiel: Es krabbelt zum Beispiel weg von der Mutter, um neue Dinge zu entdecken, und kommt nach kurzer Zeit wieder zu ihr zurück. Es muss sich rückversichern, ob die vertraute Bezugsperson noch da ist. Dann kann es wieder beruhigt auf neue Erkundungsreisen gehen.

Eigentlich hört das Fremdeln nie ganz auf. Nach den ersten Monaten lässt es nach, so dass ein dreijähriges Kind kaum mehr fremdeln wird. Aber auch Erwachsene haben ja Fremden gegenüber Ängste oder zeigen zumindest eine gewisse Zurückhaltung.

Heftige Fremdel-Reaktionen sollten aber vor dem dritten Geburtstag des Kindes verschwunden sein. Das Kind müsste inzwischen erkannt haben, dass nicht

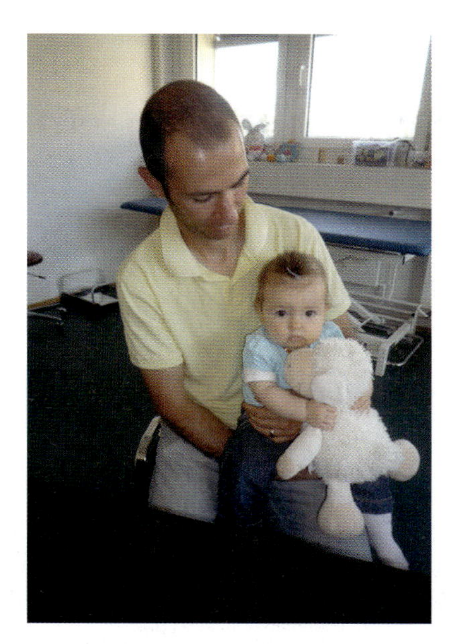

jeder Unbekannte und nicht jede neue Situation eine Gefahr darstellt. Wie stark ein Kind fremdelt, hängt sicherlich auch damit zusammen, was ihm zu Hause vorgelebt wird.

So wird eine ängstliche Mutter eher ängstlichere Kinder haben als eine Mutter, die burschikos ist. Sollte die Fremdel-Reaktion weit darüber hinausgehen und in der Situation keine vernünftige Erklärung bieten, sollten Sie sich mit einer Fachperson (Kinderarzt) in Verbindung setzen!

Wenn Sie bemerken, dass Ihr Kind Angst hat, fremdelt, sollten Sie es sofort in die Arme nehmen und ihm Sicherheit geben. Vermeiden Sie, wenn möglich, größere Begrüßungs- und Abschiedsszenen. Natürlich sollte Ihr Kind auch neue Menschen kennen lernen, aber vermeiden Sie, dass diese sich auf Ihr Kind stürzen und es gleich auf den Arm nehmen wollen. Ihr Kind braucht jetzt Zeit, andere Personen erst mal „abzuchecken". Dazu braucht es Ihre Nähe und die nötige Sicherheit, um auf Fremdes „zugehen" zu können. Auch wenn die Großmutter jetzt gekränkt sein sollte, muss Ihr Kind unterstützt werden und nicht die Großmutter.

Überreicht durch

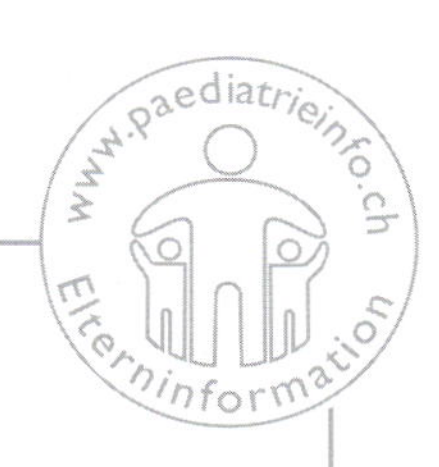

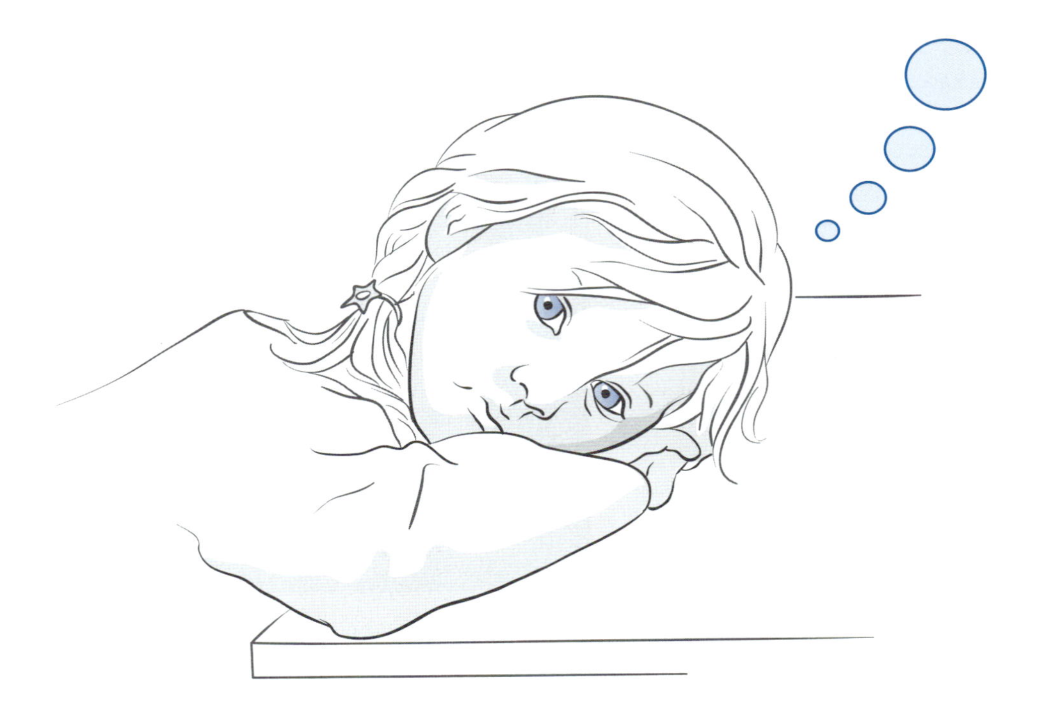

Neben dem bekannten „Zappel-Philipp", dem typischen POS- oder ADHS-Kind mit gestörter Selbststeuerung, Impulsivität und motorischer Hyperaktivität, tritt die Aufmerksamkeitsdefizit-/Hyperaktivitätsstörung (ADHS) auch bei Kindern auf, die nicht vorwiegend durch ihr Verhalten auffallen, das heißt, die eben nicht „stören", so weniger auffallen und entsprechend häufig auch nicht diagnostiziert werden. Diese Form der ADHS ohne Hyperaktivität zeigt sich sowohl bei Jungen wie auch vor allem bei Mädchen: Es sind brave, manchmal zu brave, ruhige und stille Kinder, die in den Tag träumen und ihre Gedanken häufig anderswo haben. G. Falardeau, ein kanadischer Kinderarzt, spricht von den „enfants lunatiques".

Definition

Kinder mit POS (psychoorganisches Syndrom), heute meistADHS (Aufmerksamkeitsdefizit-/Hyperaktivitätsstörung) genannt, zeichnen sich durch eine unausgeglichene Reifung einzelner Hirnfunktionen aus. Als Folge davon leiden diese Kinder einerseits an gestörten Wahrnehmungsfunktionen und motorischen Koordinationsschwierigkeiten, andererseits jedoch auch an Problemen des Antriebs. Oft zeigt sich dies durch eine „Hyperaktivität" mit Rastlosigkeit, Ablenkbarkeit, ständiger Bewegung usw. Einige Kinder sind jedoch eher antriebsarm. Sie sind ausgesprochen ruhig, stören nicht und brauchen oft jemanden, der sie antreibt. Bei diesen Kindern spricht man von „Hypoaktivität". Weil die Kinder in ihrem Verhalten kaum stören, werden ihre Probleme leider oft nicht oder viel zu spät erkannt.

Diese Kinder haben vor allem Schwierigkeiten, ihre Aufmerksamkeit auf etwas (von außen) Verlangtes zu fokussieren und sich damit eine längere Zeit lang zu beschäftigen. Wenn sie jedoch einmal bei einer Sache sind, oder wenn sie etwas interessiert, ist ihre Aufmerksamkeit häufig so in Anspruch genommen, dass sie große Schwierigkeiten haben, sich innerhalb kurzer Zeit etwas Neuem zuzuwenden. Die Umstellung von einer Sache zur anderen fällt ihnen sehr schwer. Neuere Untersuchungen in der Hirnforschung haben gezeigt, dass auch hier Funktionsstörungen im Bereich der Informationsverarbeitung verschiedener Hirnregionen als Ursache anzusehen sind. Typischerweise kommt es nicht selten zu einem „unerklärlichen Versagen" in der Schule, das vorhandene Potenzial wird nicht ausgeschöpft und die Kinder werden zunehmend frustriert.

Hauptsymptome

Die Kinder haben vor allem große Schwierigkeiten, sich auf etwas nicht Greifbares, das heißt auf etwas Abstraktes zu konzentrieren. Dinge, die gesehen werden oder das Kind interessieren, werden gut wahrgenommen. Für andere Sachen bestehen außerordentlich große (unbegreifliche) Schwierigkeiten, zum Beispiel beim Einmaleins: Solange das Kind die Rechnungen mit den Fingern abzählen, das heißt, „sehen" kann, geht es gut, sobald die Zahlen 10 übersteigen, die Rechnung also nicht mehr „visualisiert" werden kann, treten unerklärlich große Schwierigkeiten auf. Die Rechnungen sind abstrakt geworden, können so nicht mehr nachvollzogen, nicht mehr „gesehen" werden. Deshalb haben sie auch auffallende Gedächtnisschwierigkeiten und damit große Mühe, etwas auswendig zu lernen. Dinge, die nicht die Aufmerksamkeit erregen, brauchen viel mehr Aufwand, um abgespeichert, das heißt, automatisiert werden zu können. Es bestehen große Schwierigkeiten beim Übergang vom Kurzzeit- ins Langzeitgedächtnis. Dies zeigt sich besonders in der akustischen Merk- und Differenzierungsfähigkeit. Auch diese Gedächtnisprobleme treten vorwiegend bei abstrakten Leistungen wie zum Beispiel beim Lernen von Vokabeln und Rechtschreibregeln auf.

Außerdem haben die Kinder ein überaus langsames Arbeitstempo: Sie brauchen länger, um zu beginnen, zu begreifen und etwas umzusetzen. Häufig sind auch ihre Bewegungen langsamer. Es scheint, dass die Koordination zwischen einzelnen Handlungsschritten deutlich langsamer vor sich geht. In den USA spricht man von Kindern mit „slow cognitive tempo". Dadurch werden diese Kinder häufig als „faul" oder einfach als „dumm" angesehen, obwohl sie eine völlig normale oder gar überdurchschnittliche Intelligenz aufweisen. Durch diese Schwierigkeiten verlieren die betroffenen Kinder mit der Zeit ihr Selbstvertrauen, und die vielen Misserfolge führen zu einem verminderten Selbstwertgefühl („ich kann es ja doch nicht", „ich bin ein Versager"). Häufig sind diese Kinder auch nicht sonderlich sportlich und können so dort nicht kompensieren. Sie ziehen sich zunehmend zurück, können depressiv oder gar suizidal werden. Zusätzliche Teilleistungsstörungen sind häufig, vor allem im Rechnen (Dyskalkulie); motorische Schwierigkeiten, vorwiegend in der Feinmotorik, in höheren Gleichgewichtsreaktionen und in der Koordination der Bewegungen sind nicht selten. Hingegen sind häufig Phantasie und Kreativität überraschend gut ausgebildet und lassen die entstandenen Schulschwierigkeiten noch unerklärlicher erscheinen. Allerdings muss die vorhandene Kreativität oft erst wiederentdeckt werden, vor allem dann, wenn sich das Kind in sein „Schneckenhaus" verkrochen hat. Wir nehmen an, dass ca. 1 bis 2 % aller Schulkinder diese Probleme in einem Ausmaß aufweisen, das größere Probleme verursacht.

Behandlung

Es geht darum, die großen Lern- und Schulschwierigkeiten zu verbessern und möglichst ein normales Selbstwertgefühl des Kindes zu erreichen.

Es hat sich gezeigt, dass auch hier eine Behandlung mit Stimulanzien (z. B. Methylphenidat) sehr hilfreich sein kann, da es sich ja ursächlich ebenfalls um eine hirnbiologische Störung im Bereich des Neurotransmittersystems handelt. Erfahrungsgemäß ist die Dosierung in der Regel niedriger als beim hyperaktiven Kind, und es scheint, dass es manchmal ausreicht, einige Monate lang medikamentös die „Batterien aufzuladen". Nicht selten ist aber ebenfalls eine jahrelange Behandlung nötig.

Neben einer medikamentösen Unterstützung ist es wichtig, das Problem zu erkennen und zu versuchen, die vorhandenen Schwierigkeiten durch pädagogische Hilfestellungen zu lösen – das heißt, das Kind so zu akzeptieren, wie es ist und ihm auch entgegenzukommen: sein langsameres Arbeitstempo nicht als Faulheit zu bezeichnen, gewisse Aufgaben oder neue Stoffgebiete in kleinere Abschnitte aufzuteilen und, wenn möglich, ein individuelles Lernprogramm aufzustellen; dies ist in einigen Fällen nur in privaten Schulen möglich.

Sind zusätzlich die Wahrnehmungsstörungen sehr ausgeprägt und damit das Selbstwertgefühl besonders angeschlagen, ist eine funktionelle Übungsbehandlung wie Ergotherapie oder Psychomotorik dringend indiziert!

Gezielte Übungen zur Verbesserung der Konzentration können versucht werden. Die wahrscheinlich innere Unruhe dieser Kinder kann überraschenderweise häufig durch frei gewählte Musik mittels Walkman (auch in der Schule) verbessert werden. Wichtig ist, dass Sie das Selbstwertgefühl des Kindes heben, das heißt, ihm Erfolgserlebnisse vermitteln, seinen Einsatz loben und nicht so sehr das Resultat. Vermeiden Sie eine „Wenn man nur will, kann man es"-Haltung. Entscheidend ist, dass Sie nicht vor allem auf den Schwierigkeiten insistieren, sondern die besonderen Fähigkeiten des Kindes fördern (siehe auch das Infoblatt „Das POS-Kind in der Schule").

Prognose

Die Prognose erscheint in der Regel besser als bei hyperaktiven ADHS-Patienten, da ja keine starken Verhaltensprobleme bestehen. Allerdings kann das häufig nur mangelhaft ausgebildete Selbstwertgefühl für später sehr ungünstige Konsequenzen zeigen.

Ressource

Dieser Text basiert auf dem Buch von G. Falardeau, adaptiert von Dr. med. Meinrad Ryffel.

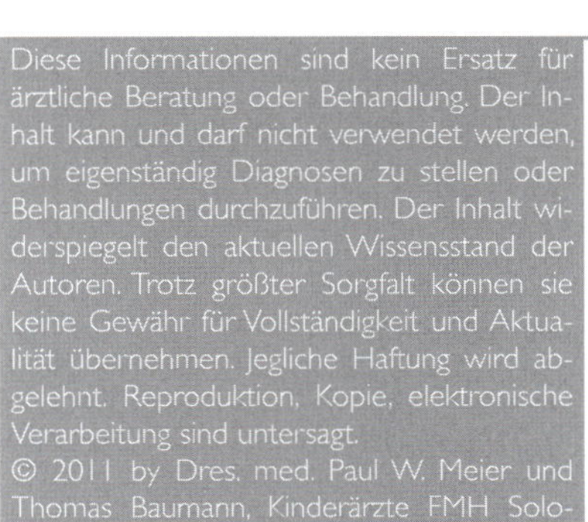

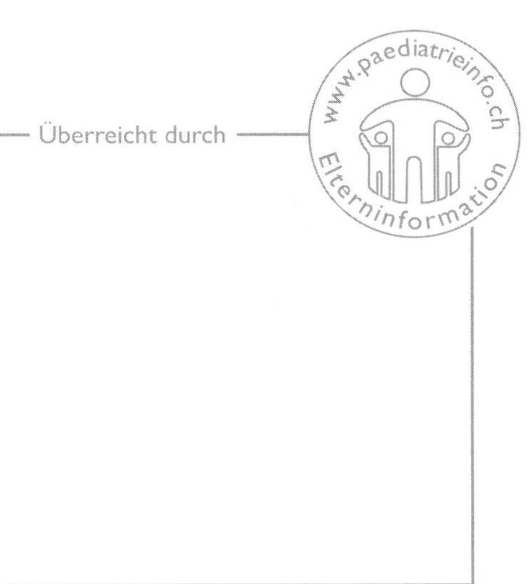

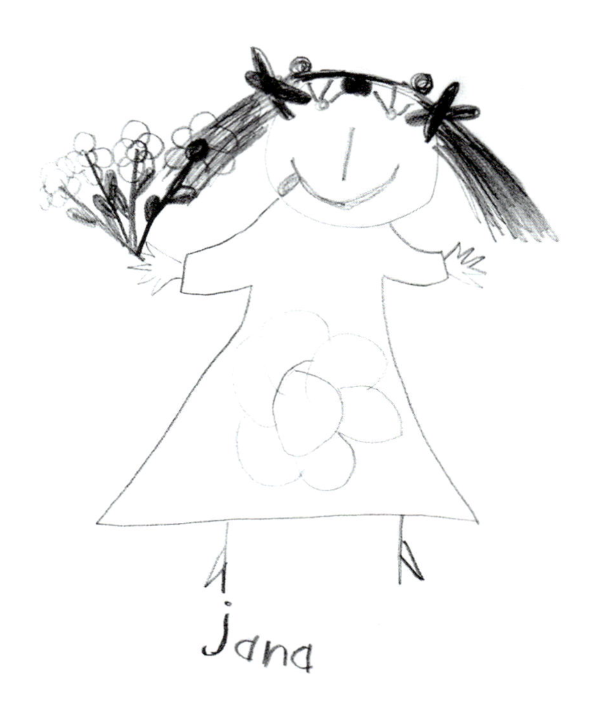

Kennen Sie die Fragen: „Kann es schon gehen?“ „Spricht es?“ „Ist es schon sauber?“ Sie beantworten die Frage souverän: „Schon lange“, oder aber Sie kommen in Stress, weil Ihr Kind das eben gerade noch nicht kann! Diese Fragen sind typische Fragen nach den Meilensteinen. Auch Ihr Kinderarzt wird Sie danach fragen. Dabei handelt es sich um Leistungen, die das Kind in einem gewissen Alter erbringen sollte.

Leider aber sind Meilensteine wenig differenzierend und erfassen vor allem auch Normvarianten nicht. Beispielsweise gibt es Kinder, die nicht kriechen, sondern auf dem Hintern umherrutschen (sog. shuffling). Typischerweise beginnen diese Kinder auch deutlich später zu gehen (evtl. erst mit zwei Jahren). Trotzdem handelt es sich nicht um eine Abnormität, sondern um eine Normvariante! Daher gilt: Vorsicht mit den Meilensteinen! Sie können auch zu unnötigen Interventionen und Unsicherheiten führen, denn wenn Ihr Kind einen Meilenstein in einem gewissen Alter nicht erreicht, heißt dies noch lange nicht, dass etwas nicht normal ist. In einem solchen Fall sollten Sie dies mit Ihrem Kinderarzt/Ihrer Kinderärztin besprechen!

Viel wichtiger sind jedoch die Altersthemen: Womit können, müssen oder auch dürfen sich das Kind bzw. die Eltern in einem gewissen Entwicklungsalter des Kindes besonders beschäftigen?

Altersthemen

Genauso wichtig wie die Kenntnis der psychomotorischen Entwicklung und deren Meilensteine ist aber das Wissen um die alterstypischen „Themen“, die jedes Entwicklungsalter hat:

In den ersten Lebensmonaten das Schreien, die Säuglingskolik und der Schlaf.

Im zweiten und dritten Trimenon (4 bis 9 Monate) sind Ernährungsfragen wichtig und schon bald werden Fragen der Autonomieentwicklung zentral: das „Neinsagen“, das Trotzen (Das Trotzalter des Kindes kann man als Eltern mehr oder weniger gut überstehen!) und Erziehungsfragen.

Bei Vorschulkind geht es um das Stuhltraining (weniger ist mehr) und wieder um die Ernährung („Mein Kind isst nichts.“).

Es folgen die ersten Integrationsstörungen (Schlagen, Beißen usw. von anderen Kindern) und die ersten Probleme mit der Realität (Lügen, Stehlen) im Wechselspiel mit der kindlichen Phantasie.

Im (Vor-)Schulalter sind Albträume und unerklärliche Ängste die zentralen Themen.

Bald folgen dann Schulschwierigkeiten, Verhaltensstörungen und Disziplin-Fragen.

In der Adoleszenz (Die Eltern werden komisch!) sind dann Loslösungs- und Ablösungsfragen (auch vom Kinderarzt) im Vordergrund. Dazu gehören Sexualität, Schwangerschaftsverhütung, Körpergefühl, Akzeptanz des eigenen Körpers und Drogen.

Es ist sinnvoll, dass Sie sich als Eltern zu diesen Themen das nötige Wissen erwerben und eine eigene Meinung bilden, um die Klippen erfolgreich zu umschiffen. Der Kinderarzt kann hier erheblich zur Bewältigung beitragen. Bitte sprechen Sie mit ihm!

Wichtig

Kinder entwickeln sich trotzdem! Es ist wenig sinnvoll, sich durch die „besonders schnelle Entwicklung" des Kindes der besten Freundin in Stress bringen zu lassen. Jedes Kind ist individuell. Ob sich Ihr Kind nicht nur schnell, sondern auch gut entwickelt, hilft Ihnen der Kinderarzt zu entscheiden. Er hat die entsprechende Ausbildung – auch über die Normvarianten (Es gibt viele Wege nach Rom!). Fragen Sie ihn!

Meilensteine

6 Wochen

- soziales Lächeln

2 Monate

- hebt den Kopf in Bauchlage
- gibt Laute von sich
- bewegt alle Gliedmaßen gleich gut
- Die Hände sind meistens offen.

4 Monate

- dreht den Kopf zur Schallquelle
- hält Gegenstände
- beobachtet seine Hände

6 Monate

- passiert Gegenstände (Handwechsel)
- sitzt hingesetzt kurze Zeit
- kann vom Bauch auf den Rücken oder umgekehrt rollen
- übernimmt kurz Gewicht beim „Stehen"
- isst selbständig „Guezli"
- spielt mit den Händen, den Knien
- plaudert
- sieht kleine Gegenstände (z. B. Krümel)
- reagiert auf Gefühle des Gegenübers
- hält Ihnen die Hände entgegen

9–10 Monate

- Scherengriff
- kriecht oder shuffelt (Sitzrutschen)
- setzt sich auf; sitzt
- hält seine Flasche
- wirft Gegenstände willentlich auf den Boden und wartet auf Ihre Reaktion
- fremdelt
- äußert Konsonanten und Vokale

12 Monate

- wirft Gegenstände
- spielt Verstecken
- Pinzettengriff
- geht an den Möbeln entlang
- sagt „Mama" und „Papa", manchmal mehr
- reagiert auf leise Geräusche
- imitiert Handlungen (z. B. Telefonieren)
- erforscht Gegenstände/Umgebung

15–18 Monate

- geht frei
- spricht vier bis zehn Worte
- isst selbständig
- trinkt aus dem Glas
- kann Schuhe ausziehen
- beginnt zu trotzen
- zeigt auf benannte Bilder in einem Buch

2 Jahre

- Zweiwortsätze (Wortschatz: 150)
- kritzelt eckig
- beachtet Handlungsresultat
- betrachtet Bilderbuch
- gibt Gegenstände
- sagt „nein"
- sagt Worte nach
- bittet um Hilfe
- zeigt auf benannten Körperteil
- macht verständlich, was es will
- zieht einzelne Kleider aus
- rennt
- ist unabhängiger

3 Jahre

- tagsüber trocken
- nachts meist trocken
- öffnet und schließt Flasche
- kritzelt geschlossene Formen
- zieht sich mit Hilfe an
- spricht alle Laute ohne S/Sch/R
- benennt Abbildungen von Bekanntem richtig
- Man versteht seine sprachlichen Äußerungen.
- spricht mehrheitlich Dreiwortsätze
- kann mehr als fünf Minuten einer Geschichte zuhören
- beantwortet einfache Fragen zur Geschichte
- wirft Gegenstände über den Kopf
- hilft beim Aufräumen

4 Jahre

- Erwachsenengriff
- reproduziert Formen
- zeichnet Männchen (7 Teile)
- Groß-Klein-Unterscheidung
- versteht z. B.: „Was tust du, wenn du Hunger hast?"
- schätzt Kapazität ab
- kann Dreirad fahren
- spielt Verstecken, Rollentausch
- blättert im Buch einzelne Seiten um und schaut sie an
- kann Geschichten nacherzählen
- braucht Tätigkeitsworte
- macht Rollenspiele und „Tun als ob"-Spiele
- kann Kreuz und Kreis nachzeichnen
- spricht in ganzen Sätzen

5 Jahre

- kann Knöpfe öffnen
- kennt einzelne Farben
- geht die Treppe mit alternierenden Schritten runter
- kann mindestens 15 Minuten einer Geschichte zuhören
- kann Quadrat nachzeichnen
- kennt einzelne Buchstaben/Zahlen

6 Jahre

- macht grammatikalisch korrekte Sätze
- kann Worte definieren
- kann Männchen zeichnen (mindestens 13 Teile)
- kann „schreiben" und rechnen
- spielt lange und „komplizierte" Rollenspiele
- fängt kleinen Ball
- kann sein Alter sagen
- kann bis zu vier Zahlen nacheinander richtig nachsprechen
- erkennt seinen geschriebenen Namen
- kann einzelne Worte lesen

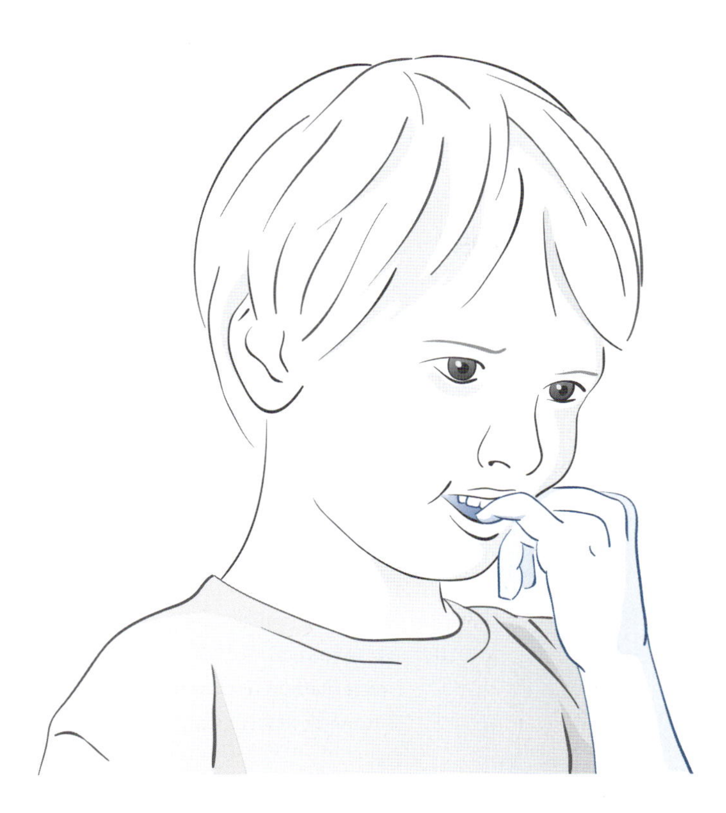

Das Kauen oder Beißen an den Fingernägeln, auch Onychophagie genannt, beginnt meistens im Kindesalter und verliert sich bei vielen, aber nicht bei allen Jugendlichen in der Pubertät. Bei einigen Kindern kann das nervöse „Knabbern" auf eine Überbelastung zurückgeführt werden, bei anderen ist es schlicht eine schlechte Angewohnheit. Einige Kinder und Erwachsene begnügen sich damit, an den Nägeln rumzuknabbern, andere beißen sich die Nägel weit ins Nagelbett hinein ab. Bei Ersteren handelt es sich eher um ein kosmetisches Problem, bei Letzteren kann das zwanghafte Beißen nicht nur die Schönheit der Nägel negativ beeinflussen.

Definition

Bei vielen Eltern schrillen die Alarmglocken, wenn sie bemerken, dass ihr Kind beginnt, an den Nägeln zu kauen. Schließlich hört und liest man immer wieder, dass Nägelkauen meist auf seelische Probleme zurückzuführen ist. Doch Nägelkauen ist nicht gleich Nägelkauen. Meist handelt es sich schlicht und einfach um eine dumme Gewohnheit. Und nicht wahr, solche haben Sie doch auch, oder? (Denken Sie nur an Ihre Zigarette oder die obligaten Gläser Alkohol ...). Bevor Sie sich also ernsthaft Sorgen um die seelische Gesundheit Ihres Nachwuchses machen, sollten Sie erst einmal Ruhe bewahren.

Das Kauen an den Nägeln ist ein weit verbreitetes Phänomen. Ungefähr ein Drittel aller Kinder und Jugendlichen tun dies einmal oder wiederholt im Laufe ihrer Entwicklung. Laut Studien kauen noch rund 15 % aller Erwachsenen an ihren Nägeln. Auch berühmte Personen wie Britney Spears, Dustin Hoffman und Mozart sollen davon betroffen (gewesen) sein. Was Außenstehenden oft als schlechte und unappetitliche Angewohnheit erscheint, nehmen die betroffenen Kinder selbst meist gar nicht mehr wahr. Kinder kauen oft beim Lesen, Fernsehen oder Hausaufgabenmachen, und es ist ihnen gar nicht bewusst.

Komplikationen

Wenn das Kind die Näel bis weit in das Nagelbett zurück beißt, kann auch das Nagelhäutchen in Mitleidenschaft gezogen werden. Mädchen um die Pubertät neigen neben dem Nägelbeißen oft auch noch dazu, an den feinen Nagelhäutchen zu reißen, wodurch auch das Wachstum des Nagels kompromittiert werden kann. Es kommt zu Infektionen im Nagelbett, die nicht immer problemlos abheilen. Im Allgemeinen treten aber keine besonderen gesundheitlichen Schäden auf.

Untersuchung

Neben der körperlichen Untersuchung der Nägel ist eine Exploration der psychomotorischen Entwicklung des Kindes angezeigt, um Hinweise auf vorhandene Stressfaktoren zu geben.

Behandlung

- Zielvereinbarung: Es muss allen Beteiligten klar sein, dass man dem Kind durch die Entwöhnung nichts wegnimmt, sondern die nötige Autonomie zurückgibt! Und, weg vom Nägelbeißen zu kommen, ist in erster Linie eine Leistung des Kindes und nicht seiner Eltern!

- Defokussieren: Geben Sie keine Kommentare ab, beobachten Sie die Situation aber weiterhin. Kaut Ihr Kind nur gelegentlich an den Nägeln, so ist das eine Angewohnheit, die eher als Verlegenheitshandlung – und damit harmlos – gesehen werden kann. Bemerken Sie aber, dass Ihr Nachwuchs vor allem bei Stress verstärkt an den Nägeln kaut und bereits die Nagelhaut verletzt ist, besteht Handlungsbedarf.

- Ursachenforschung: Gibt es belastende Momente in der Schule oder zuhause, die den Stress des Kindes erklären könnten?

- Leisten Sie Hilfestellung: Versuchen Sie, die Ursachen des Nägelkauens gemeinsam mit Ihrem Kind herauszufinden. Sprechen Sie das Problem offen, aber ohne „erhobenen Zeigefinger" an. Es könnte ja sein, dass sich Ihr Kind über- oder unterfordert fühlt, das Gefühl hat, von den Mitschülern oder einer Lehrkraft nicht akzeptiert zu werden oder sich ausgestoßen fühlt.

- „Nägelbeißen", bzw. das „Nichtnägelbeißen" darf nicht den Alltag so bestimmen, dass Sie nur noch von diesem reden und versuchen, es zu beeinflussen. Kinder können sehr resilient sein, und das Klima in der Familie kann dauerhaften Schaden erleiden!

- Wie bei jeder Gewohnheit/Sucht gilt: Je früher mit der Entwöhnung begonnen wird, desto einfacher und kürzer ist die Behandlung.

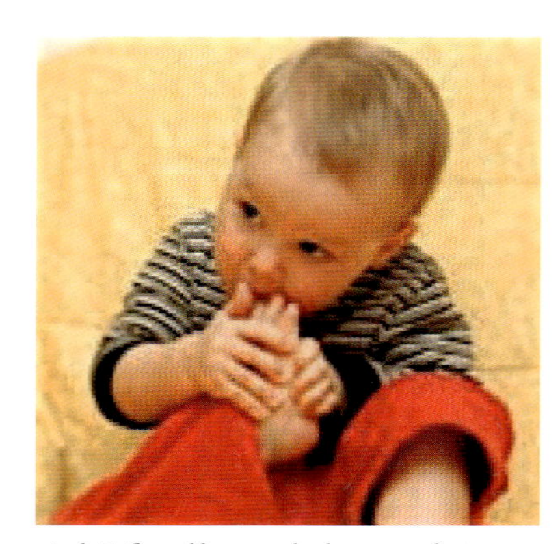

Auch Fußnägel können abgebissen werden!

- Auslöser und Verstärker identifizieren: Bei welchen Gelegenheiten, zu welcher Tageszeit tritt das Nägelbeißen gehäuft auf? Was kann es auslösen? Was kann es verstärken? Bekommt das Kind besondere Aufmerksamkeit durch das Nägelkauen und wird dieses dadurch verstärkt? Hat es damit einen sekundären Krankheitsgewinn?

- Verhaltensmodifikation: Es gilt, die Selbstberuhigung des Kindes durch andere Mittel als durch Nägelkauen zu ermöglichen. Suchen Sie Alternativen: Büchlein anschauen, singen, Geschichten erzählen, ablenken usw.

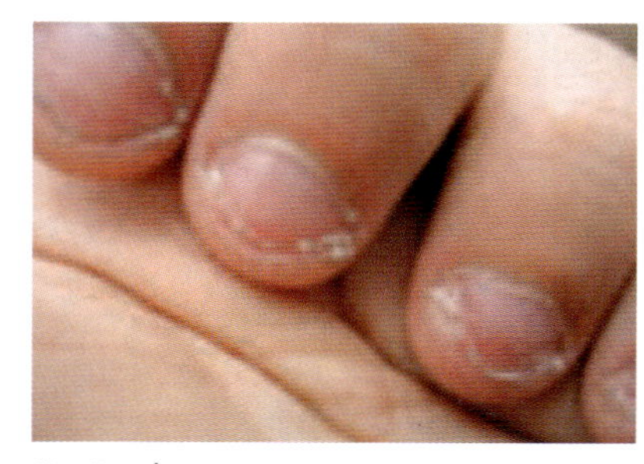

Das Resultat...

- Positives Verhalten bestärken: Zeigt das Kind andere Selbstberuhigungsstrategien, oder kann es schlicht und einfach bei gewissen Gelegenheiten das Nägelbeißen sein lassen, muss es über die Maßen für sein Verhalten gelobt werden. Positivlisten mit Geschenkversprechungen helfen da sicher gut mit!

- Selbstvertrauen des Kindes aufbauen: Je sicherer das Kind seiner selbst ist, desto weniger hat es Grund, an den Nägeln zu knabbern. Tun Sie alles, um das Selbstvertrauen zu stärken. Wie, wissen Sie am besten: Lob, Unterstützung, körperliche Nähe usw. Loben Sie seine Stärken und lassen Sie das Rumkritisieren sein!

- Bestrafung und Drohungen verschlimmern das Nägelbeißen. Damit es klar gesagt ist: Jegliche Drohung und Bestrafung führt unweigerlich zu einer Verschlimmerung und Verlängerung des Nägelbeißens. Lassen Sie es bleiben!

- Liebevolle Erinnerungen an das nägelbeißende Kind, um es seiner Gewohnheit bewusst werden zu lassen, sind sinnvoll. Vielleicht nehmen Sie dazu ein Stellvertreterwort, damit das Kind in seiner Umgebung nicht bloßgestellt wird. Zum Beispiel sagen Sie „Bananenschale" statt: „Du bist wieder am Nägelbeißen". So bekommt nicht die ganze Umgebung das „Problem" des Kindes mit.

- Zwangsbeißen: Sie können dem Kind eine gewisse Zeit am Tag reservieren, in der es Nägel beißen muss! Diese „paradoxe" Intervention kann dazu führen, dass das Beißen kein Vergnügen mehr ist, sondern eine Pflicht: Wer erfüllt schon gerne Pflichten!

- Ersatzhandlung: Manchmal kann es helfen, statt Nägel zu beißen, einen Ball zu quetschen oder den Daumen mit der anderen Hand zu drücken.

- Bitteres: Salben und Lösungen, die bitter schmecken, können das Kind erinnern, dass es Nägel beißt und bringen es unter Umständen dazu, es aufzugeben. Applizieren Sie diese Flüssigkeiten zum Beispiel nur am Morgen, bis es aufgibt am Morgen zu beißen, dann erst am Nachmittag/Abend, damit Sie nicht andauernd draufschmieren müssen. Auch Bitternagellacke schrecken ab. Ein altes Hausmittel ist Wermuttinktur, das als Fertigpräparat in der Apotheke erhältlich ist. Ein Beispiel für ein Medikament ist „Stop and Grow".

- Ablenkung: Kaugummis oder Bonbons können zumindest ablenken.

- Wichtig ist eine mindestens wöchentliche, rituelle Nagelpflege. Dadurch können die Nägel so kurz geschnitten werden, dass ein Beißen schwierig ist, und man kann Rechenschaft über das zwischenzeitliche Nägelbeißen abgeben!

- Auch Maniküre oder künstliche Nägel können helfen. Modellierte Nägel stärken das Selbstbewusstsein und erschweren das Beißen, denn Gel- oder Acrylnägel sind etwa 30-mal härter als Naturnägel.

Wichtig

Nägelbeißen hat in der Regel eine gute Prognose, aber eine schlechtere, wenn die Nägel wirklich Schaden nehmen. Dann sollten Sie etwas unternehmen.

Illustration: descience
Layout: Michel Burkhardt

Überreicht durch

Noonan-Syndrom

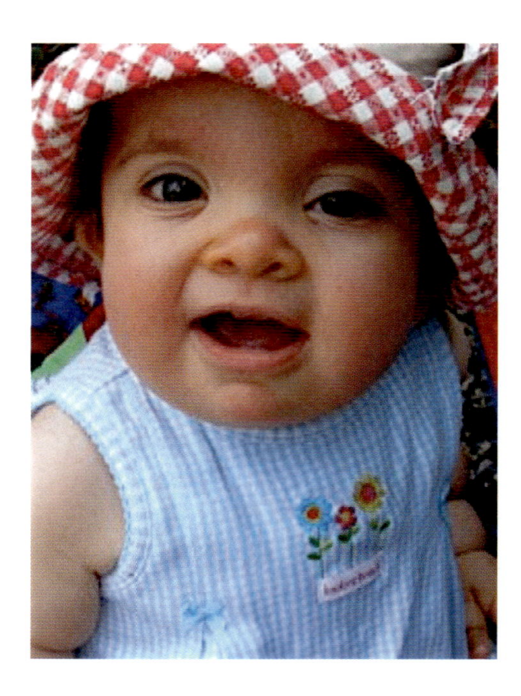

Das Noonan-Syndrom ist eine vererbte Störung, die sich durch proportionierten Kleinwuchs und weitere typische Merkmale kennzeichnet. Dazu gehören eine Nackenfalte, Herzfehler, Entwicklungsstörungen und oft Störungen im Bereich des Genitales. Eine Behandlung der einzelnen Störungen ist angezeigt und möglich.

Definition

Erste Beschreibungen gehen auf das Jahr 1883 zurück, aber benannt ist das Syndrom nach Jacqueline Noonan, einer Kinderärztin, welche die Störung 1963 beschrieben hat. Es handelt sich um eine relativ häufige Störung. Sie tritt bei 1 auf 1000 bis 2500 Lebendgeburten auf. In der Schweiz werden jährlich etwa 80'000 Kinder geboren, davon haben ca. 40 ein Noonan-Syndrom. Die Kinder mit Noonan-Syndrom zeigen äußerlich Zeichen, die auch bei Mädchen mit dem Turner-Syndrom beobachtet werden, deshalb wird auch von „männlichen Turner-Kindern" gesprochen. Das Noonan-Syndrom kommt bei Mädchen und Knaben gleich häufig vor.

Diagnose

Die Störung wird durch den Kinderarzt klinisch, aufgrund der Symptome gestellt und kann unter Umständen genetisch bewiesen werden. 1994 wurde ein Noonan-Syndrom-Gen auf dem Chromosom 12 gefunden. Dieses Gen wird PTPN-11 genannt und ist für verschiedene Prozesse in der Entwicklung des Kindes verantwortlich. Der Defekt an diesem Gen wurde allerdings nur in 50 bis 70% der Fälle gefunden. Vermutlich werden in Zukunft noch weitere ursächliche Gene ausfindig gemacht, die die Veränderungen bei Kindern mit Noonan-Syndrom hervorrufen. Durch weitere Gen-Forschung wird es dann vielleicht möglich sein, das Noonan- Syndrom frühzeitig mittels Genanalyse zu diagnostizieren.

Es gibt sporadische Fälle, das heißt, dass nur ein Familienmitglied betroffen ist. Es kann aber auch vorkommen, dass das Noonan-Syndrom über Generationen vererbt wird und mehrere Familienmitglieder betroffen sind. Man sucht deshalb jeweils nach weiteren Fällen in der Familie. Bei diesen familiären Fällen ist der Vererbungsgang autosomal dominant. Das bedeutet: Falls ein Elternteil betroffen ist, ist das Risiko für Nachkommen mit Noonan-Syndrom 50%. Meist wird das Syndrom durch die Mutter vererbt.

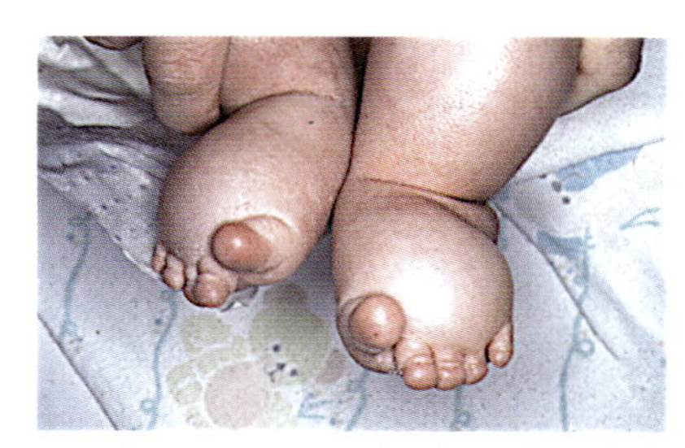

Neugeborene zeigen manchmal typische Fußpölsterchen.

Symptome

Zum Noonan-Syndrom zählt man eine Häufung von körperlichen Merkmalen wie Kleinwuchs, typischem Gesicht, Brustkorbmissbildungen, Herzfehlern und anderem. Die betroffenen Kinder zeigen auch Auffälligkeiten in der körperlichen und geistigen Entwicklung. Es treten jeweils nicht alle Merkmale bei allen Kindern auf. Weil die Zeichen so

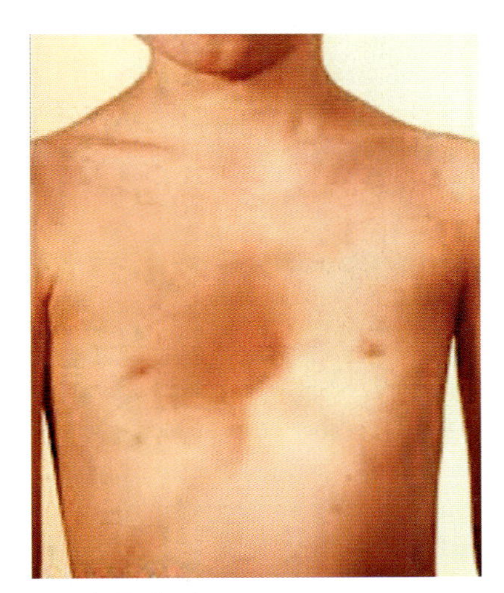

Typische Trichterbrust

vielfältig sind, ist die Diagnose oft nicht einfach und wird manchmal erst nach einiger Zeit gestellt.
Hier eine Zusammenstellung möglicher Symptome:

Herzfehler

Viele Kinder mit Noonan-Syndrom haben Herzfehler, die man oft schon im Neugeborenenalter entdeckt. Man kann diese im Herzultraschall diagnostizieren. Häufig handelt es sich dabei um eine Pulmonalklappenstenose, eine Verengung oder Missbildung der Klappe zwischen Herz und Lungenschlagader. Gelegentlich findet man auch ein Loch in der Scheidewand zwischen den Vorhöfen oder den Herzkammern (Vorhof- oder Ventrikelseptumdefekt). Seltener tritt auch ein Mitralklappenprolaps auf, ein Vorfall der Klappe zwischen linkem Vorhof und Kammer. Er ist meist harmlos und wird von einem typischen Herzgeräusch begleitet.

Gedeihstörung

Beim Säugling treten häufig Ernährungsschwierigkeiten auf, die sich durch zu schwaches Saugen und häufiges Erbrechen äußern. Gelegentlich wird auch feste Nahrung schlecht aufgenommen. Diese verminderte Aufnahme von Nährstoffen führt zu einer schlechten Gewichts- und Längenzunahme.

Typisches Aussehen

Am auffälligsten sind Veränderungen im Gesichts- und Kopfbereich. Häufig sind dabei weit auseinander liegende Augen, hängende Oberlider (Epicanthus), eine starke Oberlippe mit tiefer Mittelfurche, nach hinten gekippte und tiefsitzende Ohren mit verdichtetem Außenrand. Auch breite Hautfalten beidseits am Nacken, die nach unten seitlich auslaufen (sogenanntes Pterygium), gehören dazu.

Wachstumsstörung

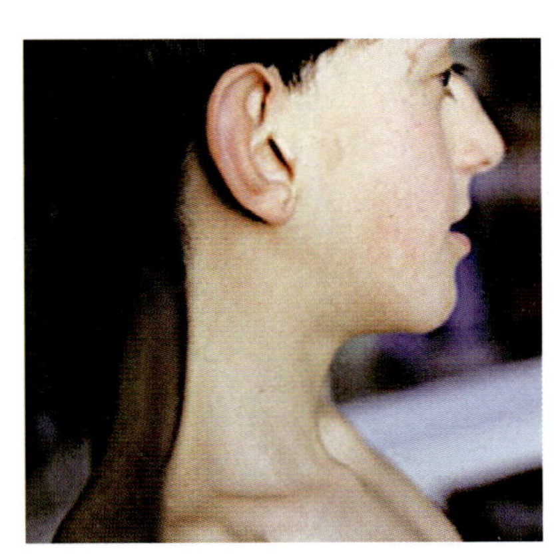

Pterygium colli

Etwa die Hälfte aller Kinder mit Noonan-Syndrom haben ein vermindertes Wachstum. Bei Geburt sind zwar Gewicht und Größe normal, aber das spätere Wachstum ist häufig unterdurchschnittlich. Auch das Knochenalter, welches ein Maß für die Reifung der Knochen ist, liegt oft um Jahre zurück. Des Weiteren ist der Pubertätseintritt häufig um drei bis vier Jahre verzögert. Das Knochenalter wird anhand eines Röntgenbildes bestimmt, und für Kinder mit einem Noonan-Syndrom gibt es spezielle Wachstumskurven.

Entwicklungsstörungen

90% der Kinder mit Noonan-Syndrom besuchen die normale Schule. Viele haben aber Lernschwierigkeiten in gewissen Bereichen. Sie haben meist eine durchschnittliche Intelligenz. Ein Drittel der Kinder hat eine milde geistige Behinderung. Auch die Entwicklung der motorischen Fähigkeiten wie Sitzen und Gehen kann verzögert sein. Im Durchschnitt können Kinder mit Noonan-Syndrom erst im Alter von zehn Monaten sitzen und im Alter von 21 Monaten gehen. Die Sprachentwicklung ist bei einem Viertel der Kinder verzögert. Sie sprechen durchschnittlich erst im Alter von 31 Monaten. Häufig ist eine Sprachtherapie notwendig (Logopädie). In der Entwicklung können vor allem die kleine Körpergröße sowie der verzögerte Pubertätseintritt bei manchen Jugendlichen zu großen emotionalen Schwierigkeiten und zu eingeschränkten Selbstwertgefühlen führen.

Hörstörungen

Gelegentlich wird eine leichte Hörverminderung festgestellt, selten auch Taubheit. Diese kann einerseits durch Mittelohrerkrankungen, andererseits durch eine Hörnervenstörung bedingt sein. Eine regelmäßigen Kontrolle und genaue Diagose ist wichtig, da diese Störungen auch die Lernfähigkeiten der Kinder beeinträchtigen kann.

Sehstörungen

Sehfehler wie Schielen und Kurzsichtigkeit (Myopie) sind bei Noonan-Kindern häufiger.

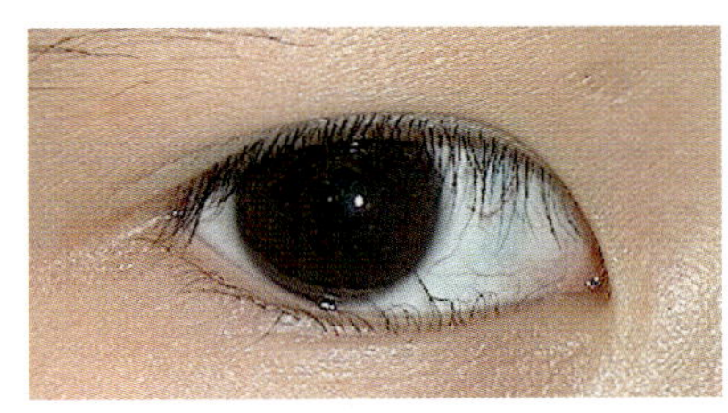

Epicanthus

Kryptorchismus

Ein Hodenhochstand ist bei Knaben sehr häufig. Das bedeutet, dass sich der Hoden statt im Hodensack noch im Bauchraum oder im Leistenkanal befindet. Hier ist eine Operation nötig.

Organomegalie

Bei rund der Hälfte der Kinder kommt es zu einer Vergrößerung von Leber und Milz, die keine weitere klinische Bedeutung haben. Auch werden bei 10% der Kinder Nierenfehlbildungen beschrieben.

Muskuläre Hypotonie

Häufig ist die Muskulatur bei diesen Kindern eher schlaff. Man spricht von einer sogenannten Muskelhypotonie. Man findet gelegentlich auch eine Überdehnbarkeit der Gelenke, aber auch Beweglichkeitseinschränkungen durch Gelenkversteifungen können vorkommen.

Gerinnungsstörungen

Gelegentlich gehören auch Störungen der Blutgerinnung zum Noonan-Syndrom. Diese äußern sich durch ein vermehrtes Auftreten von blauen Flecken. Manchmal liegt der Grund für die gestörte Gerinnung in einem Mangel an Faktoren, welche für eine richtige Gerinnung nötig sind (VIII, XI und XII und von-Willebrand-Faktor). Gelegentlich besteht ein Mangel an Blutplättchen oder eine Störung ihrer Funktion.

Behandlung

Das Noonan-Syndrom kann ursächlich nicht behandelt werden. Es gibt jedoch Therapiemöglichkeiten für einzelne Symptome und Probleme, die im Rahmen des Noonan-Syndroms auftreten.
Bei gewissen Wachstumsstörungen kann Wachstumshormon eingesetzt werden. Allerdings sind die Erfolge bei Noonan-Syndrom nur mäßig und die Indikation muss individuell gestellt werden.
Je nach Herzfehler muss eine operative Korrektur durchgeführt werden. Bei einer Pulmonalklappenstenose, kann eine Erweiterung der Klappe mit einem Ballonkatheter versucht werden. Dabei wird ein kleiner Schlauch in das betroffene Gefäß eingeführt und bis zur verengten Klappe vorgeschoben und aufgeblasen, um die Verengung aufzuweiten.
Um die Entwicklung von Noonan-Kindern optimal unterstützen zu können, ist eine Frühförderung von Vorteil. Bei Störungen der Sprachentwicklung kann eine Sprachtherapie durch eine Logopädin durchgeführt werden. Bei Schulschwierigkeiten kann die Förderung durch Stützunterricht erfolgen. Auch hierbei ist eine Früherkennung wichtig, damit die ideale Förderung eingeleitet werden kann. Die Schulschwierigkeiten müssen genau eruiert und unter Umständen einer spezifischen Therapie zugeführt werden.
Regelmäßige Kontrollen der Augen und der Ohren beim Kinderarzt werden empfohlen. Ein Hodenhochstand sollte möglichst vor dem 18. Lebensmonat operiert werden. Diese Operation, die den Hoden in den Hodensack verlegt, heißt Orchidopexie. Dieser Eingriff muss durchgeführt werden, weil es sonst zu einer Verminderung der Spermienentwicklung kommt, was zu Unfruchtbarkeit führen kann.
Muskelhypotonien und Gelenkkontrakturen können mit Physiotherapie behandelt werden.
Falls ein Mangel eines Gerinnungsfaktors besteht, muss dieser eventuell ersetzt werden. Andere Störungen können nicht korrigiert werden. Vorsicht ist bei aspirinhaltigen Präparaten angebracht, da diese die Blutplättchenfunktion zusätzlich vermindern. Acetylsalicylsäure ist in vielen Kopfwehtabletten enthalten wie Aspirin®, Alcacyl®, Aspégic® etc.

Falls sich die Hautfalten am Nacken als kosmetisch störend erweisen, können sie in einem chirurgischen Eingriff entfernt werden. Leider ist dieser Eingriff jedoch nicht bei allen Kindern möglich und Noonan-Kinder neigen oft zu übermäßiger Narbenbildung, so dass der Eingriff sehr genau überlegt werden will.

Versicherungsfragen

In der Schweiz haben Kinder mit Noonan-Syndrom Anspruch auf Leistungen der Invalidenversicherung. Beantragen Sie eine Anmeldung, damit die Invalidenversicherung hilft, die Behandlungskosten zu tragen.

Elterngruppen

Eine schweizerische Elternvereinigung gibt es leider (noch) nicht. Ihr Kinderarzt kann Ihnen aber beim Suchen einer Familie mit den gleichen Sorgen helfen. Zudem können Sie im Internet Informationen finden:

- www.noonan-kinder.de
- www.noonansyndrome.org.

Wichtig

Kinder mit einem Noonan-Syndrom haben, regelmäßig untersucht und unterstützt, eine sehr gute Prognose.

Überreicht durch

www.paediatrieinfo.ch Elterninformation

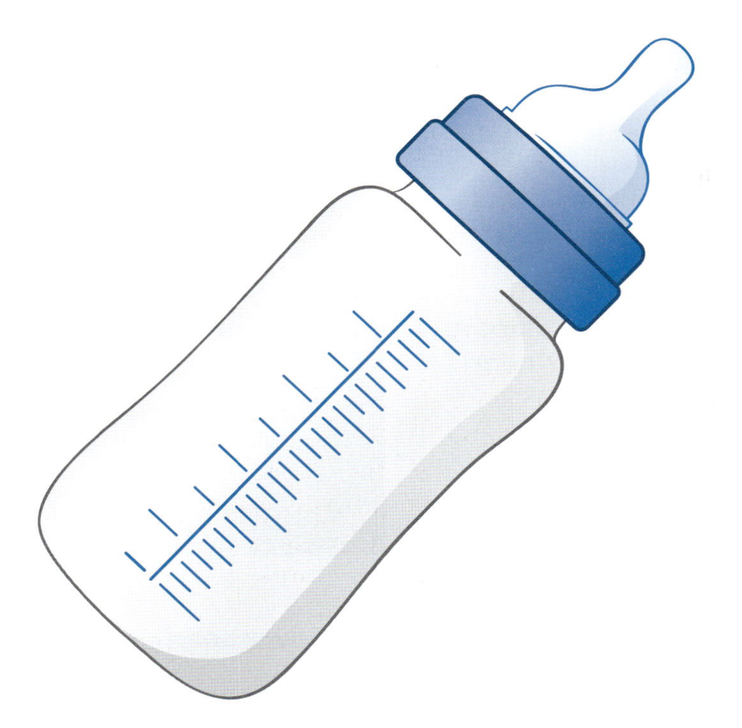

Einige Gedanken zu einem bedauerlichen, unnötigen, ungesunden und gefährlichen Umstand, mit dem sich Säuglinge und Kleinkinder leider herumschlagen müssen: das Dauernuckeln!
Achtung, hier wird Klartext gesprochen. Es geht dabei nicht um die lebensnotwendige Ernährung von Babys, sondern um den Dauergebrauch von Schoppenflasche und Schnuller zur Beruhigung. In der Folge finden Sie einige problematische Aussagen, mit denen uns Kinderärzten immer wieder erklärt wird, warum ein Kind angeblich eine Nuckelflasche oder einen Schnuller braucht.

„Tee ist gesund."

Schon der kleine Säugling wird erstmals mit der Schoppenflasche bzw. der Teeflasche konfrontiert. Im Glauben, ihm „genügend Flüssigkeit" zuführen zu müssen, wird ihm eine Nuckelflasche gegeben. Gestillte und schoppentrinkende Kinder bekommen aber schon mehr als genug Flüssigkeit. Rechnen Sie aus: ein Neugeborenes trinkt täglich ca. ein Sechstel seines Körpergewichtes in Form von Milch. Auf ein mittleres Erwachsenengewicht übertragen heißt dies: bei 60 kg also 10 Liter. Und jetzt kommt noch jemand und rät Ihnen dringend, doch genügend Flüssigkeit zu trinken, also nochmals 2 bis 3 Liter pro Tag; Sie verstehen: Dies ist völlig überflüssig.

„Ungesüßter Tee schmeckt nicht."

Vielleicht ist es schon die übermäßige Wasserladung, die den Säugling nur an der Nuckelflasche nippen lässt. Die Erzieher aber vermuten Schlimmeres: Es schmeckt dem Kind nicht. Man greift zum Zucker oder künstlichen Süßstoff: Beides ist falsch. Der Zucker ist in diesem Alter sehr ungesund. Er ist ein Suchtmittel. Man darf ein Kind nicht zu früh darauf konditionieren. Zucker führt zu Zahnschäden. Der Appetit des Kindes wird verdorben. Es kommt zu Fehlernährung, ja zu ernährungsbedingten Wachstums- und Gedeihstörungen. Bei künstlichem Süßstoff gilt Ähnliches. Man kennt die weiteren Nebenwirkungen der verschiedenen Stoffe auf den wachsenden Organismus noch viel zu wenig. Hüten Sie sich davor!

„Mit der Nuckelflasche kann man schreiende und gestresste Kleinkinder so gut beruhigen."

Ja, was machen Sie, wenn sie unzufrieden sind? Fragen Sie sich nicht zuerst, was los ist? Trinken Sie gleich einen Whiskey, dann sehen Sie weiter? Nuckelflaschen und Schnuller sind keine Tröster, sie sind Übersprungmittel. Ein Problem (z. B. schlechte Laune) wird damit einfach übersprungen.
Gehen Sie auf Ihr Kind ein und versuchen Sie, erst herauszufinden, was ihm fehlt, bevor sie es mit einem „Stöpsel" stilllegen! Und, es gibt phantasievollere Arten, ein Kind zu trösten.

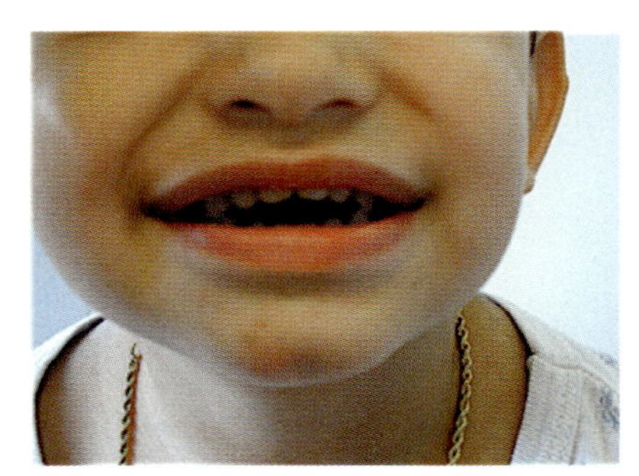

Offener Biss wegen des Schnullers – das kostet mindestens eine Zahnspangenbehandlung...

„Mit der Nuckelflasche sehen Kinder so süß aus.“

Nur hat es später, wenn das Kind die Flasche längere Zeit mit sich rumträgt und rumlutscht, mit Sicherheit Zahnfehlstellungen und Karies. Die Korrektur kostet eine Menge Geld. Die Spange, glauben Sie mir, ist sehr unangenehm anzupassen und zu tragen. Natürlich wird alles durch den ebenfalls unnötigen Schnuller noch zusätzlich verschlimmert. Schlimmstenfalls produzieren Sie eine Karies der Frontzähne. Diese faulen dahin und verunstalten ihr süßes Kind definitiv bis zum Zahnwechsel.

„Mit Nuckelflasche oder Schnuller kann mein Kind so schön einschlafen.“

Praktisch ist es schon. Aber hängen Sie zum Einschlafen auch am Schnuller? Einschlafrituale sind wichtig, ja sehr wichtig. Zu einem Ritual gehört aber nicht zwingend die Einnahme von Getränken, oder? Versuchen Sie andere Methoden: Lieder singen, nebenan liegen und sich den Tag durch den Kopf gehen lassen, Lichtlein brennen lassen, Türe offen lassen usw. Neuere Studien vermuten, dass der plötzliche Kindstod dank Schnuller seltener auftritt. Beachten Sie aber, dass dies eine sehr, sehr seltene Gefahr in den ersten Lebensmonaten ist. Nach dem sechsten Lebensmonat tritt der plötzliche Kindstod praktisch überhaupt nicht mehr auf. Versuchen Sie deshalb spätestens zu diesem Zeitpunkt, den Schnuller loszuwerden!

„Dank der Nuckelflasche kann mein Kind wieder einschlafen.“

Ganz im Gegenteil muss es heißen: Um die Nuckelflasche zu kriegen, wacht es in der Nacht immer wieder auf. Ein Säugling wird sehr schnell auf die Nuckelflasche konditioniert. Einmal wach, kommt Programm X: Nuckelflasche. Ohne kann es nicht wieder einschlafen. So hat es das Kind gelernt. Andauernde schwerste Schlafstörungen sind die Folge. Wie Sie diesen, die ganze Familie stark belastenden Brauch verhüten können, steht im Infoblatt über Schlafstörungen.

„Dank der Nuckelflasche schnarcht mein Kind so schön.“

Das Trinken im Liegen fördert das Wachstum der Rachenmandeln. Dies wiederum kann das Atmen in der Nacht (wenn die Zunge zurückfällt) beeinträchtigen. Ja, es kann sogar zu nächtlichem Sauerstoffmangel, mit eindrücklichen Leistungseinbußen des Kindes im Alltag führen. Um diesen Folgen Abhilfe zu verschaffen, müssen die Rachenmandeln unter Umständen sogar operativ (Vollnarkose) entfernt werden!

Zusammenfassend

Ein Kind braucht keine Nuckelflasche. Führen Sie sie erst gar nicht ein.
Ein Kind braucht keinen Schnuller. Führen Sie ihn erst gar nicht ein.
Ein Säugling im ersten Lebensjahr braucht keine zusätzliche Flüssigkeit neben Schoppen bzw. Brust.
Man kann ohne Nuckelflasche einschlafen und durchschlafen, Gott sei Dank.
Frühe Konditionierung auf Suchtmittel ist verwerflich.
Zahnkorrekturen (Füllungen und Fehlstellungen) sind verhütbar!
Vermeiden Sie die Entwicklung der Rachenmandelhyperplasie bei Ihrem Kind!

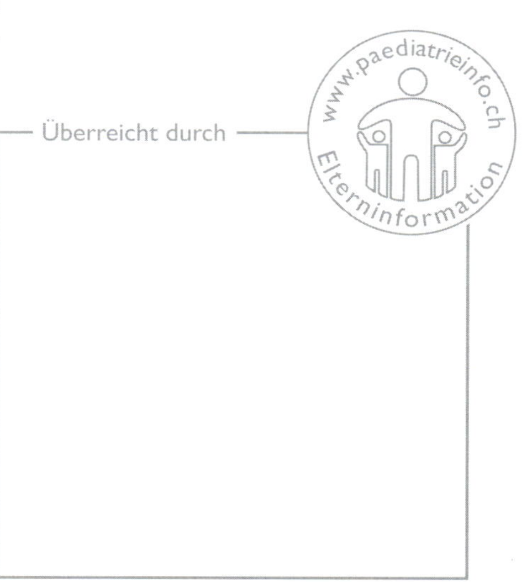

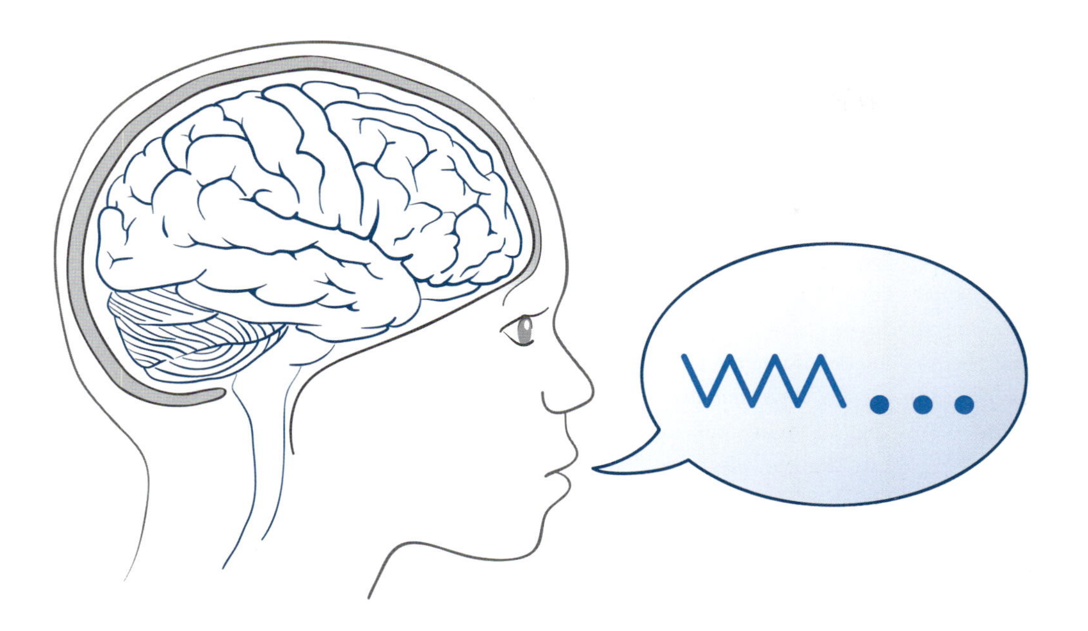

Poltern ist eine Redeflussstörung, die durch schnelle, überstürzte und unregelmäßige Sprechgeschwindigkeit gekennzeichnet ist. Das Kind „denkt schneller als es spricht". Oft geht Poltern mit anderen Sprechstörungen wie Aussprachefehler, Aufmerksamkeitsstörungen und auch Stottersymptomen einher. Stottern ist eine Redeflussstörung mit unfreiwilligen Blockierungen des Sprachflusses, die durch Stress verschlimmert werden und die Stress beim Kind auslösen. Oft sind die Störungen kombiniert, aber häufiger ist es eine Phase in der Sprachentwicklung, die von selbst verschwindet.

Definition

Beim Poltern ist die Sprache unregelmäßig und ruckhaft, in der Regel zu schnell. Das Kind hat keine Zeit zu reden, verhaspelt sich und macht „Abkürzungen", indem es Silben, Worte und auch Satzteile verschluckt. Wenn es Silben verschluckt, kommt es zu typischen Lautverschmelzungen (Elisionen) wie z. B. „Hatür" statt „Haustür". Das Sprechen hört sich nicht fließend an. Das Kind wiederholt oft Satzteile wie z. B.: „Der Apfel ist, ist, ist...", oder lässt solche teilweise aus: „Ich win Auwan fan" = „Ich bin auf der Autobahn gefahren", usw. Das Kind sagt auch viele Füllsilben (Interjektionen) wie z. B. „ähm", Hüsteln und macht Satzumstellungen (Revisionen). Mit genügend Geduld, und das muss sein Gegenüber aufbringen, ist der Inhalt des Sprechens meist umständlich, aber verständlich. Oft finden sich in der Familie des Kindes noch andere Mitglieder, die poltern oder gepoltert haben. Kinder, die poltern, haben oft noch andere Probleme, wie z. B. Aufmerksamkeitsstörungen, Hyperaktivität, körperliche Unruhe, unleserliche Handschrift und Probleme bei der auditiven Verarbeitung. Bei Vorschulkindern ist das Verhältnis von betroffenen Mädchen zu Jungen 1:2, bei Erwachsenen 1:4. Jungen sind also nicht nur wesentlich häufiger betroffen als Mädchen, sondern haben offensichtlich auch eine schlechtere Prognose. Die Störung ist relativ häufig. Man geht davon aus, dass etwa 5 % der Kinder von andauernden Redeflussstörungen betroffen sind. Redeflussstörungen treten in der Regel ab dem 18. Monat auf und verschwinden größtenteils im Alter von fünf Jahren von selbst. Man spricht dann von Entwicklungspoltern, der häufigsten Form, die auch eine hervorragende Prognose hat.

Unter Stottern wird eine Unterbrechung des Redeflusses durch Verspannungen der Sprechmuskulatur und/oder klonische Wiederholungen verstanden. Dies führt zu Sprechunflüssigkeiten, stummen Pressversuchen und/oder hörbaren Glottisschlägen (Laut beim Verschliessen der Stimmlippen) bzw. Wiederholungen oder Dehnung von Lauten, Silben und Wörtern. Die Redeflussunterbrechungen werden meist von Atemunregelmäßigkeiten, Mitbewegungen und vegetativen Stresssymptomen begleitet.

In der Regel entwickelt sich ein Störungsbewusstsein, und das Ausmaß der Sprechstörung wird vom Grad der emotionalen Belastung durch die Sprechsituation abhängig: Je mehr Stress desto mehr stottert das Kind!

Obwohl Poltern und Stottern oft kombiniert auftreten, sind sie zwei unterschiedliche Störungen des Redeflusses, die sich anhand ihrer Kernsymptome voneinander abgrenzen lassen. Dies bedeutet, dass bei einem reinen Poltern keine Blockierungen der Sprechmotorik und spannungsvolle Dehnungen wie „mmmmmanchmal" auftreten dürfen. Umgekehrt treten bei einem reinen Stottern nicht die für Poltern typischen Zusammenziehungen und Auslassungen von Lautfolgen und Wörtern auf, ebenso ist das Sprechtempo nicht durchgehend zu hoch oder irregulär schwankend.

Ursache

Die Störung wird sehr oft vererbt. Es können aber auch andere Faktoren mitspielen. Ein „Misfit" (Nichtzusammenpassen) zwischen Eltern und Kind, zu viel Druck, zu hohe Ansprüche von Dritten. Selten sind Grundkrankheiten verantwortlich, viel häufiger handelt es sich um eine vergängliche Entwicklungsvariante, eine vorübergehende Störung.

Diagnose

Liegt bei Ihrem Kind eine Redeflussstörung vor, muss der Kinderarzt die Frage klären, ob es sich um ein Poltern oder Stottern oder beides handelt. Auch „komorbide" (begleitende) Störungen wie Aufmerksamkeitsstörungen usw. sollten ausgeschlossen werden. Dies ist für die Wahl der Behandlung von großer Bedeutung. Deshalb wird Ihr Arzt sich nicht nur die Sprache anhören, sondern auch die anderen Teilleistungsbereiche überprüfen. Nicht immer will das Kind in Gegenwart des Arztes auf Kommando sprechen. In solchen Fällen sind vor der Untersuchung zuhause aufgenommene Gespräche im Familienkreis sehr hilfreich. (Tonband, Handy usw.). Der Arzt wird Fragen stellen wie: Wie lange poltert/stottert Ihr Kind schon? Hat sich der Charakter der Redeflussstörung mittlerweile geändert? In welchen Situationen ist die Störung am stärksten, wann am schwächsten ausgeprägt? Ist das Kind durch die Sprechstörung beeinträchtigt? Hat es einen Leidensdruck?

Therapie

Insbesondere bei Kindern mit einer Sprachentwicklungsstörung richten die Eltern ihre Aufmerksamkeit übermäßig besorgt auf die Sprache des Kindes. Dies könnte zu einer Fixierung der Symptomatik beitragen. Solange die Redeflussunterbrechungen als physiologische Sprechunflüssigkeit („Entwicklungsstottern") einzuordnen sind, steht als Behandlung eine Elternberatung im Vordergrund. Um Sprechangst und Vermeidungsverhalten vorzubeugen, ist das Kind zum Sprechen zu ermutigen. Versuchen Sie, durch Ihr eigenes Sprachvorbild (klare Artikulation, nicht zu hohe Sprechgeschwindigkeit, Anpassung an das Sprachniveau des Kindes) und durch eine Anregung zum entspannten Sprechen (z. B. durch Sprechspiele, Singspiele und Liedersingen) zu einer Überwindung der Phase physiologischer Sprechunflüssigkeiten beizutragen.
Handelt es sich also um Entwicklungspoltern, ist inital eine „Defokussierung" wichtig, das heißt: Sprechen Sie Ihr Kind nicht auf das Problem an, korrigieren Sie nicht, kritisieren Sie es nicht und hören Sie geduldig zu. Bei Unverständnis, was das Kind zu sagen versucht, fragen Sie möglichst ungestresst nach. So kann der Druck, der die Symptome verschlimmert, am besten abgebaut werden. Dann müssen natürlich die Probleme, die allenfalls Stress auslösend sind, gesucht und behandelt werden. Erst wenn dies nicht fruchtet, sollte eine logopädische Behandlung durchgeführt werden. Sehr wichtig ist dabei die Arbeit am Sprechtempo. Es kann mit verschiedenen Sprechgeschwindigkeiten geübt werden, auch Pausen zu machen, wird geübt. Bestandteil der Behandlung sind auch die Aussprache und (über-)deutliche Silbenaussprache. Eine weitere Technik dafür ist das Üben von kurzen, grammatisch einfach strukturierten Sätzen (z. B.: „Ich heiße Andreas Müller. Ich wohne in der Werkhofstrasse 16 in Solothurn). Es kann auch hilfreich sein, dem Polterer beizubringen, betonte Silben in längeren Wörtern übertrieben zu sprechen. Die unbetonten Silben müssen dabei ebenso ausgesprochen werden wie die betonten. (z. B. Arbeitslosigkeit, Bewerbungsgespräch).

Was können Eltern, Lehrer und Angehörige tun?

- Versuchen Sie, herauszufinden, welche Situationen das Poltern verstärken.
- Vermeiden Sie diese Situationen.
- Helfen Sie dem Kind, wenn es unstrukturiert und zusammenhanglos erzählt, in dem Sie es zum Thema zurückführen.
- Stellen Sie Alternativfragen („War es so oder so?").
- Halten Sie Rücksprache mit dem Arzt, wenn die Poltersymptomatik die (mündlichen) Leistungen in der Schule negativ beeinflusst.
- Probleme mit der Aussprache und mit der Sprache werden oft reduziert, wenn das Sprechtempo langsamer wird.
- Haben sie Geduld beim Zuhören,
- Konzentrieren Sie sich auf den Inhalt, nicht auf die Form der Sprache.
- Vermeiden Sie Kritik, Korrekturen oder Ermahnungen beim Sprechen.
- Motivieren Sie das Kind zum Erzählen in Phasen flüssigen Sprechens.
- Vermeiden Sie Sprechsituationen mit hohem psychischen Druck (z. B. Vorsprechen).
- Stellen Sie keine Forderungen, und machen Sie keine Einschränkungen („Wenn du das jetzt nicht richtig sagst, dann...").
- Vermeiden Sie perfektionistische Erwartungen.
- Ermutigen Sie das Kindes durch positive Rückmeldungen: „Das hast du super gesagt!"
- Gehen Sie auf Sorgen und Ängste des Kindes ein, und sprechen Sie darüber.
- Versuchen Sie Ihr Kind so zu akzeptieren, wie es ist – auch als Polterer/Stotterer.

In Therapiestudien werden Erfolgsquoten der logopädischen Behandlung von 70 bis 90 % angegeben. Am besten abgesichert ist die Effektivität des verhaltenstherapeutisch orientierten Lidcombe-Programms.

Information und Beratung des Kindes/Jugendlichen ist ab dem Schulalter zunehmend möglich. Die Information und Beratung umfassen:

- Erklärung der Verursachung („Du bist nicht schuld, auch deine Eltern nicht.")
- Anleitung zur Selbstbeobachtung
- Anleitung zur Verlangsamung des Sprechablaufes
- Einübung von kurzen Sprechpausen vor jedem Satz.

Therapiebegleitende Maßnahmen

Je nach begleitender Symptomatik sind Teilleistungsschwächen und Verhaltensstörungen in der Therapie zu berücksichtigen. Folgende Therapiemaßnahmen können erforderlich sein:

- sonderpädagogische Lese- und Rechtschreibübungen
- musikalisch-rhythmische Übungen
- Konzentrationstraining
- Entspannungsübungen (autogenes Training u. Ä.)
- Selbstinstruktionstraining zur Verminderung impulsiven Verhaltens
- Behandlung der Hyperaktivität, Konzentrationsstörung und Ablenkbarkeit, falls gleichzeitig vorhanden!

Entspannungsverfahren

Relaxationsübungen sind bei Kindern/Jugendlichen als ergänzendes Therapieverfahren besonders dann geeignet, wenn ausgeprägte Verkrampfungen der Sprechmuskulatur, eventuell mit Übergreifen auf andere Körperregionen, beobachtet werden, oder wenn sich eine Sprechangst bis hin zu Panikattacken entwickelt hat. Die Übungen (autogenes Training, progressive Muskelrelaxation u. Ä.) können zur Reduzierung des allgemeinen Stressniveaus beitragen. Daneben werden spezielle Übungen zur Entspannung der Sprech- und Atemmuskulatur eingesetzt. Biofeedback-Geräte, Alexander-Technik etc. können ab dem Schulalter Therapieeffekte verstärken.

Medikamente

Behandlungsversuche mit Neuroleptika wurden mehrfach unternommen. Die Effektivität einer Medikation ist bislang nicht belegt. Medikamente sind aber unter Umständen angezeigt, um die Komorbiditäten zu behandeln (ADHD usw.).

Unnötige Therapien

Ein Training der „Hemisphärenkoordination" geht von der Annahme unzureichender Dominanzentwicklung aus. Eine derartige Vorstellung der Ursache der Störung ist völlig überholt. Somit entbehren entsprechende Trainingsverfahren (kinesiologische Übungen, Lateraltraining mit Synchro- oder Lateraltrainer) einer wissenschaftlich fundierten Grundlage. Der Nachweis einer Wirksamkeit wurde nicht erbracht.

Eine Hypnosetherapie ist ineffektiv; Gleiches gilt für die Akupunkturbehandlung und Bioresonanz-Therapie u. Ä.

Psychodynamische Verfahren können zur Therapie begleitender psychischer Störungen indiziert sein. Zur Therapie der Redeflussstörung selbst haben sie sich nicht bewährt.

Wichtig

Redeflussstörungen sind häufig eine Entwicklungsstörung, die von alleine so verschwindet, wie sie gekommen ist! „Kein Stress" ist das Motto, und nur selten ist spezifische Therapie nötig.

Literatur

Natke, U.: Stottern. Erkenntnisse, Theorien, Behandlungsmethoden. Verlag Hans Huber, Bern 2005.

Ochsenkühn, C.; Thiel, M.M.; Ewerbeck, C.: Stottern bei Kindern und Jugendlichen. Springer, Berlin 2010.

Suchodoletz, W. v.: Sprach- und Sprechstörungen. In: Steinhausen, H.C.: Entwicklungsstörungen. Kohlhammer, Stuttgart 2001: 83–107.

Sick, U.: Poltern. Theoretische Grundlagen, Diagnostik, Therapie. Thieme Verlag, Stuttgart 2004.

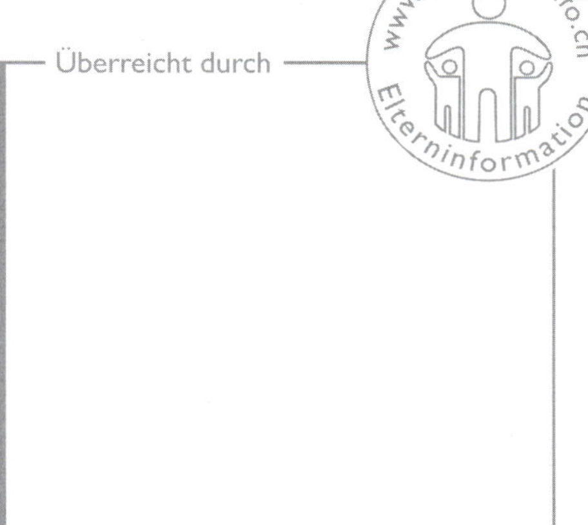

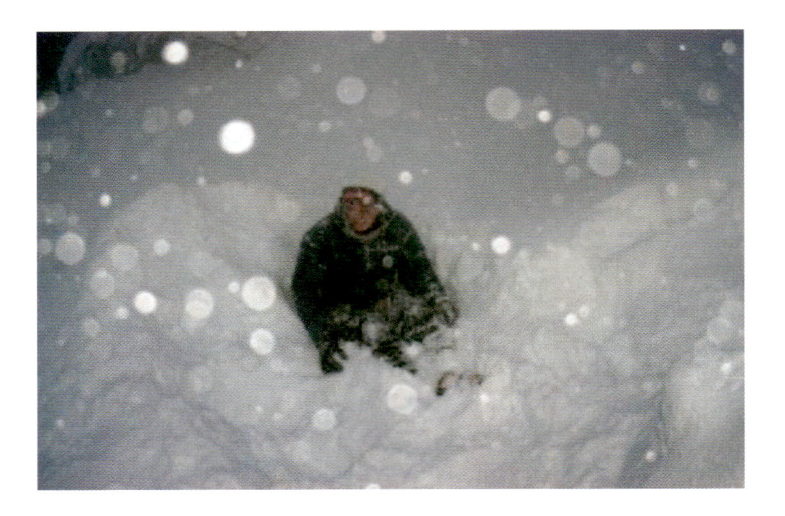

Etwa jede dritte Ehe wird geschieden. Das ist meist mit viel Ärger, hohen Kosten und vielen Folgen für die Kinder verbunden. Unter der Scheidung haben ja nicht nur die einzelnen Elternteile zu leiden, sondern auch deren Kinder müssen sich in der Scheidungsphase wie auch danach oft mit sozialen und ökonomischen Folgen der Scheidung befassen.
Es ist nicht nur eine Kunst, die Scheidung einigermaßen heil zu überstehen, sondern es braucht auch viel, dass die Kinder darunter nicht übermäßig in Mitleidenschaft gezogen werden. Hier einige Tipps.

Allgemeine Gesichtspunkte

Jede Scheidung ist ein individueller Prozess, der für jedes Paar und für jede Familie unterschiedlich verläuft. Entsprechend sind die Auswirkungen auf jedes Kind verschieden. Kinder reagieren – im Sinne von Symptomträgern – zum Teil lange vor der eigentlichen Trennung oder Scheidung ihrer Eltern.
Die Reaktionsmöglichkeiten sind für ein Kind altersspezifisch sehr unterschiedlich. Kleine Kinder können noch kaum mit Stress umgehen, reagieren mit Regression oder Aggression. Älteren Kindern gelingt es besser, das Geschehene zu reflektieren. Kein Kind entwickelt sich absolut synchron. Deshalb finden sich bei jedem normalen Kind überdurchschnittlich gut entwickelte Persönlichkeitsanteile neben Anteilen, die dem Durchschnitt nachhinken. Psychisch schon vor der Trennung oder Scheidung auffällige Kinder weisen oft eine asynchrone Entwicklung auf. Deshalb reagieren gleichaltrige Kinder individuell oftmals sehr unterschiedlich.
Ebenso kommt es vor, dass ein Kind Gelerntes unter Belastung wieder „vergisst", das heißt, regrediert (z. B. reaktiv verstärkte Trennungsängste, wieder einnässen etc.). Besonders ältere Kinder reagieren oft mit vorzeitiger Verselbständigung oder mit Progression ihrer Entwicklung; so „flüchten" beispielsweise Pubertierende aus dem problembeladenen Elternhaus in Kreise außerhalb der Familie.

Jungen

- Sie leiden oft stärker unter einer Scheidung (insbesondere dann, wenn sie bei einer alleinerziehenden Mutter aufwachsen).
- Väter als Identifikationsfiguren sind oft weniger präsent und verfügbar, und Müttern fällt es teils schwer, ihre ehemaligen Partner als positive Vaterfiguren (männliche Bezugsperson) darzustellen.
- Jungen beantworten Belastungen eher mit Aggression und sind insgesamt weniger fügsam als Mädchen; damit erreichen sie oft, dass sie „repressiv" behandelt werden (müssen).

Mädchen

- Sie reagieren auf Belastung eher mit Rückzugsverhalten; damit erzeugen sie im Umfeld oft Mitleid und Sorge, was häufiger zu affektiver Zuwendung führt.

- Sie haben bessere geschlechtsspezifische Identifikationsmöglichkeiten, da die Erziehungsverantwortung viel öfters von der besser präsenten Mutter übernommen wird.

Beachte

Kinder reagieren oft fast ausschließlich beim sorgeberechtigten Elternteil!

Im Einzelnen

Scheidung ist eine Zeit der Angst

Kleine Kinder reagieren allgemein mit verstärkten Ängsten, zum Beispiel Nachtängsten, Trennungsängsten und Angst vor dem Alleinsein. Größere Kinder zeigen beispielsweise Schulängste.

Scheidung ist eine Zeit der Trauer und der Sehnsucht

Die Kinder zeigen zum Teil sämtliche Reaktionen eines Trauernden (Trauer, Wut, Enttäuschung, Aggression) und tragen diese oft in Form von Verhaltens- und Leistungsstörungen in die Gesellschaft (Unruhe, dysphorische Stimmungen, Aggression, Konzentrationsstörungen etc.). Auch nach Jahren ist die Sehnsucht nach Wiedervereinigung der Eltern oft ungebrochen.

Scheidung ist eine Zeit der Sorge

Je jünger das Kind, desto unreifer ist seine Identität; Kinder definieren sich noch stark über ihre Eltern bzw. über die Familie („So wie es bei uns zuhause ist, so ist es normal."). Bricht die Familie auseinander, wird es für Kinder schwieriger, eine eindeutige Identität zu finden. Dementsprechend groß ist die Sorge um sich selber (Selbstunsicherheit). Die Sorge um den sorgeberechtigten Elternteil ist eng verknüpft mit der Sorge um sich selber: Was passiert, wenn der/die Sorgeberechtigte auch noch weggeht, krank wird, verunfallt, stirbt ...?
Die nicht Sorgeberechtigten sind in unserer Gesellschaft zum überwiegenden Teil Männer. Oft haben Kinder mehr oder weniger berechtigte Angst, dass sich die Väter nicht selber versorgen können (kochen, waschen, ...). Auch kommt oft der Gedanke auf, allein lebende Väter könnten mit ihrer Einsamkeit nicht umgehen.

Scheidung ist eine Zeit des Gefühls, abgelehnt zu werden

Dadurch, dass die Eltern oft mit sich selber beschäftigt sind (emotional absorbiert, ökonomische Sorgen etc.) haben Kinder oftmals das Gefühl, abgelehnt zu werden. Sie haben Angst, dass sie bei Verärgern eines Elternteils fortgeschickt werden könnten. Zudem ist es für sie unverständlich, dass früher zuverlässig erschienene Beziehungen plötzlich auseinander brechen.

Scheidung ist eine Zeit der Einsamkeit

Sehr häufig weiß kaum jemand um die Sorgen der betroffenen Kinder. Oft sind Eltern mit ihrer eigenen Trauer beschäftigt und nehmen ihre Kinder nicht genügend wahr. Oft wagen es die Kinder nicht, ihre Eltern mit den kindlichen Sorgen zusätzlich zu belasten. Zudem: Ein guter Teil der Kinder schämt sich, außerhalb des Elternhauses von der Trennung der Eltern zu erzählen. Kinder werden mit einem riesigen Vertrauen in zwischenmenschliche Beziehungen („Urvertrauen") geboren. Trennung von Elternteilen erzeugt ein großes Misstrauen auf die angebliche Zuverlässigkeit solcher Beziehungen; insbesondere dann, wenn die Eltern nicht mehr auf der Ebene als Eltern kommunizieren können, und wenn die Kinder den nicht sorgeberechtigten Elternteil aus den Augen verlieren.
Eine Reaktionsform (besonders bei Mädchen) ist der emotionale Rückzug (zum Beispiel: „von allem nichts mehr wissen wollen", oder: „ich will nicht mehr drüber reden, ich habe es überwunden"), was mit extremer Einsamkeit einhergehen kann. Adoleszente suchen vermehrt Kontakte außerhalb der Familie. Damit kommt es häufig zu einer Verkürzung der Adoleszenz bei Jugendlichen (vorzeitige Verselbständigung).

Scheidung ist eine Zeit gespaltener Loyalitäten

Kinder im frühen Schulalter oder jünger sind kaum in der Lage zu erkennen, dass wir sehr verschiedene, oft sich widersprechende oder ambivalente Gefühle mit uns herumtragen. Sie können nur schwer begreifen, dass sie sowohl Mutter als auch Vater gleichzeitig lieben dürfen, weil diese ja miteinander zerstritten sind. Sie haben Angst, den einen Elternteil zu verlieren, wenn sie den anderen Elternteil mögen. Entsprechend leiden sie oft an massiven Loyalitätskonflikten. Das Nichterfüllen von Loyalitätserwartungen erzeugt starke Schuldgefühle.

Scheidung ist eine Zeit des Ärgers

Oftmals reagieren Kinder mit Aggressionen, Unruhe, Konzentrationsstörungen usw. und werden deswegen bei verschiedenen Fachstellen zur Abklärung und Betreuung angemeldet (Verhaltens- und Leistungsschwierigkeiten).
Besonders Jungen sind davon betroffen. Immer wieder trifft man auf Eltern, die – weil sie in der eigenen Trauersituation gefangen sind – nicht adäquat Grenzen setzen bzw. Angst haben, den Kindern neben der Scheidung zusätzlich eine (durchaus nötige) Portion Repression zuzumuten.

Scheidung ist eine Zeit des Sich-Schuldigfühlens

Besonders kleine Kinder realisieren nicht, dass eine Beziehung zwischen den partnerschaftlich verbundenen Eltern besteht. Sie erfahren Beziehungen „ich-zentriert". Es ist für sie entsprechend unvorstellbar, dass die Paarbeziehung der Eltern in Brüche gehen kann. Sie glauben vielmehr, dass das Wegziehen eines Elternteils Folge eines Bruchs der Eltern-Kind-Beziehung ist. Entsprechend „konstruiert" das Kind ein eigenes, schuldhaftes Verhalten mit entsprechender Selbstentwertung.

Oftmals haben Kinder Angst, bei ungebührlichem Benehmen würden sie auch noch vom anderen Elternteil verlassen werden.

Ursachen der kindlichen Reaktionen auf die elterliche Trennung

Kindliche Faktoren

Der Entwicklungsstand eines Kindes beeinflusst entscheidend die Art und Weise, wie es eine Trennung verarbeitet. Jüngere Kinder sind potenziell mehr gefährdet als ältere. Nicht altersgemäß entwickelte, „schwierige" Kinder werden durch eine zusätzliche Trennung stärker traumatisiert als solche mit einer vorgängig unauffälligen Entwicklung.

Faktoren des Familiensystems

Beziehung zwischen dem Kind und dem nicht sorgeberechtigten Elternteil

Der primär negative Aspekt einer elterlichen Scheidung ist der Verlust eines Elternteils, meist des Vaters. Sorgerechtsformen, die den Kindern tragfähige Beziehungen zu beiden Eltern ermöglichen, begünstigen eine gute weitere psychische Entwicklung der betroffenen Kinder. Besonders konnten Zusammenhänge zwischen Selbstwertgefühl und Umgangshäufigkeit festgestellt werden.
Kinder wünschen in den allermeisten Fällen, den Kontakt mit dem nicht sorgeberechtigten Elternteil aufrecht zu halten.

Erziehungskompetenz des sorgeberechtigten Elternteils

Besonders in der Nachscheidungsphase sind sorgeberechtigte Elternteile belastet durch Trauerreaktionen und Trennungsschmerzen, die sich äußern in Form von:

- einem beeinträchtigten Selbstwertgefühl
- Gefühlen, versagt zu haben (bis hin zu depressiven Erkrankungen)
- (übergroßen) Schuldgefühlen
- Angst

Diese (scheidungsbedingten) psychischen Reaktionen der Eltern führen zu Einschränkungen bis zur Paralyse der Erziehungskompetenz des sorgeberechtigten Elternteils.
Die mangelnde Kompetenz äußert sich beispielsweise in:

- inkonsequenter Führung und Disziplinierung
- Mangel an Kontrolle
- gestörter Kommunikation
- fehlender oder übergroßer Zuwendung (Missbrauch als Tröster)
- ungünstigem Umgang mit Aggressivität (zu harte oder fehlende Reaktionen auf Aggressionen)
- ungünstigem Beziehungsaufbau (z. B. Missbrauch der ältesten Kinder als „übervernünftige" Elternersatz-Kinder).

Familiäres Konfliktniveau

Intensiver und häufiger elterlicher Konflikt ist generell mit schlechter psychischer Anpassung bei Kindern aus vollständigen wie auch aus geschiedenen Familien verknüpft. Kinder aus Scheidungsfamilien mit geringem Konfliktniveau sind teils besser angepasst als Kinder aus vollständigen Familien mit hohem Konfliktniveau.
Kindliche Reaktionen (besonders aggressiver Art, wie fehlende Impulskontrolle und schlechte Konfliktfähigkeit; Verhaltensprobleme, mangelndes Selbstvertrauen) sind oft lange vor der eigentlichen Scheidung feststellbar und teils Hinweis für eine gestörte Beziehung der Eltern untereinander.
Besonders problematisch ist es, wenn Eltern die Grenzen gegenüber den Kindern nicht wahren und die Kinder in ihre Probleme als Erwachsene einbeziehen. Eine Scheidung ist nur als Partner möglich (Paarebene); Eltern bleiben sie ein Leben lang (Elternebene):

- Einbezug als Schiedsrichter in (Paar-) Streitereien
- Ausspionieren des andern Elternteils
- Kinder in Fragen von Sorge- und Besuchsrecht entscheiden lassen (Verweigerung, Elternaufgaben zu übernehmen)
- Kinder projektiv dem andern Elternteil zuordnen (z. B. Ablehnung der Tochter durch den Vater, weil diese in gewissen Bereichen der Mutter ähnlich ist; oder: Der Sohn wird von der Mutter abgelehnt, weil dieser auf die Trennung aggressiv reagiert und damit dem gewalttätigen Vater ähnlich scheint).

Soziale Faktoren der Einelternfamilie

Der scheidungsbedingte sozioökonomische Abstieg ist ein wichtiger Grund, weshalb Kinder traumatisiert auf das Scheidungsgeschehen reagieren. Darunter fällt auch die Aufnahme der Berufstätigkeit durch den sorgeberechtigten Elternteil.
Der Verlust der gewohnten Umgebung und des vertrauten sozialen Netzes (Umzug der Einelternfamilie) belastet Kinder stark.
Regelmäßige adäquate Unterhaltszahlungen korrelieren positiv sowohl mit problemfreierer Entwicklung als auch mit zuverlässigerem Kontakt der Kinder mit dem nicht sorgeberechtigten Elternteil.

Ehestatus/Wiederheirat

Besonders Jungen scheinen nach der Wiederheirat der Mutter – nach anfänglich verstärktem aggressiven Verhalten – zu profitieren.

Faktoren des Umfelds

Eine Vielzahl weiterer Variablen beeinflusst die Anpassung des Kindes an die Zeit nach der Scheidung mit:

- Verfügbarkeit sozialer Netze
- Verfügbarkeit/Einflussnahmeversuche/Ideologien verwandtschaftlicher Netze („Krieg der Sippen")
- ökonomische Situation der Familie

- kulturelle und ideologische Hintergründe, vor denen sich eine Scheidung abspielt.

Konkrete Tipps für Geschiedene

Empfehlungen an die Adresse des sorgeberechtigten Elternteils

- Erklären Sie dem Kind ausdrücklich, dass Sie mit den Besuchen beim nicht sorgeberechtigten Elternteil einverstanden sind.
- Behandeln Sie die Besuche als natürliche und selbstverständliche Vorgänge, sprechen Sie nicht viel darüber.
- Vermeiden Sie es, dem Kind für die Zeit seiner Besuche attraktive Freizeitangebote zu machen.
- Vermeiden Sie es, vorgesehene Termine zu verschieben.
- Setzen Sie den besuchten Elternteil dem Kind gegenüber nicht herab, unterlassen Sie abfällige Bemerkungen.
- Horchen Sie das Kind nach dem Besuch nicht aus. Lassen Sie ihm die Freiheit, zu erzählen, was es will.
- Schenken Sie Beunruhigungen und Aufregungen, die vor oder nach einem Besuch auftreten, nicht allzu viel Beachtung; sie verlieren sich meist von selbst wieder.
- Halten Sie beim Zusammentreffen mit dem andern Elternteil unbedingt die konventionellen Umgangsformen ein, die auch beim Begegnen einer anderen erwachsenen Person gelten.
- Händigen Sie Geschenke und Briefe vom abwesenden Elternteil an das Kind unbedingt aus. Ermuntern Sie das Kind, eine Antwort zu schicken.

Empfehlungen an die Adresse des getrennt lebenden, nicht sorgeberechtigten Elternteils

- Hüten Sie sich in Gegenwart des Kindes vor negativen Äußerungen über den sorgeberechtigten Elternteil.
- Stellen Sie keine Fragen, die von der andern Seite als Aushorchen aufgefasst werden könnten.
- Ihre Geschenke müssen im richtigen Verhältnis zu Geschenken stehen, die das Kind vom anderen Elternteil erhält. Sprechen Sie sich bei größeren Geschenken mit dem anderen Elternteil ab.
- Wenn der Abschied schwer fällt, können kleine Geschenke hilfreich sein, die das Kind allerdings erst zu Hause auspacken darf.
- In schwierigen Zeiten kann der Besuch so gestaltet werden, dass noch andere, dem Kind bekannte Personen – vielleicht gleichaltrige Kinder – zugegen sind (z. B. in Form von „Kaffeekränzchen", gemeinsamen Aktivitäten, ...).
- Widmen Sie sich bei den Besuchen wirklich Ihrem Kind; übergeben Sie es nicht den größeren Teil der Besuchszeit anderen Personen zur Betreuung.
- Verknüpfen Sie Besuchsrecht nicht mit Unterhaltszahlungen.
- Drohen Sie keinesfalls mit der Einstellung der Unterhaltszahlungen, falls das Kind vorübergehend Schwierigkeiten hat, den Weg zu Ihnen zu finden.
- Halten Sie beim Zusammentreffen mit dem anderen Elternteil unbedingt die konventionellen Umgangsformen ein, die auch beim Begegnen mit einer anderen erwachsenen Person gelten.

Ressourcen

Dr. med. Lorenz Martignoni, Kinderpsychiater FMH, Luzern © 2002

Überreicht durch

www.paediatrieinfo.ch Elterninformation

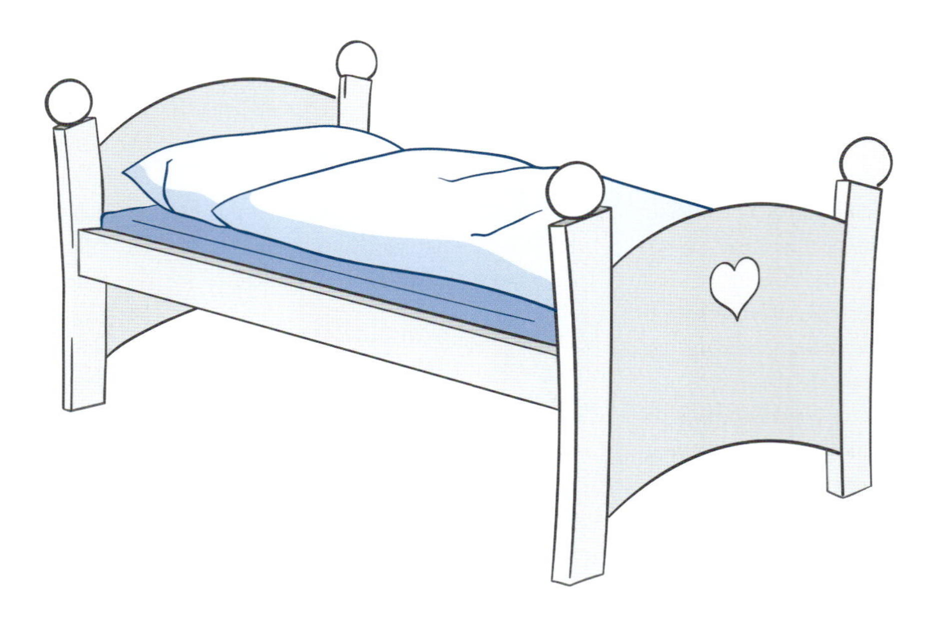

Mit dem Begriff der Parasomnie (Kunstwort aus griechisch para: „neben“, und lateinisch somnus: „der Schlaf“) werden Störungen des Schlafes (Dyssomnien) bezeichnet, die beim Erwachen, beim teilweisen Erwachen oder bei Schlafstadienwechsel auftreten, und den Schlafprozess stören.

Definition

Man unterscheidet Dyssomnien, bei denen die Dauer, die Qualität und der Zeitpunkt des Schlafes gestört sind, von Insomnien, das sind Ein- und/oder Durchschlafstörungen. Hypersomnie ist ein exzessives Schlafbedu_rfnis bzw. Schläfrigkeit. Auf diesem Infoblatt beschreiben wir nur die Parasomnien (zu weiteren Informationen siehe auch Infoblatt „Schlaf“), zu den wichtigsten zählen:

- Nachtschreck (Pavor nocturnus)
- Albtraum
- Schlaftrunkenheit
- Schlafwandeln (Somnambulismus)
- Einschlafzuckungen
- Sprechen im Schlaf (Somniloquie)
- nächtliches Zähneknirschen
- kindliche Schlafapnoe.

Parasomnien sind bei Kindern häufig und treten bei Erwachsenen sehr viel seltener auf.

Es sind abnorme Ereignisse, die entweder während des Schlafes oder an der Schwelle zwischen Wachsein und Schlafen auftreten. Als Hauptbeschwerde nennt das Kind bzw. nennen die Eltern das Ereignis und nicht seine Auswirkungen auf den Schlaf. Dennoch können ausgeprägte Formen auf Dauer zu regelmäßigen Schlafunterbrechungen im Sinne einer Durchschlafstörung und damit zu einer ungenügenden Schlafdauer (Insomnie) führen.

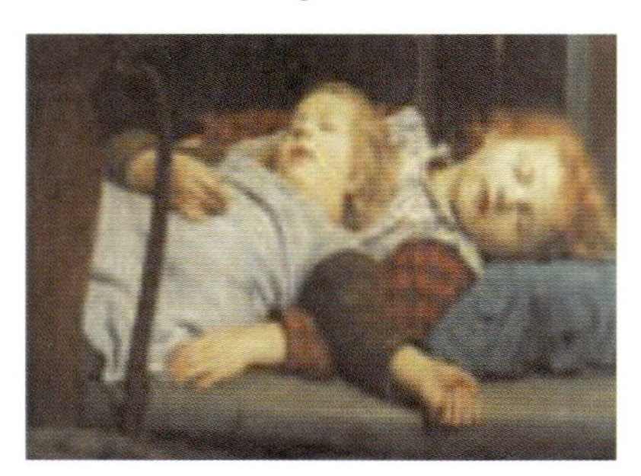

Pavor nocturnus

Pavor nocturnus, der Nachtschreck, ist durch plötzliches und vollständiges Aufwachen ein bis vier Stunden nach dem Einschlafen gekennzeichnet. Das Kind hat Panik, extreme Angst und ist meist körperlich u_bererregt, mit initialem Schrei, mit Schwitzen, Gesichtsröte, Herzjagen und erweiterten Pupillen. Das Kind reagiert nicht auf Ansprache und ist typischerweise nach dem Erwachen verwirrt und desorientiert. Elterliche Tröstungsversuche sind meist erfolglos. Dann, 10 bis 30 Minuten nach dem Ereignis, kann das Kind wieder einschlafen. Meist kann es sich an das Ereignis bzw. deren Inhalt/Ursache nicht erinnern. In Wirklichkeit sind die Kinder während dem

Pavor nocturnus nicht wach, sondern befinden sich im Schlaf. Es besteht eine gewisse Verwandtschaft zum Schlafwandeln, auch dabei scheint der Betroffene wach, obwohl er schläft (siehe auch dort). Der Pavor nocturnus kommt vor allem in den ersten Lebensjahren vor und ist bei ängstlichen Kindern besonders häufig. Die Krisen treten oft in bestimmten Phasen gehäuft auf, um dann letztlich zu verschwinden. Etwa 3 % aller Kinder und Jugendlichen unter 15 Jahren haben mindestens schon einmal einen Pavor nocturnus erlebt. 95 % der Kinder haben im Alter von acht Jahren keinen Nachtschreck mehr! Die familiäre Belastung ist oft hoch.

Sie können dafür sorgen, dass das Kind eine leere Blase vor dem Einschlafen hat, und dass der Kinderschlaf nicht durch Lärm und anderes gestört wird. Ein regelmäßiger Mittagsschlaf (30 bis 60 Minuten) hilft unter Umständen, einen Pavor zu verhüten. Wenn die Krisen immer zur gleichen Zeit auftreten (Schlafprotokoll), können Sie Ihr Kind prophylaktisch eine Viertelstunde vor diesem Zeitpunkt wecken. Ausnahmsweise ist für kurze Zeit die medikamentöse Behandlung mit Benzodiazepinen (Seresta, Valium usw.) angezeigt.

Albträume

Albträume, auch Angstträume genannt, sind sehr häufig und durch plötzliches Aufwachen in der zweiten Nachthälfte charakterisiert, mit lebhafter detaillierter Erinnerung an die extrem ängstigenden

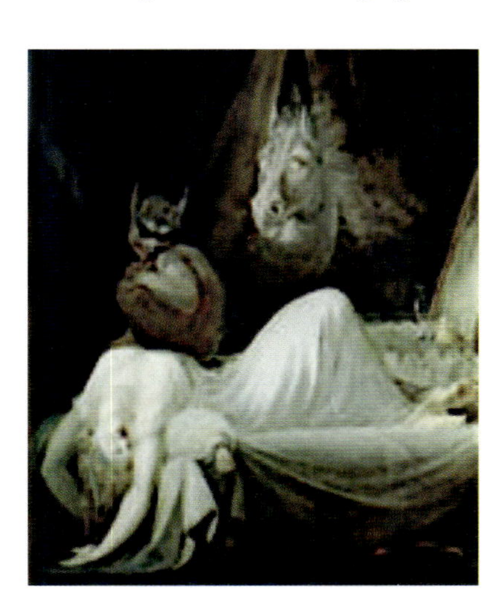

Trauminhalte. Sie treten bei etwa der Hälfte der Kinder ab dem dritten Lebensjahr gehäuft auf. Ein gelegentliches Auftreten im Kindesalter ist völlig normal.

Die Kinder sprechen gut auf Beruhigungsversuche an, und die familiäre Belastung ist gering. Trösten Sie Ihr Kind, wenn es Albträume hat. Aber nicht zu lange, denn sonst zementieren Sie dadurch eine sekundäre Schlafstörung. Entspannungstechniken können ebenfalls helfen.

Schlafwandeln

Somnambulismus oder Schlafwandeln bedeutet ein ein- oder mehrmaliges unvollständiges Aufwachen mit Umhergehen meist in den ersten zwei bis vier Stunden nach dem Einschlafen. Etwa 15 % aller Fünf- bis Zwölfjährigen haben mindestens eine Episode in ihrem Leben und 3 bis 6 % mehrere Schlafwandel-Phasen erlebt. Schlafwandeln beginnt meist zwischen dem vierten und sechsten Lebensjahr und verliert sich bis zum 16. Lebensjahr; etwa 2,5 % der Erwachsenenpopulation schlafwandelt gelegentlich. Das Kind zeigt eine starre Mimik und reagiert kaum auf Außenreize. Eigengefährdung und Verletzungen können entgegen der verbreiteten Volksmeinung durchaus vorkommen. Die Kinder sind während dieser Episoden nur schwer aufzuwecken. Nach dem Aufwachen kann sich das Kind nicht mehr an das Ereignis erinnern. Für das Schlafwandeln wird – wie für den Pavor nocturnus – eine Störung des Arousal-Prozesses (Aufwachprozess) beim Übergang vom Tiefschlaf zum Wachzustand angenommen, die im Kindes- und Jugendalter durch eine Unreife des Zentralnervensystems verursacht sein soll. Schlafwandeln tritt wie der Pavor nocturnus während der Haupttiefschlafphase im ersten Nachtdrittel auf. Die Betroffenen setzen sich im Bett auf und führen sinnlose Bewegungen aus. Die Augen sind offen, der Schlafwandler kann beim Umhergehen bekannten Objekten ausweichen. In der Regel werden bestimmte Handlungen einfacher Art, wie der Gang zur Toilette, ausgeführt. Gelegentlich spricht der Schlafwandler. Die Episoden dauern von wenigen Sekunden bis zu einigen Minuten, längere Episoden sind ungewöhnlich. Äußere Reize werden während des Schlafwandelns nicht wahrgenommen, der Augenkontakt wird vermieden. Nach dem Wecken des Schlafwandlers ist dieser für einige Zeit desorientiert. Traumberichte werden kaum wiedergegeben.

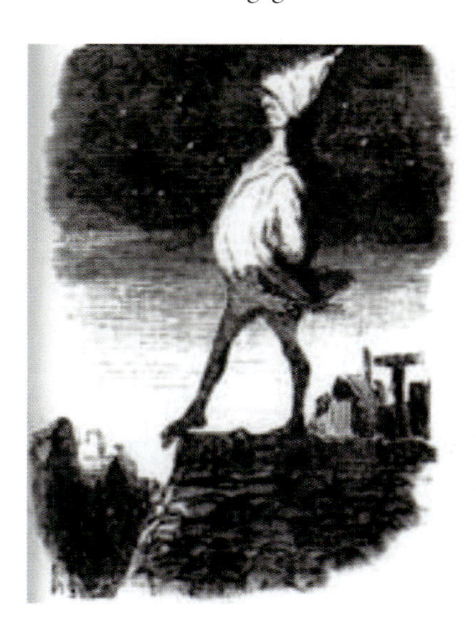

Wie für den Pavor gibt es für das Schlafwandeln eine genetische Komponente: 80 % der Patienten haben Verwandte, die ebenfalls schlafwandeln oder an Pavor leiden. Bekannt ist zudem, dass der Somnambulismus im Kindes- und Jugendalter vermehrt nach Übermüdung, Stress und emotionaler Belastung auftritt. Um Verletzungen zu vermeiden, sollten gefährliche Orte und Gegenstände gesichert werden (Fenster, Türen usw.) Eine Behandlung ist allerdings selten nötig. Ein Behandlungsversuch mit Rivotril/Noctamid abends ist allerdings bei Gefahren indiziert.

Agrypnia laeta

Agrypnia laeta heißen Episoden, bei denen gesunde Kinder nach problemlosem Einschlafen nachts plötzlich aufwachen, „topfit" sind und spielen möchten. Sie kommen als passageres Phänomen im Rahmen der allmählichen Reifung des kindlichen Schlaf-Wach-Rhythmus gar nicht so selten vor und erfordern hauptsächlich Aufklärung und Beratung der um ihren Schlaf beraubten Eltern. Eine große Gefahr besteht darin, dass sich die Eltern allzu sehr auf die Wünsche des Kindes einlassen und dann riskieren, jede Nacht für mehrere Stunden „zu spielen". Machen Sie Ihrem Kind klar, dass die Nacht zum Schlafen da ist!

Kopfruckeln

Iactatio capitis ist eine durch repetitive Kopfbewegungen gekennzeichnete Ein- und Durchschlafstörung. Die streng rhythmischen Bewegungen des Kopfes und des Körpers werden relativ häufig angetroffen (iactatio capitis = Werfen des Kopfes, iactatio corporis = Werfen des Körpers). Es sind besonders beim Einschlafen ausgeführte Bewegungen, wobei der Kopf von einer Seite auf die andere rhythmisch gedreht wird, manchmal folgt auch der ganze Körper bzw. Oberkörper diesem Bewegungsmuster. Eine richtiggehende Bewusstseinsstörung liegt nicht vor, ein Ansprechen ist in diesem Zustand immer möglich. Wohl aber kann das Kind in diesem Bewegungsmuster wie in einer Trance verharren und von der Umwelt isoliert sein. Selbstberuhigende, einschläfernde, aber auch selbstbefriedigende Elemente spielen eine Rolle. Auch die Vorstellung, dass die Kinder versuchen, sich selbst in den Schlaf zu wiegen, ist sicher nicht falsch. Bei 15 bis 20 % aller Säuglinge ist das Kopfruckeln als voru_bergehendes Phänomen nicht atypisch, kann aber auch bei u_ber Zwei- bis Dreijährigen auftreten. Mit den repetitiven Bewegungen schaukelt sich das Kind in den Schlaf, in der Regel sind die Beobachter des Geschehens mehr gestört als das betroffene Kind selbst. Eine gute Polsterung des Bettes kann den Lärm reduzieren und das Kind vor (äußerst unwahrscheinlichen) Verletzungen schützen.

Zähneknirschen

Der Bruxismus bezeichnet das Zähneknirschen (auch im Schlaf). Die rhythmische Aktivität der Kaumuskulatur führt zu Aufeinanderpressen und Verschieben der oberen gegen die unteren Zahnreihen, wodurch laute Mahlgeräusche

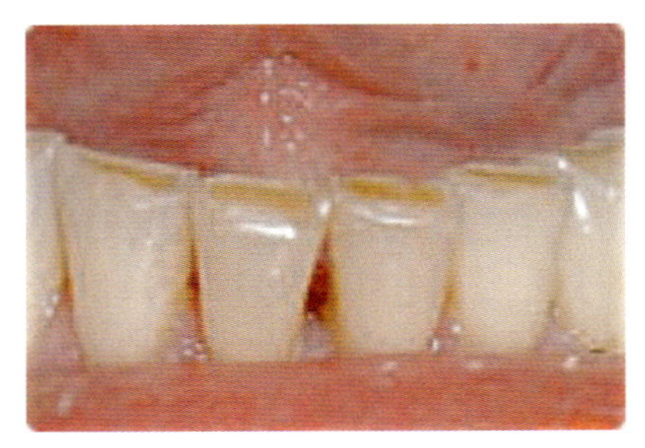

Dentinschäden als Folge des Zähneknirschens

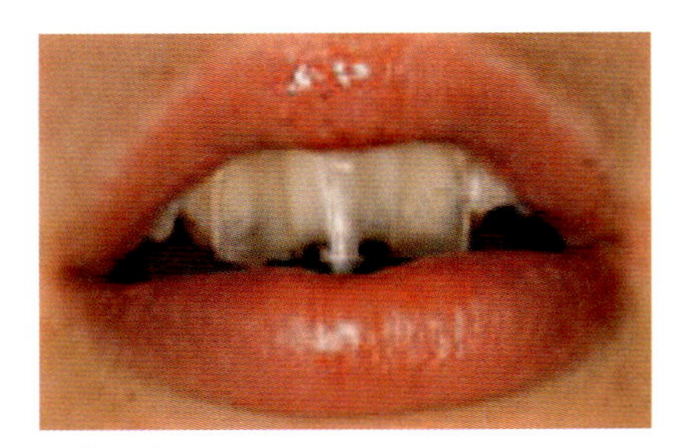

Aufbissschiene

entstehen. Da bei den bleibenden Zähnen eine Abreibung des Zahnschmelzes droht, ist manchmal eine Behandlung mit einer einfachen Aufbissschiene vom Zahnarzt nötig. Sehr häufig aber verschwindet der Bruxismus mit der Veränderung des kindlichen Gebisses im Zusammenhang mit dem Zahnwechsel.

Sprechen im Schlaf

Verständliches oder unverständliches Stammeln/Sprechen im Schlaf, ohne dass der Betroffene sich der Tatsache, dass er spricht, bewusst ist, kann in allen Schlafstadien vorkommen. Es tritt häufiger auf, wenn das Kind krank ist (z. B. Fieber hat). Eine Behandlung erübrigt sich!

Schlaftrunkenheit

Schlaftrunkenheit ist die Verwirrung, zeitliche und örtliche Desorientierung, motorische und geistige Verlangsamung nach einem Erwachen aus dem Tief-

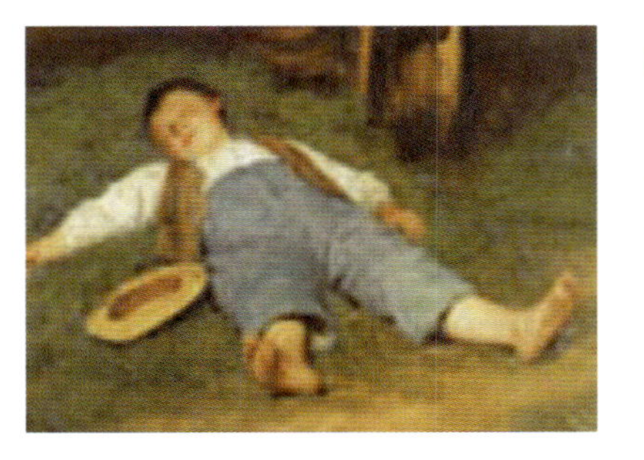

schlaf, die über Minuten bis Stunden anhalten kann. Meist kann sich das Kind nicht mehr an das Ereignis erinnern (Amnesie). Eine Behandlung ist unnötig.

Restless-legs-Syndrom

Missempfindungen unklarer Genese in den Beinen können tags, aber auch nachts zum Restless-legs-Syndrom fu_hren (auch PLMS = Periodic Limb Movements in Sleep genannt). Dabei muss der Betroffene ständig seine Beine bewegen und kommt nicht zur Ruhe. Diese Störung ist relativ häufig. Bei Kindern mit ADHD kann sie sogar in einem Viertel der Fälle auftreten. Die Ursache ist meist genetisch (familiär). Gelegentlich wird auch ein Eisen- oder Spurenelementemangel diskutiert. Eine Behandlung mit Antihyperaktiva, Magnesium und/oder Eisenpräparaten kann versucht werden.

Nächtliche Beinkrämpfe

Schmerzhafte Empfindungen von muskulärer Anspannung, vor allem in den Waden, die sich durch Massage, Be-

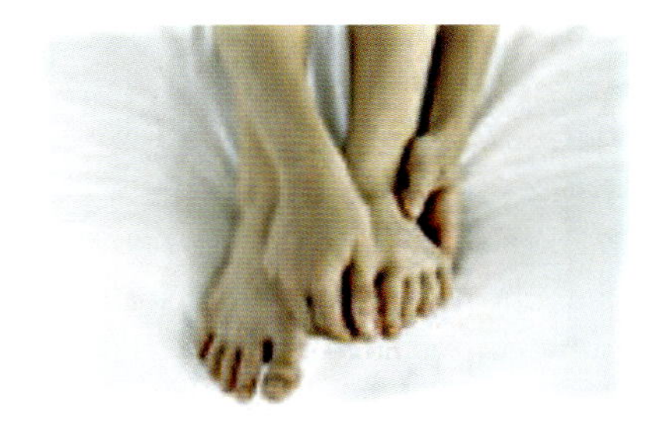

wegung oder Wärme bessern lassen. Manchmal werden sie auch auf Mangel an gewissen Nahrungsstoffen zurückgeführt (Magnesium, Zinkmangel). Die Behandlung mit Medikamenten ist aber sehr umstritten.

Einschlafmyoklonien

Das sind plötzlich auftretende ungezielte, kurze Bewegungen der Beine, manchmal auch der Arme und des Kopfes während des Einschlafens. Sie kommen bei fast allen Menschen als natürliches Phänomen des Einschlafprozesses vor, häufig in

Kombination mit Fallgefühlen. Eine Therapie ist nicht notwendig. Als Parasomnie im Sinne einer Krankheit spricht man erst dann, wenn die Zuckungen so häufig und schwer sind, dass sie zu Einschlafbeschwerden führen. Bei Neugeborenen treten sie auch während des Schlafes als sogenannte „gutartige Schlafmyokloni" auf. Auch diese bedürfen keiner Behandlung.

Obstruktives Atemnotsyndrom

Das obstruktive Atemnotsyndrom aufgrund von vergrößerten Rachen- und/oder Gaumenmandeln äußert sich in lautem Schnarchen bis hin zu Atemstillständen von mehreren Sekunden, gefolgt von einem Aufwachen und Weiterschlafen mit Schnarchen. Eine nächtliche Pulsoximetrie (Messung der Sauerstoffsättigung) sowie eine Tympanometrie (Messung der Trommelfellbeweglichkeit) zum Ausschluss von sekundären Mittelohrproblemen gehören unter anderem zum Abklärungsstandard. Eine Mandeloperation kann die Tagesmu_digkeit und die damit verbundenen Probleme wie Reizbarkeit, Leistungsabfall, Hyperaktivität, Konzentrationsstörungen und Impulsivität schlagartig beseitigen. Beachtenswert ist hier, dass die erwähnten Symptome aber auch den Kriterien fu_r eine Aufmerksamkeitsdefizit- und Hyperaktivitätsstörung (ADHS) gleichen. Eine Abklärung ist dringend angezeigt und eine entsprechenden Behandlung nötig! Siehe auch das Infoblatt „Mandeln"! Darin wird die Abklärung und Behandlung im Einzelnen beschrieben.

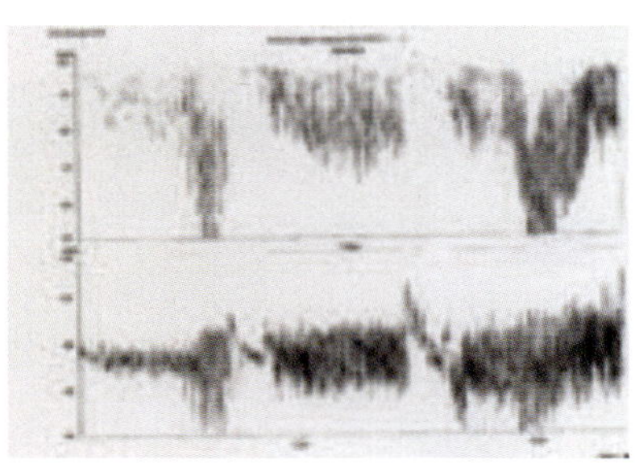

Typische Apnoe bei Adenoidhyperplasie in der Pulsoxymetrie

Wichtig

Parasomnien sind im Kindesalter häufig und haben in der Regel – mit einigen wenigen Ausnahmen – eine exzellente Prognose. Eine verhaltenstherapeutische Maßnahme ist meist genügend, und Medikamente sind kaum indiziert!

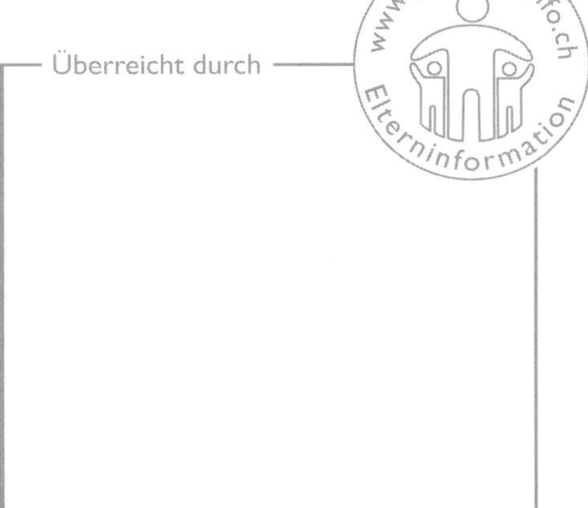

Sprachförderung ab 12. LM

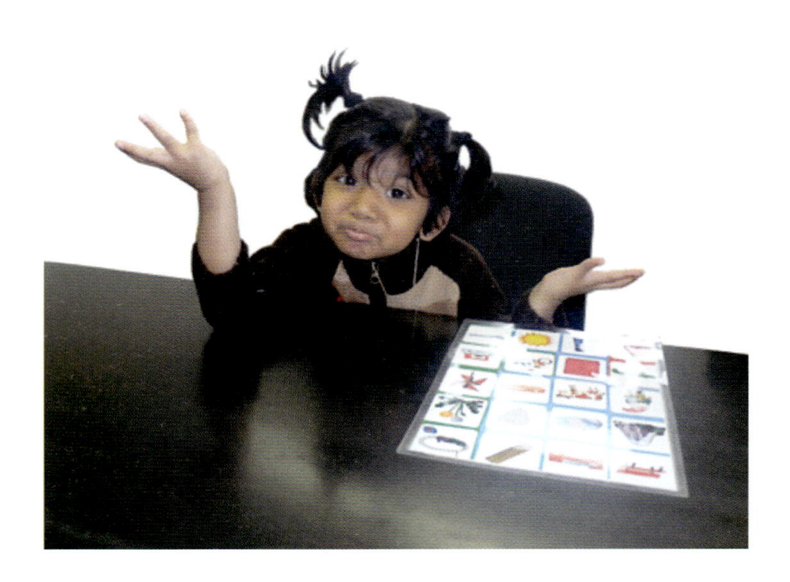

Die Sprachentwicklung von Kindern verläuft sehr uneinheitlich. Manche Kinder lernen bereits mit zehn Monaten, ganze Wörter zu sprechen, andere Kinder beginnen erst mit zwei Jahren. Manche Kinder sprechen anfangs nur einzelne Wörter, andere schon ganze Sätze. Dennoch gibt es eine kleine Anzahl von Kindern, denen der Spracherwerb besonders schwer fällt. Es könnte sein, dass Ihr Kind zu dieser Gruppe gehört. Allerdings lässt sich das jetzt noch nicht genau sagen. Wir werden Ihr Kind im Alter von 24 Monaten nochmals genauer untersuchen und dann besser feststellen können, ob es sich mit der Sprache wirklich schwer tut. Bis dahin ist aber noch ein Jahr Zeit...

Möchten Sie Ihrem Kind dabei helfen, die Sprache zu lernen?

Sie können wirklich etwas tun:

Ihr Kind hat die angeborene Fähigkeit, seine Muttersprache zu erwerben. Damit es diese Fähigkeit nutzen kann, braucht es jedoch sprachliche Anregungen und Hil-festellungen. Je mehr Hilfe Sie Ihrem Kind geben, desto leichter wird ihm der Spracherwerb fallen.

Sprache zu lernen, ist nämlich eine der schwierigsten Aufgaben für kleine Kinder. Nachahmen allein reicht bei Weitem nicht aus, um eine Muttersprache zu er-werben. Spracherwerb bedeutet vor allem, dass das Kind die grammatischen Regeln lernen muss, auf denen unsere Sprache aufbaut. Doch wie kann das Kind wissen, was ein Wort ist, oder wo Anfang und Ende eines Satzes sind? Es lernt diese Dinge durch die Art und Weise, wie Sie mit ihm sprechen. Ihre Betonung, Ihre Sprechmelodie und die Pausen, die Sie setzen, sind jetzt die wichtigsten Hilfen.

Lassen Sie Ihrem Stimmklang freien Lauf! Kinder lieben einen abwechs-lungsreichen und übertriebenen Tonfall.

Sprache dient keinem Selbstzweck. Wir brauchen sie für die Kommunikation mit anderen Menschen. Ihr Kind lernt Sprache, um mit Ihnen in Kontakt treten zu können. Allerdings fällt ihm der Anfang manchmal schwer. Machen Sie deshalb immer wieder den ersten Schritt und treten Sie in Kontakt mit Ihrem Kind! Versuchen Sie sich dann ganz auf Ihr Kind einzulassen. Dafür reichen oft schon wenige Minuten aus: Zum Beispiel während Sie das Kind wickeln. Versuchen Sie, die Aufmerksamkeit Ihres Kindes zu gewinnen, wenn Sie mit ihm sprechen.

Treten Sie in Kontakt mit Ihrem Kind! Schauen Sie es an und berühren Sie es, wenn Sie mit ihm reden. Versuchen Sie, seine Aufmerksamkeit zu gewinnen.

Ihr Kind kommuniziert mit Ihnen nur, wenn es will. Das setzt voraus, dass es das „Gespräch“ mit Ihnen als etwas Angenehmes erlebt. Ihre Kommunikation sollte deshalb liebevoll und/oder lustig sein.

Vermitteln Sie positive Erlebnisse!

Positive Erlebnisse lassen sich sehr gut durch kleine Sprachspiele vermitteln. Dabei wird das Sprechen mit einem Spiel verbunden. Zum Beispiel können Ihre Finger auf dem Körper des Kindes hüpfen („Zehn kleine Fingerlein hüpfen auf und nieder“), sich verstecken („Zehn kleine Fingerlein gehen ins Versteck, zehn kleine Fingerlein sind auf einmal weg“) und plötzlich wieder auftauchen („Hoppla, da sind sie wieder“).

Spielen Sie kleine Sprachspiele!

Reime, Verse und rhythmische Lieder eignen sich besonders gut. Wiederholen Sie diese Sprachspiele, so oft Sie und Ihr Kind es mögen.
Manche Kinder reagieren selbst auf die schönsten Sprachspiele nicht. Ihre Eltern hören dann oft auf, mit dem Kind zu sprechen. Das ist völlig verständlich, weil wir Erwachsenen gelernt haben, dass zur Kommunikation zwei Menschen gehören. Mit Erwachsenen führen wir deshalb auch keine einseitigen Monologe. Doch mit Ihrem Kind sollten Sie es tun!

Spielen Sie mit Ihrem Kind auch dann Sprachspiele, wenn es nicht darauf reagiert!

Sie können allerdings versuchen, das Kind zur Sprache zu verführen. Wenn Sie be-obachten, womit sich Ihr Kind gerade beschäftigt, können Sie es dort „abholen“. Es kommt nicht darauf an, worüber Sie sprechen. Wichtig ist, dass Sie sprechen und Ihr Kind dabei zuhört. Wenn Ihr Kind beispielsweise an dem Reißverschluss Ihrer Jacke spielt, können Sie den Reißverschluss auf und zu ziehen und daraus ein Sprachspiel entwickeln: „Auf und zu, sieh mal zu. Rauf und runter, im-mer munter“.

Verführen Sie das Kind zur Sprache!

Der Alltag von Eltern ist oft sehr anstrengend. Es ist deshalb nicht möglich, sich in jeder Situation auf das Kind einzulassen. Oftmals stehen andere Ziele im Vordergrund, und auch die Bedürfnisse der Eltern haben ihre Berechtigung. Doch selbst wenn Sie ein angespanntes Leben führen, können Sie in Ihren Alltag kleine Inseln einbauen, in denen die sprachförderliche Kommunikation mit Ihrem Kind im Vordergrund steht. Diese „Sprachinseln“ können durchaus von kurzer Dauer sein. Hauptsache, Sie können sich dabei ganz aufeinander einlassen.

Ziehen Sie sich mit Ihrem Kind immer wieder zwischendurch auf Ihre gemeinsame Sprachinsel zurück!

Ressource

Nach einer Idee von Ute Ritterfeld, völlig neu bearbeitet und aktualisiert von Thomas Baumann.

Überreicht durch

www.paediatrieinfo.ch Elterninformation

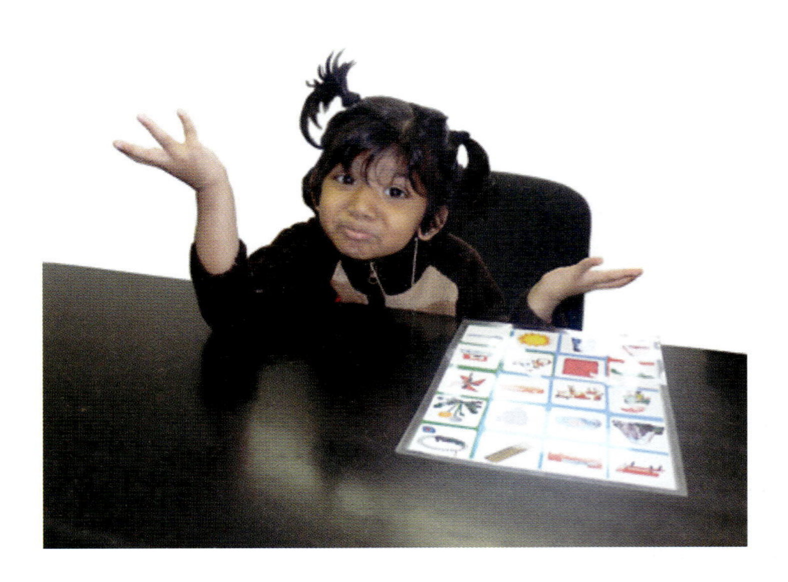

Nach Abschluss des zweiten Lebensjahres können die meisten Kinder schon mehr als 50 Wörter sprechen. Verstehen können sie sogar noch wesentlich mehr. Die Sprachentwicklung verläuft aber sehr unterschiedlich. Manchen Kindern fällt der Spracherwerb schwerer als anderen. Wenn auch Ihr Kind weniger spricht als die meisten Gleichaltrigen, gehört es zu den Kindern, die sich mit dem Erlernen der Sprache eher schwer tun. Es hat eine große Chance, seine Verspätung ganz von alleine aufzuholen. Es könnte aber auch sein, dass Ihr Kind zu derjenigen Gruppe von Kindern gehört, die eine besondere Förderung (z. B. Logopädie) benötigen. Man kann nicht voraussehen, ob Ihr Kind es alleine schafft, oder ob es Hilfe braucht. Wenn Sie ihm jetzt Hilfe anbieten, hat es jedoch die besten Voraussetzungen, sprechen zu lernen: Sie können etwas tun!

Jedes Kind lernt sprechen. Vorausgesetzt Sie helfen ihm dabei. Je mehr Hilfe Sie Ihrem Kind geben, desto leichter wird ihm der Spracherwerb fallen. Die Muttersprache zu lernen, ist nämlich eine der schwierigsten Aufgabe. Nachahmen alleine reicht bei Weitem nicht aus, um eine Muttersprache zu erwerben. Spracherwerb bedeutet vor allem, Kommunikation verbal (durch Worte) zu erlernen. Mütter und Väter verstehen ihre Kinder intuitiv, auch ohne viele Worte. Geschwister und Fremde tun dies aber weniger. Dazu ist Sprache nötig! Neben dem Wortschatz muss es auch die grammatischen Regeln, auf denen unsere Sprache aufgebaut ist, lernen. Doch wie kann das Kind wissen, was ein Wort ist, oder wo Anfang und Ende eines Satzes sind? Auch die Dinge, die „zwischen den Zeilen" gesagt werden, muss es verstehen lernen. Es lernt dies durch die Art und Weise, wie Sie mit ihm sprechen. Sprechen Sie unbedingt in Ihrer Muttersprache mit Ihrem Kind!

Konzentrieren Sie sich gemeinsam auf eine Sache, ein Ereignis!

Das Wichtigste ist, dass Sie mit dem Kind kommunizieren, auch durch Sprache: Nehmen Sie es ernst, wenn es etwas sagen will, geben sie Feedback, kommentieren Sie, verbal und nichtverbal (averbal). Wichtig dabei ist, Ihre Aufmerksamkeit und die des Kindes auf denselben Sachverhalt oder Gegenstand zu richten. Stellen Sie sich vor, Sie besitzen beide eine Taschenlampe. Versuchen Sie, die Lichtkegel Ihrer beiden Lampen übereinander zu schieben. Das bedeutet, dass Sie und Ihr Kind sich im Moment mit derselben Sache beschäftigen. Dann sind die Bedingungen optimal, mit Ihrem Kind durch Sprache zu kommunizieren.

Nicht einzelne Wörter sind gefragt, sondern Geschichten!

Sie sollten mit dem Kind nicht nur einzelne Wörter sprechen, sondern kleine Geschichten erzählen. Da Geschichten nie langweilig sind, tun Sie dies mit großem Engagement. Das spürt das Kind. Statt nur auf eine Ente zu deuten und „Ente" zu sagen, können Sie eine kleine Geschichte daraus machen: „Guck mal, eine Ente, eine gelbe Ente. Was macht die Ente denn da? Ob sie ins Wasser springen will? Was meinst Du, ob die Ente wohl schwimmen kann?" usw. Mit dieser „Umkreise-Technik" bieten Sie dem Kind das Zielwort „Ente" wiederholt an, und gleichzeitig zeigen Sie Ihrem Kind, dass diese Ente gelb ist, ins Wasser springen und schwimmen kann. Die Enten tun nicht nur etwas, sie erleben auch etwas dabei! Dadurch kann das Kind sein Sprachverständnis erweitern und Bausteine für die eigene Sprachproduktion sammeln. Also:

Korrigieren Sie Ihr Kind nicht für seine Fehler. Bieten Sie ihm lieber das richtige Wort noch einmal an, und fördern Sie seine Kommunikationslust!

Ihr Kind wird vielleicht ein einzelnes Wort nachzusprechen versuchen und dabei Fehler machen, zum Beispiel: „Der hat das da rein getut" statt „rein getan". Vermeiden Sie es, Ihr Kind zu korrigieren und ihm das falsche Wort noch mal vorzusprechen, wie zum Beispiel: „Nein, das heißt nicht getut!", sondern bieten Sie ihm einfach das richtige Wort an: „Ja, der hat das da rein getan". Ihr Kind lernt nicht durch Kritik, sondern durch ein wiederholtes, korrektes, sprachliches Angebot und vor allem durch positive Verstärkung. Im Übrigen versteht man ja auch „getut", oder?

Ermuntern Sie Ihr Kind zum Sprechen! Fragen Sie nach, kommunizieren Sie!

Durch Übung wird man klug! Ein Kind lernt Sprache dann am besten, wenn es viel spricht. Ermöglichen Sie ihm dies, so gut sie nur können! Beobachten Sie sich selbst: Welche Art von Fragen stelle ich? Sind es Fragen, die vom Kind nur ein einzelnes Wort als Antwort verlangen? Zum Beispiel: „Was ist das?", oder: „Wie heißt das?". Sie erinnern sich, wir wollen kommunizieren, nicht Wörter austauschen. Also fragen Sie nach Geschichten, nicht nach Wörtern, stellen Sie offene Fragen (die nicht mit „ja" oder „nein" beantwortet werden können!). Stellen Sie deshalb Fragen, die es zum Sprechen auffordern. Das gemeinsame Betrachten von Bilderbüchern eignet sich hierfür besonders gut: „Was passiert denn hier?" Wenn das Kind etwas sagt, können Sie nachfragen, zum Beispiel: „Warum ist die Ente ins Wasser gesprungen?", oder: „Wo hat sich der kleine Bär versteckt?" Bilden Sie kleine Sätze, beschreiben Sie, wie die Dinge aussehen und was passiert. Greifen Sie das auf, was das Kind sagt, und fügen Sie selbst noch etwas hinzu. Wenn das Kind zum Beispiel „Auto" sagt, so können Sie es zu einem kleinen Satz erweitern: „Ja genau, ein rotes Auto" usw.

Lassen Sie nicht locker: Ihr Kind braucht Ihre Sprachangebote, und: Haben Sie Spaß dabei!

Gerade dann, wenn Sie den Eindruck haben, dass Ihr Kind mit der Sprachentwicklung hinterher hinkt, sollten Sie Ihr Angebot nicht einschränken, sondern ausbauen. Ihr Kind braucht dasselbe wie andere Kinder, nur eben mehr davon. Auch wenn es oft nicht auf Ihre Fragen reagiert, bleiben Sie dabei, es immer wieder zu fragen. Geben Sie nicht nach, von Ihrem Kind Sprache zu verlangen. Aber vergessen Sie bitte nicht: Das Ganze muss Ihnen beiden auch Spaß machen! Kommunizieren und Informationen austauschen ist doch etwas Schönes, oder? Sobald Druck das Kind belastet und ihm die Freude am Sprechen vergeht, haben Sie verloren! Und: Vermeiden Sie, das Kind „zuzutexten"!

Kommunizieren Sie!

Der Alltag von Eltern ist häufig sehr anstrengend. Es ist oft nicht möglich, in jeder Situation auf das Kind einzugehen. Oftmals stehen andere Aufgaben im Vordergrund und auch die Bedürfnisse der Eltern haben ihre Berechtigung. Doch selbst wenn Sie ein angespanntes Leben führen, sollten Sie Ihr Kind in Ihren Alltag einbeziehen. Wenn man etwas tut, „passiert" Sprache, resp. Kommunikation automatisch. Lassen Sie Ihr Kind an Ihren Tätigkeiten teilhaben: Sie werden sehen, wie Sie sich unterhalten werden! Diese Momente können durchaus von kurzer Dauer sein. Hauptsache, Sie lassen sich dabei ganz aufeinander ein.

Haben Sie den Fragebogen zur Sprachentwicklung Ihres Kindes schon erhalten und ausgefüllt: Sprachfragen? Fragen Sie Ihren Arzt.

Ressource

Nach einer Idee von Ute Ritterfeld, völlig neu bearbeitet und aktualisiert von Thomas Baumann.

Überreicht durch

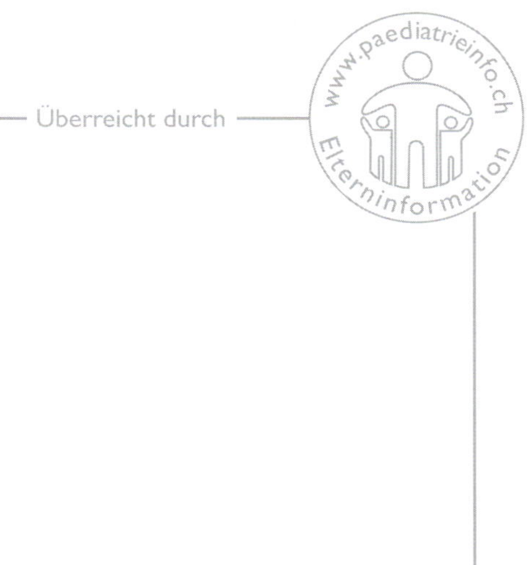

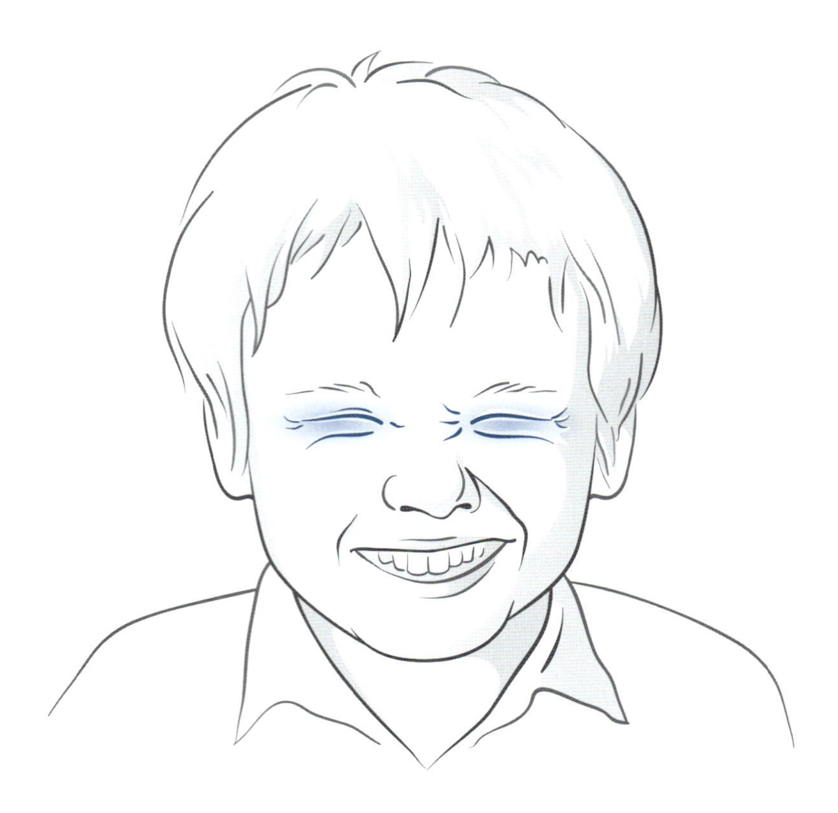

Tics sind „komische Muskelzuckungen", die im Kindesalter häufig sind, oft mit anderen Verhaltensstörungen auftreten und in der Regel gutartig sind. Nur wenn sie über einen längeren Zeitraum andauern oder das Kind und die Familie sehr darunter leiden, besteht Handlungsbedarf. Meist ist die Prognose gut, und es gibt viele Behandlungsmöglichkeiten.

Definition

Tics sind leichter zu beschreiben als genau zu definieren. Es handelt sich um phasenweise auftretende, wiederholte, stereotype (immer gleiche) Bewegungen oder Geräusche. Definitionsgemäß müssen sie mindestens ein Jahr bestehen, sonst spricht man von Gelegenheits- bzw. Entwicklungstics. Sie sind in der Kindheit häufig und treten oft im Alter von fünf bis acht Jahren erstmals auf. Im Verlauf der nächsten Jahre können sie sich verschlimmern, oft verschwinden sie aber in der Pubertät. Vorübergehende Gelegenheitstics treten bei ca. 13 % aller Kinder auf, sind also sehr häufig! Einfache, etwa drei Monate dauernde Tics treten bei ca. 3 % der Mädchen und etwa 4 bis 5 % der Jungen auf. Glücklicherweise werden nur etwa 1 % dieser Kinder einen chronischen Tic entwickeln und nur etwa 1 von 10 000 Kindern ein Tourette-Syndrom (komplexe chronische Tics). Knaben sind häufiger betroffen.

Tics können sich in einfacher Form im Gesicht äußern, zum Beispiel durch Augenblinzeln, Grimassieren, Nasenflügeln, Mundwinkelverziehen und unwillkürlichen Mundöffnungen. Achselzucken oder „komplexere Formen" manifestieren sich durch unwillkürliches Hüsteln, Grunzen, Worte- und Sätzeaussprechen oder durch eine stereotype Folge von Bewegungen. Eine Paralalie nennt man den Tic, anderen Leute nachzusprechen, eine Koprolalie, wenn Osbzönitäten geäußert werden und Kopropraxie, wenn obszöne Gesten gemacht werden. Obwohl Tics normalen Bewegungen zu ähneln scheinen, sind sie nicht freiwillig. Tics können nur teilweise kontrolliert werden, in der Regel nur für eine kurze Dauer. Das Kind hat oft ein Gefühl der Notwendigkeit, den Tic auszuführen. Mit dem Ausführen steigt wiederum dieses Bedürfnis, es auszuführen, insbesondere dann, wenn das Kind versucht, die Bewegung zu unterdrücken. Die Tic-Bewegungen können auch, um die Umgebung nicht zu provozieren, in ganz normale Bewegungen eingebaut werden. Tics werden unter Stress schlimmer. Sie schwanken in der Regel in ihrer Intensität, und sie können nur vorübergehend, in gewissen Situationen oder andauernd auftreten. Immer werden die Tics von der Umgebung registriert und oft kommentiert: Was den Tic meist noch verschlimmert!

Ursache

Die Tic-Störung wird nicht psychisch verursacht. Sie entsteht also auch nicht aufgrund von Erziehung oder besonderen Lebensumständen, eine Vererblich-

keit besteht nicht. Es handelt sich um eine organische Erkrankung des Nervensystems, deren Ursache jedoch unklar ist. Oft treten psychische Störungen als Folge der Tics auf.
Um die Betroffenen besser zu verstehen, kann man versuchen, für eine gewisse Zeit selbst auf das Blinzeln zu verzichten. Dies scheint zunächst einfach, aber nach etwa 30 Sekunden wird das Blinzeln kaum noch zu unterdrücken sein. Genau dieses Gefühl haben Kinder mit Tics!

Diagnose

Es gibt keine Tests oder spezifische Untersuchungen, die den Tic beweisen. Allerdings müssen gewisse seltene medizinische Ursachen ausgeschlossen werden. Eine ärztliche Untersuchung ist angezeigt.
Oft sind Tics mit anderen Auffälligkeiten wie ADS/ADHD/POS vergesellschaftet. Diese müssen ausgeschlossen werden. Selten leiden Kinder mit Tics zudem an depressiven Verstimmungen oder Angststörung. Auch PANDAS, eine Autoimmunkrankheit nach Infektion mit Streptokokken kann die Ursache sein. Dabei verschlimmert sich ein Tic über kurze Zeit ungewöhnlich schnell. In diesem Fall kann durch Behandlung mit Penicillin eine Verbesserung hervorgerufen werden. Eine weitergehende Abklärung ist notwendig!

Tourette-Syndrom

Das Tourette-Syndrom ist die „schlimmste" Form eines Tics und ist gekennzeichnet durch

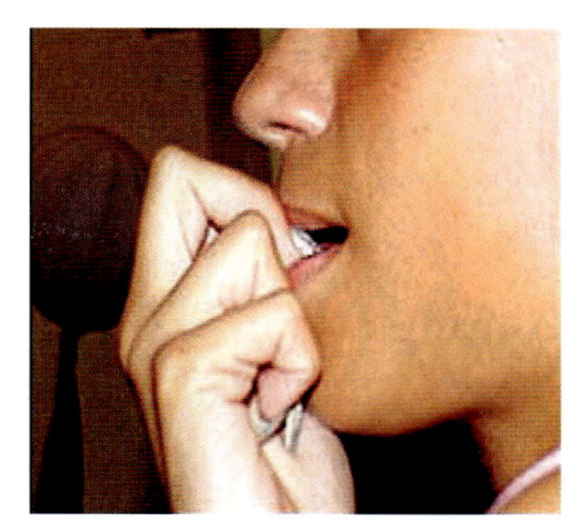

Auch Nägelkauen kann ein Tic sein.

- sowohl multiple motorische (Muskelzuckungen) als auch einen oder mehrere vokale (Lautäußerungen) Tics.
- das Auftreten von Tics, die mehrfach am Tag (gewöhnlich in Serien), fast jeden Tag oder immer wieder über einen Zeitraum von mehr als einem Jahr auftreten.
- periodische Wechsel hinsichtlich Anzahl, Häufigkeit, Art und Lokalisation der Tics wie auch hinsichtlich des Zu- und Abnehmens ihrer Ausprägung. Die Symptome können manchmal für Wochen oder Monate verschwinden, aber auch unvermutet wieder auftreten.

Behandlung

Das Ziel der Behandlung darf nicht sein, den Stress des Kindes durch dauernde Kommentare zu seinem Tic zu vergrößern. Damit wird nur der Tic noch schlimmer.
Als Erstes ist eine „Defokussierung" angezeigt. Man bemerkt den Tic nicht, beachtet ihn nicht weiter, geht darüber hinweg.
Professionelle Behandlung kann helfen, wenn die erste Phase, das erste Jahr, ohne Verbesserung vorüber sind. Im Einzelfall helfen Techniken der Verhaltenstherapie (z. B. symbolische Rückmeldungen, Biofeedback), besonders belastende Tics zum Verschwinden zu bringen oder sie positiv zu beeinflussen. Die Erkrankung selbst kann aber verhaltenstherapeutisch nicht behandelt werden. Auch eine medikamentöse Behandlung kann angezeigt sein. Das Medikament der ersten Wahl ist Tiaprid; in der zweiten Reihe stehen Neuroleptika (Risperidon, Pimozid u. a.). Auch Alpha-2-Agonisten (Clonidin, Guanfacin) werden eingesetzt. In großen Untersuchungsreihen ist die Unwirksamkeit alternativer Heilmethoden bei der Tic-Störung belegt. In der Bewertung aller Methoden muss man berücksichtigen, dass bis zu 70 % der Tics im Kindesalter verschwinden oder sich wandeln.
Eine Behandlung der Begleitkrankheit, zum Beispiel einer Hyperaktivität mit Ritalin o. Ä., kann die Tic-Störung positiv beeinflussen. Umgekehrt ist das Vorhandensein eines Tics keine Kontraindikation für eine Behandlung mit Stimulanzien!

Wichtig

Tritt bei Ihrem Kind ein Tic auf, bleiben Sie ruhig, und erinnern Sie Ihr Kind nicht dauernd daran. Es macht es nicht absichtlich. Suchen Sie den Arzt auf, damit er Ihr Kind untersucht und ihm helfen kann!

Literatur

http://www.tourette.de

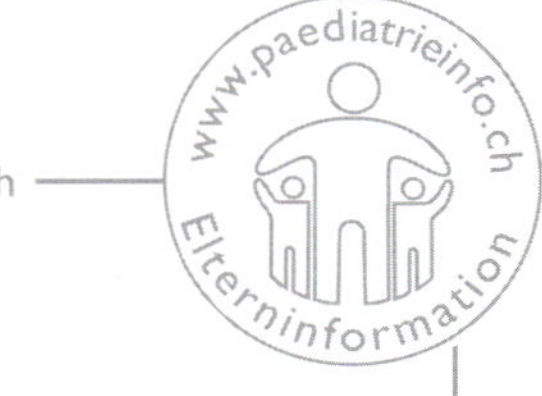

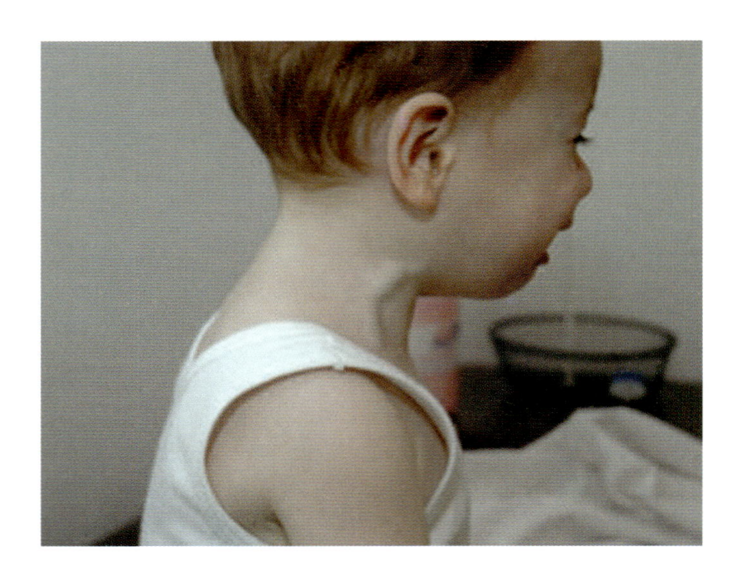

Das Kind und sein Trotzalter. Alles wird plötzlich sehr kompliziert und vieles wird zum prinzipiellen Machtkampf. Eltern können das Trotzalter des Kindes mehr oder weniger gut bestehen. Schlechter, wenn sie versuchen, es „weg zu erziehen“, besser, wenn sie es als wichtigen Entwicklungsschritt sehen!

Das Kind entdeckt sein Ich (und sein Gegenüber)

Wie ein Gewitter überkommt es das Kind (und die Eltern), wenn das Kind zum ersten Mal seinen Willen massiv kund tut und schreiend, sich allenfalls sogar auf den Boden werfend, sein ganzes Elend ausdrückt. Was ist aus dem zarten Engel plötzlich geworden? Die Reaktion, meist auf ein „Nein“ der Eltern, scheint in keinem Verhältnis zum Auslöser zu sein.

Aber, geben Sie doch zu, wenn Ihr Partner Sie nicht zu verstehen scheint, rüsten Sie doch auch auf und beginnen zuerst einmal lauter zu sprechen. Und wenn das nicht reicht, werden Sie deutlich, oder etwa nicht? Genau so läuft das auch bei Ihrem Kind. Im zweiten Lebensjahr entdeckt das Kind zunehmend sein Ich. Es wird zur selbständigen Person mit einem eigenen Willen, der sich nicht immer mit demjenigen der Eltern deckt. Es ist also Zeichen einer gesunden Entwicklung, wenn das Kind trotzt. Der Unterschied zu den Erwachsenen ist höchstens die Heftigkeit der Willensäußerung. Dies hat mit einer noch ungenügenden Kontrolle der eigenen Gefühle zu tun. Das Kind wird förmlich davon überrollt. Die Fähigkeit, Gefühle zu kontrollieren, bedarf viel Übung und nicht alle meistern diese Aufgabe gleich gut. Zumindest bei Kindern ist die große Aufregung aber schnell wieder vorbei.

Das Trotzen hat also durchaus seine Funktion. Stellen Sie sich vor, wie es wäre, wenn wir nie eine Trotzphase durchleben würden. Wenn wir alles, aber auch wirklich alles, einfach so über uns ergehen lassen würden, widerspruchslos! Das wäre ja schrecklich, nicht wahr?

Mit anderen Worten: Die Trotzphase ist eine unumgängliche, entscheidende, unbedingt nötige Schwelle, die Ihr Kind in der Entwicklung durchmachen, überwinden muss. Auch Sie. Die Trotzphase beginnt im zweiten Lebensjahr und schwächt sich in den folgenden Jahren ab, verschwindet jedoch nicht ganz. Wenn Sie sich einmal kritisch hinterfragen, so gibt es doch auch in Ihrem Erwachsenenleben Situationen, bei denen Sie überreagiert haben, in denen Ihre Reaktion, Ihre Emotionen weit über das Ziel hinausschossen. Und Ihr Gegenüber war wohl genau so überrascht wie Sie, wenn Sie erstmals Ihr trotzendes Kind erleben.

Aus diesen Gedanken folgern auch die Maßnahmen, die Sie ergreifen können, wenn Ihr Kind trotzt:

- Provozieren Sie nicht unnötig Situationen, in denen das Kind seinen Willen unbedingt durchsetzen muss.

- Haben Sie Verständnis. Sie kennen die Gefühle Ihres Kindes aus eigener Erfahrung.

- Bleiben Sie ruhig, vor allem emotional gelassen, und trösten Sie es.

- Trotzanfälle, auch wenn sie sich fast ins Unermessliche zu steigern scheinen, sind letztlich ungefährlich. Unterstützen Sie keinesfalls das Trotzen durch zynische Sticheleien oder Ähnliches!

- Nehmen Sie die Reaktionen ernst, aber niemals persönlich, sondern verstehen Sie sie als etwas unvernünftige Reaktion auf eine, aus der Sicht des Kindes, ausweglose Situation. Zeigen Sie dem Kind also den Ausweg!

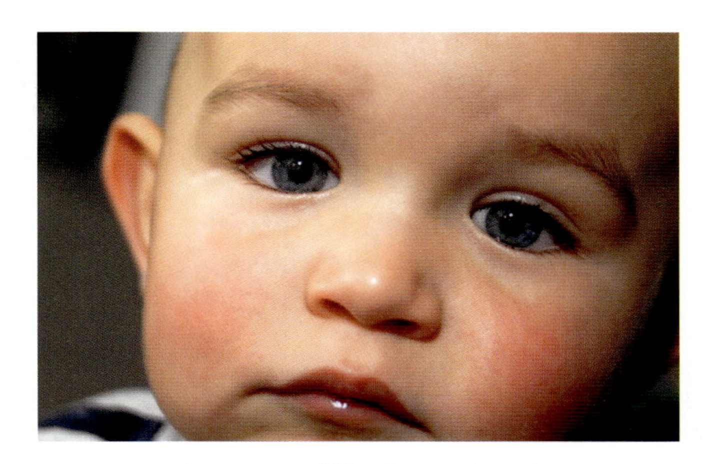

Nach einem Trotzanfall bin ich zwar noch etwas böse, aber man kann wieder mit mir reden.

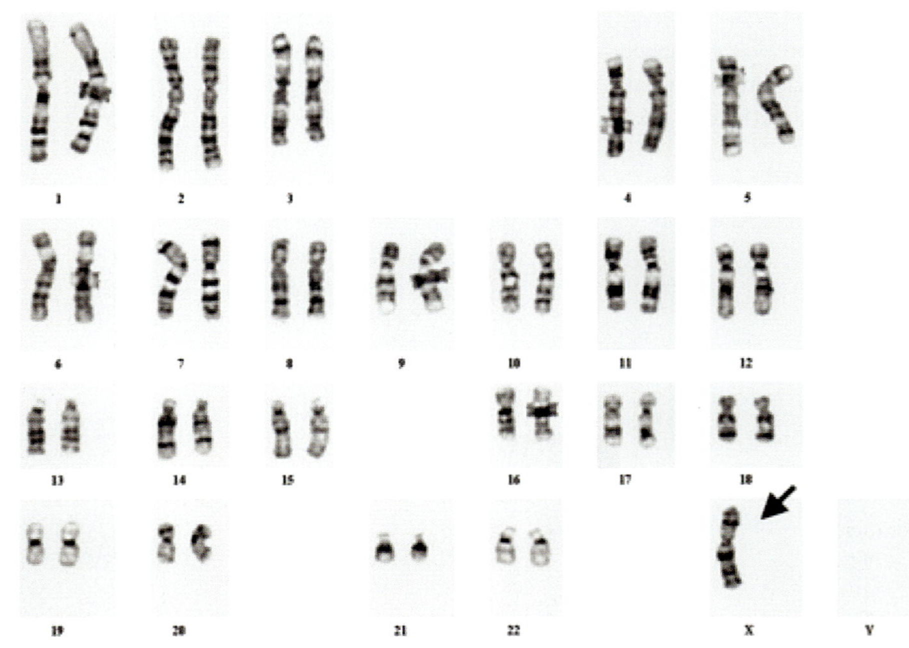

Chromosomensatz bei Turner Syndrom

Das Turner-Syndrom ist eine chromosomale Störung, die bei Mädchen auftritt und die keine Behinderung ist, die ein normales, glückliches und ausgefülltes Leben verunmöglichen würde.

Definition

Das Turner-Syndrom, auch Ullrich-Turner-Syndrom oder Monosomie X genannt, ist eine Chromosomenbesonderheit, die von Dr. med. Henry H. Turner 1938 erstmals beschrieben wurde – daher der Name. Die Ursache des Syndroms ist eine fehlerhafte Verteilung der Geschlechtschromosomen während der Keimzellteilung. Normalerweise hat man zwei X-Chromosomen (Mädchen; XX) oder ein X und ein Y (Knaben; XY). Turner-Mädchen haben jedoch nur ein funktionsfähiges X-Chromosom (XO). Mit dieser Konstellation ist das Kind immer ein Mädchen und eigentlich gesund; wie in der Folge beschrieben, können jedoch einige typische Merkmale sichtbar sein. Bei etwa 60% der Turner-Mädchen sind alle Körperzellen betroffen (Karyotyp: 45,X). Bei einer anderen Gruppe, etwa 40% der Betroffenen, liegt ein Mosaik vor, d. h. nur in einem Teil ihrer Körperzellen, aber nicht in allen, liegt die chromosomale Veränderung vor.

Häufigkeit

Etwa ein Mädchen auf 2'500 Geburten wird mit einem Ullrich-Turner-Syndrom geboren. Das heißt, dass in der Schweiz bei etwa 75'000 Geburten (37'500 Mädchen) pro Jahr 15 Mädchen mit dem Turner-Syndrom geboren werden. Damit gilt das Turner-Syndrom als häufigste Form der Gonadendysgenesie (Fehlentwicklung der Keimdrüsen [Gonaden]).

Früherfassung

Im Schwangerschaftsultraschall kann eine ausgeprägte Nackentransparenz (vergrößerte Nackenfalte) auffallen. Die Flüssigkeitsansammlung kann bei schweren Formen, bei denen auch ein Herzfehler vorliegt (Aortenisthmusstenose), sehr groß werden. Man spricht dann von einem Hygroma colli oder dorsonuchalen Ödem.
Neugeborene fallen durch typische Handrücken- und Fußrückenschwellungen (Lymphödeme) auf. Diese Zeichen sind jedoch sehr ungenau, und meist wird die Diagnose erst später gestellt.

Diagnose

Die Diagnose kann durch den untersuchenden Arzt vermutet werden und wird durch eine Bestimmung der Chromosomen aus dem Blut bewiesen. In der Schweiz gilt das Turner-Syndrom als Geburtsgebrechen, und alle damit verbundenen Kosten werden von der Invalidenversicherung übernommen.

Krankheitszeichen

Kinder mit einem Turner-Syndrom haben ein ganz spezielles Aussehen. Sie sind kleinwüchsig, haben besonders viele Leberflecken, eine flache Brust mit eher weit auseinander stehenden Brustwarzen, abgewinkelten Ellenbogen (cubitus valgus) und eigenartige Nageldeformitäten. Manchmal beobachtet man auch einen sehr tiefen Haaransatz im Nacken und eine typische Hautfalte seitlich am Hals (Pterygium colli). Neben dem Kleinwuchs, der oft Grund für die Diagnosestellung ist, ist die fehlende Pubertätsentwicklung am auffälligsten. Die Eierstöcke (Ovarien) sind nicht funktionsfähige, bindegewebig degenerierte, sogenannte Streak-Ovarien. Sie enthalten keine Follikel mehr und können keine Östrogene herstellen. Damit resultiert Unfruchtbarkeit. Selten kommen Fehlbildungen des Herzens und der Aorta vor, seltener Hufeisenniere und Fehlbildungen in den ableitenden Harnwegen. Bei der Erstabklärung müssen die Begleitprobleme ausgeschlossen werden.

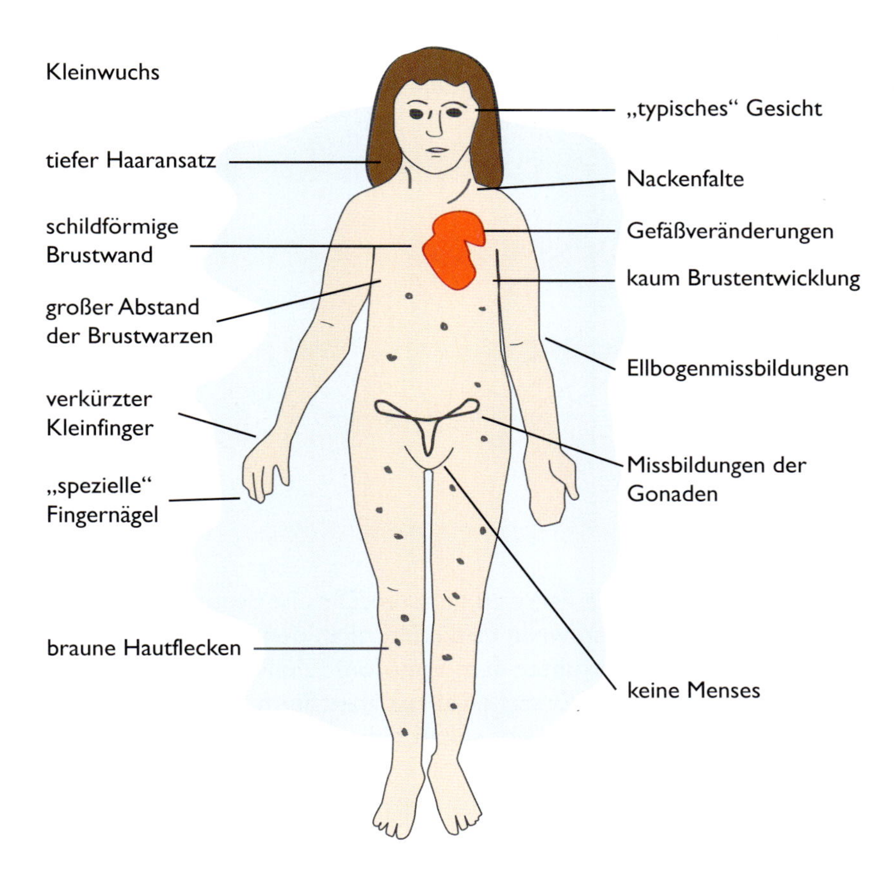

Die mangelhafte Östrogenproduktion kann im Alter zu Osteoporose führen, und Sprue (Zöliakie oder Weizenunverträglichkeit) tritt gehäuft auf. Sehr selten werden Hyperthyreose, Zuckerstoffwechselstörungen und Tumore der Ovarien beobachtet.

Die Leistungsfähigkeit, Intelligenz und Lebenserwartung von Mädchen oder Frauen mit Turner-Syndrom ist absolut normal.

Behandlung

Eine Heilung ist durch medizinische Behandlung nicht möglich, die Symptome können jedoch weitgehend behandelt werden. Zur Behandlung des Kleinwuchses wird Wachstumshormon verabreicht. Das Wachstumshormon wird dem betroffenen Kind circa ab dem vierten Lebensjahr täglich gespritzt. Durch Hormonbehandlungen ab dem 12. Lebensjahr bis zum 50. Altersjahr werden eine normale Pubertätsentwicklung mit Brustwachstum und Regelblutungen eingeleitet. Die Fruchtbarkeit bleibt aber in der Regel, durch das Fehlen von Follikeln, die zum Eisprung fähigen sind, bestehen. Bei Kinderwunsch könnte allerdings heute eine Behandlung durch eine Eizellspende durchgeführt werden.

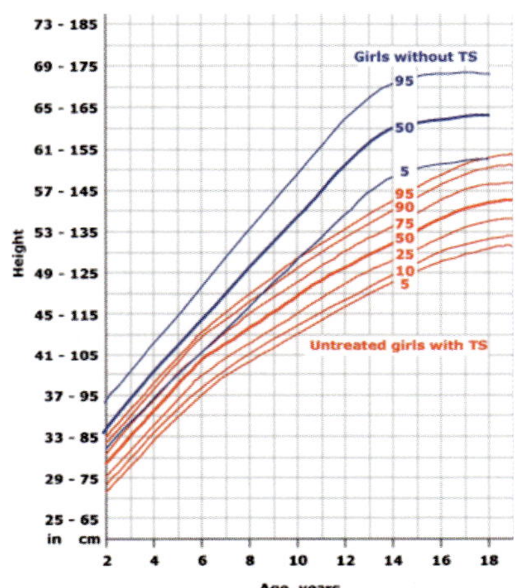

Wachstumskurven von Kindern mit Turner-Syndrom rot und „normale" Kinder blau.

Zehengang

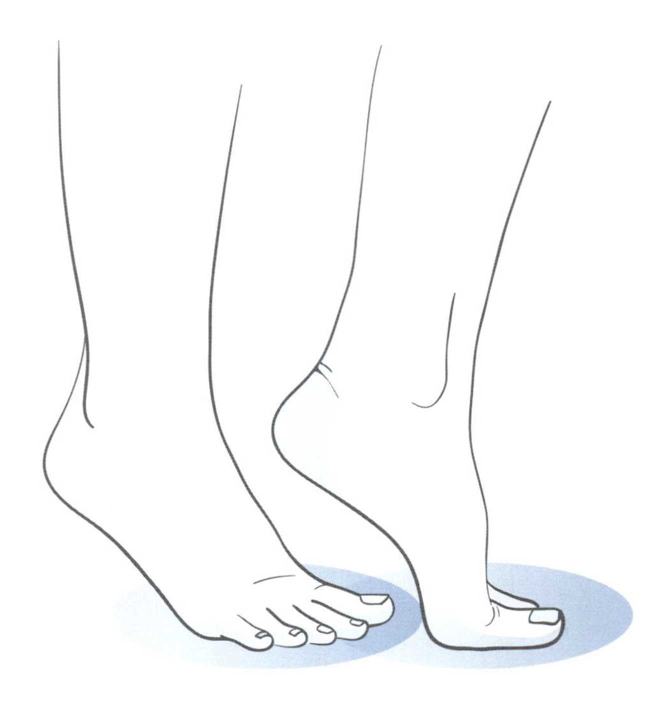

Viele Kinder gehen auf den Zehen, ohne die Ferse zu belasten. Dies ist besonders häufig, wenn das Kind neu zu gehen lernt, vor allem wenn es die Eltern an den Händen hochhalten. Einige Krankheiten verbergen sich aber unter dem Symptom „Zehengang“, und eine ärztliche Untersuchung ist angezeigt, um die Ursachen abzuklären. Beim häufigsten, dem habituellen Zehengang, ist die Prognose gut und nur selten brauchen die Kinder eine Behandlung.

Definition

Wenn Kinder nach dem zweiten Lebensjahr noch immer dauernd auf den Zehen gehen, spricht man vom Zehengang. Dabei kann man einen primären von einem sekundären unterscheiden. Im ersten Fall hat das Kind gar nie gelernt „richtig“ auf der Ferse abzurollen, beim zweiten ist der Zehengang Folge einer Grundkrankheit. Oft besteht eine familiäre Komponente und schon die Eltern gingen als Kleinkinder auf den Zehen.
Verschwindet der primäre Zehengang nach einigen Monaten oder Jahren von allein, was meist der Fall ist, spricht man von einem habituellen Zehengang, und dieser ist wahrscheinlich eine normale Entwicklungsvariante. Bei den sekundären Ursachen verschwindet der Zehengang nicht von alleine. Wie häufig die Störung auftritt, ist nicht bekannt. Aus Erfahrung schätzen wir, dass etwa eins von 500 Kindern betroffen ist.

Symptome

Meist beginnen die Kinder bei Gehbeginn, die Ferse nicht auf den Boden abzusetzen bzw. abzurollen. Vor allem bei ersten Gehversuchen an den Händen der Eltern neigen Kinder zum Zehengang. Noch schlimmer sind die sogenannten Gehwägelchen, da die Kinder darin ihr Gewicht nicht auf die Füße übernehmen müssen und so eigentlich gezwungen werden, auf den Zehen zu gehen. Sollte sich diese Eigenart über den zweiten Geburtstag hinaus halten, besteht die Gefahr, dass sich die Muskulatur des Unterschenkels verkürzt und so das Kind gar nicht mehr anders kann, als auf den Zehen zu gehen.

Ursachen

Meist ist der Zehengang eine „dumme“ Gewohnheit, oder eben ein habitueller Zehengang. Er erfüllt die Kriterien, wenn das Kind praktisch immer, und nicht nur gelegentlich auf den Zehen geht. Beim sekundären Zehengang sind andere Ursachen verantwortlich. Am häufigsten ist dies eine zerebrale Bewegungsstörung, aber auch andere neuromotorische Krankheiten wie eine Muskeldystrophie oder eine Neuropathie können verantwortlich sein. Zum Ausschluss dieser ernsthaften Krankheiten ist eine kinderärztliche Untersuchung unumgänglich!

Behandlung

Sollte das Kind immer auf den Zehen gehen und der Fuß bei gestrecktem Knie nicht mehr über 90 Grad zum Unterschenkel hin gebeugt werden können, ist eine Untersuchung angezeigt. Handelt es sich um einen habituellen Zehengang sind folgende Methoden zu diskutieren:

- Die Eltern sollten dem Kind nicht immer den Auftrag geben, „richtig" zu gehen. Unser Gangmuster wird nach kurzer Zeit automatisiert und ist vom Willen nicht mehr beeinflussbar. Die Ratschläge nützen also wenig und verunsichern das Kind nur zusätzlich. Was heißt denn eigentlich „normal gehen"?
- Zuwarten: Der habituelle Zehengang hat eine gute Prognose, auch wenn man nichts tut. Erfahrungsgemäß lohnt es sich, bis zum vierten Geburtstag zuzuwarten. Geht das Kind dann ohne Fersenkontakt, sind die unten stehenden Maßnahmen in Erwägung zu ziehen!
- Eine physiotherapeutische Behandlung mit Aufdehnung des Muskels und Einübung eines anderen Gangmusters kann sinnvoll sein. Da die Physiotherapie aber nur eine halbe Stunde pro Woche durchgeführt werden kann, ist die Fortsetzung zu Hause angezeigt: Heimaufgaben wie Stretching und Gangübungen sind Pflicht!
- Sollte dies nicht genügen, kann eine mehrmalige Gipsbehandlung für zwei Wochen dem Kind helfen, seine Füße beim Gehen richtig abzusetzen. Das Kind wird dabei gezwungen, den Fuß flach abzusetzen und erlernt dabei gleichzeitig ein neues Gangmuster. Mit einer leichten Gangorthese (siehe Bild) kann das Kind im Alltag dazu gebracht werden, auf die Ferse zu treten. Diese Schiene muss während mindestens sechs Monaten den ganzen Tag getragen werden.

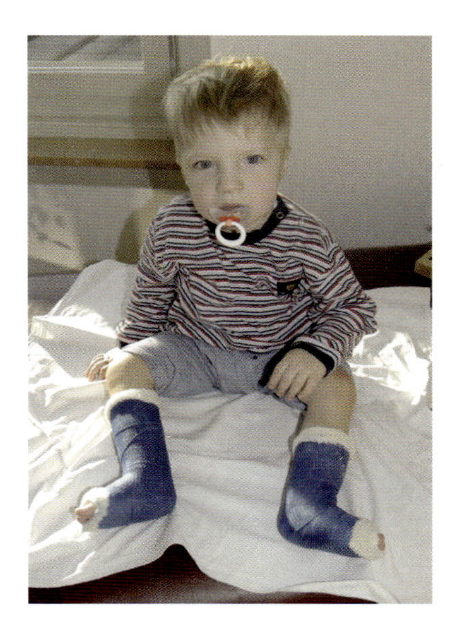

- Eine Behandlung mit Botox, um den verkürzten Wadenmuskel zu dehnen, kann angezeigt sein. Dies in Verbindung mit einem intensiven Physiotherapieprogramm, bei dem ein neues Gangmuster gelernt werden muss.
- Sensomotorische Schuheinlagen sind teuer und deren Wirksamkeit sehr umstritten. Eine chirurgische Verlängerung der Achillessehnen oder des Wadenmuskels kann bei hartnäckigen und therapieresistenten Fällen angezeigt sein.
- Auf die Behandlung der anderen Ursachen eines Zehengangs wird hier nicht näher eingegangen, da zuerst die Grundkrankheiten diagnostiziert und behandelt werden müssen.

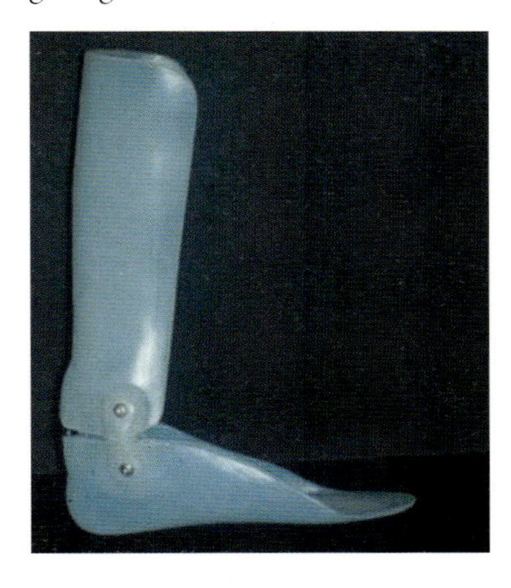

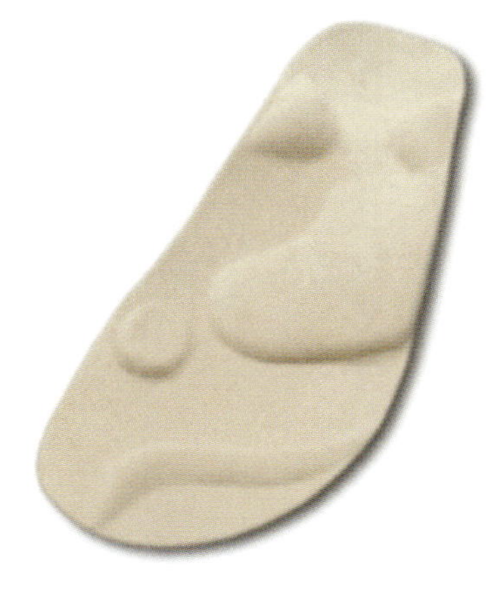

Vorbeugung

Halten Sie Ihr Kind bei den ersten Gehversuchen an der Hüfte und nicht an den Händen und vermeiden Sie ein Gehwägelchen. Die Risiken sind zu groß.

Wichtig

Die Prognose des habituellen Zehengangs ist gut. Die Behandlungsmöglichkeiten ebenfalls. Die Ursache dafür sollte jedoch zuerst abgeklärt werden.

Illustration: descience
Layout: Michel Burkhardt

Überreicht durch

Index

A

B

C

D

E

F

G

H

I

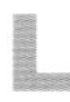

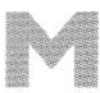

Informationen zur CD-ROM

Auf der beiliegenden CD-ROM finden Sie alle Merkblätter zum Ausdrucken.
Zum Ansehen und Drucken der pdf-Dateien benötigen Sie das Programm Acrobat Reader von Adobe, das Sie unter www.adobe.com kostenlos herunterladen können.
Am Ende jedes Informationsblattes ist Platz für Ihren Praxisstempel.
Bitte beachten Sie, dass Sie mit dem Kauf des Buches ein persönliches einfaches Nutzungsrecht an den Inhalten der CD-ROM erworben haben; d.h. Sie dürfen die pdf-Dateien für Ihre persönlichen Zwecke beliebig oft ausdrucken, nicht aber eine Kopie der Dateien an Dritte weitergeben.

Sie können die Blätter, Aktualisierungen und viele weitere Informationsblätter für den Arzt auch direkt im Internet beziehen. Besuchen Sie unsere Homepage www.paediatrieinfo.ch, um weitere Informationen zu erhalten.